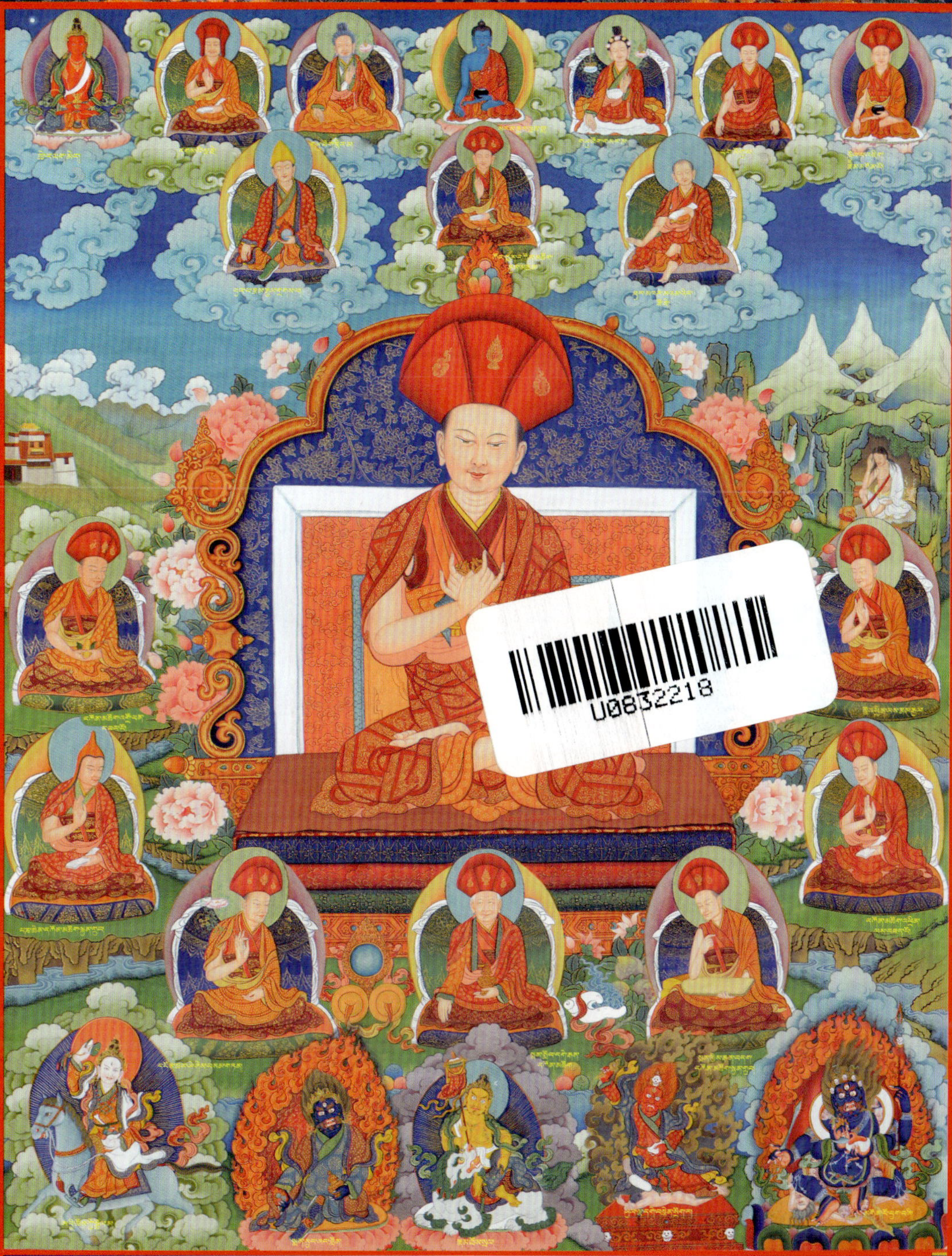

༄༅། །འབྲི་ལུགས་གསོ་རིག་སློལ་འབྱེད་པ་ཀུན་མཁྱེན་རིག་འཛིན་ཆོས་ཀྱི་གྲགས་པ་སྐུ་འཁྲུངས་ནས་ལོ་བཞི་བརྒྱ་ཉི་ཤུ་རྩ་ལྔ་འཁོར་བའི་དྲན་རྟེན་དུ་འབྲི་ལུགས་སྨན་མིང་འཛིན་པ་ཆོས་རྗེ་བཟང་པོས་བཞེངས།

纪念直贡藏医流派创始人仁增曲吉扎巴大师诞辰 425 周年（1595—2020）

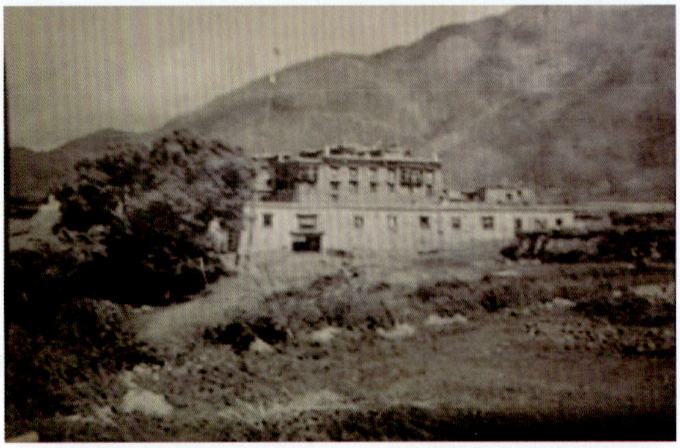

འབྲི་གུང་རྩེ་བ་སྒྲ་བརྙན་རྡོ་རྗེའི་སླན་རྩེས་སློབ་གྲྭ་བཙུགས་ཡུལ།

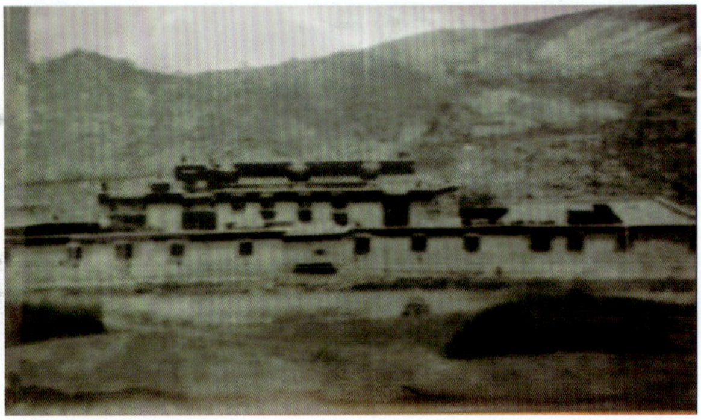

འབྲི་གུང་ཡང་སྐར་ཐུབ་བསྟན་སྟེ་བཞི་རབ་རྒྱས་གླིང་གི་སླན་རྩེས་སློབ་གྲྭ་བཙུགས་ཡུལ།

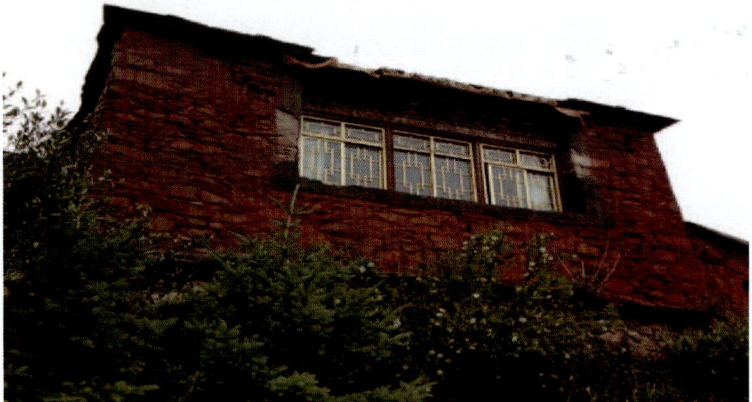

འབྲི་གུང་བཀའ་བརྒྱུད་ཀྱི་གདན་སའི་སླན་གྱི་སློབ་གྲྭ་བཙུགས་ཡུལ།

འབྲི་གུང་སྨན་རྩིས་མཁས་པ་རིམ་བྱོན་གྱི་སྨན་རྩིས་དཔེ་ཚོགས། ①

བོད་ཀྱི་གསོ་རིག་སྤྱི་དང་འབྲི་གུང་སྨན་རྩིས་བྱུང་འཕེལ་ལོ་རྒྱུས་ཀྱི་བཤད་སྨན་གྱི་འདོད་འཇོ་ཞེས་བྱ་བ་བཞུགས་སོ། །

འབྲི་གུང་སྨན་རམས་པ་ཆོས་རྗེ་བཟང་པོས་རྩོམ་སྒྲིག་མཛད།

བོད་ལྗོངས་བོད་ཡིག་དཔེ་རྙིང་དཔེ་སྐྲུན་ཁང་།

图书在版编目（CIP）数据

直贡藏医药选集 / 曲吉桑布编 .
—拉萨：西藏藏文古籍出版社, 2019. 12
ISBN 978-7-5700-0380-8

Ⅰ. ①直… Ⅱ. ①曲… Ⅲ. ①藏医－古籍－汇编 Ⅳ. ① R291. 4

中国版本图书馆 CIP 数据核字（2019）第 271512 号

直贡藏医药选集

编　　者　曲吉桑布
责任编辑　郭晓斐　马道旦
封面设计　苏长红
出　　版　西藏藏文古籍出版社（拉萨市色拉路 4 号　邮编：850000）
第二编辑部（北京）：北京市朝阳区东土城路 8 号林达大厦 A 座 13 层
邮编：100013　　电话：010-64462318
打击盗版：0891-6649998　13908990085
印　　刷　北京盛通印刷股份有限公司
经　　销　全国新华书店
开　　本　16 开（710mm×1 000mm）
印　　张　30. 75
彩　　插　4 页
字　　数　208 千
印　　数　1-1 500
版　　次　2019 年 12 月第 1 版
印　　次　2020 年 4 月第 1 次印刷
标准书号　ISBN 978-7-5700-0380-8
定　　价　68. 00 元（全二册）
版权所有　翻印必究

བོད་ཀྱི་གསོ་རིག་སྤྱི་དང་འབྲི་གུང་སྨན་རྩིས་བྱུང་འཕེལ་ལོ་རྒྱུས་ཀྱི་བཤད་
སྨན་གྱི་འདོད་འཇོའི་རྩོམ་སྒྲིག་ཁང་།

བློ་འདྲི་ཞུས་མཁན་དབང་། མཁས་དབང་གོ་འཛིན་དབང་འདུས།

མཁས་དབང་བསྟན་སྐྱོང་གྲགས་པ།

མཁས་དབང་གཡང་མེར།

གཙོ་སྒྲིག་པ། འབྲི་གུང་སྨན་རམས་པ་ཆོས་རྗེ་བཟང་པོ།

ཁོངས་མི། འབྲི་གུང་སྨན་རྩིས་སློབ་གཉེར་བ།

མཚམས་སྦྱོར་གྱི་གཏམ།

འབྲི་ལུགས་གསོ་རིག་ནི་བོད་ཀྱི་གསོ་བ་རིག་པའི་གལ་ཆེའི་གྲུབ་ཆ་ཞིག་ཡིན་ལ་མཁས་པ་ཆེན་པོ་གཡུ་ཐོག་གསར་རྙིང་གི་དགོངས་བཅུད་དྲི་མ་མེད་པ་སློབ་བརྒྱུད་རྣམས་དང་ཁྱད་པར་དུ་བྱང་ཟུར་མཁས་པ་སོགས་ཀྱིས་རྒྱུན་འཛིན་གནང་ཞིང་། ཟུར་ལུགས་ཀྱི་ཕྱག་བཞེས་སྙིང་པོར་འཛིན་པའི་ཐོག་འབྲི་གུང་རིག་འཛིན་ཆོས་གྲགས་དང་ཞལ་སློབ་དཀོན་མཆོག་འགྲོ་ཕན་དབང་པོ་སོགས་ཀྱིས་རང་རང་གི་ཐུན་མིན་ཉམས་མྱོང་རྣམས་ཞལ་ནས་ཞལ་དང་སྙན་ནས་སྙན་དུ་བརྒྱུད་དེ་སྤྱི་ལོའི་དུས་རབས་བཅུ་དྲུག་པའི་ནང་ནས་ཡོངས་གྲགས་སུ་འབྲི་ལུགས་གསོ་རིག་ཅེས་བྱུང་ཞིང་། རིམ་པར་དར་རྒྱས་བྱུང་བ་ལ་དཔོན་ཚང་ཡེ་ཤེས་བསམ་གཏན་སོགས་ཀྱི་ཐུགས་རྗེ་ལ་བརྟེན་ནས་དབུས་གཙང་ཙམ་མ་ཟད་ཁམས་ཕྱོགས་སུའང་དར་སྤེལ་ཆེ་བར་བྱུང་། ད་ལན་བོད་རང་སྐྱོང་ལྗོངས་རིམ་པའི་དངོས་མེད་རིག་གནས་ཤུལ་བཞག་གི་རྒྱུན་འཛིན་པ་འབྲི་གུང་སྨན་རམས་པ་ཆོས་རྗེ་བཟང་པོ་ནས་བོད་ཀྱི་གསོ་རིག་ལས་འབྲི་གུང་སྨན་རྩིས་བྱུང་འཕེལ་ལོ་རྒྱུས་གསལ་བརྗོད་གྱི་ཐོག་ནས་སྤྱིར་འབྲི་ལུགས་གསོ་རིག་གི་ཐོག་མའི་བྱུང་ཚུལ། བར་གྱི་འཕེལ་རིམ། ད་ལྟའི་གནས་བབ་སོགས་རྒྱས་བཤད་དང་། ཁྱེ་བྲག་འབྲི་ལུགས་གསོ་རིག་གི་བསྟན་འཛིན་སྐྱེས་བུ་རྣམས་ཀྱི་རྣམ་ཐར་ཕྱོགས་སྒྲིག་གནང་འདུག་པས། དེས་བོད་ལུགས་གསོ་རིག་གི་ལོ་རྒྱུས་འཐུས་ཚང་དང་ཁྱད་པར་ཆ་ཚང་བའི་སྒོ་ནས་འབྲི་ལུགས་གསོ་རིག་གི་བྱུང་འཕེལ་ཇི་བཞིན་གནས་ཐུབ་རྒྱུར་ཕན་འབྲས་ངེས་ཅན་ཐོན་ངེས་པས་རྗེས་སུ་ཡི་རངས་ཞུའོ།།

བོད་ལྗོངས་བོད་ལུགས་གསོ་རིག་སློབ་ཆེན་གྱི་སྙེ་མོ་བ་ཉི་མ་ཚེ་རིང་ནས།
བོད་རབ་བྱུང་བཅུ་བདུན་པ་ས་མོ་ཕག་ལོའི་བོད་ཟླ་༡༠པའི་ཚེས་༡ཉིན་སྲུལ།

འགོ་བརྗོད།

བོད་ཀྱི་གསོ་བ་རིག་པ་ནི་ལོ་ངོ་སྟོང་ཕྲག་མང་པོའི་སྔོན་རོལ་དུ་བོད་མི་རིགས་བྱུང་བ་ནས་བཟུང་གསོ་དཔྱད་ཀྱི་ལག་ལེན་བྱུང་བ་སྟེ། མེས་པོ་མཁས་དབང་རིམ་བརྒྱུད་ཀྱིས་ཉམས་མྱོང་ཚུ་ཐིགས་བསགས་པས་རིམ་བཞིན་གསོ་རིག་གི་གཞུང་དང་ལག་ལེན་ཟབ་རྒྱས་ངང་འཕེལ་རྒྱས་བྱུང་ནས་ད་བར་དུ་འགྲོ་བ་ནད་པ་རྣམས་ཀྱི་ལུས་སེམས་ཀྱི་བདུད་རྩིར་གྱུར་ཡོད། སྐབས་སུ་བབས་པའི་བོད་ཀྱི་གསོ་རིག་སྤྱི་དང་འབྲི་གུང་སྨན་རྩིས་བྱུང་འཕེལ་ལོ་རྒྱུས་སྨན་གྱི་འདོད་འཇོ་ཞེས་པའི་དཔེ་དེབ་འདིར་ཆ་ཡོངས་སུ་རྫོགས་ཤིང་འོད་སྟོང་རབ་ཏུ་འབར་བའི་ལོ་རྒྱུས་ཀྱི་རིག་གཞུང་མ་ལག་ཡོད་པ་དང་། སྔོན་བྱོན་མཁས་དབང་ནམ་མཁའི་སྐར་ཚོགས་ལ་འགྲན་ནུས་པ་རྣམས་ཀྱིས་གསོ་རིག་གཞུང་ལུགས་ལ་སྲུང་བརྩོན་དང་། ནད་ཐོག་ཕྲུག་ལེན་དངོས་ཀྱི་མྱོང་བ་ཕུན་སུམ་ཚོགས་ཤིང་། རིན་ཐང་གཞལ་དུ་མེད་པའི་འབྲི་ལུགས་གསོ་རིག་གི་ལོ་རྒྱུས་ནི་ཉེ་བརྒྱད་དང་རིང་བརྒྱུད་གང་ནས་ཀྱང་དཔེ་རྒྱུ་ཡོད་པའི་ལོ་རྒྱུས་ཀྱི་འཕེལ་རིམ་གསེར་གྱི་ཕྲེང་རྒྱུད་ལྟར་ད་བར་དུ་ཚུ་གཏེར་ཆེན་པོའི་གཏིང་མཐའ་ཇི་བཞིན་ཟབ་ཅིང་། སྤྱི་ལོ་༡༠༧༠ལོ་ནས་བོད་རང་སྐྱོང་ལྗོངས་རིམ་པའི་དངོས་མིན་རིག་གནས་ཤུལ་བཞག་ཏུ་ཚུད་པ་དང་དེ་ནི་གྲུང་ལུགས་གསོ་རིག་དང་བོད་ཀྱི་གསོ་རིག་ལ་མཐོང་ཆེན་དང་། གྲུང་ལུགས་གསོ་རིག་དང་ཕྱི་ལུགས་གསོ་རིག་སོ་སོའི་ཁྱད་ཆོས། གཞན་སྤེལ་རྒྱུན་ནུས་པ་འདོན་སྤེལ་བྱེད་རྒྱུའི་འདྲ་མཉམ་གཉིས་ཕན་གྱི་སྒོ་ནས་སྲུང་སྐྱོབ་དང་ཁྲིམས་མཐུན་བདེན་དཔང་ལ་བརྟེན་ནས་ད་བར་འཕེལ་རྒྱས་བྱུང་སྟེ། ཞིབ་འཇུག་དང་རྒྱུན་འཛིན་མི་སྣ་གསོ་སྐྱོང་དང་། རིག་གཞུང་ཉམས་གསོ་དང་དཔེ་སྐྲུན་པར་སྐྲུན་བཅས་ཀྱི་བྱ་བར་གཡོ་ཟློལ་མེད་པ་གྲུབ་བཞིན་ཡོད། དེ་བཞིན་བྱ་གཞག་གསར་སྤེལ་ལ་དགོས་མཁོ་ཆེ་བའི་འབྲི་ལུགས་གསོ་རིག་གི་སློ་བསྟེན་སྨན་བཅོས་ཁང་དང་། འབྲི་ལུགས་སྨན་རྩིས་བོད་སྤྱོས་ལས་སློན་ཁང་བཅས་ཀྱི་སྨྲུག་རྟེན་ལེན་གསུམ་སྤྱངས་ཏེ་རང་འགོ་རང་ཐོན་གྱིས་འབྲི་ལུགས་གསོ་རིག་དང་རིག་གཞུང་བཅས་ཀྱི་དགོས་མཁོ་ལྟར་ཞབས་འདེགས་ཞུ་བཞིན་ཡོད་ལ། ད་ལན་བོད་ཀྱི་གསོ་རིག་སྤྱི་དང་འབྲི་ལུགས་སྨན་རྩིས་བྱུང་འཕེལ་ལོ་རྒྱུས་སྤྱི་བཤད་སྨན་གྱི་འདོད་འཇོ་ཞེས་པའི་དཔེ་དེབ་རྩོམ་སྒྲིག་བྱེད་སྐབས་དཔེ་རྙིང་གི་ལོ་རྒྱུས་དེབ་ཐེར་མང་པོ་བལྟ

གློག དཔེ་སྐྲིང་དང་ལོ་རྒྱུས་བརྩལ་འཚོལ། ཡི་གེ་གཏག་འཇུག་བཅས་ཀྱི་འགན་འཁུར་ལས་ཀ་ནི་འབྲི་ལུགས་གསོ་རིག་གི་མ་འོངས་རྒྱུན་འཛིན་དགེ་ཕྲུག་ཕུལ་བྱུང་དཀོན་མཆོག་བསྟན་འཛིན་གྱིས་བྱས་པ་ཡིན་ལ། ད་ཐེངས་ཀྱི་ལོ་རྒྱུས་འདི་དང་འདི་འདྲ་བའི་དཔེ་དེབ་མང་པོ་ཞིག་གི་ལས་འགན་ལེགས་འགྲུབ་བྱུང་ཟིན་པ་ལས་ཁོ་ནི་ལས་ལ་བརྩོན་ཞིང་ཐོག་མའི་བསམ་འདུན་ཡིད་ལ་འཇགས་པའི་རྒྱུན་འཛིན་པ་ཡག་པོ་ཞིག་ཡོང་ངེས་རེད།

བོད་རང་སྐྱོང་ལྗོངས་དཔོན་སྨིན་རིག་གནས་ཞུབ་བཞག་འབྲི་ལུགས་གསོ་རིག

ཞིབ་འཇུག་ཁང་གི་རྒྱུད་འཛིན་པ་ཆོས་རྗེ་བཟང་པོས་སྦྱར།

དཀར་ཆག

གླེང་གཞི།

གང་ཞིག་ལྷ་ལམ་སྤྲིན་བྲལ་གསལ་མདངས་ཅན།།
ཐུན་མཚམས་ལི་ཁྲིའི་བླ་གོས་བགོས་བཞིན་དུ།།
རྔོངས་འཕྲུལ་ལོག་པའི་ལམ་ནས་བཏེན་མཁས་པ།།
སངས་རྒྱས་སྨན་གྱི་ལྷ་ལ་སྤྱི་བོས་མཆོད།།

མཐའ་བཞིའི་གཞུང་ལུགས་ཡན་ལག་བརྒྱད་ལྡན་ཆབ།།
རྣམ་དཔྱོད་ཏུབ་ཀྱིས་ཅིག་ཆར་བཏུང་ནས་སྣར།།
འགྲོ་མཆོག་ཉེས་གསུམ་དྲི་མ་དག་བྱེད་པའི།།
སྐུགས་མཁས་གཡུ་ཐོག་རྣམ་གཉིས་ཕྱག་གི་ཡུལ།།

གང་ཞིག་དཔག་མེད་བསྐལ་བའི་སྔོན་རོལ་ནས།།
ཚོགས་བསགས་ལེགས་པར་སྦྱངས་པའི་མཐུ་མངའ་ཞིང་།།
འཕྲིན་ལས་འཇིག་རྟེན་གསུམ་ན་མཚུངས་མེད་པ།།
འགྲོ་བའི་མགོན་པོ་འབྲི་གུང་པ་ལ་འདུད།།

ལ་ཕྱོག་ཟུར་མཁར་རྒྱལ་པོའི་ཕོ་བྲང་དུ།།
གསོ་རིག་ཡན་ལག་བརྒྱད་སོགས་མངོན་གྱུར་པས།།
འགྲོ་ཀུན་ཟུག་རྔུའི་ནད་ལས་སྒྲོལ་མཛད་པ།།
མཉམ་ཉིད་རྡོ་རྗེའི་ཞབས་ལ་གསོལ་བ་འདེབས།།

རྒྱལ་བ་ཀུན་གྱི་མཁྱེན་བརྩེའི་ངེས་གསང་ལ།།

རྒྱལ་སྲས་གཞོན་ནུའི་གར་གྱིས་རྣམ་རོལ་བ། །
འཇམ་དཔལ་སྨྲ་འཕྲུལ་དྲ་བ་ཅུར་སྒྲིག་གིས། །
བྲོལ་ལ་བརྟེན་པ་ཧྲཱ་ཀཱིརྟིའི་ཞབས། །

འགྲོ་བའི་ནད་སེལ་གསོ་ཐབས་རྟ་བདུན་ཚོགས། །
འདྲེན་བྱེད་དབང་པོའི་མཚན་ཅན་གང་དེ་ཉིད། །
རིག་གནས་ཀུན་ལ་མཁས་པ་འཇམ་དཔལ་གར། །
ལེགས་ལམ་སྟོན་མཁས་ཚེ་དབང་བརྟན་པར་འདུད། །

ཕྱོགས་མཆོག་ཕྱོགས་ཀྱི་རྒྱལ་པོ་དཔོན་ཚང་ཞེས། །
དབུས་གཙང་ཆེན་པོ་མང་པོའི་བླ་སྨན་པ། །
འབྲི་ལུགས་གསོ་རིག་བོད་ཁམས་ཁྱབ་མཛད་མཁན། །
རང་རིག་ཡེ་ཤེས་རྟོགས་ལ་ཕྱག་འཚལ་ལོ། །

འབྲི་ལུགས་སྨན་རྩིས་སློབ་བརྒྱུད་སྐར་ཚོགས་ཀྱིས། །
རྗེས་འཛིན་རིག་པ་དཀྱུང་ལ་རབ་འདེགས་ནས། །
གངས་ཅན་གསོ་དཔྱད་མ་ཉམས་སྤེལ་མཁས་པ། །
འབྲི་ལུགས་སློབ་བརྒྱུད་རིམ་པ་ཕྱག་གི་ཡུལ། །

དེ་ལྟའི་ཚེ་རིག་གསེར་གྱི་ཡུ་བ་ཅན། །
འཛིན་སྐྱོང་ཕྲག་པའི་ལྷུན་གྱིས་རབ་བཏེགས་ཏེ། །
རིས་མེད་ཡོངས་ལ་སྩོལ་མཛད་གནང་རིགས་དང་། །
རྗེས་སྐྱུངས་གོམས་བརྒྱུད་འཚོ་བྱེད་ཀུན་ལ་དད། །

ཟུར་ལུགས་ཡ་གྱལ་འབྲི་ལུགས་གསོ་རིག་གི །

སྔོན་དུས་ལོ་རྒྱུས་ཐོར་བུའི་ངང་ཚུལ་ལས།།
ཕྱོགས་གཅིག་སྡེབས་པའི་ལོ་རྒྱུས་མེད་པས་ན།།
དེའི་ཕྱིར་དེང་རབས་ལོ་རྒྱུས་རིག་པ་ཡིས།།

ལམ་གྱིས་གཞིར་བཟུང་དེ་སྔའི་ཁ་འཐོར་དང་།།
ངག་རྒྱུན་བཞུགས་རིགས་ཀུན་རྣམས་བཙལ་འཚོལ་བཅས།།
ཕྱོགས་ལྷུང་སྒྲོ་འདོགས་ལྷ་སྒྲུང་རིགས་སྤངས་ནས།།
ངོ་མཚར་སྨན་གྱི་འདོད་འཇོ་དྭངས་བས་བཀོད།།

ཞེས་མཆོད་པར་བརྗོད་ཅིང་འཆད་པར་དམ་བཅས་ནས། གང་འཆད་པར་བྱ་བ་ནི་བོད་ཀྱི་གསོ་རིག་སྤྱི་དང་འབྲི་གུང་སྨན་རྩིས་བྱུང་འཕེལ་ལོ་རྒྱུས་སྤྱི་བཤད་སྨན་གྱི་འདོད་འཇོ་ཞེས་བྱ་བ་འདི་ཉིད་རང་བློས་གང་དཔོག་གིས་ཕྱོགས་ལྷུང་དང་། རྨོངས་ཞེན། སྒྲོ་འདོགས་སོགས་སྤངས་ནས་གང་ལོ་རྒྱུས་ལ་བྱུང་བ་དེ་ཉུང་བསྡུས་བདུད་རྩིའི་ཐིགས་མ་ཙམ་ཞིག་བླངས་ཏེ་བརྗོད་པར་བྱེད་དོ།།

བོད་ཀྱི་སྨོད་བརྒྱུད་ཀྱི་བྱུང་འཕེལ།

དང་པོ། སྨོད་ཀྱི་བྱུང་འཕེལ།

བོད་ས་མཐོའི་སྒང་མིའི་འགྲོ་བ་མ་བྱུང་བའི་སྔོན་གྱི་དུས་ནི་ཡིག་ཚགས་རྙིང་པར། དང་ཐོག་ཆུ་གཏེར་ཡིན་པར་བཤད་པ་བཞིན་དེང་དུས་ས་གཤིས་རིག་པས་བརྟགས་ན་ལོ་ངོ་དུང་ཕྱུར་གཉིས་ཀྱི་སྔོན་ནས་ཧྲུག་གི་བར་དུ་མདོ་དབུས་མཐོ་སྒང་འདི་ཉིད་རྒྱ་མཚོ་ཞིག་ཡིན་ཞིང་། དེ་ནས་དུང་ཕྱུར་གཅིག་ལྷག་གི་ཡུན་དུ་རིམ་བཞིན་བྲི་བ་མ་ཟད། ད་ལྟའི་བར་ལོ་ངོ་བྱེ་བ་གསུམ་འདས་པའི་དུས་སུ་ས་ཤུན་ལ་འགྱུལ་སྐྱོད་དྲག་པོ་བྱུང་བའི་ཧི་མ་ལ་ཡའི་འགྱུལ་སྐྱོད་དེས་མཚོ་ཆུ་ཚང་མ་མདོ་དབུས་ས་ཁུལ་ནས་བྲི་བར་གྱུར་པ་རེད། གནམ་གཤིས་རིག་པས་བརྟགས་ན། ཧྲན་ཤིན་ཧྲེ་ཞེས་པའི་དུས་སྐབས་སུ་རི་བོ་ཧི་མ་ལ་ཡའི་མཐོ་ཚད་སྤྱི་ཁྲི་སྟོང་ཚོ་གཅིག་ཡས་མས་ཡོད་ཙིང་། གནམ་གཤིས་དྲོད་ཚད་ད་ལྟ་ལས་ཧྲུའུ་ཉི་ཤུས་མཐོ་བ་དང་། ཆར་ཆུ་འབབ་ཚད་ད་ལྟ་ལས་ལྷབ་བདུན་གྱིས་མང་བ་ཡོད། གནམ་གཤིས་དེའི་མཐུས་ཞ་ཁུལ་གྱི་སྐྱེ་དངོས་དང་སྲོག་ཆགས་རྣམས་བྱུང་ཡོད་པ་ངེས་པ་རྙེད་ཐུབ། དེ་རྗེས་ལོ་ངོ་ས་ཡ་དུ་མའི་རིང་ལ་ཧི་མ་ལ་ཡ་སྟེ་གངས་རི་རྒྱུན་ཆད་མེད་པར་མཐོ་རུ་སོང་ནས་གནམ་གཤིས་ཀྱི་འགོག་རྐྱེན་ནུས་པ་རིམ་བཞིན་མཐོ་བའི་དབང་གིས་བོད་ས་ཁུལ་གྱི་གནམ་གཤིས་དང་རང་བྱུང་ཁོར་ཡུག་ཚང་མར་འགྱུར་ལྡོག་རིམ་པར་བྱུང་སྟེ། གྲང་ངར་དང་སྐམ་ཤས་ཆེ་བའི་གནམ་གཤིས་འདི་ཆགས་པ་རེད། གནམ་གཤིས་མ་འགྱུར་བའི་དུས་དེར་ཚ་ཁུལ་རང་བཞིན་གྱི་སྲོག་ཆགས་སླང་ཆེན་དང་། མཚོ་རྟ། རྟ་མིག་གསུམ་ཅན་དང་། ཤ་བ་སྣ་རིང་། གནའ་བོའི་བྱི་ལ། རྫམ་འབྲུག སྤྲ་དང་སྤྲེའུ་སོགས་སྐྱེ་འཕེལ་དང་འཚོ་གནས་བྱེད་པའི་ལྗོངས་ཤིག་ཡིན་པ་ནི་གནའ་རྫས་རྟོག་ཞིབ་ལས་ཐོན་པའི་རྒྱ་བོད་ཀྱི་ས་ཆ་སྟོད་སྨད་རྣམས་སུ་གནའ་བོའི་སྐྱེ་དངོས་དང་འགྱུར་རྡོ་ལས་མཚོན་ཡོད་ལ། བོད་ཀྱི་ཡིག་ཚགས་རྣམས་སུ་རྒྱ་བོད་ཧོར་སོག་གི་མིའི་གྲོལ་ཁུངས་བོད་ཡིན་པར་བཤད་པ་ལྟར་དེང་རི་དང་། ཤན་རྩ། ཏུ་ཐོག་སོགས་སུ་ད་ལྟའི་བར་ལོ་ངོ་ཁྲི་ཕྲག་གཅིག་ནས་ལྔ་ཡན་འདས་པའི་རྡོ་ཆས་རྙིང་མའི་དུས་ཀྱི་གནའ་རྫས་ཐོན་པ་དང་། ཁེའི་ཞི་ལའི་ཨུ་ལན་ཨུ་ལ་མཚོ་རྒྱུད་ནས་ལོ་ཁྲི་གཉིས་འདས་པའི་

རྫོ་ཆས་རྙིང་མའི་གནའ་རྫས་ཐོན་པ། སྐྱིད་གྲོང་དང་མ་ཕམ་གཡུ་མཚོ། དཔལ་མགོན། ཆབ་མདོ་ཁ་རོ་སོགས་ནས་རྫོ་ཆས་གསར་མའི་རིག་རྫས་ཐོན་པ། ཧྲང་གྲུའི་ཁ་ཡོ་དང་ཅོང་རྒྱུའི་སྣོད་རྒྱུད། ཏུའུ་ལེན་གྱི་ནོ་སྒྲ། དཔའ་ལུང་། ཐུན་ཏེའི་ཐོ་ཏུ་ཐང་། ཏ་ཐུང་གི་སུང་ཙ། སེ་ཁྲོན་གྱི་སྒུ་ལེ། ཡུན་ནན་གྱི་བདེ་ཆེན་སོགས་ནས་རྫོ་ཆས་གསར་མའི་དུས་ཀྱི་རིགས་རྫས་ཐོན་པས་བོད་མི་རྣམས་གཞན་ནས་སྤོས་པའི་བཤད་སྲོལ་དེ་དག་ཧ་ཅང་པ་བརྩུགས་ས་མེད་པའི་བདེན་དཔང་བྱས་ཡོད་ལ། མདོར་དབུས་མཐོ་སྒང་འདིར་རྫོ་ཆས་རྙིང་མའི་དུས་ནས་འགྲོ་བ་མིའི་རིགས་འཚོ་སྡོད་བྱེད་བཞིན་པ་ར་འཕྲོད་བྱུང་ཡོད།

གཉིས་པ། བོད་ཀྱི་མིའི་བྱུང་འཕེལ།

ཡིག་ཚགས་རྙིང་པར་བོད་རིགས་ནི་སྤྲེ་དང་བྲག་སྲིན་ལས་བྱུང་བའི་བཤད་སྲོལ་ལ་ནང་ཆོས་ཀྱི་མཛེས་ཆས་སྤྲས་ནས་ལོ་རྒྱུས་དངོས་ཀྱི་རིན་ཐང་མེད་པ་བཟོས་པ་དེ་བསལ་ན། དེང་རབས་ཚན་རིག་པའི་བཞེད་པ་དང་གཅིག་གྱུར་ཡིན་པ་མ་ཟད། ལྟ་ཚུལ་དེ་ཉིད་བཏོན་མཁན་དབྱིན་ཇི་ཏར་ཝུན་ལས་ལོ་བདུན་བརྒྱས་སྔ་བའི་དགེ་མཚན་ལྡན་ཡོད་ཅིང་། དེ་ཉིད་འཐད་ལྡན་ཡིན་ཚུལ་ནི་བོད་ཀྱི་གནའ་རྫས་ཁྲོད་དུ་སྤྲེའུའི་སྣང་བརྙན་ཡོད་པས་མཚོན་པ་དང་། དཔང་རྟགས་དངོས་ནི་ས་ཁུལ་མང་པོར་སྤྲེའུའི་འགྱུར་རྫོ་དང་སྤྲེའུ་མ་མིའི་འགྱུར་རྫོ་མང་པོ་ཐོན་པས་ར་འཕྲོད་བྱས་ཡོད་པས། བོད་ཀྱི་མིའི་གྲོལ་ཚུལ་དང་མི་བུ་གདུང་དྲུག་སོགས་ཀྱི་ཁུངས་བོད་རང་ཡིན་ལ། དེང་དུས་བོད་འདི་མི་རིགས་དཀར་ནག་སེར་གསུམ་ལས་སེར་པོའི་རིགས་ཏེ། མོང་གོལ་རིགས་སུ་གཏོགས་པའི་ཚུལ་འདིས་གནའ་བོའི་ཡིག་ཚགས་ནས་མིའི་རིགས་ཀྱི་གྲོལ་ཕྱུག་བོད་ཡིན་པར་བཤད་པ་དེ་ཉིད་དོན་དངོས་དང་མཐུན་པར་ར་འཕྲོད་པ་བཅས་ཞིབ་ཆ་ནི་གཞན་ལས་རྟོགས་པར་བྱེད་དགོས་སོ། །འོན་ཀྱང་འཛིག་རྟེན་དུ་ཚེ་སྲོག་གི་འབྱུང་ཁུངས་ཐད་ད་ཕན་ཞིབ་འཇུག་པས་གཅིག་གྱུར་གྱི་ལྟ་བ་བརྟན་པོ་ཞིག་རྙེད་ཐུབ་མེད་པ་རེད། མིའི་རིགས་འཕེལ་རྒྱས་ཀྱིས་ཕྱི་ནང་གི་འགྱུར་བ་མང་པོ་ཞིག་ལ་བརྟེན་ནས་བསེ་དམུ་ལྡོང་སྟོང་སོགས་ནང་གསེས་མང་པོར་ཕྱེས་པས་བོད་ཀྱི་ས་གཞི་ཚང་མར་ཁྱབ་པར་གནས། བོད་ཀྱི་ས་གཞི་ནི་བོད་ཀྱི་གཅེས་ནོར་འབྲི་གཡག་འཚོ་སྡོད་བྱ་ཡུལ་ཡུག་གཅིག་ཏུ་འབྲེལ་བ་རྣམས་ཡིན་པ་ནི་ལོ་རྒྱུས་ཀྱི་མཚོན་རྟགས་

ཞིག་ཏུ་གྱུར་ཡོད། དབང་མཛད་བཅུ་གཉིས་ཀྱི་གོང་ནས་བོད་ཀྱི་མི་རིགས་འདི་ཉིད་མིའི་རིགས་ཀྱི་མཚན་ཉིད་ཚང་བ་ཞིག་ཏུ་གྲུབ་ཟིན་པ་ཡིན་ཏེ། ཨ་མེ་རི་ཁའི་སྐྱི་ཚོགས་ཚན་རིག་མཁས་ཅན་མོར་གན་གྱིས། མཉམ་འདྲེས་ཀྱི་རྩ་ཆེན་དྲག་ཏུ་བརྗོལ་བའི་གླིང་དུ་ཉུས་རྒྱུད་དེ། ཤ་ཁྲག་གི་འབྲེལ་བ་རྙིང་པའང་ཉམས་དམས་སུ་གྱུར་ཀྱང་། སྐྱི་ལ་མངའ་བའི་སྐད་རིགས་ཐུན་མོང་བ་དང་ས་ཁོངས་ཐུན་མོང་བ། དཔལ་འབྱོར་གྱི་འཚོ་བ་ཐུན་མོང་བ། རིག་གནས་ཐུན་མོང་བ། བསམ་པའི་འཁྱེར་སོ་སོགས་ཀྱང་གཅིག་གྱུར་བྱུང་སྟེ་སྐྱེ་འགྲོའི་ཐུན་མོང་ཚོགས་པ་གསར་པ་ཞིག་ཏུ་གྲུབ་བོ། །ཞེས་པ་ལྟར་རོ། །

གསུམ་པ། བོད་ཀྱི་སྤྱི་ཚོགས་བྱུང་འཕེལ།

མངའ་མཛད་བཅུ་གཉིས་ཀྱི་དུས་རབས་ནི་གདོད་མའི་སྤྱི་ཚོགས་ལས་འདས་ནས་ཡུན་རིང་ཕྱིན་ཞིང་། བྲལ་རིམ་གྱི་སྤྱི་ཚོགས་སུ་བར་བརྒྱལ་བྱས་ཟིན་པ་མཐོང་ཐུབ་ལ། ཡིག་ཚང་རྣམས་སུ་མངའ་མཛད་བཅུ་གཉིས་ཀྱི་སྐོར་གསལ་པོར་བཀོད་སྣང་བ་ལས་སྔ་དེང་གི་མཁས་པ་མང་པོས་དེ་དག་ནི་འགྲོ་བ་མི་མ་ཡིན་པའི་ལྷ་འདྲེའི་འགྲོ་བ་ཞིག་ཡིན་པར་ཡིད་ཆེས་བྱས་ཡོད་པ་ནི་སྐབས་དེ་དག་ཏུ་སེམས་ཁམས་ཀྱི་དགོས་མཁོ་ལྟར་གདོད་མའི་བོན་ཆོས་དར་བཞིན་པའི་སྐབས་ཡིན་པས། ཆོས་ལུགས་ཀྱི་འདུ་ཤེས་ཀྱིས་ཕར་བཀབ་སྟེ་མི་མ་ཡིན་པར་སྒྲོ་འདོགས་བྱས་པ་ལས། དོན་དངོས་ནི་དེ་ཀུན་མིའི་འགྲོ་བ་ཡིན་ཞིང་སྐབས་དེར་བཟོ་ལས་ཐད་ཟངས་ལྕགས་ཀྱི་གཏེར་བཏོན་ནས་བཞུ་སྦྱངས་ཀྱིས་མཚོན་ཆ་ཐོན་སྐྱེད་བྱེད་ཀྱི་ཡོད་ལ། གླུ་གར་གྱི་རིག་རྩལ་དར་རྒྱས་ཆེ་བ་མ་ཟད། རི་མོའི་ལས་ཀ་བྱས་པ་ལས་རང་བྱུང་གི་ཡི་གེ་ཡང་བྱུང་ཟིན་པ་ནི་དེ་དུས་ཚོ་ཁག་དབར་དམག་འཁྲུག་བརྒྱུད་མར་བྱེད་བཞིན་པའི་སྐབས་སུ་མངོན། རང་རེའི་ལོ་རྒྱུས་སུ་གྲགས་ཆེ་བའི་རྗེའི་མགུར་ལྷ་བཅུ་གསུམ་དང་དགེ་བསྙེན་ཉེར་གཅིག་སོགས་ཀྱང་སྐབས་དེ་དུས་ཀྱི་གྲགས་ཆེ་བའི་མི་སྣ་ཤ་སྟག་ཡིན་ཏེ། ཕྱིས་སུ་ཡུལ་ལྷ་དང་ཆོས་སྐྱོང་། མགོན་ལྟར་བསྟེ་བ་འདི་ཀུན་ཆེས་སྔ་ཐོག་ཏུ་བྱོན་པའི་མེས་པོ་དག་ཡིན་པ་ནི་གསལ་པོ་ཞིག་རེད། དེ་དག་འཚོ་སྡོད་སྐབས་ཀྱི་གནས་ཡུལ་རྣམས་མི་རབས་རྗེས་མ་ཚོས་ཁོང་གི་གནས་དེར་གུས་བཀུར་དང་ཁོང་གིས་ཕྱི་རབས་ཚོར་མགོན་སྐྱབས་བྱེད་པའི་ཡིད་ཆེས་ཀྱིས་གཞི་བདག་ཏུ་ཆ་བཞག་པ་ཤ་སྟག་ཡིན་

པའི་ཚུལ་དཔེར་ན། ཨ་མདོ་ཁུལ་དུ་ཨ་མྱེས་རྨ་ཆེན། ཨ་མྱེས་ཡུལ་ལྷ། ཨ་མྱེས་དུང་རི། ཨ་མྱེས་ཤ་བོ། ཨ་མྱེས་ཀླུ་མོ། ཨ་མ་ཟྱེར་དགུ་ལྷ་བུ་སྡེ། ཨ་མྱེས་ཞེས་པོས་པས་མེས་པོར་བཀུར་བ་རྟོགས་ཐུབ་ལ། མགུར་ལྷ་བཅུ་གསུམ་དང་། བརྟན་མ་བཅུ་གཉིས་རྣམས་སྐབས་འདིར་སྔ་ཕྱི་ཙམ་གྱི་མི་སྣ་གྲགས་ཆེན་པ་དག་ཡིན་པར་ངེས་དགོས། དཔེར་ན་གནའ་རྒྱའི་ད་རྒྱལ་མང་པོ་རྗེ་ནི་བཙན་པོ་སྲོང་བཙན་སྒམ་པོའི་བློན་ཆེན་ཡིན་ཞིང་ཕོང་དེར་སྐུ་གཤེགས་པ་དང་། བློན་པོ་གསེར་ཆེན་རི་ནི་བློན་པོ་མགར་དེར་གཤེགས་པ་དང་། ཕྱི་དར་གྱི་སྐབས་སུ་བྱུང་བའི་གླིང་གེ་སར། རྒྱ་ཚ། སྐྱ་བདེ། ཉི་འབུམ། ཁྲོ་ཐུང་རྣམས་ཕྱི་རབས་པས་ལྷར་བཀུར་བ་བཅས་ཆོས་ལུགས་ཀྱི་ཤན་ཐེབས་ཤིང་མངའ་མཛད་ཀྱི་དུས་སུ་ལྷ་མང་སྲ་བའི་ལྷ་བ་དར་བའི་སྐབས་ཡིན་པས་ཀྱང་རྟོགས་ཐུབ་བོ། །

བཞི་པ། བོད་ཅེས་པའི་མིང་གི་ཐོག་མའི་བྱུང་བ་བཤད་པ།

བོད་ཅེས་པའི་མིང་འདི་ཉིད་ཀྱི་སྐོར་ནས་སྔོན་བྱུང་མཁས་པ་ཆོས་རྒྱས་མིན་བསྡུས་མིན་ཏ་ཅང་མང་བར་བྲིས་པར་གནང་བས་འདི་ནས་དྭགས་པོ་བཀའ་བརྒྱུད་ཀྱི་ཆོས་འབྱུང་ལས་གསུངས་པ་ལྟར་དུ་བཀོད་ན། དེ་ཡང་ཡ་ཐོག་གི་ཐ་སྙད་སྤྱི་དང་འདྲ་བར་འདོད་རྒྱལ་གྱི་མིང་ཡིན་པར་ཐེ་ཚོམ་གཏན་ནས་མེད་པ་ཞིག་རེད། འོན་ཀྱང་མཁས་དབང་དགེ་ཆོས་ཀྱིས་བོད་ཀྱི་དོན་ལ་དཔྱད་པ་གནང་བ་ནས་བཟུང་། བོད་ཅེས་པའི་དོན་ལ་ཞིབ་འཇུག་བྱེད་མཁན་མང་དུ་སོང་ནས་ཕལ་ཆེར་རྗེས་གྲུབ་ཀྱི་མིང་ཞིག་ཡིན་པའི་ངོས་འཛིན་གྱིས་འགྲེལ་བཤད་སྣ་ཚོགས་པ་ཞིག་བརྒྱབ་ཡོད། བོད་ཅེས་པ་འདི་ནི་ཐོག་མར་ཞིང་ལས་ཀྱི་ས་ཁུལ་གྱི་མིང་ཞིག་ཡིན་པས། ཡར་ལུང་གཙོ་བོར་གྱུར་པའི་མིང་ཙམ་ཞིག་ཏུ་ངོས་བཟུང་ན་དོན་དང་མཐུན་ཡོད། བོད་ཀྱི་དམངས་ཁྲོད་དུ་བསམ་གཞིགས་བྱས་ན། བོད་འབྲོག་གཉིས་ཞེས་པས་བོད་ནི་ཞིང་པའི་ས་ཁུལ་གྱི་མིང་ཡིན་ལ། འབྲོག་པ་ཞིང་ཁུལ་དུ་སོང་བ་ལ་བོད་དུ་སོང་ཟེར། ཞིང་ཁུལ་དུ་ནས་སོགས་ཉོ་ཚོང་ལ་སོང་ཚེ་བོད་ཚོང་ལ་སོང་ཟེར། ཞིང་པ་ལ་བོད་པ་ཟེར་སྲོལ་ད་བར་གནས་ཡོད། ད་ཆའི་བོད་ཀྱི་ས་ཁུལ་ལ་བསམས་ན་ཤར་ལྷོ་ཁུལ་སོགས་སུ་ཞིང་པ་ཡོད་པས། དེ་ཚོ་ལ་ཡང་བོད་པར་འབོད་དམ་སྙམ་ན། ཁམས་ཁུལ་དུ་ཞིང་ལས་བྱེད་སྲོལ་ཡོད་ན་ཡང་དེ་ཁུལ་ལ་བོད་མི་ཟེར། མདོ་སྨད་རེབ་གོང་དང་གཅན་ཚ་སོགས་ཞིང་ཁུལ་ལ་རོང་པ་དང་རོང་འབྲོག་གཉིས་ཟེར་སྲོལ་ཡོད། མངའ་

རིས་ཀྱི་མཐའ་ཁུལ་ལ་ཞིང་པ་ཡོད་པར་རྟོང་པ་ཟེར་སྲོལ་ཡོད། ད་ཆ་ཁམས་དང་ཨ་མདོ། ནག་ཆུ་སོགས་སུ་དབུས་ཁུལ་ལ་བོད་ཅེས་འབོད་བཞིན་ཡོད། དེའི་ཐོག་ནས་ཀྱང་བོད་ཅེས་པའི་ཐ་སྙད་ཀྱི་ཐོག་མའི་མཆེད་ཁུངས་ནི་དབུས་ཁུལ་ཙམ་ཡིན་པ་གསལ་པོར་མཚོན་ཡོད། བོད་ཅེས་པའི་ཐོག་མའི་མིང་གི་ཁྱབ་ཁོངས་ནི་དབུས་ཡིན་ཞིང་། དེ་ཡང་གཙོ་བོ་ཡར་ལུང་ཁུལ་ཙམ་གྱི་མིང་ཡིན། སྤུར་རྒྱལ་བཙན་པོ་གནམ་རིའི་བར་དུ་བོད་ཅེས་པ་ནི་ཡར་ལུང་གཙོ་གྲུར་གྱི་ལྷོ་ཁའི་མིང་ཙམ་ཞིག་ཡིན་པས། ད་ཆ་ཟངས་རི་རྫོང་འོལ་ཁའི་ཤར་རྒྱུད་ལ་བོད་སྟོད་ཅེས་འབོད་པས་སྐབས་དེའི་བོད་དང་དྭགས་པོའི་ས་མཚམས་མཚོན་གྱི་ཡོད་པ་རེད། གནམ་རིའི་དུས་ཁོང་གིས་དམག་སྡེ་ཁྲིད་ནས་སྐྱིད་ཆུའི་རྒྱུད་དབང་དུ་བསྒྱུར་བ་མ་ཟད། ཕྱིས་སུ་བོད་དབུས་གཙང་རུ་བཞི་ཞེས་པ་འདི་བྱུང་ཡོད། བོད་ཁམས་ཆུས་གང་བ་ཞེས་པའི་ཐོག་ནས་བསམ་ན་ཡང་། བོད་ཅེས་པ་དེ་དབུས་གཙང་གི་ལྗོངས་ཙམ་ལ་འདུག་གི་ཡོད་པ་རྟོགས་ཐུབ་སྟེ། གོང་པོའི་མདའ་ཆུ་བརླག་ཁ་བྱེ་བས་ཆུ་ཐིམས་པ་ནི་ཡར་ཆབ་ཀྱི་འབབ་ཡུལ་ཏེ། རུ་བཞིའི་ཆུ་ཁོ་ན་འབབ་པའི་གནས་ཡིན་པ་མཚོན་ཡོད། ཆོས་འབྱུང་མཁས་དགའ་ལས། གོང་གི་ཆུ་བརླག་ཅེས་བྱའི་ཟེམས་བྱེ་བས། །རུ་བཞི་ཆུ་ཡིས་གང་བ་དེ་རུ་ཐིམ། །ཞེས་གསལ་ཡོད་པ་དང་། དབུ་རུ་སྟོད་རྒྱུད་འབྲི་གུང་གི་ཡུལ་སྟོད་ལ་བོད་སྟོད་པ་ཞེས་འབོད་ཀྱི་ཡོད་པའི་ཐོག་ནས། ས་ཆ་དེ་ཉིད་བོད་དང་ཁམས་བར་གྱི་ས་མཚམས་ཀྱང་ཡིན་ལུགས་མཚོན་ཡོད། དབུས་གཙང་ནི་བོད་བཙན་པོའི་ཆབ་སྲིད་དང་དམག་དོན་གྱི་ལྟེ་གནས་ཡིན་པས། རུ་བཞི་ཞེས་པ་ཡང་དམག་གི་རུ་བསྐོར་སྒྲིག་པའི་གོ་རིམ་ལས་ཐོགས་པ་ཞིག་རེད། དབུས་རུ། གཡོན་རུ། གཡས་རུ། རྒྱབ་རུའམ་རུ་ལག་ཅེས་པས་གསལ་པོར་མཚོན་ཡོད། དེ་ནས་ས་ཆ་གཞན་དག་སྤུར་རྒྱལ་གྱི་བཙན་པོས་དབང་དུ་བསྡུ་དུས་བོད་ཀྱི་དབང་དུ་བསྡུས་ཞེས་གསལ་བས། ས་ཁུལ་དང་རྒྱལ་ཕྲན་དེ་དག་བོད་ཀྱི་དབང་དུ་འདུས་ཟིན་རྗེས། བོད་ཀྱི་འབངས་སུ་གཏོགས་པས་རིམ་པས་ཁོ་ཚོར་བོད་ཅེས་འབོད་པའི་ཐ་སྙད་ཀྱང་བྱུང་ཡོད། གནམ་རི་སྲོང་བཙན་གྱིས་སྐྱིད་ཆུའི་རྒྱུད་དབང་དུ་བསྡུས་པས། དེ་དག་ཀྱང་བོད་ཀྱི་ཁྱབ་ཁོངས་སུ་འགྱུར་བ་དང་། དེ་འོག་གཙང་ཁུལ་དབང་དུ་བསྡུས་པས་རུ་བཞི་བོད་ཅེས་པའི་ཁྱབ་ཁོངས་སུ་གྱུར་བ་དང་། དེ་རྗེས་བཙན་པོ་སྲོང་བཙན་སྒམ་པོས་ཞང་ཞུང་སོགས་རིམ་པས་དབང་དུ་བསྡུས་པས། དེ་རྣམས་རིམ་པས་བོད་ཀྱི་མངའ་ཁོངས་སུ་གྱུར་པ་སྟེ། དཔེར་ན་ལྡེའུ་ཆོས་འབྱུང་༣༥༧ལས། བོད་རུ་བཞི། ཞང་ཞུང་ཁྲི་སྡེ་སྟོད་སྨད། སུམ་པའི་རུ་ལག་དང་བཅས་པ་དེ་རྣམས་ལ་བོད་ཀྱི་སྟོང་སྡེ་དྲུག་ཅུ་ཞེས

བྱའོ། །ཞེས་གསལ་བས་མཚོན་ཡོད། དེ་རྣམས་ཀྱང་བོད་ཅེས་མིང་དེའི་ཁྱབ་ཁོངས་སུ་གྱུར་ཡོད། ལྡེའུ་ཆོས་འབྱུང་༣༥༧ལས། ཁམས་གསུམ་ནི། སྟོད་ཁམས་གསུམ། སྨད་ཁམས་གསུམ། དབུས་ཁམས་གསུམ། ཞེས་འབྱུང་བ་ནི་མདོ་སྨད་ཡོངས་རྫོགས་གཅིག་གྱུར་གྱི་སྐབས་སུ་དབྱེ་བ་འདི་བྱུང་ཡོད་དོ། །མདོ་སྨད་ཁུལ་ཧྲིལ་པོ་བཙན་པོའི་མངའ་འོག་ཏུ་བསྡུས་པ་དང་། མདོ་སྨད་ཧྲིལ་པོ་བོད་བཙན་པོའི་མངའ་འབངས་སུ་གཏོགས་པས་བོད་ཡུལ་ཞེས་པའི་མིང་གི་བླ་དྭགས་འདི་མངའ་ཁོངས་ཚང་མར་ཁྱབ་པ་རེད། དེའི་རྒྱུ་མཚན་ནི་མདོ་སྨད་མི་རིགས་ཧྲིལ་པོའི་བླ་དྭགས་ཀྱང་བོད་པའམ་བོད་རིགས་ཞེས་པ་ཆགས་པས་རེད། སྤྱིར་རྒྱལ་གྱི་གོང་ནས་བོད་ཁུལ་གྱི་ས་ཆ་ཕལ་ཆེ་བ་ནི་བོད་དང་གཅིག་པ་སྟེ། ཡར་ལུང་ཚོ་པ་དང་འདྲ་བའི་རྒྱལ་ཕྲན་སིལ་མ་བཞི་བཅུ་སོགས་སྲིད་འཛིན་དབང་རིས་མི་འདྲ་བ་ལས། རིགས་རུས་དང་སྐད་ཆ་ནི་དབུས་ཁུལ་དང་གཅིག་པ་ཡིན་པས་ཚང་མར་བོད་དུ་ཐོགས་པ་ཡིན་ལ། གཅིག་གྱུར་གྱི་སྐད་ཆ་ལ་བོད་སྐད་དང་ཡི་གེ་ལ་བོད་ཡིག བོད་རིགས་དང་བཙན་པོའི་རྒྱལ་ཁབ། རྒྱལ་ཁམས་སོགས་ཀྱི་མིང་རྣམས་གཅིག་གྱུར་གྱིས་བེད་སྤྱོད་ཀྱི་ཡོད། རྒྱལ་ཕྲན་གཞན་མ་འགའ་ཤས་ཀྱི་རུས་བོད་དང་གཅིག་པ་མིན་ཀྱང་། ཕྱིས་སུ་བོད་དང་རུས་འདྲེས་ནས་མཐར་ཚང་མ་བོད་པར་གྱུར་པ་ཞིག་ཀྱང་རེད། འོན་ཀྱང་བཙན་པོའི་དུས་ནས་སྲིད་གཞུང་ནང་དང་། ཡིག་ཐོག་ནས་ཚང་མ་བོད་ཁམས་ཡིན་པར་གཅིག་གྱུར་ཡིན་ལ། ཕྱིས་སུ་ཡང་མཁས་པའི་མདུན་སར་གཅིག་གྱུར་ལྟ་བུ་ཡིན་ན་ཡང་། དམངས་ཁྲོད་དུ་སྔོན་དུས་ནང་བཞིན་གྱི་ལྟ་བ་གནས་ཡོད་པས། ད་དུང་ཡང་དབུས་ཁུལ་ལ་བོད་པ་དང་དབུས་པ་ལ་བོད་པ་ཞེས་འབོད་བཞིན་པའི་གནས་ལུགས་འདིས་ཤེས་པར་ནུས་སོ། །

བོད་ཀྱི་གདོང་མའི་གསོ་དཔྱད་ཀྱི་བྱུང་རྒྱལ་མདོར་བསྡུས།

དང་པོ། བོད་ཀྱི་གདོང་མའི་མི་རྣམས་ཀྱི་ན་གཞིའི་སྐོར།

བོད་ཀྱི་གསོ་རིག་ལོ་རྒྱུས་ཀྱི་ཡིག་ཆ་ཕོག་འབུགས་དྲང་སྲོང་དཀྱིལ་པའི་དགའ་སྟོན་ལས། མི་ཡུལ་དུ་ཐོག་མར་སྐྱེས་པའི་ཤེད་བུ་ཞེས་བྱ་བ་སྲིད་པའི་བག་ཆགས་ཀྱིས་ས་ཞག་ཟོས་པ་ལ་བརྟེན་མ་ཞུ་བའི་ནད་ཀྱི་ཟུག་རྒྱ་དྲག་པོས་བཏབ་སྟེ་སྨྲེ་སྔགས་ཕྱུངས་པ་མེས་པོ་ཚངས་པས་ཐོས་ནས། རང་གིས་བྱས་པར་འདོད་པའི་འགྲོ་བ་ལ་བརྩེ་བའི་བློས་སམ། ལ་ལར་སྟོན་སངས་རྒྱས་ཤཱཀྱ་ཐུབ་ཆེན་གྱིས་གསུངས་པའི་གསོ་དཔྱད་འབུམ་སྡེ་ལས་མ་ཞུ་བའི་ནད་ལ་ཆུ་སྐོལ་གཏོང་བའི་ཚུལ་ཡོད་པར་འདོད་པ་སྟེ། གང་ལྟར་ཚངས་པས་ཆུ་སྐོལ་གྱི་སྦྱོར་བ་བསླབ་པས་ཤེད་བུ་མ་ཞུ་བའི་ནད་ཀྱི་ཟུག་རྒྱ་ལས་ཐར་བས། སྨན་ལ་སྔ་བ་ཆུ་སྐོལ། སྨན་པ་ལ་སྔ་བ་ལྷ་ཚངས་པ་ཡིན་པར་འཇིག་རྟེན་དུ་གྲགས། ཞེས་གསུངས་པའི་གཏམ་རྒྱུད་དེ་ནི་མིའི་རིགས་རྒྱུད་བྱུང་ནས་དུས་ཚོད་རིང་པོ་མ་སོང་བའི་ཆེས་སྔ་བའི་གདོད་མའི་དུས་སུ་ཐོག་མར་ངག་རྒྱུན་དུ་གྲགས་པ་དང་། ཕྱིས་སུ་ཡི་གེར་བཀོད་པའི་ལོ་རྒྱུས་ཀྱི་གཏམ་རྒྱུད་ཅིག་ཡིན། བོད་དུ་མི་བྱུང་བའི་ཆེས་གདོད་མའི་དུས་སུ་མི་དེ་དག་གིས་ཟས་སྐོམ་རིགས་ནི་རང་བྱུང་གི་ཤིང་འབྲས་རིགས་དང་། ཤ་རྗེན་པ་དང་ཁྲག་རྫོད་མོ་སོགས་གཡོས་སྦྱོར་གང་ཡང་མ་བྱས་པའི་རྗེན་ཟས་དང་། ཁེངས་པོ། སྐམ་པོ་སོགས་རགས་པའི་ཁ་ཟས་ཁོ་ན་ལོངས་སུ་སྤྱོད་པར་བརྟེན། ཟས་དེ་དག་གིས་ཕོ་བའི་མེ་དྲོད་ལ་གནོད་ཅིང་ཁ་ཟས་མ་ཞུ་བའི་དབང་གིས་ལུས་ལ་ན་ཟུག་དྲག་པོའི་གདུང་བ་སྨྱོང་དགོས་ཀྱི་ཡོད། ནད་དེའི་དབང་གིས་ཡ་ཐོག་མིའི་རིགས་ཀྱི་ཚེ་སྲོག་ལ་འགལ་རྐྱེན་བྱུང་བས་དེ་དང་རིགས་མི་མཐུན་པའི་རྒྱུ་རྐྱེན་སྣ་ཚོགས་པའི་ནད་གཞི་ལ་གཉེན་པོ་ཐབས་ཤིག་བཙལ་འཚོལ་བྱེད་པའི་བསམ་བློ་རིམ་པས་དབུ་ཚུགས། དུས་ཡུན་རིང་པོའི་ནང་བསམ་བློ་སོགས་ལ་འཕེལ་འགྱུར་བྱུང་ནས་ལུས་ཁམས་ལ་འཕོ་འགྱུར་འཕེལ་རྒྱས་སོང་བ་དང་མཉམ་དུ་རྣམ་ཤེས་དང་སྐད་པ། དབང་པོ་སོགས་ཀྱི་ཐད་ལའང་བློ་རིག་ཇེ་གསལ་དང་བློ་རྒྱ་ཇེ་ཆེར་སོང་བ་མ་ཟད། བསམ་གཞིགས་ཀྱི་ནུས་པ་ཡང་ཇེ་ལེགས་སུ་ཕྱིན། དེ་བཞིན་བཀོལ་སྤྱོད་བྱེད་པའི་ནུས་རྩལ་ཡང་ཇེ་ལེགས་སུ་ཕྱིན་ནས་

མཐར་མེ་བཀོལ་སྤྱོད་བྱེད་ཤེས་པ་དང་། ཆུ་སོལ་མས་མ་ཞུ་བའི་ནད་སེལ་ཐུབ་པའི་རིག་པ་རྙེད་
ནས་ཆུ་སོལ་ནི་མ་ཞུ་བའི་ནད་ཀྱི་སྨན་གྱི་ཐོག་མ་དེ་ཡིན་པ་དངོས་སུ་ཤེས་ཐུབ་པ་བྱུང་། བོད་ཀྱི་
ཡུལ་འདིར་དེ་ལྟ་བུའི་སྨན་བཅོས་ཀྱི་ལག་ལེན་རགས་པ་ནི་གདོད་མའི་དུས་ནས་བྱུང་བས་ཕུན་
སུམ་ཚོགས་ལ། འགྲོ་བ་མིའི་རིགས་ཀྱི་སྤྱི་ཚོགས་ཁྱོན་ཡོངས་ཀྱི་འཕེལ་རྒྱས་འགྲོ་བའི་ཆོས་ཉིད་
དང་ཡོངས་སུ་འཚམ་པའི་གསོ་དཔྱད་ཀྱི་ལོ་རྒྱུས་བསུབ་ཐབས་བྲལ་བའི་བདེན་དོན་དེ་མཚོན་
ཐུབ་པ་མ་ཟད། སྨན་དཔྱད་ཀྱི་ལག་རྩལ་ནི་ཡིག་རིགས་གང་འདྲ་ཞིག་ཏུ་འཁོད་པ་ལས་སྔ་བ་
དང་ལོ་རྒྱུས་ཀྱི་དོན་རྐྱེན་གང་ཞིག་ལས་ཀྱང་སྔ་བ་ཡོད་པ་དེ་མཚོན་ཐུབ་པ་ཡིན། མིའི་ལུས་ལ་
བྱུང་བའི་ནད་ཅེས་པ་ནི་མཐར་ཐུག་ན་འབྱུང་བའམ་འདུ་བ་འཕེལ་ཟད་འཁྲུགས་པ་ལས་བྱུང་བ་
ཡིན། དེར་བརྟེན་གནོད་བྱ་ལུས་ཟུངས་དབང་དུ་བྱས་ན་འང་། ལུས་ཁམས་ཆགས་པ་དང་ལྷན་དུ་
འབྱུང་བའམ་འདུ་བ་དེ་དག་འཕེལ་ཟད་དུ་གྱུར་པའི་ནད་གཞི་འབྱུང་བ་ནི་ཤེས་སླ་བའི་ཆོས་
ཉིད་ཅིག་ཡིན། གཞན་ཡང་སྡེ་སྲིད་སོག་འབུགས་ལས། ཟས་གནོད་ཤེས་པ་ཙམ་དང་། རྨ་གསར་
པ་ལ་མར་ཁུ་བཏང་ནས་རྩ་ཁ་སྡོམ་པ། སྦང་མའི་འཛིབ་བྱེད་པ་ལ་སོགས་ཀློ་དང་བོད་དུ་མི་ཆགས་
པ་ནས་བཟུང་ཡོད། ཅེས་གསུངས་པ་ཡང་། ནད་གཞི་ནི་བོད་ཀྱི་ཡུལ་དུ་མི་ཆགས་དུས་ནས་ཡོད་
པར་བསྟན་པ་ཙམ་མ་ཟད། གནའ་བོའི་ནད་ལུགས་རིག་པའི་ཞིབ་འཇུག་ལྟར་ན། ན་ཚ་དང་སའི་
གོ་ལའི་སྟེང་གི་ཚེ་སྲོག་གཉིས་དུས་མཉམ་དུ་བྱུང་བར་འདོད་དེ། ལུས་དང་ནད་གཉིས་ནི་འབྲལ་
དུ་མི་སྲིད་ཅིང་བརྟེན་བཅས་ཀྱི་ཚུལ་དུ་གནས་ཞེས་རང་རེའི་གསོ་དཔྱད་ཀྱི་དགོངས་པ་ཡིན། དེང་
སྐབས་ནུབ་ལུགས་གསོ་རིག་གི་སྨན་གཞུང་དུ་ལུས་ནད་གཉིས་འབྲལ་མེད་ཕུང་གཅིག་ཏུ་གནས
ཞེས་གསུངས་པ་ལྟར་ན། མིའི་ལུས་རྟེན་གྲུབ་པའི་ཐོག་མ་ནས་ནད་རིགས་ཇི་སྙེད་ཅིག་ལྷན་སྐྱེས་
ཀྱི་ཚུལ་དུ་གནས་ཡོད། ཁྱད་པར་དུ་སོར་ཡུག་གི་མཐུན་རྐྱེན་སོགས་ཧ་ཅང་ཞན་པའི་གདོད་མའི་
མི་རྣམས་ལ་ཚད་དུ་དཔག་ན་དེ་བས་ཀྱང་སྨོས་མ་དགོས་མོད། འོན་ཀྱང་སྐབས་དེའི་ནད་རིགས་ཆ་
ལ་དབྱེ་ཞིབ་ཟབ་མོ་ཞིག་བྱེད་རྒྱུ་ནི་དུས་ཀྱི་འགྱུར་ལྡོག་ཁྲི་ཕྲག་དུ་མའི་གནད་ལ་ཐུག་ཡོད། དེང་
ཆར་གནའ་བོའི་འགྱུར་རྡོ་དང་ས་ཁམས་ལ་རྟོག་ཞིབ་བགྱི་བའི་མཁས་དབང་རྣམ་པས་སྡོམ་ཚིག
བཀོད་པ་དང་གནའ་རྫས་སོགས་ལ་བརྟགས་ནས་བཤད་ན། ཉིང་ཁྲི་དང་ཤན་ཚ། མཚོ་སྔོའི་སླ་ཡག
ཏུན་ཧོང་བཅས་ནས་ཐོན་པའི་གནའ་མིའི་རུས་དུམ་དང་འགྱུར་རྡོ། རྫས་རིགས་སོགས་ལས་ཤེས
རྟོགས་བྱུང་ཐུབ་པ་ནི་ཕྱི་བཅོས་རིག་པ་སོགས་ཀྱི་འཕེལ་རྒྱས་ཡིན།

གཉིས་པ། བོད་ཀྱི་གསོ་རིག་གི་ཡིག་ཐོག་རིག་གཞུང་བྱུང་ཚུལ་སྐོར།

བོད་ཡུལ་དུ་སྨན་དཔྱད་ཀྱི་ལག་ལེན་གྱི་རྒྱུན་སྲོལ་དར་བ་ནི། མཐོ་སྒང་འདིར་མིའི་འགྲོ་བ་བྱུང་བ་དང་ལྷན་དུ་གཉེན་པོའི་ཐབས་ཤེས་རིག་པ་དར་ཡོད། སྨན་བཅོས་ཀྱི་ལག་ལེན་བྱ་ཐབས་དང་། དེ་ཡི་ཁུངས་བཅོལ་སའི་རིག་པའི་གཞུང་ལུགས་དེ་དག་ཡིག་ཐོག་ཏུ་འཁོད་པ་ཞིག་ཡོད་མེད་ལ་ངོས་འཛིན་བྱེད་རྒྱུ་གལ་ཆེན་དུ་མཆིས། དེར་བརྟེན་བོད་ཀྱི་གསོ་བ་རིག་པར་ཡང་སྙིང་ཡིག་ཐོག་ཏུ་འཁོད་པའི་རིག་པའི་གཞུང་ལུགས་དེ་ཐོག་མར་དུས་ནམ་ཙམ་ལ་བྱུང་བ་ཤེས་པར་བྱ་རྒྱུ་དེ་ཤིན་ཏུ་གལ་ཆེ་བ་ཞིག་ཡིན། དེ་ལ་གསོ་བ་རིག་པ་ཞེས་བརྗོད་ཐུབ་དང་མི་ཐུབ་ཀྱི་ཁྱད་པར་ནི་དེང་དུས་ལྟར་ན་གསོ་དཔྱད་ལག་ལེན་དང་རིག་གཞུང་དེ་ཉིད་ཡིག་ཐོག་ཏུ་འཁོད་པ་ཞིག་ཡོད་དང་མེད་ལ་རག་ལུས་པའི་ངོས་འཛིན་བྱེད་བཞིན་མཆིས་པས་བོད་ཀྱི་གསོ་བ་རིག་པའི་གཞུང་ལུགས་ཡིག་ཐོག་ཏུ་འཁོད་ནས་ཇི་ཙམ་སོང་བ་ཤེས་པར་བྱེད་པ་ལ། ཐོག་མར་བོད་ལ་ཡི་གེ་འབྲི་བའི་སྲོལ་བྱུང་ནས་དུས་ཇི་ཙམ་སོང་བའི་ལོ་རྒྱུས་དེ་ཤེས་དགོས། བོད་ལ་ཡི་གེ་བྱུང་བའི་དུས་ཡུན་ནི། ཉང་གི་ཆོས་འབྱུང་མེ་ཏོག་སྙིང་པོ་སྦྲང་རྩིའི་བཅུད་ལས། བོད་ཀྱི་ཡི་གེ་ཡང་ཁྲིམ་སོ་བྱུད་བཙན་པོའི་རིང་ལ་བྱུང་བར་འདོད་པ་ཡང་ཡོད་དོ། །ཞེས་གསལ་ལ། ཁྲིམ་སོ་བྱུད་བཙན་པོ་ནི་ཁྲི་དྲུག་དེ་ཉིད་ཡིན། འོན་ཀྱང་བོད་དུ་ཡི་གེ་བྱུང་ཚུལ་ལ་འདོད་ཚུལ་མི་འདྲ་བ་ཡོད་ཅིང་། ཡི་གེ་ཡིན་ན་ཐོན་མིས་བཟོས་པ་ཁོ་ན་ཡིན་མི་དགོས་པས་སྔ་ཕྱི་རིམ་པར་བྱུང་བ་རིགས་པས་ཀྱང་གསལ་བ་མ་ཟད། ཐོན་མིའི་གོང་ལ་ཡི་གེ་ཡོད་པ་བསྟན་ཡོད་ཅིང་། ཡི་གེ་དེ་ཡང་ཐོག་མར་སྲོལ་གཏོད་པ་ནི་སྟོན་པ་གཤེན་རབ་མཆོག་ཡིན་ལ། ཁོང་ནི་གསོ་བ་རིག་པ་དང་། ནད་གཅོད་པའི་ལྷ་འདྲེ་ལ་མདོས་གླུད་ཡས་སོགས་ལ་མཁས་པ་མ་ཟད། སྐབས་དེའི་རིང་ལ་མི་དང་མིའི་བར་ལ་བརྡ་སྤྲོད་བྱེད་ཀྱི་ཐབས་ལམ་སྣ་ཚོགས་ཤིག་ཡོད་པ་ལས། མདོས་གླུད་སོགས་སུ་སྲོག་ཆགས་ཀྱི་གཟུགས་འབྲི་བ་དང་། གཟུགས་བཅོས་པ་སོགས་ཀྱིས་ལྷ་འདྲེ་ལ་བརྙན་པའི་ཚུལ་ལས། གཟུགས་བརྙན་གྱིས་བརྡ་སྤྲོད་པའི་ཐབས་ལམ་ཞིག་སྐྱེད་ནས་གཟུགས་བརྙན་གྱི་ཡི་གེ་ཞིག་གསར་དུ་བཏོད་པར་མངོན་ལ། ད་ལྟ་འཛང་ཡུལ་དུ་ཡོད་པའི་གཤེན་རབ་ཀྱི་ཡི་གེ་ཅེས་པ་འདི་ཡི་ཁུངས་ཀྱང་བོད་དུ་ཐུག་པའི་ལོ་རྒྱུས་ཡོད་པས་ཀྱང་ཕྱོགས་ཙམ་མཚོན་ཡོད། དེ་བཞིན་དུ་ཁོང་གིས་འདྲ་གཟུགས་ཡི་གེ་དེ་ཉིད་འཕྲུས་ཚང་ལ་དགོངས་པ་ལན་མང་བཞེས་ནས་བཟོ་བཅོས་མཛད་དེ་སྤྱི་

ཚོགས་ཀྱི་འབྲེལ་གཏུགས་ཀྱི་བྱ་བའི་ཁྲོད་དུ་ཁྱབ་སྤེལ་གནང་བ་མ་ཟད། ཕྱིས་སུ་དེ་ལས་རྩུང་
སྐབས་བདེ་བའི་བརྡ་སྤྲོད་ཡི་གེ་ཞིག་ཀྱང་གསར་དུ་བརྩམས་པ་ཡིན་འདུག་སྙམ་སྟེ། དེ་ཡང་བོན་
གྱི་དཔེ་ཆ་སྡེ་གྲས་མདོ་གཟེར་མིག་ལས། ཡིག་འབྲུ་སུམ་ཅུས་བོན་གྱི་ཤོག་པ་ཕུབ། །འགོ་ཡིས་
ལམ་དྲངས་ཤད་ཀྱིས་མདོ་ཡང་བཅད། །ཚེག་གིས་བར་ཕྱེ་མི་འཁྲུགས་གསལ་བར་སྒོམས། །ཀྱག་
འགྲེང་ན་རོ་ཞབས་འཁྱུད་ཡ་ར་སྟ། །སྐད་སྦྱོར་དོན་དུ་ཡན་ལག་རྒྱས་པར་བཏགས། །ཞེས་གསལ་
ཡོད་པའང་ཕྱིས་སུ་གང་དྲན་སྒྲོ་འདོགས་བྱས་པ་ཞིག་ཡིན་མི་སྲིད་ཅིང་། དུས་རབས་བདུན་པའི་
གོང་ལ་བོད་ན་ཡི་གེ་ཡོད་པ་གསལ་པོར་ཆགས་ཡོད། རང་རེས་དྲང་བདེན་གྱི་སྒོ་ནས་ཡི་གེ་བྱུང་
བའི་དུས་ཚོད་སྡེ་ཕྱི་ལ་དཔྱད་གཞིགས་མཐིལ་ཕྱིན་པ་བྱས་པ་ཡིན་ན། བཙན་པོ་སྲོང་བཙན་སྒམ་
པོའི་གོང་ལ་བོད་ལ་ཡི་གེ་འབྲི་སྲོལ་བྱུང་ཡོད་པའམ་བོད་མི་ཚོས་ཡི་གེ་བེད་སྤྱོད་བྱེད་སྲོལ་བྱུང་
ཡོད་པ་ནི། བཻ་རོ་ཙ་ནའི་རྣམ་ཐར་འདྲ་འབག་ཆེན་མོ་ལས། སྲོང་བཙན་སྒམ་པོའི་སྐུ་དྲིན་ལས།
རྒྱ་གར་མཁས་པ་ལི་བྱིན་སྤྱན་དྲངས། ཐོན་མི་མི་ཆུང་སཾ་བྷོ་ཊས་ཡི་གེ་བསྒྱུར། ཅིན་ཏ་མ་ནི། འདུས་
པ་རིན་པོ་ཆེ་ཏོག དགེ་བ་བཅུའི་མདོ་ལ་སོགས་པ་ཤས་ཙམ་བསྒྱུར། ཞེས་གསུངས་པ་དེ་ལས། དེ་
སྔོན་བོད་ཡུལ་ན་ཡི་གེ་ཟེར་བ་གཏན་ནས་མེད་ན་ཡི་གེ་བསྒྱུར་ཞེས་བྱ་བའི་ཚིག་སྦྱུབ་དེའི་བསྒྱུར་
བྱ་འགའ་ཞིག་ཀྱང་མ་གྲུབ་པ་ཡིན་སྐབས། སྒྱུར་པ་པོ་ཐོན་མིས་སྒྱུར་བའི་བྱ་བ་ཅི་ཞིག་ཀྱང་འགྲུབ་
ཏུ་མེད། བོད་ན་ཁྱད་གཞི་ཡི་གེའི་སྲོག་རྩ་བ་ནས་མ་གྲུབ་ན། ཁྱད་པར་གྱི་ཆོས་ཐོན་མིས་ཡི་གེ་
བསྒྱུར་སའི་གཞི་མེད་པས་བསྒྱུར་ཞེས་པ་གང་ནས་བྱུང་། དེས་ན་གནའ་དུས་བོད་མི་ཚོས་ཡི་གེ་
སྤྱོད་ཀྱི་ཡོད་ཏུང་། རྒྱ་གར་ཡི་གེ་ལས་དཔེར་བླངས་པ་དེའི་འབྲི་སྟངས་བདེ་ཞིང་བོད་མི་ཚོས་བེད་
སྤྱོད་བྱེད་སླ་བའི་དགོས་པ་དང་། ནང་པའི་ཆོས་ཀྱི་རྣམ་གྲངས་རྒྱ་ཆེ་ལ་གྲངས་མང་ཞིག་བཞུགས་
པ་དེ་དག་བོད་སྐད་དུ་བསྒྱུར་སྐབས་བདེ་ཞིང་། ཆོས་ཀྱི་ཚིག་དོན་རྒྱ་ཆེན་པོ་རྣམས་ལེགས་སྦྱར་
གྱི་སྐད་དང་ཕན་ཚུན་གོ་བསྡུར་བྱེད་སླ་བ་སོགས་ཀྱི་རྒྱུ་མཚན་དུ་མ་ཞིག་ལ་བརྟེན་ཏེ། ཐོན་མིས
བོད་ཀྱི་གནའ་ཡིག་ཁག་ལ་གསར་བཅེ་ཞིག་བྱས་པར་བསམ། ལྷག་པར་དུ་གཤེན་རབ་མི་བོ་ཆེའི་
སྲས་དཔྱད་བུ་ཁྲི་ཤེས་ཞེས་གསོ་དཔྱད་བསྟན་པའི་རྐང་འཛིན་དེ་ཡིས་མཛད་པའི་བསྟན་བཅོས
ཀྱང་ཡོད་དེ། དར་ལྡིང་གཤེན་སྟོན་ཡེ་ཤེས་བློ་གྲོས་ཀྱིས་མཛད་པའི་རྩ་བཅོས་འཆི་སོས་ལ་ཚུའི་
ཞལ་གདམས་ལས། འདིར་བཤད་པའི་བཅུད་འབྱོར་གྱི་སྨན་ཕལ་མོ་ཆེ་རྣམས་གཤེན་རབ་མི་བོ་
ཆེའི་གདུང་སྲས་དཔྱད་བུ་ཁྲི་ཤེས་ཀྱིས་མཛད་པའི་ཤ་སོས་ཏུས་འབྱོར་རྒྱུས་མཐུད་ཀྱི་གདམས་པ

དར་ཡ་ཀན་གྱི་རྒྱུད་ལས་བཏུས། ཞེས་གསུངས་པ་དང་། དེའུ་དམར་བའི་གཅེས་བཏུས་རིན་ཆེན་ཕྲེང་བ་ལས། བྲང་སྲོང་དཔྱད་བྱ་ཁྲི་ཤེས་ཀྱིས་མཛད་པའི་དུག་བཅོས་གཡུང་དྲུང་འཁྱིལ་བ་ཞེས་པ་ལས། སྔོན་དུས་སྟོན་མཆོག་དབང་པོ་གཤེན་རབ་ཀྱིས། ཞེས་པ་དེ་སོགས་ལུང་དྲངས་པའི་ནང་དོན་ལ་གཞིགས་ན། སྐབས་དེ་དུས་ནས་བོད་ན་ཡི་གེ་ཡོད་པ་མ་ཟད་གསོ་དཔྱད་ཀྱི་རིགས་པའི་གཞུང་ལུགས་ཀྱང་གྲུབ་ཡོད།

སྤུར་རྒྱལ་སྐབས་ཀྱི་གསོ་དཔྱད་ལོ་རྒྱུས་མདོར་བསྡུས།

དང་པོ། བོད་རྗེ་གཉའ་ཁྲི་བཙན་པོའི་སྐབས་ཀྱི་གསོ་དཔྱད་ཀྱི་འཕེལ་རིམ་སྐོར།

དེ་ཡང་རང་རེའི་མེས་པོ་གོང་མ་རྣམ་པས་རང་བྱུང་ཁམས་ལ་ཇ་དྲག་པའི་འཐབ་རྩོད་དང་དཀའ་ཐུབ་ཀྱི་འཚོ་བ་ལ་འབད་བརྩོན་ཆེན་པོ་བསྐྱེད་པ་དང་། སྤུར་རྒྱལ་རྗེ་བོ་གཉའ་ཁྲི་བཙན་པོ་ནས་རྒྱལ་རབས་ཉེར་བདུན་བར་གྱི་གསོ་དཔྱད་འཕེལ་རིམ་ཅུང་ཟད་བརྗོད་པར་བྱ་བ་ལ། ཁྱད་པར་དུ་གཉའ་ཁྲི་བཙན་པོའི་སྐུ་རིང་ལ་གཏམ་རྒྱུད་དང་སྒྲུང་རྒྱུད། སྡེབ་སྦྱོར། བཀའ་ཀུགས། ཕྲོ་གར། གླུ་གཞས། ཤེན་རྩེད་ལ་སོགས་པ་བྱུང་བ་ཡིན་ནོ། །ཞེས་ཆོས་འབྱུང་མེ་ཏོག་སྙིང་པོ་སྦྲང་རྩི་ལས་གསུངས་ལ་གཞིགས་ན། སྐབས་དེ་དུས་དཔལ་འཁོར་སོགས་གོང་དུ་སྤེལ་བའི་རྩ་བའམ་རྨང་གཞི་ལྷ་བུར་གྲུབ་པའི་རིག་གནས་འཕེལ་རྒྱས་ཆེན་པོ་བྱུང་བ་ཤེས་ཐུབ། ལྷག་དོན་གཉའ་ཁྲི་བཙན་པོ་རྒྱལ་སར་འཁོད་སྐབས་གདན་འདྲེན་པ་རྣམས་ལ་རྗེས་དོགས་པ་དྲུག་བརྟན་པ་སྟེ། ས་མ་གི་ན་རྐུ་ཡོད། སྟང་ཡོད། དགྲ་ཡོད། གཡག་ཡོད། དུག་ཡོད། བྱད་སྟེམས་ཡོད་ཅེས་གསུངས་པར། རྗེས་ལྷ་སྐར་མ་ཡོལ་སྟེས་བོད་འདིར་རྐུ་ལ་ལན་ཡོད། སྟང་ལ་བྱམས་ཡོད། དགྲ་ལ་གཉེན་ཡོད། གཡག་ལ་མཚོན་ཡོད། དུག་ལ་སྨན་ཡོད། བྱད་སྟེམས་ལ་འགྲོལ་ཐབས་ཡོད་ཅེས་ཞུས་པའི་ནང་ནས། དུག་ལ་སྨན་ཡོད་ཅེས་སྐབས་འདི་དུས་ལ་རང་ཡུལ་དུ་གསོ་དཔྱད་ཀྱི་ལག་ལེན་ཁྱབ་སྤེལ་བྱུང་བ་མ་ཟད། དུག་གི་གཉེན་པོ་སྨན་ཏེ་དུག་སྨན་གཉིས་ཀྱི་འགྲོ་ལྡོག་ཀྱང་གསལ་པོར་ཤེས་ཐུབ་པས་གསོ་དཔྱད་ཀྱི་ཚད་གཞི་ངེས་ཅན་ཞིག་ཏུ་སླེབས་ཡོད་པ་གསལ།

སྤུ་རྒྱལ་གྱི་གདུང་རབས་གཉིས་པ་བཙན་པོ་མུ་ཁྲི་བཙན་པོའི་དུས་ན་རྒྱལ་པོ་འདི་བའི་སྐུ་གཤེན་ནི་ཅོ་ཙུ་ལན་ཚས་མཛད་པ་དང་། གསས་མཁར་ཁོ་མ་ནེ་ཙུ་བཞེངས། བོན་གྱི་གསུང་རབ་མདོ་འབུམ་རྒྱུད་མཛོད་སོགས་པོ་ཏི་མང་པོ་བསྒྱུར། ཞེས་དང་། ཁྱད་པར་དུ་ལྷ་ཡི་ཡི་གེ་སྟག་གཟིག་སྐད་ཡིག་ཏུ་བསྒྱུར། ཡིག་རྐྱན་སྨར་སྲག་ཏུ་བསྒྱུར། དེ་སྨར་ཆེ་ཆུང་དུ་བསྒྱུར། སྨར་ཆེན་དབུ་ཆེན་ནམ་གཟབ་ཏུ་བསྒྱུར། ཡིག་སྣ་འབྲུ་མ་ལས་བརྩམས་སོ། །ཞེས་ལུང་གི་སྙིང་པོ་ལས་བཤད་

ལ། དེ་དུས་ནས་བོད་ལ་ཡི་གེ་ཡོད་པ་གསལ། གང་ལྟར་ཀྱང་རྒྱལ་པོ་འདི་བའི་སྐུ་རིང་ལ་བོན་གྱི་བསྟན་པ་འཕེལ་རྒྱས་ཆེན་པོ་བྱུང་བ་དང་སྔགས་ནས་བོན་ལ་བརྟེན་པའི་གསོ་དཔྱད་ཀྱི་ཤེས་རིག་དེ་རྒྱ་ཆེ་རུ་དར་ཁྱབ་ཏུ་སོང་བའི་རྒྱུ་མཚན་མེད་པ་ག་ལ་ཡིན། དེ་བཞིན་དུ་རྒྱལ་རབས་བཅུ་པ་ཨེ་ཤོ་ལེགས་ཀྱི་སྐབས་ན་ཡང་བོད་ཀྱི་སྨན་དཔྱད་རིག་པ་དར་རྒྱས་ཕྱིན་ཏེ་རུས་སྦྱོན་བཅད་པ་དང་། ཤ་སྦྱོན་གཤག་པ། པགས་རལ་བཙེམས་པ་བཅས་ཀྱི་ལག་ལེན་དར་རྒྱས་ཆེན་པོ་ཕྱིན་ཡོད་པའི་ལོ་རྒྱུས་མཆིས་ཏེ། དར་ལྡིང་གི་གཤེན་སྟོན་ཡེ་ཤེས་བློ་གྲོས་ཀྱིས་མཛད་པའི་རྩ་བཅོས་འཆི་སོས་ལ་ཆུའི་ཞལ་གདམས་ལས། རྩ་སྨན་བཅད་འབྱོར་ཉི་ཤུ་འདི། །ཞེས་པ་ནས། དེའི་མན་ངག་སྨན་མཆོག་རྣམས། །དྲང་སྲོང་མཁས་པ་མང་བརྒྱུད་ནས། །རྒྱལ་སྲས་ཨེ་ཤོ་ལེགས་ཀྱི་དུས། །ལྷ་བུ་མགོ་དཀར་ཕྱུག་ཏུ་བབས། །ཞེས་གསུངས་པར་གཞིགས་ན། བོད་ཀྱི་རྒྱལ་རབས་བཅུ་པ་ཨེ་ཤོ་ལེགས་ཀྱི་དུས་སུ་ལྷ་བུ་མགོ་དཀར་ཞེས་པའི་སྨན་པ་མཁས་པ་སྟེ། བོད་ཀྱི་མཛངས་མི་བདུན་གྱི་གཉིས་པ་ཡིན་ལ། བཅད་འབྱོར་ཉི་ཤུ་སོགས་རྩ་སྨན་གྱི་རིགས་ཕུན་སུམ་ཚོགས་པ་ཡོད་པ་དེ་དག་གི་བྱུང་ཚུལ་ལོ་རྒྱུས་དང་བཅས་པའི་ཡིག་ཐོག་གི་བསྟན་བཅོས་དང་། སྨན་དེ་དག་རྩ་བཅོས་ཀྱི་ལག་ལེན་དངོས་ནང་བེད་སྤྱད་པ། དེ་བཞིན་གཤག་བཅོས་ཀྱི་ཐད་ལའང་རྩ་སྐྱོན་འདྲལ་ཞིང་གཤགས་ནས་རུས་པའི་སྐྱོན་ཕན་མེད་རྣམས་བཅད་པ་དང་། པགས་པ་རལ་བ་རྣམས་ལ་ཆག་བཙེམས་བྱེད་པ་སོགས་ཀྱི་ལག་རྩལ་ཚད་གཞི་མཐོན་པོར་སླེབས་ཡོད་པ་མཚོན་ཐུབ། བོད་ཀྱི་ལོ་རྒྱུས་ཐོག་རྒྱལ་རབས་དང་པོ་ནས་རྒྱལ་རབས་ཉེར་བདུན་བར་ལ་ཆབ་སྲིད་སྐྱོང་ལྡེའུ་བོན་གསུམ་གྱིས་བསྐྱངས་ལ་ཆོས་ལུགས་ཀྱང་བོན་ཆོས་ཁོ་ན་མཛད། དེ་དང་འབྲེལ་བའི་རིག་གནས་རྣམས་ལ་ཁྱུངས་བྱེད་དགོས་པ་ཡིན་ལ། གཉའ་ཁྲི་བཙན་པོ་ལ་སོགས་པའི་རྒྱལ་རབས་རིམ་བྱོན་གྱིས་བོད་ཀྱི་རུས་རྒྱུད་ཚོ་བའི་རྒྱལ་ཕྲན་ཁ་ཐོར་དུ་གནས་པ་རྣམས་གཅིག་གྱུར་བྱས་པ་མ་ཟད་ཆབ་དཔལ་རིག་གསུམ་ཕྱོགས་གང་ཅིའི་ཐད་གསར་གཏོད་དང་འཕེལ་རྒྱས་ཀྱི་མཛད་རྗེས་ཆེན་པོ་བཞག་པ་དང་། ཕྱིས་ཀྱི་བོད་ཀྱི་ཆབ་སྲིད་དང་རིག་གནས་སོགས་དར་རྒྱས་ཇི་ལྟར་ཕྱིན་པའི་འབྲས་བུར་བསམ་ནའང་དེ་ཡི་རྒྱུ་སྦྱོན་སོང་གི་རྨང་གཞི་ཇི་ལྟར་ཡོད་པ་ཡོངས་སུ་རྗེས་སུ་དཔག་པས་ཤེས། ཕྱིས་སུ་བྲིས་པའི་ལོ་རྒྱུས་ཀྱི་ཡིག་ཆ་རྣམས་སུ་རྗེ་གཉའ་ཁྲི་བཙན་པོ་ནས་རྒྱལ་རབས་ཉེར་བདུན་བར་གྱི་ལོ་རྒྱུས་ཀྱི་གནས་ཚུལ་ཞིབ་ཕྲ་མེད་པར། གནམ་གྱི་ཁྲི་བདུན་དང་སྟོད་ཀྱི་སྟེང་གཉིས། ས་ཡི་ལེགས་དྲུག ཆུའི་ལྡེ་བརྒྱད་ཅེས་པ་ལྟ་བུའི་ཚིག་གཉིས་གསུམ་གྱིས་དུས་རབས་མང་པོའི་ལོ་རྒྱུས་

བཀྲལ་ནས་ཆབ་སྲིད་སྐྱོང་ལྡེའུ་བོན་གསུམ་གྱིས་བསྐྱངས་སོ། །ཞེས་གོང་གསལ་དེ་དག་ནི་ང་ཚོས་ད་ལྷ་མཛལ་དུ་ཡོད་པའི་ལོ་རྒྱུས་ཡིག་ཆ་རྣམས་ལས་དངོས་སུ་གསལ་བའི་སྤུར་རྒྱལ་དང་པོ་ནས་ཉེར་བདུན་བར་གསོ་རིག་འཕེལ་རྒྱས་ཀྱི་ལོ་རྒྱུས་དཔེ་མཚོན་ཙམ་ཞིག་རེད། རྒྱལ་རབས་ཉེར་བརྒྱད་པ་ཐོ་ཐོ་རི་གཉན་བཙན་ནས་རྒྱལ་རབས་སོ་གཉིས་བར་གྱི་དུས་རབས་འདི་ནི་བོད་ཀྱི་གསོ་དཔྱད་རིག་པའི་ལོ་རྒྱུས་ལས་གཟི་འོད་འཕྲོ་བའི་དུས་རབས་ཤིག་ཡིན་པ་མ་ཟད། བོད་ཀྱི་གསོ་བ་རིག་པས་གཙོ་བྱས་པའི་བོད་ཀྱི་རིག་གནས་མཐའ་དག་འཕེལ་རྒྱས་ཕྱིན་པའི་དུས་སྐབས་གལ་ཆེན་ཞིག་ལགས་སོ། །དེས་མ་ཟད་བོད་ཀྱི་གསོ་བ་རིག་པ་ཡུལ་གྲུ་གཞན་གྱི་གསོ་རིག་དང་འབྲེལ་བ་ཐོག་མར་བྱུང་བ་དང་། རྒྱ་གར་གྱི་སྨན་པ་སྙན་གྲགས་ཆེ་བའི་དྲང་སྲོང་རྒྱུན་ཤེས་ཀྱི་སློབ་མ་རྒྱལ་པོ་ཆེན་པོའི་བུ་བི་བྱི་དགའ་བྱེད་དང་། བྲམ་ཟེ་དྲིལ་བཟོ་མའི་བུ་མོ་བི་ལྷ་དགའ་མཛེས་གཉིས་བོད་ལ་བྱོན་ནས་སྨན་བཅོས་ཀྱི་ཕྱག་ལས་གནང་བས་སྙན་གྲགས་ཆེན་པོ་བྱུང་། རྒྱལ་པོས་སྨན་པ་གཉིས་པོ་ཕོ་བྲང་ཡུམ་བུ་བླ་སྒང་དུ་གདན་དྲངས། རྒྱ་གར་གསོ་དཔྱད་རིག་པ་བོད་ལ་དར་ཁྱབ་ཡོང་བའི་སླད་དུ། རྒྱལ་པོའི་སྲས་མོ་ཡིད་ཀྱི་རོལ་ཆ་ཡང་བི་བྱི་དགའ་བྱེད་ལ་བཙུན་མོར་བསྩལ་བར་གྲགས། ལྷ་ལྕམ་ལ་སྲས་གཅིག་བྱུང་བས་མཚན་ལ་སྨན་པ་དུང་གི་ཐོར་ཅོག་ཅེས་གསོལ་ལོ། །ཚུང་དུས་ནས་སྨན་པ་གཉིས་ཀྱི་དྲུང་དུ་རིག་པ་རྩའི་མདོ། འཚོ་བ་ཟས་ཀྱི་མདོ། སྦྱོར་བ་སྨན་གྱི་མདོ། རྨ་ཆས་བཟོ་བའི་མདོ། གཞན་ཡང་རྩ་འགྲེལ་སོགས་གཞུང་ལག་ལེན་དང་བཅས་པ་མཁས་པར་བསླབ། སྨན་པ་རྣམ་གཉིས་བོད་དུ་ལོ་བཅུ་ཕྲག་ལྷག་བཞུགས་ཤིང་རྒྱ་གཞུང་གཙོ་བོར་བཟུང་སྟེ་གསོ་དཔྱད་སྤེལ། སྨན་པ་དུང་གི་ཐོར་ཅོག་གིས་རྒྱལ་པོ་ལྷ་ཐོ་ཐོ་གཉན་བཙན་དང་དེའི་སྲས་ཁྲི་གཉན་གཟུང་བཙན་གཉིས་ཀྱི་བླ་སྨན་མཛད། སྨན་པ་དུང་གི་ཐོར་ཅོག་གི་སྲས་བློ་གྲོས་ཆེན་པོས་བོད་རྒྱལ་ཉེར་དགུ་པ་ཁྲི་གཉན་གཟུང་བཙན་གྱི་བླ་སྨན་མཛད་པ་དང་། དེའི་སྲས་བློ་གྲོས་མཆུངས་མེད་ཀྱིས་བོད་རྒྱལ་སུམ་ཅུ་པ་འབྲོང་གཉན་ལྡེའུའི་བླ་སྨན་མཛད། དེའི་སྲས་བློ་གྲོས་རྒྱལ་མཛོད་ཀྱིས་བོད་རྒྱལ་སོ་གཉིས་པ་གནམ་རི་སྲོང་བཙན་གྱི་བླ་སྨན་མཛད་པ་སོགས་བཙན་པོ་ལྷ་ཐོ་ཐོ་རི་ནས་རྗེ་དཔལ་འཁོར་བཙན་ཡན་གྱི་རྒྱལ་རབས་ཀྱི་བར་ལ། རྒྱལ་པོ་རེ་ལ་སྐུ་གསོའི་བླ་སྨན་རེ་བཀོད་པའི་སྲོལ་བྱུང་། ལེགས་སྦྱོད་འདི་ཉིད་ཀྱི་ཕྱག་ལེན་མི་ལོ་ལྔ་བརྒྱ་ལྷག་གི་ཡུན་ལ་ཟམ་མ་ཆད་པར་གནས་པས། བོད་ཀྱི་གསོ་དཔྱད་རིག་པའི་རྒྱུད་པ་བར་མ་ཆད་པར་རྒྱུན་འཕྲོངས་གནང་རྒྱུ་ལ་སྣང་པ་མ་ཟད། བོད་ཀྱི་གསོ་དཔྱད་ཀྱིས་བཙན་པོ་གཙོ་བྱས་པའི་མཐོ་རིམ་

དབང་སྒྱུར་གྲལ་རིམ་ལ་ཞབས་འདེགས་ཞུ་བའི་སྲོལ་བྱུང་བས་དབང་སྒྱུར་མི་སྣས་གཙིགས་སུ་འཛིན་པའི་དབུ་ཚུགས་པ་ཡིན།

གཉིས་པ། གཤེན་རབ་མི་བོ་ཆེའི་འཁྲུངས་དུས་སྐོར།

བོན་གྱི་གཤེན་རབ་མི་བོ་ཆེ་མཆོག་ནི། སྤྱི་ལོ་༡༡༧༥པ་ཤིང་བྱི་ལོ་ལ་སྐྱེ། བཙན་པོ་གཉའ་ཁྲི་ནས་བརྩིས་པའི་རྒྱལ་རབས་དྲུག་པའི་དུས་ཙམ་ལ་བྱོན་པར་ངེས་ཏེ། དུས་རབས་བཅུ་བཞིའི་ནང་བརྩམས་པའི་རྫོ་རྗེའི་གསུང་བཞི་བཅུ་པའི་འགྲེལ་པ་ལས། དེ་ལ་རྗེ་གཉའ་ཁྲི་བཙན་པོ་ནས་རྒྱལ་རབས་དྲུག་པ་ཁྲི་ལྡེ་བཙན་པོའི་དུས། དབུས་ངམ་ཤོད་འོན་བྱ་བར་རུས་གཤེན་ཡིན་པའི་བྱིས་པ་ལོ་བཅུ་གསུམ་ལོན་པ་ཞིག འདྲེས་ལོ་བཅུ་གསུམ་བར་དུ་བོད་ཁམས་ཐམས་ཅད་ལ་ཁྲིད་ནས། ལོ་ཉི་ཤུ་རྩ་དྲུག་ལ་མིའི་ནང་དུ་ཚུད་པ་ལ། མི་མ་ཡིན་གྱི་ནུས་པས། ཡུལ་འདི་དང་འདི་ན་ལྷ་འདྲེ་འདི་དང་འདི་ལྟ་བུ་ཡོད་པས། ཕན་གནོད་འདི་དང་འདི་ལྟ་བུ་བྱེད་པས། དེ་ལས་གསོལ་མཆོད་དང་ཡས་བཏགས་གཏོང་ལུགས་ཀྱི་ཚིག་བྱེད་ལུགས་ཐམས་ཅད་ཤེས་པ་ཞིག་བྱུང་། དེས་གོང་རྗེ་དཀར་མོའི་བུ་མོ་ཁྲི་ལྕམ་ཞེས་པ་ཚུང་མར་བླངས་པ། གསས་མཁར་ཤམ་པོ་ལྷ་རྩེ་རི་ལྟར་བརྩེགས་པ་ལ་སོགས་གཙང་བཙན་གྱི་སྒྲུབ་ཐབས་ཞིབ་པར་འདུག་གསུང་། ཞེས་གསུངས་པ་དང་། ཕོང་ནི་ལྗོ་ཁ་འོལ་ཁ་འམ་འོན་དུ་སྐུ་འཁྲུངས་ཤིང་གོང་ཡུལ་དུ་བྱོན་ནས་གོང་རྗེའི་སྲས་མོ་བླངས་ནས་བོན་རིའི་རྒྱུད་དུ་བྱོན། གཤེན་རབ་མི་བོ་ཆེ་མཆོག་ནི་གསོ་དཔྱད་དང་ནད་ལ་གནོད་པའི་ལྷ་འདྲེ་ལ་མདོས་གླུད་ཡས་སོགས་ལ་མཁས་པ་མ་ཟད། སྐབས་དེའི་བརྡ་སྤྲོད་ཀྱི་ཐབས་ལམ་སྣ་ཚོགས་ལ་བརྟེན་ནས་གཟུགས་བརྙན་གྱི་ཡི་གེ་གསར་དུ་བརྟོད་པ་མཛད། ད་ལྟ་འཛང་ཡུལ་དུ་ཡོད་པའི་གཤེན་རབ་ཀྱི་ཡི་གེ་ཞེས་པ་འདིའི་ཁུངས་ཀྱང་ཕོང་ཉིད་ཡིན། དེ་ཡང་བོན་གྱི་དཔེ་ཆ་སྡེ་གྲངས་མདོ་གཟེར་མིག་ལས། ཡིག་འབྲུ་སུམ་ཅུས་བོན་གྱི་ཕོག་པ་ཕྱུབ། །འགྲོ་ཡིས་ལམ་དྲངས་ཤད་ཀྱིས་མདོ་ཡང་བཅད། །ཚིག་གིས་བར་ཕྱེ་མི་འཁྲུགས་གསལ་བར་སྐོམས། །ཁུག་འགྲེང་ན་རོ་ཞབས་འཁྱུད་ཡ་ར་སྟ། །སྐད་སྦྱོར་དོན་དུ་ཡན་ལག་བརྒྱད་པར་བཏགས། །ཞེས་གསལ་པོར་གསུངས་པ་འདི་ནི་གང་དྲན་སྒྲོ་འདོགས་བྱས་པ་ཞིག་ག་ལ་ཡིན། གཞན་ཡང་ཉང་ཉི་མ་འོད་ཟེར་གྱིས། བོད་ཀྱི་ཡི་གེ་ཡང་ཁྲིམ་སོ་བུད་བཙན་པོའི་རིང་ལ་བྱུང་བར་འདོད་པ་ཡང་ཡོད་དོ། །ཞེས་གསལ་བ་དེས་ནི། གལ་ཏེ་བོད་ཀྱི་ཡི་གེ་ཡིན་ན་ཐོན་མིས་བཟོས་པ་ཁོ་ན་ཡིན་པས་མ་ཁྱབ་པའི་སྒོ་ཡོད་པ་

འདི་རེད། ཁྲིམ་སོ་བྱུད་བཙན་པོ་ནི་ཁྲི་དྭག་པ་དེ་ཉིད་ཡིན་པར་མངོན་ལ། ལོ་ཚིགས་ཀྱང་གོང་གསལ་གྱི་དུས་དང་མཚུངས་པར་སྣང་བས། གཤེན་རབ་ཀྱིས་ཡི་གེ་ཞིག་གསར་དུ་བཙམས་པར་གསལ་ཡོད་ལ། ཡི་གེ་དེ་ཡིས་དུས་བསྟུན་བོད་དུ་རིག་གནས་འཕེལ་རྒྱས་ལ་ལེགས་སྐྱེས་གང་ལེགས་ཕུལ་ཡོད་པ་ཡང་བཤད་མི་དགོས་པ་ཞིག་རེད། རྡོ་རྗེའི་གསུང་བཞི་བཅུ་པའི་འགྲེལ་པའི་ནང་ལས། དེ་ལས་གསོལ་མཆོད་དང་ཡས་བདགས་གཏོང་ལུགས་ཀྱི་ཆོ་ག་བྱེད་ལུགས་ཐམས་ཅད་ཤེས་པ་ཞིག་བྱུང་། ཞེས་གསོ་དཔྱད་ལོ་རྒྱུས་ཀྱི་བརྒྱུད་རིམ་ནང་དུ་གསོ་དཔྱད་དང་སྨྲ་དཔྱད་གཉིས་འབྲེལ་མེད་དུ་གནས་པའི་དུས་རབས་ཤིག་བྱུང་སྒྲོང་བ་སྟེ། དཔེར་ན། གནའ་བོའི་ཨེ་ཅིབ་ཀྱི་གསོ་དཔྱད་དང་སྨྲ་དཔྱད་གཉིས་འབྲལ་མེད་དུ་གནས་པའི་དུས་རབས་ལྟ་བུའོ། །སྣང་ཚུལ་འདི་ལ་གཞིགས་ནས་བོད་རང་གི་གནའ་བོའི་ཆབ་སྲིད་དང་འབྲེལ་བ་ཟབ་མོ་གནས་པའི་བོན་དང་བོན་གྱི་སྨྲ་གཉིས་དང་གསོ་དཔྱད་ཀྱི་འབྲེལ་བ་ནི་ཟབ་མོར་གནས་འདུག་པ་སྨོས་མེད་ཡིན། དེ་ལྟར་ཞོང་གིས་བོད་ཀྱི་གཟུགས་རིས་ཡི་གེ་གསར་གཏོད་མཛད་པ་མ་ཟད་གསོ་དཔྱད་བསྟན་པ་ཡང་དར་ཞིང་རྒྱས་པར་མཛད་དོ། །ང་ཚོས་གནའ་བོའི་རིག་གནས་ལ་ཞིབ་མོར་དཔྱད་ན། གཤེན་དང་། གཤེན་རབ་དང་། གཤེན་རབ་མི་བོ་ཆེ་རྣམས་ཐ་དད་ཡིན་པའི་སྣང་ཚུལ་ཞིག་གསལ་པོར་རྟོགས་ངེས།

གསུམ་པ། དཔྱད་བུ་ཁྲི་ཤེས་ཀྱི་སྐོར།

དཔྱད་བུ་ཁྲི་ཤེས་མཆོག་ནི། ཡབ་གཤེན་རབ་མི་བོ་ཆེ་དང་ཡུམ་རྫོས་བཟའ་རྒྱལ་མེད་གཉིས་ཀྱི་སྲས་སུ་འཁྲུངས། རྒྱས་པ་བསྟན་པ་ཉེར་གཏད་ཀྱི་མདོ་དང་བོན་གྱི་བསྟན་འབྱུང་ལེགས་བཤད་སྐལ་བཟང་མགྲིན་རྒྱན། མཁས་དབང་བྱམས་པ་འཕྲིན་ལས་ཀྱིས་མཛད་པའི་དཔྱད་བུ་ཁྲི་ཤེས་ཀྱི་རྣམ་ཐར་སོགས་ཀྱི་ནང་དུ་ཞིབ་ཏུ་འཁོད་ཡོད་པས་ཞིབ་ཆ་དེ་ཚོར་གཟིགས། སྐབས་འདིར་དཔྱད་བུ་ཁྲི་ཤེས་མཆོག་གིས་མཛད་པའི་ཡིག་ཆ་ཁ་ཅིག་གི་ལུང་ཁུངས་སུ་བྱོན་པའི་མཁས་པ་འགའ་ཤས་ཀྱིས་དྲངས་པ་བཀོད་ན། སྨན་པ་མཁས་པ་དར་ལྡིང་གཤེན་སྟོན་ཡེ་ཤེས་བློ་གྲོས་ཀྱིས་མཛད་པའི་རྩ་བཅོས་འཆི་སོས་ལ་ཚུའི་ཞལ་གདམས་ལས། འདིར་བཤད་པའི་བཅུད་སྦྱོར་གྱི་སྨན་ཕལ་མོ་ཆེ་རྣམས་གཤེན་རབ་མི་བོ་ཆེའི་གདུང་སྲས་དཔྱད་བུ་ཁྲི་ཤེས་ཀྱིས་མཛད་པའི་ཤ་སོས་ཏུས་འབྱོར་རྒྱས་མཐུད་ཀྱི་གདམས་པ་དང་ཡ་ཀན་གྱི་རྒྱུད་ལས་བཏུས། ཞེས་དཔྱད་བུ་ཁྲི་ཤེས་ཀྱིས་མཛད་པའི་

རྩ་བཅོས་ཀྱི་གཞུང་ལུགས་རྩ་ཆེན་འདི་ལྷ་བུ་ཡོད་པར་བསྟན་པ་དང་། གཞན་ཡང་། གོང་སྨན་པའི་མན་ངག་པོ་ཏི་དམར་པོའི་བྲིས་པའི་རྣ་རྩ་བརྟག་ཐབས་སྐོར་ཡོད་པ་དང་། བསྟན་བཅོས་དེའི་དབུར། བྲང་སྟོད་དཔྱད་བུ་ཁྲི་ཤེས་ལ་ཕྱག་འཚལ་ལོ། །ཞེས་གསུངས་པ་དང་། ད་དུང་དེའུ་དམར་དགེ་བཤེས་ཀྱིས་དབང་པོ་རིལ་བུ་གསུམ་གྱི་ལག་ལེན་གསལ་བའི་བསྟན་བཅོས་ཟབ་གསལ་སྙིང་གི་ཐིག་ལེ་ལས། ཞང་ཞུང་ལུགས་ཀྱི་བྲང་སྟོད་དཔྱད་བུ་ཁྲི་ཤེས་ཀྱིས་མཛད་པའི་དུག་བཅོས་གཡུང་དྲུང་འཁྲིལ་བ་ཞེས་སོགས་སྔོན་དུས་མཁས་གྲུབ་རྣམས་ཀྱིས་བོད་ཀྱི་གསོ་རིག་བསྟན་བཅོས་ཁག་ནང་དཔྱད་བུ་ཁྲི་ཤེས་ཀྱིས་མཛད་པའི་བསྟན་བཅོས་ཀྱི་ལུང་མང་པོ་དྲངས་ཡོད་པས། དཔྱད་བུ་ཁྲི་ཤེས་མཆོག་ནི་རང་ཅག་བོད་ཀྱི་སྨན་དཔྱད་འཕེལ་རིམ་ཁྲོད་ཀྱི་ཚད་མཐོའི་བོད་ཀྱི་གསོ་རིག་གི་བསྟན་པའི་རྒྱན་ཞིག་ཡིན་པ་དང་། ལྷག་དོན་དུ་བོད་ཀྱི་གསོ་རིག་གི་སྨན་སྦྱོར་སྐབས་ཀྱི་དབང་རིལ་ཤེལ་དཀར་མཆོད་རྟེན་སོགས་མཐོང་བརྒྱུད་ལག་ལེན་གྱིས་མཚོན་པའི་སྨན་སྦྱོར་མང་པོ་ཞིག་གསར་བཟོ་མཛད་པ་དང་། བྲིས་པའི་རྣ་རྩ་བརྟག་ཐབས་ཀྱི་རིག་པ་འདིར་ཡང་བྲང་སྟོད་དཔྱད་བུ་ཁྲི་ཤེས་ཀྱིས་གསར་གཏོད་དར་སྤེལ་གང་ཅུང་གི་མཛད་རྗེས་བཞག་ཡོད་པ་དེ་རྣམས་ཀྱིས་མཚོན་ཐུབ།

བོད་བཙན་པོའི་སྐབས་ཀྱི་གསོ་རིག་ལོ་རྒྱུས་མདོར་བསྡུས།

དང་པོ། བཙན་པོ་སྲོང་བཙན་སྒམ་པོའི་སྐབས་སུ་བོད་ཀྱི་གསོ་རིག་དར་ཚུལ།

བཙན་པོ་སྲོང་བཙན་སྒམ་པོའི་སྐུ་རིང་ལ་བོད་ཀྱི་རྒྱལ་རབས་སྔོན་མ་རྣམས་ཀྱི་རྨང་གཞིའི་ཐོག སྤུར་བོད་བཙན་པོའི་མངའ་འོག་ཏུ་བསྡུ་མ་ཐུབ་པའི་རྒྱལ་ཕྲན་ལྷག་མ་ཐམས་ཅད་བོད་ཀྱི་མངའ་འོག་ཏུ་བསྡུས་ནས་བོད་ཡོངས་གཅིག་གྱུར་དུ་མཛད། དེའི་རིང་བོད་ཀྱི་ཆབ་སྲིད་དང་རིག་གནས། ཆོས་ལུགས། དཔལ་འབྱོར། དམག་དོན་སོགས་ཕྱོགས་གང་ཅིའི་ཐད་དབྱར་མཚོ་རྒྱས་པ་བཞིན་གྱི་འཕེལ་རྒྱས་ཕྱིན་ཡོད། དེས་མ་ཟད་གསོ་དཔྱད་སོགས་རིག་གནས་ཀུན་ཀྱང་འཕྲུས་ཚང་དང་འཕེལ་རྒྱས་ཆེན་པོ་བྱུང་བའི་དུས་རབས་ཤིག་ཡིན། སྐབས་དེའི་འཛམ་གླིང་སྟོལ་རྒྱུན་གསོ་རིག་གཙོ་བོ་རྣམས་ཀྱི་ལེགས་ཆ་བོད་དུ་དར་སྤེལ་བཏང་བའི་སྐོར་ལས་སྡེ་སྲིད་རིན་པོ་ཆེའི་ཁོག་འབུགས་དང་ཟུར་མཁར་ཕྱི་མས་མཛད་པའི་ཤེས་བྱ་སྤྱིའི་ཁོག་འབུབས་སོགས་ལས་ལུགས་ཆེན་གསུམ་གྱི་རྣམ་གཞག་གསུངས་ཡོད་པ་དེ་ནི། རྒྱ་གར་བའི་ལུགས། རྒྱ་ནག་པའི་ལུགས། སྟོད་ཕྱོགས་བོད་ཀྱི་ལུགས་དང་གསུམ་དུ་བཤད་ཅེས་ཆ་ལག་བཅོ་བརྒྱད་ལས་གསུངས་ལ། སྲོང་བཙན་སྒམ་པོའི་སྐབས་བོད་དུ་དར་སྤེལ་བཏང་བའི་གསོ་རིག་གི་ལུགས་ཆེན་པོ་གསུམ་ཞེས་པ་དེ་དག་སྐབས་དེར་འཛམ་གླིང་སྟོལ་རྒྱུན་གསོ་རིག་གི་ནང་ནས་དར་རྒྱས་ཆེ་ཤོས་དང་ལོ་རྒྱུས་རིང་ཤོས། གཞུང་ལུགས་ཁུངས་དག་ཤོས་སོགས་ཀྱི་དགེ་མཚན་དུ་མ་དང་ལྡན་པའི་གསོ་རིག་གི་ལུགས་ཆེན་པོ་རྣམ་པ་གསུམ་ཡིན་པ་ནི་སྨོས་མ་དགོས། གང་ལྟར་ཡང་སྐབས་དེར་འཛམ་གླིང་སྟོལ་རྒྱུན་གསོ་རིག་གི་ཡང་རྩེར་སོན་པའི་སྔོན་ཐོན་གྱི་གསོ་རིག་རྣམ་པ་གསུམ་པོ་དེ་དག་བོད་ཁ་བ་ཅན་གྱི་ལྗོངས་སུ་བླངས་ཤིང་། བོད་ཀྱི་སྨན་པ་རྣམས་ནས་རང་མི་རིགས་ཀྱི་གསོ་རིག་གི་གཞུང་ལུགས་ལག་ལེན་དང་བཅས་པ་དཔྱིས་ཕྱིན་པར་ཤེས་པའི་རྨང་གཞིའི་ཐོག་གཞན་ལུགས་གསོ་རིག་གི་ལེགས་ཆར་སློབ་སྦྱོང་བྱེད་དགོས་པར་རྒྱལ་པོ་ཉིད་ཀྱིས་བཀགས་བཅད་དེ། གསོ་རིག་གི་ལུགས་ཆེན་པོ་གསུམ་ག་བོད་ཀྱི་ཡུལ་དུ་དར་སྤེལ་གཏོང་བའི་དགོངས་པ་དེ་ནི་ཤིན་ཏུ་ནུབས་ཆེ་བའི་

དོན་ཞིག་ཡིན། བཙན་པོ་འདིས་བོད་ཀྱི་གསོ་རིག་གི་བྱ་གཞག་སྔོ་ཀུན་ནས་འཕེལ་རྒྱས་དར་སྤེལ་གཏོང་བའི་བྱ་ཐབས་རབ་དང་རིམ་པར་སྤེལ་བ་ཙམ་མ་ཟད། སྨན་དཔྱད་ཀྱི་ལས་དོན་པ་རྣམས་ལ་འཚོ་བྱེད་སྨན་པ་ཞེས་པའི་མཚན་སྙན་དམིགས་བསལ་དུ་གནང་བ་དང་སྲིད་ཀྱི་ཐོག་ནས་སྨན་པ་ལ་བྱ་དགའ་འམ་ཐོབ་ཐང་གསར་པ་གཙིགས་ཆེན་དགུ་དང་གཙིགས་ཆུང་གསུམ་སྟེ། ལྷ་གཙིགས་བཅུ་གཉིས་ཞེས་བཀའ་ཁྲིམས་ལེགས་པར་བསྒྲུལ་བ་སོགས་རང་ཙག་སྨན་པ་རྣམས་ལ་བཀའ་དྲིན་ལྷ་ལྷག་ཏུ་ཆེ་བ་ཡིན།

བོད་ཀྱི་རྒྱལ་རབས་སོ་བཞི་པ་གུང་རི་བཙན་(སྤྱི་ལོ་༦༣༨-༧༥༥)ནས་རྒྱལ་རབས་སོ་དྲུག་པ་འདུས་སྲོང་མང་པོ་རྗེའི་(སྤྱི་ལོ་༦༧༨-༧༠༤)བར་གྱི་གསོ་དཔྱད་ཀྱི་ལོ་རྒྱུས་སྐོར་ནས་ཁ་གསལ་འཁོད་པའི་ཡིག་ཆ་ཉུང་། སྐབས་དེའི་རིང་དུ་གོང་གི་བཙན་པོ་གཉིས་ཀྱི་ལྷ་སྨན་དུ་གྱུར་པའི་གཡུ་ཐོག་འདྲེ་རྗེ་རྒྱ་གར་བཛྲ་ནི་སྨན་པ་དུང་གི་ཐོག་ཚོག་གདུང་རྒྱུད་ལས་བྱུང་བ་དང་། དེའི་སྲས་གཡུ་ཐོག་ཁྱུང་པོ་རྡོ་རྗེ་ནི་ཡབ་ཀྱི་དྲུང་ནས་ཡི་གེ་འབྲི་ཀློག་དང་རིམ་བཞིན་གསོ་བ་རིག་པར་བསླབ་མགོ་བཙམས། གསོ་དཔྱད་ཀྱི་གཞུང་དང་ལག་ལེན་སྐོར་ནས་མཁས་པའི་གོ་སར་གཞེགས་ཤིང་སྐབས་དེའི་རྒྱལ་པོ་འདུས་སྲོང་མང་པོ་རྗེ་ལྷུང་གནམ་འཕྲུལ་གྱི་ལྷ་སྨན་མཛད། འདིའི་སྐོར་གཡུ་ཐོག་རྙིང་མའི་རྣམ་ཐར་ན་གསལ། བཙན་པོ་ཁྲི་ལྡེ་གཙུག་བརྟན་ནམ་མེས་ཨག་ཚོམ་རིང་དུ་ཡབ་མེས་གོང་མ་རྣམས་ཀྱི་སྲོལ་རྒྱུན་བཟང་པོ་ལྟར་བོད་ཀྱི་གསོ་བ་རིག་པར་དར་རྒྱས་གོང་འཕེལ་གཏོང་ཆེད་རྒྱ་ཡུལ་དང་རྒྱ་བལ། ཁ་ཆེ། དོལ་པོ་སོགས་ཡུལ་གྲུ་གཞན་ནས་ཕྱོགས་ཀྱི་སྨན་པ་མང་པོ་གདན་དྲངས་ཏེ། དེ་དག་སོ་སོའི་སྨན་དཔྱད་ཀྱི་གཞུང་ལུགས་མང་པོ་བོད་སྐད་དུ་བསྒྱུར་བ་དང་། གཞན་གྱི་གསོ་རིག་གི་ལེགས་ཆ་རྣམས་བོད་དུ་བསྡུ་ལེན་དར་སྤེལ་མཛད་དེ། དེ་ཡང་ཟུར་མཁར་བློ་གྲོས་རྒྱལ་པོས། ཁྲི་ལྡེ་སྲོང་བཙན་མེས་ཨག་ཚོམ་གྱི་དུས་སུ་སྲས་འཇང་ཚ་ལྷ་དབོན་ཀྱི་ཇོ་མོ་ལ་རྒྱ་ནག་ནས་ཀྱིམ་ཤིང་ཀོང་ཇོ་བླངས། དེས་རྩིས་དང་སྨན་དཔྱད་མང་པོ་ཁྱེར་བ་དེ་ཧ་ཤང་མ་ཧཱ་ཀྱིན་དང་རྒྱ་ཕྲུག་གར་མཁན། ཁྱུང་པོ་ཙེ་ཙེ། ཁྱུང་པོ་དམ་ཚུགས། ཙོག་ལ་སློན་འབར་ཞེས་བྱ་བ་རྣམས་ཀྱིས་སོ་མ་ར་ཛ་ལེའུ་བརྒྱ་དང་བཅོ་ལྔ་པས་གཙོ་བྱས་མང་དུ་བསྒྱུར། ཡང་དེའི་ཚེ་ཁྲོམ་གྱི་ཡུལ་ནས་དེའི་སྐད་དུ་བི་ཧི་ཞེས་པའི་སྨན་པ། མིང་དངོས་ཙན་པ་ཤི་ལ་ཧ་བྱ་བ་སོགས་དཔོན་སློབ་མང་པོ་བོས་ནས་སྨན་པར་ཉམས་སད་པའི་སླད་དུ་རྒྱལ་པོས་སྐུང་རྫུ་བཏབ་སྟེ། ཕོ་བྲང་འཕང་ཐང་ཀ་མེད་ཀྱི་ནང་དུ་བཞུགས། སྨན་པ་རྣམས་སྐོར་བཞག་སྟེ་

ཁྱེད་རྣམས་གསོ་བ་རིག་པ་ལ་མཁས་ཤིང་གྲགས་པ་དང་ལྡན་པ་ཡིན་པས། རྩ་ལག་པ་ལ་བལྟ་བ་ངོ་མཚར་མི་ཆེ་བས་ཐ་གུ་ལ་རྟོགས་ཤིག་ཅེས་བསྒོས་ནས་ཁྱིམ་བྱ་དང་བྱི་ལ། རང་འཐག རྒྱལ་པོའི་ཕྱག་རྣམས་ལ་རིམ་གྱིས་བཏགས་ནས་བརྟག་ཏུ་བཅུག་པས་ཇི་ལྟ་བ་བཞིན་ཐིགས་ནས་ཁ་དམར་གསལ་བས་རྒྱལ་པོ་ངོ་མཚར་ཞིང་དགྱེས་ཆེས་ནས། ང་ནི་མགོ་ནག་ཡོངས་ཀྱི་ལྷ་ཡིན་ཞིང་། །དེས་ཀྱང་རྗེ་ཏུ་འཁྱུར་བས་ལྷ་རྗེར་ཐོགས། །ཞེས་སོགས་དང་། བསྙེན་བཀུར་གྱི་སྒོ་ནས་ལྷ་ཡི་སྨན་པར་དབང་བསྐུར་ཏེ་རྩིས་ཀྱི་ཡི་གེ་འགའ་ཞིག་ཀྱང་གནང་། མདོར་ན་སྐབས་དེར་བྱུང་ཁོག་སྟོད་ཀྱི་དམར་བྱུང་གསལ་བའི་སྒྲོན་མེ་ལེའུ་ཞེ་གཉིས་དང་། སྨད་ཀྱི་དམར་བྱུང་འཕྲུལ་གྱི་ལྡེ་མིག་ལེའུ་ཉེར་ལྔ་པ། ཡན་ལག་གི་བཅོས་ཐེམ་བྱུང་ལེའུ་ཞེ་གཉིས་པ། དེ་རྣམས་ཀྱི་ཊཱི་ཀ་སོགས་སྨན་དཔྱད་སྙིང་མའི་སྐོར་མང་དུ་བསྒྱུར་བར་བཤད་ཅིང་། ཙན་པ་ཤི་ལ་ཧ་དེས་ཕྱིས་བོད་དུ་སྲིད་བསྐྱངས་པ་ལས་བི་ཇི་ཞེས་པ་རྣམས་བྱུང་བ་ཡིན་ལ། སློབ་བརྒྱུད་ལ་ཞང་དང་སྟོང་བྲང་ཧེ་གསུམ་གྱིས་གཙོས་པ་མང་དུ་བྱུང་།

གཉིས་པ། ཏུང་ཧོན་ནས་ཐོན་པའི་བོད་ཀྱི་སྨན་བཅོས་ཤོག་དྲིལ་སྐོར།

ཏུང་ཧོང་ནས་ཐོན་པའི་བོད་ཀྱི་སྨན་བཅོས་ཤོག་དྲིལ་ཚན་པ་བཞི་པོ་ལས་གཉིས་ལས་སྨན་གྱིས་བཅོས་ཐབས་བསྟན་པ་དང་། གཉིས་ལས་མེ་བཙའི་བཅོས་ཐབས་བསྟན་པ་ཡིན། སྨན་གྱིས་བཅོས་ཐབས་བསྟན་པའི་ཤོག་དྲིལ་གྱི་ནང་དུ་སྨན་གྱི་སྦྱིབ་ཁ་བརྒྱ་དང་དགུ་བཅུ་ལྷག་དང་། ནད་རིགས་བརྒྱ་དང་ཉི་ཤུ་ལྷག་བསྟན་ཡོད། མེ་བཙའི་བཅོས་ཐབས་ཀྱི་ཤོག་དྲིལ་གཉིས་སུ་ནད་སྲང་བརྒྱ་ལྷག་དང་ནད་རིགས་དྲུག་ཅུ་ལྷག་བསྟན་ཡོད། གོང་གི་སྨན་དཔྱད་ཤོག་དྲིལ་གྱི་ཚན་པ་བཞི་པོའི་ནང་དུ་ད་ལྟའི་བཟ་སྤྱོད་གཞུང་གི་ལ་དོན་དང་། འཕྲེད་སྡུད། རྒྱུན་སྡུད། རྫོགས་ཚིག་སོགས་ཚིག་ཕྲད་སྐོར་ཞིག་གི་སྦྱོར་ཚུལ་འགའ་རེ་སུམ་རྟགས་དང་མཐུན་མིན་སྣ་ཚོགས་སུ་མཆིས་པ་དག་ལ་དཔག་ན་ཤོག་དྲིལ་བཞི་པོ་ནི་བོད་ཡིག་སྐད་གསར་བཅད་ཀྱིས་གཏན་ལ་མ་ཕབ་པའི་ཡར་སྔོན་གྱི་བོད་ཀྱི་གཟུགས་བརྙན་ཡི་གེ་བཟོ་སྐྲུན་གནང་བའི་ཐོག་མའི་དུས་ཀྱི་བརྩམས་ཆོས་ཤིག་ཡིན་པ་གསལ། ཁྱད་པར་དུ་ཤོག་དྲིལ་དུ་ཉེས་པ་གསུམ་དང་ཟུངས་བདུན་སོགས་ཀྱི་བརྗོད་

བྱ་ཞིབ་མོ་མེད་པ་ལ་བལྟས་ན་འདི་ནི་རྒྱ་གར་ཚེ་ཡི་རིག་བྱེད་བོད་ལ་མ་དར་བའི་སྔོན་གྱི་བོད་རང་གི་གསོ་དཔྱད་ཀྱི་ཕྱག་ཁྲིས་ཤིག་ཡིན་པ་མངོན། ཤོག་དྲིལ་སྐོར་བཞིའི་ལག་ལེན་དང་ལོ་རྒྱུས་ཀྱི་རིན་ཐང་ནི། དུས་རབས་དགུ་པའམ་བདུན་པའི་ནང་ལ་བྱུང་ཞིང་བོད་སྨན་ལ་ཆེས་གནའ་བོའི་དུས་ནས་ནད་ཐོག་ལག་ལེན་ཆ་ཚང་བ་ཞིག་མིན་རུང་། ལྟོས་བཅས་ཀྱིས་བཤད་ན་སྐབས་དེར་ཕུན་སུམ་ཚོགས་པའི་ནང་དོན་དང་ལྡན་པ་མཚོན་ཡོད། ཤོག་དྲིལ་དུ་ཞི་སྦྱོང་ལག་ལེན་དང་གཏར་ཁ། མེ་བཙའ་སོགས་ལག་ལེན་གྱི་རིན་ཐང་ཆེས་ལྡན་ཞིང་། མི་རིགས་གང་གི་རིག་གནས་ལ། མི་རིགས་དེའི་ཁྱད་ཆོས་མངོན་ཞིང་བོད་ཀྱི་གསོ་དཔྱད་འདི་ལ་ཡ་ཐོག་ནས་རང་གི་ཐུན་མོང་མ་ཡིན་པའི་ཁྱད་ཆོས་དང་ལྡན་ལ། གོང་གི་ཤོག་དྲིལ་སྐོར་བཞིའི་ལོ་རྒྱུས་ཀྱི་འཛིངས་ལས་བོད་ཀྱི་གསོ་བ་རིག་པ་ནི་བོད་རང་གི་ཡབ་མེས་གོང་མ་རྣམས་ཀྱིས་བསྐྲུན་པ་ལས། གཞན་དུ་རིག་གནས་ཡིག་བསྒྱུར་ངལ་བས་ས་བོན་བཞིན་བཏབ་པ་མ་ཡིན་ལ། དེ་ནི་ས་སྐྱེས་རྗོ་སྐྱེས་ཀྱི་བོད་མི་རང་གི་མཐུ་སྟོབས་ལས་བྱུང་བ་ཡིན་པ་ཤོག་དྲིལ་འདི་དང་ལོ་རྒྱུས་བར་གཤིབ་བསྡུར་བྱས་ན་དད་གཟོད་ཐྲོ་བ་སྨྱོང་ཐུབ།

གསུམ་པ། སྐབས་དེའི་ཕྱུལ་བྱུང་གི་སྨན་པའི་སྐོར།

རྗེ་བཙུན་གཡུ་ཐོག་རྙིང་མ་ཡོན་ཏན་མགོན་པོའི་སྐོར།

རྗེ་བཙུན་གཡུ་ཐོག་རྙིང་མ་ཡོན་ཏན་མགོན་པོ་མཆོག་ནི། ཡབ་ཁྱུང་པོ་རྡོ་རྗེ་དང་ཡུམ་རྒྱ་ས་ཆོས་ཀྱི་སྒྲོལ་མ་གཉིས་ཀྱི་སྲས་སུ་འཁྲུངས་པའི་སྐོར་ལ་ལུང་དམར་མགོན་པོ་རིན་ཆེན་གྱིས་མཛད་པའི་གཡུ་ཐོག་རྙིང་མའི་རྣམ་ཐར་ལས་གསུངས་པ་ལྟར་ན། བོད་ལྟོངས་ཀྱི་ལྟེ་བའི་གྲོང་ཁྱེར་ལྷ་སའི་ཉེ་འདབས་སྟོད་ལུང་བདེ་ཆེན་གྱི་ཤོངས་སྐྱིད་སྣ་ཞེས་པ་ལས་འཁྲུངས། འཁྲུངས་པའི་ལོ་ཚིགས་ནི། རྣམ་ཐར་བཀའ་རྒྱ་མ་ལས། ས་ཕོ་སྤྲེལ་ལོར་འཁྲུངས་པར་གསུངས་པ་ནི་སྤྱི་ལོ་༧༠༨ལ་ཡིན་པ་དང་། དེབ་དམར་ལས། ལྟགས་ཡོས་ལ་གསོ་དཔྱད་པ་ཁྱུང་པོ་གཡུ་ཐོག་སྟག་མ་ཡོན་ཏན་མགོན་པོའི་ཉེ་ཤུ་རྩ་ལྔ་ཡིན། ཞེས་གསལ་བས་འཁྲུངས་ལོ་མེ་ཡོས་ལོ་སྟེ། ༧༨༧ལ་ཡིན་པས་ལོ་བརྒྱ་དགུའི་ཁྱད་པར་གྱིས་མི་མཐུན་པ་ཆགས་ཡོད་འདུག དེ་རྣམས་འཁྲུངས་དུས་ལོ་ཚིགས་མི་མཐུན་པ་ཅུང་ཟད་ཡོད་རུང་འདི་ནི་རྣམ་ཐར་བཀའ་རྒྱ་ལྟར་དུ་ལགས། དགུང་ལོ་གསུམ་བཞི་ནས

ཡབ་ཀྱི་དྲུང་ནས་ཡི་གེ་བསླབས་ཤིང་། ལྷ་དྲུག་ཐོག་ནས་ཡབ་ཀྱི་དྲུང་དུ་སྡེ་སྐོར་ཕྱི་ནང་གསང་གསུམ་དང་། བདུད་རྩི་སྨན་སྒྲུབ། སྨན་གྱི་ལྷ་མོ་རིག་འཛིན་བརྒྱུད་པ་དང་བཅས་པའི་སྒྲུབ་ཐབས་རྗེས་གནང་སོགས་གསན། ནར་སོན་པ་དང་རིམ་བཞིན་གསོ་དཔྱད་པ་མཁས་མང་རྒྱ་མཚོ་ལྷ་བུའི་དྲུང་དུ་རིག་པའི་འགྲོས་སྤྱི་དང་ལྷག་ཏུ་རྗེས་འཛིན་རིག་པ་སྦྱངས་པས་མཁས་པའི་འབྲས་རྟགས་ཐོབ། བཙན་པོ་མེས་ཨག་ཚོམ་གྱི་བླ་སྨན་ཆེན་པོ་བྲང་ཏི་རྒྱལ་གཉེར་མཁར་ཕུག་སོགས་སྨན་པ་མང་པོ་དང་དྲི་གཏུགས་བགྲོ་གླེང་གནང་ཞིང་། གློ་ནད་རྩེབས་འབྱུར་ཧ་རྒྱུགས་ནས་བཅོས་པ་དང་། བཙན་པོའི་མིག་ནད་བཅོས་པ་སོགས་ཀྱི་སྙན་གྲགས་ཀྱང་འབར། དགུང་ལོ་ཉེར་ལྔ་དང་སོ་ལྔ། སོ་བརྒྱད་ལ་རྒྱ་གར་ལ་ལན་གསུམ་ཕྱིན་ནས་མཁས་པ་ཙན་དྲ་དེ་བ་སོགས་ལས་གསོ་རིག་སྐོར་མང་པོ་བཞེས་པའི་སྐལ་བ་བྱུང་བས། བཙན་པོའི་མདུན་སར་ཕྱོགས་ཀྱི་སྨན་པའི་དབུས་ན་མཁས་པའི་རང་རྟགས་མངོན་ཐུབ་པ་བྱུང་བས། བོད་རྒྱལ་བཙན་པོས་ཀྱང་ལྷ་རྗེར་དབང་བསྐུར་བ་རེད། བི་ཅྲི། ཆེར་རྗེ། གཡུ་ཐོག བྲང་ཏི། གཉའ་བ་སོགས་ཕྱིས་ཀྱི་གྲགས་ཆེ་བ་རྣམས་སྐབས་དེའི་བཙན་པོའི་སྨན་བླ་ཡི་རྒྱུད་པ་ཡིན་པ་ལོ་རྒྱུས་ཀུན་མཐུན་ཡོད། འདི་དུས་ཏུན་ཧོང་ཡིག་ཆར་གསལ་བ་བཞིན་བོད་དུ་རིག་གནས་ལ་མཐོང་ཆེན་དང་། མི་རིགས་གཞན་གྱི་རིག་གནས་ནང་འདྲེན་ལ་དང་དོད་ཆེ་བའི་དུས་རབས་སུ་སོན་པས། ཕྱོགས་ཀྱི་སྨན་པ་དགུ་པོས་སོ་སོའི་ལུང་པའི་གསོ་རིག་རྣམས་སྤེལ་བཙུག་ཅིང་། བོད་ཀྱི་གསོ་རིག་འཕྲུས་ཚང་དང་ཡར་རྒྱས་གཏོང་བའི་ཁོར་ཡུག་བསྐྲུན་པས། ཁོང་གིས་ཕྱོགས་ཀྱི་སྨན་པ་དེ་རྣམས་ལས་མི་རིགས་གཞན་གྱི་གསོ་རིག་གི་ཁྱད་ཆོས་དང་། ལེགས་ཆ་མང་པོ་ཞིག་ལེན་པའི་སྐལ་བ་ཡང་བྱུང་ཡོད། འོན་ཀྱང་བོད་ཀྱི་གསོ་རིག་སྨྲ་བ་འགའི་ཕྲག་དོག་གི་དབང་གིས་བློན་པོས་བཀྱོན་ཕབ་ནས་བཙོན་དུ་བཙུག ཀློ་ཁ་ཁྲའི་ཡུལ་དུ་རྒྱང་འབུད་བཏང་བར་བརྟེན་རིམ་པས་ལྷོ་གོང་སྨན་ལུང་སོགས་སུ་ཕེབས་དགོས་བྱུང་། བོད་ཁ་བའི་ལྗོངས་སུ་ལུས་ཅན་ཀུན་གྱི་མི་འདོད་པའི་རྐྱེན་གཅིག་སྟེ། ལུས་ལ་མི་བདེའི་ནད་ཀྱི་རིགས་འདི་ཡིན་ལ། དེ་གསོ་བའི་ཐབས་ལམ་ཇི་སྙེད་ཅིག་ཡོད་ཀྱང་། ནད་ཐོག་ལ་རྗེ་ཐོགས་མི་ཐོགས་ཅི་རིགས་ཡོད་པ་དང་། བོད་རང་གི་མེས་པོ་ཚོའི་རྣམ་དཔྱོད་དང་ཉམས་མྱོང་ལས་བྱུང་བའི་གསོ་ཐབས་ཅི་རིགས་དང་། མི་རིགས་གཞན་གྱི་གསོ་རིག་རྣམས་ལ་ཐོས་བསམ་སྒོམ་གསུམ་མཛད་དེ། དགུང་ལོ་ལྔ་བཅུ་ང་ལྔ་ཙམ་ལ་ཀོང་པོ་སྨན་ལུང་དུ་སྨན་གྱི་སློབ་གྲྭ་བཙུགས་ནས། བོད་ཀྱི་གསོ་རིག་དེ་ཉིད་གཞུང་ལུགས་ཅན་དང་། ཉམས་མྱོང་ཟུང་འབྲེལ་ཅན་དུ་སྤེལ་བར་མཛད། སྨན་ལུང་

འདི་ནི་བོད་ཀྱི་སྨན་གྱི་སློབ་གྲྭ་ཐོག་མ་དེ་ཡིན་པ་དང་། སྐབས་དེར་གསོ་སྐྱོང་མཛད་པའི་སློབ་མ་དེ་རྣམས་ལ་ཉིད་ཀྱིས་མཛད་པའི་གསོ་རིག་གཞུང་ལུགས་བདུད་རྩིའི་སྙིང་པོ་ཡན་ལག་བརྒྱད་པ་གསང་བ་མན་ངག་གི་རྒྱུད། ཡོངས་གྲགས་ཀྱི་མཚན་དཔལ་ལྡན་རྒྱུད་བཞི་སོགས་སྨན་གྱི་བསྟན་བཅོས་མང་པོ་བརྩམས་གནང་མཛད། དེ་ནི་སྨན་གྱི་དགོན་པ་ལྔ་ན་སྟུག་ཅེས་བྱ་བའི་བསླབ་གཞི་ཡིན་པ་དང་། དེ་བཞིན་ཙ་ར་ཀའི་དྲང་སྲོང་སྨན་རྒྱུད་ཕྲ་ཁྲིད་སྐོར་གསུམ་དང་། བི་ཇིའི་པོ་ཏི་ཁ་སེར་སོགས་ནས། བི་ཇིའི་པོ་ཏི་ཁ་སེར་ཕྱིས་སུ་རྒྱལ་པོའི་བླ་ཡིག་འོད་འབར་དུ་མིང་བཏགས། དེ་དང་ཆབས་ཅིག་རིག་པའི་གནས་གཞན་དང་ཁྱད་པར་སྐར་རྩིས་རི་བོ་རྩལ་འབེབས་དང་། ནག་རྩིས་འཁོར་འདས་གདན་འབེབས་སོགས་གནམ་རིག་སྐར་རྩིས་སློབ་ཚན་ཡང་ཁྲིད་སྦྱོང་གནང་། མང་ཐོས་སྨན་རྩིས་གཉིས་ལྡན་གྱི་རྒྱུད་འཛིན་པ་མང་པོ་གསོ་སྐྱོང་མཛད། དགུང་ལོ་དགུ་བཅུ་ལ་ཕེབས་སྐབས་གོང་པོ་སྟོད་ནས་བཙུན་མོ་བཞེས་པས་སྲས་འབུམ་སེང་དང་དཔལ་འབུམ། དགའ་དགའ་གསུམ་བྱུང་། སྲས་ཆེ་བ་སྟོད་དུ་བཏང་བས་སྟོད་དང་གཙང་དུ་རྒྱུད་པ་འཕེལ་ཡོད་པ་རེད། རྗེ་བཙུན་གཡུ་ཐོག་པས་སྐུ་ཚེ་ཕྱིལ་བོར་མདོ་དབུས་མཐོ་སྨད་དང་དེ་ལས་གོམ་པ་ཕྱི་རུ་སྤོས་ཏེ་རྒྱ་གར་རྒྱ་ནག་བལ་པོ་ལ་སོགས་ཡུལ་གྲུ་རྣམས་སུ་བྱོན་ནས། ཡུལ་དེ་དག་གི་གསོ་དཔྱད་ལ་སྦྱངས་ཤིང་། བཙན་པོའི་དུས་སྐབས་ཀྱི་མཐུན་རྐྱེན་ལ་བརྟེན་ཏེ་འཛམ་གླིང་ཤར་ནུབ་ཀུན་གྱི་གསོ་རིག་སྨྲ་བའི་གཙུག་ཕུད་རྣམས་དང་བགྲོ་གླེང་དང་མཉམ་དུ་སློབ་སྦྱོང་མཛད་ནས། མཐར་བོད་གངས་ཅན་ལ་རང་གི་གསོ་བ་རིག་པའི་གཞུང་ལུགས་ཕྱར་མེད་པ་ཞིག་གསར་སྐྲུན་བགྱིས་པ་འདི་ཡིས་ཡུལ་འདིར་གསོ་དཔྱད་ཀྱི་འཆར་ཀའི་འོད་སྣང་ཐོག་མར་བསྲུས་ཡོད། གསོ་བ་རིག་པའི་རྨང་གཞི་ལེགས་པར་བཏིང་བའི་མཐར་ཁོང་ཉིད་དགུང་ལོ་བརྒྱ་དང་ཉེར་ལྔ་སྟེ་སྤྱི་ལོ་༨༣༣བར་འཚོ་གཞེས་མཛད། ཁོང་ནི་སྐུ་ཚེ་རིང་པོར་བཞུགས་ནས་འགྲོ་དོན་མཐར་ཕྱིན་པ་ཞིག་ཡིན་པ་དང་། དེ་ནི་ཁོང་ཉིད་སྨན་པ་ཡིན་པས་ཟས་སྤྱོད་ཀྱི་རྟེན་འབྲེལ་ལ་མཁས་པས་ཡིན། ཁོང་ནི་བོད་ཀྱི་གསོ་བ་རིག་པའི་ལོ་རྒྱུས་མི་སྣའི་དབུས་སུ་ཆེས་མཆོག་ཏུ་གྱུར་པའི་མཁས་གྲུབ་ཆེན་མོ་ཞིག་ཡིན་ལ། ཁོང་གིས་སྲོལ་གཏོད་དར་སྤེལ་བཏང་བའི་གསོ་རིག་གི་སློབ་གསོའི་ཐབས་ཤེས་ནི། བོད་ཀྱི་གསོ་རིག་བླ་སྲོག་མཚོན་བྱེད་ཀྱི་ཁུངས་དང་གཞི་རྟེན་ཡིན་པས་ལོ་རྒྱུས་ཀྱི་རྡོ་རིང་ཞིག་ཡིན། ཁོང་གི་རྣམ་ཐར་ཞིབ་ཆ་གཞན་ལས་གཟིགས་པ་ཞུ།

བོད་སིལ་བུའི་སྐབས་ཀྱི་གསོ་རིག་ལོ་རྒྱུས་མདོར་བསྡུས།

སྤྱིར་ན་བོད་སིལ་བུའི་དུས་སྐབས་ཀྱི་ལོ་རྒྱུས་དང་སྔོས་སུ་སྐབས་དེའི་བོད་ཀྱི་གསོ་རིག་དར་ཚུལ་གྱི་དཔྱད་གཞིའི་རྒྱུ་ཆ་སོགས་ཤིན་ཏུ་དཀོན་པར་གནས། བོད་ཀྱི་བཙན་པོ་ཁྲི་དར་མ་འུ་དུམ་བཙན་ལྷ་ལུང་དཔལ་རྡོར་གྱིས་བཀྲོངས་རྗེས་བོད་བཙན་པོའི་གདུང་རྒྱུད་ཀྱིས་བོད་ཡོངས་ལ་སྲིད་དབང་བཟུང་བའི་ལོ་རྒྱུས་མཇུག་བསྒྲིལ། འོན་ཀྱང་དུས་སྐབས་དེའི་རིང་ལའང་ཡུལ་ལུང་སོ་སོའི་དབང་འཛིན་པ་དང་། མཁྱེན་པའི་བདག་པོ་རྣམས་ཀྱིས་བོད་ཀྱི་གསོ་བ་རིག་པའི་ཐད་སྲུ་མཐུད་རྒྱུན་འཛིན་དང་། འཕེལ་རྒྱས་གཏོང་རྒྱུར་མཐོང་ཆེན་དང་འབད་བརྩོན་ལྷོད་མེད་གནང་བར་བརྟེན། བོད་ཀྱི་གསོ་དཔྱད་སྨན་གྱི་རིག་པར་འཕེལ་རྒྱས་ཆེན་པོ་བྱུང་ཡོད། དཔེར་ན། སྟོད་དུ་ཟླ་མ་ཡེ་ཤེས་འོད་ཀྱི་ཐུགས་རྗེ་དང་ལོ་ཆེན་རིན་ཆེན་བཟང་པོ་སོགས་ཀྱིས་གཞུང་ལུགས་ཆེན་མོ་སྙིང་པོ་བསྡུས་པ་འགྲེལ་པ་དང་བཅས་པ་སོགས་བོད་སྐད་དུ་བསྒྱུར་བ་དང་། དེ་དག་གི་གཞུང་ལུགས་ལ་སློབ་གཉེར་དང་ལག་ལེན་བྱེད་པའི་སྲོལ་དར་ནས་བོད་ཀྱི་གསོ་དཔྱད་ལ་སྔར་ལས་ལྷག་པའི་འཕེལ་རྒྱས་ཡོང་རྒྱུར་ལམ་བུ་གསར་དུ་བཏོད་པ་དང་། དྭགས་པོ་ལྷ་རྗེ། རྗེ་བཙུན་གཡུ་ཐོག་གསར་མ་ཡོན་ཏན་མགོན་པོས་མཚོན་པའི་བསྟུན་དུ་མེད་པའི་མཁས་པའི་དབང་པོ་དུ་མ་བྱུང་།

དང་པོ། ལོ་ཆེན་རིན་ཆེན་བཟང་པོ་སོགས་ཀྱིས་གསོ་དཔྱད་ཀྱི་བསྟན་པ་སྤེལ་བའི་སྐོར།

ལོ་ཆེན་རིན་ཆེན་བཟང་པོ་མཆོག་ནི། རབ་བྱུང་མ་ཚུགས་པའི་ཡར་སྔོན་གྱི་སྤྱི་ལོ་༩༥༨ལོའི་ཟླ་བ་༧ཚེས་༡༠ཉིན། དེང་གི་མངའ་རིས་ས་ཁུལ་རྩ་མདའ་རྫོང་དེ་ཡག་ཡུལ་ཚོའི་གླང་ཆེན་ཁ་འབབ་ཀྱི་འགྲམ་དུ་ཡབ་བན་ཆེན་པོ་གཞོན་ནུ་དབང་ཕྱུག་དང་ཡུམ་ཅོག་རོ་ཟ་ཀུན་བཟང་ཤེས་རབ་བསྟན་པ་གཉིས་ཀྱི་སྲས་སུ་འཁྲུངས་ཤིང་ཐོག་མའི་མཚན་ལ་རིན་ཆེན་དབང་ཕྱུག་ཏུ་བཏགས། ཆུང་དུས་ནས་རང་ཡུལ་དུ་སློབ་གཉེར་བྱས་པ་སྨོས་ག་ལ་དགོས། ཕོང་གི་རྣམ་ཐར་དུ་འབྱུང་བ་བཞིན་ཕོང་རང་ཐེངས་དང་པོར་ཁ་ཆེ་ལ་བྱོན་པའི་ལམ་གྱི་ས་མདུད་གཙོ་བོ་ཁུ་

ཧུ་དང་གར་ཞ་ ཀ་རིཀ་ མ་ཧཱ་སང་ག་ལ་ཞེས་པའི་ཟམ་པ་བཅས་བརྒྱད་ཡོད་ཅིང་ལམ་གྲོགས་སུ་ཨ་པོ་བཀྲ་ཤིས་རྩེ་མོ་བྱ་བའི་དགེ་བསྙེན་ཞིག་དང་ཞུང་ཏྲེའི་མོན་ས་རྒྱུས་ཤེས་པ་གཅིག་བཅས་གསུམ་ཡོད་ལ་ཀ་རི་ཀར་ཞུང་ཏྲེ་འགྲོར་མ་འདོད་པས་བཞག ཁོང་གིས་ཁ་ཆེའི་ཡུལ་གཙོ་བོ་གནས་གསུམ་དུ་སློབ་དཔོན་གཙོ་བོ་ལྔ་ལ་བརྟེན་ནས་སློབ་གཉེར་མཛད། གྲོང་ཁྱེར་ཀ་ཙག་ཏེ་ཞེས་པར་པཎྜིཏ་གུ་ན་མི་ཏྲ་བྱ་བར་བསྟེན་ནས་ཟླ་བ་བདུན་གྱི་རིང་ལ་ལོ་ཙཱ་བསླབས་ཤིང་སྐྲ་ཚད་ལ་བྱང་ཆུབ་པར་གྱུར། གྲོང་ཁྱེར་ཏ་མ་ལ་སན་ཏེ་ཞེས་པར་པཎྜིཏ་ཆེན་པོ་ཤྲདྡྷཱ་ཀ་ར་ཝརྨ་བྱ་བའི་དྲུང་དུ་ལོ་གཉིས་རིང་དུ་རྣལ་འབྱོར་ཡོ་གའི་རྒྱུད་སྒྲུབ་ཐབས་དང་མན་ངག་མང་དུ་གསན། བཅོམ་ལྡན་འདས་མངོན་པར་རྟོགས་པ་ཞེས་བྱ་བའི་གསང་སྔགས་ཀྱི་རྒྱུད་སྒྲུབ་ཐབས་མང་པོ་གསན་ནས་བསྒྱུར་བ་ཡང་མཛད། གཞན་ཡང་སློབ་དཔོན་ཤྲདྡྷཱ་ཀ་ར་ཝརྨ་མས་ངོ་སྤྲོད་པ་བཞིན་བྱང་ཕྱོགས་སུ་གནས་པའི་དཔལ་མེ་ཏོག་རྒྱས་པ་ཞེས་པར་ཕེབས་ནས་ཚེ་གཅིག་ལུས་གཅིག་ལས་འཚང་རྒྱ་བའི་ཆོས་ཕྱག་རྒྱ་ཆེན་པོའི་སྐོར་མང་དུ་མཁྱེན་པའི་རྗེ་བཙུན་ནཱ་རོ་པ་དང་མཇལ། དེར་ལྷན་ཅིག་སྐྱེས་པ་ཟབ་མོ་སྤྲོས་པ་ཐམས་ཅད་དང་བྲལ་བ། དེ་ཁོ་ན་ཉིད་གདམས་པ་ཁྱད་པར་ཅན་རྣམས་ཀྱི་ངོ་སྤྲོད་དང་བྱིན་རླབས་མང་དུ་གསན། གཞན་ཡང་རྣམ་ཐར་དུ་གསལ་པོར་མ་ཐོན་པའི་དགེ་རྒན་ཡང་མང་པོ་ཞིག་ཡོད་ཚོད་འདུག་ལ་སྔ་ཕྱིར་ཁ་ཆེའི་ཡུལ་དུ་ལོ་བདུན་བཞུགས་པ་ཡིན། དེ་རྗེས་རྒྱ་གར་དུ་ཕྱིན་ནས་ལོ་གསུམ་བཞུགས་པར་རྣམ་ཐར་ལས་བཤད། རྗེ་ཉིད་ལོ་ཙཱའི་འཕྲིན་ལས་བསྐྱངས་ཚུལ་སྐོར་ནས་ཡུལ་ཁ་ཆེ་དང་རྒྱ་གར་སོགས་ནས་ཀྱང་མཁས་པ་མང་པོ་ལ་བརྩད་ཅིང་བསྒྱུར་ཏེ་རིག་པའི་གླིང་བཙོལ་བར་གྱུར་ཅིང་། སྐུ་ཚེའི་སྨད་ལ་ལྷ་བླ་མ་ཡེ་ཤེས་འོད་དང་མཉམ་དུ་རྒྱ་གར་ཤར་ཕྱོགས་ཀྱི་པཎྜིཏ་དྷརྨ་པཱ་ལ་སྤྱན་དྲངས་ནས་འདུལ་བའི་བསྟན་པ་སྤེལ་བ་ལས་གཞི་ཚུགས་པར་མཛད་རྗེས་ཆེ། ཕྱིར་བོད་ཀྱི་རིག་གནས་ལོ་རྒྱུས་སུ་རྒྱལ་ཁབ་དང་མི་རིགས་གཞན་གྱི་ཕུལ་བྱུང་བསྟན་བཅོས་དག་རང་གི་སྐད་དང་ཡི་གེར་བསྒྱུར་བའི་འཕྲིན་ལས་ནི་ནམ་ཡང་རྒྱུན་ཆད་མ་མྱོང་ལ་གསོ་བ་རིག་པའང་དེ་བཞིན་ནོ། །དེ་བས་ན་འགོས་ལོ་གཞོན་ནུ་དཔལ་གྱིས། ཕྱིར་ན་མངའ་རིས་སྟོད་ཀྱི་རྒྱལ་པོ་དེ་རྣམས་ཀྱིས་བསྟན་པའི་ཞབས་ཏོག་བགྱིས་པ་དེ་ལྟ་བུ་ནི་ཡུལ་གཞན་གང་ན་ཡང་མ་མཆིས། ཞེས་གསུངས་བཞིན་རྣམ་ཐར་དུ་བཀོད་པའི་ཆོས་ཚན་བསྒྱུར་བའི་མཚན་ལ། རྒྱ་གར་དུ་མདོ་སྡེ། འདུལ་བ། མངོན་པ། སོ་སོར་ཐར་པ། སུམ་བརྒྱ་པ། ཡུམ་རྒྱས་མ། ཡུམ་བར་མ། ཉི་ཁྲི་པ། བརྒྱད་སྟོང་པ། གཟུངས་པོད་སོགས་མང་དུ་འབྱུང་ལ། དེ་བས་ཀྱང་

གསོ་བ་རིག་པའི་གཞུང་བསྒྱུར་བ་ནི། ཡན་ལག་བརྒྱད་པའི་སྙིང་པོ་བསྡུས་པ། ཁ་ཆེ་ཟླ་བ་མངོན་དགའ་མཛད་པའི་ཡན་ལག་བརྒྱད་པའི་སྙིང་པོ་བསྡུས་པའི་འགྲེལ་པ་ཚིག་དོན་ཟླ་ཟེར། ཁ་ཆེ་ཟླ་བ་མངོན་དགའ་མཛད་པའི་སྨན་མིང་སྦྲ་སྦྱོར་ངེས་པ། ཤ་ལི་ཧོ་ཏྲས་མཛད་པའི་རྟའི་ཚེའི་རིག་བྱེད་ཤ་ལི་ཧོ་ཏྲས་བསྡུས་པ། ཙ་ན་ཀའི་རྒྱལ་པོའི་ལུགས་ཀྱི་བསྟན་བཅོས། སྦྱོས་སྦྱོར་རིན་པོ་ཆེའི་ཕྲེང་བ་ཞེས་བྱ་བ། དྲི་མ་མེད་པའི་དྲིས་ལན་རིན་པོའི་ཆེའི་ཕྲེང་བ་ཞེས་བྱ་བ་སོགས་ཡོད། འདི་ནས་གཙོ་ཆེར་གསོ་རིག་སྐོར་ནས་བཤད་བྱ་ཡིན་པས་སྐབས་དེར་རྗེ་ཉིད་ཀྱིས་གསོ་རིག་བསྟན་པ་སྤེལ་ཚུལ་ཡང་ལོ་ཆེན་འདི་ལ་སློབ་མ་མང་དུ་ཡོད་པ་རྣམ་ཐར་ལས་གསལ་ལ། གསོ་རིག་གི་སློབ་བརྒྱུད་ཀྱང་ཤིན་ཏུ་འཕེལ་ཆེ་བར་བཤད་དེ་སྲུ་རིངས་ཀྱི་སྨན་པ་མི་བཞི་ནས་མཆེད་པའི་སློབ་བརྒྱུད་དངོས་སུ་མཆན་ཐོན་པ་བཅུ་ཕྲག་གཉིས་ལྷག་བྱུང་འདུག་ལ། དེའི་ཚུལ་སྔེ་སྲིད་ཁོག་འབུགས་སུ་ཇི་བཞིན་གསལ། དེ་ལྟར་ལོ་ཙྪ་བ་ཁོང་དགུང་ལོ་བགྲེས་པར་གྱུར་ནས་སྐུ་ཚེའི་མཇུག་ཏུ་སླེབས་པ་ན་ཇོ་བོ་རྗེས། མ་ཧཱ་ལོ་ཙྪ་བ་རཏྣ་བྷ་དྲ་ཁྱོད་ཀྱིས་ཆོས་མང་པོ་ནི་ཤེས། སེམས་ངོ་འཕྲོད་པའི་བླ་མ་དམ་པ་ནི་མཇལ། འཆི་བའི་ལོངས་སྤྱོད་ནི་ཡོད། ད་ནི་སྒྲུབ་པ་ལ་རེམ་ཞིག་གསུངས་ནས་བསྐུལ་བར་བརྗེན། གཙུག་ལག་ཁང་དང་སྤུ་རང་གི་འོམ་ལོའི་བྲག་ཕུག་དང་། ཤིང་ཤང་གི་གཡང་སྒྲུར་གྱི་ཕུག་པ། ཁྭ་ཙེ་གོ་ཁར་གྱི་རེ་ཞིང་གོ་ལོ་སོགས་པའི་གནས་ཁྱད་པར་ཅན་དུ་མར་རྒྱ་རིམ་པ་མང་དུ་བཏབ་ནས་ཐུགས་དམ་རྩེ་གཅིག་ཏུ་མཛད་མཐར་དགུང་ལོ་དགུ་བཅུ་གོ་བརྒྱད་པ་༡༠༥༥ལོར་ཁྭ་ཙེའི་རེ་ཞིང་གོ་ཏུ་སྐུ་གཤེགས།

གཉིས་པ། སྐབས་དེའི་བོད་སྨན་མཁས་པ་འགའ་ཞིག་གི་སྐོར།

གྲྭ་མངོན་དབང་ཕྱུག་འབར་བའི་སྐོར།

གྲྭ་མངོན་དབང་ཕྱུག་འབར་བ་མཆོག་ནི། དེ་ཡང་ཁོང་གི་ལོ་རྒྱུས་རྒྱས་པ་གུ་བཀྲའི་ཆོས་འབྱུང་གཞི་བྲིས་ནས་བཤད་ན། རབ་བྱུང་འགོ་མ་ཚུགས་པའི་ཡར་སྔོན་ཆུ་བྱི་ལོ་སྟེ་སྤྱི་ལོ་༡༠༡༢ལོར་གཡོ་རུ་གྲའི་སྐྱིད་གྲོང་ཞེས་པ་དེང་གི་བོད་ལྗོངས་ལྷོ་ཁ་ས་ཁུལ་གྲ་ནང་རྫོང་ཁོངས་སུ་མཆིམས་རྡོ་རྗེ་སྤྲེའུ་ཚུང་གི་གདུང་རྒྱུད་དུ་འཁྲུངས། ཟུར་མཁར་བས་གྲྭ་བའི་ལོ་རྒྱུས་ན། ཞེས་འབེ་ལོས་ལུང་དྲངས་པ་དེ་ལས། སྐུ་གཞོན་པའི་དུས་ནས་རང་གི་ཁུ་བོ་ཞང་སྟོན་ཆོས་འབར་ལ་སྨན་དཔྱད་དང་གཏོང་སྒྲིན་གྱི་སྐོར་སོགས་ཆོས་མང་དུ་གསན། གཏོང་སྒྲིན་བསླབས་པས་དངོས

སུ་འགྲུབ་ནས་དེའི་ལུང་བསྟན་བཞིན་དུ་ལྷོ་བྲག་ཕྱོགས་སུ་ཕྱིན། གསོ་དཔྱད་ཀྱི་འཕྲིན་ལས་ཤིན་ཏུ་ཆེ་བས་སྐུ་བསོད་སྐྱེས་རེ་གཡོར་ཕྱོགས་སུ་ལྷ་ཁང་མང་དུ་བཞེངས། ཕྱིས་ཁ་ཆེ་ཟླ་མགོན་དང་མཇལ་ནས་དུས་ཀྱི་འཁོར་ལོ་དང་སྨན་དཔྱད་གསན། སྐུ་ཚེའི་མཇུག་ཏུ་གྲྭ་ཐང་དགོན་པ་ཕྱག་བཏབ་ཅིང་འཕྲིན་ལས་བསྐྱངས་པ་སོགས་རྣམ་ཐར་རྒྱས་པ་ནི་གཞན་ལས་ཤེས་པར་བྱིས།

དབུས་པ་དར་གྲགས་ཀྱི་སྐོར།

དགེ་བཤེས་ཁུ་སྟོན་དབུས་པ་དར་མ་གྲགས་པ་མཆོག་ནི། གཡུ་ཐོག་གསར་མ་ཡོན་ཏན་མགོན་པོ་དང་དཀྱུང་སྙིང་གཅིག་པ་ཡིན་ཞེས་བསྟན་རྩིས་ལ་ལའི་ནང་བཤད་པ་ལྟར་ན། ཐལ་ཆེར་སྤྱི་ལོ་༡༠༦༨ལོར་འཁྲུངས། གྲྭ་མདོན་དབང་ཕྱུག་འབར་བས་གསོ་དཔྱད་སྐོར་ནས་ཚིག་བརྒྱུད་ཀྱི་གདམས་པ་མང་དུ་གནང་། ཁོང་གིས་སྟོད་སྟོན་དཀོན་མཆོག་སྐྱབས་ལ་གནང་། རྗེ་འདི་ནི་གསོ་དཔྱད་སྨྲ་བའི་བསྟན་འཛིན་གྱི་སྐྱེ་བོ་དམ་པ་ཞིག་དང་། གྲྭ་མདོན་དབང་ཕྱུག་འབར་བའི་ཐུགས་སྲས་དམ་པར་གྱུར་པ་ཞིག་ཡིན། རྣམ་ཐར་ཞིབ་པར་འཁོད་པའི་ལོ་རྒྱུས་མ་མཇལ་བས་འདས་ལོ་ཁ་གསལ་མེད།

རོག་སྟོན་དཀོན་མཆོག་སྐྱབས་ཀྱི་སྐོར།

རོག་སྟོན་དཀོན་མཆོག་སྐྱབས་མཆོག་ནི། ཀོང་སྤྲུལ་རིན་པོ་ཆེའི་ཤེས་བྱ་མཛོད་ལས། སྟོད་སྟོན་གྱིས་དཔྱད་བསྡུས་དོན་རིན་པོ་ཆེའི་ཕྲེང་བ་དང་གཞུང་མཆན་བཅས་མཛད་ནས་གཡུ་ཐོག་མགོན་པོ་ལ་གནང་སྟེ་འཕྲིན་ལས་རྒྱས་སོ། །ཞེས་གསལ་བ་ལྟར། གཞིས་རྩེ་ས་ཁུལ་ལྷ་རྩེ་རྫོང་དང་ཉེ་བའི་ས་མང་མཁར་ཚ་ལུང་ཞེས་པར་སྐུ་འཁྲུངས། རུས་རོག་ཡིན་པས་རོག་སྟོན་དཀོན་མཆོག་སྐྱབས་ཞེས་ཞུ་བ་ཡིན། ཁོང་གིས་ཞང་གཟི་བརྗིད་འབར་དང་ལྷན་དུ་འཕགས་ཡུལ་དུ་ཕྱིན་ཏེ་ཐམས་ཅད་མཁྱེན་པ་ཤིཪྵ་པ་ཕྱི་མའི་དྲུང་ནས་གསོ་དཔྱད་ཡན་ལག་བརྒྱད་པ་མཁས་པར་བསླབས། ཕྱིར་བོད་དུ་ཕེབས་ནས་གཞུང་གི་ས་བཅད་བསྡུས་དོན་རིན་པོ་ཆེའི་ཕྲེང་བ་ཞེས་པ་བརྩམས་ཤིང་གཞུང་ལ་ཡང་མཆན་བུ་བཏབ། མར་དབུས་སུ་ཕྱིན་ལམ་གཡུ་ཐོག་ཡོན་ཏན་མགོན་པོ་སྐུ་མདུན་དུ་སྙོ་བཞི་རི་ཐང་དུ་ཕེབས་ནས་ཡར་ཀླུང་གི་དགེ་བཤེས་དབུས་པ་དར་གྲགས་ལས་རྒྱུད་ཆུང་བསྡུས་སྙིང་སོགས་ཀྱི་ཚིག་བརྒྱུད་ཀྱི་གདམས་པ་མནོས། དེ་ལས་བརྒྱུད་པའི་གདམས་པ་རྣམས་རྗེ་བཙུན་

གཡུ་ཐོག་པར་གནང་ན་འགྲོ་དོན་ཆེན་པོ་འོང་བར་མཁྱེན་ཏེ་ཚིག་བརྒྱུད་ཀྱི་གདམས་པ་རྫོགས་པར་གནང་། སྟོད་མང་མཁར་སོགས་སུ་གསོ་དཔྱད་ཀྱི་བསྟན་པ་རྒྱ་ཆེར་སྤེལ། མདོར་ན་ཤོང་ནི་གསོ་དཔྱད་སྨན་གྱི་རིག་པར་མཛད་རྗེས་ཤིན་ཏུ་ཆེ་བ་ཞིག་ཡིན་ཙང་རྣམ་ཐར་སོགས་ནི་ཞིབ་པར་འཚོད་པ་མེད་པས་ས་བཅད་མ་སྟོང་ཙམ་ཞིག་བཀོད་པ་ལགས།

ཞང་གཟི་བརྗིད་འབར་གྱི་སྐོར།

ཞང་གཟི་བརྗིད་འབར་མཆོག་ནི། ཡུལ་ཡར་ལུང་གད་པ་སྟེང་དུ་ཡབ་དགེ་བཤེས་བསོད་ནམས་དབང་ཕྱུག་དང་ཡུམ་མེར་བཟའ་འབུམ་སྐྱིད་གཉིས་ཀྱི་སྲས་སུ་འཁྲུངས། ཆུང་དུས་ནས་རབ་ཏུ་བྱུང་སྟེ་ནང་དོན་རིག་པ་སོགས་ལ་མཁས་པར་སྦྱངས། ནམ་ཞིག་མི་ཧོག་ལྡུམ་རར་རི་བོང་བྱུང་བར་ཇོ་བརྒྱབ་པས་རྐང་པ་ཆག་པར་སྐྱོགས་བསྐྱུར་ཆག་འཆིང་བྱས་པས་རི་བོང་གི་རྐང་པ་གསོས་ནས་སྨན་དཔྱད་ལ་བློད་པ་སྐྱེད་དེ་སྨན་དཔྱད་སློབ་པའི་བློ་སྐྱེས། ཐུ་ཕྱིར་བོད་ཀྱི་གསོ་དཔྱད་མཁས་པ་མང་པོའི་ཞབས་ལ་གཏུགས་ནས་གདམས་པ་མང་དུ་གསན་ཡང་བློ་ཡིད་མ་ཚིམ་པར་མཐར་གསེར་མང་དུ་བསྒྲུབས་ཏེ་གསོ་དཔྱད་སློབ་པར་རོག་སྟོན་དཀོན་མཆོག་སྐྱབས་དང་ལྷན་དུ་རྒྱ་བལ་ཡུལ་དུ་ཕྱིན་ནས་དྲང་སྲོང་ཙནྡྲའི་དྲུང་ནས་ཡན་ལག་བརྒྱད་པ་ཚར་གཅིག་གནང་། དེ་ནས་བོད་དུ་ལོག་པར་བརྩམས་པ་ན་ད་དུང་ལན་གཅིག་ཤོག་ཅིག་གསུངས་པ་བཞིན་སླར་བོད་ནས་གསེར་བསྒྲུབས་ཏེ་ཕྱིན་ནས་གསེར་གྱི་ཡོན་ཕུལ་བས་དཔེ་ཐོག་ནས་ཚར་གཅིག་དང་ཤོག་འབུགས། མན་ངག་ལག་ལེན་དང་བཅས་པ་རྫོགས་པར་བསྟུལ་ཏེ་སླར་བོད་དུ་ཕེབས། བླ་མས་གསོ་དཔྱད་བསྟན་བཅོས་བརྩམས་ན་འགྲོ་དོན་ཆེ་བ་ཡོང་ཞེས་གཞུང་དྲི་མེད་གཟི་བརྗིད་ལེའུ་བཞི་པ། དེ་འགྲེལ་ཉི་མའི་འོད་ཟེར། དཔེ་དོན་གྲངས་ཀྱི་ཕྲེང་བ་གསུམ་ཕྱག་སྟོན་རྒྱ་གར་ནྲ་ཛ་དང་། བལ་སྟོན་ཤེས་རབ་ཁྲི་འབུམ་གྱི་དོན་དུ་ལེགས་པར་བརྩམས། མདོར་ན་སློབ་མ་ཤིན་ཏུ་མང་བ་བསྐྱངས་ནས་དབུས་གཙང་གི་ཕྱོགས་སོ་སོ་ལ་ཁྱབ་པས་གསོ་དཔྱད་བསྟན་པར་མཛད་རྗེས་ཆེ།

མཉམ་མེད་དྭགས་པོ་ལྷ་རྗེའི་སྐོར།

གནས་མིང་བླ་མར་ཐོགས་པའི་བདག་ཉིད་ཆེན་པོ་མཉམ་མེད་དྭགས་པོ་ལྷ་རྗེ་དེ་ཉིད་ཀྱི་མཚན་དཔེའི་སྣང་བརྙན་ལྗོངས་འདིར་བཞད་པའི་གནས་ནི་བོད་ཡུལ་དབུས་ཀྱི་ཆར་གདོགས

པའི་གཡོར་པོ་ཡུལ་དགུའི་ནང་ཚན། དེང་དུས་ལྷུན་རྩེ་རྫོང་གི་ཁོངས་སུ་གཏོགས་པའི་གཉལ་སྟོད་ཅེས་གྲགས་པའི་ཡུལ། ཡབ་ནི་སྨི་བའི་རིགས་ལས་བྱུང་བའི་ལྷ་རྗེ་རྒྱ་འབར་ཞེས་གསོ་བ་རིག་པ་ལ་མཁས་པ། ཡུམ་ནི་ཤོལ་པོ་ནུབ་ཀྱི་སེ་བ་ལུང་གི་མདའ་ནས་ཡིན་པའི་ཤོ་མོ་བཟའ་ཚེ་ལྕམ་ཞེས་པ་དེ་ཡིན་ལ། རབ་བྱུང་དང་པོའི་ནང་གསེས་བདེ་མཆོག་སྟོད་འགྲེལ་ལུགས་སུ་དོན་གྲུབ་ཅེས་འབོད་པའི་ས་མོ་ལུག་གི་ལོ་སྟེ་སྤྱི་ལོ་༡༠༧༨ལོར་འཁྲུངས། གང་ཉིད་དགུང་ལོ་ལྔ་ནས་བརྡ་སྦྱོད་རིག་པ་ལ་སྦྱངས་པས་ལེགས་པར་མཁྱེན། དེ་ནས་ཡབ་ནི་ཕ་མྱེས་ནས་བརྒྱུད་པའི་འཚོ་བྱེད་རིག་པའི་ལམ་ལ་གཞོལ་བ་ཞིག་ཡིན་པས། དེ་ཉིད་ཀྱི་དྲུང་དུ་ལུས་ཅན་རྣམས་ཀྱི་ཕན་བདེའི་འབྱུང་གནས་སུ་གྱུར་པའི་གསོ་བ་རིག་པ་ལ་སློབ་གཉེར་གནང་ཞིང་། རྒྱ་ནག་གི་སྨན་པ་དང་། མཁས་པ་ཆེན་པོ་སྐྱེ་མེད། གཙང་པ་དབུ་བསིལ། བི་ཇི་སྨན་གཞོན་སོགས་དབུས་ཀྱི་སྨན་པ་མཁས་པ་བཅུ་གསུམ་གྱི་དྲུང་དུ་གསོ་རིག་གཞུང་ལུགས་དང་། སྨན་དང་སྨན་སྦྱོར། ནད་ཐོག་གི་ལག་ལེན་ཀུན་ལ་མཁས་པར་སྦྱངས་ནས་འགྲོ་བ་ནད་པའི་རིགས་ཀྱི་མགོན་དང་སྐྱབས་སུ་གྱུར་པ་མཛད། གཞན་ཡང་བ་རི་ལོ་ཙཱ་བ་དང་། ཟངས་དཀར་ལོ་ཙཱ་བ་འཕགས་པ་ཤེས་རབ་སོགས་གསང་སྔགས་གསར་རྙིང་གི་བླ་མ་མང་པོ་བསྟེན་ཏེ། རྒྱུད་གསང་བ་སྙིང་པོ་དང་། ཞི་ཁྲོ་སྒྱུ་འཕྲུལ་སོགས་གསན། མར་ཡུལ་བ་བློ་ལྡན་ཤེས་རབ་ལས་ཟངས་དཀར་ལུགས་ཀྱི་བདེ་མཆོག་གི་དབང་ལུང་རྒྱུད་བཤད་དང་། རྣམ་སྲས་དམར་སེར། ཨཱ་པ་ར་ཛི་ཏ་སོགས་ཀྱི་སྒྲུབ་ཐབས་ཀྱང་གསན། དགུང་ལོ་བཅུ་དྲུག་བཞེས་པའི་ཚེ། མཆིམས་རྗེ་སྲས་དར་མ་འོད་ཀྱི་སྲས་མོ་མཐོང་ན་མི་མཐུན་པ་མེད་པའི་སྒྲིན་ལེགས་མ་དེ་ཁབ་ཏུ་བཞེས། སྨན་གྱི་མཛད་པ་ལ་བརྟེན་ནས་འགྲོ་བ་ནད་པའི་ཚེ་བསྲིང་བའི་ཐབས་ལ་གཞོལ་བཞིན། རྗེ་ཉིད་དགུང་ལོ་བཅོ་བརྒྱད་སྟེང་སྲས་གཅིག་དང་། དགུང་གྲངས་ཉེར་གསུམ་དུ་སྲས་མོ་གཅིག་འཁྲུངས། དགུང་གྲངས་ཉེར་ལྔའི་སྐབས་གཉལ་སོགས་སུ་འབྲུམ་ནད་མཆེད་ནས་ལུས་ཅན་མང་པོ་འཆི་བདག་གི་ལྕེ་བར་དྲངས་པའི་རིམས་ནད་ཚབས་ཆེན་བྱུང་བས། སྲས་དང་སྲས་མོ་ཡང་ནད་ངན་དེ་ཉིད་ཀྱིས་སྐུ་ཕྱིར་གྲོངས། དེ་ནས་རྗེ་མོ་ཡང་གྲོངས་པས། དེ་དུས་ཕྱུག་རྫས་རྣམས་ཡུམ་སྲས་རྣམས་ཀྱི་དགེ་རྩར་བཏང་ནས། རྗེ་མོའི་གདུང་འབུམ་ཡང་བཞེངས་པར་གནང་བས་ད་ལྟའང་ཤུལ་གནས་ཡོད། དེ་ནས་འཁོར་བའི་བྱ་བ་ལ་སྙིང་པོ་མེད་པར་གཟིགས་ནས་སྟར་གྱི་སྨན་གྱི་སློབ་དཔོན་དུ་གཏོགས་ཤིང་། ཐུགས་འདྲིས་པའི་དགེ་བཤེས་གུན་པ་ཐུགས་རྗེ་རྒྱལ་མཚན་གྱི་རྩར་ཕྱིན་ནས་དེ་ཉིད་ཀྱི་དྲུང་དུ་རབ་ཏུ་བྱུང་བར་ཞུས

པས། སྡོམ་པ་གནང་རྒྱུའི་ཞལ་བཞེས་མ་གྲུབ་པས། དགུང་ལོ་ཉི་ཤུ་རྩ་དྲུག་བཞེས་པ་ཤིང་སྤྲེལ་ལོ་སྤྱི་ལོ་༡༡༠༤ལོར་དྭགས་པོ་ཡུལ་དབུས་ཀྱི་ཆར་གཏོགས་པའི་དབྲོང་ཁའམ་རོང་ཁར་བྱོན་ཏེ། དགེ་བཤེས་མར་ཡུལ་བ་བློ་ལྡན་ཤེས་རབ་དེ་ཉིད་ཀྱིས་མཁན་པོ་དང་། ཤ་བ་སྒླིང་གིས་ལས་སློབ། དགེ་བཤེས་བྱང་ཆུབ་སེམས་དཔས་གསང་སྟོན་མཛད་དེ། དགེ་ཚུལ་དང་དགེ་སློང་གི་བསླབ་པ་དུས་ཚིགས་གཅིག་ལ་ཆིག་རྫོགས་ཀྱི་སྒོ་ནས་བསྙེན་པར་རྫོགས། དགེ་བཤེས་མར་ཡུལ་དྲུང་དུ་གསང་འདུས་དང་། བདེ་མཆོག་སོགས་གསན། གཞན་ཡང་བཀའ་གདམས་དགེ་བཤེས་སྙུག་རུམ་སོགས་ལས་བཀའ་གདམས་ཕ་ཆོས་ལེགས་པར་གསན། དགུང་ལོ་སུམ་ཅུ་སོ་གཉིས་ཐོག་རྗེ་བཙུན་མི་ལ་རས་པ་མཇལ་བར་ལ་སྟོད་ཕྱོགས་སུ་བྱོན། རྗེ་བཙུན་དཔོན་སློབ་བྲིན་གྱི་སྤྲོ་བདེ་བཀྲ་ཤིས་སྒང་དུ་བཞུགས་པ་དང་མཇལ། རྗེ་བཙུན་དྲུང་དུ་གདམས་ངག་ཞུན་མཐར་དཔྱད་ནས་ཕྱག་རྒྱ་ཆེན་པོའི་སེམས་ཁྲིད་ཟབ་རྒྱས་ཞུས། དགུང་གྲངས་ལྔ་བཅུ་ང་གཅིག་ཙམ་ནས་དཔལ་ལྷ་སྒམ་པོ་ལ་གདན་ས་མཛད་ནས་གསུང་བསྒྲིད་ཀྱི་སློབ་མ་མང་དུ་བསྐྱུན།

མདོར་ན་རུས་དང་བྱ་བ་འབྲེལ་བའི་མཚན་ནི་ལྷ་རྗེ་སྙི་སྒོམ་དང་སྙི་བ་སྒོམ་ཆེན། སྒྲུབ་གནས་ཀྱི་ཡུལ་དང་བྱ་བ་འབྲེལ་བའི་མཚན་ནི་དྭགས་པོ་ལྷ་རྗེ། མདོ་ལས་གསུངས་པའི་སྐྱེས་རབས་དང་འབྲེལ་བའི་མཚན་ནི་མེ་ཏོག་ཟླ་མཛེས། ཏིང་ངེ་འཛིན་ཉམས་ལེན་དང་འབྲེལ་ཞིང་སྟོན་པའི་ལུང་བསྟན་པར་བཞེད་པའི་མཚན་ནི་ཟླ་འོད་གཞོན་ནུ། གསོ་བ་རིག་པའི་འཕྲིན་ལས་དང་འབྲེལ་བའི་མཚན་ནི་རྗེ་སྨན་པའི་རྒྱལ་པོ་དང་དགེ་སློང་འཚོ་བྱེད་སོགས་ཞུ། འགྲོ་མགོན་ཕག་གྲུས། རྗེ་སྨན་པའི་རྒྱལ་པོའི་སྤྲུལ་པ་ཞིག །ཅེས་དང་། སྨན་པའི་རྒྱལ་པོ་ཁྱོད་ལ་ཕྱག་འཚལ་ལོ། །ཞེས་དང་། རྗེ་འབྲི་གུང་པས། རྗེ་སྨན་པའི་རྒྱལ་པོ་ཡང་ཡང་དྲན། །ཞེས་བསྟོད་པ་བཞིན་དུ་སློབ་མ་རྣམས་ཀྱིས་རྗེ་སྨན་པའི་རྒྱལ་པོ་དང་དགེ་སློང་འཚོ་བྱེད་ཅེས་མཚན་དུ་གསོལ་བ་ནི་དོན་དང་མཐུན་པའི་མཚན་ཞིག་ཡིན་ཏེ། ལུས་ཅན་ཀུན་གྱིས་མི་འདོད་པ་ནི་ན་བའམ་ནད་ཅེས་པ་ལུས་ཀྱི་འདུ་བ་འཁྲུགས་པའི་ཟུག་གཟེར་གྱི་རིགས་རྣམས་ཡིན་པས། དེ་ཉིད་ལ་སྨན་པའི་ཐབས་སྟོན་པའི་བདག་ཉིད་དུ་གྱུར་པས་ན་དྭགས་པོ་ལྷ་རྗེ་ཞེས་གྲགས་པ་དང་། ལུས་བདག་ཏུ་འཛིན་པའི་སེམས་ནི་དུག་གསུམ་གྱི་ནད་ཀྱིས་མནར་བ་སྡུག་བསྔལ་གྱི་རྩ་བ་དངོས་ཡིན་པས། ནད་ཆེན་དེ་ཉིད་ལ་སྨན་པའི་ཐབས་སུ་སྨན་མཆོག་ཕྱག་ཆེན་དཀར་པོ་ཆིག་ཐུབ་ཀྱི་གདམས་པ་སྟོན་པའི་བདག་ཉིད་ཡིན་པས། དྭགས་པོ་ལྷ་རྗེ་དང་དྭགས་པོ་སྙི་སྒོམ་ཞེས་གྲགས་པས་ན་དོན་གྱི་སྨན་པ་

མཆོག་སྟེ། ལུས་སེམས་གཉིས་ཀའི་ཟུག་རྔུའི་སྡུག་བསྔལ་སེལ་བའི་སྨན་པའི་རྒྱལ་པོ་ཡིན་པར་གྲུབ་པ་ཡིན་ནོ། །མཉམ་མེད་བླ་མ་འདི་ཉིད་ནི་ཐུན་མོང་གི་རིག་གནས་གསོ་བ་རིག་པའི་ཐད་ལ་ཡང་མཁས་གྲུབ་ཆེན་པོ་ཞིག་ཡིན་སྟབས། གཉལ་དུ་ཁྲིམ་ན་བཞུགས་དུས་འགྲོ་བ་ནད་པ་རྣམས་ལ་སྨན་བཅོས་གནང་བ་མ་ཟད། ཕྱིན་དུ་རྗེ་བཙུན་གྱི་སྐུ་མདུན་ན་བཞུགས་དུས་ཀྱང་ཞོར་དུ་ཡུལ་དེའི་ནད་པ་བྱུང་བ་རྣམས་ལ་སྨན་བཅོས་གནང་བ་དང་། ལྷམ་ལེ་འོད་དམ་མཚན་གཞན་ལྷན་ཅིག་སྐྱེས་པའི་སྒྲོན་མེ་ཞེས་པ་དེ་ཉིད་བསྟེན་པ་ལ་སྨན་བཅོས་གནང་བས། བདེ་མཆོག་སྙན་བརྒྱུད་ཀྱི་དཔེ་རྣམས་ཕྱག་ཏུ་བདེ་བླག་ངང་བྱུང་བ་དང་། ཕྱིན་དུའང་སྨན་གྱི་སློབ་བརྒྱུད་ཀྱང་ཡོད་པར་གྲགས་པ་དང་། གཉལ་གྱི་སེ་བ་ལུང་ཞེས་ཡུམ་གྱི་འབྲུངས་ཡུལ་གྱི་རི་ཁྲོད་དུ་ལོ་དྲུག་ལྷག་སྒོམ་ལ་བཞུགས་པའི་སྐབས་སུ་ཞོར་དུ་འགྲོ་བ་ནད་པ་ཐུགས་རྗེས་སུ་བརྩེ་བས་སྨན་བཅོས་གནང་བའི་ཚུལ་ནི་གནས་དེར་ད་ལྟའང་དྭགས་པོའི་སྨན་གཞོང་ཞེས་པ་རྡོ་གཞོང་ཆེན་པོ་ཞིག་ཡོད་པ་དང་། འོལ་ཀར་བཞུགས་པའི་སྐབས་སུ་སྨན་དཔྱད་ཀྱི་ནད་པ་ལ་ཅི་ཕན་མཛད་པ་ཡིན་འདུག་སྟེ། སྒྲུབ་གནས་རྣམས་སུ་སྨན་བྲུ་སའི་རྡོ་གཞོང་དང་། འོ་དེ་གུང་རྒྱལ་གྱི་མདུན་ངོགས་རྒྱ་སོག་གི་བྲག་ལ་བཞུགས་སྐབས་སྨན་ཁུག་ཐབ་ཏུ་ཤོར་བ་ལ་བརྟེན་ནས་ས་དེར་སྨན་ལུང་ཞེས་མིང་དུ་ཐོགས་པ་དང་། ཐབ་ཏུ་ཤོར་སའི་རི་ངོས་དེར་ད་ལྟ་ཡང་སྨན་རིགས་སྣ་ཚོགས་སྐྱེས་ཡོད་པ་དང་། དེ་བཞིན་དཔལ་དྭགས་ལྷ་སྒམ་པོར་བཞུགས་ནས་བཀའ་ཕྱག་ཆུ་བོ་གཉིས་འདྲེས་ཀྱི་བསྟན་པ་སྤེལ་དུས་ཀྱང་། འགྲོ་བ་ནད་པའི་དོན་དུ་སྨན་བཅོས་གནང་བས་དྭགས་པོ་ལྷ་རྗེ་ཞེས་པའི་མཚན་སྙན་འདི་བྱུང་བར་སྣང་ལ། ད་ལྟ་ཡང་ཟངས་ལུང་ཆོས་ར་ན་སྨན་གཞོང་ཞེས་པའི་རྡོ་གཞོང་མཐལ་རྒྱུ་ཡོད་ཅིང་། འཕར་ཚང་ཕུག་གི་བྲག་གི་སྟེང་རྣམས་སུ་ཡང་དྭགས་པོ་ལྷ་རྗེས་སྨན་རིགས་ཀུན་སྐྱེ་བར་བཞེད་པར་གྲགས་པའི་སྨན་རིགས་མང་དུ་སྐྱེས་ཡོད་པ་དང་། ལྷ་རྗེ་སྨན་ནག་སོགས་སྨན་གྱི་སློབ་མ་ཡང་སྐབས་འདི་དག་ཏུ་ཅི་རིགས་སུ་གསོ་སྐྱོང་གནང་བ་ཡིན་ཞིང་། རྗེ་སྨན་པའི་རྒྱལ་པོས་ཉམས་མྱོང་གི་སྨན་བཅོས་སྐོར་མང་པོ་ཞིག་གསར་གཏོད་གནང་ཡོད་པ་རེད། སྨན་དཔྱད་ཀྱི་ཡིག་ཆ་གྲགས་ཅན་ཡན་ལག་བརྒྱད་པའི་དོན་བསྡུས་པའི་ཡིག་ཆ་ཟབ་མོ་ཞིག་བརྩམས་པར་མཛད་པས། སྡེ་སྲིད་ཀྱི་གསོ་རིག་སྨན་གྱི་ཁོག་དབུབ་ལས། ཟླ་འོད་གཞོན་ནུ་ཞེས་བྱ་བས། །བརྒྱད་པའི་དོན་བསྡུས་རབ་ཏུ་བཤད། །ཅེས་གསུངས་པ་དང་། ཉེ་དུས་བླ་མ་སྐྱབས་ཀྱིས་བསྒྲིགས་པའི་གསོ་བ་རིག་པའི་དཀར་ཆག་ཏུ། དྭགས་པོ་ལྷ་རྗེའི་གསུང་འབུམ་གྲས་སུ། བརྒྱད་

པའི་དོན་བསྡུས་ཞེས་བྱ་བ། རིག་དུག་གི་གདམས་པ། བདུད་རྩི་ཆབ་ཚན་ཕབ་ཚུལ། རྒྱ་གར་ལུགས་ཀྱི་རིག་དུག་ཟབ་བཅོས། སྦྱོང་གྲུབ་སྨན་སྦྱོར་ཁ་ཐོར་ཕྱོགས་བསྡུས་ཀུན་གསལ་སྒྲོན་མེ་ཞེས་བྱ་བ་ཡོད་ཚུལ་འཁོད་འདུག་པས། ཡིག་ཆ་རྩ་ཆེན་དེ་དག་ད་ལྟ་མཛལ་ཡུལ་དུ་མ་བཞུགས་པ་ནི་ཆེས་འཕངས་པའི་གནས་ཡིན། གཞན་ཡང་དྭགས་པོའི་འཐོར་འབུམ་ཞེས་པའི་དཔེ་ཚན་ཞིག་བཞུགས་པ་དེ་ནི། རྩང་གཞི་རྗེ་མཉམ་མེད་རིན་པོ་ཆེ་དེ་ཉིད་ཀྱི་ལྷུགས་རྩོམ་རིག་ཟིག་ཏུ་བཀོད་པའི་ཐོག ལྷ་རྗེ་སྨན་ནག་གིས་རྗེ་སྒམ་པོ་ཉིད་ཀྱི་ཞལ་གདམས་དམར་ཁྲིད་རྣམས་དེའི་སྙིང་དུ་ཟིན་བྲིས་ཁ་སྐོང་གནང་བས་དེ་ལ་ཡང་ནང་གསེས་སུ་དོན་ཚན་བརྒྱད་ཅུ་གྱ་བརྒྱད་ཙམ་ཡོད་ཅིང་། འདི་ནི་ལེགས་བཤད་བླ་ན་མེད་པ་ཞིག་ཡིན་ལ། དུས་རབས་རང་བཞིན་གྱི་གསོ་རིག་གི་ལམ་ཚད་སྟོན་པའི་བརྡ་རྟགས་ཤིག་ཀྱང་ཡིན། སྨན་སྦྱོར་གསར་གཏོད་གནང་བའི་སྐོར་ལ་དམངས་ཁྲིད་ཀྱི་ཤོད་རྒྱུན་དུ་དྭགས་པོ་ལྷ་རྗེའི་ཡུམ་ཉིད་ལ་ཕུག་ཟ་ཉེས་སུ་སོང་བས་ཕོ་གཙོང་གི་ནད་ཐོག་ནས་སྐུ་གཤེགས་པ་དང་། དེ་ལ་དྭགས་པོ་ལྷ་རྗེ་སྐུ་ངོ་མས་ཡུམ་གྱི་སྐུ་ཕུང་གི་ནང་ནས་ལ་ཕུག་བླངས་ཏེ། སྨན་སྣ་གང་དང་གང་གིས་ཕོ་ལོང་རྒྱུ་གཙོང་ལ་ཕན་པའི་ནུས་པ་ཡོད་མེད་ཞིབ་འཇུག་གནང་ནས། དྭགས་པོ་སྨན་ནག་དང་དྭགས་སྨན་བཅོ་ལྔ། ཕྱིས་སུ་བཅོ་ལྔ་དྲག་སྦྱོར་ཞེས་སྨན་སྦྱོར་ཁྲིད་དུ་ཕྱི་ནང་གང་སར་སྙན་གྲགས་ཆེས་ཆེར་འགྲོ་བཞིན་པ་འདི་རེད་ལ། བོད་ཀྱི་གསོ་རིག་གི་ལུགས་ལས་ཡོངས་སུ་གྲགས་པའི་ཟུར་ལུགས་ཀྱི་མན་ངག་གི་ཁྲུངས་ཀྱང་རྗེ་འདི་ཉིད་ལ་ཐུག་ཡོད། དེ་བཞིན་བོད་ཀྱི་རྒྱུན་སྤྱོད་ཀྱི་སྨན་སྦྱོར་ཁྲིད་དུ་གྲགས་ཆེ་བའི་ཟངས་ཐལ་ཉེར་ལྔ་ཞེས་པ་གློ་ནད་སོགས་ཀྱི་སྨན་མཆོག་འདི་ཉིད་རྗེ་འདིས་མཛད་པ་ཡིན་ལ། ནོར་བུ་གློ་སྨན། ཀླུ་བདུད་བཅོ་བརྒྱད། གསེར་ཐང་བཅོ་བརྒྱད། གསེར་མདོག་ལྔ་པ། རྒྱ་རུ་བཅུ་བཞིའི་སྟེང་ཨར་བརྒྱད་བསྣན་པའི་སྨན་སྦྱོར་ཡང་རྗེའི་ལུགས་སུ་གྲགས། དྭགས་པོ་ལྷ་རྗེའི་གསུང་སྒྲོས་ཕན་བྱེད་རིག་པའི་མཛོད་ཅེས་བྱ་བ་ལེའུ་བཅོ་ལྔའི་བདག་ཉིད་ཅན་ཞིག་བཞུགས། རྗེ་མཉམ་མེད་སྒམ་པོ་པས་གསོ་རིག་དང་འབྲེལ་བའི་འཕྲིན་ལས་ཀྱི་རྒྱུན་ནི་མི་ཆད་པ་དང་། བོད་ཀྱི་གསོ་རིག་གི་བསྟན་པའི་བྱ་བ་ལ་མཛད་པ་རླབས་པོ་ཆེ་རྩད་དུ་བྱུང་ཞིང་། འགྲོ་བའི་མི་འདོད་པའི་ནད་ཀྱི་གདུང་བ་སེལ་ཞིང་བདེ་ཐང་གི་བྱ་བ་ལ་ངོ་མཚར་རྩད་དུ་བྱུང་བའི་ཕྱག་རྗེས་མང་པོ་བཞག་ཅིང་། ཕྱི་རབས་པ་རྣམས་ལ་མདུན་བསྐྱོད་ཀྱི་རྩང་གཞི་ལེགས་པོ་ཞིག་ཀྱང་བཏིང་གནང་མཛད་ཡོད། རྗེ་བླ་མ་མཉམ་མེད་རིན་པོ་ཆེ་མཐར་རབ་བྱུང་གཉིས་པའི་ཆུ་མོ་བྱའི་ལོ་དགུང་ལོ་བདུན་ཅུ་དོན་ལྔ་

བཞེས་པ་སྟེ་སྤྱི་ལོ་༡༡༥༩ལོར་སྐུ་གཤེགས།

དྭགས་པོ་ལྷ་རྗེའི་དངོས་སློབ་ཞང་སྨན་ནག་པའི་སྐོར།

ལྷ་རྗེ་སྨན་ནག་ཞུ་བ་ནི། དྭགས་པོར་འབྱུངས་པའི་གསོ་རིག་མཁས་པ་ཞིག་ཡིན། རྗེ་སྒམ་པོ་པའི་ཞབས་ལ་གཏུགས་ནས་གསོ་བ་རིག་པ་ལ་བྱང་ཆུབ་པ་གནང་བས་གསོ་རིག་འཛིན་པའི་སློབ་མ་མཆོག་ཏུ་གྱུར། ལོ་བཅོ་བརྒྱད་ལ་དྭགས་པོ་ལྷ་རྗེ་བསྟེན་ནས་གསོ་རིག་ལ་སྦྱངས་ཤིང་། ཕྱག་རྒྱ་ཆེན་པོའི་ཁྲིད་ཀྱང་ཐོབ། གསོ་བ་རིག་པའི་མན་ངག་བཤད་ལུང་རྫོགས་པར་བསྒྱུལ་ནས་གདང་རག་གི་མཆོད་པའི་གྲལ་དུ་ལྷ་རྗེ་སྨན་ནག་གིས་ཞུ་དོན་གླུར་བླངས་པ། རྗེ་སུམ་ལྡན་གྱི་བླ་མ་ལྷ་རྗེ་དེ། །སྤྱིར་འགྲོ་བ་ཡོངས་ཀྱི་མགོན་པོ་ཡིན། །དུག་གསུམ་ནད་སེལ་གྱི་སྨན་པར་བྱོན། །སྐལ་ལྡན་བདག་གི་དཔལ་དུ་ཤར། །བཀའ་དྲིན་ཅན་གྱི་ནམ་མཁའ་ལ། །ཉི་ཟླ་ལྷ་བུའི་ལོངས་སྐུ་ཤར། །གཞན་དོན་འཇའ་ཚོན་སྤྲུལ་སྐུར་བྱོན། །མ་རིག་མུན་སེལ་སྨན་པའི་མཆོག །བློ་བུར་དུག་གི་དྲི་མ་སེལ། །ཡེ་ཤེས་སྨན་གྱི་བླ་མ་ལ། །དང་བའི་ཡིད་ཀྱིས་ཕྱག་འཚལ་ལོ། །དྭགས་ལྷ་སྒམ་པོའི་ཟངས་ལུང་དང་། །ང་བཀའ་གདམས་བོད་ཀྱི་རྣལ་འབྱོར་གྱིས། །ཞེས་སོགས་ཀྱིས་སྣ་དྲངས་ནས། དེ་ཕྱིར་ང་ཡི་ཁ་ཆེམས་དེ། །བུ་སྨན་ནག་ཁྱོད་ཀྱིས་ཡིད་ལ་བཟུང་། །ཞེས་སོགས་ལུང་བསྟན་བསླབ་བྱ་ཕྲ་ཞིབ་གནང་ཡོད་པ་རྣམས་འཇོར་འབུམ་ན་གསལ་པོར་བཀོད་ཡོད། རྗེ་སྒམ་པོ་པའི་རྣམ་ཐར་ཁ་ཤས་སུ་ཞང་སྨན་ནག་འདི་ཉིད་གཉལ་དུ་བཞུགས་སྐབས་ཀྱི་སློབ་མ་ཡིན་པར་བཤད་ཀྱང་། འདི་ནི་ཕྱིས་སུ་དྭགས་པོར་བཞུགས་དུས་ཀྱི་སློབ་མ་ཡིན་འདུག་སྟེ། འཇོར་འབུམ་དུ་ལོ་བརྒྱད་བསྟེན་པར་གསུངས་ལ། འབྲི་གུང་འཇིག་རྟེན་མགོན་པོ་དྭགས་ལྷ་སྒམ་པོར་བྱོན་དུས་ཀྱང་སྐུ་འཚོ་གཞེས་གནང་ཡོད་པ་ཡིན་འདུག་སྟེ། ཟབ་ཆོས་ལས་འཕྲོས་པའི་གཏམ་རྒྱུད་ལས། ཆོས་རྗེ་རིན་པོ་ཆེ་ཤར་གྱི་དྭགས་ལྷ་སྒམ་པོར་བྱོན་ནས། གདན་ས་འདིར་འབྱོན་པ་ལ་དྭགས་པོ་ང་རབ་དགང་ཤུལ་ན་ཡར་འབྱོན་པའི་དུས་སུ། ལྷ་རྗེ་སྨན་ནག་དེས་མཛོ་དཀར་པོ་ཞིག་བཞོན་ནས་ཡོད་པས། མོ་མ་ཞིག་གིས་འདིར་རྒྱལ་འགོང་བྱུང་ཟེར་ནས་ས་གཏོར་ཇོ་གཏོར་བྱས་པ་ལ། ཆོས་རྗེས་འདི་ཀུན་ལ་ཡང་ཕྱོགས་རིས་ཧིག་ཧིག་འདུག ཁོ་དེ་ཙུག་ཡོད་པ་ཡིན་གསུངས། ཞེས་གསལ་བ་འདི་ཡིན་ལ། ལྷ་རྗེ་འདི་ཉིད་ཀྱིས་མཉམ་མེད་དགེ་སློང་འཚོ་བྱེད་དྭང་དུ་གསོ་རིག་སྐོར་གསན་པ་རྣམས་ཡིག་ཐོག་ཏུ་བཀོད་པ་ལ་དྭགས་པོ་འཇོར་འབུམ་ཞེས་པ་འདི་བྱུང་བ་ཡིན་ལ། དྭགས་པོའི་

འཐོར་འབུམ་ནི་བོད་ཀྱི་གསོ་བ་རིག་པའི་ནང་དུ་འབུར་དུ་ཐོན་པའི་ལེགས་བཤད་དུ་གྱུར་ཡོད།

རྗེ་བཙུན་གཡུ་ཐོག་གསར་མ་ཡོན་ཏན་མགོན་པོའི་སྐོར།

ས་གསུམ་ན་གྲགས་པའི་བ་དན་གཡོ་བ་གསོ་བ་རིག་པའི་རྒྱུད་འཛིན་པ་རྣམས་ཀྱི་སྤྱིའི་མེས་པོ་ཆེན་པོ་བཀའ་དྲིན་གཞལ་བར་དཀའ་བའི་སྨན་བླ་གཉིས་པ་གཡུ་ཐོག་གསར་མ་ཡོན་ཏན་མགོན་པོ་མཆོག་ནི། ཡབ་ཁྱུང་པོ་རྡོ་རྗེ་དང་ཡུམ་ཇོ་མོ་པདྨ་འོད་ལྡན་གཉིས་ཀྱི་སྲས་སུ་གཡས་རུ་གཙང་གི་ཐིག་ལེ་དགེ་བཅུའི་དཔལ་ཡོན་ཚང་བའི་སྨྱུང་སྟོད་སྒོ་བཞི་རེ་ཐང་སྟེ་དེང་གི་གཞིས་ཀ་རྩེ་ས་ཁུལ་རྒྱལ་རྩེ་རྫོང་། སྨྱུང་སྟོད་རེ་ཐང་གྲོང་ཚོར་རབ་བྱུང་གཉིས་པའི་ས་ཡོས་ལོ་སྟེ་སྤྱི་ལོ་༡༡༥༨ཡས་མས་སུ་སྐུ་འཁྲུངས། རྗེ་བཙུན་གཡུ་ཐོག་པའི་འདས་ལོ་ནི། སུམ་སྟོན་གྱིས་མཛད་པའི་སྙིང་ཐིག་ལོ་རྒྱུས་ལས། གནམ་ལོ་རྒྱལ་པོ་རྟའི་ལོ་སྤྲེའུ་ཟླ་བའི་ཚེས་བཅུ་ལ་གསང་བའི་བཀའ་རྣམས་གནང་། ཞེས་སྐུ་གཤེགས་པའི་དུས་ནི་རྟ་ལོ་ཡིན་པ་གསུངས་ཡོད། རྟའི་ལོ་ལ་དགུང་ལོ་དོན་དྲུག་ཡིན་ན་འཁྲུངས་ལོ་ཡོས་ཡིན་པ་བཤད་མ་དགོས་པ་འདི་རེད། འོ་ན་ཡོས་ལོ་གང་ཞེ་ན། དྭགས་པོ་ལྷ་རྗེ་སྐུ་གཤེགས་ཟིན་པའི་རྗེས་ཀྱི་ཡོས་ལོ་ཡིན་པར་ངེས་ཏེ། གཡུ་ཐོག་སྙིང་ཐིག་གི་ལོ་རྒྱུས་ལས། ཁྱད་པར་དུ་རྒྱ་གར་དུ་འཚོ་བྱེད་གཞོན་ནུ་གསོས། ཀུ་ཏུ་པདྨ། དཔའ་བོ། དམ་པ། བིར་ཝ་པ། སྐྱེས་བུ་མེ་ལྷ། བོད་དུ་སྲོང་བཙན་སྒམ་པོ། དྭགས་པོ་ལྷ་རྗེ་རྣམས་ཁོ་བོ་ཡིན། རྒྱ་གར་གྲུབ་ཆེན་གཞན་ཐམས་ཅད་དང་ཁོ་བོ་རྫོགས་པ་དང་ནུས་མཐུ་རྫུ་འཕྲུལ་མཉམ་པས། ཞིང་ཁམས་འདིའི་གདུལ་བྱ་རྫོགས་པའི་མཐར་ལུས་ཀྱི་ཕུང་པོ་འདི་མ་སྤངས་པར་སྨན་གྱི་རྒྱལ་པོའི་ཞིང་ཁམས་སུ་འགྲོ། ཞེས་གསུངས་པ་ལ་བརྟགས་ན་རྗེ་གཡུ་ཐོག་པས་ཁོང་ཉིད་དྭགས་པོ་ལྷ་རྗེའི་རྣམ་འཕྲུལ་ཡིན་པ་ཞལ་བཞེས་གནང་ཡོད་སྟབས། དྭགས་པོ་རིན་པོ་ཆེ་སྐུ་གཤེགས་ཟིན་པའི་རྗེས་གཡུ་ཐོག་ཡོན་ཏན་མགོན་པོ་འཁྲུངས་ཡོད་པ་སྨོས་མ་དགོས་པ་ཡིན་ཏེ། དྭགས་པོ་རིན་པོ་ཆེ་ནི་སྤྱི་ལོ་༡༠༧༨ལོར་འཁྲུངས་ཤིང་སྤྱི་ལོ་༡༡༥༣ལོར་འདས། དྭགས་པོ་རིན་པོ་ཆེ་སྐུ་འདས་མ་ཐག་པའི་ཡོས་ལོ་དེ་ཡིན་ན་ས་ཡོས་ལོ་སྟེ་སྤྱི་ལོ་༡༡༥༨ལ་འཁེལ་ཡོད། དེའི་ལོ་བསྐོར་ཕྱི་མའི་ཡོས་ལོ་ནི་ལྕགས་ཡོས་ལོ་སྟེ་སྤྱི་ལོ་༡༡༧༡ལོ་ཡིན། དེས་ན་གཡུ་ཐོག་ཡོན་ཏན་མགོན་པོའི་འཁྲུངས་ལོ་ནི་རབ་བྱུང་གསུམ་པའི་སྨད་དང་། རབ་བྱུང་བཞི་པའི་སྟོད་སྐོར་ཞིག་ཡིན་དགོས་པ་ལོ་རྒྱུས་ཡིག་ཚང་དག་གོ་བསྡུར་བ་ལས་གསལ། ཁོང་གིས་ཡབ་རྗེ་རྒྱ་གར་སོགས་བསྟེན་ནས་སྐབས་དེར་

གྲགས་པའི་གསོ་རིག་གི་གཞུང་སྨྲུངས་ཤིང་། ལྷག་པར་དུ་དགུང་ལོ་བཅུ་གཉིས་པར་མང་མཁར་ཚ་ལུང་བ་རོག་སྟོན་དཀོན་མཆོག་སྐྱབས་ཀྱི་ཞབས་ལ་གཏུགས་ནས་ཧ་སྣ་སྦྲག་བཅས་ཕུལ་ནས་དཔལ་ལྡན་རྒྱུད་ཆུང་བདུད་རྩི་སྙིང་པོ་ཞུང་དུ་གཡུ་ཐོག་པའི་སྙན་བརྒྱུད་དང་། ཡན་ལག་བརྒྱད་པའི་ཟབ་གནད་ཀུན་གསན་བསམ་མཐར་ཕྱིན་པ་གནང་། རྒྱ་བལ་ཡུལ་དུ་ལན་འགར་ཕེབས་ནས་གསོ་རིག་ལ་ཞུན་ཐར་གནང་ཞིང་། རྒྱ་བོད་སོགས་ཀྱི་གསོ་བ་རིག་པ་ཀུན་ལ་འདྲིས་པར་གནང་ནས་སྐུ་ཚེའི་སྟོད་ལ་ཡན་ལག་བརྒྱད་པའི་འཕྲིན་ལས་ཁོ་ན་གཙོ་བོར་མཛད། གསོ་རིག་དང་ནང་རིག་སོགས་ལ་མཁས་པའི་བདག་ཉིད་ཅན་ཡིན་པས་སྨན་ཆོས་ཟུང་འབྲེལ་གྱི་འཕྲིན་ལས་རྒྱ་ཆེར་བསྐྱངས་ཡོད། སྨན་ཆོས་ཟུང་འབྲེལ་ཉམས་བཞེས་ཀྱི་གཡུ་ཐོག་སྙིང་ཐིག་ཅེས་པའི་ཐུན་མིན་གྱི་སྨན་སྒྲུབ་ཀྱི་བཀའ་སྲོལ་དེ་ཉིད་གསར་སྤེལ་མཛད་པས། དེ་ནས་བཟུང་ཐུགས་སྲས་སུམ་སྟོན་སོགས་བརྒྱུད་ནས་གཡུ་ཐོག་གི་བླ་སྒྲུབ་སྡུག་བསྔལ་མུན་སེལ་ཐུགས་རྗེའི་ཉི་འོད་དང་འབྲེལ་བའི་ཆོས་སྐོར་རྣམས་གསོ་རིག་པ་ཚོའི་ཉམས་ལེན་དུ་གྱུར་ཡོད། བོད་དུ་གསོ་རིག་འཛིན་པའི་སློབ་མ་མང་པོ་གསོ་སྐྱོང་གནང་བས། མཁས་པ་གཡུ་ཐོག་པ་ཞེས་བོད་སྨན་མཁས་པ་མི་དགུའི་གྲས་སུ་གྲགས་པ་འབར་བ་འདི་བྱུང་བ་ཡིན། ཁོང་གིས་བོད་ཀྱི་གསོ་བ་རིག་པའི་གཞུང་ལུགས་འཐུས་ཚང་དང་། ཡར་རྒྱས་ལེགས་བསྒྲིགས་ཀྱི་བྱ་བ་ཐག་ཏུ་བཞེས་ནས། ཞལ་སྔ་ནས། ཐུགས་ཀ་ཆོས་ཀྱི་འཁོར་ལོ་ལས། །གསོ་དཔྱད་རིན་ཆེན་གཏེར་བྱུང་སྟེ། །ཕྱི་རབས་རྗེས་འཇུག་གསོ་བའི་ཕྱིར། །ཞེས་གསུངས་པ་བཞིན་གཡུ་ཐོག་སྙིང་མའི་དགོངས་པ་བཞིན་ཁོང་གི་གསུང་རྩོམ་རྣམས་གཞིར་བཞག་ནས་དེའི་སྟེང་དུ། དཔའ་བོའི་ཡན་ལག་བརྒྱད་པ། ཟླ་ཟེར་དང་ཟླ་བའི་རྒྱལ་པོ་སོགས་ཀྱི་གསར་འགྱུར་མང་པོའི་དགོངས་པ་བླངས་ནས། ཕྱར་མེད་ཀྱི་ལེགས་བཤད་དམ་པ་༧བདུད་རྩི་སྙིང་པོ་ཡན་ལག་བརྒྱད་པ་གསང་བ་མན་ངག་གི་རྒྱུད་ཅེས་པའི་དཔལ་ལྡན་གསོ་རིག་རྒྱུད་བཞི་འདི་ཉིད་བརྩམས། འོ་ན་འདི་ཉིད་སངས་རྒྱས་ཀྱི་བཀའ་ཡིན་པ་དང་། བེ་རོ་དང་གཡུ་ཐོག་སྙིང་མས་མཁས་པ་ཅན་དྲ་ལས་ཞུས་ནས་གཏེར་དུ་སྦས་པ་ལ་ཕྱིས་གྲྭ་པ་མངོན་ཤེས་ཀྱིས་གཏེར་ནས་དྲངས་པ་མ་ཡིན་ནམ་ཞེ་ན། དེ་དག་ནི་དགོས་པའི་དབང་གིས་གསུངས་པ་ཞིག་རེད། དེ་རྣམས་མི་འཐད་ཚུལ་ཟུར་མཁར་བའི་ཤེས་བྱ་ཁོག་འབུབ་ཏུ་དགག་སྒྲུབ་ཀྱི་མཐའ་དཔྱོད་གནང་སྨིན་མཛད་ཡོད་ལ། དེ་ནི་སྐབས་དེའི་སྐྱེ་ཚོགས་ཀྱི་སེམས་ཁམས་དང་བསྟུན་པ་ཞིག་སྟེ། ཁོང་གིས་རྩོམ་སྒྲིག་བྱས་པ་ཡིན་ཟེར་ན་བརྩི་མཐོང་ཆུང་ཞིང་། སངས་རྒྱས་སོགས་ཀྱི་

བཀའ་ཡིན་ཟེར་ན་གཙུག་ཏུ་བཀུར་བའི་བོད་པའི་འདུ་ཤེས་ལ་བསྟུན་པ་ཞིག་རེད། དཔེར་ན། མ་ནི་བཀའ་འབུམ་དང་ཀ་ཁོལ་མ་བཙན་པོ་སྲོང་བཙན་གྱི་གསུང་རྩོམ་ཡིན་པར་བསྒྲགས་པ་ལྟ་བུ་རེད། དོན་དངོས་ནི་ཁོང་གིས་བརྩམས་གནང་བ་ཞིག་ཡིན་པའི་ཤེས་བྱེད་ཀྱང་ཏ་ཙང་གསལ་པོ་ཡིན་ཏེ། རོག་སྟོན་ལས་ཚིག་བརྒྱད་དུ་གསན་གསུངས་པ་དང་། ཐུགས་སྲས་སུམ་སྟོན་གྱིས་བླ་སྒྲུབ་སྡུག་བསྔལ་མུན་སེལ་ཐུགས་རྗེའི་ཉི་འོད་ལས། ཁྱད་པར་དུ་ཡང་གསོ་བ་རིག་པའི་གཞུང་ལུགས་ཐམས་ཅད་ཀྱི་རྒྱལ་པོ་དཔལ་ལྡན་རྒྱུད་བཞི་ཆ་ལག་དང་བཅས་པའི་བཀའ་གཏད་ནི་ཁོ་བོ་གཅིག་པུ་ལས་གཞན་དུ་མ་གནང་ཞིང་ཞེས་གསལ་བས། དེའི་གོང་དུ་ཡོངས་གྲགས་ལ་གསོ་རིག་རྒྱུད་བཞི་ཞེས་པ་མེད་པར་གསལ་བ་དང་། ཁོང་རྣམ་གཉིས་ཀྱིས་གཞན་གྱིས་མ་ཤེས་པར་ལོ་གསུམ་རིང་རྩོམ་འབྲི་མཛད་དེ། ཡང་སྐོར་བསྐྱར་སྐོར་གྱིས་སྦྱོང་འཕྲི་བཟོ་བཅོས་བྱས་ཏེ་རྟ་ལོར་གཞི་བྱས་ཕྱོགས་བསྒྲིགས་ཐུབ་པ་ཡིན་སྐབས། གནམ་ལོ་རྒྱལ་པོ་རྟ་ལོ་ལ། གཡས་རུ་དཔལ་སྣར་ལྷ་ཁང་དུ། །སྤྱི་ལོ་ཟིན་བྲིས་དཔེ་ལ་བཤུས། །སྤོན་ཆད་ཐོས་ཚོར་མཐོང་བ་མེད། །ད་ནི་མཁའ་ལ་ཉི་ཤར་བཞིན། །འགྲོ་བའི་དཔལ་དུ་ཤར་བར་ཤོག །ཅེས་རྩོམ་སྒྲིག་རྗེས་བྱང་དཔེ་དང་པོ་དེ་བཤུས་ཚུལ་གསལ་བ་དང་། སྐུ་ལྔ་ལྷུན་གྲུབ་མར། མཁས་པ་གཡུ་ཐོག་མགོན་པོ་དེ། །རིག་པའི་ཡེ་ཤེས་ལགས་པ་འདྲ། །དངོས་རང་ཡིད་ལས་སྐྱེས་སམ་སྙམ། །ཞེས་པས་ཀྱང་ཁོང་ཡབ་སྲས་གཉིས་ཀྱིས་སྐུ་ལྔ་ལྷུན་གྲུབ་མ་ལས་ཀྱང་། རིག་པའི་ཡེ་ཤེས་གཡུ་ཐོག་མགོན་པོ་ལགས། ཡིད་ལས་སྐྱེས་ནི་སློབ་དཔོན་ལྷ་རྗེ་ལགས། ཞེས་གསུངས་པས་ཀྱང་རྟོགས་ཐུབ་པ་འདི་རེད། ཕྱིས་སུ་རྒྱུད་བཞི་བཀའ་ཡིན་མིན་ཐད་རྩོད་གླེང་མང་པོ་གནང་བའི་མཐར་བསྟན་བཅོས་ཡིན་པར་ཁས་ལེན་དགོས་པ་འདི་བྱུང་ཡོད་པ་རེད། གཞན་ཡང་ཁོང་གིས་རྒྱུད་བཞིའི་འཆད་ཐབས་སུ་ཆ་ལག་ཅི་རིགས་པ་བརྩམས་གནང་སྟེ། བོད་ཀྱི་གསོ་རིག་ལ་སྔར་མེད་ཀྱི་འཕོ་འགྱུར་ཆེན་པོ་ཞིག་བྱུང་བས། དེ་ཕྱིན་གསོ་རིག་སྨྲ་བའི་ཁྲོད་དུ་གཡུ་ཐོག་པ་ཞེས་མཚན་སྙན་མངོན་པར་མཐོ་བ་འདི་བྱུང་ཡོད། བོད་ཀྱི་གསོ་བ་རིག་པའི་ཡིག་ཆའི་ཁྲོད་དུ་རྒྱུ་སྐར་གྱི་དབུས་སུ་ཟླ་བ་ལྟར་མངོན་པར་འཕགས་པ་ནི་དཔལ་ལྡན་རྒྱུད་བཞི་འདི་ཉིད་ཡིན་པས། གསོ་རིག་པ་ཚང་མའི་སྐྱབས་གནས་མཐར་ཐུག་ཏུ་གྱུར་ཡོད། ཕྱིས་འབྱོན་ཆོས་འགྲེལ་པ་ཅི་རིགས་མཛད་ཅིང་བསྔགས་བརྗོད་ཀྱི་གཞི་གཅིག་པུར་གྱུར་ཡོད་པ་སྟེ། དཔེར་ན། སྐྱེམ་པའི་ཚིག་དོན་ཉི་མ་ལས། སྐབས་དེར་རྒྱལ་བའི་ཐུགས་རྗེས་འབྱུང་བའི་ཁམས། །རྣམ་མང་གཞུང་གི་རྒྱ་གཏེར་ལ་གནས་པ། །ཚངས་དབང་གྱུ་ཊ་ཀ་ཐའི་སྐྱུ

འཕྲུལ་གྱིས། །དབང་གི་རྒྱལ་པོར་མཚུངས་ཀྱང་འཕྲུལ་ཡུན་གྱི། །བདེ་ལེགས་ཀུན་ལ་སྨོལ་བའི་རང་བཞིན་ཅན། །ཁྱད་འཕགས་འདི་འདྲ་གཞན་ན་ཡོད་མ་ཡིན། །ཞེས་བསྔགས་པ་བརྗོད་པ་ལྟ་བུ་ཡིན།

གཞན་ཡང་རྒྱུད་ཆུང་བདུད་རྩི་སྙིང་པོ་ལེའུ་བརྒྱ་དང་གཅིག་ཡོད་པ་འདི་ཡང་ཕོང་གིས་མཛད་པར་ཞིབ་འཇུག་པ་དག་གིས་བཞེད། ད་ལྟ་ཞིབ་འཇུག་པ་ལ་ལས་བོན་གྱི་འབུམ་བཞི་ལ་སྟོན་འཕྲི་མཛད་ནས་རྒྱུད་བཞི་བརྩམས་ཟེར་ན་ཡང་། དེ་ཡང་ཚོད་གཏམ་ཙམ་ལས་བཟ་སྦྱོད་རིག་པའི་འཕེལ་རིམ་ཐོག་ནས་དུས་རབས་བཅུ་གཅིག་པ་ཡན་ཆད་འགྲོ་བའི་ཁུངས་སྐྱེལ་གྱི་གཏན་ཚིགས་གང་ཡང་མེད་ལ། འབུམ་བཞི་རང་ངོས་ལ་བརྟགས་ན་ཡང་ཕྱི་དར་གྱི་སྐབས་ཡན་ལག་བརྒྱད་པ་བསྒྱུར་བའི་རྗེས་ཀྱི་བརྩམས་ཆོས་ཤིག་ཡིན་པའི་རང་མདངས་ས་ལེར་མངོན་པས་ཤེས་ཐུབ་པ་ཡིན། སྨན་ཚེའི་སྙིང་དུ་ཡན་ལག་བརྒྱད་པ་ཕོ་ནའི་འཕྲིན་ལས་བསྐྱངས་ནས་རིམ་གྱིས་གངས་ཅན་ལྗོངས་སུ་གྲགས་སོ་ཅོག་གི་སྨན་དཔྱད་རྣམས་བསྡུ་བར་དགོངས་ནས་རིམ་པར་རྩོམ་པའི་འཕྲིན་ལས་ནི། སྐོར་ཚོམས་སྟོང་ཐུན་བཅུ་གཅིག ལག་ལེན་རིན་ཆེན་གཏེར་སྤུངས། ལག་ལེན་དམར་ཁྲིད་ཡིག་ཆུང་། ཡང་སྙས་གབ་པ་བཅོ་བརྒྱད། མེད་ཐབས་མེད་པ་གསུམ། ཁ་འཐོར་རིན་ཆེན་སྤུངས་པ། ཁྱད་པར་ཟབ་པ་རྣམ་གསུམ། མཁས་ཁྱད་ངོ་མཚར་བཞི་སྤྲུགས། གསོ་དཔྱད་སྨ་ཧིག་ཕྲེང་བ། སྤོ་འབུམ་ཆེན་མོ། མན་ངག་གི་སྙིང་པོ་དྲིལ་བ་འབུམ་ཁུ་ཚུར། ཐོར་བུ་མེ་ལེན། དེབ་ཆིངས་སྐོགས་སོགས་ཀྱི་དཔེའུ་རིས། བྱང་ཕོག་གི་རྩ་ཕྲ། ཆུ་ཕྲའི་འཁོར་ལོ། གསོ་རིག་གི་བསྐྱེད་རྫོགས་ཟུར་དུ་སྟོན་པ་ལ་ཐུན་མོང་མ་ཡིན་པའི་ཟབ་གནད་སྨན་བླ་གསང་སྒྲུབ་ཀྱི་ཆོས་སྐོར་ཚང་བ་སོགས་མཛད། སྨན་ཚེའི་སྙིང་སྨད་བར་གསུམ་དུ་གྲགས་པའི་སློབ་མ་ཀུན་བསྡོམས་ན་གནམ་གྱི་སྐར་མ་དང་སའི་རྡེག་པའི་དཔེ་ལྟར་བྱུང་བ་ལས། ཡོངས་སུ་གྲགས་པ་ནི་ལྷུང་སྨན་ལེབ་ས། འབལ་སྨན་ཉི་མ་དཔལ། ཛ་ཡེ་ཤེས་གཟུངས། སྟོན་པ་ཨ་ཆེས། ཤག་རམ་པ་ཉི་མ་དཔལ། གཡུ་ཐོག་འབུམ་སེང་། གཡུ་ཐོག་བསོད་སེང་། སུམ་སྟོན་ཡེ་ཤེས་གཟུངས། དགེ་བཤེས་རོག་ཆུང་སོགས་མཁས་པ་མི་དང་དོན་མཚུངས་པ་སུམ་བརྒྱར་ཉེ་བ་བྱུང་ཞིང་། དེ་དག་ལས་རིམ་པས་སློབ་བརྒྱུད་སོགས་འཕྲིན་ལས་མི་ཟད་པ་བྱུང་བ་ནི་ལོ་རྒྱུས་ཀྱི་དོན་དངོས་ཡིན་ནོ། །

སུམ་སྟོན་ཡེ་ཤེས་གཟུངས་ཀྱི་སྐོར།

དེ་ཡང་རྗེ་བཙུན་ཆེན་པོ་གཡུ་ཐོག་གསར་མ་ཡོན་ཏན་མགོན་པོར་སློབ་མ་གནམ་གྱི་སྐར་

མ་ལྷ་བུ་གྲངས་མེད་པ་ཞིག་བྱོན་པར་གྲགས་པ་ལས། དེའི་ནང་ནས་མཆོག་གྱུར་གྱི་སློབ་མ་སུམ་སྟོན་ཡེ་ཤེས་གཟུངས་མཆོག་ནི། དུས་རབས་བཅུ་གཉིས་པའི་ནང་གཙང་གི་རུ་མཚམས་སྙེ་མོའི་མདར་སུམ་པའི་རུས་རྒྱུད་དུ་སྐུ་འཁྲུངས། དགུང་ལོ་ཆུང་ངུའི་དུས་ནས་རིག་པའི་གནས་ལ་སྦྱངས་པ་མཐར་ཕྱིན་པ་མཛད། ནམ་ཞིག་རྗེ་བཙུན་གཡུ་ཐོག་པའི་རྣམ་ཐར་གསན་པའི་ཚེ་སྔོན་གྱི་ལས་སྨོན་བཟང་པོའི་སྟོབས་ཀྱིས་ཐུགས་དབང་འཕྲོག་ནས་གསོ་དཔྱད་ཀྱི་གདམས་པ་དོན་དུ་གཉེར་བར་དགོངས་ཏེ། སྒོ་གསུམ་གུས་པའི་སྒོ་ནས་ལོ་གྲངས་བཅུ་གཉིས་རིང་རྗེ་ཉིད་ཀྱི་ཞབས་ལ་གཏུགས་ཤིང་། མཉེས་པ་རྣམ་གསུམ་གྱིས་མཆོད་ཅིང་དགྱེས་པར་ཞུས་པས་རྗེ་ཉིད་ཀྱིས་གཞུང་དང་གདམས་པའི་ཟབ་བཅུད་བཀའ་ལུང་ཕྱག་ལེན་དང་བཅས་པ་ལྷག་མ་མེད་པར་བུམ་པ་གང་བྱོའི་ཚུལ་དུ་བསྩལ། འཕྲུགས་གོལ་མེད་པའི་ཟབ་གནད་མཐའ་དག་ནི་བསྟན། ལྷག་པར་དུ་རྗེ་ཉིད་ཀྱི་ཐུགས་སྲས་དམ་པར་དབང་བསྐུར་ཏེ། གསོ་བ་རིག་པའི་གཞུང་ལུགས་ཐམས་ཅད་ཀྱི་ཡང་སྙིང་དཔལ་ལྡན་རྒྱུད་བཞི་ཆ་ལག་དང་བཅས་པའི་བཀའ་གཏད་ཅིང་། ཇི་སྲིད་འཁོར་བ་མ་སྟོངས་བར་འགྲོ་བ་སེམས་ཅན་གྱི་དོན་དུ་འཛད་མཐའ་མེད་པའི་འཕྲིན་ལས་རྒྱས་པའི་ཐུགས་སྨོན་དང་བཅས་གདམས་པར་མཛད། ཁོང་གིས་བརྩམས་པའི་གསོ་རིག་སྐོར་གྱི་བསྟན་བཅོས་ནི་རྐང་འབམ་གསོ་བའི་སྨན་བརྒྱུད་ཟིན་བྲིས། བཤད་རྒྱུད་ཀྱི་འགྲེལ་པ་འབུམ་ཆུང་གསལ་སྒྲོན། འབུམ་ནག་གསལ་སྒྲོན་སོགས་མཛད་ནས་དཔལ་ལྡན་རྒྱུད་བཞི་ཡི་འཕྲིན་ལས་རྒྱ་ཆེར་བསྐྱངས་པར་གྲགས། འོན་ཀྱང་འཁྲུངས་འདས་ལོ་ཚིགས་སོགས་ཀྱི་སྐོར་ནས་གསལ་བར་བཀོད་པའི་རྣམ་ཐར་ནི་མ་མཇལ་བས་དེ་ལྟར་ལགས་སོ། །

མཁས་པ་གཞན་དག་གི་སྐོར།

གཡུ་ཐོག་གསར་མ་ཡོན་ཏན་མགོན་པོའི་དངོས་སློབ་གསོ་དཔྱད་ཀྱི་དོན་རང་ཐུན་དུ་ཚུད་པ་གཡུ་ཐོག་བཀྲ་ཤིས་མགོན་ཞེས་པ་བྱོན་ནས་མ་འོངས་རྗེས་འཇུག་དོན་དུ། འཕེལ་ཟད། རོ་སྦྱོར། ནི་རུ་ཧའི་ལས་རིམས། མཚན་ཉིད་ཉི་ཤུ་ལ་སོགས་པའི་ཤོག་ཁྲ་མཛད། དེ་སོགས་གསོ་རིག་མཁས་པ་རིམ་པར་བྱོན་ནས། གཏེར་སྟོན་ར་མོ་ཤེལ་སྨན་གྱིས་དམུ་ཆུའི་བཅོས་ཐབས་དང་དམུ་ཆུའི་གསང་སྨན་སོ་སོའི་ངོས་འཛིན་སོགས་སྨན་གྱི་སྐོར་ཟབ་གཏེར་རྒྱ་ཆེར་གདན་དྲངས། ཕྱི་ལོ་༡༡༩༧ལ་འཁྲུངས་པའི་རྗེ་བཙུན་གྲགས་པ་རྒྱལ་མཚན་གྱིས་གསོ་དཔྱད་རྒྱལ་པོའི་དགོར་མཛོད་

སོགས་མཛད། དེ་བཞིན་དཔལ་ཆེན་འོད་པོ་དང་། བྱར་རོང་ཨེ་ཡི་སླན་པ། གཉེན་སྟོན་ཡེ་ཤེས་བློ་གྲོས་སོགས་བྱོན་ནས་སླན་གྱི་བྱ་བ་མཛད།

ས་སྐྱའི་སྐབས་ཀྱི་གསོ་དཔྱད་དར་རྒྱས་སྐོར།

དང་པོ། འབྲི་གུང་ཞེས་པའི་ས་མིང་གི་བྱུང་འཕེལ་སྐོར།

གཅིག འབྲི་གུང་ཞེས་པའི་མིང་དེ་བོད་ཀྱི་ལོ་རྒྱུས་ཐོག་ཐོན་ཚུལ།

འབྲི་གུང་ཞེས་པའི་མིང་དེ་བོད་ཡུལ་ཡོངས་ཁྱབ་ཏུ་གྲུར་པ་འདི་ནི། ས་ཆ་དེ་ནས་འབྲི་གུང་བཀའ་བརྒྱུད་ཀྱི་བསྟན་པ་ཞེས་པའི་ཆོས་བརྒྱུད་ཅིག་དར་བ་ལས་བྱུང་ཡོད། འཇིག་རྟེན་མགོན་པོ་ས་ཆ་འདིར་མ་ཕེབས་གོང་དུ་འབྲི་གུང་ཞེས་པའི་མིང་འདི་ལོ་རྒྱུས་སོགས་ཡིག་ཐོག་ཏུ་གཏན་ནས་ཐོན་སྒྲོང་མེད། སྐོང་འདིར་ཕེབས་རྗེས་ཀྱི་དུས་ཡུན་ཐུང་ཐུང་གི་ནང་དུ་བོད་ཡུལ་ཡོངས་སུ་ཁྱབ་གདལ་བྱུང་ཡོད། དེའི་རྒྱུ་མཚན་ནི་སྐྱོབ་པ་འཇིག་རྟེན་མགོན་པོའམ་སྐྱུ་ར་སྨྲ་བཅད་པ་རིན་ཆེན་དཔལ་ནི་མདོ་ཁམས་སྟོད་འདན་གྱི་ལྕུང་པ་གྲོང་ཁྱེར་ཙུང་ཏུ་སྐྱེ། ད་ལྟའི་སྐྱེ་རྒྱ་གྲོང་རྫལ་གྱི་ལྷོ་ཕྱོགས་ཁྲ་འགུ་དགོན་གྱི་གནས་དེར་སྐུ་འཁྲུངས། དགུང་ལོ་ཉེར་ལྔར་དབུས་སུ་ཕྱིན་ནས་ལྷོ་ཁ་གདན་ས་ཐེལ་དུ་ཕེབས། དྭགས་པོ་བཀའ་བརྒྱུད་སྤྱོལ་འབྱེད་དྭགས་པོ་ལྷ་རྗེའི་སློབ་མ་གཙོ་བོ་འགྲོ་མགོན་ཕག་མོ་གྲུ་པའི་དྲུང་དུ་དྭགས་པོ་བཀའ་བརྒྱུད་ཀྱི་ཆོས་རྣམས་ཞུས་ཤིང་། གཡེ་ཚུང་མོན་མོ་ཐུག་ཏུ་ལོ་དྲུག་མཚམས་ལ་བཞུགས། ཕག་གྲུའི་གདན་སར་ལོ་གསུམ་བཞུགས་རྗེས་སྤྱི་ལོ་༡༡༧༨ལོར་ས་གནས་དེར་ཕེབས། རྟོགས་ལྡན་མི་ཉག་སྒོམ་རིན་གྱི་སློབ་མས་རི་ཁྲོད་ཕྱུལ་བས་འདི་གར་བཞུགས་པ་དང་། ལོ་དང་པོར་སློབ་མ་སུམ་བརྒྱ་བྱུང་ཞིང་སློབ་མ་བསྐྱངས་པས་མཚན་སྙན་གང་སར་འབར་བ་དང་། དོན་གཉེར་བས་སྐོང་འབྲི་གུང་ན་བཞུགས་པ་ཐོས་ནས་མཇལ་དུ་འོང་བ་དང་། ཕྱིར་ལོག་ནས་སྐོང་གི་མཚན་སྙན་བསྒྲགས་པ་ནས་མགོ་ཚུགས་པ་དང་། ལྷག་པར་དུ་བོད་ཀྱི་སྟོད་སྨད་བར་གསུམ་གྱི་གནས་ཆེན་སྤྱི་དང་བྱེ་བྲག་གངས་ཏི་སེ། ལ་ཕྱི་ཚ་དབར། ཙ་རི་ཏྲ་ལ་རི་པ་སྔ་ཕྱིར་ཐེངས་གསུམ་མངགས་པ་སོགས་ཀྱིས་མཚན་སྙན་གང་སར་ཁྱབ་ཅིང་། ལ་དྭགས་རྒྱལ་པོ་ལྷ་ཆེན་དངོས་གྲུབ། རྒྱ་གར་བྱང་གི་རྒྱལ་པོ་སྔོ་ཛ་དེ་བ་སོགས་མི་ཆེན་དུ་མའི་སྐུ་མདུན་དུ་བཅར་བ་དང་། མི་ཉག་རྒྱལ་པོ་སོགས་ཀྱིས་འབུལ་བ་བསྐུར་བས་ཕྱོགས་གང་སར་འབྲི་གུང་ཞེས་པའི་ས་མིང་དེ་ཁྱབ་པ་ཞིག་བྱུང་ཡོད། དེ་བཞིན་གདན་རབས་རིམ་བྱོན་དང་སློབ་མ་ཆོས་བོད་ཀྱི་

ཕྱོགས་གང་སར་དགོན་པ་རི་ཁྲོད་བཏབ་པས་ཆོས་བརྒྱུད་དང་མཉམ་དུ་དར་ཡོད། ཐོག་མར་འབྲི་ཁུང་ཞེས་པ་ཡིན་པ་ལ་ཕྱིས་སུ་འབྲི་གུང་དུ་གྱུར་པ་ཞིག་རེད། དུས་རབས་བཅུ་དྲུག་པར་དུ་ཡིག་ཐོག་ཏུ་འབྲི་ཁུང་ཞེས་པ་ཤ་སྟག་རེད་ལ། འབྲི་ཁུང་དེ་འབྲི་གུང་དུ་འགྱུར་དོན་གང་ཡིན་སྙམ་ན། ཁུང་དེ་མགྱོགས་པར་བརྗོད་དུས་གུང་གི་སྒྲ་ཐོན་པས་རིམ་པས་གུང་དུ་གྱུར་པ་གསལ་བ་དང་། དེ་ཡང་བརྗོད་བདེའི་དབང་ལས་བྱུང་བར་མངོན་ནོ། །

གཉིས། འབྲི་གུང་ཞེས་པའི་མིང་གི་ཁྱབ་ཁོངས་བསྡུར་འབྲུམས།

འབྲི་གུང་ཞེས་པའི་ས་མིང་དང་འབྲེལ་བའི་ཆོས་བརྒྱུད་བྱུང་བས། མིང་དེ་ཆོས་ཕྱོགས་དང་འབྲེལ་བས་ས་ཕྱོགས་གང་སར་ཁྱབ་པ་དང་། བཙན་པོའི་དུས་ཀྱི་དབུས་དམག་གི་མིང་མདོ་སྨད་ཀྱི་ས་ཆ་འགར་ཐོགས་ཡོད་པ་ལྟར་ས་ཆ་གཞན་དུ་འབྲི་གུང་གི་མིང་ཡང་ཐོགས་ཡོད། དཔེར་ན་དཔའ་རིས་ཁུལ་དུ་འབྲི་གུང་དགོན་ཞེས་པ་དེ་ཐོག་མར་དབུས་ནས་འབྲི་གུང་ཆོས་རྗེ་སྐྱོབ་པའི་སློབ་མ་བླ་མ་བཟང་པོ་རིན་ཆེན་ཞེས་པ་ཞིག་ཕེབས་པ་ལས་དེ་ལྟར་ཐོགས་ཤིང་། ད་ལྟ་ཡང་འབྲི་གུང་དགོན་དང་འབྲི་གུང་བླ་བྲང་སོགས་ཀྱི་མིང་འདི་གནས་ཡོད་ལ། བལ་པོའི་ཁོངས་ཀྱི་དོལ་པོའི་ཡུལ་དུ་ཡང་རྗེ་སྐྱོབ་པའི་སློབ་མ་རི་པ་ནག་འཛོམས་པའི་སྒྲུབ་གནས་སུ་འབྲི་གུང་དགོན་དང་འབྲི་གུང་རྫོང་སོགས་ཀྱི་མིང་ཐོགས་ཡོད་དོ། །གཞན་ཡང་འབྲི་གུང་ཐེལ་དུ་ཆོས་སྡེ་དང་དཀར་མེའི་ཐེབས་རྩ་འབུལ་མི་མང་པོ་བྱུང་བས། ཆོས་རྗེ་སྐྱོབ་པས་དེ་དག་གི་གཉེར་སྐྱོང་མགོ་པ་སྒོམ་པ་ཞེས་པ་བཙུགས་པ་དང་། ཧོར་གྱིས་བོད་ལ་བཙན་འཛུལ་བྱས་རྗེས་སྒོམ་པ་ཤཱཀྱ་རིན་གྱི་དུས་སུ་ཁྲི་སྐོར་གྱི་ཐོབ་དབང་བྱུང་བས། འབྲི་གུང་ཞེས་པའི་ས་ཆའི་མིང་ཡང་རྒྱ་ཆེ་ཆེར་ཕྱིན་ནས་གཞི་སྟོད་སྨད་ཀུན་ལ་སྦྱར་ཡོད་ལ། ཁྲི་སྐོར་གྱི་ཁོངས་གཏོགས་རྣམས་ལ་ཡང་འབྲི་གུང་གི་མིང་སྦྱར་བས། འབྲི་གུང་ཞེས་པ་དེ་ལུང་པ་ཆུང་ངུ་ཞིག་གི་མིང་ནས་རིམ་པས་ལུང་པ་ཆེན་པོ་ཞིག་གི་མིང་དུ་གྱུར་པ་མ་ཟད། སྲིད་འཛིན་གྱི་ཁྱབ་ཁོངས་ཆེན་པོའི་ནང་དུ་ཡང་ཚུད་ཡོད། དེ་རྗེས་རྒྱ་ཁྱོན་ཆེ་བར་བསྡུར་བའི་ཚེ། ཉུབ་དགའ་ལྡན་དགོན་དང་ཉེ་བ་དང་། འཕན་ཡུལ་གྱི་ཆ་ཤས་དང་། བྱང་དུ་ནག་ཆུའི་སྐོར་དང་། ནགས་ཤོད་ཁུལ་དང་། ཤར་ལ་ཉང་པོའི་ལྗོངས་ཀུན་དང་། ལྷོར་འོལ་དྭགས་དང་འོན་ཁུལ་སོགས་སུ་བསྡུར་ལ། རྫོང་གཞིས་མང་པོ་ཞིག་ཀྱང་མངའ་དབང་དུ་བསྒྱུར་ཡོད། ཕྱིས་སུ་དགའ་ལྡན་པོ་བྲང་གི་རྗེས་སུ་ཉུབ་མལ་གྲོ་ག་ཚལ་ཡན། ཀློང་ཤོད་རྩེ་མོ་མན།

སྨུག་བྱང་མ་སེ་རོང་། ཤར་མ་རྗོ་ར་རྩུབ་གླིང་ཐེལ་རྩུབ་དང་། སྨུག་ལྗོ་མ་ཉང་པོ། རྨམ་པ། མང་ར་བཅས་སུ་ཚུར་འཁྱམས་ནས་རྒྱ་ཁྲོན་ཚུང་ངུར་གྱུར་ཡོད་པ་རེད། དེ་ནི་ད་ལྟའི་མལ་གྲོ་གུང་དཀར་རྫོང་ཁོངས་ཀྱི་བྱང་ཤར་རྒྱུད་དང་། ནག་ཆུའི་ལྷ་རི་རྫོང་ཁོངས་ཀྱི་ལྷོ་ནུབ་རྒྱུད། ཉིང་ཁྲིའི་རྒྱ་མདའ་རྫོང་ཁོངས་ཀྱི་ནུབ་བྱང་རྒྱུད་བཅས་སུ་འབྲེལ་ཡོད།

གསུམ། འབྲི་གུང་ཞེས་པའི་མིང་ཐོགས་སའི་ཐོག་མའི་ས་ཆ་གང་ཡིན།

འབྲི་གུང་ཞེས་པའི་ཐོག་མའི་མིང་ནི་གོང་གསལ་བཞིན་འབྲི་གུང་ཐེལ་དགོན་པའི་ཉེ་འཁོར་ཙམ་གྱི་ས་མིང་ཞིག་རེད། དེའི་དཔང་རྟགས་ལྟ་བུར་འབྲི་གུང་ཐེལ་དགོན་པའི་རྒྱབ་རིའི་གཡས་ལུང་གི་མིང་ལ་འབྲི་ཁུང་ཞེས་ད་ལྟའང་ཡུལ་མི་ཚོས་འབོད་ཀྱིན་ཡོད། འབྲི་གུང་ཞེས་པ་ཤིང་ཕ་རི་ནས་འགྱེལ་བ་ཚུ་རིར་སླེབས་ཞེས་ལོ་རྒྱུས་སུ་གསལ་བའང་འབྲི་གུང་རོང་གི་ཕ་རི་ཚུ་རི་ལ་གོ་དགོས་པ་ལས། ད་ལྟའི་འབྲི་གུང་ཐེལ་དགོན་གྱི་ཕ་རི་ཚུ་རི་ལ་གོ་རྒྱུ་མིན་པ་འདྲ། དེའི་གོང་དུ་ལུང་པ་སྤྱིའི་མིང་ལ་གཞོ་རོང་ཟེར་བར་སྣམ་ན། རྗེ་སྐྱོབ་པ་མ་ཕེབས་གོང་དུ་ད་ལྟའི་ལ་དུན་སྣང་ཡན་ཆད་ཀྱི་ལུང་པ་སྤྱིའི་མིང་ལ་གཞོ་རོང་ཟེར་གྱི་ཡོད་ལ། ཀླུང་ཤོད་ཕྱོགས་ཀྱིས་ད་ལྟ་ཡང་གཞོ་རོང་ནང་ཞེས་འབོད་བཞིན་ཡོད་ཅིང་། འདི་ནས་འབབ་པའི་གཙང་པོ་ལ་ད་ལྟའང་གཞོ་རོང་གཙང་པོ་ཞེས་ཀུན་གྱིས་འབོད་བཞིན་ཡོད། གཞོ་ཞེས་པ་ནི་བོད་ཀྱི་ཡིག་ཚང་ནང་དུའང་འཁོད་ཡོད་དེ། འབྲོམ་སྟོན་པའི་གསུང་དུ་གྲགས་པའི་བོད་ཀྱི་སྟོད་བཙུད་བཀོད་པ་བཤད་པ་ལས། དབུ་རུ་ལ་ཡང་ལྷོ་བྱང་གཉིས། །ལྷོ་ན་འཕན་ཡུལ་སྟོད་ལུང་གཉིས། །བྱང་ན་གཞོ་དང་མལ་གྲོ་གཉིས། །ཞེས་གསལ་བས་ཀྱང་སྤྱི་མིང་ནི་གཞོ་ཡིན་པ་མཚོན་ཡོད། དེ་ལ་ཡང་ནང་གསེས་སུ་གཞོ་སྟོད་དང་གཞོ་སྨད་གཉིས་སུ་ཡོད་པས་སྒྲུ་མདའ་ཡན་ལ་གཞོ་སྟོད་དང་། དེ་མན་ལ་གཞོ་སྨད་ཅེས་བྱ་བ་ཡིན་འདུག་སྟེ། དགོངས་གཅིག་རིན་བྱང་མའི་ལོག་དབུབ་ལས། གཞོ་སྟོད་དཔལ་གྱི་འབྲི་གུང་མ་ག་དྷ་རྡོ་རྗེ་གདན་གཉིས་པ། ཞེས་གསལ་བ་དང་། རྗེ་རིན་ཆེན་ཕུན་ཚོགས་ཀྱི་སྐྱེས་རབས་གསོལ་འདེབས་ལས། མཁའ་འགྲོའི་བསྟི་གནས་གཞོ་སྟོད་སྒྲུ་ཡི་ཆར། །ཞེས་གསལ་ཡོད་ལ། དེ་མན་ཆད་ལ་གཞོ་སྨད་ཅེས་འབོད་ཅིང་། ཡང་སྐབས་ལ་གཞོ་སྨད་ཀུན་དགའ་ར་བ་ཞེས་དང་། ད་ལྟ་ཡང་དེ་ཁུལ་ལ་གཞོ་སྨད་ཅེས་འབོད་སྲོལ་མ་ཉམས་པར་གནས་ཡོད། རྗེ་སྐྱོབ་པའི་བཀའ་འབུམ་ནང་དུ་གཞོ་སྟོད་ཏི་སྒྲོ་བྲག་དཀར་གྱི་ཉེ་འདབས་འབྲི་གུང་སེ་བ་བྱང་ཆུབ་གླིང་ནས

ཞེས་དང་། ཟབ་ཆོས་བསྡེ་བ་ཆོས་ཐུན་མ་ལས། གཞི་མདའ་ནས་འབྲི་གུང་དུ་འོང་བ་ལ་སྟག་ལུང་ནས་བྱང་བསྐོར་ཏེ་སྤྱུ་བ་རོང་ནས་འོང་བ་དང་འདྲ། གཞི་མདའ་ནས་འབྲི་གུང་དུ་འོང་བ་ལ་གཞི་རོང་ནས་འོང་བ་ལམ་ཉེ་བ་དང་འདྲ། ཞེས་འཁོད་པས་ཀྱང་གཞི་ནི་ལུང་པ་སྤྱིའི་མིང་དང་འབྲི་གུང་ནི་ཅེ་བྲག་གི་མིང་ཡིན་པ་གསལ་པོར་བསྟན་ཡོད། དེ་བཞིན་སྤྱན་སྔ་ཤེས་རབ་འབྱུང་གནས་ཀྱིས་མཛད་པའི་ཆོས་རྗེའི་རྣམ་ཐར་རྡོ་རྗེ་འབར་བ་ལས། ནགས་ཤོད་མཁན་པོས་ཏེ་སློའི་བྲག་དཀར་གྱི་དྲུང་ན་འབྲི་ཁུང་བྱ་བ་ལུང་པ་ཤིང་ཕ་རི་ནས་འགྱེལ་བ་ཚུ་རིར་སླེབས་པ་མི་མེད་པའི་གནས་ཡོད། ཅེས་དང་། ཡང་དེ་ལས། དེ་ནས་དཔོན་གཡོག་ལྔ་པོ་སྦྲ་ལུང་དུ་བྱོན་ཏེ། འབྲི་གུང་གར་ཡོད་དྲིས་པས་ཐག་རིང་བར་འདུག་པ་དང་ཐུགས་ཆད་ནས་ཕྱིར་ལྡོག་པར་དགོངས། ཞེས་པས་ཀྱང་སྦྲ་ལུང་ངམ་ཡང་སྣར་གྱི་ས་འདིར་ཕེབས་དུས་ད་དུང་འབྲི་གུང་ཐག་རིང་བར་བཤད་པས་ཀྱང་ལུང་ཆུང་ཞིག་གི་མིང་ཡིན་པ་ཤེས་ཐུབ་པ་མ་ཟད། སྤྱན་སྔ་ཤེར་འབྱུང་གིས་མཛད་པའི་རྣམ་ཐར་རྨ་བྱ་སེང་གེར། འཁོར་འབུམ་ཕྲག་བྱེ་བའི་ཕོ་བྲང་དེ། །གནས་གཞི་སྟོད་དཔལ་གྱི་འབྲི་གུང་ཡིན། །ཞེས་པས་གཞི་སྟོད་ལུང་པའི་ནང་གསེས་ཤིག་ཡིན་པར་གསལ་བ་དང་། ཡང་དེས་མཛད་པའི་རྣམ་ཐར་ལས། གཞི་འབྲི་གུང་ཐེལ་ན་གང་ཤིང་ཡང་། །ཞེས་གསལ་བས་སྤྱི་དང་བྱེ་བྲག་གང་ཡིན་གསལ་པོ་ཆགས་ཡོད། ཕག་གྲུ་སྤྱན་སྔ་བསོད་རྒྱན་གྱི་བཀའ་བརྒྱུད་ཆོས་འབྱུང་མིག་འབྱེད་འོད་སྟོང་ལས། གཞི་སྟོད་ལ་བྱོན་ནས་འབྲི་ཁུང་བཏབ་སྟེ་གཞན་ཕན་བྱུང་ངོ་། །ཞེས་གསལ་བ་དང་། ཕྱིས་ཀྱི་ཀ་ཐོག་སི་ཏུའི་དབུས་གཙང་ལམ་ཡིག་ལས་ཀྱང་། གཞི་ལྷ་བུམ་བསྒྲུང་བ་ཞེས་གནའ་བོའི་མིང་བེད་སྤྱོད་གནང་ཡོད། དེར་བརྟེན་འབྲི་གུང་ནི་ཐོག་མར་ཐེལ་དགོན་པའི་ས་མལ་གྱི་མིང་ཡིན་པ་ལས་ལུང་པ་སྤྱིའི་མིང་མིན་པའི་གནས་ལུགས་འདི་རེད། དེ་བཞིན་དུ་སྡེ་སྲིད་སངས་རྒྱས་རྒྱ་མཚོས་དགའ་ལྡན་ཆོས་འབྱུང་བཻ་སེར་ལས། རྗེ་བཙུན་ཙོང་ཁ་པ་ཆེན་པོས་དགུང་ལོ་བཅུ་བདུན་བཞེས་དུས་གཞི་རོང་གི་ཕུ་འབྲི་གུང་ཐེལ་དུ་ཕེབས། ཞེས་གསལ་བར་བྱུང་བས་ཀྱང་མིང་སྤྱི་བྱེའི་མིང་གི་འཇུག་ཡུལ་ལེགས་པར་རྟོགས་ཐུབ་པ་ཡིན་ནོ། །འོ་ན་འབྲི་གུང་ཆོས་རྗེ་རིག་འཛིན་ཆོས་གྲགས་ཀྱིས་དགེ་བསྙེན་བཞིའི་གསོལ་ཁ་ལས། གཞུ་འགྲུང་ལྷ་ལུང་ཕུ་གསུམ་ས་འཛིན་རྩེར། །ཀྱེ་འདི་ནས་ཉི་མ་ཤར་ཕྱོགས་གཞུ་ཡི་ཕུ། །ཞེས་སོགས་གསུངས་པ་ལ། སྐྱབས་མགོན་པཎྜིའི་རྒྱལ་མཚན་གྱི་བླ་མ་མཆོད་པའི་མཇུག་ཏུ། གཞུ་སྨད་ཀྱི་ཀུན་དགའ་ར་བ་ཞེས་གསུངས་པ་འདི་ཅི་ཡིན་སྙམ་ན། གཞི་ཞེས་པ་འདི་ཕྱིས་སུ་སྦྲ་ཟུར་འགྱུར་ནས་གཞུ་ཞེས་པར་འབོད་སྲོལ་ཞིག་དར་ཁྱབ་བྱུང་

ཞིང་། གཞུ་ཞེས་པ་འདིའི་དོན་ཡང་ལུང་པའི་ཆགས་དབྱིབས་གཞུ་དང་འདྲ་བས་ཡིན་ཟེར་ནས་འགྲེལ་བཤད་གནང་ཡོད། འདིའི་ཁུངས་ནི་རྗེ་རིན་ཆེན་ཕུན་ཚོགས་ཀྱིས་གཏེར་སྒྲོམ་གནས་ཀྱི་དཀར་ཆག་ལས། དེ་ཡང་གཞུ་ཞེས་བྱ་བའི་ལུང་པ་ཕུ་ཤར་ལ་བལྟ་ཞིང་ཿ མདའ་ནུབ་ཏུ་གཏད་པཿ དབྱིབས་གཞུ་ལྷ་བུར་གྲུར་ཡོད་པཿ དོག་ཅིང་རྩུབ་པའི་གནསཿ ཆུ་ཐམས་ཅད་དྲག་པོའི་ང་རོ་སྒྲོག་པཿ གཞུ་སྟོད་ཅེས་བྱ་བ་ན་གནས་ཆེན་ཏི་སྒྲོ་བཞུགས་སོཿ ཞེས་ཐོག་མར་གསུངས་ནས་རིམ་པར་འཕེལ་བ་ཞིག་རེད། དེ་ཡང་གཞོ་ཞེས་པ་འདི་འདོད་རྒྱལ་ལྷ་བུས་གོ་རྒྱུ་གཞན་མེད་སྐབས། གཞུ་ཞེས་གོ་རྒྱུ་ཡོད་པ་ཞིག་ཏུ་བསྒྱུར་བཅོས་བྱས་པར་སྣམ།

བཞི། འབྲི་གུང་མིང་གི་བྱུང་ཚུལ་གཞན་བཤད་པ།

འབྲི་གུང་གི་མིང་གི་བྱུང་ཚུལ་ཐད་ལ་སྔོན་བྱོན་མཁས་པ་ཚོས་དོ་སྣང་ཆེན་པོ་མཛད་ཡོད་ལ། སོ་སོའི་ལྟ་ཚུལ་མི་འདྲ་བ་ཡང་བརྟོན་གནང་ཡོད་པ་རེད། དཔེར་ན་རྒྱལ་རབས་གསལ་བའི་མེ་ལོང་ལས། སྲོང་བཙན་གྱི་མེད་ཐབས་མེད་པའི་བློན་པོའི་གྲས་འབྲི་སེ་རུ་གུང་སྟོན་འབྲི་གུང་ནས་ཡིན་ཚུལ་བཤད་ཡོད། དེ་ནི་ཁོང་ཉིད་ལུང་པ་འདི་ནས་ཡིན་ཡང་སྲིད་ལ། ཡང་ན་འབྲི་སེ་རུ་གུང་སྟོན་གྱི་མིང་གི་ནང་དུ་འབྲི་གུང་གི་མིང་དེ་ཆ་ཚང་ཐོན་ཡོད་པས། དེ་ལ་བརྟེན་ནས་ཚོད་དཔག་བྱས་པ་ཙམ་ཞིག་ཡིན་ཡང་སྲིད། འོན་ཀྱང་ཤོད་སྲོལ་དེ་ཉིད་རྒྱུན་འབྱམས་སུ་ཆགས་པས་འབྲི་གུང་སྐྱབས་མགོན་ཆོས་ཀྱི་བློ་གྲོས་(སྤྱི་ལོ་༡༨༧༨ནས་༡༩༠༧)ཀྱིས་གྲུབ་པའི་གནས་མཆོག་ལ་ཕྱིའི་དཀར་ཆག་ཏུ་ཡང་དེ་ལྟར་བཞེད་པ་དང་། དེང་དུས་བརྩམས་པའི་བོད་ཀྱི་ལོ་རྒྱུས་རགས་རིམ་གཡུ་ཡི་ཕྲེང་བར་ཡང་འབྲི་སེ་རུ་གུང་སྟོན་ནི་འབྲི་གུང་ནས་ཡིན་ཞེས་བཀོད་ཡོད། དེར་གཞིགས་ན་འབྲི་སེ་རུ་གུང་སྟོན་ལས་འབྲི་གུང་དང་མ་ཡུམ་ལ་འབྲི་བཟའ་ཐོད་དཀར་ཞེས་གྲགས་པས། གཉིས་ཀ་འབྲི་གུང་ནས་ཡིན་པའི་བསམ་ཚུལ་ཞིག་ཀྱང་རང་གཞན་མང་པོར་ཡོད་མོད། འོན་ཀྱང་དེ་ནི་དོན་མཐུན་མིན་པར་ཡིག་ནོར་བྱུང་བ་ཞིག་འདུག་སྙམ། བོད་ཀྱི་ཡིག་རྙིང་ཚད་ལྡན་དབའ་བཞེད་ལས། འབྲོ་ལྡེ་རུ་གུང་སྟོན་ནི་འགོ་དཔོན་དུ་བསྐོས་པ། ཞེས་གསལ་བ་འདི་དོན་དངོས་ཡིན་པའི་ཆ་ཡོད་དེ། བཙན་པོའི་སྲིད་རབས་ནང་དུ་འབྲོ་ཡི་རིགས་ཀྱི་བློན་དང་བཙུན་མོ་རིམ་པས་བྱུང་མྱོང་བ་ལས་འབྲི་ཡི་རིགས་ཀྱི་བློན་དང་བཙུན་མོ་སོགས་བྱུང་རབས་མི་གསལ་བས་ཤེས་ཐུབ་ལ། དེ་བཞིན་དུ་ལྡེའུ་ཆོས་འབྱུང་རྒྱས་པ་ལས་ཀྱང་། འབྲོ་བསེ་རུ་གུང་སྟོན་ན་རེ། ཞེས

གསལ་བས་ཀྱང་དོན་མཐུན་ཡིན་པར་གསལ་བཤད་བྱུང་ཡོད། དེས་ན་འབྲི་བསེ་ཏུ་གུང་སྟོན་ནི་འབྲོ་ལྡེ་ཏུ་གུང་སྟོན་ཞེས་པའི་དབྱངས་ཡིག་འབྲི་ནོར་བྱུང་བ་ལས་འཕེལ་བར་སེམས་པས། གལ་ཏེ་དེ་ལྟར་ཡིན་ན་འབྲི་བསེ་ཏུ་གུང་སྟོན་དང་འབྲེལ་བའི་གཏམ་རྒྱུད་རྣམས་ཁུངས་ལྡན་མིན་པ་གསལ་ཡོད།

ཤོད་རྒྱུན་གཞན་ཞིག་ནི་རྟོགས་ལྡན་མི་ཉག་སྒོམ་རིང་ལ་རྗེ་ཕག་གྲུས་སྐྱབ་གནས་ལུང་སྟོན་བྱེད་ཕྱིར་འབྲིར་སྤྲུལ་ནས་གནས་ལུང་དམ་ཁུང་བསྟན་པས་འབྲི་ཁུང་དུ་ཐོགས་པར་བཤད་ལ། ལ་ལས་ཆོས་རྗེ་སྐྱོབ་པར་སྤྲུར་ནས་ཤོད་སྲོལ་ཡང་ཡོད། དགོན་པའི་རྒྱབ་ཀྱི་འབྲི་གུང་རོང་དེ་ཡི་མིང་ཐོགས་དོན་ཡང་འབྲི་ཡིས་ངུར་རྒྱངས་བྱས་པར་འབྲི་ངུར་རོང་ཡིན་ཟེར་ཞིང་། ད་ལྟའི་དགོན་པའི་ཤར་ཆུའི་ས་དེར་འབྲི་དེ་གྲོངས་པའི་ཤ་ཁྲག་ལས་ཆུ་དེ་ཐོན་པས་ཤ་ཆུ་ཡིན་ཞེས་དང་། འབྲི་དེའི་རྭ་ཅོད་ལྟ་ཡང་གནས་འདིར་ཉར་ཡོད་ལ་རྩ་ཆེར་བརྩི་བཞིན་ཡོད། བོད་དུ་འབྲི་ཆུ། འབྲི་ལོག འབྲི་ཟླ། འབྲི་ལུང་། འབྲི་ལ། འབྲི་ཏུ། འབྲི་ཚག་སོགས་ཀྱི་ས་མིང་རྣམས་འབྲི་དང་འབྲེལ་ནས་མིང་དེ་ལྟར་ཐོགས་པ་ཞིག་ཡིན་པའི་ཤོད་སྲོལ་ཡང་འདུག་པས། ས་འདིར་ཡང་ཐོག་མར་འབྲི་ཞིག་དང་འབྲེལ་ནས་མིང་དེ་ལྟར་ཐོགས་པ་ཞིག་ནི་ཡིན་སྲིད་ལ། འབྲི་རྭ་སོགས་ཀྱང་གཏམ་རྒྱུད་དེ་དང་འབྲེལ་ནས་རིམ་པས་བྱུང་བ་ཞིག་ཀྱང་ཡིན་ངེས་པ་རེད། སྔོན་ཐྲན་གྱིས་འབྲི་གུང་ཆོས་འབྱུང་ནང་དུ་ལྟ་ཚུལ་གསུམ་ག་བཤད་ཡོད་ཅིང་། རང་གི་འདོད་ཚུལ་ནི་འདི་ཉིད་ཡིན་པར་བསྟན་ཡོད་ལ། ད་རེས་འདིར་བསྐྱར་དུ་ཞིབ་འཇུག་བྱས་ནས་མགོ་ཁུངས་ངོ་མ་གང་ཡིན་ཁ་གསལ་དུ་བཤད་པ་ཡིན་ནོ། །(བོད་རིག་པའི་དཔྱད་རྩོམ་བརྒྱ་དང་བརྒྱད་ཅུ་མ་ལས་བཏུས།)

གཉིས་པ། འབྲི་གུང་པ་རྗེན་འབྲེལ་མཐར་ཕྱིན་གྱི་སྐོར།

འབྲི་གུང་སྐྱོབ་པ་འཇིག་རྟེན་གསུམ་གྱི་མགོན་པོ་མཆོག་ནི། བོད་ཡུལ་གྱི་མདོ་ཁམས་འབྲི་ཀླུང་ཆོས་ཀྱི་ཕྱུག་པའི་ལུང་པ། འདན་སྟོད་སྐྱུ་ར་བྲག་དང་ཉེ་བར། བོད་མི་བུ་གདུང་དྲུག་ནས། ཨ་ལྕགས་འབྲུ་ཡི་རིགས་ཀྱི་ནང་ཚན་ལྷ་བབས་སྐྱུ་རའི་གདུང་ལས། ཡབ་རྣལ་འབྱོར་པ་རྡོ་རྗེ་དང་། ཡུམ་རག་ཤི་བཟའ་བཙུན་མ་གཉིས་ཀྱི་སྲས་སུ་རབ་བྱུང་གཉིས་པའི་ཆུ་མོ་ཕག་གི་ལོ་སྟེ་ཕྱི་ལོ་༡༡༩༧ལོར་སྐུ་འཁྲུངས། དགུང་ལོ་དྲུག་བཞེས་པ་རབ་བྱུང་གསུམ་པའི་ས་འབྲུག་ལོ་སྟེ་ཕྱི་ལོ་༡༡༩༨ལོར་ཁུ་བོ་མཁན་པོ་དར་མ་དགེ་རྒན་དུ་བསྟེན་ནས་ཡི་གེ་བསླབས་པས་མྱུར་དུ་མཁྱེན།

འཇམ་དཔལ་མཚན་བརྗོད་ཆར་གཅིག་གཟིགས་ནས་ནན་གྱིས་བསྐྱོར་བས་བློ་ལ་འགྲོ་བ་བྱུང་། གྲོང་གི་ནང་དུ་ཆོས་གློག་པར་ཕེབས་ཐུབ་པ་བྱུང་ཞིང་། ཡུམ་གྱིས་བུ་ལོ་དྲུག་པས་ཡོན་ཏན་གྱི་ཟས་ཟློས་པ་ཡིན་ནོ་གསུངས། རིམ་བཞིན་ཡབ་ལས་དཔལ་འཇིགས་བྱེད་ཆོས་སྐོར་དང་། ཁུ་བོ་དར་མ་ལས་རྡོ་རྗེ་ཕུར་པའི་རྒྱུད། སློབ་དཔོན་སྐྱེས་ཕུ་བ་ལས་ཡོངས་རྫོགས་དགེ་བསྙེན་གྱི་སྡོམ་པ་མནོས། རྭ་སྒྲེང་སྒོམ་ཆེན་ལས་ཇོ་བོ་ལས་བརྒྱུད་པའི་བཀའ་གདམས་པའི་ཆོས་བཀའ་ཇི་སྙེད་པ་གསན། རྗེ་བཙུན་འཁོར་བ་རླུང་འཁྱེར་ལས་ཕྱག་རྒྱ་ཆེན་པོ་དང་ཕག་མོ་ལྷན་སྐྱེས་སོགས་གསན་བསམ་དཔྱིས་ཕྱིན་པར་མཛད། དེ་ཡང་རྗེ་རིན་པོ་ཆེ་ལྷོ་སྟོད་དཔལ་གྱི་ཀླུང་མོ་ཆེར་རྗེ་བཙུན་རྡོ་རྗེ་རྣལ་འབྱོར་མའི་སྒྲུབ་པ་མཛད། རྣམ་ཐར་ལས། རྗེབས་ཀླུང་མོ་ཆེ་ན་བཞུགས་པའི་ཚེ། །ཞིང་འཁོར་འདས་མེ་ལོང་ལྟ་བུ་གཟིགས། །ཞེས་གསུངས་པ་བཞིན། ཕྱག་ཆེན་དངོས་རྟོགས་རྒྱུད་ལ་འཁྲུངས། གནས་དེར་སྒྲུབ་པ་མཛད་པའི་དུས་སུ་བྱིན་རླབས་དང་ནུས་པ་ཕུལ་དུ་ཕྱིན་པ་བྱུང་ཞིང་། ནད་ཚད་པ་གཟེར་ཐུང་ན་བ་ལ་ཆང་ཐོད་པ་གང་ལ་བྱིན་རླབས་མཛད་ནས་བླུད་པས་ཕན་པ་དང་། ནད་པ་འཆི་བའི་སྐབས་འགྲོ་ལ་གདན་དྲངས་པས་ནད་པར་ཕན་པ་དང་། ཡུལ་དེ་ན་མཐུའམ་ནུས་པ་དེ་བས་ཆེ་བ་མེད་པའི་སྔགས་པ་ཆེན་པོ་གཅིག་གྲུམ་བུའི་ནད་ཀྱིས་ལོ་བཅུ་གཉིས་སུ་ཟིན་པ་ལ། དེ་ནས་ཀླུང་མོ་ཆེ་ཕྱུག་ཏུ་མི་རྣལ་མ་འགྲོ་ན་ཉིན་ལམ་ལྔ་ལས་མེད་པ་ལ་ཁོས་ཉིན་ལམ་ཉི་ཤུ་རྩ་ལྔ་བྱས་ནས་ཕྱིན། དང་པོའི་དུས་སུ་འགྲོ་ཡང་མ་ཤེས། ལངས་མ་ཤེས་པར་ཕྱིར་འགྲོ་རྩིས་བྱས་ཤིང་ཕྱིན། ཉི་མ་གཉིས་པར་སོང་ཚེ་ལངས་ཤེས་ཙམ་དུ་བྱུང་། ཉི་མ་གསུམ་པ་ལ་འགྲོ་ཤེས་ནས་བྱུང་། ལམ་དེའི་ཕྱེད་ཚོད་ཙམ་ན་ཁོ་ཡི་ནད་སོས་ནས་ལོག་པས་ཚོག་པར་བྱུང་ནས་དེ་མཆོད་པར་བྱེད་པ་ལ་མི་གོས་དཀར་པོ་ཅན་ཡིན། དེའི་དུས་སུ་གཟུངས་སྔགས་དང་རིག་སྔགས་ལ་སོགས་པ་ལན་གསུམ་བརྗོད་ན་འདི་འགྲུབ་བྱ་བ་དང་། ལན་བདུན་བརྗོད་ན་འདི་འགྲུབ་བྱ་བ་དང་། དེ་ལ་སོགས་པ་ཇི་ལྟར་གསུངས་པ་བཞིན་དུ་མངོན་དུ་གྱུར་ནས་བྱུང་། དེ་ལྟར་འགྲོ་དོན་དང་བཞུགས་པའི་ཚེ་མགོན་པོ་ཕག་མོ་གྲུ་པའི་མཚན་ཐོས་ནས་དཔེ་མེད་པའི་མོས་གུས་འཁྲུངས། དགུང་ལོ་ཉེར་ལྔར་དབུས་སུ་ཕེབས་ནས་འགྲོ་མགོན་གྱི་ཞལ་གྱི་དཀྱིལ་འཁོར་མངོན་སུམ་དུ་མཇལ་བས་ཐུགས་ཡིད་གཅིག་འདྲེས་སུ་གྱུར། རིམ་པས་དཀའ་སྤྱད་ནན་ཏན་གྱི་སྒོ་ནས་དྭགས་པོ་བཀའ་བརྒྱུད་ཀྱི་ཆོས་རྣམས་མ་ལུས་པ་ཞུས། དེ་ནས་བྱང་ཆུབ་སེམས་དཔའི་སྡོམ་པ་བསྟུལ་ནས་མཚན་བྱང་ཆུབ་སེམས་དཔའ་རིན་ཆེན་དཔལ་དུ་གསོལ། དེའི་རིང་དུ་མོས་གུས་

ཕྱག་རྒྱ་ཆེན་པོ་ཁོ་ན་ཐུགས་དམ་མཛད་པས། འགྲོ་མགོན་གྱི་ཐབས་ལམ་བསྒོམ་དགོས་གསུངས་པ་བཞིན་འབད་པ་དྲག་པོས་མཛད་པས་ལྷུང་རང་གནས་སུ་ཁྲིགས་པ་བྱུང་ཞིང་། ཐབས་ལམ་གྱི་ཡོན་ཏན་མང་པོ་རྒྱུད་ལ་སྐྱེས་པ་བྱུང་། འགྲོ་བའི་མགོན་པོ་བསྟུན་སྐབས་བསྟུན་གཡོག་མཛད་ཅིང་སྐུའི་རིམ་གྲོར་འདུས་པར་མང་སྐོལ་ཡང་ཕུལ། ཨེ་ཚུང་དུ་སྒྲུབ་པ་ནན་ཏན་མཛད་པས་ལོ་གཉིས་པ་ལ་སྐུ་ཁམས་མ་བདེ་བ་བྱུང་སྟེ། སྐུ་ལ་ན་ཚ་དང་ཟུག་གིས་གང་། མི་ལྷུང་སྟོབས་ཀྱིས་དབུ་སྒྲ་དང་བ་སྤུ་ཐམས་ཅད་ནི་བྱི། ནད་ངན་མཛེ་ཡིས་བསྟུན་ནས་འཆི་ལ་ཁད་གྱུར། ནད་འདྲི་མཁན་ཡང་མེད། ཐུག་པར་འོང་མཁན་ཡང་མེད། ཕྱོགས་གང་དུ་ཕྱིན་ཡང་ཁ་ཡ་བྱེད་མཁན་མེད་པར་དགོངས་ཏེ་སྐྱོ་སྣང་མང་པོ་སྐྱེས། དེ་རྗེས་སྒོམ་པའི་སྟོབས་ཀྱིས་དྲག་སྐྱིད་བྱུང་། སྐུ་ཁམས་མ་བདེ་བ་ལ་བ་ལུའི་མེ་ཏོག་གི་རྟེན་འབྲེལ་སོགས་འཛོམས་པ་བརྟེན་ནས་སྐུ་ཁམས་དྭངས། མཉམ་རྗེས་གཉིས་ཀྱི་འཛིན་པ་དག་སྟེ་རྡོ་རྗེ་འཆང་ཆེན་པོར་བཞུགས་ནས་རྫོགས་པའི་སངས་རྒྱས་སོ། །སྤྱན་སྔ་འབྲི་གུང་གླིང་པས། དུས་དེར་ཕྱི་ནང་གི་རྟེན་འབྲེལ་ཅུང་ཟད་ཙམ་ཐུགས་སུ་ཆུད་དེ། ཕྱིའི་རྟེན་འབྲེལ་རྩེའུ་དང་ཤིང་བུ་ཡན་ཆོད་ཐང་ལ་འཛོག་པའི་ཚུལ་ཙམ་གྱི་ཕན་གནོད་ཇི་ལྟར་འགྲུབ་པ་གཟིགས་ཀྱང་། ནང་གི་རྟེན་འབྲེལ་དང་མི་འབྲེལ་མ་ཡིན་གསུངས། བསྟུང་ངམ་ཉེས་པ་བག་ཙམ་བྱོན་ཡང་བྱ་དང་བྱིའུ་ལ་སོགས་པས་དངོས་སུ་འཕྲུལ་འཁོར་ཡང་བྱེད། ངག་གི་རིག་བྱེད་ཀྱིས་ཀྱང་ཕན་པ་སྒྲུབ་པའི་ཐབས་སྟོན་པ་དང་། གཞིས་ཀྱི་དགེ་བ་དང་མི་དགེ་བ་བཀག་པ་ཡེ་བཀག་དང་། གནང་བ་ཡེ་གནང་ཡང་དེར་ཐུགས་སུ་ཆུད་དོ། །

དེ་ནས་དགུང་ལོ་སོ་བདུན་ལ་སྟོན་པས་བསྔགས་པའི་ཤིང་ཀུན་སྐྱེ་བའི་ས་འཛིན་གྱི་སྡེ་ལ་ཞབས་སེན་མངོན་པར་བཀོད་དེ། སློབ་དཔོན་མེ་ཉག་སྒོམ་རིན་གྱི་གདན་ས་དེ་ཉིད་ལ་འོག་མིན་རྡོ་རྗེ་གདན་བྱང་ཆུབ་གླིང་དུ་མཚན་གསོལ་ནས་ལོ་དེ་རང་ལ་བཙུན་པ་བརྒྱ་ཕྲག་ལྔག་བྱུང་། དེ་ལྟར་ལོ་ངོ་བཞི་བཅུ་མ་ཟིན་ཙམ་གྱི་བར་དུ་འཁོར་འབུམ་ཕྲག་བྱེ་བའི་ཚོགས་པ་རྣམས་ལ་ཟབ་པ་དང་རྒྱ་ཆེ་བའི་ཆོས་ཀྱི་འཁོར་ལོ་བསྐོར། གཞན་ཡང་ཙ་རི་ཏྲ། ལ་ཕྱི་ཆུ་དབར། གངས་ཏི་སེ་སོགས་སུ་བཀའ་བརྒྱུད་ཀྱི་བསྟན་པའི་རྒྱལ་མཚན་བཙུགས། མཐར་དགུང་ལོ་བདུན་ཅུ་རྩ་ལྔ་བཞེས་པ་མེ་གླང་སྤྱི་ལོ་༡༢༡༧ལོ་མངོན་པར་བྱང་ཆུབ་པའི་ཟླ་བ་སྟེ་ས་ག་ཟླ་བའི་ཉེར་ལྔ་ལ་སྐུ་གཤེགས།

གསུམ་པ། འབྲི་གུང་ཆོས་རྗེ་སྐྱོབ་པའི་སྨན་ཡིག་སྙོར་གྱི་ངོ་སྤྲོད་མདོར་བསྡུས།

འབྲི་གུང་པ་ཆོས་རྗེ་འཇིག་རྟེན་མགོན་པོས་འདུག་ཚུལ་དང་། ལས་འགའ་ཞིག་སྨན་ཟབ་པ་ཞེས་གསུངས་པར་དགོངས་གཅིག་འགྲེལ་ཆེན་སྣང་མཛད་ཡེ་ཤེས་སྒྲོན་མེའི་གསང་སྔགས་རིག་འཛིན་སྡོམ་པའི་ཚོམས་བཅུ་གསུམ་པ་རྡོ་རྗེའི་གསུང་ལས། འདུག་ཚུལ་དང་ལས་འགའ་ཞིག་སྨན་ཟབ་པར་གསུངས་པ་ནི། ཕྱིར་ན་ལུས་འདི་ལ་སྐྱོན་གྱི་གནས་ལུགས་དང་ཡོན་ཏན་གྱི་གནས་ལུགས་གཉིས་སུ་ཡོད་པ་དེ་གཉིས་ཀ་ཡང་རྩ་རླུང་རྟེན་འབྲེལ་གྱིས་འབྱུང་བར་འགྱུར་བའི་ཕྱིར། སངས་རྒྱས་བཅོམ་ལྡན་འདས་ཀྱིས་གསང་སྔགས་རྡོ་རྗེའི་ཐེག་པར། ལུས་འདི་དང་པོ་སྐྱེ་བའི་རྒྱུ། བར་དུ་གནས་པའི་གཞི། མཐར་འཇིག་པའི་རྐྱེན་ཐམས་ཅད་བསྟན་པས། རྩ་རླུང་གི་འདུག་ཚུལ་དང་ལས་རྣམས་ནི་གསང་སྔགས་རྡོ་རྗེ་ཐེག་པར་ཅི་ལྟར་གསུངས་པ་ལྟར་གོ་ན་ཟབ་པ་ཡིན་ཅེས་ཟེར། འདི་ཞལ་སྔ་ནས། འཇིག་རྟེན་མགོན་པོས་ཐུགས་སུ་ཆུད་པས། རྩ་རླུང་གི་འདུག་ཚུལ་དང་ལས་འགའ་ཞིག་ནི་གསང་སྔགས་བས་སྨན་ཟབ་པར་འདུག་གསུངས་ཏེ། འཇིག་རྟེན་མགོན་པོས། སློབ་དཔོན་དཔའ་བོས་མཛད་པའི་ཡན་ལག་བརྒྱད་པ་ཞིག་གཟིགས་པས། འདི་ཤིན་ཏུ་ཟབ་པར་འདུག་གསུངས་ནས་དགྱེས་ཏེ། དེའི་ནང་ནས་དང་པོ་ལུས་ཆགས་པའི་དུས་སུ། གཞི་དུག་གསུམ་ཤས་གང་ཆེ་བའི་ཚུལ་དུ་འབྱུང་བ་བཞི་ཤས་ཆེ་ཆུང་གི་རིམ་པ་ལ་བརྟེན་ནས། དེ་དང་མཐུན་པར་ནད་འདུ་བ་རྣམ་བཞི་སོ་སོར་འབྱུང་བས་དེ་རེ་རེ་ཡང་ཕྱེ་བས་བརྒྱ་རྩ་རེ་རེར་འགྲོ། དེའི་བྱེ་བྲག་རེ་རེ་ལ་བཅོས་ཐབས་ཐ་དད་པ་རེ་རེས་བཅོས་དགོས། བཅོས་པས་གཞི་ལུས་དེའི་རྩ་རླུང་ཐིག་ལེ་གསུམ་གྱི་གནས་ལུགས་ཇི་ལྟ་བ་བཞིན་དུ་མ་བཅོས་ན་གནད་དུ་མི་འགྲོ་བས་འཆུག་པ་མེད་པ་གཅིག་ལ་བརྟེན་དགོས་ཏེ། སྒོམ་ཆེན་པ་མངོན་ཤེས་ཡོད་པ་གཅིག་གིས་མི་ཞིག་གི་རྒྱབ་གཞུང་ན་ཡར་སྲོག་ཆགས་རིང་པོ་ཞིག་འདུག་པ་མཐོང་ནས། སྨན་པ་གཅིག་གིས་དཔྱད་བྱེད་པར་འདུག་པ། སྲོག་ཆགས་དེའི་མགོ་མཇུག་ཟེད་གསུམ་དུ་མེ་བཙའ་གསུམ་བཞག་པས་གྲོལ་ནས་སོང་བ་མཐོང་སྐད་དེ། སྨན་གྱི་དཔྱད་ལ་འཆུག་པ་མེད་པ་འདི་འདྲ་བ་ཡོད་པས། རྩ་རླུང་ཐིག་ལེ་གསུམ་གྱི་ཚུལ་དང་བྱེད་ལས་འགའ་ཞིག་ནི་སྨན་ཟབ་པ་ཡིན། ཞེས་གསུངས་པ་དང་། གཞན་ཡང་གསོ་བ་རིག་པའི་གཞུང་དུ་ལུས་ཀྱི་གྲུབ་ཆ་དང་སྐྱེ་འཕེལ། མི་ན་བར་གནས་པ་དང་། ན་བ་གསོ་བ། ཚེ་རིང་ཆོས་ནོར་སོགས་གནས་སྐབས་དང་མཐར་ཐུག་གཉིས་ཀྱི་བརྗོད

བྱའི་དོན་ཡོངས་སུ་བསྟན་ཡོད་ལ། དེ་བཞིན་ཕན་གནོད་བྱེད་ལས་འདུག་ཚུལ་སོགས་ནང་དོན་རིག་པའི་ནང་ལས་ཀྱང་ཆེད་ཟབ་པ་གསོ་དཔྱད་གཞུང་ནས་ལྷག་པར་ཟབ་པར་བསྟན་ཡོད། སྐབས་དེར་ཆོས་རྗེ་སྐྱོབ་པས་ཡན་ལག་བརྒྱད་པ་དང་། དཔལ་ལྡན་རྒྱུད་བཞི་སོགས་གཟིགས་ནས་གསུངས་པ་ནི་དེང་དུས་གསོ་རིག་གི་ལུས་ཁམས་རིག་པ་དང་། སེམས་ཁམས་རིག་པའི་སྡེ་ལས་མིའི་ལུས་སྟོད་དུ་གནས་པའི་མགོ་བོ་སྟོད་ཀྱི་ཆར་ཡོད་པའི་ཀླད་པ་ཞེས་པ་འདི་ཉིད་སེམས་ཀྱི་གཞི་རྟེན་ཡིན་པར་བཞེད་ཅིང་། དཔལ་ལྡན་རྒྱུད་བཞིའི་བཤད་རྒྱུད་ལེའུ་ལས། དབང་པོ་ཡུལ་ལ་འཆར་བར་བྱེད་པའི་རྩ། །ཀླད་པ་ལ་བརྟེན་རྩ་ཕྲན་ལྔ་བརྒྱས་བསྐོར། །ཞེས་གསལ་བ་ནི་དེང་རབས་གསོ་རིག་དང་མཐུན་པའི་ངོ་མཚར་ལྡན་པའི་ལེགས་བཤད་ཡིན་དུས། དེ་ཚོ་འཛིག་རྟེན་མགོན་པོས་གཟིགས་ནས་གསོ་རིག་ལ་བསྔགས་པ་བརྗོད་པ་འདི་འདྲ་ཡིན། གཞན་ཡང་ཡོངས་གྲགས་ཀྱི་དངུལ་ཆུའི་བཙོ་བཀྲུའི་སྐོར་ཐོག་མར་གྲུབ་ཆེན་ཨུ་རྒྱན་པ་རིན་ཆེན་དཔལ་གྱི་སྐབས་ནས་བྱུང་བར་བཤད་ཀྱང་། འཕྲིན་ལས་ཀྱི་ཆ་ཤས་ནས་གྲུབ་ཆེན་ཨུ་རྒྱན་པའི་སྐུ་དུས་སུ་ཡིན་དུ་ཆུག་མོད། ཡིག་ཐོག་འཕེལ་རིམ་ཆ་ཤས་གྲུབ་ཆེན་ཨུ་རྒྱན་པ་ལས་ལོ་ངོ་བརྒྱད་ཅུ་ལྷག་ཙམ་གྱི་གོང་ནས་འབྲི་གུང་ཆོས་རྗེ་སྐྱོབ་པའི་བཀའ་འབུམ་ནང་དུ་གསལ་པོར་འཁོད་ཡོད། གཞན་ཡང་སྐབས་དེའི་ཡས་མས་སུ་རྗེ་གཡུ་ཐོག་ཡོན་ཏན་མགོན་པོས་དཔལ་ལྡན་རྒྱུད་བཞིའི་ནང་དུ་ཙུང་ཟད་སྙིང་བསྡུས་ཚུལ་དུ་བཀོད་ཙང་། ཡིན་ནའང་ཆོས་རྗེ་སྐྱོབ་པའི་སྐུ་དུས་སུ་དངུལ་ཆུའི་སྐོར་ནས་དར་ཁྱབ་ཏ་ཅང་ཆེ་ལ། ཁོང་གིས་བཀའ་འབུམ་ནང་དུ་རྒྱུད་རྡོ་རྗེ་མཁའ་འགྲོའི་དགོངས་དོན་བཙུད་ལེན་སྨན་གྱི་སྦྱོར་ཐབས། ཞེས་བཅོམ་ལྡན་འདས་དཔལ་རྡོ་རྗེ་མཁའ་འགྲོའི་ལེའུ་བཅུ་བདུན་པའི་ལུང་དྲངས་ནས་ཁོང་གིས་དངུལ་ཆུའི་འབྱུང་ཁུངས་སྐོར་ནས་གསལ་པོར་བཤད་ཡོད། རྒྱུད་རྡོ་རྗེ་མཁའ་འགྲོའི་དགོངས་དོན་བཙུད་ལེན་སྨན་གྱི་སྦྱོར་ཐབས་ལས། དེ་ལ་དངུལ་ཆུ་ཉིད་བསྟན་པར་བྱ་བའི་དབང་དུ་བྱས་ན། སྦྱོར་བ་དུག་འདོན་པ་དང་། བཅིང་བ་ལུས་ལ་གནས་པ་དང་། ནུས་པ་བསྐྱེད་པ་བཙོ་བའི་གདམས་ངག་དང་། ཕན་པར་བྱེད་པ་མཛའ་བོ་དང་སྦྱོར་བ་དང་། མི་མཐུན་པའི་ཕྱོགས་སྐྱོང་སྤོང་བ་དང་ལྔ་ལས། ཞེས་གསུངས་པ་དང་། དངུལ་ཆུའི་འདུལ་ལུགས་ཀྱང་ཆ་ཚང་བ་གཞུང་དེར་བསྟན་ཡོད། ཡང་དེ་ལས། དེའི་རིལ་ལུ་བླ་མ་མཁས་པའི་ཉམས་མྱོང་དང་། །ཉམས་སུ་མྱོང་བའི་གནད་རྣམས་དང་། །སྦྱར་ནས་ཟོས་པར་གྱུར་པ་ཡིས། །སྔོན་པའི་དགོངས་པ་དེ་གཟོད་འགྲུབ། །ཅེས་ཁོང་གི་དངུལ་ཆུའི་བཙུད་ལེན་སྐོར་ནས་ཟབ་རྒྱས་གསུངས་ཡོད་པ་འདིས་

ཁོང་གིས་གཞུང་ལུགས་རྩ་བར་བརྟེན་ནས་ལག་ལེན་གྱི་རིམ་པ་མ་འཕྱུགས་པར་སྤེལ་བར་ཕྱིས་སུ་ཁོང་གིས་རི་ཁྲོད་དུ་སྒྲུབ་པ་བྱེད་མི་རྣལ་འབྱོར་པ་རྣམས་ལ་ཉམས་སུ་བླང་བའི་ཆེད་དུ་ལག་ལེན་ཆིག་བརྒྱུད་ཚུལ་དུ་སྤེལ་བས་དེ་ཚེ་ཁྲོམ་བསྒྲགས་མ་བྱུང་། ཕྱིས་སུ་འབྲི་གུང་ཁྲི་སྐོར་དང་། འབྲི་གུང་ཆོས་བརྒྱུད་ཉམ་དམས་བྱུང་བའི་རྐྱེན་གྱིས་ལག་ལེན་ཁྱབ་སྤེལ་མ་བྱུང་བ་ལས། ཁོང་གིས་གཏན་ནས་གསོ་དཔྱད་རིག་པ་གསུངས་མེད་པ་དང་། མ་མཁྱེན་ནི་མ་ཡིན་ནོ། །དེང་དུས་དར་ཁྱབ་ཆེ་བའི་ཡོ་གའི་རླུང་སྦྱོར་སྐོར་འདི་ཚེ་ཡང་མ་གྲགས་པའི་སྔང་ངོར་གསར་དུ་དར་བ་ལྟ་བུ་སྣང་ཡང་། ཡིག་ཆའི་འཕེལ་རིམ་ཐོག་ནས་འབྲི་གུང་ཆོས་རྗེ་སྐྱོབ་པས་ལོ་ངོ་བརྒྱད་བརྒྱའི་གོང་ནས་འབྱུང་བ་ལུས་འཁྲུགས་ཀྱི་གེགས་སེལ་ཚུལ་དུ་དམིགས་པའི་སྒོ་ནས་ནད་བཅོས་ཐབས་ཟབ་རྒྱས་གསུངས་ཡོད། གེགས་སེལ་ཆེན་མོའི་གཞུང་ལས། ན་ཚའི་གེགས་ལ་རྟགས་ནས་འགྲོ་བས་དེ་སེལ་བ་ལ། རྟེན་འབྲེལ་དང་འཁྲུལ་འཁོར། དམིགས་པ་གསུམ་གྱིས་སེལ་དགོས། ཞེས་དང་། སྤྱིར་ནད་ཐམས་ཅད་ལ་སྐྱེ་བའི་རྒྱུ། གནས་པའི་གཞི། འཇིག་པའི་རྐྱེན་དང་གསུམ་ཤེས་དགོས། དེའང་སྐྱེ་བའི་རྒྱུ་ལ་གཉིས་ཏེ། རིང་བའི་རྒྱུ་དང་ཉེ་བའི་རྒྱུའོ། །རིང་བའི་རྒྱུ་ནི། སྔོན་ཐོག་མ་མེད་དུས་ནས་བསགས་པའི་ལས་ངན་གྱི་རྣམ་པར་སྨིན་པ་ཡིན། ཉེ་བའི་རྒྱུ་ནི། ཉོན་མོངས་པ་དང་རྣམ་པར་རྟོག་པ་ལ་སོགས་པ་རྣམས་ཡིན་ཏེ། དེའང་འདོད་ཆགས་ལས་ནད་གྲང་བ། གདོན་མོ་གདོན། ཞེ་སྡང་ལས་རླུང་ངམ་ཚད་པ། གདོན་ཕོ་གདོན། གཏི་མུག་ལས་བད་ཀན། གདོན་ས་བདག ང་རྒྱལ་དང་ཕྲག་དོག་ལས་འཁྲིས་པ་དང་འདུས་པ་ལ་སོགས་པ་རྣམས་བསྐྱེད་དོ། །གནས་པའི་གཞིའང་ཉོན་མོངས་པ་དང་། རྣམ་པར་རྟོག་པ་ལ་བརྟེན་ནས་གནས་སོ། །འཇིག་པའི་རྐྱེན་ནི། མི་དགེ་བའི་གཉེན་པོ་དགེ་བ་ཡིན་པས་སྤྱིར་བསོད་ནམས་ཀྱི་ཚོགས་བསག་པས་ཆགས་པ། ཞེ་སྡང་མེད་པ། གཏི་མུག་མེད་པ་གསུམ་གྱིས་ཉམས་སུ་བླང་བར་བྱ། རྣམ་པར་རྟོག་པ་རྒྱུན་མ་ཆད་ན་དམིགས་པ་བསྒོམ་ལོ་བྱས་པས་ནད་སོས་མི་སྲིད་དོ། །དེའང་སྔོན་གྱི་དུས་ན་ནད་ཐམས་ཅད་རྟེན་འབྲེལ་གྱིས་གསོ་བར་མཛད་དེ། སློབ་དཔོན་རྩི་ལུང་པ་སྐུ་ལུས་སྐྲངས་པ་ལ། ལྟེ་བའི་འོག་ཏུ་ཨ་ཏུ་ར་བཙུག་ནས་སྐུ་རགས་ཀྱིས་བསྡམས་ཏེ་འདི་དང་མ་བྲལ་བར་གྱིས་ཤིག་གསུངས་པས་ནད་དྭངས་པ་དང་། བཙགས་དབང་ཕྱུག་སེང་གེ་ཞབས་བསྐྱུང་ནས་འཁྱམས་པ་ལ། ཞབས་མཐིལ་འོག་ཏུ་དར་དོང་དོ་ཙམ་ཞིག་བཞག་ནས་དེ་ལ་ཐུགས་གཏོད་དུ་བཙུག་པས་དྭངས་ཏེ། དེ་ལ་སོགས་པའི་ནད་མང་པོ་རྟེན་འབྲེལ་གྱིས་སོས་པ་ཡིན། ང་འབུའང་རྟེན་འབྲེལ་གྱིས་སོས་པ་ཡིན་གསུངས། ཡང་དེ་ལས།

འཆི་བའི་དུས་ལ་བབ་ན་སངས་རྒྱས་སྟོང་གིས་ཀྱང་མི་ཟློགས། ཞེས་དང་། སྨན་གྱིས་ནད་སོས་ཏེ་གདོན་མི་སོས། སྔགས་དང་རིམ་གྲོས་གདོན་སོས་ཏེ་ནད་མི་སོས། སྨན་དང་སྔགས་ཀྱིས་མ་སོས་པ་དམིགས་པས་སོས་པ་ཡོད། དམིགས་པས་མ་སོས་པ་སྨན་དང་སྔགས་ཀྱིས་སོས་པ་མེད། ཅེས་གསུངས་སོ། །མདོར་ན་ཁོང་གིས་གེགས་སེལ་ཆེན་མོའི་དགོངས་དོན་མདོར་བསྡུས་སུ་བཀོད་ན། ཚེ་བསྲིང་བའི་ཐབས་ཀྱི་སྐོར། ནད་བརྒྱ་སྨན་གཅིག་གི་སྐོར། ཉེས་གསུམ་ནད་ལ་དམིགས་པའི་བཅོས་ཐབས། བད་ཀན་སྨུག་པོའི་ནད་ལ་དམིགས་པའི་བཅོས་ཐབས། བད་ཀན་མེད་འཁྲུས་ཀྱི་ནད་ལ་དམིགས་པའི་བཅོས་ཐབས། གཅོང་ཆེན་བཞིའི་ནད་ལ་དམིགས་པའི་བཅོས་ཐབས། ཚད་པ་གསར་རྙིང་དང་གཉན་རིམས་ནད་ལ་དམིགས་པའི་བཅོས་ཐབས། དབང་པོ་ལྔའི་ནད་ལ་དམིགས་པའི་བཅོས་ཐབས། དོན་ལྔ་དང་སྣོད་དྲུག་གི་ནད་ལ་དམིགས་པའི་བཅོས་ཐབས། ཐོར་ནད་དང་ལྷན་སྐྱེས་རྨ་གསོའི་ནད་ལ་དམིགས་པའི་ནད་བཅོས་ཐབས། དུག་ནད་ལ་དམིགས་པ་དང་འཁྲུལ་འཁོར་གྱི་བཅོས་ཐབས། ནད་ཐར་འདོན་ཐབས་ཀྱི་དམིགས་པའི་སྐོར་དང་། དམིགས་པ་བསྒོམ་སྐབས་དོ་སྣང་བྱེད་དགོས་པ་སོགས་དམིགས་པ་དང་འཕྲུལ་འཁོར་སྒོ་ནས་གསོ་ཚུལ་དང་གསོ་ཐབས་གཉིས་ཀྱི་ལག་ལེན་ཆ་ཚང་བསྟན་པའི་དམིགས་པའི་ནད་བཅོས་གཞུང་འདི་འདྲ་བ་ནི་བོད་ཀྱི་མཁས་གྲུབ་གཞན་གྱི་བསྟན་བཅོས་ནང་དུ་མཐོང་དཀོན་པ་ཤ་སྟག་ཡིན་ཞིང་། རྟེན་འབྲེལ་གྱིས་ནད་སེལ་བའི་སྐོར་ནི་ཟབ་ཆོས་སོ། །གཞན་ཡང་མན་ངག་ཆུ་འབྱེད་མའི་ལོ་རྒྱུས་དང་གདམས་པ་ཟབ་མོ་ཞེས་པ་ལས། སངས་རྒྱས་སྨན་བླ་བརྒྱུད་བཅས་ལ། །གྲུས་བཏུད་འབྲི་གུང་ཆོས་རྗེ་ཡི། །གསལ་བྱེད་མན་ངག་ཆུ་འབྱེད་ལ། །ལོ་རྒྱུས་དང་ནི་གདམས་པའོ། །དང་པོ་འབྲི་གུང་པ་ལ་ནི། །ཁམས་པ་ཤེས་རབ་རྡོ་རྗེས་ཞུས། །དེ་ལ་སློབ་དཔོན་རྒྱ་ཡིས་ཞུས། །དེ་ལ་དགེ་བཤེས་ཤེའུས་ཞུས། །དགེ་བཤེས་ཤེའུ་དེ་ཉིད་ཀྱིས། །འབུལ་བ་སྐྱེལ་བར་འབྲི་གུང་བྱོན། །དེ་སྐབས་དུས་འཁོར་ཐང་སྐུ་གཅིག །ཡོད་པ་གཟིགས་ནས་སུས་བྲིས་གསུངས། །དེ་ལ་འབྲི་མཁན་མིག་ལོང་ཞུས། །འབྲི་གུང་པ་ཡིས་འདི་སྐད་དུ། །ལྷ་ནི་འདི་འདྲ་བྲི་བྱེད་ན། །མིག་ནི་ང་ཡིས་འབྱེད་དོ་གསུངས། །དེ་བཞིན་དུ་ནི་གསོལ་བཏབ་པས། །བླ་མས་སྨན་གྱི་སྦྱོར་བ་མཛད། །ཞག་མ་ཉི་ཤུ་རྩ་གྲངས་ནས། །ལྷ་བྲིས་ཞེས་སོགས་བརྗོད་པའི་ཚེ། །དེ་ནས་ལྷ་བྲིས་མཁན་ལ་ནི། །གདམས་པ་མ་ལུས་ཡོངས་རྫོགས་གནང་། །དེ་ཡིས་དཀོན་མཆོག་སྐྱབས་ལ་གནང་། །དེ་ཡིས་ཆོས་དབྱིངས་ཡེ་ཤེས་ལ། །དེ་ཡིས་ཕ་རྗེ་ཤེས་རབ་ལ། །དེ་ཡིས་གཞུབས་ནི་ཞིག་པོར་གནང་། །གདམས་པ་ལྷག་མ་

ནོད་རེ་ཞེས། །དབུ་བསྟུན་ཞེས་སོགས་ལོ་རྒྱུས་མང་། །ཞེས་གསུངས་པ་ལྟར་འབྲི་གུང་ཆོས་རྗེ་སྐྱོབ་པ་ནི་ཆོས་སྨན་ཟུང་འབྲེལ་གྱི་རིག་པ་སྨྲ་བའི་བདག་ཉིད་ཅན་ཞིག་ཡིན།

བཞི་པ། སྐབས་དེའི་བོད་སྨན་མཁས་པ་འགའ་ཞིག་གི་སྐོར།

གྲུབ་ཆེན་ཨུ་རྒྱན་པ་རིན་ཆེན་དཔལ་གྱི་སྐོར།

གྲུབ་ཆེན་ཨུ་རྒྱན་པ་རིན་ཆེན་དཔལ་ནི། ཡབ་དཔོན་རྗེ་འཕན་དང་ཡུམ་མེན་མོ་སྒྲུག་མོ་དགེ་གཉིས་ཀྱི་སྲས་སུ་རབ་བྱུང་བཞི་པའི་ལྕགས་སྟག་ལོ་སྟེ་སྤྱི་ལོ་༡༢༣༠ལོར་དེང་གཞའ་ལམ་རྫོང་ན་ཐྲུམ་དུ་སྐུ་འཁྲུངས། ཡུལ་འདི་སྔོན་ཆད་ལ་སྟོད་ལྷོའི་ཁོངས་སུ་གཏོགས་པས་ཁོང་གི་རྣམ་ཐར་སོགས་ཡིག་ཆ་དུ་མར་འཁྲུངས་ཡུལ་ལ་སྟོད་ལྷོ་ན་ཐྲུམ་ཞེས་འབྱུང་བ་དེ་ཡིན། ཐུན་མོང་བཟོ་སྦྱོད་ཀྱི་རིག་པ་སོགས་སྦྱངས་པ་སྔོན་དུ་སོང་ནས། ཚད་ལྡན་བླ་མ་ཞིག་དང་མ་འཕྲད་པའི་སྐྱུ་ངལ་ཞིག་བྱུང་སྟེ། རྣམ་ཐར་ལས། ཕ་རྒོད་པོ་ཞིག་ཀྱང་བློས་མ་ཐོངས། མཚན་ཉིད་དང་ལྡན་པའི་བླ་མ་ཞིག་དང་ཡང་མ་མཇལ་ཞེས་གསུངས་ལ། ཕྱིས་སུ་བདེ་ཆེན་སྟེངས་སུ་རྒྱལ་བ་རྒོད་ཚང་བ་མཇལ་དུ་ཕྱིན་ལ་ཆོས་རྗེའི་དྲུང་དུ་བཀའ་བརྒྱུད་འདི་ཉིད་ཀྱི་གདམས་པ་མཐའ་དག་གསན་ཞིང་། ཆོས་རྗེ་རིན་རྩེའི་དྲུང་དུ་དུས་འཁོར་འབྲོ་ལུགས་ཞུས། གོ་ལུང་བ་ལས་དུས་འཁོར་ཆག་ལུགས་བསླབས། དུས་འཁོར་བ་སངས་རྒྱས་རྡོ་རྗེ་ལས་ བླ་ངོ་མང་པོའི་རིང་དུ་དུས་འཁོར་འགྲེལ་ཆེན་ཙ་མི་ལུགས་ཚར་གཅིག་གསན། རྩིས་ལ་སྦྱངས་ཤིང་མཁས་པར་གྱུར། བཅོམ་ལྡན་རིག་པའི་རལ་གྲིའི་དྲུང་དུ་ཚད་མ་སྡེ་བདུན་སོགས་དབུ་ཚད་སྐོར་སྦྱངས། གཞན་ཡང་མཁས་གྲུབ་མང་པོའི་མདུན་ནས་བཀའ་བརྒྱུད་ཀྱི་ཆོས་སྐོར་མཐའ་དག་གསན་ཏེ་གྲུབ་པ་བརྙེས་པའི་གྲུབ་ཐོབ་ཀྱི་ཡང་རྩེར་གྱུར། རྒྱ་གར་དང་ཨུ་རྒྱན་སོགས་ཡུལ་གྲུ་གཞན་དང་། བོད་ཡུལ་ས་ཕྱོགས་མང་པོར་ཕེབས་ཏེ་གྲུབ་རྟགས་འབའ་ཞིག་གིས་ལམ་གྱི་རྐྱེན་ངན་སེལ་ཞིང་། འགྲོ་བ་མང་པོར་ཆོས་སྦྱིན་དང་ཕན་པ་དཔག་ཏུ་མེད་པ་བསྒྲུབས། ཁྱད་པར་ཨོ་རྒྱན་རྔ་མ་ཐ་ལིའི་གྲོང་ཁྱེར་དུ་ཕེབས་ཏེ། རྗེ་བཙུན་རྡོ་རྗེ་རྣལ་འབྱོར་མས་དངོས་སུ་རྗེས་སུ་བཟུང་ནས་མཁའ་འགྲོའི་སྙན་བརྒྱུད་ཀྱི་གདམས་པ་མང་དུ་གནང་། སློས་སུ་དངུལ་ཆུ་གྲུབ་པའི་གདམས་པ་སྙན་བརྒྱུད་རྡོ་རྗེའི་ཚིག་རྐང་ཉེ་བརྒྱད་དུ་གནང་། སློབ་དཔོན་བྱད་ལིས་པས་མཛད་པའི་དངུལ་ཆུ་གྲུབ་པའི་བསྟན་བཅོས་ཀྱང་ཞུས་ནས་དེ་བོད་སྐད་དུ་བསྒྱུར། མཁས་གྲུབ་ཨུ་རྒྱན་པ་རང་ཉིད་ཀྱིས་སྙན་བརྒྱུད་རྡོ་རྗེའི་ཚིག

རྐང་གི་དགོངས་དོན་གཞིར་བཞག་པའི་ཐོག་ནས་དངུལ་ཆུ་སྐོར་གསུམ་གྱི་ཟིན་བྲིས་དངུལ་འབུམ་དང་། སྨན་བརྒྱུད་བེ་བུམ་སོགས་སྨན་བརྒྱུད་མན་ངག་གི་ཡིག་ཆ་འགའ་ཞིག་བརྩམས་གནང་མཛད། གཞུང་དང་ལག་ལེན་གཉིས་ཀའི་གདམས་པ་དེ་ཉིད་ཐུགས་ཀྱི་སྲས་མཆོག་གཙོ་བོ་ཀརྨ་རང་བྱུང་རྡོ་རྗེ་ལ་ཆིག་བརྒྱུད་དུ་བསྩལ། དེ་ནས་རིམ་བཞིན་རྗེ་ཟུར་མཁར་མཉམ་ཉིད་རྡོ་རྗེའི་འཕྲིན་ལས་ཀྱི་ཤུགས་ལ་བརྟེན་ནས་འབྲི་གུང་པ་རིག་འཛིན་ཆོས་ཀྱི་གྲགས་པ་སོགས་མཁས་གྲུབ་གཉིས་ལྡན་གྱི་སྐྱེས་མཆོག་ཟམ་མ་ཆད་པ་བྱུང་ནས། དེང་གི་བར་དུ་ཡང་ཉམས་པ་མེད་པར་ཁ་བའི་ལྗོངས་སུ་དར་ཞིང་རྒྱས་ཡོད། གྲུབ་ཆེན་ཨུ་རྒྱན་པས་ཕྱིའི་གཞུང་དང་ལག་ཆེན་ཉེར་མཁོའི་རིགས་བོད་དུ་བསྒྱུར་བ་དང་དཔལ་ལྡན་རྒྱུད་བཞི་སོགས་སུ་ཡང་ཁ་གསལ་དུ་ཐོན་མེད་པའི་ལག་ལེན་སྐོར་གྱི་གལ་གནད་ཆེ་བ་དུ་མའི་གདམས་པ་སྤེལ་ལ། ཁྱད་པར་སྨན་སྦྱོར་བཟོ་རྩལ་གྱི་ཆུ་ཚད་ཤིན་ཏུ་མཐོ་བའི་དངུལ་ཆུ་འདུལ་ལུགས་བཙོ་བཀྲུའི་ལག་ལེན་སྤེལ་བ་འདིས་བོད་ཀྱི་གསོ་དཔྱད་ལ་གསོན་ཤུགས་གསར་པ་ཞིག་བསྣན་ཡོད། ད་ལྟའི་ཆར་བཙོ་བཀྲུའི་སྒོ་ནས་དངུལ་ཆུ་བཏུལ་རྗེས་ཀྱི་ཐལ་བ་འདི་བོད་ལུགས་གསོ་རིག་གིས་ཡུན་ལོན་པ་དང་དོད་དྲག་སོགས་གསོ་དཀའི་ནད་རིགས་བཅོས་པའི་སྦྱོར་སྡེར་མེད་དུ་མི་རུང་བ་དང་བཅུད་ལེན་གྱི་མཆོག་ཏུ་འཛིན། སྤྱིར་ན་བོད་དུ་དངུལ་ཆུའི་འདུལ་ལུགས་སྐོར་གྱི་ཡིག་ཆ་དང་ལོ་རྒྱུས་སོགས་རྗེ་བཙུན་གཡུ་ཐོག་པའི་སྐབས་ནས་དར་ཡོད་ཚུལ་བཤད་མོད། ཡིན་ནའང་ད་ལྟའི་བར་དུ་མཐོང་བརྒྱུད་ལག་ལེན་རིམ་པའི་བརྒྱུད་པའི་མགོ་ཁུངས་དངོས་ནི་གྲུབ་ཆེན་ཨུ་རྒྱན་པར་གཏུགས་ལ། རིན་ཆེན་རིལ་ནག་ཆེན་མོའི་ཟིན་བྲིས་བརྟན་གཡོའི་བཅུད་བསྡུས་མཁས་པ་དགའ་བྱེད་ལས། ད་ནི་ཡིད་ཆེས་བརྒྱུད་པའི་ལོ་རྒྱུས་བཤད། །མཁའ་འགྲོ་དཔལ་ལྡན་ཕྲེང་བ་ཞེས་བྱ་བས། །གྲུབ་ཆེན་ཨུ་རྒྱན་པ་ལ་གདམས་པ་ལ། །དངུལ་འབུམ་ཞེས་པའི་བསྟན་བཅོས་ཆེ་བར་མཛད། །སྔར་ལམ་འདི་ནི་སྙིགས་དུས་སྨན་གྱི་ཕྲ། །ཧྨ་ཤྭ་མི་ཞེས་པ་གང་དེ་ཡིས། །ཀོང་སྨན་དགེ་སློང་པུཎྜ་མཧྭར་གནང་། །དེས་ནི་འཚོ་བྱེད་ཧྨའི་མཚན་ལ་གདམས། །དེ་ཡིས་གསོ་དཔྱད་འཛིན་པ་ཧྨ་ཚ་ལ། །དེ་ལས་འོངས་ཏེ་ད་དུས་སྙིགས་མའི་དུས། །ཕོ་བོ་ཧྨ་གི་རྟེའི་ཙཧྲར་གབ། །ཅེས་གསུངས་སོ། །ཕྱིས་སུ་ཁོང་གི་ལག་ལེན་རྒྱུན་གྱི་གདམས་པ་འདི་རྒྱ་ནག་དང་སོག་ཡུལ་སོགས་སུ་སྤེལ་ཚུལ་གསལ། རྒྱ་གར་ལ་མཆོན་ནའང་ཕྱིས་སུ་ལག་ལེན་ཉམས་ཤིང་དུས་རབས་སྔ་མའི་དཀྱིལ་ནས་བོད་ཀྱི་སྨན་པས་ཕར་རྒྱ་གར་ཡུལ་དུ་ལག་ལེན་སྐོར་འདི་སྤེལ་བ་བཞེད། སློབ་མའི་གཙོ་བོ་ལ་སྨན་སྒོམ་པ་འོད་

ཟེར་སེང་གེ་དང་རིན་པོ་ཆེ་མཁར་ཚུང་བ། ཀརྨ་པ་རང་བྱུང་རྡོ་རྗེ། བླ་མ་དབུ་མ་པ། མཁན་ཆེན་བསོད་ནམས་འོད་ཟེར། རྟོགས་ལྡན་བློ་བ་སེང་གེ། ཆོས་རྗེ་ཀུན་དགའ་དོན་གྲུབ་སོགས་མང་དུ་བྱུང་བ་ལགས།

ཀརྨ་པ་རང་བྱུང་རྡོ་རྗེའི་སྐོར།

ཀརྨ་པ་རང་བྱུང་རྡོ་རྗེ་མཆོག་ནི། ཡབ་སྟོན་པ་ཆོས་དཔལ་དང་། ཡུམ་ཇོ་མོ་གཡང་འདྲེན་མའི་སྲས་སུ་མངའ་རིས་མང་ཡུལ་གུང་ཐང་གངས་ཞུར་མོའི་འགྲམ་རྩ་ཕུ་ལྷུང་སྒོད་ལས་སྤྱི་ལོ་༡༢༨༤ལོར་སྐུ་འཁྲུངས། གྲུབ་ཆེན་ཨུ་རྒྱན་པ་དང་མཇལ་སྐབས་སྐུ་སྐྱེ་སྔོན་མ་དྲན་པའི་གསུང་མང་དུ་གནང་བས་གྲུབ་ཆེན་ཨོ་རྒྱན་པས་རང་བྱུང་རྡོ་རྗེ་ཞེས་མཚན་གསོལ། གྲུབ་ཆེན་དེ་ཉིད་ཀྱི་དྲུང་ནས་དགེ་བསྙེན་གྱི་སྡོམ་པ་དང་། འཁོར་ལོ་བདེ་མཆོག ཀྱི་རྫོགས། ཕུར་པ་སོགས་ཀྱི་དབང་ཁྲིད་རིགས་མང་པོ་ཞུས། མདོར་ན་གྲུབ་ཆེན་ཨུ་རྒྱན་པའི་གདམས་པ་མཐའ་དག་བུམ་པ་གང་བྱོའི་ཚུལ་དུ་གནང་ནས་ཐུགས་སྲས་ཀྱི་དམ་པར་གྱུར། ལྷག་པར་དུ་གསོ་བ་རིག་པའི་བསྟན་པར་ཡང་མཛད་རྗེས་བླ་ལྷག་ཏུ་ཆེ་བ་སྟེ། རྗེ་འདིས་གསོ་དཔྱད་སློབ་དཔོན་ནི་ད་ལྟའི་བོད་ཀྱི་གསོ་རིག་ལོ་རྒྱུས་ཁག་ཏུ་གྲུབ་ཆེན་ཨུ་རྒྱན་པ་ལས་གཞན་གསལ་ཁ་བྲིས་མེད་ཙང་། དམ་པ་འདིས་ཞུང་མཐར་ཡང་གསོ་རིག་སློབ་དཔོན་མང་ཙམ་བསྟེན་པར་མངོན་ལ། ཡན་ལག་བརྒྱད་པ་སོགས་རྒྱ་གར་ཆེ་ཡི་རིག་བྱེད་ཀྱི་གདམས་པ་ཡང་གསན་ཡོད་དེ། སྨན་མིང་རྒྱ་མཚོའི་ནང་དུ་ཡང་། ག་བུར་དང་། ཛུ་གྲོ་ཧྲ། མཆོག་སྦྱིན་སོགས་ཀྱི་ཕན་ཡོན་བསྟན་པ་དེ་དག་ལ་གཞིགས་ན་ཡན་ལག་བརྒྱད་པའི་སྐོར་ནས་སློབ་སྦྱོང་བྱས་ཡོད། སི་ཏུ་པཎ་ཆེན་གྱིས་མཛད་པའི་བཀའ་བརྒྱུད་གསེར་ཕྲེང་ནང་དུ། ཡན་ལག་བརྒྱད་པ་སོགས་གསོ་དཔྱད་ཀྱི་གཞུང་དང་གདམས་པ་མང་ཆེ་ཤོས་ནི་ལྷ་རྗེ་སྣ་རས་པ་ལས་གསན་པར་བཤད་པ་དང་། གྲུབ་ཆེན་ཨོ་རྒྱན་པའི་སློབ་མ་སྙེ་མདོ་བ་ཀུན་དགའ་དོན་གྲུབ་ཀྱང་དམ་པ་འདིའི་གསོ་དཔྱད་སློབ་དཔོན་གཙོ་བོ་ཞིག་ཡིན་པས། མདོར་ན་གསོ་དཔྱད་སློབ་དཔོན་ཡང་མང་ཙམ་བསྟན་པར་གསལ། གྲུབ་ཆེན་ཨུ་རྒྱན་པས་ཛྷ་མ་ཐ་ལིའི་ཡུལ་ནས་རྗེ་བཙུན་རྡོ་རྗེ་རྣལ་འབྱོར་མས་གནང་བའི་དངུལ་ཆུ་གྲུབ་པའི་གདམས་པ་སྙན་བརྒྱུད་རྡོ་རྗེའི་ཚིག་རྐང་ཞེས་པའི་མཁའ་འགྲོ་དཔལ་ལྡན་ཕྲེང་བའི་གདམས་པ་ཁྱད་པར་ཅན་དང་། སློབ་དཔོན་བྱ་ལི་པས་མཛད་པའི་དངུལ་ཆུ་གྲུབ་པའི་བསྟན་བཅོས་སོགས་དངུལ་ཆུ་བཙོ་བཀྲུ་ཆེན་མོའི་གཞུང་དང་། ལག་ལེན་མན་ངག་ཐམས་ཅད་ཀརྨ་པ་རང་བྱུང་རྡོ་རྗེ་ལ་ཆིག་བརྒྱུད་དུ་གནང་། རང་བྱུང་རྡོ་རྗེས་

སྔོན་བརྒྱུད་རྡོ་རྗེའི་ཚིག་རྐང་གི་གསང་གནད་རྣམས་ལ་འགྲེལ་པ་དང་། ལག་ལེན་གྱི་གསལ་ཁ་མཛད་ནས་བོད་ཡུལ་སྟོད་སྨད་ཀུན་ཏུ་གདམས་པའི་རྒྱུན་དང་ལག་ལེན་སྤེལ། གསོ་དཔྱད་སྐོར་གྱི་བསྟན་བཅོས་ཀྱང་། ཙོང་ཞི་འཕྲུལ་ཐལ་གྱི་གདམས་པ། སྦྱོ་འབུམ་རྒྱས་པ་སྨན་མིང་རྒྱ་མཚོ། དཀར་དྲུག་སྦྱོར་བ། ཟབ་མོ་ནང་དོན་གྱི་རྩ་འགྲེལ། སྐར་རྩིས་སྐོར་སོགས་ཤིན་ཏུ་མང་། མཐར་རབ་བྱུང་དྲུག་པའི་ས་ཡོས་དགུང་ལོ་ལྔ་བཅུ་ང་དྲུག་པ་སྤྱི་ལོ་༡༣༣༩ལོར་རྒྱ་ནག་ཏུ་སྐུ་གཤེགས།

ནམ་མཁའ་བསམ་གྲུབ་རྒྱལ་མཚན་གྱི་སྐོར།

ནམ་མཁའ་བསམ་གྲུབ་རྒྱལ་མཚན་མཆོག་ནི། ལ་ཕྱི་གངས་ཀྱི་ར་བའི་བྱང་ཕྱོགས་སྣ་ནང་གི་ཚ་མར་ལེབ་བྱ་བ་དེར། ཡབ་ལྗོང་གི་རིགས་ལས་བྱུང་བ་གསོ་དཔྱད་པ་དགེ་བཤེས་ཤེས་རབ་བཟང་པོ་དང་། ཡུམ་མདོ་སྡེ་འབུམ་བྱ་བའི་སྲས་སུ་རབ་བྱུང་བདུན་པའི་ས་བྱི་ལོ་སྟེ་སྤྱི་ལོ་༡༤༠༨ལ་བལྟམས། མཁན་ཆེན་ངག་དབང་གྲགས་པ་ལས་དགེ་ཚུལ་གྱི་བསླབ་པ་མནོས་པས་མཚན་བསམ་གཏན་བཟང་པོར་བཏགས། ཞེལ་དཀར་ཆོས་སྡེར་མགོན་པོ་དཔལ་ལྡན་དྲུང་ནས། སུམ་རྟགས་སོགས་ཐུན་མོང་གཞུང་རྣམས་འདྲིས་མ་སྦྱངས། རིམ་བཞིན་ཚད་མ། དབུ་མ། ཕར་ཕྱིན་སོགས་གཞུང་ཆེན་མོར་ཐུགས་སྦྱོང་གིས་ཕར་ཚད་སྟོན་གསར་ཡང་མཛད། སྐྱེས་སྦྱངས་ཀྱིས་རིག་གནས་ལ་མི་མཁྱེན་པ་སྤངས་ཏེ། གསོ་རིག་སྤྱི་དང་བྱེ་བྲག་ལ་བསླབ་ཅིང་སྨན་སྦྱིན་བསྐྱངས་ཤིང་སྨན་གྱི་སློབ་མ་ཡང་མང་དུ་འདུས། པཎ་ཆེན་འཛིགས་མེད་གྲགས་པ་ལས་རྒྱུད་སྡེའི་དབང་གསན། དགུང་ལོ་བཅུ་དགུ་པའི་མི་སྤྲུལ་ལོར་དཔལ་ལྡན་འབྲི་གུང་བཀའ་བརྒྱུད་ཀྱི་སྐྱབ་པའི་གཙུག་རྒྱན་ལ་ཕྱི་བ་ནམ་མཁའ་རྒྱལ་མཚན་གྱི་ཞབས་ཀྱི་པད་མོར་བཏུད་དེ། འབྲི་གུང་པའི་ཆོས་མཛོད་མ་ལུས་པ་གསན་བཞེས་མཛད། འཁོར་ལོ་གསུམ་གྱིས་སྒྲུབ་བརྒྱུད་ཀྱི་བསྟན་པའི་རྒྱལ་མཚན་ཕྱོགས་མཐར་བསྒྲེངས་པས། སློབ་མའང་རབ་འབྱམས་པ་དང་བཀའ་བཅུ་པ། བཀའ་བཞི་པ། སྒོམ་ཆེན། མི་དཔོན་སོགས་བོད་སྟོད་སྨད་བར་གསུམ་ན་མང་དུ་ཐོན། དེ་ནས་གདུལ་བྱ་རྫོགས་ཚུལ་གྱིས་སྐུ་བསྡུལ་བའི་ཚུལ་བསྟན་ཏེ་ཟངས་ཐུག་ཏུ་བཞུགས། མགུར་མང་དུ་བཞེངས་ནས་དགུང་གྲངས་དྲུག་ཅུ་པ་རབ་བྱུང་བརྒྱད་པའི་མེ་ཕག་ལོའི་ཚེ་འཕྲུལ་ཟླ་བའི་ཉེར་དྲུག་སྤྱི་ལོ་༡༤༦༧ལོར་ཞི་བར་གཤེགས།

རྒྱལ་དབང་ཀུན་དགའ་རིན་ཆེན་གྱི་སྐོར།

ཆོས་རྗེ་ཀུན་དགའ་རིན་ཆེན་མཆོག་ནི། བོད་ལྗོངས་མལ་དྲོ་གུང་དཀར་རྫོང་ཉེ་མ་ལྷུང་ར་ཤད་སྒྲུ་བཀྲ་ཤིས་སྟེང་ཁར། ཡབ་ཆོས་རྗེ་རིན་ཆེན་ཆོས་ཀྱི་རྒྱལ་མཚན་དཔལ་བཟང་པོ་དང་། ཡུམ་རིན་ཆེན་དཔལ་མོ་གཉིས་ཀྱི་སྲས་སུ་རབ་བྱུང་བརྒྱད་པའི་ཤིང་མོ་ལུག་སྟེ་སྤྱི་ལོ་༡༤༧༥ལ་སྐུ་བལྟམས། དེའི་ཚེ་བཤེས་གཉེན་བཀྲ་ཤིས་རྒྱ་མཚོས་བཙས་པའི་ཚོ་ག་ལེགས་པར་བསྒྲུབས་ཤིང་། མཚན་རིན་ཆེན་ལྷུན་པོར་གསོལ། རིམ་གྱིས་ཆེར་བསྐྱེད་བསྲིངས་པ་ན། འཇམ་དཔལ་མཚན་བརྗོད་རང་བྱུང་དུ་སློག་པ་སོགས་ཐུན་མོང་བློ་ཡུལ་གྱི་རྣམ་པ་ལས་འདས་ཤིང་དགུང་ལོ་བདུན་ལ་བབས་པ་ན། སློབ་དཔོན་སྤྱིན་གྲགས་ཞེས་པ་ལས་ཡི་གེ་འབྲི་ཀློག་མཐར་སོན་པ་མཛད། དགུང་ལོ་བཅུ་དྲུག་སྐབས་སུ་ཡབ་འདས། དེ་སྐབས་ན་ཁོང་སྟོང་ཉུང་ཟད་བྱུང་བར། མདུན་མཁར་སངས་རྒྱས་སྨན་ལྷའི་སྐུ་གསལ་བར་གཟིགས་ནས། དེ་ཉིད་ལས་འོད་ཟེར་འཕྲོས་པ་དང་ཉིད་ཀྱི་སྐུར་ཐིམ་པའི་སྣང་བ་བྱུང་བར་སྐུ་ཁམས་དྭངས། ཆོས་རྗེ་དབང་རིན་པོ་ཆེའི་དྲུང་དུ་ཕེབས་ནས། ཟབ་པ་དང་རྒྱ་ཆེ་བའི་གདམས་ཟབ་མ་ལུས་པ་གསན། གཞན་ཡང་སྤྱི་ཕྱིར་གཙྪ་པ་ཆོས་གྲགས་རྒྱ་མཚོ་དང་། མཁན་ཆེན་ཀུན་དགའ་བློ་གྲོས། སློབ་དཔོན་བློ་གྲོས་བསྟན་པ། དུས་སྒོ་བ་ལེགས་པ་རིན་ཆེན་སོགས་ལས་ཆོས་མཛོད་མཐའ་ཡས་པ་གསན། རྒྱལ་དབང་གཙྪ་པས་རྗེ་ཉིད་སྐྱོབ་པ་འཇིག་རྟེན་གསུམ་མགོན་ཉིད་དུ་ངོས་འཛིན་པར་མཛད། གླིང་གི་སྟོད་དུ་དར་རྒྱས་རྩེ་ཐུ་བ་བསམ་གཏན་གྱི་ཁང་བུ་བཅུ་ཕྲག་ལྔ་འདེབས་པར་མཛད་པའི་ཆོས་འཆད་ཀྱི་ཁྲུར་འཛིན་དུ་གྲུབ་པའི་དབང་ཕྱུག་འབྲི་གུང་རིན་ཆེན་རྒྱ་མཚོ་དེ་ཉིད་བསྐོ་བཞག་མཛད་ནས་ཕྱག་ཆེན་ལྔ་ལྡན་དང་ནཱ་རོ་ཆོས་དྲུག་འཕྲིན་ལས་སོགས་སྣར་གསོ་མཛད། གླིང་སྨད་དུ་དགོངས་པ་གཅིག་པའི་བཤད་གྲྭའི་སྲོལ་བཏོད་པར་མཛད། སླར་ཡང་སྒྲུབ་སྡེ་ཐར་པའི་གྲུ་ཆེན་ཞེས་བསམ་གཏན་གྱི་ཁང་བུ་སུམ་བརྒྱ་ལས་མི་ཉུང་བ་འདེབས་པར་མཛད། མདོར་ན་དམ་པ་འདིས་འབྲི་གུང་བཀའ་བརྒྱུད་ཀྱི་བསྟན་པ་ཉམས་ནས་སོས་ཤིང་། ཁྱད་པར་ཆོས་རྗེ་སྐྱོབ་པའི་གསུང་རབ་འཚོལ་བསྡུ་དང་ཕྱོགས་བསྒྲིགས། བཀྲ་ཤིས་སྒོ་མང་བསྐྲུར་བཞེངས། བཀའ་འགྱུར་དང་བསྟན་འགྱུར་གསེར་བྲིས་སོགས་མཛད་པ་མཐའ་ཡས་རྒྱས་ནས་མཐར་རབ་བྱུང་དགུ་པའི་མེ་ཕག་དགུང་གྲངས་ང་གསུམ་པ་སྟེ་སྤྱི་ལོ་༡༥༢༧ལོ་ལ་ཞི་བ་ཆེན་པོའི་དབྱིངས་སུ་གཤེགས། བླ་མ་འདི་ནི་རྒྱལ་བསྟན་

སྐྱི་དང་འབྲི་གུང་བཀའ་བརྒྱུད་ཀྱི་བསྟན་པར་བཀའ་དྲིན་འགྲན་ཟླ་མེད་པའི་བདག་ཉིད་ཅན་ཡིན་ལ། རྗེས་རབས་ཚོར་ཞལ་ཚབ་ཏུ་འཚོས་སྐྱོབ་ཀྱི་བསྟན་བཅོས་ཀྱང་ད་ལྟ་པོད་ཆེན་བཞི་ཙམ་བཞུགས་པ་ལས། ཚབ་མཚོན་རང་བཞིན་གྱི་བསྟན་བཅོས་ནི། གདན་རབས་ལོ་རྒྱུས། རང་རྣམ། བསྟོད་པ། ཕྱག་ཆེན་ལྔ་ལྡན་གྱི་ཆོས་སྐོར། ནཱ་རོ་ཆོས་དྲུག་གི་ཆོས་སྐོར། འདུལ་བའི་བསླབ་བྱའི་སྐོར། དགོངས་གཅིག་ཆོས་སྐོར། རྒྱུད་སྡེའི་སྐོར། བཀའ་འགྱུར་དཀར་ཆག་སྐོར། ཨ་ཕྱིའི་སྒྲུབ་ཐབས་སྐོར། ཞིབ་ཆ་འབྲི་གུང་ཆོས་མཛོད་སོགས་ལས་གཟིགས། སློབ་མ་ནི། མང་ཐོས་བཤེས་གཉེན་དཀོན་མཆོག་རིན་ཆེན། འབྲི་གུང་པཎ་ཆེན་རྡོ་རྗེ་རྒྱལ་མཚན། འབུམ་ཕྲག་གསུམ་པ། རྡོར་འཛིན་ཀུན་དགའ་གྲགས་པ་སོགས་ཆེས་མང་དུ་བྱོན། ཞོང་ནི་བོད་ཀྱི་གསོ་རིག་དང་འབྲེལ་ཡོད་ཀྱི་མཁས་པ་ཡིན་པའི་རྒྱུ་མཚན་དང་། དེ་སྔ་བོད་ཀྱི་གསོ་རིག་གི་ལོ་རྒྱུས་དང་། འབྲི་གུང་གདན་རབས་སོགས་ཀྱི་ལོ་རྒྱུས་ཁག་ནང་ཞོང་གིས་སྨན་དཔྱད་མཁྱེན་པའི་སྐོར་གྱི་ལོ་རྒྱུས་འཁོད་མེད་པས་དེ་ནི་རྩོམ་པ་པོས་ཆོས་ཀྱི་མཛད་རྣམ་གཙོ་བོར་བྱས་ནས་བྲིས་པ་ཞིག་རེད། ཞོང་གིས་མཛད་པའི་གསན་ཡིག་བྱིན་རླབས་རྒྱ་མཚོའི་དཔལ་འབར་ཞེས་བྱའི་ཚན་པ་དེའི་ནང་དུ་གསོ་རིག་སྐོར་འཁོད་ཡོད་པ་མ་ཟད་ཞོང་གི་རྣམ་ཐར་ཁག་གི་ནང་དུ། སྐབས་ཤིག་སྐུ་གྲིབ་རྐྱེན་པས་གཞན་འབྲུམ་གྱི་རྣམ་པར་སྣང་བའི་ཚུལ་བསྟན་ཏེ། དྲུང་དུ་འཁོད་པ་རྣམས་ཅི་བྱ་གཏོལ་མེད་པར་གྱུར་པའི་ཚེ། ཞེས་ཞོང་གིས་དེ་དུས་ཆོས་རྗེ་སྐྱོབ་པའི་དམིགས་པ་གེགས་སེལ་གྱི་ནད་བཅོས་ཀྱི་དགོངས་པ་བཞིན་དུ་བཅོས་བྱས་ནས་དྲག་སྐྱིད་བྱུང་། ཡང་སྐབས་ཤིག་ན། བཟོ་རིག་པ་དཔོན་མོ་ཆེ་རྡོ་རྗེ་རྒྱལ་མཚན་དང་། གསོལ་ཇ་བ་གཟུངས་དར་ཞེས་པ་རྣམས། ནད་དྲག་པོས་ཟིན་ནས་ཡུན་རིང་དུ་སོང་བ་ལ། བྱིན་རླབས་གནང་བས་འཕྲལ་དུ་ཞི་བར་གྱུར། ཞེས་ཞོང་གིས་སྨན་བཅོས་བྱས་ནས་དྲག་སྐྱིད་བྱུང་བ་རེད། ཞོང་གིས་མཛད་པའི་གསན་ཡིག་བྱིན་རླབས་རྒྱ་མཚོའི་དཔལ་འབར་ནང་གི་སྨན་དཔྱད་སྐོར་ནི། ཐིག་ལེའི་གེགས་སེལ། ཁ་ཟས་ངན་པ་སྨན་དང་འགྲེད་ཀྱིས་བསྒྱུར་བའི་ཐབས་ཀྱི་སྐོར། ཐིག་ལེ་ཉམས་པ་སྔགས་ཀྱིས་བཅོས་ཐབས། འབྲུ་བ་བཅོས་པ་སྔགས་ཀྱི་བཅོས་ཐབས། སྐྱུགས་བཅོས་ཀྱི་སྔགས། ཚད་ནད་ཀྱིས་བཏབ་པ་སྔགས་ཀྱིས་བསྒྱུར་བའི་སྐོར། ལིང་ཐོག་སེལ་བའི་སྔགས། བཛྲ་ཀཊྚའི་སྦྱོར་བ། ཚོང་འདུས་རྡོ་རྗེའི་སྔགས། ཡ་མའི་ནད་ལ་སྔགས་བཅོས་སྐོར། མཁལ་རྩ་འཕྲས་པ་བཅོས་པའི་ཐབས། ཆར་གཅོད་ཀྱི་སྔགས། ཆར་འབེབས་ཀྱི་སྔགས་སོགས་བཞུགས་ཡོད།

འབྲི་གུང་པ་ཆོས་རྒྱལ་རིན་ཆེན་ཕུན་ཚོགས་ཀྱི་སྐོར།

རྒྱལ་དབང་རིན་ཆེན་ཕུན་ཚོགས་མཆོག་ནི། དབུར་སྟོད་འབྲི་གུང་གཞུ་སྨད་ཀྱི་ཆ་སྐྱུ་གཉེར་སྣང་གི་གཞིས་ཀར་རྒྱལ་དབང་ཀུན་དགའ་རིན་ཆེན་གྱི་གཅུང་པོ་ཡབ་ཆོས་རྒྱལ་བསྟན་པའི་རྒྱལ་མཚན་དང་། ཡུམ་བསོད་ནམས་སྒྲོལ་མའི་སྲས་སུ་རབ་བྱུང་དགུ་པའི་ས་མོ་སྦྲུལ་གྱི་ལོ་སྤྱི་ལོ་༡༥༠༩ལ་སྐུ་འཁྲུངས་ཤིང་། དགུང་ལོ་ལྔ་ཙམ་ནས་ཕྱོགས་གཞན་དུ་ཕེབས་དགོས་པ་བྱུང་བས་ཡར་ཀླུང་ཕྱོགས་སུ་བྱོན། འོན་དུ་ཕེབས་ཚེ་སྣེ་གདོང་གོང་མ་ཆོས་ཀྱི་རྒྱལ་པོས་ཀྱང་བཀུར་བསྟི་ཞབས་ཏོག་ཡང་དག་པར་མཛད། དེ་ནས་ཁྲ་འབྲུག་ཞིག་གསོས་ཀྱི་རབ་སྟོན་གྲལ་དབུར་སྤྱན་དྲངས། དེ་དུས་འབྲི་གློག་ལ་སྤྱངས་བརྩོན་ཆེར་མ་དགོས་པར་ཐུགས་སུ་ཆུད། དེ་རྗེས་བཀྲ་ཤིས་དོ་པོ་ཁར་ཕེབས་ཏེ་མཁན་ཆེན་བསོད་ནམས་བཀྲ་ཤིས་ཀྱི་དྲུང་དུ་བཀའ་བརྒྱུད་པའི་ཟབ་ཆོས་དག་ཆོས་རྗེ་སྐྱོབ་པ་ནས་བརྒྱུད་པའི་ཡོངས་ཡན་གྱི་གདན་རབས་རིམ་བྱོན་དང་མཁས་གྲུབ་དུ་མའི་དབང་ལུང་མན་ངག་དང་བཅས་པ་ཞུས། ཞྭ་དམར་བཞི་པ་ཆོས་ཀྱི་གྲགས་པ་ལས་རབ་ཏུ་བྱུང་། སྤྱི་ཁྱེར་ཞྭ་དམར་བཞི་པའི་དྲུང་དུ་སྔགས་དྲིལ་སྐོར་གསུམ་དང་གསར་མའི་རྒྱུད་འབུམ། བརྟག་གཉིས་འགྲེལ་པ། དམ་ཆོས་དགོངས་གཅིག ཟབ་ཆོས། ཁྱད་པར་རྒྱུད་བླ་མ་ལ་སོགས་ལ་ཐུགས་འདྲིས་པར་མཛད། དུས་འཁོར་དབང་དང་རྫོགས་རིམ་གསན་པས་རྟགས་ཀུན་རྫོགས་པ་བྱུང་། གཞན་ཡང་མཁན་ཆེན་ཆོས་གྲུབ་སེང་གེ་དང་ཞ་ལུ་ལོ་ཆེན་སོགས་ལས་དུས་འཁོར་གྱི་རྩིས་སོགས་འཇིག་རྟེན་ལུགས་ཀྱི་བསྟན་བཅོས་ཇི་སྙེད་ལ་སྦྱངས་པ་མཛད་པས་ཐོགས་མེད་དུ་མཁྱེན། མཚོ་སྨད་མཁན་ཆེན་ནམ་སྙེ་ཚ་ཀུན་དགའ་རྒྱལ་མཚན་ལས་སྤྱི་ཁྱེར་རྒྱལ་བའི་བཀའ་འགྱུར་གྱི་ལུང་གསན། གཞན་ཡང་དཔལ་ལྡན་རྒྱུད་བཞིའི་ཀླག་ལུང་དང་། མན་ངག་ཁྲེ་བ་རིང་བསྲེལ། གཡུ་ཐོག་སྙིང་ཐིག་གི་སྨིན་གྲོལ་དབང་ལུང་སོགས་ཞུས། རྒྱ་མ་འཚོ་བྱེད་སོགས་ལས་རྗེ་ཟུར་མཁར་བ་ལས་བརྒྱུད་པའི་གསེར་གཟུངས་བཀའ་རྒྱ་མའི་བརྗེད་བྱང་བཅས་ཀྱི་གདམས་པ་མནོས། གཞན་ཡང་མཁས་པ་དུ་མའི་དྲུང་ནས་རྒྱུད་སྡེའི་སྐོར་དང་སྒྲ་སྙན། ཡོང་གི་བླའི་སྨན་པ་དང་ཞལ་སློབ་གཅིག་ཕྱོགས་འབྲི་གུང་བླ་སྨན་ཀརྨ་ཞེས་པའི་དྲུང་ནས་རྗེ་ཟུར་མཁར་བ་ལས་བརྒྱུད་པའི་དུག་བསྲུང་གསེར་མདོག་མའི་གདམས་པའི་ལུང་རྒྱུན་སོགས་མནོས། སྨན་རྩིས་སོགས་གདམས་ཟབ་རྒྱ་མཚོ་ལྟ་བུ་ལ་ཁྱོན་ལོ་ངོ་བདུན་གྱི་རིང་དུ་ཡངས་པ་ཅན་དང་། ཡར་ལུང་སྟོད་སྨད་ཀུན་ཏུ་རྒྱུགས་ནས་ཞྭ་དམར་བཞི་པས་གཙོས་པའི་མཁས་གྲུབ་དུ་མའི་དྲུང་ནས་ཐུན་མོང་རིག་གནས་

དང་ཐུན་མིན་རིག་གནས་སོགས་ལ་སྦྱངས་པ་མཐར་ཕྱིན་པ་མཛད། རིག་གནས་ཀུན་ལ་མཁས་པའི་ཕུལ་དུ་ཕྱིན་ཅིང་། སྔ་འགྱུར་བཀའ་མ་མདོ་སྒྱུ་སེམས་གསུམ་གྱི་བརྒྱུད་པའི་བསྟན་པའི་སྲོག་ཤིང་འཛིན་པ། ཕྱི་འགྱུར་བླ་མེད་རྒྱུད་སྡེ་རྒྱ་མཚོའི་བཤད་སྒྲུབ་ཀྱི་མངའ་བདག གསང་ཆེན་ཟབ་མོའི་མཛོད་ལ་མངའ་དབང་བསྒྱུར་བའི་བཀའ་བབ་སྤྲུལ་པའི་གཏེར་ཆེན། ངོ་མཚར་མཆོག་སྤྱོད་གྲུབ་པའི་བརྟུལ་ཞུགས་ལ་རྩལ་འབྱོངས་པ་གྲུབ་བརྙེས་རིག་འཛིན་བྱེ་བའི་གཙུག་རྒྱན་མཆོག་ཏུ་གྱུར་པས། ཡོང་གི་དངོས་སློབ་འཕྲེང་པོ་གཏེར་ཆེན་ཤེས་རབ་འོད་ཟེར་གྱི་ཞལ་སྔ་ནས། གངས་རིའི་ཁྲོད་ཀྱི་གློག་པ་འཆད་ཉན་པ་རྣམས་ཀྱི་སྔན་དུ་བསྒྲིངས་པ་ཐོས་བསམ་འཆི་མེད་བདུད་རྩི་ཞེས་པའི་མཇུག་བྱང་ལས། ལ་ལར་མདོ་དང་འགའ་ཞིག་སྔགས་གཞུང་ཙམ། །གཞན་དག་སྒྲ་ཚད་ཙམ་ཞིག་ཕྱོགས་རེའི་མིག །ཕྱོགས་ལས་རྣམ་པར་རྒྱལ་བ་རནྟའི་ཞབས། །རིག་གནས་ཀུན་ལ་སྤོབས་པ་དགེ་བ་ཅན། །ས་གསུམ་འགྲན་ཟླ་བྲལ་བ་ཆོས་ཀྱི་རྗེ། །ཞེས་བསྔགས་པར་མཛད། གཞན་ཡང་འཇམ་དབྱངས་མཁྱེན་བརྩེ་དབང་པོས། སྲིད་དང་ཞི་བའི་མི་མཐུན་པའི་རྒུད་པ་ཐམས་ཅད་སེལ་བར་བྱེད་པོ་ཡིད་བཞིན་གྱི་ནོར་བུ་རིན་པོ་ཆེ་དང་ཆོས་མཚུངས་པ་ཆོས་རྒྱལ་རིན་ཆེན་ཕུན་ཚོགས་ཏེ། ཞེས་བསྔགས་པར་མཛད་དོ། །དགུང་ལོ་བཅུ་དྲུག་ཐོག་འབྲི་གུང་དུ་ཕེབས་ཏེ་མཚུངས་མེད་ཆོས་རྗེ་ཀུན་དགའི་དྲུང་ནས་མོས་གུས་སྲོག་འཁོར་གྱི་དབང་ལུང་ཁྲིད་ཟུར་རྒྱན་དང་བཅས་པ། བསྟན་དགོངས། ཕྱག་ཆེན་ཆོས་དྲུག ལྷན་ཅིག་སྐྱེས་སྦྱོར་གྱིས་མཚོན་པའི་འབྲི་གུང་པའི་ཆོས་མཛོད་ཇི་སྙེད་པ་གསན་བསམ་རྒྱ་ཆེར་མཛད། དགུང་གྲངས་ཉེར་དྲུག་པར་འཛིག་རྟེན་མགོན་པོའི་ཆོས་ཁྲིར་དབང་བསྒྱུར་ཏེ་གདན་སའི་གཉེར་གཏད། དགུང་ལོ་སུམ་ཅུའི་ལོ་ལ་ཚོགས་ཁང་ཀེ་རུ་ཡང་རྫོང་ནས་ཡང་ཟབ་ཀྱི་ཆོས་སྐོར་གནད་དྲངས། དུས་དེར་དབུ་རུ་ཀ་ཚལ་གཙུག་ལག་ཁང་ཉམས་གསོ་མཛད་ནས་སྒྲུབ་སྡེ་བཏབ། གཞན་ཡང་དྭགས་པོ་བཀྲ་ཤིས་རྣམ་རྒྱལ་དང་། ཀརྨ་མི་བསྐྱོད་རྡོ་རྗེ་སོགས་ཀྱིས་མཚོན་པའི་བཀའ་བརྒྱུད་པའི་མཁས་པ་རྣམས་ལས་ཆོས་འབྲེལ་གསན་རེས་མཛད། སྐབས་ཤིག་ཆོས་རྗེ་སྐྱོབ་པ་ཞལ་གཟིགས་ཤིང་དྲི་བ་དྲིས་ལན་བསླབ་བྱ་མང་དུ་གནང་བ་ཞིག་བྱུང་། གྲུབ་ཆེན་ཛ་ཧར་པེར་གྱི་དངོས་སློབ་བཛྲ་ན་ཐ་ལས་རླུང་ཁྲིད་ཀྱི་གདམས་པ་སོགས་གསན། རླུང་ཁྲིད་གདམས་པ་དེ་ནི་ཆོས་རྗེ་སྐྱོབ་པས་མཛད་པའི་དམིགས་པ་ནད་བཅོས་ཀྱི་གཞུང་དང་གཅིག་མཚུངས་འདྲ་ཡིན་པས་རྗེ་འདིས་སྐུ་ཚེ་གང་པོར་རླུང་ཁྲིད་ཀྱི་ཉམས་ལེན་མཛད་པ་ནི་ཡོང་གི་རྣམ་ཐར་དྲུང་པས་མཛད་པ་ལས་གསལ། འདིའི་སྐོར་རྒྱལ་དབང་ལྔ་པས་

མཛད་པའི་དམ་པའི་ཆོས་ཀྱི་གསན་ཡིག་གཏྲའི་ཆུ་རྒྱུན་ནང་དུ་ཞིབ་པར་བཀོད་ཡོད་པས་དེར་
གཟིགས་ཤིག གཙོ་བོ་གསོ་དཔྱད་ཀྱི་སྐོར་ནས་ཞུ་ན། རྗེ་འདིས་དུག་བསྡུང་གསེར་མདོག་མ་
ཞེས་བྱ་བ་གདམས་པ་ཟབ་མོ་ཞེས་བྱ་བའི་མཇུག་བྱང་དུ། མིང་གཞན་དུག་བསྡུང་གསེར་མདོག་
མ་ཞེས་བྱ་བ་བཀའ་གཏེར་གྱི་བརྒྱུད་པ་གཉིས་ལྡན་འདི་ནི། མཁས་པ་ཆེན་པོ་ཟུར་མཁར་ལ་
ཐོག་པས་མཛད་པའི་ཡིག་ཆ་ལ་གཞི་བྱས་ཤིང་། ཕོང་རང་གི་ལག་ཏུའང་གདམས་པ་འདིའི་ཡིག་
ཆ་རྙིང་པ་བདོག་པས་ཟུར་བརྒྱན་ཏེ། བྲི་བར་གྱིས་ཞེས་འབྲི་གུང་བླ་སྨན་ཀརྨའི་མིང་ཅན་གྱིས་
ཡུན་རིང་པོ་ནས་བསྐུལ་བ་ལས་ཐོ་མ་རིའི་ཞོལ་བུ་བ་རཏྣའི་མིང་ཅན་གྱིས། གདན་ས་ཆེན་པོའི་
ཀླ་བྲང་ཁང་གསར་ཆེན་མོར་བྲིས་པའོ། །ཞེས་ཟུར་མཁར་མཉམ་ཉིད་རྡོ་རྗེས་མཛད་པའི་གསེར་
གཟུངས་བཀའ་རྒྱ་མའི་བརྗེད་བྱང་དང་མཐུན་པར་བྲིས་པ་མ་ཟད། དེའི་གདམས་པའི་རྒྱུན་དེ་
ཡང་རྫོང་གསར་མཁྱེན་བརྩེ་བར་ལ་མ་ཉམས་པར་གནས་ཡོད་པ་ནི་མཁྱེན་བརྩེའི་གསུང་ལས་
གསལ། རྗེ་འདིས་མཛད་པའི་སྨན་ཆོས་ཟུང་འབྲེལ་གྱི་ཡིག་ཆ་ནི། རྒྱ་གར་གྱི་གྲུབ་ཆེན་ཛ་ཧར་
ཕྱིར་སྨན་བརྒྱུད་ཟབ་མོ། དཔལ་གྲུབ་པའི་དབང་ཕྱུག་ཆེན་པོ་ཛ་ཧར་ཕྱིར་ལས་བརྒྱུད་པའི་རླུང་
ཁྲིད་ལས་འབྱུང་འཁྲུགས་ཀྱི་གེགས་སེལ་ནད་འཛོམས་བདུད་རྩིའི་བུམ་པ་བཅས་ཡོད་ལ། དེ་
ལ་རླུང་ཁྲིད་གདམས་པའི་སྐབས་མགོན་ཆོས་ཀྱི་ཉི་མའི་སྐུ་དུས་སུ་མ་ཉམས་ཙམ་བཞུགས་པར་
མངོན་ཏེ། ཁྲབ་བདག་རྡོ་རྗེ་འཆང་དབང་སུཏྲའི་ཞབས་ཀྱི་རྣམ་ཐར་སྙིང་ཆ་དད་ལྡན་འཁོར་བའི་
ཚ་གདུང་སེལ་བྱེད་ལས། ཡང་ཟབ་ཧྥ་ཧར་ཕེར་ཀྱི་རླུང་ཁྲིད་ཀྱི་འཕྲུལ་འཁོར་རྣམས་བར་སྐབས་
མཚམས་རྒྱན་པ་རེ་གཉིས་མ་གཏོགས་པ་ཕལ་ཆེར་ལ་ཁྱུངས་ཐུབ་ཅིག་མེད་པར་ནུབ་ཏུ་ཉེ་བའི་
སྐབས་དེར། ཁྲིད་ཞུ་མི་རྣམས་ལ་དགེ་སློང་དགེ་འཕེལ་སོགས་གོང་སློས་ཁྲིད་གཉེར་རྣམས་ནས་
སློབ་འཇུག་བར་གནང་ནས་ནན་གྱིས་སྒྲུངས། ཞེས་གསུངས་སོ། །རྗེ་འདིས་ཁྲི་སྨྱོན་བཙོས་ཐབས་
ཤིག་ཀྱང་མཛད་ཡོད་པ་མངོན་ཏེ། དཔལ་ལྡན་རྒྱུད་བཞི་ལ་སོགས་པའི་གསོ་བ་རིག་པའི་མན་
ངག་ཀུན་གྱི་གནད་བསྡུས་ཕན་བདེའི་བསིལ་ཟེར་སྤྲོ་བའི་ཟླ་བ་གསར་པ་ལས། ནད་བརྟགས་
ཐབས་རྗེ་འབྲི་གུང་པ་ཆོས་རྒྱལ་རིན་ཆེན་ཕུན་ཚོགས་ཀྱི་ཕྱག་ལེན་ལ། ཞེས་གསལ་བས་གཞུང་
དངོས་ནི་ཕོ་བོས་མ་མཐོང་ལ། ཕྱི་ཕྱིར་ཡང་སྨར་གཙུག་ལག་ཁང་དང་སྐྱེ་མོ་གཤགས་རམ་གྱི་སྐྱབ་
སྡེ་སོགས་འཛུགས་གནང་མཛད་པ་དང་། ཚ་འུག་གི་ཆོས་རྗེ་སྐྱོབ་པའི་བཞུགས་ཁྲི་ལེགས་པར་
གསོ་བ་སོགས་མཛད། ཆབ་ཚན་དུ་ཕེབས་པས་ཆབ་ཚན་ཁར་འབྲི་གུང་ཆོས་སྒོ་བ་དང་། མགར་

སྤྲུལ། མཆོག་ལྡན་སྤྲུལ་སྐུ། ཐེལ་གྱི་གྲྭ་པ་སོགས་ལ་བསྟན་སྙིང་ཆ་ལག་དང་བཅས་པ། རླུང་ཁྲིད་སོགས་གནང་། མདོར་ན་སྐབས་དེ་དུས་རྗེ་འདི་འབྲི་བསྟན་ཆོས་སྲིད་གཉིས་ཀར་སྐུ་དྲིན་ཤིན་ཏུ་ཆེ་བ་ཡིན། མཐར་དགུང་ལོ་ཞེ་དགུ་པ་རབ་བྱུང་དགུ་པའི་མེ་སྤྲུལ་ལོ་སྟེ་སྤྱི་ལོ་༡༥༥༧ལ་སྐྱ་ངན་ལས་འདས། རྗེ་འདིས་མཛད་པའི་ཡིག་ཆ་ནི། རྣམ་ཐར་དང་ལོ་རྒྱུས་ཀྱི་སྐོར། མགུར་གྱི་སྐོར། ཆོ་གའི་སྐོར། དཀྱིལ་འཁོར་གྱི་ཐིག་རྩའི་སྐོར། སྒྲུབ་ཐབས་སྐོར། ལྷ་ལྡན་ཆོས་སྐོར། ཆོས་དྲུག་གི་སྐོར། ཡང་ཟབ་ཀྱི་སྐོར། སྨན་ཆོས་ཀྱི་སྐོར་སོགས་པོད་བདུན་ཙམ་མཆིས། རྗེ་འདིའི་སློབ་མ་ཉམས་སྟོང་རྟོགས་པའི་འཁྲིད་མཁས་སློབ་མ་བདུན། གནད་ཟབ་གདམས་མཛོད་འཛིན་པ་བཞི། མཆོག་གྱུར་བདུན། ཉེ་གནས་གཉིས་སོགས་གྲངས་ལས་འདས་པ་བྱུང་།

ལྷ་སྨན་ཀརྨ་རིན་ཆེན་རྒྱ་མཚོའི་སྐོར།

ལྷ་སྨན་ཀརྨ་རིན་ཆེན་རྒྱ་མཚོ་མཆོག་ནི། འབྲི་གུང་གདན་རབས་བཅོ་བརྒྱད་པ་ཆོས་རྒྱལ་རིན་ཆེན་ཕུན་ཚོགས་སྐབས་ནས་བྱུང་བའི་སྨན་པ་ཞིག་ཡིན། དེ་འབྲེལ་ཡིག་ཆ་མང་པོར་རྟོག་ཞིབ་བྱས་རུང་ཁོང་གི་ཡབ་ཡུམ་དང་འཁྲུངས་འདས་ལོ་ཚིགས་སོགས་ཁ་གསལ་འཁོད་པའི་ཡིག་ཆ་མ་མཇལ། ཁོང་གིས་མཛད་པའི་འབམ་བཅོས་ཤོག་དྲིལ་ཞིག་ལས། འདི་འདྲའི་གསོ་དཔྱད་ཟབ་ཁྱད་འདི། །གསོ་རིག་གནས་ལ་ཕྱུལ་ཕྱིན་ཞིང་། །བཀའ་བརྒྱུད་འདི་ཡི་བསྟན་པ་ལ། །ཉིན་མོར་བྱེད་པའི་འོད་སྟོང་ཅན། །སྨན་སྒོམ་འོད་ཟེར་ཆེན་པོ་ཡིས། །བརྒྱུད་འཛིན་འབྲི་གུང་འཚོ་བྱེད་པ། །དེ་དུས་ཀརྨ་ཞེས་གྲགས་པ། །གང་དེའི་ཟབ་དགུ་གཅེས་ཏིག་ལས། །རྐང་ནད་གསོ་དཔྱད་གདམས་པ་འདི། །ཁོ་བོ་སྐུ་ར་ར་ཊ་ཡིས། །ཉམ་ཆུང་ནད་པ་སྐྱོབ་པའི་ཕྱིར། །སྟོན་ཆད་ལག་ལེན་ཞལ་ཤེས་ལས། །ཡིག་ཆ་རྒྱས་པ་མི་འདུག་པས། །ཞལ་གདམས་གབ་པ་མངོན་ཕྱུང་སྟེ། །འདི་ནི་ལྷས་མཆོག་ཡི་གེར་བྲིས། །འགྲོ་ལ་བརྩེ་བའི་སེམས་ལྡན་ཞིང་། །སློབ་དཔོན་འདི་ཡི་བརྒྱུད་འཛིན་གྱིས། །སྙིང་གི་ནོར་བུ་འདིར་མཆིས་སོ། །གཅེས་པར་བཟུང་ལ་འགྲོ་དོན་སྒྲུབ། །ཅེས་གསུངས་པ་བཞིན་ཁོང་ནི་ཟུར་མཁར་མཉམ་ཉིད་རྡོ་རྗེའི་དངོས་སློབ་སྨན་སྒོམ་འོད་ཟེར་སེང་གེའི་ཐུགས་སྲས་ཡིན་པ་ཤེས་ཐུབ་པ་རེད། རྒྱལ་དབང་རིན་ཆེན་ཕུན་ཚོགས་ཀྱིས་མཛད་པའི་འཚོ་བྱེད་སྐར་མ་ལ་ཀུ་རེའི་ཚིགས་བཅད་ཀ་ཁ་མ་ལས། །ཀ་རའི་རོ་ལ་བྱེས་པ་ཆགས་པ་བཞིན། །ཁ་ཟས་བཀྲུང་བ་དག་ལ་སྲིད་མིན་ཀྱང་། །ག་ལུ་མཛད་ནས་མགྱོགས་པར་མི་འགྱོན་པར། །ང་ཡི་ལྷ་སྨན་འཚོ་

བྱེད་སྐར་མ་ཡིན། །ཅ་རེ་བཞུགས་ནས་སྨན་ཕྲུག་མི་སྐྱོང་བར། །ཆ་ལུགས་གང་བྱུང་སྨྱོན་པའི་སྤྱོད་པ་ཡིས། །ཇ་སོགས་འདོད་ཡོན་དུ་མའི་བཅུད་ལེན་པར། །ཉ་བཞིན་ཐོགས་མེད་བགྲོད་པའི་གར་མཁན་པོ། །ཏ་ཐཱ་ག་ཏ་སྨན་པའི་རྒྱལ་པོ་ཡིས། །ཐ་དད་ནད་ལ་སོ་སོར་སྨན་ནད་ཀྱང་། །ད་ལྟ་མ་ནུའི་ཐང་ལས་མི་སྨིན་པར། །ན་མེད་དེ་ཡིས་ནད་ལ་ཅང་ཕན་ནམ། །པ་ཐོར་འདོད་པའི་ཕ་མའི་གཅེས་ཕྲུག་ཀུན། །བ་ལང་ཁྱུ་ལྟར་ཡོན་ཏན་མི་སློབ་པར། །མ་ལུས་བོར་ལ་ཁྲིད་ཀྱིས་ཅང་ཐོད་དམ། །ཙ་ནའི་འབྲུ་ཙམ་རིལ་བུ་གསུམ་བྱིན་ནས། །ཚ་ཚ་ཛམ་ཛམ་བཀའ་བསྒྱིན་བགྲང་གི་ཤོར། །ཛ་ཛ་ཧཱུྃ་ཧཱུྃ་དྲག་སྔགས་སྒྲོག་པ་འདི། །ཝ་དམར་སློབ་དཔོན་སུ་ཡི་ཁྱད་ཆོས་ཡིན། །ཞྭ་མོ་དབྱར་དགུན་མེད་པར་དོམ་ར་གསོལ། །ཟ་མ་བཟང་ངན་ཁྱད་མེད་རོ་སྙོམས་རོལ། །འ་ལེ་འོ་ལེར་ནད་པར་བརྙས་བཅོས་བྱེད། །ཡ་ལྟར་གྱིང་བའི་རྟོགས་པ་ཐུགས་ལ་འཁྲུངས། །ལ་ཕྱུག་སྙིག་པ་ལྟ་བུར་ཞལ་དུགས་ཚོ། །ཤ་ཟ་ལྟ་བུར་ཧམ་པས་སྟོང་གསུམ་བཞེས། །ས་སྐྱེང་ངོར་གྱིས་ཁེངས་ཀྱང་ཚོག་ཟེས་བྲལ། །ཧ་ཧ་མེད་ཀྱང་ཀུ་རེ་སྐྱུལ་ཀའི་ཚུལ། །ཨ་ལ་ལ་ལའི་འཚོ་བྱེད་སྐར་མ་ལ། ། འཁོར་ཞག་ཕྱི་ནས་འཁྲུངས་པའི་གཞི་ལེན་ལ། །ཀ་མད་སུམ་ཅུའི་རྣམ་ཐར་གསོལ་འདེབས་ཕུལ། །མངྒ་ལཾ། ཞེས་གསུངས་སོ། །དྭང་ལྷུམ་པ་རིན་ཆེན་དཔལ་གྱིས་མཛད་པའི་རྗེ་བཙུན་རིན་ཆེན་ཕུན་ཚོགས་ཀྱི་རྣམ་ཐར་སྨད་ཆ་དད་པའི་གདུང་བ་སེལ་བྱེད་ལས། རྗེ་ཉིད་ཞབས་བསྟེན་ནས་ལྷ་སྨན་མཁས་པའི་དབང་པོ་ཀརྨ་ཞེས་བྱ་བས་གསོལ་སྨན་ཕུལ་ཞིང་། ཞེས་དང་། ཡང་དེ་ལས། ཆོས་རྗེ་རིན་ཆེན་ཕུན་ཚོགས་སྐུ་གྲིབ་ལ་བརྟེན་པ་ལྟ་བུའི་མགུལ་བསྣུན་པ་ཞིག་བྱུང་བས་སྤྱི་བྱེ་བྲག་ཏུ་མང་ཇ་འགྲེད་སོགས་སྐུ་རིམ་བཟང་བ་གྲུབ་པ་དང་། ལྷ་སྨན་མཁས་པའི་དབང་པོ་ཀརྨ་ཞེས་བྱ་བས་གསོལ་སྨན་གནད་དུ་བསྣུན་པས་འཕྲལ་དུ་དྭངས་པར་གྱུར་ཏོ། །ཞེས་གསལ། གཞན་ཡང་དྭང་ལྷུམ་པ་རིན་ཆེན་དཔལ་གྱིས་མཛད་པའི་རྗེ་བཙུན་རིན་ཆེན་ཕུན་ཚོགས་ཀྱི་རྣམ་ཐར་སྨད་ཆ་དད་པའི་གདུང་བ་སེལ་བྱེད་དེ་ལས་གསལ་བ་ལྟར་ན་ཆོས་རྗེ་རིན་ཆེན་ཕུན་ཚོགས་མཆོག་ཉིད་ཕལ་ཆེར་སྐུ་ཚེ་གང་པོར་ནད་ཕྲ་རགས་ཀྱི་བསྣུན་ཚུལ་ལྟ་བུ་འདུག་པས་ལྷ་སྨན་ཁོང་གིས་ཚེ་གང་རྗེའི་ལྷ་སྨན་མཛད་པ་མངོན། འཚོ་བྱེད་ཁོང་ནི་ཕལ་ཆེར་གོང་གི་ཀ་རྫོམ་དེ་དང་དྭང་ལྷུམ་པའི་གསུང་ལ་དཔག་ན་ཕྱི་ལྟར་བྱ་བྲལ་སྨྱོན་པའི་ངང་ཚུལ་ཅན། ནང་ལྟར་ཕྱག་ཆེན་མངོན་རྟོགས་རྒྱུད་ལ་འཁྲུངས་པའི་འཚོ་བྱེད་རྟོགས་ལྡན་པ་ཞིག་གི་ཚུལ་དུ་གནས། འབྲི་གུང་གསོ་རིག་གཅེས་བསྐྱུས་ནང་དུ་ཡོད་པའི་དཔེ་ཚན་འབྲི་གུང་འཆི་མེད་རིལ་བུ་ཞེས་པ་དེ་ཁོང་གིས

གསུངས་པ་ཡིན་ལ། གསུང་དེ་གཞན་རིམས་བཅོས་ཀྱི་སྨན་ཡིག་ཡིན་པས་རྒྱལ་དབང་རིན་ཆེན་ཕུན་ཚོགས་ཀྱིས་ཧྲི་སྒྲོ་ནས་གཏེར་དུ་བཞེས་ནས་བླ་སྨན་ཡོང་གིས་ཡི་གེར་ཕབ་པའི་གྲས་ཡིན་པ་ལས། སྤྱི་སོར་ཞུ་དག་པ་ལ་ལས་ཀུན་མཁྱེན་ཆོས་གྲགས་ཀྱིས་ཧྲི་སྒྲོ་ནས་གཏེར་དུ་བཞེས་པ་བཅོས་འདུག་པས་དེ་ནི་མ་དག་པར་སྣང་། ཀུན་མཁྱེན་འབྲི་གུང་པའི་རང་རྣམ་སོགས་སུ་དེ་ལྟར་གཏེར་དུ་བཞེས་པའི་སྐོར་ནི་ལུང་ཚིག་དང་གསལ་ཆ་གཅིག་ཀྱང་གསུངས་མེད། འཚོ་བྱེད་ག་རྒྱ་ཡོང་དང་ཀུན་མཁྱེན་ཆོས་གྲགས་རྣམ་གཉིས་བར་ལ་ཡང་དུས་རབས་སྤྱི་ཕྱི་ཡོད་པས་སོ། །གཞན་ཡང་འབྲི་ལུགས་ཐིགས་སྨན་ཆེན་མོ་ཞེས་པ་དེ་ཡང་ཡོང་གིས་གསུངས་པ་ཡིན་ཏེ། མན་ངག་རིན་ཆེན་གཏེར་མཛོད་ལས། ལུས་དང་ཡན་ལག་མགོ་བོ་སོགས། །ཆག་གས་བཙབས་གྲུམ་བྱུང་བ་ན། །འབྲི་གུང་འཚོ་བྱེད་ག་རྒྱའི་མན་ངག་ཁྲི། །ཞེས་དང་། འདི་ལས་གཞན་དུ་གབ་སྐུང་ཡོད་རེ་ཀན། །འདི་ཕྱིའི་སྐྱབས་མགོན་དགོན་མཆོག་དཔང་པོར་བྱེད། །དེ་ཕྱིར་ཐུགས་ཀྱི་དཀྱིལ་དུ་སྲས་པ་ཞུ། །ཞེས་པ་འདི་ཉིད་འབྲི་གུང་བླ་སྨན་པ། ག་རྒྱ་རིན་ཆེན་རྒྱ་མཚོའི་གསུང་ལས་བཏུས། ཞེས་གསུངས་པ་དང་། ཕན་བདེའི་སྙིང་པོའི་ཡན་ལག་འབམ་བཅོས་གཅེས་པའི་གནད་བསྡུས་ཆེ་ཕྲུམ་ཞེས་པ་ལས། དབུས་སྟོད་བླ་སྨན་ག་རྒྱའི་ཟབ་གནད་ཀླུ་བདུད་བཅུ་བདུན་ནི། ཀླུ་བདུད་རྡོ་རྗེ་ལྷོག་དུག་ནག་པོ་དང་། །སྤོང་ཟེལ་རྒོད་སྤྱོས་རྒྱལ་པོ་སྡེ་བཞི་ཡིན། །ཟི་ར་གཉིས་དང་ཏིལ་གཉིས་བཙུན་མོ་བཞི། །བློན་པོ་གུ་གུལ་བླ་རྩི་ཤུ་དག་དང་། །ཨ་རུ་གསེར་མདོག་དཔའ་བོ་སེར་པོ་དང་། །རྭ་ཅན་དཀར་ནག་ཏུ་རྐ་དབང་ལག་འབངས། །རྒྱལ་པོ་སྡེ་བཞི་ཞོ་རེ་མཉམ་པ་ལ། །བཙུན་མོ་བློན་འབངས་དེ་ཡི་ཕྱེད་ཕྱེད་དོ། །གུ་གུལ་བསྒྲུང་ཆུས་བྲན་ལ་རིལ་བུ་དྲིལ། །ཁྱུང་ལྔ་མཉམ་སྦྱོར་གུ་གུལ་སྒྲེ་ཤང་དང་། །གུར་གུམ་ད་རུ་སྡིག་པ་དཀར་ནག་རྣམས། །ནུས་ལྡན་སྦྱོམ་བརྒྱད་དྲི་ཆུས་རིལ་བུ་དྲིལ། །སྦྱོར་བ་འདི་གཉིས་ལྷག་སྤྲོད་ཆུ་བསྐོལ་དབུལ། །འབམ་རིགས་མ་ལུས་འཇོམས་ཤིང་ཁྱད་པར་དུ། །གཞོན་དར་ཁྲག་མཁྲིས་ཚ་ཤས་ཆེ་ལ་བསྔགས། །ཞེས་ཀླུ་བདུད་བཅུ་བདུན་ནི་རྗེ་འདིའི་ཕྱག་ལེན་ཡིན་པ་གསལ། འབམ་བཅོས་སྙིང་པོ་བསྡུས་པ་ལས། སྤྱོས་ཁྱུང་བཅོ་ལྔའི་ཁ་ཚར་སྨན་གྱི་སྐབས་ཀྱི་གསང་སྨན་ཆ་གཉིས་ཞེས་པའི་གསང་སྨན་དེ། འདི་ཡི་གསང་སྨན་ནི་འབྲི་གུང་བླ་སྨན་ག་རྒྱས་ལྷོག་དུག་ཤ་ལ་ཡུ་རིང་ལ་མཛད་ཞེས་གསུངས་སོ། །འབམ་བཅོས་སྐོར་ནས་ཀྱང་འབྲི་གུང་འཚོ་བྱེད་བླ་སྨན་ག་རྒྱའི་འབམ་བཅོས་ཞེས་པའི་དཔེ་ཚན་ཞིག་ཀྱང་འདུག ཡིན་ནའང་སྐབས་དེའི་ཡས་མས་སུ་འབྲི་གུང་ཁུལ་དུ་ཡོང་དང་འདྲ་བའི་སྨན་རྩིས་མཁས་པ་དུ་མ་བྱུང་ཡོད་

ཏུང་ལོ་རྒྱུས་དང་རྣམ་ཐར་སོགས་རྩོམ་འབྲི་བྱེད་པའི་གོམས་གཤིས་དེ་ཙམ་མེད་ཅིང་ཡིག་རིགས་འགའ་ཞིག་བཞུགས་པ་དག་ལ་ནི་མཁས་པ་དེ་ཚོའི་མཚན་དང་དུས་རབས་གང་དུ་བྱོན་པ་སོགས་གསལ་ཁ་མེད་པས་ད་ལྟའི་ཆར་དཀའ་ངོག་ཏུ་གྱུར་ཡོད། མཁས་དབང་ར་སེ་དཀོན་མཆོག་རྒྱ་མཚོ་མཆོག་གིས། དེ་སྔོན་འབྲི་གུང་ཆོས་མཛོད་ཕྱོགས་བསྒྲིགས་བྱེད་པའི་སྐབས་ས་གནས་སོ་སོར་འབྲི་གུང་དང་འབྲེལ་བའི་ཡིག་ཆ་བཙལ་འཚོལ་བྱེད་དུས། ཡང་སྒར་དགོན་པའི་དགེ་སློང་ཕུར་བུ་བཀྲ་ཤིས་ཕྱག་ལ་བླ་སྨན་ཀརྨའི་གསུང་རྩོམ་དཔེ་རྙིང་པོད་གཅིག་འདུག ནང་དོན་ནི་ཕལ་ཆེར་འཕྲིན་ཡིག་གི་སྐོར་དང་། སྨན་ཡིག དགོངས་གཅིག་སྨོམ་ཚིག་སོགས་འདུག དེ་དུས་དཔར་བཤུས་ཤིག་བྱེད་དགོས་བསམ་ཏུང་རྗེས་སུ་འབྲེལ་བ་བྱེད་དུས། འབྲི་གུང་བཀའ་བརྒྱུད་ཀྱི་ཆོས་སྡེ་ཁྲི་རྫོང་དགོན་པའི་བཟོད་པ་སྤྲུལ་སྐུས་འཁྱེར་ཞེས་ཐོས་བྱུང་ཟེར། ད་ལྟ་ཧ་ལམ་གསུང་རྩོམ་དཔེ་རྙིང་དེ་བཟོད་པ་སྤྲུལ་སྐུའི་ཕྱག་ན་ཡོད་ཚོད་འདུག་ཅེས་ཁོ་བོར་གསུངས་བྱུང་བས། བླ་སྨན་ཁོང་གི་གསུང་འབུམ་དེ་ཙམ་ལས་གཞན་པའི་སྐོར་ཡོད་སྐད་མིན་འདུག

འཚོ་བྱེད་ཀུན་དགའ་གྲགས་པའི་སྐོར།

འཚོ་བྱེད་ཀུན་དགའ་གྲགས་པ་མཆོག་ནི། དྲུང་ལྷུམ་པ་རིན་ཆེན་དཔལ་གྱིས་མཛད་པའི་རྗེ་བཙུན་རིན་ཆེན་ཕུན་ཚོགས་ཀྱི་རྣམ་ཐར་སྨད་ཆ་དད་པའི་གདུང་བ་སེལ་བྱེད་ལས། དེ་ནས་ལྷུམ་དཔོན་མོ་བས་སྤྱན་དྲངས་ཏེ་སྐུ་མཚམས་སུ་བཞུགས་པ་ན། ཆོས་བཅུ་ནས་སྟེང་ཙུང་ཟད་འཕར་བར་བྱུང་བས། དགོན་རྣམས་སུ་མང་བསྐོལ་དང་འཚོ་བྱེད་ཀུན་དགའ་གྲགས་པས་གསོལ་སྨན་མང་དུ་ཞུས་ཀྱང་དྭངས་སྐྱིད་ཆེར་མ་བྱུང་། ཞེས་སྐབས་དེ་དུས་འབྲི་གུང་དུ་འཚོ་བྱེད་ཀུན་དགའ་གྲགས་པ་ཟེར་བའི་བླ་སྨན་ཞིག་བྱུང་ཡོད་པ་རྣམ་ཐར་ལས་ཤེས་ནུས། རྒྱལ་དབང་རིན་ཆེན་ཕུན་ཚོགས་བསྟུན་པའི་རིང་གསོལ་སྨན་ཕུལ་བ་དང་ཞབས་ཞུ་སྒྲུབ་པ་སོགས་གསལ་ཏུང་། ཡིན་ཡང་འཚོ་བྱེད་ཁོང་གི་རྣམ་ཐར་ཞིབ་ཕྲ་མེད་པས་འཚོ་བྱེད་འདི་པའི་སྐོར་བརྗོད་རྒྱུ་ནི་དེ་བས་ལོ་རྒྱུས་ཀྱི་དཔང་པོ་མེད་པས། མཚན་འདྲ་བའི་ཕྱོགས་ནས་བསམ་གཞིགས་བྱས་ན། འབྲི་གུང་གདན་རབས་བཅུ་བདུན་པ་རྒྱལ་དབང་ཀུན་དགའ་རིན་ཆེན་གྱི་སྐུ་དུས་སུ་བྱོན་པའི་རྗེ་འཛིན་ལྡན་མ་ཀུན་དགའ་གྲགས་པ་ཞེས་པ་ཞིག་ཁམས་ལྡན་ཡུལ་ནས་སྐུ་འཁྲུངས་ཤིང་འབྲི་གུང་དུ་ཐེབས་ནས་ཆོས་རྗེ་ཀུན་དགའི་ཞབས་ལ་གཏུགས། བཀའ་བརྒྱུད་པའི་ཆོས་མཛོད་ལ་གསན་བསམ་མཛད་

པས་མཁས་པའི་སར་གཤེགས། ཆོས་རྗེ་ཀུན་དགའ་འདུས་ནས་རྒྱལ་དབང་རིན་ཆེན་ཕུན་ཚོགས་མཆོག་གིས་ལྷན་མ་ཀུན་དགའ་གྲགས་པ་གངས་རིའི་རྡོ་འཛིན་དུ་མངའ་གསོལ། འཚོ་བྱེད་ཀུན་དགའ་གྲགས་པ་དང་རྡོ་འཛིན་ཀུན་དགའ་གྲགས་པ་གཉིས་དུས་རབས་གཅིག་མཚུངས་དང་། བླ་མ་བཅས་དུས་མཉམ་ཡིན་པས་ཕལ་ཆེར་ཨེ་ཡིན་བསམ། འོན་ཀྱང་རྡོ་འཛིན་ཀུན་དགའ་གྲགས་པའི་རྣམ་ཐར་ཙུང་ཙམ་ཡོད་ཙུང་ཁོང་གིས་སྨན་དཔྱད་ལ་སྦྱངས་ཚུལ་སྐོར་འཁོད་མེད། ཡིན་ནའང་རྡོ་འཛིན་དེ་ཉིད་མཁས་པ་ཆེན་པོ་ཡིན་པ་རྣམ་ཐར་ལས་གསལ་བས། དེ་ཕྱིར་ཚོད་དཔག་ཙམ་ལས་ཁ་ཆོན་བཅད་མེད།

སྤྲ་རའི་ལྷ་རྗེ་དཀར་པོའི་སྐོར།

སྤྲ་ར་ཞེས་པའི་ཡུལ་དེ་ནི་མལ་གྲོ་གུང་དཀར་རྫོང་ཁོངས་བོད་སྟོད་ཀྱི་མངའ་ཁོངས་སུ་གཏོགས་པ། སྤྲ་ར་ཁ་གྲོང་ཚོ་ཞེས་པ་དེ་ཡིན་ལ། ལྷ་རྗེ་དཀར་པོ་ཞེས་པའི་གནས་ཡུལ་གཙོ་བོ་ནི་སྤྲ་རའི་ཕུ་དེར་ཡིན་ལ་དེ་ན་གནས་བདག་གི་གནའ་ཤུལ་ད་ཡང་མ་ཉམས་པར་གནས་ཡོད། རྡུང་ལྷམ་པ་རིན་ཆེན་དཔལ་གྱིས་མཛད་པའི་རྗེ་བཙུན་རིན་ཆེན་ཕུན་ཚོགས་ཀྱི་རྣམ་ཐར་སྨད་ཆ་དད་པའི་གདུང་བ་སེལ་བྱེད་ལས། རྒྱལ་དབང་རིན་ཆེན་ཕུན་ཚོགས་མཆོག་དེར་སྐུ་མཚམས་སུ་བཞུགས་པའི་ཚེ་བསྟན་གྱི་རྣམ་པ་ཙུང་ཟད་ཀྱི་རྟགས་བྱུང་བ་ལ། རླུང་ཁྲིད་ཀྱི་གདམས་པ་དང་སྨན་ཁྲུས་ཀྱིས་འཕྲུལ་དུ་དྭངས་སོ། །དེ་ནས་གླིང་རིན་པོ་ཆེར་བཙུན་པ་དཔལ་ལྡན་མགོན་པོ་བྱ་བའི་ཕ་ཤི་བ་དགེ་བ་བླ་གཡེལ་ཆེན་མོའི་གྲལ་དབུར་ནན་གྱིས་སྤྱན་དྲངས་པས་བསམ་པ་རྫོགས་ཕྱིར་ཐེབས་ནས་འབུལ་བ་དང་འགྱེད་བཟང་པོ་བྱས། དེའི་གོང་དུ་སྤྲ་རི་གཞི་བདག་ལྷ་རྗེ་དཀར་པོས་གདན་དྲངས་པ་ནི། ཙུ་བ་གྲོང་བ་ཞིག་སྣང་བ་སྨྲ་ཞིག་ཏུ་གདན་དྲངས། མི་སྐྱ་ཕ་བུ་གཉིས་སྣང་བས་བུ་དེས་ཕ་རལ་པ་སེར་པོ་དུ་བ་ཆགས་པའི་སེ་རྩེལ་བ་ཞིག་སྣང་བ་ལ། ངའི་ཕ་འདི་ལྷ་རྗེ་མཁས་པ་ཞིག་ཡིན། འདི་ལ་ཕྱག་རྩ་སྟོན་ཟེར། བསྟན་པས་ལེགས་པར་བརྟགས་ནས། སྨན་མཆོག་ཏ་ལ་ནག་པོ་དེ་བཞེས་སོགས་ཚིགས་བཅད་རྐང་པ་དྲུག་སྨྲས་ཤིང་སྨན་མང་པོ་དང་འབུལ་བ་དུ་མ་བྱས་ནས་སེམས་བསྐྱེད་ཀྱི་ཆོས་ཞུས་པས་གནང་། དེ་འཕྲུལ་མནལ་སད་པ་ལྷ་བུར་གྱུར་པ་དང་། གོང་དུ་ཟུངས་ཟད་བསྟུན་པ་དེ་དྭངས། ད་དུང་བསྟུན་གྱི་གཞི་བག་ལ་ཉལ་དུ་ཡོད་པར་དགོངས། ཞེས་གོང་གི་གསུང་དེ་དག་ནི་རྒྱལ་དབང་ཁོང་གི་དག་སྣང་གི་གཟིགས་པ་ཞིག་ཡིན་

ཙུང་། དོན་དུ་ད་ལྟའི་དམངས་ཁྲོད་ཀྱི་ངག་རྒྱུན་དུ་དུང་གི་མི་བུ་ཁྱུ་གང་ཞེས་བརྗོད་ཀྱི་འདུག་ལ། སྤྲ་རའི་ལྷ་རྗེ་དཀར་པོ་ཡོད་སའི་གནས་དེའི་རི་འདབས་གཡས་གཡོན་དུ་སྐྱེ་དངོས་རིགས་མི་འདྲ་བ་མང་པོ་ཡོད་པར་གསུངས། སྔོན་ཆད་རྒན་རབས་རྣམས་ཀྱིས་སྔོ་སྨན་གནས་དེ་ནས་འཐུ་སྒྲུབ་བྱེད་སྲོལ་ཡོད། ལྷག་ཏུ་པོང་ང་ནག་པོ་དེ་ལ་ནུས་པ་དམིགས་བསལ་ཡོད་རབས་ད་ལྟའི་སྤྲ་རའི་རྒན་རབས་རྣམས་ཀྱི་ངག་རྒྱུན་དུ་ཤོད་སྲོལ་མ་ཉམས་པ་གནས། ལྷ་རྗེ་དཀར་པོ་དེ་“རིག་གསར”སྐབས་བར་ལྷ་འབབ་པའི་སྲོལ་ཡོད་ཙུང་། “རིག་གསར”སྐབས་ལྷ་རྒྱུད་ཆད་པར་གྲགས། གཞན་ཡང་སྤྲ་རིའི་ལྷ་རྗེ་དཀར་པོ་དེ་དངོས་ཡོད་དངོས་མེད་གང་ཡིན་ཙུང་རྣམ་ཐར་ཁ་གསལ་ཞིག་མེད་ཙུང་། ད་ལྟའང་སྤྲ་རིའི་ལུང་པའི་ནང་དུ་སྤྲ་རིའི་ལྷ་རྗེ་དཀར་པོ་ཞེས་མིང་མ་ཉམས་པ་ཡོད་ལ། སྤྲ་རིའི་ཡུལ་མི་ཚོས་བསང་གསོལ་བྱེད་པའི་གོམས་གཤིས་ད་དུང་ཡང་གནས་འདུག་ལ་སྔོན་ཆད་འདི་ལ་གསོལ་གཞི་དཔེ་ཆ་ཞིག་ཡོད་སྐད་འདུག་ཀྱང་། “རིག་གསར”སྐབས་སུ་བོར་བརླག་སོང་བ་ཡིན་འདུག

ཕག་གྲུའི་སྐབས་སུ་བོད་ཀྱི་གསོ་རིག་དར་ཚུལ།

བྱང་ལུགས་གསོ་རིག་གི་ཡིག་ཆ་དང་སློབ་བརྒྱུད་ཀྱི་སྐོར།

དེ་ཡང་བྱང་ལུགས་ཞེས་པའི་གསོ་དཔྱད་བསྟན་པའི་ལག་ལེན་འདི་ནི་དུས་རབས་བཅོ་ལྔ་ཙམ་ནས་དར་རྒྱས་བྱུང་བའི་བོད་སྨན་འཕེལ་རྒྱས་ཁྲོད་ཀྱི་ལུགས་ཆེན་གཙོ་བོ་ཞིག་རེད། གཙང་གི་སྟོད་ཀྱི་ཆར་གནས་པའི་ངམ་རིང་དང་དིང་རི་གཉིས་ཀྱི་ཁུལ་ལ་སྤྱི་མིང་དུ་ལ་སྟོད་དང་སྟོད་པ་ཞེས་འབོད་ཅིང་ནང་གསེས་སུ་ངམ་རིང་ཕྱོགས་སུ་ལ་སྟོད་བྱང་དང་དིང་རིའི་ཕྱོགས་སུ་ལ་སྟོད་ལྷོ་ཞེས་བརྗོད། དེར་བརྟེན་བྱང་བདག་རྣམ་རྒྱལ་གྲགས་བཟང་གི་འཁྲུངས་ཡུལ་ལ་སྟོད་བྱང་གི་ཕྱོགས་སུ་ཡིན་པའི་ཆ་ནས་མཚན་ལ་བྱང་པ་ཞེས་ཞུ་བ་དང་། རྗེ་དེ་ཉིད་ཀྱིས་སྲོལ་ཕྱེས་པའི་གསོ་རིག་ལ་བྱང་ལུགས་སམ་སྟོད་ལུགས་ཞེས་པའི་མཚན་འདི་བྱུང་བ་ཡིན། རང་ཡུལ་གྱི་གནས་བབ་དང་གནམ་གཤིས། འཚོ་བའི་གོམས་གཤིས་སོགས་ལ་གཞིགས་ནས་གནའ་རབས་བོད་ཀྱི་གསོ་དཔྱད་ཀྱི་རིག་པ་གཞིར་བཞག ཡབ་མེས་གོང་མ་རྣམ་པའི་མཐོང་བརྒྱུད་ལག་ལེན་སོགས་ལ་བརྟེན། རིག་ལམ་ཕྲ་མོའི་དགོངས་དོན་བཅས་ལ་སློབ་སྦྱོང་མཐའ་རྒྱ་དཀྲུགས་མར་མཛད། གཞི་དང་ལམ་གྱི་དགོངས་པའི་འཚོལ་ཞིབ་སོགས་ལ་ཉམས་ལེན་དང་། བོད་ཀྱི་གནའ་རབས་གསོ་དཔྱད་ཀྱི་ཉིང་ཁུ་བསྡུས་པ་དཔལ་ལྡན་རྒྱུད་བཞི་དང་། སྨན་དཔྱད་ཟླ་རྒྱལ། གཞན་ཡང་སྨན་དཔྱད་ཡན་ལག་བརྒྱད་པ། གསང་ཏིག་སྒྲོན་མེ། སྦྱོར་བ་བརྒྱ་པ་སོགས་ཀྱི་བཞེད་པ་དང་། སྨན་ངོ་ངོས་འཛིན་བྱེད་ཚུལ། སྨན་རྫས་སྦྱར་བཟོ། གཞུང་དང་ལག་ལེན་ཁག་ནས་ཁྱད་ཆོས་ལྡན་པའི་བརྒྱུད་པའི་ཕྱག་རྒྱུན་རིམ་པར་སྤེལ་བ་དང་། མཁས་བརྒྱ་འགྲན་གླིང་དང་མེ་ཏོག་མཉམ་བཞད་ཀྱི་གླིང་ནས་བྱང་ལུགས་སམ་སྟོད་ལུགས་ཞེས་བརྗོད་པའི་བོད་ཀྱི་གསོ་རིག་གི་གྲུབ་མཐའ་འདི་བྱུང་བ་ཡིན། གཙོ་བོ་ལུགས་རང་རང་གི་ཁྱད་ཆོས་ཀྱི་འཛིན་མཚམས་ནི་ཡིག་ཆའི་བཞེད་དགོངས་ལ་ལྟ་དགོས་པས་བྱང་པའི་ཡིག་ཆ་གཙོ་གྲས་ཁག་ནི། དེ་ཡང་བྱང་བདག་རྣམ་རྒྱལ་གྲགས་བཟང་གིས་མཛད་པའི་ཡན་ལག་བརྒྱད་པའི་སྙིང་པོ་བསྡུས་པ། རྩ་རྒྱུད་ཀྱི་འགྲེལ་པ་རྒྱུད་དོན་གསལ་བྱེད་སྒྲོན་མེ། བཤད་རྒྱུད་འགྲེལ་པ་བདུད་རྩི་ཆུ་རྒྱུན། ཕྱི་མ་རྒྱུད་ཀྱི་འགྲེལ་པ་དགོས་འདོད་འབྱུང་བ། མཇུག་དོན་ཡོངས་གཏད་ཀྱི་འགྲེལ་པ་ཚིག་དོན་རྣམ་པར་གསལ་བ་བཅས་

མཆོན་བྱེད་ཀྱི་རྩ་བའི་བསྟན་བཅོས་མང་པོ་མཛད་ཅིང་བྱང་ལུགས་ཞེས་པའི་ལུགས་ཀྱི་སྲོལ་ཐོག་མར་བཏོད་པར་མཛད།

བྱང་པ་རྣམ་རྒྱལ་གྲགས་བཟང་གི་སྐོར།

བྱང་པ་རྣམ་རྒྱལ་གྲགས་བཟང་མཆོག་ནི། དབུས་གཙང་རུ་བཞིའི་ཡ་གྱལ་གཙང་གི་གཡས་རུའི་ཆར་གཏོགས་པའི་བྱང་ངམ་རིང་ཆོས་རྫོང་གི་ཕོ་བྲང་ཆེན་པོ་བཀྲ་ཤིས་རྩེ་རྒྱལ་དུ་མི་ཉག་སེའུ་རྒྱལ་པོའི་གདུང་རྒྱུད་ཡབ་ཆོས་གྲགས་དཔལ་བཟང་དང་། ཡུམ་འབུམ་སྐྱོང་རྒྱལ་མོ་གཉིས་ཀྱི་སྲས་སུ་རབ་བྱུང་བདུན་པའི་ཤིང་མོ་ཕག་ལོ་སྟེ་སྤྱི་ལོ་༡༧༩༥ལོར་སྐུ་བལྟམས། དགུང་ལོ་ལྔ་ཡས་མས་ནས་ཡི་གེ་འབྲི་ཀློག་དང་བཟ་སྦྱོད་ཀྱི་གཞུང་སོགས་ལ་གསན་བསམ་མཛད། དགུང་ལོ་བཅུ་ཙམ་ལས་བཟུང་སྤྱི་ཕྱིར་ལོ་ཆེན་བྱང་ཆུབ་རྩེ་མོ་དང་། པོ་དོང་ཕྱོགས་ལས་རྣམ་རྒྱལ། པཎ་ཆེན་ནགས་ཀྱི་རིན་ཆེན། མཁན་ཆེན་ཟླ་མགོན་ཤེས་རབ། རྒྱ་གར་མཁན་པོ་ཤ་རི་པུ་ཏྲ་སོགས་མཁས་གྲུབ་གཉིས་ལྡན་གྱི་ཡོངས་འཛིན་དུ་མའི་དྲུང་དུ་གཞན་རྗེས་འཛིན་རིག་པའམ་གསོ་བ་རིག་པས་གཙོས་མདོ་སྔགས་ཤེས་བྱའི་གནས་ཐམས་ཅད་ལ་སྦྱངས་པ་དཔྱིས་ཕྱིན་པར་མཛད་པས་རྒྱལ་པོ་པཎྜི་ཏ་ཞེས་པའི་མཚན་སྙན་གྱིས་ཁྱབ་པར་གྱུར། ཁྱད་པར་དུ་པོ་དོང་པཎ་ཆེན་འདྲེན་པའི་ཕུད་དུ་བཀུར་ནས་དཔལ་ངམ་རིང་གི་རྒྱལ་ས་ཆེན་པོ་དང་ལྷུན་གྲུབ་སྡིངས་ཕོ་བྲང་རྩེ་སོགས་སུ་ཡང་ཡང་སྤྱན་དྲངས་ནས་རྒྱུད་སྡེ་དུ་མའི་སྨིན་བྱེད་ཀྱི་དབང་དང་གྲོལ་བྱེད་ཀྱི་ཁྲིད་སོགས་གདམས་ངག་མཐའ་ཡས་པ་གསན་བཞེས་མཛད་པས་ཐུགས་སྲས་ཀྱི་ཐུ་བོ་རུ་མངའ་གསོལ། དྲན་དབང་རྡོ་རྗེ་རྒྱལ་མཚན་དང་། མི་ཉག་ཆོས་གྲགས་བཟང་པོ། རྩེ་གདོང་པ་སངས་རྒྱས་ལྷུན་གྲུབ་སོགས་མཁས་པ་དུ་མའི་དྲུང་དུ་ཁྱེངས་པའི་རི་བོ་བསྙིལ་ཏེ་ཞབས་ཀྱི་པདྨོར་བཏུད། དགུང་ལོ་སོ་གཅིག་ལ་སེང་གེ་རྩེའི་སི་ཏུ་བསོད་ནམས་དཔལ་གྱི་དབོན་མོ་ནམ་མཁའ་དཔལ་འབུམ་ཁབ་ཏུ་བཞེས་ཏེ་གདུང་རྒྱུད་འཛིན་པའི་ལྷམ་སྲིང་གཉིས་འཁྲུངས། དགུང་ལོ་བཞི་བཅུར་ཕེབས་པ་ནས་བཟུང་གསང་ཆེན་རྒྱུད་སྡེ་རྒྱ་མཚོའི་གཙོ་བོར་གྱུར་པ་དཔལ་དུས་ཀྱི་འཁོར་ལོའི་སྐུ་གསུང་ཐུགས་ཡོངས་སུ་རྫོགས་པའི་རློས་བསླང་གི་བཀོད་པ་དང་། བཀའ་འགྱུར་བྱང་བརྩེགས་མ་སོགས་སྐུ་གསུང་ཐུགས་རྟེན་མང་དུ་བཞེངས། དེ་ཡང་རྗེ་དེ་ཉིད་ཀྱིས་མཁས་པའི་དྲུང་དུ་མཁས་པར་སློབ། །མཁས་པར་སྦྱངས་པས་མཁས་པར་ཤེས། །མཁས་པས་མཁས་པའི་

བྱ་བ་བྱས། །མཁས་པའི་ལག་རྗེས་དེ་འདྲ་ཡིན། །ཞེས་གསུངས་པ་བཞིན་དུ་བསྟན་བཅོས་ཀྱང་ནང་རིག་པའི་སྐོར་ལ་བསྟོད་ཚོགས་དང་སྒྲུབ་དཀྱིལ། རྟོགས་བརྗོད། གཞུང་འགྲེལ། དྲིས་ལན་སོགས་ལེ་ཚན་བརྒྱ་དང་ལྔ་བཞུགས་ཤིང་། དུས་ཀྱི་འཁོར་ལོའི་སྐོར་ལ་ལེ་ཚན་བདུན་ཅུ་ཐམ་པ་གསར་རྩོམ་མཛད། དེ་བཞིན་སྒྲ་རིག་པའི་སྐོར་ལ་ཀ་ལཱ་པའི་མདོ་རྒྱན་དང་། སྙན་ངག་སྐོར་གང་གཱའི་ཆུ་རྒྱུན་སོགས། བཟོ་རིག་པའི་སྐོར་ལ་དེ་བཞིན་གཤེགས་པའི་སྐུ་གཟུགས་ཀྱི་ཆག་ཚད་དཔངས་ཤེལ་མེ་ལོང་། རྩིས་རིག་གི་སྐོར་ལ་རྩིས་ཀྱི་བསྟན་བཅོས་བྱིས་པ་བདེ་བླག་ཏུ་འཇུག་པ་སོགས། གསོ་བ་རིག་པའི་སྐོར་ནས་སྨན་གཞུང་རིན་ཆེན་སྒྲོམ་བུ། རྒྱུད་བཞིའི་དཀའ་འགྲེལ་མུན་སེལ། གསོ་ཐབས་སུམ་བརྒྱ་དྲུག་ཅུའི་ངོས་འཛིན་ནོར་བུའི་ཕྲེང་བ། རྩ་བཤད་གསལ་བའི་སྒྲོན་མེ། སྲོག་གཅོད་ནད་དགུའི་དབྱེ་བ། འཚོ་བྱེད་རྣམས་ལ་སྙིང་ནས་བརྩེ་བའི་མན་ངག་འཕྲུལ་གྱི་ཡིག་ཆུང་སོགས་སྟོན་མེད་ལེགས་བཤད་ཀྱི་བསྟན་བཅོས་སྣ་ཚོགས་བསྟན་རྒྱུན་དུ་བཞག་པར་མཛད། དེ་བཞིན་ཨ་གར་སོ་ལྔ་དང་། གོ་ལ་བཅུ་དགུ། སྨུག་པོ་གཡུལ་རྒྱལ། སྙོད་ལུགས་ཞེས་པའི་སྤྱང་རྩེ་བཅུ་གཉིས། སྨན་སེར་ཆུང་བ། གློ་ཚད་ཀུན་སེལ། གཅིག་ཤེས་ཀུན་གྲོལ། གླང་ཐབས་ཀུན་འཇོམས་སོགས་སྨན་སྦྱོར་ཟབ་གནད་ཅན་དུ་མ་འགྲོ་བའི་ནད་ཀྱི་ཟུག་རྔུ་འཇོམས་པའི་གསོས་སུ་བསྩལ། གསོ་བ་རིག་པའི་ཕྱོགས་ལ་སློབ་མ་དང་བླ་སྨན་ཟུང་དུ་འབྲེལ་བ་མི་ཡི་ཉི་མ་མཐོང་བ་དོན་ལྡན་དང་། ལྷུན་སྡིངས་ལེགས་གྲུབ་དཔལ་སོགས་གསོ་དཔྱད་ཀྱི་སྐྱེས་ཆེན་དུ་མ་སྐྱེད་སྲིང་གནང་། དེ་ལྟ་བུའི་བདག་ཉིད་ཆེན་པོ་དེ་ཉིད་དགུང་གྲངས་བརྒྱད་ཅུ་རྩ་གཅིག་བཞེས་པ་རབ་བྱུང་བརྒྱད་པའི་ཤིང་མོ་ལུག་སྟེ་ལོ་༡༦༧༥ལོའི་སྟོན་ཟླ་བའི་དཀར་ཕྱོགས་ཀྱི་དགའ་བ་གཉིས་པར་སྐུ་གཤེགས།

མིའི་ཉི་མ་མཐོང་བ་དོན་ལྡན་གྱི་སྐོར།

མཚན་གཞན་བྱང་པ་དཀོན་མཆོག་རིན་ཆེན་མཆོག་ནི། རབ་བྱུང་བདུན་པ་སྟེ་དུས་རབས་བཅུ་བཞི་པའི་ནང་བཙན་པོའི་གདུང་རྒྱུད་དྲི་མ་མེད་པ་བསོད་ནམས་རྡོ་རྗེ་ཞེས་པའི་སྲས་སུ་བལྟམས། སྐུ་ནར་སོན་ནས་འཕགས་ཡུལ་གྱི་པཎྜི་ཏ་ཆེན་པོ་ནགས་ཀྱི་རིན་ཆེན་དང་ལོ་ཆེན་བསོད་ནམས་རྒྱ་མཚོ། བྱང་བདག་རྣམ་རྒྱལ་གྲགས་བཟང་། བྲང་ཏི་དཔལ་ལྡན་འཚོ་བྱེད་སོགས་ཀྱིས་མཚོན་མཁས་ཤིང་གྲུབ་པ་བརྙེས་པའི་སློབ་དཔོན་དུ་མ་བསྟེན་ཏེ་རིག་པའི་གནས་སྒྲ་དང་

ཡང་སྙོམས་བརྒྱད་པ་རྩ་འགྲེལ། སྙན་བརྒྱུད་འགྲེལ་ཆེན། ཕྱི་ནང་གསང་གསུམ་གྱི་འགྲེལ་པ། རྒྱས་བཏབ་ཉེར་ལྔ་རྣམས་མཐའ་དྲུག་ཚུལ་བཞིའི་སྒོ་ནས་བསྟན་ཅིང་། གཏེར་རྒྱུད་ཆ་ལག་བཅོ་བརྒྱད་སོགས་བཤད་སྲོལ་མ་ཉམས་པ་དང་། ཁྱད་པར་རིགས་ལྡན་རྣམ་རྒྱལ་གྲགས་བཟང་ལས་སོ་མ་རཱ་ཛ། ཟླ་ཟེར། བདུད་རྩི་བུམ་པ་སོགས་སྨན་དཔྱད་ཕལ་ཆེ་བ་དང་། ཡབ་བསོད་ནམས་རྡོ་རྗེ་ལ་བཀའ་གཏད་རྒྱའི་དབང་། ཚུའི་ལྷ་མོ་སྒྲུབ་སྐོར། བྲང་ཏི་ལ་ཚུའི་ལྷ་མོ་དང་དྲང་སྲོང་གི་སྒྲུབ་སྐོར་སོགས་གསན། དམ་པ་དེའི་མཚན་སྙན་ཤིན་ཏུ་ཆེ་བར་བརྟེན་རྗེ་ཟུར་མཁར་བ་མཉམ་ཉིད་རྡོ་རྗེ་སོགས་ཀྱང་ཐུགས་འཕྲོགས་ཏེ་འཕྲིན་ཡིག་ཕུལ་ནས་དོན་དུ་དབུས་ཕྱོགས་སུ་ཕེབས་ཐུབ་མིན་དང་སློབ་མ་འདྲ་སྨན་དཔྱད་ཞུ་བར་བཏང་ན་འགྲིག་མིན་སྐོར་ལ་མི་ཡིས་ཉི་མས་བཀའ་ལན་གནང་བའི་སྐོར་རྣམ་ཐར་དུ་གསལ། རྗེ་འདིའི་ཐུགས་ལས་འཁྲུངས་པའི་ལེགས་པར་དཔྱད་པ་ལ་གསོ་དཔྱད་ཀྱི་རྒྱལ་པོ། བཀོད་པ་རྣམ་བཞི། རྒྱུད་རྣམ་བཞི། མངོན་པར་རྟོགས་པའི་གསོལ་འདེབས། རྒྱུད་བཞིའི་རྣམ་ངེས་སམ་བཀའ་སྒྲུབ། མ་ལྷ་ཡའི་དཀའ་འགྲེལ་འདོད་འཇོ་ཆེ་ཚུང་། ཁྱད་འཕགས་ཀྱི་སྤྱི་སྨན། རིམས་བཅོས་མི་ལ་སྲོག་སྦྱིན། གཅེས་བསྡུས་རིན་ཆེན་ཕྲེང་བ་སོགས་མཛད་ནས་གསོ་བ་རིག་པའི་གཞུང་ལུགས་སྤྱི་དང་ཁྱད་པར་བྱང་པ་རྣམ་རྒྱལ་གྲགས་བཟང་གི་བཞེད་སྲོལ་དར་རྒྱས་སུ་མཛད།

ལྷ་བཙུན་བཀྲ་ཤིས་དཔལ་བཟང་གི་སྐོར།

ལྷ་བཙུན་བཀྲ་ཤིས་དཔལ་བཟང་མཆོག་ནི། བྱང་པ་མིའི་ཉི་མ་མཐོང་བ་དོན་ལྡན་གྱི་སྲས་སུ་འཁྲུངས། མེས་པོ་བསོད་ནམས་རྡོ་རྗེའི་དྲུང་ནས་ཡི་གེ་འབྲི་ཀློག་གིས་མཚོན་པའི་ཐོས་བསམ་རྒྱ་ཆེར་མཛད། ཡབ་མེས་རྣམ་པས་གཅེས་པར་བསྐྱངས་ཤིང་། ཡབ་མེས་དང་ཡབ་དགོན་མཆོག་རིན་ཆེན་སོགས་ཀྱི་དྲུང་དུ་གསོ་དཔྱད་ཀྱི་གཞུང་ལུགས་དང་ལག་ལེན་མཐོང་བརྒྱུད་ཀྱི་མན་ངག ལྷག་པར་རྒྱུད་བཞིའི་བཀའ་གཏད་རྒྱ་ཡི་དབང་། ཚུའི་ལྷ་མོ། སྙན་བརྒྱུད་འགྲེལ་ཆེན་ཕྱི་ནང་གསང་གསུམ། རྒྱས་བཏབ་ཉེར་ལྔའི་བཤད་སྲོལ་དང་བཅས་པ་གསན་ཞིང་། ཁྱད་པར་དུ་བྱང་པའི་ཞལ་བཞེས་སྙན་བརྒྱུད་ཚིག་བརྒྱུད་ཀྱི་གདམས་པའི་རྒྱུན་དྲི་མ་མེད་པ་མཐའ་དག་མནོས། གཞན་ཡང་པཎྜི་ཏ་ནགས་ཀྱི་རིན་ཆེན། ལོ་ཆེན་བསོད་ནམས་རྒྱ་མཚོ། ཆག་ལོ་ཐམས་ཅད་མཁྱེན་པ་སོགས་འཁྲུལ་ཟད་ཀྱི་ཡོངས་འཛིན་དུ་མའི་ཞབས་པད་སྤྱི་བོར་བསྟེན་ཏེ་མདོ་སྔགས་རིག་གནས་

ཀྱི་བདུད་རྩི་ངོམས་མེད་དུ་བཞེས། སྐུ་ཚེའི་སྟོད་དུ་ལྷུམ་བཞེས་ནས་སྲས་བསོད་ནམས་ཡེ་ཤེས་རྒྱལ་མཚན་འཁྲུངས། ཕྱིས་སུ་འཁོར་བ་ལ་ངེས་པར་ཡིད་བྱུང་ནས་པཎ་ཆེན་ཤཱཀྱ་མཆོག་ལྡན་གྱི་དྲུང་དུ་བསྙེན་པར་རྫོགས་ཏེ་དགེ་སློང་གི་དངོས་པོར་བསྒྱུར་བས། གསོ་དཔྱད་རིག་པར་སྦྱངས་སྟོབས་ཀྱི་རྩལ་རྫོགས་ཏེ་བཞག་པར་བྱ་བའི་སྐད་དུ་བཤད་རྒྱུད་འགྲེལ་པ་ལེགས་བཤད་ནོར་བུ། ཕྱི་རྒྱུད་ཀྱི་འགྲེལ་པ་དགོས་འདོད་འབྱུང་བ་རིན་པོ་ཆེའི་བང་མཛོད་དམ་བསླགས་པ་ཀུན་ཤེས། ཕོག་འབུགས་འཛུམ་དཀར་བཞད་པའི་ཉི་མ། རྒྱུད་བཞིའི་རྣམ་ངེས་དཔག་བསམ་ལྗོང་ཤིང་སོགས་མཛད། སྲས་བསོད་ནམས་ཡེ་ཤེས་རྒྱལ་མཚན་དང་། གཉའ་རིགས་བསྟན་པ་དར་རྒྱས་སོགས་སློབ་མ་མཁས་པ་མང་པོ་གསོ་སྐྱོང་མཛད། རྗེ་ཉིད་སྡེ་པ་རིན་སྤུངས་པའི་བླ་སྨན་ཀྱང་མཛད། རྗེ་འདིའི་འཁྲུངས་འདས་ལོ་ཚིགས་སོགས་ད་ཡོད་གསོ་རིག་ལོ་རྒྱུས་ཁག་ནང་དང་གཞན་དུ་གསལ་ཁ་ཡོད་པ་མ་རྙེད།

བསོད་ནམས་ཡེ་ཤེས་རྒྱལ་མཚན་གྱི་སྐོར།

བསོད་ནམས་ཡེ་ཤེས་རྒྱལ་མཚན་མཆོག་ནི། ཡབ་རྗེ་ལྷ་བཙུན་བཀྲ་ཤིས་དཔལ་བཟང་ཞེས་པའི་སྲས་སུ་འཁྲུངས་ཤིང་། ཆུང་ངུའི་དུས་ནས་ཡབ་ཀྱི་དྲུང་དུ་གསོ་བ་རིག་པར་སྦྱངས་བརྩོན་གནང་བས་གཞུང་མན་ངག་སྤྱི་དང་། ཁྱད་པར་དཔལ་ལྡན་རྒྱུད་བཞི། ཅ་ལྷ་དང་དྲང་སྲོང་གི་སྒྲུབ་སྐོར། སྨན་བརྒྱུད་ཀྱི་ཕྱག་ལེན་འགྲེལ་བཤད་སོགས་བུམ་པ་གང་བྱོའི་ཚུལ་དུ་གསན། བྱང་ རོང་དུས་འཁྲུགས་ཀྱི་སྐབས་ཕྱིས་སྡེ་པ་རིན་སྤུངས་པའི་བླ་སྨན་དུ་གྱུར། གཙང་རོང་དུ་ཡུན་རིང་བཞུགས་ནས་གསོ་རིག་ཕོག་འབུགས་པད་དཀར་རྒྱས་པའི་ཉིན་བྱེད། བཤད་རྒྱུད་འགྲེལ་པ་བསླགས་པའི་དོན་ཐམས་ཅད་འགྲུབ་པ་སོགས་མཛད། གོང་སྤྱིལ་རིན་པོ་ཆེའི་ཤེས་བྱ་མཛོད་ལས། ཁྱད་པར་ཕྱིས་སུ་བྱང་པ་ཡབ་རྣམ་རྒྱལ་གྲགས་བཟང་དང་། སྲས་མིའི་ཉི་མ། ལྷ་བཙུན་བཀྲ་ཤིས་དཔལ་བཟང་། བསོད་ནམས་རྒྱལ་མཚན་རྣམས་ཀྱིས་རྒྱུད་འགྲེལ་ཕོག་འབུགས་ལྡན་ཐབས་དུ་མ་མཛད་དེ་བྱང་ལུགས་ཞེས་པའི་སྲོལ་བཏོད། ཅེས་གསུངས་འདུག་པས་བྱང་པ་རྣམ་རྒྱལ་གྲགས་བཟང་ནས་བསོད་ནམས་ཡེ་ཤེས་རྒྱལ་མཚན་བར་བྱང་ལུགས་ཀྱི་ཐོག་མའི་སྲོལ་འབྱེད་མཁན་གཙོ་བོ་ཡིན་པར་གྲུབ། ཕོང་གིས་བྱང་པ་ཡབ་སྲས་རིམ་བྱོན་གྱིས་བོད་དུ་སྤྱི་ཕྱིར་བྱུང་བའི་སྤྱི་འབུམ་ཁག་རྣམས་ལུང་རིགས་ཀྱི་སྒོ་ནས་ཞིབ་དཔྱད་གོ་བསྡུར་དང་། རང་གི་ཐུན་མོང་མ་ཡིན་པའི་དམིགས་བསལ་ཁྱད་ཆོས་རྣམས་ཀྱིས་ཟུར་བརྒྱན་ཏེ་གཞུང་དང་ལག་ལེན་རྣམ་དག་གི་སྒོ་

ནས་སྨན་གྱི་འབྱུང་ཁུངས་དང་། ངོ་བོ་ངོས་འཛིན། བཟང་ངན་དབྱེ་བ། བསིལ་དྲོད་སྐྱེ་གནས་ཀྱི་ཁྱད་པར། མིང་གི་ངེས་པ། བོད་དབྱིབས་ཁ་དོག་སོགས་ཀྱི་ཁྱད་པར་གྱི་གནས་ལུགས་ཞིབ་རྒྱས་བཀོད་པའི་སྔོ་འབུམ་སྨན་གྱི་གཏེར་མཛོད། བོད་ལུགས་ཀྱི་སྨན་རྫས་རིག་པའི་ཐུན་མིན་གྱི་ཁྱད་ཆོས་དང་གཞུང་གདམས་མན་ངག་གི་བཞེད་པ་རྣམས་འཕེལ་རྒྱས་གཏོང་གནང་མཛད། སྡེ་སྲིད་རིན་པོ་ཆེས། དེ་ཡང་བོད་སྨན་ལྷའི་བསྟན་པ་བཀྲ་ཤིས་དཔལ་བཟང་གི་སྲས་དྲང་སྲོང་བསོད་ནམས་ཡེ་ཤེས་རྒྱལ་མཚན་འཇམ་ཐང་དུ་རིན་སྤུངས་པའི་སྐར་ལ་སྐུ་ཚེའི་འཕེན་པ་རྫོགས་ཞེས་པར་གཞིགས་ན་སྐུ་ཚེ་རིང་པོ་བཞུགས་ཡོད་སྙམ།

ལྷུན་སྡིངས་ལེགས་གྲུབ་དཔལ་གྱི་སྐོར།

ལྷུན་སྡིངས་ལེགས་གྲུབ་དཔལ་མཆོག་ནི། ལྷུན་སྡིངས་པའི་གདུང་རྒྱུད་རིམ་པར་བྱུང་བ་ལས་མཆོག་ཏུ་གྱུར་པ་ཞིག་ཡིན་པས། ལོ་རྒྱུས་ཕལ་མོ་ཆེའི་ནང་དུ་ལྷུན་སྡིངས་པའི་ལུགས་འདི་པའི་རྒྱུད་པའི་ཐོག་མར་འཛོག་པ་ཡིན། ཡབ་རྗེ་དམ་པ་དཀོན་མཆོག་གཞོན་ནུའི་བཀའ་དྲིན་ལས་རིག་གནས་ཕལ་ཆེར་དང་ཁྱད་པར་གསོ་རིག་ལ་ཤིན་ཏུ་མཁས་པར་གྱུར། ཁྱད་པར་བྱང་པ་རིགས་ལྡན་རྣམ་རྒྱལ་གྲགས་བཟང་ལས་གསོ་བ་རིག་པའི་གཞུང་དང་ལག་ལེན་ཁག་གི་གདམས་པ་ཚང་ལ་མ་ནོར་བ་མནོས་ནས་རིགས་ལྡན་ཆེན་པོའི་བུ་ཆེན་དུ་མངའ་གསོལ།

ལྷུན་སྡིངས་མཁས་གྲུབ་ཤེས་རབ་དཔལ་ལྡན་གྱི་སྐོར།

ཤེས་རབ་དཔལ་ལྡན་མཆོག་ནི། བྱང་པ་རྣམ་རྒྱལ་གྲགས་བཟང་མཆོག་ལ་མིང་ཞུས་པས་འཚོ་བྱེད་པཎྜི་ཐར་དུ་བཏགས། པཎ་ཆེན་ནགས་ཀྱི་རིན་ཆེན་སོགས་ལས་ཤེར་སྙིང་དང་དུས་འཁོར་སོགས་ཆོས་མང་དུ་ཞུས། གཞན་ཡང་གྲུབ་ཐོབ་ཐང་སྟོང་རྒྱལ་པོའི་དྲུང་དུ་གདམས་ངག་མཐའ་ཡས་པ་གསན།

ལྷུན་སྡིངས་དགེ་མའི་སྐོར།

ལྷུན་སྡིངས་དགེ་མ་ཞེས་པ་ནི། གསོ་བ་རིག་པར་སྦྱངས་པ་མཛད་ནས་སྐུ་ཚེ་ཧྲིལ་པོར་སྨན་དཔྱད་ཀྱི་འགྲོ་དོན་བསྐྱངས། གཡས་རུ་བྱང་པའི་ བླ་སྨན་དུ་གྱུར།

ལྷུན་སྤྲིངས་བསྟན་པ་དར་རྒྱས་ཀྱི་སློར།

བསྟན་པ་དར་རྒྱས་ཞུ་བ་ནི། དད་བརྩོན་ཤེས་རབ་ལྡོད་པ་མེད་པས་བྱང་བདག་ཆེན་པོར་རྒྱུད་བཞིའི་འགྲེལ་པ་བཅས་པ་དང་། སྙིང་པོ་བསྡུས་པའི་གཞུང་ཚིག་བློ་འཛིན་གྱི་རྒྱུགས་ཕུལ་ཞུས། གཉའ་རིགས་བསྟན་པ་དར་རྒྱས་མཆོག་གིས་བྱང་པ་ལྷ་བཙུན་བཀྲ་ཤིས་དཔལ་བཟང་གི་ཞབས་པད་ཡུན་རིང་བསྟེན་ཏེ་མདོ་སྔགས་རིག་གནས་སྤྱི་དང་། ཁྱད་པར་གསོ་རིག་གཞུང་དང་། ལག་ལེན་སྨན་བརྒྱུད་ཞལ་ཤེས་དང་བཅས་པ་བུམ་པ་གང་བྱོའི་ཚུལ་དུ་བསྒྲལ། བྱང་ལུགས་བཀའ་གཏེར་ཚིག་བརྒྱུད་གདམས་པ་ཟབ་མོ་ནི་བསྟན་པ་དར་རྒྱས་ཡན་ལ་མ་བྱུང་བར་གྲགས།

བསོད་ནམས་ཚོས་འཕེལ་གྱི་སློར།

བསོད་ནམས་ཚོས་འཕེལ་མཆོག་ནི། གཉའ་རིགས་བསྟན་པ་དར་རྒྱས་ཀྱི་སྲས་སུ་སྐྱ་འཁྲུངས་ཤིང་། དེ་ལས་གསོ་བ་རིག་པའི་གདམས་པའི་རྒྱུན་རྣམས་ལེགས་པར་གསན་ནས་སྨན་བརྒྱུད་ཞལ་ཤེས་མན་ངག་གི་བདག་པོར་གྱུར་ཅིང་། ངོ་མཚར་རྩ་བདུན་ལ་ནང་བྱན་ཚུད་པས་ཁ་དམར་ཐམས་ཅད་ལ་མངོན་ཤེས་ཡོད་པ་ལྟ་བུ་བྱུང་བར་གྲགས།

ལྷུན་སྤྲིངས་བདུད་རྩི་འགྱུར་མེད་ཀྱི་སློར།

ལྷུན་སྤྲིངས་པ་བདུད་རྩི་འགྱུར་མེད་མཆོག་ནི། བོད་རབ་བྱུང་བཅུ་པའི་ནང་ཚུན་ལ་འཁྲུངས། དམ་པ་འདིས་ཡབ་རྗེ་བསོད་ནམས་ཚོས་འཕེལ་སོགས་སློབ་དཔོན་དུ་མའི་དྲུང་དུ་རིག་པའི་གནས་མཐའ་དག་མཁས་པར་བསླབ། ཁྱད་པར་གསོ་བ་རིག་པར་མཆོག་ཏུ་མཁས་པ་ཇོ་ནང་སྤྲུལ་སྐུ་ཀུན་དགའ་སྙིང་པོའི་བླ་སྨན་དང་། རྒྱུད་བཞི་ཧག་བརྟན་པར་མ་ཞེས་པ་པར་དུ་བསྐོ་བའི་ངོ་དམ་དང་ཞུ་ཆེན་མཛད། གསོ་དཔྱད་ཀྱི་ལག་ལེན་དགོས་འདོད་ཀུན་འབྱུང་ཞེས་པ་བརྩམས། སྡེ་སྲིད་རིན་པོ་ཆེའི་མན་ངག་ལྷན་ཐབས་ཀྱི་ལུང་འདྲེན་དང་ལེགས་ཆ་མང་པོ་དགོས་འདོད་ཀུན་འབྱུང་ལས་བསྡུ་ལེན་མཛད། དེར་བརྟེན་མཁས་པ་འགས་སྡེ་སྲིད་སངས་རྒྱས་རྒྱ་མཚོའི་ཕྱག་བཞེས་བྱང་ལུགས་ཡིན་ཚུལ་གསུངས་པའི་རྩ་བ་དེ་དག་ལ་བརྟེན་ནས་བྱུང་།

ལྷུན་སྤྲིངས་རྣམ་རྒྱལ་རྡོ་རྗེའི་སྐོར།

ལྷུན་སྤྲིངས་རྣམ་རྒྱལ་རྡོ་རྗེ་མཆོག་ནི། ལྷུན་སྤྲིངས་བདུད་རྩི་འགྱུར་མེད་ཀྱི་སྲས་སུ་རབ་བྱུང་བཅུ་གཅིག་པའི་ནང་སྐུ་འཁྲུངས། ཁོང་ནི་ཤེས་བྱ་སྤྱི་དང་ཁྱད་པར་འཚོ་གསོས་ཀྱི་གཞུང་ཆེན་པོ་རྣམས་ཀྱི་གཙོ་བོ་དཔལ་ལྡན་རྒྱུད་བཞི་ཐུགས་ལ་བྱང་ཞིང་། འགྲེལ་པ་མན་ངག་དང་བཅས་པར་ཡབ་བདུད་རྩི་འགྱུར་མེད་སོགས་མཁས་པ་མང་པོ་ལས་ཚིག་བརྒྱུད་ཀྱི་རིམ་པ་ཉམས་སུ་བླངས། དགུང་ལོ་དྲུག་ཅུར་ཉེ་ཡང་ཉིན་ལྟར་སྨན་གཞུང་ཤོ་ལོ་ཀ་རེ་ཐུགས་འཛིན་གནང་བ་སོགས་དམ་པའི་ངང་ཚུལ་འགོག་ཏུ་མེད་པས་གསོ་དཔྱད་རྒྱུད་གཞུང་མན་ངག་གང་དང་ཅི་ལའང་མཁས་པའི་ཡུལ་དུ་ཕྱིན། མ་ཟད་རྗེས་འཛིན་གྱི་རིག་པ་འདིར་གཞུང་བཤད་དང་། སྨན་རྫོ། རྩ་ཆུ། སྦྱོང་འགྲེམས་སོགས་དུས་སྐབས་འདིའི་འགྲན་ཟླ་དང་བྲལ་བར་གཟིགས་ཏེ། སྡེ་སྲིད་རིན་པོ་ཆེས་རྣམ་རྒྱལ་རྡོ་རྗེའི་དྲུང་དུ་ཡུལ་ཐིག་སྦྱོང་འགྲེམས་ལ་སོགས་པ་ཚིག་བརྒྱུད་ཀྱི་ཞལ་ཤེས་མང་དུ་གསན་བཞེས་མཛད་ཚུལ་ཁོག་འབུགས་ནང་གསལ་བར་གསུངས་ཡོད།

གོང་སྨན་པའི་གདུང་རྒྱུད་ཀྱི་སྐོར།

གོང་སྨན་པ་ཞེས་པ་ནི། ཡུལ་གྱི་མིང་གང་ཟག་ལ་ཐོགས་པ་སྟེ། གོང་སྨན་པའི་ཐོད་དམར་ལས། ཡུལ་ལ་སྟོད་རྒྱལ་གྱི་ཁྲིའི་སྟོད། །ཚུ་རུག་གོང་ཁ་རུ་གནས་བཅས་ཏེ། །གསོ་དཔྱད་ཀྱི་བསྟན་པ་སྐྱོང་བ་ལ། །ང་གོང་སྨན་པ་ཞེས་གྲགས་པ་ཡིན། །ཞེས་གསུངས་པ་ལྟར། ལ་སྟོད་ཚུ་རུག་གོང་ཁ་ཞེས་པར་གོང་ཁ་བ་ཆོས་ཀྱི་རྡོ་རྗེ་སོགས་སྨན་པ་མཁས་པ་དུ་མ་བྱུང་བའི་རྒྱུད་པ་འཛིན་པ་གོང་སྨན་དཀོན་མཆོག་བདེ་ལེགས་མཆོག་ནི། དུས་རབས་བཅོ་ལྔའི་དུས་སྨད་ཙམ་དུ་སྐུ་འཁྲུངས་ཤིང་། བྲང་ཏི་དཔལ་མགོན་རྡོ་རྗེ་སོགས་ལས་སྨན་པ་མཁས་པར་བསླབས། གངས་ལྗོངས་ན་གྲགས་པའི་གསོ་རིག་གི་གཞུང་ཕལ་ཆེར་གཟིགས་ཤིང་དཔྱད། གསོ་རིག་མན་ངག་ཐོད་དམར་དང་། ཐོད་ནག ཐོད་ཁྲ་སོགས་གསོ་དཔྱད་ཀྱི་གཞུང་དང་ལག་ལེན་མང་དུ་བརྩམས། དེའི་ཐུགས་སྲས་དཀོན་མཆོག་འཕན་དར་ཞེས་པ་ཞིག་འཁྲུངས། དེས་གོང་སྨན་དཀོན་མཆོག་བདེ་ལེགས་མཆོག་སློབ་དཔོན་དུ་བསྟེན་ནས་གསོ་རིག་གཞུང་དང་ལག་ལེན་ཀུན་ལ་སྦྱངས། ཉམས་ཡིག་བརྒྱ་རྩ་དང་། གསོ་རིག་དགོས་འདོད་ནོར་བུའི་ཕྲེང་བ་སོགས་བརྩམས། དེ་ནས་རིམ་བཞིན་སློབ་བརྒྱུད་མང་དུ་བྱུང་བའི་ནང་ནས་གྲགས་ཆེ་བ། སྲུར་བ་ཡོན་ཏན་རྒྱ་མཚོ་དང་། ཚ་རོང་ཆོས་རྗེ་

དཔལ་ལྡན་རྒྱལ་མཚན། དཔོན་ནམ་མཁའ་བདེ་ལེགས། མདོར་ན་བྱང་ལུགས་འཛིན་པའི་མཁས་གྲུབ་དུ་མས་གཙང་སྟོད་གཙོ་བོར་གྱུར་པའི་བོད་ཀྱི་ཡུལ་གྲུ་རྣམས་སུ་རྒྱིར་གསོ་བ་རིག་པའི་བསྟན་པ་རྒྱ་ཆེར་སྤེལ་ཞིང་། ཡང་སྔོས་བྱང་ལུགས་ཀྱི་ཕྱག་རྒྱུན་དེ་ཉིད་ཀྱང་དར་ཞིང་རྒྱས་པར་མཛད།

ཟུར་ལུགས་གསོ་རིག་གི་ཡིག་ཆ་དང་སློབ་བརྒྱུད་ཀྱི་སྐོར།

ཟུར་པའི་སློབ་བརྒྱུད་བྱུང་ཚུལ།

བོད་ཀྱི་གསོ་རིག་འཕེལ་རྒྱས་ཁྲོད་ནས་དུས་རབས་བཅོ་ལྔ་པ་ཙམ་གྱི་སྐབས་སུ་ཟུར་ལུགས་ཞེས་པའི་སྲོལ་ཞིག་བྱུང་ལ། དེ་ཡང་དྭགས་པོ་ཞེས་པའི་ཡུལ་གྲུ་འདི་ཉིད་ནི་དབུས་གཙང་ཁམས་གསུམ་གྱི་ནང་ཚན་གཡོར་པོའི་ཡུལ་དཀྱུའི་ཁོངས་སུ་གཏོགས་པ་ཡིན། དེ་ཡང་གཡོར་པོ་ཞེས་པ་ནི་བོད་བཙན་པོའི་སྐབས་སུ་གཡོན་རུའི་དོན་ཡིན་ལ་ཕྱིས་སུ་སྒྲ་འགྱུར་ནས་གཡོར་པོ་དང་། གཡུ་རུ་ཞེས་པ་དེ་བྱུང་། དེ་ཡང་ཡུལ་གྱི་རྣམ་གཞག་དཀྱུར་ཕྱེས་པའི་ནང་གསེས་ཀྱི་ཡ་གྱལ། དྭགས་པོ་ཞེས་པའི་འཛིན་མའི་ཁོངས་སུ་གཏོགས་པའི་གཞིར་ཆགས་ཡོད་ལ། ས་ཁམས་ཀྱི་འབྲེལ་བ་ལས་བརྩམས་ནས་བཤད་ན། ཡར་ཆབ་གཙང་པོའི་ཤར་ཕྱོགས་སུ་དལ་གྱིས་འབབ་པའི་ཀླུང་འགྲམ། ལྷོ་ཁ་རྩེད་ཐང་གི་ཤར་ངོས་སུ་གནས་པའི་ཟངས་རི་རྫོང་གི་ཤར་ཕྱོགས། ལྷུན་རྩེ་རྫོང་དང་གནས་མཆོག་ཙ་རི་ཏྲའི་བྱང་ཕྱོགས་སུ་གནས་ཡོད། ཡར་ཆབ་སྔོན་མོས་ནུབ་འོལ་ཁ་ནས་ཤར་སྨིན་གླིང་དུ་འཕྲེད་དུ་རྒྱུགས་པའི་ཡུལ་ལྗོ་བྱང་དུ་ཕྱེས་པ་ནི་དྭགས་པོ་ཞེས་པའི་ནོར་འཛིན་གྱི་དཔལ་མོ་འདི་ཉིད་ཡིན་ལ། ནུབ་ངོས་སུ་འོ་དེ་གུང་རྒྱལ་གྱི་རི་བརྒྱུད་ཀྱིས་འོལ་ཁ་དང་དྭགས་པོའི་ཡུལ་གཉིས་ཀྱི་མཚམས་བཅད་ཡོད་པས། སྔོན་གྱི་ཡིག་ཆར་འོལ་དྭགས་ཀྱི་མཚམས་ཞེས་ཐོན་གྱི་ཡོད། ཤར་ངོས་སུ་ཀོང་པོ་ང་ལ་ཡིས་དྭགས་ཀོང་གི་མཚམས་འབྱེད་ཚུལ་གསལ་ཡོད། ད་ལྟའི་སྲིད་འཛིན་ས་ཁྲ་ལྟར་ན། དྭགས་པོའི་ཡུལ་དེ་ཉིད་རྫོང་ཁག་གཉིས་སུ་ཕྱེས་ཤིང་། དྭགས་སྟོད་རྒྱ་ཚ་རྫོང་དང་། དྭགས་སྨད་སྣང་རྫོང་གཉིས་སུ་ཕྱེས་པའི་དྭགས་ལྷ་སྒམ་པོའི་ཉེ་བའི་ཤར་ཕྱོགས་དང་། སྣང་རྫོང་གི་ཉེ་བའི་ནུབ་བྱང་གི་ས། ཡར་ཆབ་རྒྱུག་ཆུ་ནས་ལ་ཐོག་ཟུར་མཁར་གྱི་ལུང་པའི་མདོ་རིག་ལ། ད་ལྟ་སྣང་རྫོང་ཁོངས་སུ་གཏོགས། ལུགས་འདིའི་གསོ་དཔྱད་ཀྱི་བསྟན་པ་འདི་ཡང་བོད་ཀྱི་གདོད་མའི་ལག་ཐབས་སོགས་ནས་འགོ་བཙམས་ཏེ་གཞུང་དང་ལག་ལེན་སོགས་འཕེལ་འགྱུར་བྱུང་ཞིང་དྭགས་ཀོང་གཙོ་བོར་བྱས་པའི་ཁོངས་རྣམས་སུ་གསོ་བ་རིག་པའི་བསྟན་པ་བྱུང་

བ་བཤད་མི་དགོས་ལ། དྭགས་ལྷ་སྒམ་པོ་ཞེས་པའི་རི་མིང་ཡུལ་སྤྱི་ལ་ཐོགས་པའི་ས་འཛིན་འདི་ནི་གནའ་བོའི་ལོ་རྒྱུས་ཡིག་ཚངས་ནང་དུ་སྟོད་ལྷ་རབས་ཞེས་པ་ཡ་ཐོག་གི་སྤྱི་ཚོགས་ཚོ་བའི་སྒྲིག་གཞི་མཚོན་པའི་ལོ་རྒྱུས་ཤིག་ཡིན་ལ། སྲིད་པའི་ལྷ་ཆེན་འོ་དེ་གུང་རྒྱལ་གྱི་སྲས་བརྒྱད་ལས། དྭགས་ཡུལ་ཤིང་ནགས་སུ་ཐང་ང་དྭགས་མོ་གཉིས་འདུས་པ་ལས་སྲས་དྭགས་ལྷ་སྒམ་པོའམ་སྒམ་པོ་ལྷ་རྗེ་འཁྲུངས་པ་ནི་སྲིད་པའི་ལྷ་རབས་རྣམས་སུ་གསལ། སྲིད་པའི་ལྷ་རྐན་དྭགས་ལྷ་སྒམ་པོ་འདི་ཉིད་ནི་ཐོག་མར་ཡུལ་འདིར་དབང་བསྒྱུར་བའི་མི་སྣ་གལ་ཆེན་ཞིག་ཡིན་པ་རྗེས་སུ་དཔོག་ཐུབ། ཤོང་གིས་ཡུལ་འདིར་སྲིད་དབང་བཙུགས་ཏེ་དབང་བསྒྱུར་བྱས་ལ། དེ་རྗེས་བོད་ཡ་ཐོག་སིལ་བུའི་རྒྱལ་ཕྲན་སིལ་མ་བཅུ་གཉིས་སྐབས་སུ་ཡང་རང་ཚུགས་ཀྱི་རྒྱལ་ཁབ་ཡོད་པའི་ཡུལ་གྲུ་ཞིག་ཡིན་ཏེ། ཏུན་ཧོང་ཡིག་ཚང་ལས། ཡུལ་དྭགས་ཀྱི་གྲུ་བཞི་ན། རྗེ་དྭགས་རྒྱལ་གྱི་སྤྲོག་ཟིན། བློན་པོ་ཕོ་གུ་དང་པོག་རོལ་གཉིས། ཞེས་འབྱུང་བ་དང་། ཆོས་འབྱུང་མཁས་དགའ་ལས། དྭགས་ཡུལ་གྲུ་བཞི་ན་དྭགས་རྗེ་མང་པོ་རྒྱལ། བློན་པོ་ཀླངས་སྐམ་གཉིས། ཞེས་འཁོད་པར་སྣང་བས། དེ་རྣམས་ཀྱང་སྐབས་སོ་སོའི་དྭགས་པོའི་རྒྱལ་པོ་དང་བློན་པོ་རིམ་བྱོན་གྱི་མཚན་ཡིན་པར་ཐེ་ཚོམ་མེད། སྤུར་རྒྱལ་བཙན་པོ་གནམ་རི་སྲོང་བཙན་གྱི་སྐབས་གཙང་དང་དབུ་རུ་བྱང་ཕྱོགས་དབང་དུ་བསྡུས་རྗེས་དྭགས་པོ་རྒྱལ་ཕྲན་འདི་ཉིད་དབང་དུ་སྡུད་པར་གྲགས། ཡུལ་འདི་ནི་རྒྱ་མཚོའི་ངོས་ལས་ཆ་སྙོམས་ཀྱི་མཐོ་ཚད་སྤྱི་ཁྲི་སུམ་སྟོང་ཉིས་བརྒྱ་ཙམ་ཡོད་པའི་ཁྱད་ཆོས་ཡོད་ལ། དེ་མཚུངས་སུ་ཡུལ་འདིའི་བཀོད་པ་དང་། གནའ་ཤུལ་བཟོ་སྐྲུན། དགོན་སྡེ། རི་ཁྲོད་མང་པོ་བྱུང་ཚུལ་དང་། ཐུན་མིན་གྱི་ཡུལ་གོམས་གཤིས་ལུགས། ཆ་ལུགས་དང་སྐད་ལུགས། ལག་ཤེས་རིག་གནས། གླུ་གཞས། ཟློ་གཞས། སྒྲུང་དང་གཏམ་རྒྱུད་སོགས་བོད་ཡུལ་གཞན་དང་མི་འདྲ་བའི་ས་ཁུལ་རང་བཞིན་གྱི་ཁྱད་ཆོས་ཀྱང་མང་དུ་ཡོད་པས། དེ་ཚུལ་བོད་སྨན་གྱི་རྣམ་གཞག་སྟེང་ནས་ཀྱང་འཕེལ་རྒྱས་ཆེན་པོ་བྱུང་བ་རྗེས་སུ་དཔོག་ཐུབ་ལ། སྤྱི་ལོ་༡༠༧༨ལོའི་སྐབས་སུ་འཁྲུངས་པའི་དྭགས་པོ་ལྷ་རྗེ་ཞེས་སྲིད་ན་གྲགས་པའི་སྨན་རྒྱལ་འདིའི་འཕྲིན་ལས་ཀྱིས་ཡུལ་གྲུ་འདིར་སྨན་དཔྱད་སྒོ་འཕར་སྣར་ཡང་ཕྱེས་ནས་སྨན་པ་རྒྱུན་མི་ཆད་པ་བྱུང་། དྭགས་པོ་ལྷ་རྗེའི་ཨ་མྱེས་ནས་བརྒྱུད་པའི་མི་རབས་རྣམས་འཚོ་བྱེད་རིག་པའི་ལམ་ལ་གཞོལ་བ་ཡིན་ལ། སྐུ་ཚེ་གང་པོར་སྨན་དཔྱད་ཀྱི་འགྲོ་དོན་བསྐྱངས་ཤིང་། ཕྱིས་ཀྱི་དུས་སུ་ཡང་སྨན་གྱི་སློབ་མ་ཞང་སྨན་ནག་དང་། གུམ་པ་ལྷ་རྗེ་སོགས་མང་དུ་བྱུང་ལ། དེའུ་དམར་གསོ་རིག་ཆོས་འབྱུང་ལས། གསོ་རིག་གི་རྒྱུད་པའི་ལུགས་ཀུན་ལ་རྗེ་

སྨམ་པོ་པ་ནས་བརྒྱུད་པ་ནི་བརྒྱུད་པ་ཀུན་གྱི་སྟོང་པོ་ལྟ་བུར་སྣང་ཡང་། ཞེས་གསུངས་པ་བདེན་ཚིག་ཏུ་གྲུབ། དྭགས་པོ་གདན་རབས་རིམ་བྱོན་ལ་བླ་སྨན་ཟུར་དུ་ཡོད་པས་གསོ་རིག་གི་བརྒྱུད་པ་ཟམ་མ་ཆད་པར་བྱུང་བ་དེའི་ཐོག་མའི་སྲོལ་གཏོད་པ་པོ་ནི་ཚངས་སྤྱོད་བརྟུལ་ཞུགས་འཛིན་པ་མཁས་མཆོག་དབང་ཕྱུག་གྲགས་པ་དང་། ངེས་དོན་མངོན་དུ་གྱུར་པ་རིག་འཛིན་ཕུན་ཚོགས་སོགས་བྱུང་ཞིང་། དེ་རྗེས་ཤར་དྭགས་པོ་ལ་ཐོག་ཟུར་མཁར་དུ་འཁྲུངས་པའི་རྗེ་མཉམ་ཉིད་རྡོ་རྗེ་འམ་ཨ་པོ་ཆོས་རྗེ་ཞུ་བ་དེ་ཡིས་གསོ་དཔྱད་ཀྱི་བསྟན་པ་ཉི་མ་ལྟར་གསལ་བར་བྱས་པས་ཟུར་ལུགས་ཞེས་ཐོགས་པ་ཡིན།

ཟུར་མཁར་མཉམ་ཉིད་རྡོ་རྗེའི་སྐོར།

ཟུར་མཁར་མཉམ་ཉིད་རྡོ་རྗེ་མཆོག་ནི། དྭགས་པོ་ལ་ཐོག་ཟུར་མཁར་དུ་དཔྱིར་དཀར་གྱི་སྨན་པའི་རིགས་ཡིན་པ། ཡབ་རིག་འཛིན་ཕུན་ཚོགས་དང་། ཡུམ་ཀུན་མཁྱེན་བཀྲ་ཤིས་རྣམ་རྒྱལ་གྱི་ལྷམ་མོ་གཉིས་ཀྱི་སྲས་སུ་རབ་བྱུང་བདུན་པའི་དོན་གྲུབ་ཅེས་པ་ཤིང་མོ་གླང་གི་ལོ་སྟེ་སྤྱི་ལོ་༡༤༣༩ལོར་འཁྲུངས། དེ་ནས་རིམ་བཞིན་རང་གི་ཡབ་དང་ཁྲུས་ཁང་ལོ་ཙཱ་བ། ཤ་ར་རབ་འབྱམས་པ། སྨན་སྟོན་དབང་ཕྱུག་བཟང་པོ་སོགས་དམ་པ་དུ་མ་བསྟེན་ནས་ཡི་གེ་འབྲི་ཀློག་དང་། སྐུ་གཟུགས་ཀྱི་རི་མོ་དང་འབུར་དོད། སྨན་དཔྱད། དུས་འཁོར་ཆེ་ཆུང་སོགས་རིག་གནས་སྤྱི་དང་ཁྱད་པར་གསོ་བ་རིག་པར་སྦྱངས་པ་རྒྱལ་དུ་ཐོན། དགུང་ལོ་བཅུ་ལོན་པའི་ཚེ་ཚོས་དབྱིངས་རྩེར་གཡུ་ཐོག་སྙིང་ཐིག་གི་བླ་མའི་སྒྲུབ་པ་ལ་རྩེ་གཅིག་ཏུ་བཞུགས། དེའི་ཚེ་རྗེ་བཙུན་གཡུ་ཐོག་པས་དངོས་ཉམས་རྨི་ལམ་ཅི་རིགས་པར་ལེགས་བཤད་འདོམས་ཏེ་ཟབ་མོ་སྟོང་པ་ཉིད་ཀྱི་དོན་ཕྱིན་ཅི་མ་ལོག་པ་ཐུགས་སུ་འཁྲུངས་པ་འཁྲུལ་བ་ཐམས་ཅད་དང་བྲལ་བ་དངོས་གྲུབ་ཐོབ། རྒྱུད་བཞི་ལ་སོགས་གསོ་རིག་གི་གཞུང་ལུགས་ལ་ཡི་གེ་བའི་བྲིས་ནོར་དང་རང་བཟོ་འབབ་ཞིག་གིས་མ་དག་པར་གཟིགས་ཏེ། རྒྱུད་བཞིའི་ཚིག་དོན་ལ་བཅོས་བསླད་འཁྲུལ་བ་ཐམས་ཅད་ཕྱུང་སྟེ་ཤིན་ཏུ་དག་པར་བགྱིས་པ་ཟུར་མཁར་བའི་རྒྱུད་བཞི་རྣམ་དག་མ་ཞེས་པར་གྲགས། དེ་ལྟ་བུའི་མཁྱེན་བརྩེ་ནུས་པའི་མཐུ་སྟོབས་དཔག་ཏུ་མེད་པས་གསོ་རིག་ལ་སོགས་འཆད་ཉན་གྱིས་ཁུར་ཆེན་འདེགས་པའི་སྐབས་ན། ཕྱོགས་མཐའ་དག་ནས་སྐྱེ་བོ་གྲངས་མེད་པ་འདུས། ལྷུན་གྲུབ་སྨན་གླིང་དང་འབྲས་བུ་གླིང་རྣམས་སུ་ཚོས་གྲྭ་གཉེར་བསྐྲུན་ནས་སུ་ཏྲ་རྒྱུད་གདམས་ངག་དང་

བཅས་པའི་བཤད་པ་གཙོ་བོ་མཛད། ཕྱི་དྲོ་སྨན་གྱི་ངོ་སྤྲོད་དང་སྦྱོར་ཚུལ་སོགས་མཐོང་བ་བརྒྱུད་པའི་ལག་ལེན་རྣམས་སྟོན། བར་སྐབས་རྣམས་སུ་ཉེ་ལོགས་ཀྱི་ནད་པར་བལྟ་བ་དང་ཕྱོགས་ནས་འཁྱེར་འོང་བའི་ཆུར་བལྟ་བ་སོགས་དེ་ལྟ་བུའི་ངང་དགུང་ལོ་བཅུ་བཞིའི་ཐོག་སོན་པ་ལས། དངོས་སུ་རྩོད་པའི་སྤྲོབས་པས་དེའི་དུས་སུ་བྱུང་པ་མིའི་ཉི་མ་མཐོང་བ་དོན་ལྡན་དེ་ཉིད་ལ་དྲི་བ་དང་ལན་གྱི་ཚུལ་དུ་འཕྲིན་ཡིག་སྒོ་ནས་རྩོད་པ་བྱས་ནའང་ཡང་དག་པར་རྗེས་སུ་བཟུང་། དགུང་ལོ་བཅུ་དྲུག་སྐོར་ནས་བླ་སྒྲུབ་སྟུག་བསྡོམ་སྨན་སེལ་ཐུགས་རྗེའི་ཉི་འོད་ལ་ཁ་སྐོང་ཞལ་ཤེས་ལྷན་ཐབས་དང་། དེའི་གེགས་སེལ་བཞི་མཛད་པར་དགོངས་ནས། ཐོག་མར་འབྱུང་བ་ལུས་འཁྲུགས་ཀྱི་གེགས་སེལ་ལ་ཚིགས་བཅད་ཚིག་ལྷུག་ཅི་རིགས་པའི་དཔེ་ཚན་དུ་བྱས་པ་པོ་ཏི་རིང་བསྲིལ་ཙམ་གྱི་ནང་ནས་མན་ངག་བྱེ་བ་འབྱུང་བས་བྱེ་བ་རིང་བསྲིལ་དུ་གྲགས་པ་ཕྱོན་དཔེ་ཚན་བཞི་བརྒྱ་དང་བཅུ་དྲུག་ཡོད་པ་ཞིག་བརྩམས། དྭགས་གོང་ས་ཁྲུལ་གྱི་གཉལ་ལོར་བྱུར་གསུམ། ཨེ་ཉང་གོང་རྒྱུད་ཀྱི་སྨན་པ་རྣམས་འདུས་ཏེ་ཉིད་ཀྱིས་མཛད་པའི་རིན་ཆེན་འཁྲུངས་དཔེའམ་སྨན་ངོ་གསལ་བྱེད་དང་། རོ་སྐོར་ལྷུགས་ཀྱི་ཕྲེང་བ། བདུད་རྩི་ཐིང་བུ། བདུད་རྩི་གཏེར་མཛོད་སོགས་སྨན་རྫས་ཁག་རོ་ནུས་ཞུ་རྗེས་ངོ་བོ་ངེས་ཚིག་བྱེད་ལས་བཅས་ཀྱི་སྒོ་ནས་གཏན་ལ་འབེབས་པའི་བསྟན་བཅོས་རྣམས་འཆད་སྤེལ་དང་། སྨན་ངོ་སྤྲོད་པ་སོགས་མདོར་ན་འཆད་རྩོད་རྩོམ་གསུམ་གྱི་སྒོ་ནས་ལྷོ་རོང་གི་རྒྱུད་དུ་གསོ་རིག་གི་བསྟན་པ་རྒྱ་ཆེར་སྤེལ་ཞིང་དཔལ་ལྡན་ཟུར་ལུགས་ཀྱི་སྲོལ་རྒྱ་ཆེན་པོ་གཏོད་པར་མཛད། བདག་ཉིད་ཆེན་པོ་དེ་ལ་སློབ་མ་གྲངས་ལས་འདས་པ་ཡོད་པ་ལས་གསོ་བ་རིག་པའི་ཕྱོགས་ཀྱི་མཐར་ཕྱིན་གྱི་སློབ་མ་བཞི་ཞེས་པ་བྱུང་བ་སྟེ། མན་ངག་མཐར་ཕྱིན་མི་འགྱུར་ཚེ་བརྟན། འཕྲིན་ལས་མཐར་ཕྱིན་ཕྲག་དབོན་བསོད་ནམས་བཀྲ་ཤིས། ལག་ལེན་མཐར་ཕྱིན་སྐྱེམ་པ་ཚེ་འབུམ་རྡོ་རྗེ། བཤད་པ་མཐར་ཕྱིན་ལི་ཚུང་པདྨ་སྐྱབས་བཅས་ཡིན། གཞན་ཡང་བྱིན་རླབས་ཞུགས་པའི་སློབ་མ་བརྒྱད་དང་། ཤེས་རབ་ཅན་གྱི་སློབ་མ་བཅུ་དྲུག གྲགས་པ་ཐོབ་པའི་སློབ་མ་ཉི་ཤུ། བླ་དྭགས་ཅན་གྱི་སློབ་མ་བཅོ་བརྒྱད་ལ་སོགས་པ་དུ་མ་ཞིག་བྱུང་ནས་ཟུར་ལུགས་དྲི་མ་མེད་པའི་བཞེད་སྲོལ་སྤེལ་ཞིང་། རྒྱུད་འཛིན་འཚོ་བྱེད་མཁས་པའི་དབང་པོ་ཟམ་མི་ཆད་པ་རྣམས་ཀྱིས་དཔལ་ལྡན་ཟུར་མཁར་བའི་ཕྱག་རྒྱུན་མཐའ་དག་མི་ཉམས་གོང་དུ་འཕེལ་བའི་འཕྲིན་ལས་བཟང་པོས་ལུས་ཅན་ཀུན་ལ་ཕན་བདེའི་དགའ་སྟོན་འཛད་མེད་དུ་སྩོལ་བར་ཡིད་བཞིན་ནོར་བུ་དང་གཉིས་སུ་མེད་པའི་ཁྱད་ཆོས་མངོན་པར་འཕགས་པ་བྱུང་བ་ཡིན།

འཕྲུག་དགོན་བསོད་ནམས་བཀྲ་ཤིས་ཀྱི་སྐོར།

འཕྲུག་དགོན་བསོད་ནམས་བཀྲ་ཤིས་མཆོག་ནི། དེའུ་དམར་དགེ་བཤེས་ཀྱི་གསོ་རིག་ཆོས་འབྱུང་ལས། དེ་ལྟ་བུའི་བདག་ཉིད་ཆེན་པོ་དེ་ལ་གསོ་བ་རིག་པའི་མཐར་ཕྱིན་གྱི་སློབ་མ་བཞི་ཞེས་གྲགས་པ་ལས། མན་ངག་མཐར་ཕྱིན་མི་འགྱུར་ཚེ་བརྟན་ནམ་ཚེ་བརྟན་རྡོ་རྗེ། འཕྲིན་ལས་མཐར་ཕྱིན་ཕྲུག་དགོན་བསོད་ནམས་བཀྲ་ཤིས། ལག་ལེན་མཐར་ཕྱིན་ཚེ་འབུམ་རྡོ་རྗེ། བཤད་པ་མཐར་ཕྱིན་ལི་ཚུང་པདྨ་སྐྱབས་དང་བཞི་ཞེས་གསུངས་པ་ལས། ཕྲུག་དགོན་བསོད་ནམས་བཀྲ་ཤིས་ནི། འཁྲུངས་པའི་ལོ་ཚིགས་དང་ཡབ་ཡུམ་གྱི་མཚན་སོགས་གསོ་རིག་ལོ་རྒྱུས་ཐལ་ཆེ་བའི་ནང་དུ་གསལ་ཁ་མེད། དེ་ལྟར་ཟུར་མཁར་བའི་གདམས་པའི་ཡང་ཞུན་མཐའ་དག་བུམ་པ་གང་བོའི་ཚུལ་དུ་ཐོབ། སྐྱེམ་པ་ཚེ་དབང་གི་དཔལ་ལྡན་རྒྱུད་ཀྱི་རྣམ་བཤད་འཆད་ཉན་གྱི་བརྒྱུད་པ་ལས། སྙིགས་དུས་ཀྱི་སྨན་རྒྱལ་གཉིས་པ་རྗེ་ཟུར་མཁར་པ་མཚན་ཨ་བོ་ཆོས་རྗེའམ་ཉྙ་སྭ་མི། འཚོ་བྱེད་གྲུབ་པ་ཀུན་ལ་བྱམས་པའི་བློ། དཔའ་བོས་བསྐྱངས། གཡུ་ཐོག་འབངས། མཉམ་ཉིད་རྡོ་རྗེ་ཞེས་ཡོངས་སུ་གྲགས་པ་དེའི་དྲུང་དུ་འཕྲིན་ལས་མཐར་ཕྱིན་ཕྲུག་དགོན་བསོད་ནམས་བཀྲ་ཤིས་ཞེས་སྡོམ་པ་གསུམ་ལྡན་གྱི་སྐྱེས་ཆེན། སྐད་གཉིས་སྨྲ་བའི་དབང་པོ་དེས་ཞུས། དེའི་དྲུང་དུ་བླ་ཧ་ལྷ་རྗེ་མི་དར་བཀྲ་ཤིས་ཞེས་ལུགས་གཉིས་རྣམ་དཔྱོད་ཡངས་པ་དེས་ཞུས། དེ་ལས་བདག་གིས་ཐོབ། དེ་རྣམས་ཀྱི་རྣམ་ཐར་རྒྱས་པ་ནི་གཞན་དུ་ཤེས་པར་བྱའོ། །ཞེས་གསུངས་པ་ལྟར་ནའང་དཔལ་ལྡན་རྒྱུད་བཞིའི་འཆད་ཉན་གྱི་བརྒྱུད་པའི་བླ་མ་དང་། དངུལ་ཆུ་བཙོ་བཀྲུ་ཆེན་མོའི་གདམས་པའི་རྒྱུད་པ་ཡང་ཟུར་མཁར་བས་དམ་པ་འདི་ལ་གནང་བ་གོང་དུ་གསལ་བ་ལྟར་ཡིན། གཞན་ཡང་ཟུར་མཁར་བའི་བྱེ་བ་རིང་བསྲེལ་གྱི་ནང་འཁོད་པ་ལྟར་ན། ཕྲུག་དགོན་བསོད་ནམས་བཀྲ་ཤིས་ཀྱིས་མཛད་པའི་བསྟན་བཅོས་མང་དུ་མཆིས་པ་སྟེ། ཤིན་དུག་གི་བཅོས་འཆི་མེད་བདུད་རྩིའི་མེ་ཏོག ཀོང་བུའི་ས་སྦྱོར་ལག་ལེན་དམར་ཁྲིད། རྨ་བཅོས་ཀྱི་ཟིན་བྲིས། རྩ་ལྡན་ཟིན་བྲིས་ཞེས་པ་སོགས་བསྟན་བཅོས་ཚད་ལྡན་དུ་མ་མཛད།

སྐྱེམས་པ་ཚེ་དབང་གི་སྐོར།

སྐྱེམ་པ་ཚེ་དབང་ནི། སྐྱེམ་པའི་རྒྱུད་བཞིའི་རྣམ་བཤད་ཀྱི་མཛད་པོའི་སྐོར་བསྐྱར་དཔྱད་

ཅེས་པའི་དཔྱད་རྩོམ་དེ་བདེན་པར་མཐོང་ལ་དངོས་སུ་ཡང་དེ་ལྟར་རེད་འདུག་པས་དེ་བཞིན་བྲིས་ན་སྐྱེམ་པ་ཚེ་དབང་ནི་དུས་རབས་བཅུ་དྲུག་པའི་ནང་དུ་གོང་སྨད་སྐྱེམས་ཡུལ་དུ་སྤྱི་ལོ་༡༥༡༩ལོར་སྐུ་འཁྲུངས། ཡབ་ཡུམ་གྱི་མཚན་འཁོད་པ་ནི་མ་མཐོང་ལ་ཙུང་ཞྭ་དམར་སྐུ་ཕྲེང་ལྔ་པ་དཀོན་མཆོག་ཡན་ལག་གི་ཁུ་བོ་ཡིན་ལ་རྒྱལ་པོ་མི་དབང་མཚན་ལྡན་གྱི་ནུ་བོ་ཡིན། ཆུང་དུས་ནས་ཕྲག་དབོན་བསོད་ནམས་བཀྲ་ཤིས་དང་། རྐྱེན་བླ་ཧ་མི་དར་བཀྲ་ཤིས། ཀུན་མཁྱེན་བཀྲ་ཤིས་རྣམ་རྒྱལ། མི་ཕམ་ཆོས་ཀྱི་བླ་མ་སོགས་སློབ་དཔོན་དུ་མའི་དྲུང་དུ་རྗེས་འཛིན་གསོ་བ་རིག་པའི་གནས་ལ་སྦྱངས་བརྩོན་བྱས། དེ་ལས་དཔལ་ལྡན་རྒྱུད་བཞིའི་བཤད་རྒྱུན་སོགས་ནི་རྐྱེན་བླ་ཧ་མི་དར་བཀྲ་ཤིས་ཀྱི་མདུན་དུ་གསན་པ་དང་། དངུལ་ཆུ་བཙོ་བཀྲུ་ཆེན་མོའི་ལག་ལེན་སོགས་ནི་ཕྲག་དབོན་བསོད་ནམས་བཀྲ་ཤིས་ཀྱི་མདུན་ནས་རྫོགས་པར་ཞུས། དགུང་ལོ་མཐོ་ཙམ་བཞུགས་ཡོད་པར་བསམ་ཡང་དགོངས་རྫོགས་ཀྱི་དུས་ཚིགས་གསལ་པོར་མ་ཤེས། དམ་པ་འདིས་མཛད་པའི་གསོ་རིག་གི་གསུང་རྩོམ་དེང་དུས་མཇལ་དུ་ཡོད་པ་ནི་བླ་ཧའི་འགྲེལ་པ་དང་། ཚེ་དབང་བརྒྱ་རྩ་གཉིས་ཡིན་ཞིང་། དེ་ལས་ཚེ་དབང་བརྒྱ་རྩ་ནི་ལེའུ་ག་ནས་ར་བར་དུ་ཡོད་པ་དང་། ནང་དོན་གཙོ་བོའང་རིལ་ནག་ཆེན་མོའི་ཟིན་བྲིས་སོགས་མཐོང་བ་བརྒྱུད་པའི་ལག་ལེན་དང་། བཅུད་ལེན་མཐོ་རིས་མཛེས་མ་སོགས་བཅུད་ལེན་གྱི་སྐོར། ཕོ་ནད་ཚ་གྲང་སྤྱི་འཇོམས་སོགས་རྒྱུན་མཐོང་ཕོ་བའི་ནད་ཀྱི་བཅོས་ཐབས་སོགས་བསྟན་པ་དང་། ལྷག་པར་དུ་གཅོང་ནད་ཐམས་ཅད་མ་ཞུས་སྐྱེད་པ་དང་། །ཕན་གནོད་ཕལ་ཆེར་ཕོ་བར་རག་ལུས་ཕྱིར། །མ་ཞུ་བཅོས་པས་གཅོང་ནད་ཞི་བྱེད་པ། །རིངས་ནས་གོམས་པའི་འཚོ་ཐབས་གཞན་དེས་སོ། །ཞེས་ནད་ཐམས་ཅད་ཀྱི་ཕན་གནོད་གཙོ་བོ་དེའང་ཕོ་བ་ལ་བརྟེན་དགོས་པ་སོགས་དམིགས་བསལ་གྱི་ལྷ་བ་མང་ངོ་། །བླ་ཧའི་འགྲེལ་པ་ནི་དེང་དུས་ཡོངས་གྲགས་སུ་གྱུར་པའི་རྒྱུད་བཞིའི་རྣམ་བཤད་ཅེས་པ་དེ་ཡིན་པ་དང་། དེའི་མཛད་ལོ་ཐག་གཅོད་བྱེད་རྒྱུ་ནི་དཔྱད་རྩོམ་འདིའི་བསྒྲུབ་བྱ་གཙོ་བོ་ཡིན་པས། ཅུང་རྒྱས་པར་བསྟན་ན་འདི་ལྟར། བླ་ཧའི་འགྲེལ་པ་ནི་དཔལ་ལྡན་རྒྱུད་བཞིའི་འགྲེལ་པ་ཁ་ཚང་ཤོས་ཤིག་ཡིན་པ་དང་། དེ་ལས་རྩ་རྒྱུད་ཀྱི་འགྲེལ་པའི་མིང་ཆ་ཚང་ལ་རྩ་བའི་རྒྱུད་ཀྱི་རྣམ་བཤད་ལེགས་བཤད་སྨྲ་བ་མཆོག་ཐོབ་ཅེས་བྱ་བ་དང་། མཇུག་བྱང་དུ་རྣམ་འཕྲུང་ཞེས་པ་ས་ཕོ་ཁྱིའི་ལོ། ས་ག་ཟླ་བའི་ཚེས་བརྒྱད་ནས་བརྩམས་ཏེ། སྟོན་གྱི་ཟླ་བའི་གནམ་གང་གི་ཉིན་གྲུབ་པར་བགྱིས་པའོ། །ཞེས་པས་སྤྱི་ལོར་ཕབ་ན་༡༥༣༨ལོའི་བོད་ཟླ་བཞི་པའི་ཚེས་བརྒྱད་ནས་བརྩམས་ཏེ། ཧོར་ཟླ་ལྔ་པའི་ཚེས

སུམ་ཅུའི་ཉིན་མཇུག་རྫོགས་པར་བྱས་དང་། བཤད་རྒྱུད་ཀྱི་འགྲེལ་པའི་མིང་ཆ་ཚང་ལ་བཤད་པའི་རྒྱུད་ཀྱི་རྣམ་བཤད་ཚིག་དོན་ཉི་མ་ཞེས་བྱ་བ་དང་། མཇུག་བྱང་དུ་རྣམ་འཕྲུང་ས་ཕོ་ཁྱིའི་ལོ་གྲོ་བཞིན་ཟླ་བའི་ཚེས་གཅིག་ནས་བརྩམས་ནུ་རུ་ལུགས་སུ་བྱས་ཏེ་བསྒྱུར་བྱེད་ས་མོ་ཕག་གི་ལོ་ཁྲུམས་སྟོད་ཟླ་བའི་ཚེས་བཅུའི་ཉིན་པར་གྲུབ་པར་བགྱིས་པའོ། །ཞེས་པས་སྤྱི་ལོར་ཕབས་ན་༡༥༣༨ལོའི་བོད་ཟླ་བདུན་པའི་ཚེས་གཅིག་ནས་འགོ་བརྩམས་ཏེ། སྤྱི་ལོ་༡༥༣༩ལོའི་ཧོར་ཟླ་བརྒྱད་པའི་ཚེས་བཅུའི་ཉིན་མཇུག་རྫོགས་པར་བྱས་ལ། དེ་བཞིན་མན་ངག་རྒྱུད་ཀྱི་འགྲེལ་པའི་མིང་ཆ་ཚང་ལ་མན་ངག་རྒྱུད་ཀྱི་རྣམ་པར་བཤད་པ་བདེ་བའི་འདོད་འཇོ་ཞེས་བྱ་བ་དང་། མཇུག་བྱང་དུ། རང་ལོ་ང་བཞི་པ་རབ་བྱུང་གི་ལོ་ཐ་སྐར་ཟླ་བའི་ཡར་ཚེས་ལ་ཙ་རི་རིན་ཆེན་ཕུག་སྨན་ལྷའི་ཕོ་བྲང་དུ་ཡོངས་སུ་གྲུབ་པར་བགྱིས་སོ། །ཞེས་པས་སྤྱི་ལོར་ཕབས་ན་༡༥༦༧ལོའི་ཧོར་ཟླ་དགུ་པའི་ཚེས་བཅོ་ལྔའི་ཉིན་མཇུག་རྫོགས་པར་བྱས་པ་དང་། ཕྱི་རྒྱུད་ཀྱི་འགྲེལ་པའི་མིང་ཆ་ཚང་ལ་ཕྱི་རྒྱུད་ཀྱི་རྣམ་པར་བཤད་པ་ལག་ལེན་གསལ་བྱེད་ཅེས་བྱ་བ་དང་། མཇུག་བྱང་དུ་ལུག་ལོ་ཟླ་བ་དགུ་པའི་ཡར་ཚེས་གཅིག་ལ་དགའ་ལྡན་མ་མོར་གྲུབ་པར་བགྱིས་པའོ། །ཞེས་པས་སྤྱི་ལོར་ཕབས་ན་༡༥༧༡ལོའི་ཧོར་ཟླ་དགུ་པའི་ཚེས་གཅིག་ཉིན་མཇུག་རྫོགས་པར་བྱས་སོ། །

མཚོ་སྨད་མཁན་ཆེན་གྱི་སྐོར།

མཚོ་སྨད་མཁན་ཆེན་སྐྱ་བ་ཤཱཀྱ་དབང་ཕྱུག་ཞུ་བ་ནི། སྤྱི་ལོའི་དུས་རབས་བཅོ་ལྔ་པའི་དུས་སྨད་ཙམ་དུ་སྟོད་ལུང་སླང་གྲོང་དུ་སྐུ་འཁྲུངས། ཁོང་ནི་བསྟན་པ་ཕྱི་དར་སྐབས་ཀྱི་ལོ་ཙཱ་བ་སྐྱ་ཅོག་ཞང་གསུམ་གྱི་ནང་ཚན་སྐྱ་བའི་རུས་ལས་བྱུང་བས་ན། སྐྱ་བ་ཤཱཀྱ་དབང་ཕྱུག་གམ་མཚོ་སྨད་མཁན་ཆེན་དུ་གྲགས། སྐུ་ཆུང་ངུའི་དུས་ནས་ཡིག་རིགས་ཁག་དང་ཐུན་མོང་བཟོ་སྦྱོར་སྐོར་ལ་སྦྱངས་པ་མཛད། སྤ་ཕྱིར་ཕྲག་དཔོན་བསོད་ནམས་བཀྲ་ཤིས་དང་། རྒྱ་མ་འཚོ་བྱེད་བསམ་གྲུབ་མཆོག་ལྡན། རྒྱ་མ་འཚོ་བྱེད་དབང་ཕྱུག་བློ་གྲོས། བྱང་པའི་འཚོ་བྱེད་དཔལ་འབྱོར་བཀྲ་ཤིས། མངའ་རིས་ཆོས་སྐྱོང་རྒྱལ་མཚན། སྨན་པའི་རྒྱལ་པོ་དཀོན་མཆོག་དཔལ་བཟང་། ཀོང་པོ་བླ་ཆེན་ནམ་མཁའ་དཔལ་ལྡན་སོགས་དགེ་བའི་བཤེས་གཉེན་དུ་མའི་དྲུང་ནས་རྒྱུད་པའི་ལག་ལེན་སྨན་གྱི་ངོ་སྦྱོར་སོགས་དང་། གཞན་ཡང་མིག་འབྱེད་མདོ་དོན་དམར་ཁྲིད་ཟབ་མོ། མན་ངག་བྱེ་བ་རིང་བསྲེལ། ཡན་ལག་བརྒྱད་པ། འགྲེལ་ཆེན་ཚིག་དོན་ཟླ་ཟེར། ཟིན་ཏིག་དང་དེའི་ཡང་

ཧིག གསེར་བྲེའི་བཤད་ལུང་དང་། ཁུ་རྩུར་འབུམ། དཔལ་ལྡན་རྒྱུད་བཞིའི་བཤད་ལུང་ཆ་ཚང་བ། རིན་ཆེན་སྦྱོར་སྡེ། མགོ་རྨའི་བཅོས། འབྲས་ཀྱི་དྲ་གཤགས་སྤྱོགས་ཆིངས། མིག་ཐུར་སོགས་གསོ་རིག་གི་གཞུང་ལུགས་ཆ་ལག་དང་བཅས་པ་རིམ་སུ་མ་ཆད་པར་སློབ་གཉེར་རྒྱ་ཆེར་མཛད། མཁན་ཆེན་དེ་ནི་རིག་གནས་མཐའ་དག་ལ་མཁྱེན་པ་ཆེ་ཞིང་། ཁྱད་པར་གསོ་བ་རིག་པའི་ཕྱོགས་ལ་ཤིན་ཏུ་བཀའ་དྲིན་ཆེ་སྟེ། ཚིག་ཉུང་བསྡུས་དོན་རྒྱ་ཆེན་པོ་སྟོན་པ་རྩ་བ་ཐུགས་ཀྱི་རྒྱུད་འགྲེལ་དཔག་བསམ་ལྗོན་ཤིང་དང་། ཕོག་འབུགས་ལེགས་བཤད་དངུལ་དཀར་མེ་ལོང་། ཕྱི་རྒྱུད་འགྲེལ་པ་དཀའ་གནད་གསལ་སྒྲོན། རིགས་ལྡའི་གསལ་བྱེད་མེ་ཏོག་ཕྲེང་བ། གདམས་པ་ཐམས་ཅད་ཀྱི་ནང་ནས་ཆེས་ཟབ་པ་མན་ངག་ཀུན་གྱི་སྙིང་པོ་བསྡུས་པ་སོགས་མང་དུ་བཞུགས། སློབ་མའི་གཙོ་བོ་སླང་བུ་ཆོས་རྗེ་ཞེས་པ་དང་། གསང་ཕུ་དཔལ་རི་བ་བློ་གྲོས་རྒྱལ་པོ་སོགས་མང་དུ་བྱུང་ཡོད། འོན་ཀྱང་རྗེ་ཉིད་བོད་ཀྱི་གསོ་རིག་ཕྱོགས་ནས་གྲགས་ཆེ་ཙུང་ད་ཡོད་ཡིག་ལམ་ཁག་ནས་འཁྲུངས་འདས་ལོ་ཚིགས་བཀོད་པ་མ་མཐོང་བས་ན། ཞིབ་འཇུག་བྱེད་པར་དཀའ་ཚེགས་ཆེ་ཞིང་ཚོད་དཔག་ལ་བརྟེན་ནས་ལོ་ཚིགས་བསྒྲིགས་ཐབས་མེད་པས་དེ་ལྟར་རོ། །

བྲང་པོ་པཎ་ཆེན་གྱི་སྐོར།

བྲང་པོ་པཎ་ཆེན་མཆོག་ནི། གཙྪ་པ་ཆོས་གྲགས་རྒྱ་མཚོའི་བླ་སྨན་པ་འཚོ་བྱེད་པདྨ་དཀར་པོའི་སྲས་སུ་དུས་རབས་བཅོ་ལྔ་པའི་དུས་སྨད་ཙམ་དུ་གནས་མཆོག་ཙཱ་རི་ཏྲའི་ནུབ་ཕྱོགས་ཀྱི་སྒོ་དྭང་བྱ་ཡུལ་འབྲས་གཤོང་དུ་སྐུ་འཁྲུངས། སྨུགས་སྨན་མཁར་ཕན་བདེའི་གླིང་དུ་རིག་པའི་གནས་ལྔ་དང་བཅས་པར་སློབ་གཉེར་མཐར་ཕྱིན་པར་མཛད་པས་མཁས་པའི་གོ་འཕང་ཐོབ་ནས་བྲང་པོ་པཎྜི་ཏ་ཞེས་ཐོགས། ཁོང་ནི་ཁྱིམ་རྒྱུད་སྨན་པའི་རིགས་སུ་འཁྲུངས་ཤིང་། གཙྪ་པའི་དགོངས་བཞེད་ལྟར་མཚུར་ཕུའི་ཆོས་གྲྭ་ལེགས་བཤད་གླིང་ཞེས་པའི་སློབ་དཔོན་མཛད་པ་དང་། ཟུར་ལུགས་གསོ་དཔྱད་བསྟན་པ་སྤེལ་བར་འགྲུབ་པའི་ཟླ་དང་བྲལ་བའི་མཁས་པ་ཞིག་ཡིན། ཁོང་གིས་མཛད་པའི་བསྟན་བཅོས་ཀྱང་རྒྱུད་བཞིའི་འགྲེལ་པ་དང་ཕོག་འབུགས་ལེགས་བཤད་གསེར་གྱི་སྙེ་མ། བྱེ་བ་རིང་བསྲེལ་གྱི་དཀར་ཆག་སོགས་དུ་མ་མཆིས། རྒྱུད་འཛིན་གྱི་སློབ་མ་ཡང་འཕྱོངས་རྒྱས་འཚོ་བྱེད་ཀུན་རྗེར་དང་། མང་ཐོས་ཟླ་བའི་དབང་པོ་ཞེས་པ་སོགས་དོན་གྱི་མཁས་པ་མང་དུ་བྱུང་།

ཟུར་མཁར་ཕྱི་མ་ལེགས་བཤད་འཚོལ་གྱི་སྐོར།

ཟུར་མཁར་བློ་གྲོས་རྒྱལ་པོ་མཆོག་ནི། རབ་བྱུང་དགུ་པའི་ས་སྦྲུལ་ཏེ་སྤྱི་ལོ་༡༥༠༩ལོར་ཟུར་མཁར་གོང་མའི་རིགས་སུ་སྐྱ་འཁྲུངས། རང་ལོ་ཆུང་ངུའི་སྐབས་སུ་མེས་པོའི་རྒྱུན་ལྟར་གསོ་དཔྱད་ལ་གསན་བསམ་མཛད་སྒྲིང་ཡོད་ཀྱང་། བར་སྐབས་ཤིག་ལ་ནང་དོན་རིག་པ་དང་། བསྡུས་ཚད་དབུ་ཕར་སོགས་གཞུང་ལུགས་ཁག་ལ་ཐོས་བསམ་རྣལ་མར་མཛད། གཞན་ཡང་སྐྱོགས་ལོའམ་སློན་གྲུབ་ལོ་ཙྪ་བ་ལས་སྙན་ངག་གསན་བཞེས་མཛད་པས་དུས་ཕྱིས་སུ་གསོ་རིག་སྡེ་ལས་སྙན་ངག་མཁན་གཅིག་ཕུར་ཤུར་པ་དེ་རེད། ཀརྨ་མི་བསྐྱོད་རྡོ་རྗེས་གང་ཉིད་ཟུར་མཁར་བའི་རིགས་རུས་གཙང་མར་གྱུར་པས་གསོ་དཔྱད་ཀྱི་མཛད་འཕྲིན་སྤེལ་ན་འགྲོ་དོན་ཆེ་བར་ལུང་བསྟན་ནས་ཕྱིས་སུ་སྨར་མཚོ་སྨད་མཁན་ཆེན་གྱི་སློབ་མ་གླང་བུ་ཚོས་རྗེའི་དྲུང་དུ་གཏུགས་ནས་གཡུ་ཐོག་སྙིང་ཐིག་གི་དབང་ལུང་དང་། དཔལ་ལྡན་རྒྱུད་བཞི། མན་ངག་བྱེ་བ་རིང་བསྲེལ་སོགས་གསོ་བ་རིག་པའི་གཞུང་གདམས་མན་ངག་མང་དུ་ཞུས། གཞན་ཡང་དྲུང་གནས་བྱང་པ་སྐྱ་མཆེད། དཔོན་ཚང་འཕན་དར། མངའ་རིས་ཕྱག་སྨན་རིན་རྒྱལ་གྱི་དཔོན་པོ་སོགས་དང་། ཁྱད་པར་ས་སྐྱ་སྨན་གྲོང་དུ་བྲང་ཏིའི་ཞལ་ངོ་ཡབ་སྲས་སོགས་ཀྱི་ཞབས་ལ་གཏུགས་ནས་ཡན་ལག་བརྒྱད་པ་དང་། དེའི་རང་འགྲེལ། འགྲེལ་པ་ཟླ་ཟེར། ཆ་ལག་བཅོ་བརྒྱད། གསེར་བྲེ་དངུལ་བྲེ་རྣམས་ཀྱི་ལུང་གསན། གཡུ་ཐོག་པས་མཛད་པའི་ཡིག་ཆ་ཕོ་ན་རྩད་གཅོད་གནང་ཆེད་གཙང་ཉང་སྨད་ཀྱི་ཕྱོགས་སུ་ཕེབས་པ་དང་། ས་ཆ་དེ་ནས་གཡུ་ཐོག་གསར་མའི་རྒྱུད་བཞི་ཕྱག་དྲིག་མ་ཞེས་པའི་གསེར་མཆན་རྙེད་པར་གྲགས། དེར་ས་སྐྱོད་ཆེན་མོ་དབང་རྒྱལ་གྲགས་པས་མཐུན་རྐྱེན་སྦྱར། ལོ་བཞིའི་བར་རྩ་བཤད་ཀྱི་འགྲེལ་པ་མེས་པོའི་ཞལ་ལུང་དང་། ཕྱི་རྒྱུད་རྩ་མདོའི་འགྲེལ་པ་མེས་པོའི་ཞལ་ལུང་བརྩམས། དགུས་སུ་ཕྱིན་ནས་གཞི་ལམ་འབྲས་གསུམ་ལས་བརྩམས་པའི་དྲི་ཚིག་གི་ཡི་གེ་ལྔ་སའི་རྡོ་རིང་ལ་ལན་གསུམ་སྦྱར་བས་ཕྱོགས་མཐར་ཁྱབ་ཀྱང་ལན་མ་བྱུང་བས་ནང་སོ་དོན་ཡོད་པ་སོགས་སློབ་མ་འགས་འགྲེལ་པ་དགོས་ཚུལ་ཞུས་པ་ལྟར་རང་འགྲེལ་གསེར་གྱི་ཐྲ་ཚོམ་མཛད་ཀྱང་ཕལ་ཆེར་གྱིས་མ་གོ་བར་མཚོན་ཞིང་། དུས་སྐབས་དེར་གསོ་རིག་འཛིན་པ་འགའ་ཞིག་གིས་ལན་ཁ་ཤས་བྱུང་བར་ཐུགས་མ་རངས་པར་རང་ལན་རྣམ་པོའི་ཁ་ཆེམས་འགོག་པ་མེད་པའི་ཡི་གེའི་གཏམ་ཆེན་མོ་སོགས་གསོ་རིག་སྐོར་གྱི་བསྟན་བཅོས་ཆེ་ཆུང་མང་པོ་བརྩམས། ལྷོ་ཁ་གྲྭ་ཐང་དུ་ཡར་རྒྱབ་པས་སྤྱིན་བདག་མཛད། སྐུ་ཉིད་ཀྱིས་རྒྱུད་བཞི་ཡི་མ་ཟིན་ལ་ཞུས་ཆེན་དག

བཅོས་མཛད་དེ་རྒྱུད་བཞི་ཞིང་པར་དུ་བསྐྲུན། རྒྱུད་བཞིའི་པར་ཤིང་དེ་ནི་གསོ་རིག་ལོ་རྒྱུས་ཐོག་རྒྱུད་བཞི་པར་དུ་བསྐྲུན་པ་ཐེངས་དང་པོ་དེ་ཡིན་ལ། ཕྱིས་སུ་གྲྭ་ཐང་རྒྱུད་བཞི་ཞེས་ཀུན་གྱིས་ཚད་མར་འཛིན་སའི་རྒྱུད་བཞི་པར་མ་དེ་ཡིན། མཐར་དགུང་ལོ་རེ་གསུམ་གྱི་ཐོག་ཕྱི་རྒྱུད་མེས་པོའི་ཞལ་ལུང་དང་། ཤེས་བྱ་སྤྱིའི་ཁོག་འབུགས་བཅས་ཀྱི་རྩོམ་འགྲོ་ལུས་ཏེ་སྤྱི་ལོ་༡༥༧༣ལོར་གཞན་དབང་གིས་གཟུགས་སྐུའི་བཀོད་པ་བསྡུས།

དགེར་སྨན་སྨན་བླ་དོན་གྲུབ་ཀྱི་སྐོར།

དགེར་སྨན་སྨན་བླ་དོན་གྲུབ་མཆོག་ནི། དྭགས་ལྷ་སྒམ་པོའི་ཤར་འདབས་སུ་གྱུར་པའི་དགེར་དུ་སྐུ་འཁྲུངས་ཤིང་། ཆུང་ངུ་ནས་གསོ་བ་རིག་པ་ལ་སྦྱངས་ཤིང་སློབ་དཔོན་སྲས་དོན་གྲུབ་ལེགས་པ་སོགས་ལས་གསོ་རིག་གི་སྙིང་གྲོལ་སྤྱི་དང་། བྱང་ལུགས་ཀྱི་གཞུང་མན་ངག་ཀུན་ལ་མཁས་པར་སྦྱངས་པས། སྨན་བླ་ཞེས་པའི་མཚན་སྙན་ཡང་ཡོངས་སུ་གྲགས་པར་གྱུར་པ་དང་། དཔལ་དྭགས་ལྷ་སྒམ་པོའི་གདན་རབས་ཉེར་བཞི་པ་ཆོས་རྗེ་མང་གཞམ་བཀྲ་ཤིས་རྣམ་རྒྱལ་གྱི་སྐུའི་བླ་སྨན་པ་ཡང་ཡུན་རིང་གནང་བ་དང་། ཆོས་བཀའ་ཅི་རིགས་པའང་གསན་བཞེས་གནང་། དྭགས་ལྷ་སྒམ་པོ་སོགས་སུ་རྒྱུན་དུ་བཞུགས་ནས་ནད་པའི་དོན་ཕོན་མཛད། དེ་ནས་མཉྫ་ལའི་ཡང་སྲིད་ཆོས་རྗེ་ནོར་བུ་རྒྱན་པའམ་མི་ཕམ་ཆོས་ཀྱི་དབང་ཕྱུག་ལ་དཔལ་ལྡན་རྒྱུད་བཞི་སོགས་གསོ་བ་རིག་པའི་སྙིང་གྲོལ་གྱི་རྒྱུན་རྣམས་བུམ་པ་གང་འབྱོར་བསྟུལ་བ་དང་། གྲྭ་ཐང་རྒྱུད་བཞི་དཔར་ཤིང་བགྲེས་པས་སྔམ་པོ་པ་མི་ཕམ་ཆོས་ཀྱི་དབང་ཕྱུག་ལ་བསྐུལ་མ་མཛད་དེ། ཉིད་ནས་ཞུ་དག་དང་དོ་དམ་གནང་ནས་དྭགས་པོ་གྲོམ་མདའ་བ་སོགས་ཀྱིས་རྒྱ་སྦྱོར་གནང་སྟེ། རྒྱུད་བཞི་སྔམ་པོ་པར་མ་ཞེས་པ་འདི་ཉིད་པར་དུ་བསྐྲུན་ཏེ། གསོ་བ་རིག་པའི་བསྟན་པ་ཉིན་མོར་བྱས་ཤིང་ལུས་ཅན་ནད་ཀྱི་གདུང་བ་ལས་གྲོལ་བའི་འཕྲིན་ལས་རླབས་པོ་ཆེ་མཛད་པས། ད་ལྟ་དཔལ་ལྡན་རྒྱུད་བཞིའི་བརྒྱུད་པ་དང་། གཡུ་ཐོག་སྙིང་ཐིག་སོགས་བྱང་ལུགས་ཀྱི་སྨིན་པ་དང་གྲོལ་བའི་ལུང་རྒྱུན་གྱི་བརྒྱུད་རིམ་ཁྲིད་དུ་སྨན་བླ་དོན་གྲུབ་ཅེས་བཞུགས་པ་འདི་ཡིན་ལ། འདི་ཉིད་ཀྱིས་མཛད་པའི་རྗེ་སྒམ་པོ་པ་མཉྫ་ལའི་མཚན་ཅན་གྱི་རྣམ་ཐར་སྙིང་པོ་བསྡུས་པ་ཞེས་བྱ་བ་ད་ལྟ་ཡང་བཞུགས་ལ། གཞན་པའི་གསོ་རིག་དང་འབྲེལ་བའི་གསུང་རྩོམ་མང་པོ་ཡོད་སྲིད་ནའང་། ད་ལྟ་མཇལ་ཡུལ་དུ་གྱུར་པ་ཞིག་ཡོད་སྐད་མི་འདུག གསོ་རིག་གི་སློབ་མ་ཡང་སྔམ་པོ་པ་མི་ཕམ་ཆོས་ཀྱི་དབང་ཕྱུག

སོགས་དྭགས་པོའི་ཡུལ་དུ་འཚོ་བྱེད་མང་པོ་བྱུང་བ་གོར་མ་ཆག འབེ་ལོའི་གསོ་བ་རིག་པའི་ཁོག་དབུབ་ལས། རྒྱུད་བཞིའི་བསླག་ལུང་གི་བརྒྱུད་པ་ནི་ཟུར་ལུགས་ལས་གཞན་བདག་གིས་མ་ཐོབ་ཅིང་། ཞེས་དང་། ཡང་། རྣམ་ཞྭ་མི། ཕྲག་དཔོན། དཀོན་མཆོག་དཔལ་བཟང་། བྱམས་པའི་མཚན་ཅན། པཎ་ཆེན་མགོན་དཔལ་བ། འགྲོ་དོན་ལེགས་པ། སྨན་བླ་དོན་གྲུབ། སྒམ་པོ་པ་མི་ཕམ་ཆོས་གྱི་དབང་ཕྱུག འབྲི་གུང་ཆོས་གྲགས། ཚེ་དབང་བརྟན་པ། དཔོན་ཚང་ཡེ་ཤེས། ཕྱག་མཛོད་སྐྱེས་མཆོག   སི་ཏུ་རིན་པོ་ཆེ། དེ་ལས་ཀྱང་ནོད་པའོ། །ཞེས་གསུངས་པས་ཁོང་ནི་འབྲི་ལུགས་གསོ་རིག་གི་བསླག་ལུང་བརྒྱུད་པ་དང་གཡུ་ཐོག་སྙིང་ཐིག་གི་བརྒྱུད་པ་ཡིན་པས་འདིར་ཇི་བཞིན་བཀོད་ཡོད།

དྭགས་པོ་ནོར་བུ་རྒྱན་པའི་སྐོར།

རྗེ་འཇམ་གླིང་ནོར་བུ་རྒྱན་པ་མཆོག་ནི། ཀོང་པོའི་བྲག་གསུམ་རྫོ་རྗེའི་བྲག་གི་འབྲུ་ལ་རུ་ཡུལ་གཟིགས་ནས། ཡབ་དཔའ་བོ་ཆེན་པོ་བླ་མ་རྒྱལ་མཚན་དང་། ཡུམ་ཨོ་རྒྱན་སྒྲོལ་མ་གཉིས་གྱི་སྲས་སུ་རབ་བྱུང་བཅུ་པའི་ས་གླང་ལོ་སྟེ་སྤྱི་ལོ་༡༥༨༩ལོར་སྐུ་འཁྲུངས། འཁྲུངས་མ་ཐག་དྭགས་པོ་བཀའ་བརྒྱུད་མཁྱེན་ཞེས་གསུངས་པ་དང་། སྐུ་མཚན་དཔེས་མཛེས་ཤིང་ཡིད་དུ་འོང་བ་དང་། འཁྲུངས་ནས་ཞག་བཅོ་ལྔའི་སྐབས་སུ་བཞེངས་ནས་གོམ་པ་མང་དུ་བྱོན་པ་དང་། བྲག་གི་ངོས་ལ་ཨོ་རྒྱན་དང་ཕྱག་རྫོར་སོགས་རང་བྱོན་དུ་མ་གཟིགས་པ་ད་ལྟའང་མཇལ་བའི་ངོ་མཚར་ཅན་དང་། གསང་ཆབ་འོ་མར་འབབ་པ་དང་། སྐུའི་བཀོད་པ་དུ་མར་སྟོན་པ་སོགས་མཛད། དེ་ནས་རྗེ་གོང་མའི་ཐུགས་སྲས་མཁས་པ་དང་གྲུབ་པའི་དཔལ་ཡོན་རྫོགས་པའི་རྗེ་བསོད་ནམས་ཆོས་འཕེལ་སྤྱན་དྲངས། གཙུག་ལག་ཁང་ཆེན་མོར་རྗེ་སྒམ་པོ་པའི་སྐུ་འདྲ་རིན་པོ་ཆེའི་མདུན་དུ་སྐྱབས་གསུམ་འཛིན་པའི་དགེ་བསྙེན་གྱི་སྡོམ་པ་གནང་། དབུ་ལོ་རྗེ་སྒམ་པོ་པའི་སྐུ་འདྲ་རིན་པོ་ཆེར་ཕུལ་ནས་མཚན་ནི་སྐྱིད་ཡུམ་ལ་མཁའ་འགྲོས་ལུང་བསྟན་པ་བཞིན་འཇམ་གླིང་ནོར་བུ་རྒྱན་པ་ཞེས་གསོལ། རྗེ་བསོད་ནམས་ཆོས་འཕེལ་རིན་པོ་ཆེ་ལས་རྗེ་མཉམ་མེད་དྭགས་པོའི་བཀའ་འབུམ་དང་། ཆོས་བཞིའི་གཞུང་འགྲེལ། ཚོ་ག་ཆོས་སྤྱོད་སོགས་རྗེ་བཀྲ་ཤིས་རྣམ་རྒྱལ་གྱི་བཀའ་འབུམ་ཆ་ཚང་གི་ལུང་གསན། ཀླུ་མཁར་ཆོས་སྡེར་ཕེབས་ནས་ཆོས་སྤྱོད་ཕལ་མོ་ཆེ་གཞན་གྱིས་བསྐུར་བ་ཙམ་གྱིས་ཐུགས་སུ་ཆུད། དེ་ནས་ལོ་ཤས་བར་དུ་མཆོད་ཆེན་དང་གཟུངས་སྒྲུབ་

སོགས་ཀྱི་གྲལ་དབུར་སྐམ་པོར་ཕེབས་དགོས་པའི་སྐབས་མ་གཏོགས་ཀླུ་མཁར་ཉིད་དུ་བཞུགས། གཟིམས་དཔོན་བཀའ་བཅུ་པར་བསྟེན་ནས་ཚོ་ག་ཕྱག་ལེན། ཐར་རྒྱན། གསང་སྔགས་ཀྱི་དོན་རྣམས་གསན། སློབ་དཔོན་འབར་བ་རབ་འབྱམས་པ་དང་། བཀའ་ཆེན་བཀྲ་ཤིས་ལེགས་པ་སོགས་མཁས་པ་དུ་མ་བསྟེན་ནས། བསྡུས་པ་བཅོ་བ་ནས་བཙམས་ནས་ཕར་ཚད། འདུལ་མཛོད། དབུ་མ་སོགས་གཞུང་ཆེན་པོ་མང་པོ་ལ་སྦྱངས་པར་མཛད་ཅིང་། དེ་དག་གི་བར་གསེང་རྣམས་སུ་དཀྱིལ་ཆོག་སོ་སོར་སྦྱར་བའི་རབ་གནས། སྦྱིན་སྲེག གདངས་དབྱངས། གར་འཆམ་གྱིས་རྟེན་པ་ཚིག་མགོ་ཐོན་ངེས་སུ་སྦྱངས་པ་དང་། འབའ་བ་རབ་འབྱམས་པ་ལས་ཡི་གེ་གཟབ་གཤར། ལཉྫ། ཝརྟུ། བྲིས་འབུར་གྱི་ཐིག་རྩ་སོགས་དང་། སྨྲ་ཀཱ་ལ་པ་མིང་ལེ་ཡན་དང་། སྡེབ་སྦྱོར་རིན་ཆེན་འབྱུང་གནས། སྙན་ངག་མེ་ལོང་མ། སྔགས་གློག་སོགས་མཁས་པར་འོས་པའི་རིག་པའི་རྣམ་གྲངས་མང་དུ་གསན། དཔྱེར་སྨན་སྨན་བླ་དོན་གྲུབ་ལས་སྐར་རྩིས་མཚུར་ལུགས་དཔྱིས་ཕྱིན་དང་། གསོ་རིག་རྒྱུད་བཞིའི་བཤད་པ་མཐའ་ཆགས། ཡན་ལག་བརྒྱད་པ། སྨན་དཔྱད་ཟླ་བའི་རྒྱལ་པོ། བྱེ་བ་རིང་བསྲེལ་སོགས་ཀྱི་ལུང་དང་། ཕྱིས་སུ་གཡུ་ཐོག་སྙིང་ཐིག་གི་དབང་ལུང་སོགས་གསན་པས། ཁོང་མཁྱེན་པ་ཆེ་ཞིང་གསུང་སྒོ་ཡངས་པས་སྣང་བ་གུ་ཡངས་ཤིང་། རིག་པའི་གནས་མང་པོ་ལ་གོ་བ་ཤར་བ་ཡིན་གསུངས། དགུང་ལོ་ཉི་ཤུ་ས་ཕོ་སྤྲེལ་གྱི་ལོར་འབྲི་གུང་གདུང་སྲས་ཞྭ་དམར་ཐམས་ཅད་མཁྱེན་པ་ཆོས་ཀྱི་དབང་ཕྱུག་མཆོག་དྭགས་ལྷ་སྐམ་པོར་གནས་གཟིགས་སུ་ཕེབས་པས། རྟེན་འབྲེལ་མ་སྒྲིག་རང་འགྲིག་བྱུང་སྟེ་མཁན་པོར་གསོལ་བ་བཏབ་པས་ཞྭ་དམར་བས་བསྙེན་པར་རྫོགས་པ་གནང་ཞིང་། མཚན་མི་ཕམ་ཆོས་ཀྱི་དབང་ཕྱུག་འཕྲིན་ལས་རྣམ་རྒྱལ་དཔལ་བཟང་པོར་གསོལ། ཤིང་གླང་ལོར་འབྲི་གུང་ཆོས་རྗེ་དཀོན་མཆོག་ཕུན་ཚོགས་སམ་རིག་འཛིན་ཆོས་ཀྱི་གྲགས་པ་གནས་མཆོག་ཙ་རིར་ཕེབས་ཞོར་དུ་གདན་ས་ཆེ་མོ་སྐམ་པོར་བྱོན་གནས་གཟིགས་དང་། རྗེ་འདི་ཉིད་ཀྱི་དྲུང་དུ་མཇལ་བཅར་དང་གཏེར་གསར་སྐམ་པོ་སྙན་བརྒྱུད་གསེང་ལམ་བླ་སྒྲུབ་ཀྱི་དབང་དང་ལུང་ཆོས་སོགས་གསན་བཞེས་གནང་བར་ཐུགས་རེ་བཞིན་བསྩལ། ས་སྦྲུལ་ལོར་འབྲི་གུང་ཞབས་དྲུང་བཀྲ་ཤིས་ཕུན་ཚོགས་དགོངས་རྫོགས་ཀྱི་གྲལ་དབུར་གདན་དྲངས་པས་འབྲི་གུང་དུ་ཕེབས་ནས་ཚོགས་བསྔོ་དང་། འབྲི་གུང་པའི་མཁན་སློབ་ཆོས་གསུམ་སོགས་དགེ་འདུན་ཁྲི་ཕྲག་ཙམ་ལ་ལེགས་བཤད་ཀྱི་དགའ་སྟོན་དང་། སྐྱེ་བོའི་ཚོགས་ལ་ཞལ་མཇལ་ཕྱག་གཙུག་སོགས་འབྲེལ་བ་དོན་ལྡན་དུ་གནང་། ཀུན་མཁྱེན་རིག་འཛིན་ཆོས་ཀྱི་གྲགས་པ་ལ་རྡོ་རྗེ་

གཙུག་ལག་འཕྲིན་ལས་དྲག་པོ་མངོན་དུ་ཕྱུང་བའི་དབང་ལུང་ལག་ལེན། ཕུང་བཤིག་འཁོར་ལོ་ནག་པོ་བཀའ་མའི་ལུང་དང་ལག་ལེན། དྲག་གཏད་བམ་ནག་མ་སོགས་དྲག་པོ་མངོན་སྤྱོད་མང་རབས། སྨན་དཔྱད་ཡན་ལག་བརྒྱད་པའི་སྙིང་པོ་བསྡུས་པ། དེའི་འགྲེལ་པ་ཟླ་ཟེར། རྒྱུད་བཞི། བྱེ་བ་རིང་བསྲེལ། གཡུ་ཐོག་སྙིང་ཐིག་སོགས་གསོ་དཔྱད་སྐོར། སྒྲ་མདོ་ཀ་ལཱ་པ་དང་། སྙན་ངག་མེ་ལོང་མ། སྡེབ་སྦྱོར་རིན་ཆེན་འབྱུང་གནས་སོགས་རིག་གནས་སྐོར། བྱམས་ཆོས་སྡེ་ལྔ། དབུ་མ་རྩ་འཇུག མངོན་པ་མཛོད་སོགས་ཤིན་ཏུ་མང་བའི་བཤད་ལུང་སྨྲགས་མ་གནང་བ་དང་། ཚུར་ཡང་རྗེ་སློབ་པའི་ཟབ་ཆོས་ཆ་ཚང་དང་། རྒྱལ་དབང་རིན་ཆེན་ཕུན་ཚོགས་ཀྱི་བཀའ་འབུམ་སོགས་ལུང་གསན་པ་གནང་ནས་ཕྱིར་ཕེབས། ངོ་བོ་དག་པ་གཉིས་ལྡན་དུ་བཞུགས་ཀྱང་རྣམ་པ་ཚུར་མཐོང་གི་ངོར་ཡང་ཕྱིར་མདོ་རྒྱུད་བསྟན་བཅོས་རིག་གནས་དང་བཅས་པ་ཕྱག་བཞེས་གནང་བ་དང་། མཛད་པའི་གཙོ་བོ་ནི་རིགས་ཅན་གསུམ་ལ་ཁམས་དང་དབང་པོ་མོས་པ་ཇི་བཞིན་ཆོས་ཀྱི་འཁོར་ལོ་བསྐོར་ནས་སྐྱེ་དགུ་རྣམས་བྱང་ཆུབ་གསུམ་སོགས་ལ་འགོད་པ་དང་། ཞར་ལ་སྲིད་སྡེ་ཆེ་ཆུང་ནས་སྐྱེ་བོ་རེ་གཉིས་བར་མི་མཛའ་བ་ཀུན་བསྡུམ་པ། དམག་ཧྲག་གི་འཇིགས་པ་བསྲུང་བ། རི་རྒྱ་ཀླུང་རྒྱ་སོགས་ཀྱིས་འགྲོ་བ་མང་པོའི་སྲོག་སྐྱོབ་དང་། ནད་གདོན་གྱིས་ཉེན་པ་ལ་སྨན་དང་དམ་རྫས། དབུལ་ཕོངས་ལ་གང་མཁོ་གནང་བ་སོགས་གནས་སྐབས་དང་མཐར་ཐུག་ལ་སྨན་པའི་ཡིད་བཞིན་ནོར་བུའི་མཛད་པ་མངའ་ཞིང་། ཏིང་ངེ་འཛིན་གྱི་རྩལ་འབྱོངས་པས་ཕྱག་ཞབས་ཀྱི་རྗེས་ཀྱང་མང་དུ་བྱོན། རྗེ་འདི་ཉིད་ཀྱིས་དགྱིར་སྨན་སྨན་བླ་དོན་གྲུབ་སོགས་ལ་བརྟེན་ནས་བོད་ཀྱི་གསོ་བ་རིག་པ་ལ་ཐོས་བསམ་དང་འཆད་སྤེལ་བཀའ་དྲིན་ཟླ་མེད་པ་བསྐྱངས་ཤིང་། གངས་ལྗོངས་ཀྱི་ལུས་ཅན་ཀུན་གྱི་ཉེར་འཚོར་དགོངས་ནས་གཅིག་ལས་དུ་མར་འཆར་བའི་དཔར་གྱི་འཕྲུལ་དུ་གྲུབ་ན་དཔེ་ཡི་འཕྲིན་ལས་འགོག་པ་མེད་པར་དགོངས་པ་དང་། དགྱིར་སྨན་སྨན་བླ་དོན་གྲུབ་ཀྱིས་ཀྱང་བསྐུལ་བར་བརྟེན་ནས། ཕུན་ཚོགས་ཀྱི་དཔལ་ཡོན་འབྱོར་བའི་གྲུམ་མདའ་བ་ནོར་འཛིན་དབང་འབྱོར་ལ་སྦྱིན་བདག་བྱེད་པར་བསྐུལ་མ་གནང་ཞིང་། ཟུར་མཁར་བློ་གྲོས་རྒྱལ་པོས་ཞུ་དག་གནང་བའི་ཡར་རྒྱབ་པར་མ་གཞིར་བཟུང་ནས་གྲུབ་པའི་གནས་མཆོག་དྭགས་ལྷ་སྒམ་པོར་དཔལ་ལྡན་རྒྱུད་བཞི་པར་དུ་བཞེངས་པར་མཛད་དེ། སྨན་བླ་དོན་གྲུབ་པས་རྒྱུད་བཞིའི་རྩ་བ་ལ་ཞུས་དག་གནང་བས་ཁུངས་ཀྱང་བཙུན་པའི་ཁྱད་ཆོས་མངའ་ཞིང་། གསོ་རིག་གི་ཡིག་ཆའི་འཕྲིན་ལས་ཕྱོགས་ཀུན་ཏུ་སྤེལ་བས། སྒམ་པོ་པར་མ་ཞེས་ཡོངས་སུ་གྲགས་ཤིང་ཚད་མར་

གྱུར་པ་ཡིན། ད་ལྟ་པར་ཤིང་རྩ་ཐོར་སོང་བས་པར་ཤིང་ཁ་ཐོར་འགའ་ཤས་ལས་མཇལ་རྒྱུ་མེད་ཀྱང་། དཔེ་སྙིང་རྒྱུད་བཞི་པར་མ་དེའི་པར་བྱང་ལས་འདི་ལྟ་སྟེ། སྭ་སྟི། སྐྱབས་གསུམ་ཐུགས་རྗེའི་ལྷ་ལམ་དུ། །ཕན་དེའི་རྩ་འཛིན་འཁྲིགས་པ་ལས། །ཉོན་མོངས་ཚ་གདུང་ཀུན་སེལ་བའི། །གསོ་བ་རིག་པའི་ཆར་རྒྱུན་འབེབས། །འགྲོ་བའི་སྐྱབས་གཅིག་ཐུགས་རྗེ་ཅན། །སྨན་པོ་པ་ཉིད་གཡུ་ཐོག་པར། །སྤྲུལ་བའི་སྣང་བ་བསྟན་དེའི་དྲིན། །རྒྱུད་བཞི་ཆ་ལག་བཅས་པར་སྤེལ། །གསོ་བ་རིག་པའི་རིན་ཆེན་གཏེར། །ཀུ་ན་ལྷ་ཡི་སྒྱུ་འཕྲུལ་མཐུས། །འཇིག་རྟེན་ནད་ཀྱི་སྡོངས་སེལ་བའི། །དམ་ཆོས་ཡིད་བཞིན་འོད་དུ་འབར། །ཡུལ་དུས་དབང་དམན་ཉེས་པ་ཡིས། །མཚམས་སྒྲིབ་དག་གིས་གོས་པ་ན། །མཁས་མང་གསུང་གི་དྲིན་བཞོན་མཐུས། །བློ་མིག་དཔལ་དུ་དག་པར་བགྱིས། །སྟོན་བསགས་སྟོབས་ཀྱི་དཔལ་འབྱོར་ལྡན། །རྣམ་དཀར་དགེ་ལ་སྤྲོ་བ་ཡིས། །ཕུན་ཚོགས་དང་བའི་ནོར་ཅན་ཞེས། །སྐྱེ་བོས་བཀུར་བར་བྱ་བ་ཡོད། །གང་གི་བརྩོན་པའི་མཐུ་གྲུབ་པས། །ནོར་འཛིན་དབང་འབྱོར་གྲུམ་མདའ་བ། །ལེགས་བྱས་བློ་ཡི་དོན་ཡོད་ཕྱིར། །ངོ་མཚར་པར་གྱི་དགའ་སྟོན་སྤེལ། །དལ་འབྱོར་དོན་ཡོད་སྒྲུབ་བྱའི་ཕྱིར། །ཚོགས་གཉིས་ཟུང་འཇུག་ལ་མོས་པ། །མཆོ་སྣ་རས་པའི་ལྷག་བསམ་གྱིས། ། དགེ་བའི་བསྐུལ་མ་ཀུན་ཏུ་བགྱིས། །ཚེ་འདིའི་ཆོས་བརྒྱད་མ་ཡིན་པར། །རང་གཞན་སྒྲིབ་གཉིས་སྦྱང་པ་དང་། །སྙིགས་དུས་འགྲོ་བའི་མགོན་དམ་པར། །འགྱུར་ངེས་བསམ་པའི་དགེ་སློས་སྒྲུབས། །ཞུས་ཤིང་དག་བྱེད་མཁས་པའི་མཆོག །འཚོ་མཛད་སྨན་བླ་དོན་གྲུབ་པའི། །གསུང་གིས་གདམས་པ་གང་ཐོབ་དང་། །སླར་ཡང་མཁས་མང་ལེགས་བཤད་ཀྱིས། །ཚིག་དོན་འཁྲུལ་པ་ཀུན་བསལ་ནས། །གཡུ་ཐོག་མགོན་གྱི་དགོངས་པ་བཞིན། །སྨན་པོ་པ་ཡི་ཆོས་སྲིད་འཛིན། །ནོར་བུའི་མིང་ཅན་བདག་གིས་བགྱིས། །ངོ་མཚར་ཡི་གེའི་འཕྲུལ་འདི་ནི། །རྟ་མགྲིན་བསོད་ནམས་ཞེས་བྱ་དང་། །སངས་རྒྱས་ནོར་བུ་རྣམ་གཉིས་ཀྱིས། །སོར་མོའི་འདུ་བྱེད་ལེགས་པར་བསྒྲུན། །པར་གྱི་རིག་བྱེད་ཕུལ་གྱུར་པ། །རྟ་མགྲིན་བསོད་ནམས་ཐོག་དྲངས་པའི། །བཅུ་ཕྲག་གཉིས་ཀྱི་ཟླ་བ་ལྔར། ། རྫུ་འཕྲུལ་བཞིན་དུ་ལེགས་མཛུར་གྲུབ། །འདིར་འབད་དགེ་བའི་གཏེར་ཆེན་པོ། །ཅི་འདོད་ཆོས་བཞིན་དངོས་གྲུབ་ཀྱིས། །འགྲོ་རྣམས་རེ་བ་བསྐོང་བའི་ཕྱིར། །ཕན་བདེའི་དོན་ཆེན་འགྲུབ་གྱུར་ཅིག །ཅེས་རྗེ་ནོར་བུ་རྒྱན་པ་ཉིད་ཀྱིས་བཀའ་རྩོམ་བཀོད་ཡོད། བོད་ཀྱི་གསོ་རིག་བསྟན་པའི་རྒྱུན་ལ་མཛད་རྗེས་མི་དམན་པ་འཇོག་གནང་ཡོད་པ་ཡིན་པ་མ་ཟད་ཟུར་མཁར་མཉམ་ཉིད་རྡོ་རྗེ་རྣམ་སྤྲུལ་འབྲི་གུང་རིག་འཛིན་ཆོས་གྲགས་ཀྱི་གསོ་དཔྱད་ཀྱི་སློབ་དཔོན་དང་

གཡུ་ཐོག་སྙིང་ཐིག་གི་བླ་བརྒྱུད་ཡིན་པས་འདིར་ཆེད་དམིགས་ཀྱིས་ལོ་རྒྱུས་སུ་བཀོད་པ་ཡིན། དཀྱུང་ལོ་བཞི་ནས་བཞི་བཅུ་ཙ་ལྷའི་བར་དུ་གདན་ས་རིན་པོ་ཆེ་འདི་ཉིད་ལེགས་པར་བསྐྱངས་པས་ལུགས་གཉིས་ཀྱི་ཕུན་ཚོགས་ཡར་ཟླར་འཕྲན་པར་གྱུར། གདུལ་བྱ་རྟག་འཛིན་ཅན་ཚོས་ལ་བསྐུལ་བའི་ཕྱིར་དཀྱུང་གྲངས་ཞེ་ལྔར་ཕེབས་པ་རབ་བྱུང་བཅུ་གཅིག་པའི་ཆུ་མོ་བྱའི་ལོ་སྟེ་སྤྱི་ལོ་༡༨༣༣ལོའི་ཟླ་བ་བཞི་པའི་ཚེས་ཉེར་བརྒྱད་ཀྱི་དཀྱུང་ཐུན་ལ་སྤྲུལ་པའི་དཀྱིལ་འཁོར་འོད་གསལ་ཚོས་སྐུའི་ཀློང་དུ་ཐིམ་པར་གྱུར།

ཧེ་འདིས་བརྩམས་པའི་བསྟན་བཅོས་ནི། མཁྱེན་རབ་ཤིན་ཏུ་ཆེ་བས་སྐུ་གོང་མ་དང་འདྲ་བར་བཀའ་རྩོམ་མང་དུ་ཡོད་ངེས་ནའང་། ཚོས་ཀྱི་རྒྱལ་པོ་མཉམ་མེད་སྒམ་པོ་པ་ཆེན་པོའི་རྣམ་ཐར་ཡིད་བཞིན་ནོར་བུ་ཐར་པའི་རྒྱན་མཆོག་དང་། དཔལ་དྭགས་ལྷ་སྒམ་པོའི་ཐོ་མཚར་བཀོད་པ་དང་དད་པའི་གཏེར་ཆེན། གསོ་བ་རིག་པའི་མན་ངག་རྒྱུད་ཀྱི་དམར་ཁྲིད་མཆན་བུའི་དོན་ཚིགས་སུ་བཅད་པ། ཡང་ཟབ་དཀོན་མཆོག་སྤྱི་འདུས་ཀྱི་ལས་བྱང་རྒྱས་པ། གཏེར་སྟོན་འཇའ་ཚོན་སྙིང་པོའི་རྣམ་ཐར་སོགས་ཡོད་པར་གྲགས། གསུང་ལས་སྐྱེས་པའི་སློབ་མ་ནི། ཧེ་བསོད་ནམས་རབ་བརྟན། དེའི་སྲས་ཚོས་ཀྱི་ཧེ་བཀྲ་ཤིས་གྲགས་པ་རྒྱལ་མཚན། སྤྲུན་སྤྲ་རིན་པོ་ཆེ་མི་ཕམ་རིན་ཆེན་རྡོ་ཧེ། སྤྲུལ་པའི་སྐུ་མི་ཕམ་དོན་ཡོད་རྡོ་ཧེ། གཙུང་གདུང་རྒྱུད་རིན་པོ་ཆེ་ཨོ་རྒྱན་རྡོ་ཧེ། ཧེ་དཔོན་བསོད་ནམས་འཕྲིན་ལས། སྤྲུལ་སྐུ་ལེགས་བཤད་རྒྱ་མཚོ། ཞྭ་དམར་དྭག་པ། ཀརྨ་བཅུ་པ་ཚོས་དབྱིངས་རྡོ་ཧེ། འབའ་རོམ་ཚོས་ཧེ། སྟག་ལུང་ཚོས་ཧེ། འབྲི་གུང་ཚོས་ཧེ། འཇའ་ཚོན་སྙིང་པོ་སོགས་བཀའ་བརྒྱུད་ཀྱི་བསྟན་འཛིན་ཆེན་པོ་མང་པོ་དང་པན་ཚུན་ཚོས་ཀྱིས་འབྲེལ་བའི་དམ་ཚིག་པ་ཡིན་ནོ།།

འབྲུག་པ་ཀུན་མཁྱེན་པད་མ་དཀར་པོའི་སྐོར།

འབྲུག་པ་པད་མ་དཀར་པོ་མཆོག་ནི། དབུས་གཙང་ཁམས་གསུམ་གྱི་ནང་ཚན་གཡོར་པོའི་ཡུལ་དཀྱུའི་ཁོངས་སུ་གཏོགས་པ། དེ་ཡང་ཡུལ་གྱི་རྣམ་གཞག་དཀྱུར་ཕྱེས་པའི་ནང་གསེས་ཀྱི་ཡ་གྱུལ་དྭགས་པོ་ཞེས་པའི་འཛིན་མའི་ཁོངས་སུ་གཏོགས་པའི་མཆིམས་ཡུལ་དགོན་དུ། ཡབ་ཇོ་སྲས་ཀླུའི་དབང་པོ་དང་། ཡུམ་ཚོས་སྐྱོང་སྒྲོལ་མ་རྣམ་གཉིས་ཀྱི་སྲས་སུ་རབ་བྱུང་དགུ་པའི་མེ་ཕག་ལོ་སྟེ་སྤྱི་ལོ་༡༥༢༧ལོར་སྐུ་བལྟམས། ལས་སྨོན་དུས་སུ་སད་པས་ཧེ་མཉམ་མེད་བླ་མ་དྭགས

པོ་ལྷ་རྗེའི་དགོངས་པ་དྲི་མ་མེད་པ་ལ་ཐུགས་རྩེ་གཏད་ཅིང་། དགུང་ལོ་གསུམ་པར་འབྲུག་པ་ངག་དབང་ཆོས་ཀྱི་རྒྱལ་པོ་དང་མཇལ། སློབ་དཔོན་ཤེས་རབ་གོ་ཆ་ལས་ཡི་གེའི་ཕྱི་མོ་འབྲི་བ་དང་ཀློག་པ་ཚུལ་བཞིན་དུ་བསླབས། དགུང་ལོ་དགུ་པར་སྔོན་གྱི་གནས་ལྔ་ཕྱོགས་ཡངས་པའི་རྒྱལ་ཁམས་སུ་ཕེབས། དེ་ནས་རིང་པོར་མ་ལོན་པ་མི་སྦྲེལ་ལོ་ལ་ཆོས་ཀྱི་གདན་ཁྲི་ཆེན་པོར་མངའ་གསོལ། སློབ་དཔོན་ཆོས་གྲགས་བསྟན་འཕེལ་བ་དང་། ཀུན་མཁྱེན་བཀྲ་ཤིས་རྣམ་རྒྱལ་སོགས་མཁས་པ་མང་པོ་བསྟེན་ནས་ཐུན་མོང་མིན་པའི་རིག་པའི་གནས་ལ་མཁས་པར་སྦྱངས། གཞན་ཡང་ཟུར་ལུགས་རྒྱུད་པ་འཛིན་པ་དཀྱེར་སྨན་སྨན་བླ་དོན་གྲུབ་སོགས་ཀྱིས་མཚོན་པའི་གསོ་དཔྱད་སློབ་དཔོན་མང་དུ་བསྟེན་ནས་ཡན་ལག་བརྒྱད་པའི་འགྲེལ་པ་ཟླ་ཟེར། དཔལ་ལྡན་གསོ་རིག་རྒྱུད་བཞི། དྭགས་པོའི་ཐོར་འབུམ། གཡུ་ཐོག་སྙིང་ཐིག་གི་སྨིན་གྲོལ་དབང་ལུང་ཁྲིད་གསུམ། སྨན་མིང་རྒྱ་མཚོ། སྨན་ངག་བྱེ་བ་རིང་བསྲེལ། གྲུབ་ཐོབ་ཨུ་རྒྱན་པ་ལས་བརྒྱུད་པའི་དངུལ་ཆུ་བཙོ་བཀྲུའི་གཞུང་བཤད་ལག་ལེན་སོགས་ཀྱིས་མཚོན་པའི་གཞུང་དང་ལག་ལེན་སྐོར་གཙིགས་སུ་བཟུང་བ་མ་ཟད། པད་མ་དབང་གྲགས་ཀྱིས་མཛད་པའི་རྒྱུད་བཞིའི་སློབ་བརྒྱུད་ལས། ཟུར་མཁར་ཨ་པོ་ཆོས་རྗེ། མཉམ་ཉིད་རྡོ་རྗེ། པཎ་ཆེན་དོན་རྒྱལ། འདི་མཚམས་བརྒྱུད་རིམ་འགའ་ཡི་མཚན་མ་རྙོགས། དེ་ནས་འབྲུག་པ་ཀུན་མཁྱེན་པདྨ་དཀར་པོ། དེའི་སྐུ་ཚ་གོང་སྨན་དཀོན་མཆོག་སངས་རྒྱས་རྒྱལ་མཚན། འབྲི་གུང་རྗེ་ཆོས་ཀྱི་གྲགས་པ། དཀོན་མཆོག་འགྲོ་ཕན་དབང་པོ་ཞེས་སམ་ཆེ་དབང་བརྟན་པ། དཔོན་ཚང་ཡེ་ཤེས་བསམ་གཏན། ཞྭ་དམར་སྨར་འོག་ཀརྨ་བསྟན་འཕེལ་དང་། དྭང་འཚོ་ཚེ་རིང་དབང་། དེ་གསུམ་ནས་སྐུ་ཞབས་སི་ཏུ་ཆོས་ཀྱི་འབྱུང་གནས་སྐུ་མཆེད་ཀྱིས་གསན། ཞེས་གསུངས་པ་ལྟར་ཀུན་མཁྱེན་པདྨ་དཀར་པོང་ནི་དཔལ་ལྡན་རྒྱུད་བཞིའི་བཤླག་ལུང་གི་བླ་བརྒྱུད་ཡིན་པ་དང་། དེས་མ་ཟད་འབྲི་གུང་གསོ་རིག་གི་དབང་ལུང་གི་བརྒྱུད་པ་ཡིན་པ་འདི་རེད། ཀུན་མཁྱེན་པདྨ་དཀར་པོས་བསྟན་འགྲོའི་དོན་དཔག་ཏུ་མེད་པ་མཛད་པ་དང་། གསུང་རྩོམ་ལ་མཚོན་ན་ཕྱི་ནང་རིག་པའི་གནས་ཀྱི་གསུང་རྩོམ་པོད་བཅུ་བཞི་བཞུགས། གསོ་དཔྱད་སྐོར་ནས་རྒྱུད་བཞིའི་འགྲེལ་པ་གཞན་ལ་ཕན་པའི་གཏེར་དང་དུག་བཅོས་སྐོར་བཅས་ཡོད། མཐར་དགུང་ལོ་དྲུག་ཅུ་རེ་དགུ་པ་རབ་བྱུང་བཅུ་པའི་མེ་སྦྲེལ་ལོ་སྟེ་སྤྱི་ལོ་༡༥༩༨ལོར་དགོངས་པ་ཆོས་ཀྱི་དབྱིངས་སུ་བསྡུས།

ཀརྨ་སྐུ་ཕྲེང་བདུན་པ་ཆོས་གྲགས་རྒྱ་མཚོའི་སྐོར།

འཚོ་བྱེད་ཧྣཆའི་མཚན་ཅན་ཞེས་པ་ནི། རབ་བྱུང་བརྒྱད་པའི་ཤིང་ཁྱི་སྟེ་སྤྱི་ལོ་༡༤༥༤ལོར་ཆབ་མདོ་ལྷོ་རྫོང་སྟེ་རྫོང་མདོར་སྐུ་འཁྲུངས། སྐུ་ན་ཆུང་དུས་ནས་ཡོངས་འཛིན་མང་དུ་བསྟེན་ནས་རིག་པའི་སྒོ་འཕར་ཡངས་པོར་ཕྱེས། རྗེ་ཉིད་ཀྱིས་ཀརྨ་པའི་གདན་ས་དཔལ་མཚུར་ཕུ་དགོན་དུ་གསོ་རིག་གི་འཆད་ཉན་བྱེད་ས་ཆོས་གྲྭ་ལེགས་བཤད་གླིང་ཞེས་པ་གསར་བཙུགས་གནང་ནས་མཁས་དབང་བྱུར་པོ་པཎ་ཆེན་སྐུའི་བླ་སྨན་དང་། ཆོས་གྲྭ་ལེགས་བཤད་གླིང་གི་སློབ་དཔོན་གཅིག་ལྷོགས་སུ་བཀའ་བསྐོས་མཛད། ཀརྨ་པ་སྐུ་ཕྲེང་རིམ་བྱོན་ནི་གསོ་བ་རིག་པར་གསན་སྦྱངས་ཀྱིས་མཛད་རྗེས་ཆེ་བ་དང་། ཀརྨ་ཆོས་གྲགས་རྒྱ་མཚོ་མཆོག་གསོ་རིག་ལ་ཤིན་ཏུ་མཁས་ཤིང་དངུལ་ཆུ་བཙོ་བཀྲུ་ཆེན་མོའི་ཕྱག་ལེན་གྱིས་རིན་ཆེན་རིལ་ནག་ཆེན་མོ་སོགས་རིན་ཆེན་རིལ་བུའི་རིགས་ཕྱག་བཞེས་མཛད་པ་དང་དེའི་ལག་ལེན་དང་མན་ངག་སོགས་གོང་སྨན་དཀོན་མཆོག་རྒྱལ་མཚན་ལ་སྤེལ་གནང་མཛད།

གོང་སྨན་དཀོན་མཆོག་རྒྱལ་མཚན་གྱི་སྐོར།

འབྲི་གུང་རིག་འཛིན་ཆོས་ཀྱི་གྲགས་པའི་གསོ་དཔྱད་ཀྱི་སློབ་དཔོན་གོང་སྨན་དཀོན་མཆོག་རྒྱལ་མཚན་གྱི་རྣམ་ཐར་དེ་སྔ་གསོ་རིག་ལོ་རྒྱུས་ཁག་ནང་ཁ་གསལ་ཞིག་འཁོད་མེད། ཀུན་མཁྱེན་འབྲི་གུང་པ་རིག་འཛིན་ཆོས་གྲགས་ཀྱིས་མཛད་པའི་རང་རྣམ་གསོན་པོའི་དགའ་སྟོན་སོགས་ཀྱི་ནང་དུ་ཁོང་ཉིད་གོང་སྨན་དྲུང་དུ་བ་ཐང་གི་ཆོས་གྲྭ་ནས་གསོ་དཔྱད་གསན་ཚུལ་དང་། གཞན་པའི་ཁོང་གི་གསུང་འབུམ་ནང་དུ་ཧེ་སྐེད་འཁོད་པར་ཞིབ་དཔྱད་བྱས་ནས་རགས་ཙམ་གླེང་བར་བྱ། མཁས་དབང་བསོད་ནམས་བག་ཕྲོ་མཆོག་གིས་གསུངས་པ་ལྟར་ན། རབ་བྱུང་དགུ་པ་སྟེ་སྤྱི་ལོ་༡༥༨༠ལོར་འཁྲུངས་པར་སྣམ། ཞེས་གསུངས་པ་དང་། ད་དུང་ཁོང་གིས་མཚུར་ཕུ་ལེགས་བཤད་གླིང་དུ་བཞུགས་ནས་ཀརྨ་ཆོས་གྲགས་རྒྱ་མཚོ་དང་། མཁས་དབང་བྱུར་པོ་པཎ་ཆེན་ཡུན་རིང་བསྟེན་ནས་དཔལ་ལྡན་གསོ་བ་རིག་པས་གཙོས་པའི་རིག་གནས་མཐའ་དག་ལ་གསན་སྦྱངས་མཛད་པ་མ་ཟད། ཀརྨ་ཆོས་གྲགས་རྒྱ་མཚོའི་དྲུང་ནས་དངུལ་ཆུ་བཙོ་བཀྲུ་ཆེན་མོའི་ཁྲིད་ལུང་ལག་ལེན་མན་ངག་དང་བཅས་པ་ཐོས་ཏེ། ཞྭ་དམར་དྲུག་པའི་ཐུགས་འདུན་ལྟར་འབྲི་གུང་དུ་ཕེབས་ཏེ་འབྲི་གུང་ཆོས་ཀྱི་གྲགས་པའི་སྨན་གྱི་སློབ་དཔོན་གནང་བ་དང་། དངུལ་ཆུ

བཙོ་བཀྲུ་ཆེན་མོའི་ལག་ལེན་སྤེལ་བར་གཞིགས་ན་གོང་སྨན་དཀོན་མཆོག་རྒྱལ་མཚན་ནི་ཕྱུལ་དུ་བྱུང་བའི་ཟུར་ལུགས་ཀྱི་བཞེད་སྲོལ་འཛིན་སྐྱོང་སྤེལ་གསུམ་གནང་མཁན་གྱི་སྨན་པ་མཁས་ཅན་ཞིག་ཡིན་པ་སྨོས་མེད་ལགས། ཞེས་གསུངས་སོ། །དེ་ལྟར་གོང་སྨན་དཀོན་མཆོག་རྒྱལ་མཚན་མཆོག་ནི་དངུལ་ཆུ་བཙོ་བཀྲུ་ཆེན་མོའི་ལག་ལེན་གྱི་བླ་བརྒྱུད། གཡུ་ཐོག་སྙིང་ཐིག་གི་བླ་བརྒྱུད། འབྲི་ལུགས་གསོ་རིག་གི་བརྒྱུད་པའི་བླ་མ་ཡང་ཡིན། རིག་འཛིན་ཆོས་ཀྱི་གྲགས་པས་མཛད་པའི་རང་རྣམ་གསོན་པོའི་དགའ་སྟོན་ལས། བླ་མ་བེ་རི་བའི་གན་དུ་གོང་པོ་འཚོ་བྱེད་རྒྱལ་མཚན་དོན་གྲུབ་ཟེར་བ་ཕ་ཕྱོགས་ནས་བླ་མ་བེ་རི་བ་དང་། མ་ཕྱོགས་ནས་འབྲུག་པ་ཐམས་ཅད་མཁྱེན་པའི་སྐུ་ཉེར་འགྲོ་བ་སྨན་མཁས་པ་ངེས་པ་ཞིག་འདུག་པ་བདག་གི་ཟླར་འབྲངས། སྐྲ་བཅད་པའི་མིང་ལ་དཀོན་མཆོག་རྒྱལ་མཚན་དུ་བཏགས། ཕྱིས་བདག་རང་གི་གསོ་དཔྱད་ཀྱི་སློབ་དཔོན་བཀའ་དྲིན་ཅན་དུ་གྱུར་པ་དེ་ཡིན་གསུངས་པ་ལྟར། གོང་སྨན་དཀོན་མཆོག་རྒྱལ་མཚན་ནི་ཀུན་མཁྱེན་པདྨ་དཀར་པོ་འབྲུངས་ས་ལྷོ་གོང་མཆིམས་ཡུལ་གྱི་ནུབ་ངོས་གོང་ང་ལ་ནས་འཁྲུངས། མཆིམས་ཡུལ་དང་གོང་ང་ལ་གཉིས་ལུང་པ་ཤར་ནུབ་ཙམ་དུ་ཡོད་ལ་ཐག་ཀྱང་ཉེ་བས་དེ་ལྟར་འབྲི་གུང་པ་ཆོས་ཀྱི་གྲགས་པས་ཁོང་ལ་གོང་སྨན་ཞེས་པར་འབོད་པ་ནི་གོང་ང་ལ་ནས་འཁྲུངས་པའི་རྒྱུ་མཚན་གྱིས་མིང་ཡང་དེ་ལྟར་བྱུང་། ཕལ་ཆེར་གོང་སྨན་ཁོང་བ་ཐང་གི་ཆོས་གྲྭའི་གྲྭ་པ་ཞིག་ཡིན་པ་མངོན་ཏེ། རང་རྣམ་ལས། དེ་ནས་རྫོང་རྣམ་རྒྱལ་དགོན་ཕེབས། རྫོང་ཡེར་སྒོམ་དགོན་དང་རྫོང་རྣམ་རྒྱལ་དགོན་གཉིས་ཀའི་ཁུར་བཞེས་པ་བླ་མ་བེ་རི་བཀྲ་ཤིས་བསོད་ནམས་ཞེས་པའི་གན་དུ་གོང་པོ་འཚོ་བྱེད་རྒྱལ་མཚན་དོན་གྲུབ་ཟེར་བ་ཞིག་ཡོད་པར་གྲགས་ཏེ། དེ་ནས་ཁོང་དགེ་སློབ་གཉིས་ཀྱིས་གཙོས་པའི་སྐར་པ་རྣམས་ཟླ་དགོན་པའི་འབོད་མི་བྱུང་བས་སྐར་བདེག་སྟེ་ཤར་གོང་ལ་བརྒྱུད་ཟླ་དགོན་དང་ཉེ་བར་ཕེབས། བ་ཐང་དུ་སྐར་ཕབ་ནས་གོང་སྨན་ཆེན་པོ་དཀོན་མཆོག་རྒྱལ་མཚན་པར་དངུལ་ཆུ་བཙོ་བཀྲུ་ཆེན་མོ་རྗེ་ཟུར་མཁར་བ་མཉམ་ཉིད་རྡོ་རྗེའི་ཡིག་ཆ་ཇི་ལྟ་བའི་ལག་ལེན་དང་། གྲུབ་ཐོབ་ཨུ་རྒྱན་པའི་དངུལ་འབུམ་གྱི་དངུལ་སྐམ་དང་། དངུལ་ཆུ་ཤ་ལྟར་བཟའ་བ་སྐོམ་ལྟར་བཏུང་བ། རྐོང་འདུལ་དང་གཡུང་འདུལ་ལ་སོགས་པ་རྣམས་དང་། སྨན་གཞུང་གི་དགོངས་པ་གསེར་དངུལ་ཟངས་ལྕགས་བཞི་སྲེག་འདུལ་དང་། མན་ངག་རིན་ཆེན་ཐལ་སྦྱོར་གྱི་དགོངས་པ་གསེར་དངུལ་ཞོ་ཐུམས་སུ་སྲེག་པའི་ལག་ལེན་སྔན་བརྒྱུད་ཞལ་རྒྱུན་ཡི་གེ་མེད་པའི་སྐོར་རྣམས་དང་། ཨ་བྷྱ་ཀ་ར་ནག་པོའི་འདུལ་སྦྱོར་ནས་བཟུང་རིན་ཆེན་རིལ་བུ་གྲང་སྦྱོར་ཆེ་

འབྲིང་ཚུང་གསུམ་དང་དེ་དག་གི་རྗེས་འབྲང་མཐུན་བྱེད་རིལ་བུ། གཞན་ཡང་སྨན་དཔྱད་ཡན་ལག་བརྒྱད་པའི་སྙིང་པོ་བསྡུས་པ་དང་དེའི་འགྲེལ་པ་ཟླ་ཟེར། ཀླུ་སྒྲུབ་ཀྱི་སྦྱོར་བ་བརྒྱ་པ། དཔལ་ལྡན་རྒྱུད་བཞི། བྱེ་བ་རིང་བསྲེལ། གྲངས་ཅན་མ་བུ། གྲངས་མེད་སྐོར། ཟིན་ཏིག ཡང་ཏིག སོ་མ་ར་ཛ་ལ་སོགས་པ་རྣམས་ཀྱི་ལག་ལེན་དཀའ་གནད་ཀྱི་དོགས་གཅོད་སོགས་དཔྱིས་ཕྱིན་པ་སྦྱངས་ཤིང་། དེ་ཡང་འཚོ་བྱེད་དེ་ཉིད་བཤད་པ་དང་ལག་ལེན་གཉིས་ཀ་ལ་བྱང་བ་དང་། ངེད་ཅག་ས་གཅིག་ཏུ་མི་འདུག་པར་རི་ཀླུང་ཀུན་ལ་རྒྱུ་བའི་སྐབས་ཀྱིས་སྔོ་སྨན་སོ་སོའི་སྐྱེ་ས་ཡུལ་གྱི་ཁྱད་པར། ཕོ་མོ་རྐྱོད་གཡུང་སོགས་སྔོ་སྨན་ཕལ་ཆེར་རིགས་གསུམ་གསུམ་དུ་དབྱེ་བ་དང་། རྡོ་སྨན་རྣམས་ཀྱང་དེང་སང་གི་སྨན་པ་ཕལ་གྱིས་ལག་ཏུ་བླང་བ་ལྟ་ཞོག མིང་ཙམ་ཡང་མ་ཐོས་པ་མང་པོ་དང་། ཤིང་གི་རིགས་སྙེར་མིང་སྤྱི་ལ་བཏགས་པ་ཐང་ཤིང་ལ་མཚོན་ན། ཐང་དཀར། ཐང་ནག ཐང་མ། གོར་ཅན། ཐང་ཤུག་གམ་གདུང་ཤིང་ནགས་མ་སོགས་དབྱེ་བ། ཤུག་པ་ལ་རྒྱ་ཤུག བོད་ཤུག སྟག་ཤུག ཤུག་པ་ཅན་དན། ཤུག་ཆེར་སོགས་ངེས་མཚོན་པའི་དབྱེ་བ། གཞན་ཡང་འཚོ་མཛད་དེ་ཉིད་དཔྱད་དོན་ལ་ཡང་མཁས་པར་འདུག་པས་སྨན་ལ་མགོ་བའི་རིན་པོ་ཆེའི་རིགས་ཀྱང་། ཇི་སྐད་དུ་ལྡོན་ཤིང་ལས། བརྟན་གཡོ་ཞུ་དང་མི་ཞུ་བའི། །ཁམས་ལས་གྲུབ་པའི་རིན་ཆེན་རྣམས། །ཞེས་གསུངས་པ་ལྟར། བརྟན་གཡོ་ཞུ་བའི་ཁམས་ལས་གྲུབ་པ་གསེར་དངུལ་ཟངས་ལྕགས་ཚོན་མོ་སྙིང་སོགས་ཀྱི་གསེར་ལ་དབྱེ་ན། ཡུ་གུར་གྱི་གསེར། སྟག་ལག་གི་གསེར། གུ་ལང་གི་གསེར། བོད་གསེར་དམར་པོ། གསེར་ནག་པོ་སོགས་དང་། དངུལ་ལ་སོག་དངུལ། རྡོ་དངུལ། གྱིང་ཤ་ར་དངུལ། ལུག་དངུལ། ཏ་ཙང་ཧོ་སོགས། ཟངས་ལ་སྟོད་ཟངས། སྨད་ཟངས། ལྡོན་དམར། ལྡོན་སྐྱ། རང་བྱུང་གི་ཟངས་སོགས། ལྕགས་ལ་རོང་ལྕགས། བྲག་ལྕགས་རྩ་ལྕགས་སོགས། དེ་བཞིན་དུ་བརྟག་དཀའ་བ་ཤེལ་རིགས་རྣམས་དང་། རྡོ་རིགས་ལ་བྱུ་རུ་དཀར་དམར། མུ་མེན་ལ་གསེར་མུ་མེན། རྡོ་མུ་མེན། མུ་མེན་ཕལ་བ། སྲོག་ཆགས་ལས་བྱུང་བ། མུ་ཏིག་དཀར་པོ། དམར་པོ། ནག་པོ། གཙྫ་མུ་ཏིག ད་ཧོར་མུ་ཏིག་ལ་སོགས་པ་མཐའ་ཡས་པ་སོ་སོའི་མཚན་ཉིད་དང་དབྱེ་བ་བྱེད་ལས་རྣམས་བྱང་བར་མཁྱེན་ལ། གཞན་ཡང་གསུང་རབ་མདོ་སྔགས་ཀྱི་ཕྱོགས་ལ་ཡང་གོ་བབས་ལེགས་པ། རིག་གནས་ལ་སྨན་ངག་ནི་ཤིན་ཏུ་བྱང་བ། བཟོ་པ་ཏའི་ལག་ལེན་ཡང་འགའ་ཞིག་མཁྱེན་པ་སོགས་ཏེ། མདོར་ན་བློ་ལྡན་མཁྱེན་པའི་ནོར་གྱིས་ཕྱུག་པ་དེ་ཉིད་ཀྱི་བཅུ་ཆ་ཙམ་ཡང་བདག་ལྟ་བུའི་གང་ཟག་གཞན་དབང་ཅན་གྱིས་ཤེས་པ་ག་ལ་སྲིད། འོན་ཀྱང་ཇི་སྐད་དུ། རི་རབ་གསེར་གྱི་

ཇོས་ལ་གནས་པ་ཡི། །བྱ་ཡི་རང་བཞིན་རྣམས་ཀྱང་གསེར་དུ་སྣང་། །ཞེས་གསུངས་པ་ལྟར། མཁས་
པ་བསྟེན་ན་མཁས་པར་འགྱུར་ཞིང་། བླུན་པོ་བསྟེན་ན་བླུན་པོར་འགྱུར་བ་ཡང་ཆོས་ཉིད་དུ་སྣང་
བའི་ཕྱིར། མཁས་པ་དེའི་དྲིན་ལས་བདག་གིས་ཀྱང་ཕྱོགས་གཅིག་གི་བརྟུལ་ཞུགས་འཛིན་མ་
དགོས་ཙམ་བསླབས་པ་ཡིན་ནོ། །ཞེས་གསུངས་པ་ལྟར། རང་རྣམ་གསོན་པོའི་དགའ་སྟོན་དང་
རིག་འཛིན་ཆོས་གྲགས་ཀྱི་གསོ་རིག་བསྟན་བཅོས་གཞན་དག་ལ་རྗེས་སུ་དཔག་པས་མངོན་
ཡོད་པ་ནི་ཕོང་ནི་བ་ཐང་ཆོས་གྲྭའི་གྲྭ་རིགས་ཤིག་ཡིན་པར་བསྟན། གོང་སྨན་དཀོན་མཆོག་
རྒྱལ་མཚན་ནི་ཟུར་ལུགས་འཁྲུལ་མེད་ཀྱི་སློབ་བརྒྱུད་འཛིན་པ་ཞིག་ཡིན་ཏེ། རིན་ཆེན་རི་ལ་
ནག་ཆེན་མོའི་ཟིན་བྲིས་བརྟན་གཡོའི་བཅུད་བསྡུས་མཁས་པ་དགའ་བྱེད་ལས། ད་ནི་ཡིད་ཆེས་
བརྒྱུད་པའི་ལོ་རྒྱུས་བཤད། །མཁའ་འགྲོ་དཔལ་ལྡན་ཕྲེང་བ་ཞེས་བྱ་བས། །གྲུབ་ཆེན་ཨུ་རྒྱན་པ་ལ་
གདམས་པ་ལ། །དངུལ་འབུམ་ཞེས་པའི་བསྟན་བཅོས་ཆེ་བར་མཛད། །ཟུར་ལམ་འདི་ནི་སྙིགས་
དུས་སྨན་གྱི་བླ། །དྷརྨ་སྭ་མི་ཞེས་པ་གང་དེ་ཡིས། །གོང་སྨན་དགེ་སློང་སྭ་ཧཱུ་མཛར་གནང་། །དེས་
ནི་འཚོ་བྱེད་དྷརྨའི་མཚན་ལ་གདམས། །དེ་ཡིས་གསོ་དཔྱད་འཛིན་པ་ཛྙཱ་ཚ་ལ། །དེ་ལས་འོངས་ཏེ་
ད་དུས་སྙིགས་མའི་དུས། །ཕོ་བོ་དྷརྨ་ཀིརྟིའི་ཙཀྲར་གབ། །ཚིག་བརྒྱུད་ཡིན་ཕྱིར་གསང་ཞིང་སྦོས་
ལ་འཚོང་། །ཞེས་གསུངས་པ་དང་། གཞན་ཡང་རིན་ཆེན་རི་ལ་བུའི་ཆ་ལག་སྦྱར་དུག་གསོ་ཐབས་
མཇུག་བྱང་དུ། ཅེས་པ་རིན་ཆེན་གྲང་སྦྱོར་རི་ལ་བུའི་ཆ་ལག་སྦྱོར་ངན་གསོ་བའི་མན་ངག་དམ་
པ་འདི་ཡང་ཟུར་མཁར་བ་དྷརྨ་སྭ་མིའི་སློབ་བརྒྱུད་དམ་པ་གོང་སྨན་དཀོན་མཆོག་རྒྱལ་མཚན་
གྱི་དྲིན་ལས་བྱུང་བ་ཡིན། ཞེས་དང་། རིན་ཆེན་རི་ལ་ནག་ཆེན་མོའི་ཟིན་བྲིས་བརྟན་གཡོའི་
བཅུད་བསྡུས་མཁས་པ་དགའ་བྱེད་ཀྱི་མཇུག་བྱང་དུ། རི་ལ་ནག་གྲང་སྦྱོར་ཆེན་མོའི་གདམས་པ།
མཁས་པ་ཟུར་མཁར་བ་དྷརྨ་སྭ་མིའི་གསུང་གི་བདུད་རྩི་ཇི་ལྟ་བ་ནོད་པ་སྨན་པ་དཀོན་མཆོག་
རྒྱལ་མཚན་གྱི་དྲིན་ལས་བྱུང་བ། ཤཱཀྱའི་དགེ་སློང་དྷརྨ་ཀིརྟིས་བ་ཐང་གི་ཆོས་གྲྭར་སྦྱར་བའོ། །ཞེས་
གསུངས་པ་ལྟར། ཆོས་ཕྱོགས་ནས་འབྲི་གུང་པའི་སློབ་མ་ཡིན་ལ། འབྲི་གུང་པའི་དྲུང་དུ་རབ་ཏུ་
བྱུང་སྟེ། རང་རྣམ་ལས། སྨན་མཁས་པ་ངེས་པ་ཞིག་འདུག་པ་བདག་གི་བླར་འབྲངས། སྒྲ་བཅད་
པའི་མིང་ལ་དཀོན་མཆོག་རྒྱལ་མཚན་དུ་བཏགས། ཞེས་དང་། འཕྲུན་བྱེད་རི་ལ་ནག་གི་ཟིན་བྲིས་
ཡང་བཅུད་བདུད་རྩིའི་བུམ་པའི་མཇུག་བྱང་དུ། ཅེས་པའི་འཕྲུན་བྱེད་རི་ལ་ནག་སྦྱོར་བ་འདི། །
རང་གི་སློབ་མར་གྱུར་པ་རྒྱལ་མཚན་གྱིས། །ཁྲུངས་ཐུབ་ལུང་ལ་བརྟེན་པ་ལས་བྱུང་ཞིང་། །ཤཱཀྱའི་

དགེ་སློང་རྣམ་གིརྟི་ཡིས། །ཕན་སེམས་བློས་སྦྱར་འགྲོ་ཀུན་དུག་ལྔ་ཡི། །ནད་ལས་གྲོལ་ཏེ་རྫོགས་སངས་རྒྱས་ཐོབ་པར་ཤོག །ཅེས་ཁོང་གི་སློབ་མ་ཡིན་པར་བཞེད་ལ། ཀུན་མཁྱེན་མཆོག་དང་ཀོང་སྨན་ཆེན་པོ་སོགས་དཔོན་སློབ་ལྷན་དུ་དར་རྩེ་མདོར་སླེབས་དུས། རང་རྣམ་ལས། ངེད་རགས་བསྡུས་ཀྱིས་པགས་ཡུལ་ཟེར་བར་སྐར་པ་དར་རྩེ་མདོར་སྡོད་རིང་གི་ཚས་ཐེབས་སྨྲུབ་པར་ཨ་ཧྲི་ཁའི་ཚོང་ཟོག་ཁྱེར་ནས་ཕྱིན་པས། འབྲུ་ནས་ལ་སོགས་པ་གྱུ་ནོམ་པ་རྙེད་ཀྱང་། སྐར་གཞིས་སུ་འབྲུམ་བུའི་འཆི་བ་བྱུང་ངེད་རྣམས་ཀྱང་སྐར་ཁྲོད་དུ་སླེབས། སྡེ་པ་མཁར་རྩེ་བ་སོགས་གྲྭ་པ་མི་འདྲ་བ་དང་། དྲིན་ཆེན་ཀོང་སྨན་ཆེན་པོ་སོགས་འབྲུམ་པས་ཐེབས་པས་ལྷུང་སྟོང་རྣམས་སུ་ཕྱེ། ཞེས་གསུངས་པ་ལྟར་ན་སྐབས་དེར་ཀོང་སྨན་མཆོག་ལ་འབྲུམ་པའི་འཆི་བ་བྱུང་བ་མངོན། འོན་ཀྱང་འཁྲུངས་འདས་ལོ་ཚིགས་སོགས་ནི་ཡིག་ཆ་གང་གི་ནང་དུ་ཡང་མི་གསལ་བས་འདི་ནས་ཞུ་ཐབས་བྲལ།

ཟུར་ལུགས་ཡ་གྱལ་འབྲི་གུང་ལུགས་ཀྱི་གསོ་རིག་བྱུང་འཕེལ་རྒྱས་བཤད།

དང་པོ། འབྲི་གུང་ལུགས་ཀྱི་གསོ་རིག་གི་བྱུང་འཕེལ་སྐོར།

བོད་ཅེས་པའི་གོ་ལའི་སྣེ་གསུམ་པའི་ཡུལ་གྲུ་ཆེན་པོ་དེ་ན། འབྲི་གུང་ཞེས་པའི་ཡིག་འབྲུ་གཉིས་པོ་འདི་ཉིད་བོད་ཀྱི་ཆོས་དང་རིག་གནས་ལོ་རྒྱུས་སོགས་ཀྱི་ཐོག་ན་མཐོང་རྒྱུ་མི་ཉུང་ཙམ་ཞིག་ཡོད་ལ། ཇ་བས་ཐོས་རྒྱུ་གླེང་རྒྱུ་ཡོད་པ་དང་། ཡིག་རིགས་མི་འདྲ་བ་མང་པོའི་ཐོག་ཏུ་ཡང་མཐོང་རྒྱུ་ཡོད་པའི་མིང་ཚིག་འབུར་ཐོན་ལྟ་བུ་ཞིག་ཆགས་ཡོད། བོད་ཀྱི་ལོ་རྒྱུས་ལ་ཕྱིར་བལྟ་ཞིག་བྱས་ན། དེ་ནི་བོད་ཡུལ་དབུས་ཀྱི་སྟོད་རྒྱུད་དུ་གནས་པའི་ས་ཆ་ཞིག་གི་མིང་རེད། འབྲི་གུང་ཞེས་པའི་མིང་དེ་བོད་ཡུལ་ཡོངས་ཁྱབ་ཏུ་གྲགས་པ་འདི་ནི། གནས་མཆོག་དེ་ནས་དཔལ་འབྲི་གུང་བཀའ་བརྒྱུད་ཀྱི་བསྟན་པ་ཞེས་པའི་ཆོས་བརྒྱུད་ཅིག་དར་བ་ལས་བྱུང་ཡོད། འཇིག་རྟེན་གསུམ་གྱི་མགོན་པོས་འབྲི་གུང་བཀའ་བརྒྱུད་ཅེས་པའི་གྲུབ་མཐའ་བཏོད་ནས་རིམ་པས་འབྲི་གུང་ཁྲི་སྐོར་བྱུང་ལ། དེ་རྗེས་འབྲི་གུང་ཞེས་པའི་ས་ཆའི་རྒྱ་ཁྱོན་ཆེ་བར་བསྒྱུར་བའི་ཚེ། ཐུབ་དགའ་ལྡན་དགོན་དང་ཉེ་བ་དང་། འཕན་ཡུལ་གྱི་ཆ་ཤས་དང་། བྱང་ནག་ཆུའི་སྐོར་དང་། ནགས་ཤོད་དང་། ཤར་ཞང་པོའི་ལྗོངས་ཀུན་དང་། ལྷོར་འོལ་དྭགས་དང་འོན་ཁྱུལ་སོགས་སུ་བསྒྱུར་ཡོད་ལ། རྫོང་

གཞིས་མང་པོ་ཞིག་ཀྱང་མངའ་དབང་དུ་བསྒྱུར་ཡོད། དེའི་སྐབས་ཀྱིས་བོད་ཀྱི་རིག་གནས་གང་ལ་ཡང་འབྲི་གུང་གདན་རབས་རྣམས་དང་། དེ་འབྲེལ་སློབ་མ་ཆེ་ཕྲ་ཀུན་གྱིས་གདུལ་བྱ་སོ་སོ་དང་འཚམས་པའི་སྒོ་ནས་མདོ་སྔགས་དགོངས་འགྲེལ། སྨན་རྩིས། སྙན་ངག བཟོ་རིག་སོགས་ལ་ཁྱད་ཆོས་ཐོན་པར་བྱས་ཡོད། དེ་ཡང་རིག་གནས་གང་ཞིག་སོ་སོའི་བྱུང་འཕེལ་གྱི་ལོ་རྒྱུས་ཡིག་ཐོག་ཏུ་མ་བཀོད་པ་ཡིན་ན། ཕྱི་རབས་པས་དེ་ཡི་འབྱུང་ཁུངས་དང་འཕེལ་འགྲིབ་སོགས་མི་ཤེས་པར་ནུབ་ནག་ཏུ་བལྟས་པ་བཞིན་དུ་འགྱུར་བ་ཡིན་སྐབས། དེར་བརྟེན་བོད་ཀྱི་ལོ་རྒྱུས་ཐོག་སྤྱི་ལོའི་དུས་རབས་བཅུ་དྲུག་ནང་འབྲུག་ཆེན་སྟོང་གི་སྨྲ་དུས་གཅིག་ཏུ་སྒྲོག་པ་ལས་ཀྱང་སྙན་པ་ཁྱབ་ཧ་ཅང་ཆེ་ཞིང་། བོད་ཀྱི་གསོ་རིག་ལོ་རྒྱུས་ཐོག་བྱང་ཟུར་ལུགས་ཞེས་ཟླ་ན་འཕགས་པའི་ལུགས་ཆེན་གཉིས་ཀྱི་ཡ་གྱལ་ཟུར་ལུགས་འཕེལ་རྒྱས་ཕྱིན་པའི་ཉེར་ལེན་ལས་གསོ་དཔྱད་ཀྱི་གཞུང་དང་ལག་ལེན་གང་གི་ཆ་ནས་ཀྱང་འབུར་དུ་ཐོན་ལ་ཁྱད་ཆོས་ཀྱིས་ཕྱུག་པའི་འབྲི་གུང་ལུགས་ཀྱི་གསོ་རིག་ཅེས་པ་བྱུང་བ་ཡིན། བོད་ཀྱི་ལོ་རྒྱུས་སྨྲ་བ་སྔ་ཕྱི་མང་པོས་འབྲི་གུང་གསོ་རིག་འདི་ལ་འབྲི་ལུགས་ཞེས་པའི་མཚན་མཆོག་དོན་ལྡན་ཞིག་གི་ཟླ་དྭགས་ཀྱང་ཕུལ་ཡོད་པ་ཡིན་ལ། འབྲི་གུང་གསོ་རིག་ཅེས་མཚན་ཉིད་ཚང་བའི་ཐ་སྙད་འདི་ཉིད་གངས་རིའི་ལྗོངས་ཡོངས་གྲགས་སུ་གྱུར་པའི་སྐབས་ནི་ཀུན་མཁྱེན་ཆོས་ཀྱི་གྲགས་པའི་སྐུ་ཚེའི་སྨད་དུ་བྱུང་ཞིང་། ཁོང་གིས་རྩེ་བ་སྨྲ་བརྟན་རྡོ་རྗེའི་ཕོ་བྲང་དུ་སྨན་རྩིས་སློབ་གྲྭ་བཙུགས་ནས་རིམ་བཞིན་ཁྱབ་སྤེལ་བྱུང་བ་ཞིག་ཡིན། ཁོང་གིས་མཛད་པའི་ཉེ་ཟླ་ཕྱེན་ལྡོག་སྦྱོར་བ་དེས་ཤེས་ཏེ། མན་ངག་ཟབ་མོ་ཀུན་གྱི་ཉིང་ཁུ་བསྡུས་པ་གདམས་ངག་བཀའ་རྒྱ་མ་ལས། ཉེ་ཟླ་ཕྱེན་བཟློག་སྦྱོར་བ་འདི། །འབྲི་གུང་ཆོས་ཀྱི་གྲགས་པ་ཡིས། །ཡི་གེར་མ་བྲིས་སྙན་བརྒྱུད་ལས། །སྙེ་མོ་རྒྱལ་བྱེད་དཔོན་ཚང་ནས། །བྱུར་པོ་གསལ་ལ་རིམ་པར་བརྒྱུད། །གདམས་པ་འདི་ཡི་སྦྱོར་བ་ལ། །ཧིག་ཧ་རྫོང་ལེན་བ་ཤ་ཀ །སེ་འབྲུ་སུག་སྨེལ་ཙན་དན་དམར། །གུར་གུམ་དོམ་མཁྲིས་ཡུང་བ་རྣམས། །ཆ་མཉམ་ཞིབ་བཏགས་ཆོས་གསུམ་མམ། །ཧ་ལོའི་ཐང་གི་འཐུལ་ཐང་བས། །གྲང་གཉན་ཁ་མེད་གྲང་འབྲུམས་དང་། །ཁྱད་པར་བྱང་སེམས་དཀར་དམར་རྣམས། །བསྟམ་པའི་སྨན་མཆོག་ཟླ་ན་མེད། །ཁྱུང་ལྔ་འཛག་ལྡོམ་ལྷག་སྦྲིད་ཤེས། །ཉེ་ཟླ་འཛག་སྡོམ་བསྲེས་ཀྱང་ཐུབ། །གུར་གུམ་དོམ་མཁྲིས་མང་ཙམ་ནི། །གོང་བསྟེན་བསྟན་པ་ཞལ་ཤེས་ཡིན། །ཞེས་གསུངས་པ་དང་། མན་ངག་ལྷན་ཐབས་ལས། གཞན་ཡང་ཧིག་ཧ་རྫོང་ལེན་བ་ཤ་ཀ །སེ་འབྲུ་སུག་སྨེལ་ཙན་དན་དམར་པོ་དང་། །གུར་གུམ་དོམ་མཁྲིས་ཡུང་བ་སྨན་

 སྣ་དཀྱུ། །བྱང་སེམས་དཀར་དམར་གྱིན་དུ་ཞོག་པ་དེ། །ཉི་ཟླ་གྱིན་ཞོག་ཅེས་གྲགས་འབྲི་གུང་ལུགས། །ཞེས་གསུངས་ལ། ཁོང་གིས་སློབ་མ་དར་མོ་སྨན་རམས་པ་དང་། སྟེ་སྲིད་རིན་པོ་ཆེ་སོགས་ཀྱིས་གསུངས་པའི་ཕྱིར། གཞན་ཡང་ཉེ་རབས་གསོ་རིག་ལོ་རྒྱུས་སྙིང་བ་རྒྱལ་སྨན་བྱམས་པ་འཕྲིན་ལས་མཆོག་གིས་ཀྱང་། བོད་ལུགས་གསོ་རིག་གི་ལོ་རྒྱུས་ཐོག་ཡོངས་སུ་གྲགས་པའི་འབྲི་ལུགས་ཞེས་པ་ནི་རྒྱལ་བ་ལྔ་པ་ཆེན་པོ་དང་སྡེ་སྲིད་སངས་རྒྱས་རྒྱ་མཚོའི་སྐུ་དུས་སུ་བྱུང་བ་ཡིན་ལ། ཞེས་དང་། མཁས་པའི་དབང་པོ་གོ་འཇོ་དབང་འདུས་ཞབས་ཀྱིས། འབྲི་ལུགས་ནི། ངེས་དོན་བསྟན་པའི་བདག་པོ་མགོན་པོ་འབྲི་གུང་པའི་གདན་རབས་ཉེར་གསུམ་པ་རིག་འཛིན་ཆོས་ཀྱི་གྲགས་པས་སྤྲོལ་ཕྱེས་པའི་གསོ་དཔྱད་ཀྱི་ལུགས་ལ་ཟེ། ཞེས་དང་། བོད་ཀྱི་གསོ་རིག་དར་རྒྱས་བསྡུས་འཆམ་པར་བཀོད་པ་བཻཌཱུརྱའི་ཕྲེང་བ་ལས། ལེའུ་བཅུ་པ། ཟུར་ལུགས་ཀྱི་ཡ་གྱལ་འབྲི་གུང་པའི་ལུགས་བྱུང་ཚུལ། ཞེས་སོགས་སུ་ཚན་པ་ཞིག་བཀར་ནས་འབྲི་གུང་གསོ་རིག་གི་སྐོར་རྒྱུས་འབྲི་ཡོད་པ་དང་། ཁོང་གིས་མཛད་པའི་འབྲི་གུང་པ་ཆོས་ཀྱི་གྲགས་པའི་རྣམ་ཐར་གྱི་མཇུག་ནས་ཀྱང་། བསྟན་བཅོས་མཛད་ནས་འབྲི་ལུགས་ཞེས་པའི་སྲོལ་བཏོད། ཅེས་གསུངས་སོ། །བོད་ཀྱི་གསོ་རིག་བྱུང་འཕེལ་གྱི་ལོ་རྒྱུས་ལས། འབྲི་གུང་པ་ཆོས་ཀྱི་གྲགས་པ་ཞུ་བས་ཟུར་ལུགས་ཀྱི་ཡ་གྱལ་འབྲི་གུང་པའི་ལུགས་སྲོལ་གཏོད། ཅེས་གསུངས་པ་དང་། མཁས་དབང་རོང་པ་མིག་དམར་གྱིས། དམ་པ་འདིས་འབྲི་གུང་རྩེ་ཞོལ་ཁུལ་དུ་སྨན་གྱི་སློབ་གྲྭ་འཛུགས་གཉེར་མཛད་དེ་སྨན་རྩིས་གཉིས་ལྡན་གྱི་སློབ་མའི་གཙོ་བོ་འབྲི་གུང་གདན་རབས་ཉེར་བཞི་པ་དཀོན་མཆོག་འཕྲིན་ལས་བཟང་པོ་དང་། དཀོན་མཆོག་འགྲོ་ཕན་དབང་པོའམ་ཚེ་དབང་བསྟན་པ། པཎ་ཆེན་དཀོན་མཆོག་ལྷུན་གྲུབ། ལྷོ་འཕྲིན་ལས་རྣམ་རྒྱལ་སོགས་རྗེས་མཇུག་མཁས་པ་མང་པོ་གསོ་སྐྱོང་མཛད་ནས་འབྲི་ལུགས་ཞེས་ཟུར་ལུགས་ཀྱི་ཡོངས་སུ་གཏོགས་པའི་སྨན་པའི་བརྒྱུད་པ་བཟང་པོ་དེའི་སྲོལ་མི་ཉམས་གོང་དུ་སྤེལ་བའི་མཛད་པ་བསྐྱངས། དེ་སོགས་ཚད་ལྡན་མཁས་པ་མང་པོས་བསྔགས་གནས་སུ་གྱུར་པའི་འབྲི་གུང་གསོ་རིག་གི་བསྟན་པའི་འབྱུང་གནས་ནི་གངས་ཅན་ཡུལ་གྱི་དབུས་གྱུར་ས་ཡི་ཐིག་ལེ། ལྷ་ལྡན་ཉི་མའི་གྲོང་གི་འདབས་སུ་ལྷུང་ལྷུང་དུ་འབབ་པའི་དལ་འགྲོ་སྐྱིད་ཆུ་མགོ་ཁུངས། དབུ་རུ་ཤོད་ཆེན་ཞེས་གྲགས་པའི་ཡུལ་གྲུ་ཆེན་པོའི་སྟོད་རྒྱུད་དབུར་སྟོད་འབྲི་གུང་ཞེས་ལོ་རྒྱུས་ཡིག་ཚངས་རྣམས་སུ་ཡང་ཡང་གསལ་བའི་གནས་དེར་རྩ་བ་ཚུགས་ཤིང་ཡལ་འདབ་ཕྱོགས་བརྒྱར་གྱེས་པའི་རིང་ལུགས། ཡུལ་གྱི་ཆགས་དབྱིབས་ཐད་ལ་སྟོན་གྱི་

ཡིག་ཆ་ལས་བཤད་པ་ལྟར་ན། ཀུན་མཁྱེན་ཉི་མའི་གཉེན་གྱིས་སྙིང་རྗེ་པད་མ་དཀར་པོའི་མདོ་ལས། ཀུན་དགའ་བོ། ང་འདས་ནས་བྱང་ཕྱོགས་ཀྱི་རྒྱུད་ན། གྲོང་ཁྱེར་ཤིང་ཀུན་སྐྱེ་བ་ཞེས་བྱ་བ་ཞིག་ཡོད་པར་འགྱུར་ཏེ། ཞེས་ཤིང་ཀུན་སྐྱེ་ཞེས་པ་ནི། ཡོངས་གྲགས་སུ་འབྲི་གུང་དཔལ་གྱི་ནགས་ཁྲོད་ཅེས་གྲགས་པས་མཚོན་ལ། ཆོས་རྗེ་སྐྱོབ་པ་ཉིད་ཀྱི་ཞལ་ནས་རི་འདི་ནི་བྱ་རྒོད་ཕུང་པོའི་རི་དང་དབྱེར་མེད་དུ་སྟོན་པས་ཤིང་ཀུན་སྐྱེ་བ་ཞེས་གསུངས་པའང་འདི་ཉིད་ཡིན་ཏེ། བྱ་རྒོད་ཕུང་པོ་རི་ར་མདོ་ནས་བཤད་པའི་ཤིང་ཐམས་ཅད་ཡང་གནས་འདི་ལ་སྐྱེ་བའི་ཕྱིར། ཞེས་འབྲི་གུང་གླིང་པར་གསུངས་ལ། ད་ལྟའང་འབྲི་གུང་གི་ཡུལ་སྟོད་སྨད་ཀུན་ཏུ་ནགས་ཁྲོད་ཀྱི་རྣམ་པར་གནས་པས་སོ། །གཞན་ཡང་དེབ་སྔོན་སོགས་སུ་ཤིང་ཕ་རིར་འགྲེལ་བ་རྩ་རིར་སླེབས་པ་སོགས་མཆིས་པར་བརྟེན་འབྲི་གུང་དཔལ་གྱི་ནགས་ཁྲོད་ཅེས་སྙན་པར་གྲགས། ཕྱིས་སུ་ནགས་ཁྲོད་ཚུང་ཟད་ཉམས་ཀྱང་ཀ་ཐོག་སི་ཏུའི་དབུས་གཙང་ལམ་ཡིག་ལས། འབྲི་གུང་ཡུལ་སྟོད་ཕྱིར་རོང་མ་འགྲོག་གི་ས། ཐང་ཆེ་བ། རྫ་འགག་ཀྱང་ཡོད་པ། ཤུག་པ། སྤ་མས་རི་བོ་གཟིག་གི་ཐིག་ལེ་ལྟ་བུ། སླ་མ། སྲུར་དཀར། སེ་བ། སོག་ཊ་སོགས་ཤིང་ཡང་ལྡན། ཡུལ་སྨད་དུ་རི་མགོ་རྣམས་སྤང་དང་རྫ་ཤལ་སོགས་འདྲེས་མ། ས་ཕོག་ཆེ་ཞིང་གླང་མ། སེ་བ། ཚ་ཊ། སྐྱེར་པ་མང་པོ་ཅན། ལྷུང་རའི་གསེབ་ཏུ་གྲོང་དཀར་རྩིག་གེ་བ་མང་པོས་གང་བ་ཞེས་བཤད་པ་ལྟར་དང་། རྩི་ཤིང་སྔ་ཚོགས་དང་བཟའ་ཤིང་སྣ་ཚོགས། འབྲི་ཤིང་། སྟག་མ་སོགས་ལྗོན་ཤིང་སྣ་ཚོགས་པ་དང་། དབྱར་རྩྭ་དགུན་འབུ་སོགས་སྟོ་སྨན་སུམ་བརྒྱ་ལྷག་ཙམ་གང་སར་སྐྱེ་བ་དང་། གཟིག་ གསའ། དབྱི། སྤྱང་ཀི། ཤ་བ། གནའ་བ། སླ་བ། དགོ་བ། རྒྱང་སོགས་རི་སྐྱེས་སྣ་ཚོགས་དང་། བྱ་སླག་ གོ་བོ། བྱ་རྒོད། གོང་མོ། ནེ་ལེ། ཙུག་པ། བྱ་ཕང་། ཏི་ཏི། ཁུག་རྟ། མཆིལ་བ་སོགས་བྱ་རིགས་སྣ་ཚོགས་པ་སོགས་རང་བྱུང་སྲོག་ཆགས་ཀྱིས་བག་ཕེབས་པར་རྩེན་པ་དང་། གཞོ་ལྟ་བུ་བར་ལྟ་དང་། སྨུ་ནམ་གངས་རི། འཇའ་གདུགས་གངས་རི། གདར་ལྷ་ཞལ་དཀར་སོགས་སྲིད་པའི་གངས་རི་གཟི་འོད་འབར་བ་མང་པོ་དང་། གཞན་ཡང་དགེ་བསྙེན་བཞིའི་གནས་རི་སོགས་རིན་ཆེན་དང་རི་ཕྲན་དུ་མའི་ཕྲེང་བས་བསྐོར་བ་དང་། གསེར་དངུལ། ཟངས་ལྕགས། ལི། ཁར་གོང་། ཞ་ཉེ། རྡོ་སོལ། ཅོང་ཞི། སྨུ་ཟི་སོགས་རང་བྱུང་གཏེར་ཁ་མང་པོ་དང་། གཏེར་སྨྲོམ་ཆུ་ཚན་གོང་མ་དང་། བར་མ། འོག་མ། ཚ་འུག་ཆུ་ཚན། སྤོ་བའི་ཆུ་ཚན། སྤ་ར་ཚ་ལུང་ཆུ་ཚན་སོགས་རང་བྱུང་བདུད་རྩི་སྨན་ཆུ་ཁྱད་འཕགས་ཅན་ཡོངས་གྲགས་ཀྱི་དགེ་བཅུའི་དཔལ་ཡོན་ལས་བརྒྱལ་བའི་མཛེས་ལྗོངས་ཤིག་ཡིན། འབྲི་གུང་

ལུགས་ཀྱི་གསོ་དཔྱད་འདི་ཡང་ཡུལ་དབུས་ཀྱི་སྟོད་ནས་བྱུང་སྟེ། ཡོངས་གྲགས་ཀྱིས་དབུས་སྟོད་འབྲི་གུང་ཞེས་དང་། ལྷོ་ཕྱོགས་པས་བྱང་འབྲི་གུང་ཞེས་གནས་དེའི་ས་བབས་མཐོ་དམན་དང་། གནམ་གཤིས་རྡོ་གྲང་། ཡུལ་སྲོལ་གོམས་གཤིས་དང་། ས་ཁམས་བཅས་ཀྱི་ཁྱད་ཆོས་མི་འདྲ་བ་ལ་བརྟེན་ནས་སྐྱེ་དངོས་ཀྱི་སྔོ་སྨན་དང་། ཤིང་སྨན་དང་། རྡོ་སྨན་དང་། སྲོག་ཆགས་སྨན་སོགས་ས་བབས་མཐོ་དམན་དབང་གིས་སྐྱེ་དངོས་རིགས་ལའང་ཁྱད་པར་མི་འདྲ་བ་ཙུང་ཟད་བྱུང་བའི་རྐྱེན་གྱིས་མཁས་པ་སོ་སོས་དོན་དངོས་ཀྱི་ཁྱད་ཆོས་མི་འདྲ་བ་དང་འཚམས་པར་སྨན་བཅོས་ཀྱི་བྱ་ཐབས་དང་། སྨན་ངོ་ངོས་འཛིན་བྱ་ལུགས་སོགས་ཀྱི་ཐད་རང་རང་གི་ཐུན་མིན་ཁྱད་ཆོས་དང་ཡུན་རིང་ཉམས་མྱོང་བཙོ་སྦྱངས་བྱས་པར་བརྟེན་ད་གཟོད་འབྲི་གུང་ལུགས་ཀྱི་གསོ་རིག་ཅེས་ཡོངས་སུ་གྲགས་པ་འདི་ཡང་བོད་ཀྱི་གསོ་བ་རིག་པའི་གཞུང་ལུགས་སྤྱི་དང་། ཡན་ལག་བརྒྱད་པ་དང་དེའི་འགྲེལ་པ་ཟླ་ཟེར། དྭགས་པོའི་ཐོར་འབུམ། དཔལ་ལྡན་རྒྱུད་བཞིའི་དགོངས་འགྲེལ་དང་། གཡུ་ཐོག་སྙིང་ཐིག་གི་འབྱུང་བ་ལུས་འཁྲུགས་ཀྱི་གེགས་སེལ། མན་ངག་ཕོག་ཐིལ་སྐོར་གསུམ། བྲང་ཏིའི་གསེར་བྲེ་དང་དངུལ་བྲེ། མཁས་གྲུབ་ཨོ་རྒྱན་པའི་དངུལ་ཆུ་གྲུབ་པའི་བསྟན་བཅོས། ཕྱག་སྨན་རིན་ཆེན་རྒྱལ་པོའི་འབུམ་ཁུ་ཚུར། གཙང་སྟོད་དར་མགོན་གྱི་ཟིན་ཏིག་དང་ཡང་ཏིག ཟུར་མཁར་བའི་བྱེ་རིང་། གོང་སྨན་དཀོན་མཆོག་འཕེལ་དར་གྱི་ཉམས་ཡིག་བརྒྱ་རྩ། བྲང་སྲོང་ཉི་མའི་སྤྱི་སྨན་ངོ་མཚར། འཚོ་སྨད་མཁན་ཆེན་གྱི་མན་ངག་ཀུན་གྱི་སྙིང་པོ་བསྡུས་པ་ལ་སོགས་དགོངས་པའི་བཞེད་པར་རྒྱབ་རྟེན་བྱས་ཤིང་། གཙོ་བོ་ཟུར་ལུགས་ཀྱི་ཁྱད་ཆོས་སོགས་ལ་གསན་བསམ་ཙམ་མ་ཡིན་པར་ལག་ལེན་ཉམས་མྱོང་དང་འབྲེལ་བའི་ཕྱག་བཞེས་དཔྱིས་ཕྱིན་པར་མཛད་པས་ཆེས་ཆེར་མཁས་པའི་ཁྱད་རྩལ་མང་པོ་དགོངས་པའི་ཀློང་དུ་བརྙོལ་བས་གངས་ཅན་གསོ་རིག་མ་དྲོས་རྒྱ་མཚོ་ལས་ཐོན་པའི་ལུགས་མཆོག་ཁ་བབས་རྣམ་བཞིའི་ཡ་གྱལ་དུ་གྱུར་པའི་འབྲི་གུང་གསོ་རིག་ཅེས་པའི་ཐུན་མིན་གྱི་གཞུང་དང་ལག་ལེན་གངས་ཅན་ལྗོངས་སུ་མངོན་པའི་འཕྲིན་ལས་འདི་གཏོད་པར་མཛད། དེས་ན་འབྲི་གུང་གསོ་རིག་འདི་ལ་ཡང་རིང་བརྒྱུད་དང་ཉེ་བརྒྱུད་གཉིས་སུ་ཕྱེས་ནས་དགོངས་པ་གང་ཡིན་འཚོལ་ཞིབ་བྱས་ནས་འབྲི་ལུགས་ཞེས་པ་དེ་ཇི་བཞིན་རྟོགས་ཐུབ་པར་བསམ། རིང་བརྒྱུད་དབང་དུ་བྱས་ན་འབྲི་གུང་ཆོས་རྗེ་སྐྱོབ་པའི་སྐུ་དུས་ནས་གསོ་དཔྱད་དར་བ་མ་ཟད། ཆོས་རྗེ་སྐྱོབ་པ་ཉིད་ཀྱང་གསོ་རིག་ལ་མཁྱེན་པ་མཁའ་ལྟར་ཡངས་ཏེ། ཁོང་གི་བཀའ་འབུམ་ཁག་ཏུ་དངུལ་ཆུའི་བཙུད་ལེན་དང་། ན་ཚའི་གེགས་ལ་རྟགས་

ནས་འགྲོ་བས་དེ་སེལ་བ་ལ། རྟེན་འབྲེལ་དང་། འཕྲུལ་འཁོར། དམིགས་པའི་བཅོས་སོགས་ཟབ་ཅིང་རྒྱས་པ་བཞུགས་ཡོད་པ་འདི་དག་གིས་མཚོན་ཐུབ། ཞིབ་ཆ་གེགས་སེལ་ཆེན་མོ་སོགས་སུ་གཟིགས་ན་ཤེས་ནུས་པ་མ་ཟད་རྒྱལ་དབང་ཀུན་དགའ་རིན་ཆེན་གྱིས་དམིགས་པའི་སྐོར་ནས་ཀྱང་གསུངས་པ་དང་། རྗེ་རིན་ཆེན་ཕུན་ཚོགས་ཀྱི་ཛ་པིར་སྐོར་སོགས་བོད་ཀྱི་མཁས་གྲུབ་ཚད་ལྡན་རྣམས་ཀྱི་གསུང་ན་ཆེས་ཆེར་གསལ་བས། རབ་རིབ་ཀྱི་སྐྲ་ཤད་དུ་མ་གྱུར་པར་གཟུར་གནས་ཚན་རིག་གི་ལྟ་བས་ཉམས་སུ་བླངས་ན་ཉེས་གསུམ་གྱི་གཡོས་ལས་ཕྱིར་ལྡོག་པར་བློ་ལྡན་སུ་ཞིག་གིས་སོམ་ཉི་སྐྱོད་པར་བྱེད། ཉེ་བརྒྱུད་ནི་འབྲི་གུང་གདན་རབས་ཉེར་ལྔ་པ་ཀུན་མཁྱེན་ཆོས་ཀྱི་གྲགས་པས་སྲོལ་བཏོད་ཅིང་རིམ་བཞིན་ཁོང་གི་སློབ་མའི་ཐུ་བོ་འབྲི་གུང་ཆེ་དབང་བརྟན་པས་འཆད་ཉན་གྱི་བརྒྱུད་པ་སྤེལ་ཞིང་། དེའི་དངོས་སློབ་དཔོན་ཚང་ཡེ་ཤེས་བསམ་གཏན་མཆོག་ལ་ཤིང་ལྷོན་པའི་སྡོང་པོ་ལ་བྱའི་ཚོགས་འདུ་བ་བཞིན་དུ་སློབ་མའི་ཚོགས་མང་དུ་བྱུང་ནས་བོད་ཡུལ་མདོ་ཁམས་གཙོས། དབུས་གཙང་། ཁྭགས་ཀོང་། ནག་ཆུ་སོགས་ཐམས་ཅད་དུ་དར་རྒྱས་བྱུང་ཞིང་། དཔོན་ཚང་ཡེ་ཤེས་བསམ་གཏན་གྱི་དངོས་སློབ་སི་ཏུ་པཎ་ཆེན་གྱིས་སྡེ་དགེ་དཔལ་སྤུངས་སུ་གསོ་རིག་བཤད་གྲྭ་བཙུགས་ཏེ་འབྲི་ཟུར་ལུགས་མཆོག་རྣམ་གཉིས་ཀྱི་འཕྲིན་ལས་འཇུག་སྒོ་ཡངས་པོར་ཕྱེས་ཏེ། དེ་ལྟར་སི་ཏུ་པཎ་ཆེན་གྱི་འཕྲིན་ལས་ལ་བརྟེན་ནས་སྨན་ཉིད་ཀྱི་སྨན་མཆེད་ཀརྨ་ངེས་ལེགས་བསྟན་འཛིན་གྱིས་གཙོས་པའི་སྐབས་དེར་གནམ་གྱིས་ས་བཀབ་པ་ལྟ་བུའི་མཁས་དབང་མང་དུ་བྱུང་ལ། སི་ཏུའི་སློབ་མ་སྟོན་ནག་བསྟན་འཛིན་འཕྲིན་ལས་རབ་རྒྱས་དང་། འཇུ་མི་ཕམ་གྱི་སློབ་མ་མགོ་ལོག་སྨན་པ་སྟག་བླ་ནོར་བུས་གཙོས་དེའི་སློབ་བརྒྱུད་དང་བཅས་པའི་སློབ་མ་ཁམས་ནང་ཆེན་རྒྱུད་དང་ཨ་མདོའི་མགོ་ལོག་ས་ཁུལ་དུ་དུས་ད་ལྟའི་བར་ལ་གསོ་རིག་གི་སློབ་བརྒྱུད་མ་ཉམས་པར་བཞུགས་ཡོད་པ་འདི་དག་ཀྱང་ཕྱོགས་གཞན་ཞིག་ནས་བཤད་ན་འབྲི་ལུགས་གསོ་རིག་གི་སློབ་བརྒྱུད་ཡིན་པ་སྔ་ཕྱིའི་གོ་རིམ་བརྒྱུད་ནས་བྱུང་བའི་ཕྱིར། མདོར་ན་འབྲི་གུང་གསོ་རིག་གི་བསྟན་པ་དཀྱུང་ལ་འདེགས་ནུས་པའི་སྐྱེས་ཆེན་གསེར་རིའི་ཕྲེང་བ་འདི་དག་གི་རྣམ་ཐར་ཆ་ཤས་ཙམ་སྨྲོད་པ་འདི་ཡང་གངས་རིའི་ལྗོངས་འདིར་རྗེ་བཙུན་གཡུ་ཐོག་པའི་བསྟན་པར་སྲི་ཞུ་དང་བྱེ་དོར་རྣམ་དག་མཛད་པ་པོ་རྗེ་བཙུན་གཡུ་ཐོག་པ་བསམ་བཞིན་སླར་ཡང་བྱོན་པ་ལྟ་བུའི་མཁས་གྲུབ་འདི་དག་གི་ཐུན་མོང་དང་། ཐུན་མོང་མ་ཡིན་པའི་མཛད་པ་མཐའ་ཡས་པ་ཇི་སྙེད་ཅིག་ལས་རང་གིས་ཇི་ལྟར་རྟོགས་པ་རྣམས་འོལ་ཚོད་དང་སྒྲོ་སྐྱུར་སོགས་སྤངས་ཏེ་བཀོད་པ་ལགས་སོ།།

གཉིས་པ། ཀུན་མཁྱེན་རིག་འཛིན་ཆོས་ཀྱི་གྲགས་པའི་རྣམ་ཐར་རྒྱས་པར་བཤད་པ།

གཅིག གང་དུ་འཁྲུངས་པའི་ཡུལ་ལམ་བལྟམས་པའི་གནས།

དེ་ཡང་ཞོང་ཉིད་ནི་དེང་དུས་སྲིད་འཛིན་གྱི་ས་ཁོངས་ཀྱི་དབང་དུ་བྱས་ན་ལྷ་ས་གྲོང་ཁྱེར་མལ་གྲོ་གུང་དཀར་རྫོང་རྩེ་ཞོལ་ཁུལ་དུ་གཏོགས་པ། དཔལ་ལྡན་འབྲི་གུང་བཀའ་བརྒྱུད་པའི་ལུགས་གཉིས་ཀྱི་མདུན་ས་ཆེ་མོ་ཞྭ་ཕོ་བྲང་ཆེན་པོ་རྩེ་བ་སྒྲུབ་བརྟན་རྡོ་རྗེའི་ཕོ་བྲང་ཞེས་ཡོངས་སུ་གྲགས་པའི་གནས་མཆོག་འདི་ཉིད་དུ་སྐུ་འཁྲུངས། དེ་ཡང་བསྟན་པ་ཕྱི་དར་གྱི་དུས་སུ་བོད་ཀྱི་བཙན་པོ་ཁྲི་སྲོང་ལྡེའུ་བཙན་གྱིས་ཡབ་མྱེས་སྲོང་བཙན་སྒམ་པོ་སོགས་ཀྱི་ཡིག་ཚངས་ཀྱི་དགོངས་པ་དང་། ཉིད་ཀྱི་དགོངས་པས་ནང་པ་སངས་རྒྱས་ཀྱི་བསྟན་པ་བོད་དུ་འདྲེན་པར་མཛད་པ་ཡིན་ལ། བསམ་ཡས་གཙུག་ལག་ཁང་སོགས་ལྷ་ཁང་མང་པོ་བཞེངས་པར་མཛད་པ་ཡིན་པས། རྗེ་བཙན་པོ་དེ་ཡི་སྲས་བཙན་པོ་ཁྲི་ལྡེ་སྲོང་བཙན་གྱིས་ཀྱང་ཡབ་མྱེས་ཀྱི་སྙིང་སྟོབས་ལ་སློབ་སྦྱོང་གིས་ནང་ཆོས་བསྒྱུར་སྤེལ་ཞུགས་ཆེར་མཛད་དེ། བྱེ་བྲག་རྟོགས་བྱེད་ཆེ་འབྲིང་ཆུང་གསུམ་སོགས་བརྡ་སྦྱོར་སྒྲ་བསྒྱུར་གྱི་གཞུང་ལུགས་གཏན་ལ་ཕབ་པ་མ་ཟད། བོད་ཡུལ་མཐའ་དབུས་ཀུན་ཏུ་གཙུག་ལག་ཁང་ཡང་བཞེངས་པར་མཛད་པ་ལས། བཙན་པོ་འདི་ཡིས་བོད་ཡུལ་དབུས་སུ་སྐར་ཆུང་རྡོ་རྗེ་དབྱིངས་ཀྱི་གཙུག་ལག་ཁང་ཞེས་པ་དེ་ཉིད་བཞེངས་པ་ནི་ལོ་རྒྱུས་ཡོངས་གྲགས་ཡིན་ལ། ཡུལ་འདིར་སྐར་ཆུང་གཙུག་ལག་ཁང་ཞེས་བྱ་བ་དེ་ཉིད་ནི་འབྲི་གུང་རྩེ་བ་སྒྲུབ་བརྟན་རྡོ་རྗེའི་ཕོ་བྲང་འདི་ཉིད་ཡིན་པའི་བཤད་སྲོལ་ཡང་ཡོངས་གྲགས་སུ་གྱུར་ཡོད། དམངས་ཁྲོད་ཀྱི་བཤད་སྲོལ་དེ་ཡང་ཁུངས་མེད་སྒྲོ་བཏགས་བྱས་པ་ཞིག་མིན་པར་བཙན་པོའི་ཕྱག་རྗེས་དང་འབྲེལ་བ་ཞིག་ཡིན་པ་ནི། དེ་ཡང་གཏེར་སྟོན་ཨོ་རྒྱན་གླིང་པས། ཕྱི་ལོ་༡༣༢༣ལོར་གྲ་ནང་དུ་སྐུ་འཁྲུངས་པ་གཏེར་ནས་གདན་དྲངས་པའི་བཀའ་ཐང་སྡེ་ལྔའི་གྲས་སུ་གྱུར་པའི་རྒྱལ་པོ་བཀའ་ཐང་ཡིག་ཚངས་དེ་ལས། རྗེས་ལ་དབུ་རུ་ཀླུངས་ཤོད་གཙུག་ལག་ཁང༑ སྐར་མ་གཅིག་གི་རྒྱ་ཕྱོན་དཔེ་རུ་བླངས༑ སྐར་ཆུང་རྡོ་རྗེ་དབྱིངས་ཀྱི་དཀྱིལ་འཁོར་བཞེངས༑ དབུས་ཀྱི་ལྷ་བ་རྒྱལ་ཁང་བཟོ་ཐོན་ལ༑ ཕྱོགས་མཚམས་བརྒྱད་དུ་བཀའ་རྟགས་མཆོད་རྟེན་བཞེངས༑ བརྩེགས་ཀྱི་རྡོ་རིང་ལ་སོགས་གཙུག་ལག་ཁང༑ སྟོང་སྡེའི་མི་བྲན་ས་རྡོ་ཤིང་གཞོག་དང༑ ཕྱོགས་རེ་དག་ནས་བཟོ་བོ་བརྒྱ་བརྒྱ་ཡིས༑ རྡོ་ཡིས་རྨང་བཏིངས་ཤིང་དང་འདམ་བག་བརྩིགས༑ ཞེས་བཙན་པོ་ཁྲི་ལྡེ་སྲོང་བཙན་གྱིས

གནས་འདིར་སྐར་ཆུང་གཙུག་ལག་ཁང་བཞེངས་ཚུལ་གསལ་བར་བཀོད་ཡོད་ཅིང་། དབུ་རུ་ༀྐྱང་ཤོད་ཅེས་པ་ནི་ས་ཕྱོགས་འདིའི་སྤྱི་མིང་དུ་གྲགས་ལ། ཕྱོགས་མཚམས་སུ་བཀའ་རྟགས་མཆོད་རྟེན་ཞེས་གསལ་བའང་གནས་འདིའི་ཕྱོགས་མཚམས་སུ་མཆོད་རྟེན་གྱི་ཤུལ་མང་བར་གནས་པ་དང་ཡོངས་སུ་མཐུན་པར་མ་ཟད། གཞན་ཡང་འབྲི་གུང་གདན་རབས་བཙོ་བརྒྱད་པ་རྒྱལ་དབང་རིན་ཆེན་ཕུན་ཚོགས་ཀྱི་གཏེར་ཆོས་གཞུ་སྟོད་ཏི་སྒྲོའི་གནས་ཡིག་དྲག་པོའི་གནས་ཡི་གེ་བསྡུས་པ་ཞེས་པ་ལས། ལྷ་སྲས་འཛིང་ཡོན་གྱིས་ཟིན་བྲིས་སུ་དབུས་སྟོད་རྩེ་བ་དཀར་ཆུང་ཕོ་བྲང་དུ་བཀྲིས་པའོ། །ཞེས་བཀོད་སྣང་བ་འདིས་ཀྱང་རྩེ་བ་འདི་ཉིད་བཙན་པོ་ཁྲི་ལྡེ་སྲོང་བཙན་གྱི་སྐབས་སུ་བཞེངས་པའི་ལྷ་ཁང་ཞིག་ཡིན་པར་གསལ་པོར་གྲུབ་པ་ཡིན། དེ་ལྟར་ན་ལྷ་ཁང་འདི་ཉིད་ཐོག་མར་བཙན་པོའི་དུས་རབས་སུ་བཞེངས་ནས་ད་བར་ལོ་ངོ་ཆིག་སྟོང་བརྒྱ་དང་དགུ་བཅུ་ལྷག་ཅིག་ལོན་ཡོད། ཕྱིས་སུ་༼དཔལ་འབྲི་གུང་བཀའ་བརྒྱུད་ཀྱི་ཆོས་འབྱུང་ལོ་རྒྱུས་ནང་དུ་ཆེས་གལ་ཆེ་བའི་གནས་གཞི་ཞིག་ཡིན་ལ། བོད་ཡུལ་དབུས་ཀྱི་ཁྲི་སྐོར་བཅུ་གསུམ་གྱི་ཡ་གྱལ་འབྲི་གུང་ཁྲི་སྐོར་གྱི་ཆབ་སྲིད་ཀྱི་ལྟེ་བ་ཡིན་ཞིང་། དུས་ཕྱིས་ཀྱང་ༀྐྱང་ཤོད་རྩེ་མོ་མན་ཆད། མལ་དྲོ་ག་ཚལ་ཡན་ཆད་ཅེས་པའི་འབྲི་གུང་གི་རྩ་བའི་དགོན་སྡེ་ཆེ་གྲས་གསུམ་གྱི་ཡ་གྱལ་ཡང་ཡིན་པས། འབྲི་གུང་གི་གདན་ས་ཆེན་པོ་གསུམ་གྱི་གྲས་སུ་གྱུར་པ་དང་། དོན་བརྒྱུད་བསྟན་པའི་བདག་པོ་འབྲི་གུང་སྐྱབས་མགོན་རྣམ་གཉིས་ཀྱི་དུས་བཞིའི་བཞུགས་གནས་ཡིན་ལ། འབྲི་གུང་བཀའ་བརྒྱུད་ཀྱི་ལོ་རྒྱུས་དང་། གདན་རབས་ཆོས་འབྱུང་། སྐྱབས་མགོན་རིམ་བྱོན་གྱི་རྣམ་ཐར་རྣམས་སུ་མང་ཉུང་ལ་མ་ལྟོས་པར་མ་འཁོད་པ་ཆེར་མེད་ཅིང་། སྔོན་གྱི་དུས་སུ་གནས་མཆོག་དམ་པ་འདི་ཉིད་ཀྱི་སྟོད་བཅུད་ཀྱིས་བསྡུས་པའི་རྟེན་གསུམ་གྱི་དཀར་ཆག་དང་བཀོད་པ་ཞིབ་ཅིང་ཕྲ་བ་དང་། འཆར་ཅན་གྱི་བྱེད་སྒོའི་བཅའ་བ་སོགས་རྒྱུན་སྤྱོད་བཅའ་ཡིག་ཡིག་ཚགས་ཀྱི་སྐོར་ཕུན་སུམ་ཚོགས་པོ་ཡོད་རུང་། "རིག་གསར"སྐབས་སྔོན་དུས་ཡོད་པའི་ལོ་རྒྱུས་དང་དཀར་ཆག་ཕལ་མོ་ཆེ་གཏོར་བརླག་ཏུ་སོང་བར་གྲགས།

གཉིས། གང་ལས་འཁྲུངས་པའི་གདུང་རིགས་བཤད་པ།

རིག་འཛིན་ཡོངས་ཀྱི་གཙུག་རྒྱན་ཀུན་མཁྱེན་བླ་མ་ཆོས་གྲགས་མཆོག་གང་ལས་འཁྲུངས་

པའི་གདུང་རིགས་ནི་བོད་མིའུ་གདུང་དྲུག་གི་ཡ་གྱལ་ཡིན། འདི་ནི་ཡིག་ཚ་རྙིང་པ་རྣམས་སུ་འགྲུ་ཞེས་པ་བྲམ་ཟེའི་རིགས་བཙན་པོ་འགྲུ་བམ། ཡང་ན་བྱས་པ་ལས་རྫེས་ཅན་འགྲུ་ཞེས་པའི་རིགས་ལས། འགྲུ་སྟག་རྒོད་བྱ་བ་འཛམ་བུ་གླིང་དུ་ཕྱུག་པོ་ཞིག་བྱུང་བ་ལ་བུ་བདུན་ཡོད་པས་ཕ་ལ་གོས་ཁྲིད་འཕགས་སྐྱོན་རྐྱའི་སྲམ་གྱི་ཕྱིང་པ་གླིངས་ནས་སྦྲ་ཐོག་ཏུ་བཞག་པ་རླུང་གིས་ཁྱེར་ནས་མཚོ་ནང་དུ་ལྷུང་བ་བུ་བདུན་གཅིག་ལ་གཅིག་འཆང་། ཕྱི་མས་མཛོའི་སྣ་ཐག་ལ་འཇུས་པས་མཛོ་སྣ་བོལ་ཏེ་བུ་བདུན་མཆོར་བྱིང་བས། འགྲུ་མི་རབས་ཆད་ཁར་མཛོ་སྣ་བོལ། ཞེས་པ་བྱུང་། འགྲུ་སྟག་རྒོད་རྐན་པོར་གྱུར་ནའང་། སླར་རྩོངས་བཟའ་བླངས་པས་བུ་གསུམ་བྱུང་བའི་མིང་འགྲུ་ཉི་མ་དཀར་ནག་ཁྲ་གསུམ་ཞེས། དེ་ཡང་འགྲུ་མི་རབས་ཆད་ཁར་སྨུན་པར་ཉལ་བའི་བུ་བྱུང་ཉི་མ་ནག་པོ། རེས་མིས་མཐོང་རེས་སྦས་སྐབས་བུ་ཉི་མ་ཁྲ་བོ། དངོས་སུ་ཉི་མར་བསྡད་པས་བུ་ཉི་མ་དཀར་པོ་ཞེས་གྲགས། འགྲུ་ཉི་མ་དཀར་པོ་ལ་དཔའ་བོ་སོ་གད། ཡ་གད། མ་གད་བྱ་བའི་སྲས་གསུམ་བྱུང་བའི། ཆེ་བ་སོ་གད་རང་ལོ་ཉི་ཤུ་ལོན་པའི་དུས་ཤར་རྩ་ཆེན་སྒོམ་རའི་མགུལ་དུ་ཕྱིན་པ་ན། ཁྲུས་ཀྱི་རྫིང་བུའི་འགྲམ་དུ་ནམ་མཁའ་ནས་བྱ་རྒོད་མང་པོ་འཕུར་བྱུང་བར། ༼ླབས་བུ་རྣམས་ཕུད་དེ་ལྷའི་བུ་མོ་གཟུགས་བྱད་ཕུན་སུམ་ཚོགས་པ་བྱས་ཏེ་ཁྲུས་བྱས་ནས། སླར་སྤར་གྱི་ླབས་བུ་སོ་སོར་ཞུགས་ཏེ་འཕུར་སོང་བ་ལས། སོ་གད་ཀྱི་ླབས་བུ་གཅིག་བཟུང་བས་ལྷའི་བུ་མོ་གཟུགས་བྱད་ཅན་གཅིག་ལུས་བྱུང་བ་ལ། ཐབས་ཤེས་ཀྱི་སྒྲོར་བ་མཛད་ནས་ླབས་བུ་གཏད་པ་ན། ལྷའི་བུ་མོ་དེ་ླབས་བུར་ཞུགས་ཏེ་ཅུང་ཟད་ནམ་མཁའ་ལ་འཕགས་ནས། དེ་རིང་ནས་བཟུང་ཟླ་བ་དགུ་འདས་པའི་ཚེ་བཅུའི་ཉ་ཚེས་ལ་གནས་འདིར་བུ་ལེན་དུ་ཤོག་ཟེར་ནས་འཕུར་སོང་ངོ་། །དེར་སོ་གད་ཀྱིས་ཟླ་གྲངས་བཟུང་ནས་ཚེས་བཅོ་ལྔ་ཐོན་པ་ན། ནམ་མཁའ་འཇའ་འོད་ཀྱིས་གང་ཞིང་མེ་ཏོག་གི་ཆར་དང་། རོལ་མོའི་སྒྲ་སྣ་ཚོགས་དང་བཅས་ཏེ་ལྷའི་བུ་དང་བུ་མོ་དཔག་ཏུ་མེད་པས་ནམ་མཁའ་གང་ཞིང་། ཐོག་མར་བྱ་སྨྱུ་བདགས་ཀྱི་ླ་བྲིས་འཕངས་ནས་བཟེད་ཅིག་ཅེས་པའི་སྒྲ་དང་། དེ་བཞིན་དུ་གཡུ་འབྲུག་སྔོན་མོའི་ཟེ་བ། སེང་གེ་དཀར་མོའི་གཡུ་རལ། ཐེའུ་དཀར་མོའི་པགས་པ་རྣམས་འཕངས་ནས་འདི་དག་སྟན་དུ་ཐིང་ཞིག ཁྱོད་ཀྱི་རྒྱུད་པའི་ནོར་ཆེན་ཡིན་ནོ། །ཞེས་དང་། ཁྱོད་རང་གི་བུ་སོང་ཡོད། མ་འོངས་པ་ན་འདིའི་རིགས་རྒྱུད་ཀྱིས་སེམས་ཅན་མང་པོའི་དོན་བྱེད་པར་འགྱུར་རོ། །ཞེས་ལུང་བསྟན་དང་བཅས་ཏེ་ལྷའི་བུ་ལྷ་རྫས་དུ་མས་བརྒྱན་པ་ཞིག་ནམ་མཁའ་ནས་བསྐུར་བྱུང་བ་ལ། རྒྱལ་ཆེན་བཞིས་བཟེད་གྲོགས་

བྱས་པ་ན། སོ་གད་ཤེད་ཆུང་བས་བླ་བྲེས་ཀྱི་སྟེ་ཤོར་ནས་ལྷའི་བུ་ས་ལ་ལྷུང་སྟེ་མཐེའུ་ཆུང་ཆད་པས་སྐྱུ་ར་སོར་དགུ་པ་ལྷག་པོ་ཆེ་གནམ་སྦྱིན་དཀར་པོ་ཞེས་གྲགས། དེ་ཉིད་ཀྱི་གདུང་རིགས་ཡར་བཟང་འབྲོག་གསུམ་ཞེས་གདུང་རིགས་གསུམ་འདས་པ་ན། ལྡན་གྱི་ཡུལ་གྲོང་ཁྱེར་ཚུང་ངུ་ན་སྐྱུ་རའི་རིགས་དེ་ལས། ཨ་མེས་ཚུལ་ཁྲིམས་རྒྱ་མཚོ་དང་གཡུང་དྲུང་རྒྱ་མཚོ་ཞེས་མཆེད་གཉིས་བྱུང་། རྡོ་རྗེ་མཁའ་འགྲོའི་ཡང་སྤྲུལ་ཆོས་ཀྱི་སྒྲོལ་མ་འབྲི་གུང་དུ་འབྱོངས་ཏེ། དབུས་ནས་ཇ་པ་དང་སྦྲགས་ནས་ཁམས་སུ་ཨ་མེས་ཚུལ་ཁྲིམས་རྒྱ་མཚོའི་ཁབ་ཏུ་ཕྱིན། དེ་ལྟར་འཇིག་རྟེན་གྱི་བྱ་བ་དང་མཐུན་པའི་ཚུལ་གྱིས་ཁབ་ཏུ་བཞུགས་པའི་ཚེ། སྲས་བཞི་འཁྲུངས་པ་ལ། ནམ་མཁའ་དབང་ཕྱུག དཔེ་ཀ་དབང་རྒྱལ། ན་འགགས་པ་བསོད་ནམས་རྒྱལ། དཀར་གདུང་གྲུ་བཞི་འཁྲུངས་པ་དེ་དག་ཀྱང་སྐྱིད་བསྲིངས་ཏེ་ཆེར་ལོན་པ་ན་རང་བཞིན་གྱིས་དབང་པོ་གསལ་ཞིང་། སྐྱེས་བུའི་ཡོན་ཏན་དུ་མ་དང་ལྡན་པ་ཤ་སྟག་བྱུང་ངོ་། །འབྲི་གུང་དུ་རྗེ་རིན་པོ་ཆེའི་ཆོས་སྲས་བུ་སློབ་ཀུན་གྱིས་མགྲིན་གཅིག་ཏུ་གདན་ས་རིན་པོ་ཆེ་འདི་བཞིན་དཔོན་རྒྱུད་ཀྱིས་འཛིན་དགོས་པར་གསོལ་བ་བཏབ་པའི་ཚེ། རྗེ་རིན་པོ་ཆེས་དོན་བརྒྱུད་བསྟན་པའི་གསལ་བྱེད་རྒྱུན་མི་ཆད་པའི་རྟེན་འབྲེལ་ལ་དགོངས་ཏེ། ཡབ་ཀྱི་སྐུ་མཆེད་དཀོན་མཆོག་རིན་ཆེན་གྱི་སྲས་ཨ་ཉེ་ཨ་གྲགས་ལ་སྲས་དཔོན་དང་། དཔོན་བརྒྱུད་རྡོ་རྗེ་སེང་གེ། གཙུང་རིན་པོ་ཆེ་དང་གསུམ་འཁྲུངས་པ་ལས། ཐུགས་སྲས་དཔལ་ཆེན་པོ་ཤྲཱི་རི་ཕུག་པས་ཁམས་ནས་དཔོན་བསོད་ནམས་གྲགས་པ་སྤྱན་ལ་འབྲི་གུང་དུ་ཕྱིན་ནས། ཕྱིས་སུ་ཨ་གྲགས་ཡབ་སྲས་རིམ་པས་འབྲི་གུང་ལ་གནས་སྤོས་བྱས་ནས་རིམ་བཞིན་འབྲི་གུང་ཆོས་སྲིད་གཉིས་སྐྱུ་རའི་རིགས་ཀྱིས་དབང་བསྒྱུར་ནས་དབུས་སུ་ཡོད་པའི་སྐྱུ་རའི་གདུང་འདིར་ཕྱོགས་གཉིས་སུ་གྱེས་ནས་ནང་སོ་དང་ཕག་མོ་ཞེས་བྱུང་ལ། དེ་ལས་བཀའ་བརྒྱུད་རིན་པོ་ཆེ་འདི་ལྟ་བབས་སྐྱུ་རའི་གདུང་རིགས་རིམ་པར་ཕྱིན་པ་ནི། འབྲི་གུང་གདན་རབས་དང་པོ་ཆོས་རྗེ་སྐྱོབ་པ། གདན་རབས་གསུམ་པ་དཔོན་བསོད་ནམས་གྲགས་པ། གདན་རབས་ལྔ་པ་གཙུང་རྡོ་རྗེ་གྲགས་པ། གདན་རབས་དྲུག་པ་ཐོག་ཁ་རིན་ཆེན་སེང་གེ   གདན་རབས་བདུན་པ་མཚམས་བཅད་པ། གདན་རབས་དགུ་པ་རྡོ་རྗེ་རིན་ཆེན། གདན་རབས་བཅུ་པ་རྡོ་རྗེ་རྒྱལ་པོ། གདན་རབས་བཅུ་གཅིག་པ་འཛམ་གླིང་ཆོས་ཀྱི་རྒྱལ་པོ། གདན་རབས་བཅུ་གཉིས་པ་དོན་གྲུབ་རྒྱལ་པོ། གདན་རབས་བཅུ་གསུམ་པ་རིན་ཆེན་དབང་གི་རྒྱལ་པོ། གདན་རབས་བཅུ་བཞི་པ་རིན་ཆེན་དཔལ་བཟང་། གདན་རབས་བཅོ་ལྔ་པ་རིན་ཆེན་ཆོས་ཀྱི་རྒྱལ་མཚན། གདན་རབས་བཅུ་དྲུག་པ་དབང་

རིན་པོ་ཆེ། གདན་རབས་བཅུ་བདུན་པ་རྒྱལ་དབང་ཀུན་དགའ་རིན་ཆེན། གདན་རབས་བཅོ་བརྒྱད་པ་ཆོས་རྒྱལ་རིན་ཆེན་ཕུན་ཚོགས། གདན་རབས་བཅུ་དགུ་པ་རིན་ཆེན་རྣམ་རྒྱལ། གདན་རབས་ཉི་ཤུ་པ་པཎ་ཆེན་བསོད་ནམས་གྲགས་པ། གདན་རབས་ཉེར་གཅིག་པ་རིན་ཆེན་ཕྱོགས་ལས་རྣམ་རྒྱལ། གདན་རབས་ཉེར་གཉིས་པ་ཆོས་རྒྱལ་ཕུན་ཚོགས་བཀྲ་ཤིས། གདན་རབས་ཉེར་གསུམ་པ་ནྭ་རོ་བཀྲ་ཤིས་ཕུན་ཚོགས། གདན་རབས་ཉེར་བཞི་པ་དཀོན་མཆོག་རིན་ཆེན། འདིའི་མཚམས་ལ་གདུང་སྲས་བསྟན་པའི་ནོར་བུས་གདན་སའི་ཁྲི་པ་བྱས་པ་ཡིན། ཉེར་ལྔ་པ་ཀུན་མཁྱེན་ཆོས་ཀྱི་གྲགས་པ། དེང་ཡོངས་གྲགས་སུ་ཀུན་མཁྱེན་ཆོས་གྲགས་དུས་ནས་ནང་སོའི་སྐུ་རའི་གདུང་ཆད་པར་བཞེས། འོན་ཀྱང་ཀུན་མཁྱེན་སྐུ་ཚེའི་སྨད་ནས་འབྲི་གུང་པའི་ཆོས་གཞིས་ཉམས་ཆག་བྱུང་བ་དང་། ཕག་མོའི་གཞིས་ཀའི་གདུང་ལས་ཕེབས་པ་གདུང་སྲས་བསྟན་པའི་ནོར་བུའི་སྐུ་ཚེའི་ཕན་པ་རྫོགས་ནས། དེ་ལ་གདུང་རྒྱུད་མ་བྱུང་བས་མདོར་ན་དེ་ལྟར་ཆད་པར་གྲགས།

གསུམ། གང་གིས་བསྐྱེད་པའི་ཡབ་ཡུམ་བཤད་པ།

འགྲོ་རྒྱལ་སྐུ་རའི་གདུང་རིགས་འབྲི་གུང་གདན་རབས་ཉེར་གཉིས་པ་ཆོས་རྒྱལ་བཀྲ་ཤིས་ཕུན་ཚོགས་ཞེས་མདོ་རྒྱུད་དགོངས་གཏེར་སོགས་ཚད་ལྡན་ལུང་གིས་ཟིན་པའི་སྐྱེས་མཆོག་གང་ཉིད་ནི། དེ་ཡང་ཞིག་པོ་གླིང་པའི་ལུང་བསྟན་དུ། གཞུ་ཞེས་བྱ་བའི་ས་ཆ་རུ༔ བཀྲ་ཤིས་མིང་ཅན་ལུག་པོ་པ༔ དེ་ཡི་དྲི་ནི་སུས་ཐོས་པ༔ སྐྱེ་བདུན་ཕལ་གྱི་དོ་ཟླ་མིན༔ ཞེས་དང་། དབུ་རུ་ཀ་ཚལ་པ་དང་ཉེ་བ་རུ༔ བཀྲ་ཤིས་མིང་ཅན་བཏྲ་གཡོན་རྨེ་བའི་མཚན༔ ཞེས་དང་། དམ་ཆོས་དགོངས་པ་ཟབ་ལས༔ རིགས་དང་ཆོས་ཀྱི་སྲིད་འཛིན་གདུང་འཚོབ་པ༔ ཆོས་ཀྱི་རྒྱལ་པོ་སྙིང་པོའི་བསྟན་པ་འཛིན༔ ཞེས་སོགས་ཚད་ལྡན་གྱི་གཏེར་ལུང་དུ་མ་ནས་ཡང་ཡང་བསྔགས་ཤིང་། འཇིག་རྟེན་གྱི་གཙུག་ལག་རྣམས་མཁས་པ། ཡུམ་རྗེ་བཙུན་རྡོ་རྗེ་རྣལ་འབྱོར་མའི་སྤྲུལ་པ་ཆོས་རྒྱལ་གྱི་གདུང་ལས་ང་ཕོད་སྡེ་པའི་སྲས་མོ་ཨ་ལྕེ་གཡང་ཁྱུག་མ་གཉིས་ལས། ཤིང་ཁྲི་ལོ་སྟེ་སྤྱི་ལོ་༡༥༧༩ལོ་ལ་གདུང་སྲས་ནྭ་རོ་བཀྲ་ཤིས་ཕུན་ཚོགས་དང་། གཞན་ཡང་ཞྭ་དམར་དྲུག་པ། ལྕགས་སྟག་ལོ་སྤྱི་ལོ་༡༥༨༠ལོ་ལ་གདུང་སྲས་དམ་པ་དཀོན་མཆོག་རིན་ཆེན། ཤིང་ལུག་ལོ་སྤྱི་ལོ་༡༥༨༥ལོ་ལ་གདུང་སྲས་དཀོན་མཆོག་ཕུན་ཚོགས་སམ་མཚན་ཀུན་མཁྱེན་རིག་འཛིན་ཆོས་གྲགས་བཅས་འབྲི་བསྟན་སྐྱོང་བའི་རྒྱད་བྱུང་གི་སྐྱེས་བུ་བཞིའི་ཐ་ཆུང་ནི་དམ་པ་འདི་ཉིད་ཡིན།

བཞི། གང་གི་མཚན་དཔེ་ཡུལ་འདིར་འབྱོངས་པའི་དུས་བཤད་པ།

ཐོག་མར་ཡབ་ཡུམ་གཉིས་ལས་སྲས་མོ་ཆུང་ངུ་ཞིག་འཁྲུངས། ལོ་གཉིས་ནས་ལུས་དེས་རང་གཞན་གྱི་དོན་མི་འགྲུབ་པར་དགོངས། མ་མ་ཞིག་གིས་རྒྱབ་ཏུ་ཁུར་བས། གཟིམ་ཆུང་གི་སྒོའི་ཡ་ཐེམ་ལ་དབུ་བརྡབས་པའི་རྐྱེན་གྱིས་ཉིང་མཚམས་སྦྱར་ཏེ་ཟླ་ཕྱེད་ལས་མ་འགྱངས་པར། རིགས་དེ་ཉིད་དུ་ཡུམ་གྱི་མངལ་དུ་བཞུགས་པའི་ཚེ། ཕྱི་རོལ་དུ་གཞན་གྱི་ཚིག་དོན་ཐམས་ཅད་གསལ་བར་མཁྱེན། ཟླ་གྲངས་ཐེམས་ནས་རབ་བྱུང་བཅུ་པའི་ཤིང་ལུག་ལོའི་རྒྱལ་གྱི་ཟླ་བའི་དམར་ཕྱོགས་ལ་རྩེ་བ་སྲ་བརྟན་རྡོ་རྗེའི་ཕོ་བྲང་གི་ཀ་བཞིའི་ཕུག་ཏུ་སྤྱི་ལོ་༡༥༨༥ལོར་སྐུ་འཁྲུངས། དེ་ནས་གཟའ་སྐར་དགེ་བའི་སྔ་དྲོ་གོང་པོ་ཉག་ཏུ་ལྷ་བསང་གསོལ་མཆོད་དགྱེས་དགུའི་རྣམ་རོལ་དུ་མ་དང་བཅས་ཡབ་ཀྱི་དྲུང་དུ་སྦྲ་བཅད་ཅིང་དགེ་བསྙེན་ཡོངས་རྫོགས་ཀྱི་བཀའ་དྲིན་བསྐྱལ་བའི་མིང་དཀོན་མཆོག་ཕུན་ཚོགས་ཞེས་བཏགས། དམ་པ་རྣམས་ནས་ཆོས་ནོད་པའི་ཐོག་མ་འདི་ཉིད་ཡིན་པས་ལམ་འཇུག་པའི་རིམ་པ་གོ་མ་ལོག་པར་གོ་ཞེས་གསུངས། དེ་ནས་རིམ་བཞིན་ཡབ་རྗེ་བླ་མའི་དྲུང་དུ་ལྷ་ལྷན་གྱི་ཁྲིད་དང་། ཡང་ཟབ་ཞི་ཁྲོའི་དབང་སོགས་དམ་པའི་ཆོས་ཀྱི་བགོ་སྐལ་ཐོབ། རྗེ་ཉིད་རང་ལོ་བརྒྱད་པ་ཆུ་སྟག་ལོ་ཟླ་བ་བདུན་པར་ཡབ་རྗེ་ཞི་བར་གཤེགས་སོ། །

ལྔ། བཤེས་གཉེན་བསྟེན་ཚུལ་བཤད་པ།

རྗེ་ཉིད་དགུང་གྲངས་ལྔ་པ་ས་ཕག་ལོ་སྟེ་སྤྱི་ལོ་༡༥༨༨ལོར་ཡབ་རྗེ་བླ་མའི་དྲུང་ནས་སྒྲ་མི་སྙན་པའི་ཚེ་དབང་བརྒྱ་རྩ་དང་། བཀའ་བརྒྱད་བདེ་གཤེགས་འདུས་པའི་དབང་། བདེ་མཆོག་སྣ་ལོ་ལྷ་ལྔའི་དབང་། དྲང་སྲོང་ལོག་ཏྲིའི་རྗེས་གནང་། རྒྱལ་དབང་ཀུན་དགའ་རིན་ཆེན་གྱི་བཀའ་འབུམ་ལྷུགས་ལུང་སོགས་གསན། ཕྱིས་སུ་སྒྲ་མི་སྙན་གྱི་ཚེ་སྒྲུབ་འཁྲུལ་སྣང་དུ་སློབ་དཔོན་ཆེན་པོའི་དྲུང་དུ་མནོས་པའི་ལོ་རྒྱུས་ཆེའི་དབང་བསྐུར་ཟབ་མོ། ཚེ་སྒྲུབ་ཟབ་མོའི་ལས་གཞུང་མདོར་བསྡུས། གྲུབ་པའི་རྒྱལ་མོའི་ཚེ་དཔག་མེད་ཧ་མགྲིན་གཉིས་ཀྱི་ལོ་རྒྱུས་ཤིན་ཏུ་བསྡུས་པ། གྲུབ་པའི་རྒྱལ་མོའི་ཚེ་དང་དྲག་དམར་གྱི་དབང་ཤིན་ཏུ་བསྡུས་པ་སོགས་བརྩམས། ཡབ་རྗེའི་དགོངས་རྫོགས་ལ་རྗེ་ཞྭ་དམར་བ་ཕེབས་ནས་ཉིད་ཀྱི་རང་རྣམ་ལས་མཇལ་བའི་ཐོག་མ་འདི་ཡིན་གསུངས་པ་དང་དེ་ནས་བཟུང་ཉིན་རེ་བཞིན་སྐུ་ཞབས་སུ་ཧོག་གསུངས་ནས་ཕྱིན། ཐུགས་ཤིན་ཏུ་དགྱེས་པ་ཕོ་ན་མཛད། ངེད་རང་ན་སོ་ཕྲ་ཞིང་ཡབ་ཆོས་ཀྱི་རྒྱལ་པོ་འདྲ་བའི་དམ་པ་བསྟེན་པས་གཞན

ལ་མིག་མ་ཕབ་པ་འདྲ་བས་སྐུ་རྩེད་ལ་སྙད་པ་ཁ་ཡར་ཞུས་པས། དེང་སང་འབྲི་གུང་པའི་ཁྲོད་ན་ཁྱོད་ལས་གྱོང་བ་མི་འདུག་པས། འབྲི་གུང་པའི་རྣ་ཅོ་ཡིན་པས་མིང་འབྲི་རྣར་ཐོགས་ཞེས་གསུང་རྩེད་གནང་བས། སྐབས་དེར་སྐུ་རྩེད་ལྟར་སྣང་ཡང་ངེས་དོན་དུ་རྟེན་འབྲེལ་བཟང་པོའི་སྒོ་འདུ་མཛད་པར་གོ་གསུངས། དེ་ནས་ལྷ་ལུང་དུར་དད་འདུས་ཚོགས་ཀྱི་འཁོར་ལོ་མཛད་པའི་གྲལ་དུ་ཞྭ་དམར་བས་རིག་འཛིན་ཆོས་ཀྱི་གྲགས་པ་འཕྲིན་ལས་རྣམ་པར་རྒྱལ་བའི་སྡེ་ཞེས་མིང་འདོགས་པར་མཛད། རྩེ་བར་ཞྭ་དམར་དྲུང་ནས་ཁྱབ་བདག་དུས་ཀྱི་འཁོར་ལོ་འབྲོ་འགྱུར་གྱི་ཕྱིས་པ་འཇུག་པའི་དབང་བདུན། མཆོག་དབང་གོང་མ་དང་། རྡོ་རྗེ་སློབ་དཔོན་བདག་པོའི་དབང་སོགས་རྒྱལ་ཚོན་གྱི་དཀྱིལ་འཁོར་ལ་སོགས་ཆོས་ཀྱི་བདུད་རྩི་འཐུང་བའི་སྦྲ་མ་འདི་ཡིན་པར་གྲགས། རྗེ་རཏྣའི་ཞལ་སློབ་བླ་མ་མཐའ་ཡས་ཕུན་ཚོགས་དྲུང་དུ་གཤིན་རྗེ་ཡང་བཟློག་གི་ཕྲུག་ལེན་རྣམས་ལ་ཐུགས་འདྲིས་པར་མཛད། ཐེལ་གྱི་སློབ་དཔོན་དགེ་འདུན་རྒྱ་མཚོའི་དྲུང་དུ་ཐེལ་སློག་རྣམས་སྒྲུངས། རང་རྣམ་ལས། ཐོག་མ་ནས་ཡི་གེ་སློག་པ་རེ་བྱུང་ཞིང་རང་བཞིན་དུ་ཤེས་པ་བྱུང་ཡང་འབྲི་གུང་མཐིལ་སློག་ཡ་མཚན་ཆེ་བར་བསམ་ནས། གདན་ས་ཆེན་པོ་འབྲི་གུང་མཐིལ་གྱི་སློབ་དཔོན་ལས་ཐོག་པ་དགེ་འདུན་རྒྱ་མཚོ་སྤྱན་དྲངས་མཐིལ་སློག་རྣམས་རིམ་པར་ནན་ཏན་དུ་སྒྲུངས། སློག་ཤིན་ཏུ་བྱུང་བར་བྱས་པའི་བླ་མ་དེ་བདག་ལ་དྲིན་ཆེ་བར་བྱུང་གསུང་། ཞེས་དང་། དགེ་སློང་ཕུན་ཚོགས་ཚེ་རིང་དྲུང་ནས་དུས་འཁོར་གྱི་ཐིག་རིང་དང་མན་ངག་ཐིག   བཀའ་བརྒྱད་སོགས་གསར་རྙིང་གི་དཀྱིལ་འཁོར་མཐའ་དག   མདོར་ན་མངའ་དབུལ་རི་རབ་ཀྱི་ཐིག་ལས་བཞིའི་སྦྱིན་སྲེག་གི་ཐབ་ཁུང་སོགས་ཐིག་རྩ་མ་ལུས་པ་སྒྲུངས། དེ་དག་གི་དགུན་དུས་རྣམས་སུ་རྒྱལ་ཚོན་འབྲི་བའི་རིམ་པ་ཤིན་ཏུ་བཟོ་ཞིང་བྱུང་བར་བསླབས་པས། ཕྱིས་ན་སོ་ཕྲ་ཞིང་མིག་ལག་པ་བདེ་བའི་ཚེ་ཧ་ཞལ་ཆེ་ཆུང་འཚམ་རེའི་ཞབས་ར་ཙམ་གྱི་ཁ་རྒྱུར་དཀྱིལ་འཁོར་ཡོངས་རྫོགས་རྒྱལ་ཚོན་གྱིས་བྲིས་པ་སོ་སོར་བཀྲ་ཞིང་གསལ་ལ་དག་པ་དང་། རྒྱལ་ཚོན་བྲིས་པ་དང་ལྷ་བཟོ་མཁས་པའི་དཀྱིལ་ཐང་དང་བསྡུར་ན་རྒྱལ་ཚོན་གྱི་བཀྲའི་ཆར་ཡང་རས་བྲིས་ཀྱིས་མི་སླེབས་པ་དེ་འདྲ་མང་པོ་བྲིས་མྱོང་གསུངས། དེ་ནས་ནཱ་རོ་བཀྲ་ཤིས་ཕུན་ཚོགས་དྲུང་དུ་ཡང་ཟབ་ཀྱི་ཆོས་སྐོར་ཡོངས་རྫོགས་གསན་བཞེས་མཛད། རྡོ་རྗེ་འཆང་མཁན་ཆེན་རྣམ་འཛོམས་དྲུང་དུ་ནཱ་རོའི་ཆོས་དྲུག་གསན་པའི་ཐུགས་དམ་གྱི་རྩལ་རྫོགས། ཡང་དེ་ཉིད་ལས་ཕྱིས་ཐོས་གྲོལ་སྐོར་སོགས་གསན། དགུང་ལོ་བཅུ་གཉིས་པ་མེ་ཧྲ་ལོ་སྤྱི་ལོ་༡༨༠༨ལོར་རྗེ་ནཱ་རོ་པ་ལས་དྲང་སྲོང་ལོག་ཏི་སྐོར་རིགས་

གདད་དང་བཅས་པ་གསན། རྗེ་ནཱ་རོ་པའི་དྲུང་དུ་གཏེར་ཁ་གོང་འོག་གཉིས་ཀའི་དྲང་སྲོང་ལོག་ཏི་པྲ་ལའི་ཆོས་སྐོར་རྣམས་ཀྱི་དབང་ལུང་ལག་ལེན་དང་བཅས་པ་རྫོགས་པའི་བཀའ་དྲིན་གྱི་ཕ་འབབ་བཟང་པོ་མནོས་པའི་མོད་ལོ་ནར། དེང་སང་གི་དབང་ལུང་ཐོབ་པ་རྣམས་ཀྱི་ལུགས་ལྟར་ཡལ་བར་མ་བོར་ངག་མཚམས་རྒྱུན་རིང་བ་ཞིག་བགྱིས་པའི་རིང་ལ་ལྷ་རིགས་མང་པོའི་ཞལ་གཟིགས་ཐུབ། ཅེས་གསུངས། སྡེ་པ་ཕྱག་མཛོད་པ་དཀོན་མཆོག་སྙན་ངག་ཤིན་ཏུ་མཁས་པས་དེའི་དྲུང་དུ་དཔྱིའི་ཚིག་རྒྱན་མེ་ལོང་མའི་དོན་རྒྱན་སྒྲ་རྒྱན་གབ་ཚིག་གི་རྒྱན་རྣམས་ཡོངས་སུ་རྫོགས་པ་སྦྱོར་རྒྱུགས་ཕུལ། རྗེས་སུ་རྒྱལ་བའི་དབང་པོ་དབང་ཕྱུག་རྡོ་རྗེའི་དྲུང་ཡིག་ཆེན་མོ་སྡེ་པ་ལུམ་པ་བས་ཡིག་བྲིས་ཀྱི་བྱང་སྙན་རྣམས་སློབ་པའི་དབུ་བརྩུགས། དེའི་དྲུང་ནས་སྙན་ངག་གི་སྦྱོར་རྒྱུགས་སོགས་ལེགས་པར་ཕུལ། རྗེས་སུ་སྙན་ངག་འགྲེལ་པ། སྙན་ངག་མེ་ལོང་གི་རྒྱན་གྱི་དཔེར་བརྗོད་གཞོན་ནུ་དགའ་བའི་གཏམ་གྱི་འདོད་འཛོ་དང་། རྗེ་བཙུན་བཞད་པ་རྡོ་རྗེར་སྙན་ངག་གི་བསྟོད་པ་ཀ་ལ་པིདྨ་གསལ་བར་བྱས་པ་སོགས་སྙན་ངག་གི་སྐོར་བརྩམས། བླ་མ་རིན་པོ་ཆེ་སངས་རྒྱས་རིན་ཆེན་མདུན་ནས་རྗེ་མི་ལའི་མགུར་འབུམ་མཛོད་ནག་མ། དྭགས་པོའི་བཀའ་འབུམ། ཕག་གྲུའི་བཀའ་འབུམ། རྒྱལ་སྲས་ཐོགས་མེད་པའི་བཀའ་འབུམ། མ་ཏི་བཀའ་འབུམ་སོགས་བཀླག་ལུང་དུ་ཞུས། བླ་མ་དམ་པ་འདིའི་གསུང་གིས་བསྐུལ། དྭགས་པོ་བཀྲ་ཤིས་རྣམ་རྒྱལ་བའི་བསྟན་བཅོས་གསང་སྔགས་སྤྱི་དོན་ཟུང་། སློབ་གཉེར་བྱེད་པའི་ཐོག་མར་འདི་ཡིན་གསུངས། སྐབས་ཤིག་འབྲུག་དཀོན་མཆོག་ནང་འདིར་རྗེ་ནཱ་རོ་པའི་དྲུང་དུ་ཡང་ཟབ་ཀྱི་དབང་བསྐུར་ཡོངས་རྫོགས་ཆབ་མདོ་རྗེ་དྲུང་གིས་ཞུས་པ་དང་ལྷན་ཅིག་ཏུ་ཐོབ། རྡོ་རྗེ་འཆང་མཁན་ཆེན་རྣམ་འཛོམས་ཕུན་ཚོགས་དེ་ཉིད་ལས། འཇིག་རྟེན་གསུམ་གྱི་མགོན་པོའི་བཀའ་འབུམ་ཡོངས་རྫོགས་དང་། གཞི་ཁྲིད་ཟབ་ལམ་ནཱ་རོ་ཆོས་དྲུག་གི་ཁྲིད་གཞུང་རྒྱལ་དབང་རཏྣའི་གསུང་རྩོམ་རིན་པོ་ཆེ་དབང་གི་རྒྱལ་པོའི་སྙེང་ནས་དམིགས་རྐང་རྣམས་རྒྱས་བཤད་བཅས་བསྩལ་ཅིང་། གཏུམ་མོའི་སྐབས་སུ་སྔོན་འགྲོ་ལུས་སྦྱོང་། དངོས་གཞི་བདེ་དྲོད་ཀྱི་འཁྲུལ་འཁོར་སོགས་རང་ལུགས་གང་ཡིན་རྣམས་གཞན་ཟེར་གྱི་རྗེས་ཟློས་དང་། ལུགས་མང་པོའི་བསྲེ་བསླད་སོགས་ཅི་ཡང་མེད་པར་ནཱ་རོ་ཞབས་ཀྱི་དགོངས་པ་དཔྱིས་ཕྱིན་པ་རྣམས་ཁྲིད་དུ་བསྩལ། རིག་པ་དཔེ་ཐོག་ལུས་པ་ཙམ་མ་ཡིན་པ་ཟབ་ལམ་ནཱ་རོ་ཆོས་དྲུག་གི་ཁྲིད་ཀྱི་ལག་ལེན་གསལ་བར་བཤད་པ་ནཱ་རོའི་ཞབས་ཀྱི་ཞལ་ལུང་བཟང་པོ་དང་། ཟབ་ལམ་ནཱ་རོའི་ཆོས་དྲུག་གི་བླ་བརྒྱུད་གསོལ་འདེབས་སོགས་ཆོས་དྲུག་ཆོས་སྐོར་

བསྟན་བཅོས་མང་པོ་བརྩམས་ནས་ད་ལྟའི་བར་སྒྲུབ་བརྒྱུད་འདི་པས་གཞུང་འདིའི་སྟེང་ནས་ཕྱག་ལེན་གནང་སྲུས་སུ་མཆིས། གཅེན་ཞྭ་དམར་དྭང་ནས་སྤྱི་དོན་ལེགས་བཤད་རྒྱ་མཚོ་འཛིན་ཆོས་སོགས་གསན་སྦྱངས་གནང་། དེ་ནས་གཅེན་ཞྭ་དམར་དྭང་ནས་ནངས་ཉུབ་འཛིན་ཆོས་ཞུས་པ་རྣམས་གཤེར་སྦྱངས་དང་། དེའི་ཞར་ལ་ཐུན་མོང་བསྡུས་ཚིག་དང་བསྟན་བཅོས་བསྡུས་པའི་སྡོམ་ཚིག་སོགས་རྟོག་གེའི་གཞུང་ལུགས་འགའ་ཞིག་ཀྱང་སྦྱངས། ཕྱིས་སྦྱོང་གྲུབ་སྟེང་ནས་ཐེག་ཆེན་བསྟན་པའི་སྙིང་པོའི་ཁྲིད་ཡིག་བསྟན་པའི་ཡང་སྙིང་ནོར་ཕྲེང་མཛེས་རྒྱན་ཞེས་པའི་ལམ་རིམ་དེ་བརྩམས། བཀའ་འགྱུར་གྱི་ལྟག་ལུང་ཐོག་མའི་སྐབས་ཆོས་ཉན་གཟིམས་ཆུང་ཁྲ་མོར་མི་ཤོང་བ་ཙམ་བྱུང་ཡང་། མཇུག་ཏུ་བདག་ཅག་ལྔ་དྲུག་ལས་མ་བྱུང་བ་ནི་བླ་མས་ཆོས་འཆད་པ་ནུས་ཀྱང་སློབ་མས་ཉ་བར་ཉན་ནས་ཁ་རོག་པར་སྡོད་མི་ནུས་པ་དེང་སང་གི་སློབ་མའི་ཐུགས་གཤིས་དཀྱུས་གཅིག་པར་གདའ་གསུངས། ཕྱིས་སུ་ཡོང་གིས་ལྟགས་རྗོམ་བཀའ་འགྱུར་དཀར་ཆག་བརྩམས། སྐབས་ཤིག་བན་གྲོང་ཤོད་པའི་སྤྱི་པོ་རྣམ་སྲས་ལས་ནག་རྩིས་ཀྱི་སྐོར་རྣམས་བྱང་བར་བྱས་ཤིང་། དེར་མ་འཕྱུས་པ་རྣམས་ལས་ཏུ་མཁན་ཆེན་པའི་དཔོན་པོར་ཁྱུང་ནག་སྣང་དྲིལ་དང་། རྒྱ་རྫོལ་གྱི་རིགས་མི་འདྲ་བ་དྲུག་བདུན་ཙམ་སོགས་རྒྱ་ཆེ་ཞིང་ལག་ལེན་གནད་དྲིལ་དུ་བསླབས་ཤིང་། ཙ་རྒྱུད་རིན་པོ་ཆེ་ཀུན་འདུས། ཟངས་ཁྲམས་ཁྲི་མོ་འགྲོས། སྔོན་ཆུང་ཨ་པོའི་ཟངས་ཁྲམས། གཤེན་བཤད་ཞིབ་མོ་བརྒྱ་ཡི་དར་ཚགས། ཐེམས་ཡིག་བེའུ་བརྒྱད་ཅུ་པ། ཟངས་ཁྲམས་འཕར་བ་གོང་རྒྱུག དྲང་སྲོང་དགོ་བ་སྤུ་ཅན་དང་སྤུ་གྲི་གཡུལ་རྒྱལ་སྐོར། གྲིམ་ཤད་ཞགས་པ་ནག་པོ། གྲིམ་ཤད་གཙུ་མགོ་ནག གཤིན་བབས་གསལ་བའི་མེ་ལོང་། དམག་རྩིས་ཤེལ་མེ་ཏུ་དར་སོགས་ནག་རྩིས་ཀྱི་གཞུང་ལུགས་ཆེན་པོ་རྣམས་ཀྱང་བྱང་བར་བྱས་མོད། དེང་སང་གི་རྩིས་མཁན་གསོན་རྩིས་བྲི་གང་རྗེ་ལ་དྲུག བག་རྩིས་ཁྲ་མོ་དགུ་སྐོར། གཤིན་རྩིས་རྗེ་དོན་བཅུ་གསུམ་པ་སོགས་ཙམ་བྱང་བས་ནག་རྩིས་ང་མཁས་ཟེར་བའི་ཐད་ཁམས་ནི་ཞུ་རང་གིས་མ་ཐོན་ཨང་ལགས་གསུངས། དེ་ནས་མི་རིང་བར་སྒྲོ་ལུང་གི་བདེ་བར་གཤེགས་པ་དེ་ཉིད་ཀྱི་ཡང་རི་སྐར་གྱི་གདན་སར་འཛོག་པའི་ཐུགས་འདུན་གཏད་པའི་ཚེ། རྗེ་ནཱ་རོ་པས་རྗོ་རྗེ་འཆང་མཁན་ཆེན་པ་བརྒྱུད་དེ་བདག་ལ་ཡང་རི་སྐར་དབུ་བླ་བྱེད་དགོས་ཚུལ་གསུངས་པས། རྗེ་ནཱ་རོ་པཎ་ཆེན་དང་མར་མི་སོགས་ཀྱིས་བླ་མའི་བཀའ་བསྒྲུབ་པའི་སྐད་དུ་ལུས་སྲོག་ཐེད་ལ་བོར་བ་དེ་འདྲ་བ་ལ་བསམ་ན། ངེད་ཅག་གིས་ཀྱང་དམ་པ་བཀའ་དྲིན་ཅན་དེ་གཉིས་ཀྱི་དགོངས་པ་ལ་འགལ་བ་ལས་ཤི་བར་ཡང་དགའ་བའི་

གོ་ཆ་གྱོན་ཏེ་ཁས་ལེན་ཞུས། དེ་ནས་མཁན་ཆེན་རྣམ་འཇོམས་ལས་ཤ་ཟ་རི་ལས་བརྒྱུད་པའི་རྩ་འདབས་སྨན་རྒྱུད་དང་། ཛ་ཡེར་ལས་བརྒྱུད་པའི་ལྷུང་བྲིད་ཉམས་བཞེས་གནང་བས་འཇའ་ལུས་རྡོ་རྗེའི་སྐུར་མངའ་བརྙེས། དེ་བས་ན་རྗེ་ཞྭ་དམར་བའི་ཞབས་དྲུང་ནས་རང་ཡུལ་དུ་སླེབས་པ་ནས་བཟུང་ཡང་རི་སྣར་གྱི་བླ་མ་མ་བྱས་པའི་བར་དུ་དམ་པའི་ཆོས་ཀྱི་བདུད་རྩིའི་བགོ་སྐལ་དང་། འཕྲིན་ལས་རྣམ་པ་བཞིའི་ལག་ཁྲིད་ལ་སོགས་པའི་བཀའ་དྲིན་གྱི་ཕ་འབབ་ཆེ་བ་རྣམས་ནི་ནཱ་རོ་པ་དང་། རྡོ་རྗེ་འཆང་མཁན་ཆེན་པ། བླ་མ་རིན་པོ་ཆེ་སངས་རྒྱས་རིན་ཆེན་པ་དང་རྣམ་པ་གསུམ་ཡིན་གསུངས། རང་ལོ་བཅོ་བརྒྱད་པ་ཆུ་མོ་བྱི་ལོ་སྟེ་སྤྱི་ལོ་༡༧༡༢ལོར་མཁན་ཆེན་བྱམས་པ་ཆོས་ཀྱི་རྒྱ་མཚོ་དང་། ལས་སློབ་རབ་འབྱམས་སྨྲ་བ་ལུང་རིགས་རྒྱ་མཚོ་སོགས་དད་པའི་དགེ་འདུན་བཅུ་ཕྲག་གྲངས་ཚང་གི་དྲུང་དུ་བསྙེན་པར་རྫོགས། དེ་ནས་མཁན་ཆེན་དམ་པ་དེ་ཉིད་ཀྱི་དྲུང་དུ། ཕུར་པ་ས་ལུགས་ཀྱི་དབང་རྗེས་དཀྱིལ་འཁོར། དགྱེས་རྡོར་མན་ངག་ལུགས་རས་བྲིས། མདོ་རྩ། པཎ་ཆེན་ཤཱཀྱ་མཆོག་གི་བཀའ་འབུམ་སྟེང་ནས་མདོ་རྩའི་དཀའ་འགྲེལ་ཉི་མའི་ཤིང་རྟ། ལས་བརྒྱའི་དཀའ་འགྲེལ་པ་དན་དཀར་པོ། བསླབ་བྱ་དཔག་བསམ་འདོད་འཇོ། གཞི་གསུམ་གྱི་ཆོ་ག་བདུད་རྩིའི་རོལ་མཚོ། དབུ་མའི་སྟོན་ཐུན། ལུགས་གཉིས་རྣམ་འབྱེད། ཚད་མ་དང་། ཕར་ཕྱིན་གྱི་སྤྱི་དོན། ལེགས་བཤད་གསེར་ཐུར། ཁྲོ་ཕུ་ལོ་ཙྰ་བའི་མན་ངག་བརྒྱ་རྩ་སོགས་མང་དུ་ཐོབ། དེ་སང་ཕན་ཆད་འཛིན་པ་རང་ཧ་ཅང་ཆེར་མ་སོང་ཡང་། བཟུང་བ་རྣམས་བརྗེད་དཀའ་བ་མདོ་རྒྱུད་བསྟན་བཅོས་ཀྱི་གོ་དཀའི་གནས་གང་འདྲ་ཞིག་ཀྱང་ཐེངས་གསུམ་རྟོག་པ་ཞིབ་འཇུག་བྱས་ན་མི་གོ་བ་མི་སྲིད་ངེས་པ་འདི་བྱུང་ཡིན་ཞེས་རྗེ་ཉིད་ཀྱིས་རང་རྣམ་ལས་གསུངས་སོ། །

དྲུག འདུས་ཚོགས་དང་ལྷན་དུ་མདོ་ཁམས་ཕྱོགས་སུ་ཐེབས་ནས་སྨན་རྩིས་སྤྱངས་པའི་སྐོར།

སྐྱེས་རབས་བསིལ་ཟེར་འོད་ཀྱི་ཕྲེང་བ་ལས། དེ་ནས་གཙེན་དགོན་མཆོག་རིན་ཆེན་སྣར་པ་དཔོན་སློབ་མདོ་ཁམས་ལ་ཐེབས་སྐབས་རྗེ་ནཱ་རོ་པ་དང་། མཁན་ཆེན་རྣམ་འཇོམས་རྣམ་གཉིས་ཀྱིས་ཡང་རི་སྣར་གྱི་གདན་ས་མཛད་དགོས་གསུངས་པ་བཞིན་དུས་ཆོས་དགེ་བར་འདུས་པ་རྒྱ་མཚོའི་གྲལ་དབུར་མངའ་གསོལ། སྣར་གྱི་བཅའ་སྒྲིག་མཆོག་ཏུ་དམ་པར་མཛད། རང་ལོ་བཅུ་དགུ་པ་ཆུ་ཕོ་སྦྲུང་ལོ་སྟེ་སྤྱི་ལོ་༡༧༡༩ལོར་མདོ་ཁམས་སུ་ཐེབས། དེ་ནས་གླ་ཚང་གི་སྦྲང་

གཡོག་དུ་སོང་བས་རང་ཡུལ་དུ་སྡོད་པ་ལ་ནི་སྐྱིལ་ཀྱང་འཚོ་བས་བཞིགས་ནས། རྐང་འགྲོ་ལག་རྐྱོང་གི་བརྟུལ་ཞུགས་མིང་སྨན་ལ་བསོད་སྙོམས་དང་གདུལ་བྱ། མིང་ངན་ལ་ཕྱོགས་མེད་དུ་སྤྲང་པོའི་ཕྱིར་ཀླུང་ཤོད་བརྒྱུད་སྐར་བཏེག་ནས་མདོ་ཁམས་སུ་ཕྱིན། དེ་ནས་རིམ་བཞིན་རྫོང་གངས་ཤོད་དུ་ཕེབས། རྫོང་རྣམ་རྒྱལ་དགོན་གྱི་བླ་མ་བ་རེ་རི་བའི་གན་དུ་གོང་པོ་འཚོ་བྱེད་རྒྱལ་མཚན་དོན་གྲུབ་ཟེར་བ་ཕ་ཕྱོགས་ནས་བླ་མ་བེ་རི་བ་དང་། མ་ཕྱོགས་ནས་འབྲུག་པ་ཐམས་ཅད་མཁྱེན་པ་པདྨ་དཀར་པོའི་སྐུ་ཉེར་འགྲོ་བ་སྨན་པ་མཁས་པ། སྒྲ་བཅད་པའི་མིང་ལ་དགོན་མཆོག་རྒྱལ་མཚན་དུ་ཞུ་བ་དེ་གསོ་དཔྱད་ཀྱི་སློབ་དཔོན་བཀའ་དྲིན་ཅན་དུ་གྱུར་པ་དེ་ཡིན། བླ་དགོན་ནས་བཏེག་སྟེ་བ་ཐང་དུ་ཕེབས། དེ་ནས་གོང་སྨནདགོན་མཆོག་རྒྱལ་མཚན་གྱི་དྲུང་ནས་དངུལ་ཆུ་བཙོ་བཀྲུ་ཆེན་མོ་རྗེ་བྲུར་མཁར་བ་མཉམ་ཉིད་རྡོ་རྗེའི་ཡིག་ཆ་ཧྲི་ལྷ་བའི་ལག་ལེན་དང་། གྲུབ་ཐོབ་ཨོ་རྒྱན་པའི་དངུལ་འབུམ་གྱི་དངུལ་སྐམ་དང་། དངུལ་ཆུ་ཤ་ལྷར་བཟའ་བ་སྐྱིམ་ལྷར་འཕྲུང་བ། རྐོད་འདུལ་དང་གཡུང་འདུལ་ལ་སོགས་པ་རྣམས་དང་། སྨན་གཞུང་གི་དགོངས་པ་གསེར་དངུལ་ཟངས་ལྕགས་བཞི་སྲེག་འདུལ་དང་། མན་ངག་རིན་ཆེན་ཐལ་སྦྱོར་གྱི་དགོངས་པ་གསེར་དངུལ་ཞོ་ཐུམས་སུ་སྲེག་པའི་ལག་ལེན་སྨན་བརྒྱུད་ཞལ་རྒྱུན་ཡི་གེ་མེད་པའི་སྐོར་རྣམས་དང་། ཨ་ཐ་ཧ་ར་ནག་པོའི་འདུལ་སྦྱོང་ནས་བཟུང་རིན་ཆེན་རིལ་བུ་གྲང་སྦྱོར་ཆེ་འབྲིང་ཆུང་གསུམ་དང་དེ་དག་གི་རྗེས་འབྲང་མཐུན་བྱེད་རིལ་བུ། གཞན་ཡང་སྨན་དཔྱད་ཡན་ལག་བརྒྱད་པའི་སྙིང་པོ་བསྡུས་པ་དང་དེའི་འགྲེལ་པ་ཟླ་ཟེར། ཀླུ་སྒྲུབ་ཀྱི་སྦྱོར་བ་བརྒྱ་པ། དཔལ་ལྡན་རྒྱུད་བཞི། བྱེ་བ་རིང་བསྲེལ། གྲངས་ཅན་མ་བུ། གྲངས་མེད་སྐོར། ཟིན་ཏིག ཡང་ཏིག སོ་མ་ར་ཛ་ལ་སོགས་པ་རྣམས་ཀྱི་ལག་ལེན་དཀའ་གནད་ཀྱི་དོགས་གཅོད་སོགས་དཔྱིས་ཕྱིན་པ་སྦྱངས་ཤིང་། དེ་ཡང་འཚོ་བྱེད་དེ་ཉིད་བཤད་པ་དང་ལག་ལེན་གཉིས་ཀ་ལ་བྱང་བ་དང་། ངེད་ཅག་ས་གཅིག་ཏུ་མི་འདུག་པར་རི་ཀླུང་ཀུན་ལ་རྒྱུ་བའི་སྐབས་ཀྱིས་སྔོ་སྨན་སོ་སོའི་སྐྱེ་ས་ཡུལ་གྱི་ཁྱད་པར། ཕོ་མོ་རྐྱོད་གཡུང་སོགས་སྔོ་སྨན་ཕལ་ཆེར་རིགས་གསུམ་གསུམ་དུ་དབྱེ་བ་དང་། རྡོ་སྨན་རྣམས་ཀྱང་དེང་སང་གི་སྨན་པ་ཕལ་གྱིས་ལག་ཏུ་བླང་བ་ལྟ་ཞོག མིང་ཙམ་ཡང་མ་ཐོས་པ་མང་པོ་དང་། ཤིང་གི་རིགས་སྙེར་མིང་སྤྱི་ལ་བཏགས་པ་ཐང་ཤིང་ལ་མཚོན་ན། ཐང་དཀར། ཐང་ནག ཐང་མ། གོར་ཅན། ཐང་ཤུག་གམ་གདུང་ཤིང་ནགས་མ་སོགས་དབྱེ་བ། ཞེས་དང་། གཞན་ཡང་འཚོ་མཛད་དེ་ཉིད་དཔྱད་དོན་ལ་ཡང་མཁས་པར་འདུག་པས། ཞེས་དང་། གསུང་རབ་མདོ་སྔགས་ཀྱི་ཕྱོགས་ལ་ཡང་གོ་བབས

ལེགས་པ། རིག་གནས་ལ་སྨན་ངག་ནི་ཤིན་ཏུ་བྱང་བ། བཟོ་པ་ཧུའི་ལག་ལེན་ཡང་འགའ་ཞིག་མཁྱེན་པ་སོགས་ཏེ། མདོར་ན་བློ་ལྡན་མཁྱེན་པའི་ནོར་གྱིས་ཕྱུག་པ་དེ་ཉིད་ཀྱི་བཙུ་ཆ་ཙམ་ཡང་བདག་ལྟ་བུའི་གང་ཟག་གཞན་དབང་ཅན་གྱིས་ཤེས་པ་ག་ལ་སྲིད། ཅེས་གསུངས་པ་ལྟར། མཁས་པ་བསྟེན་ན་མཁས་པར་འགྱུར་ཞིང་། །བླུན་པོ་བསྟེན་ན་བླུན་པོར་འགྱུར་བ་ཡང་ཆོས་ཉིད་དུ་སྣང་བའི་ཕྱིར། མཁས་པ་དེའི་དྲིན་ལས་བདག་གིས་ཀྱང་སྟགས་གཅིག་གི་བརྟུལ་ཞུགས་འཛིན་མ་དགོས་ཙམ་བསླབས་པ་ཡིན་ནོ། །ཞེས་གསུངས་སོ། །གཞན་ཡང་གསོ་དཔྱད་སློབ་དཔོན་འབྲི་གུང་གླང་ཤོད་ཐ་བ་ཁ་པ་བྲག་པོ་ཆེ་ཞེས་པའི་སྨན་པ་མཁས་པ་ཞིག་བསྟེན་པ་མངོན་ཏེ། འབྲི་ལུགས་བོང་དཀར་བཅུ་པའི་ཕྱུག་བཞིས་ཀྱི་མན་ངག་བརྒྱུད་པའི་སྐབས་སུ། དམུ་རྒྱུའི་བཙོས་ཐབས་གསང་བ་སྦྱུབས་འདྲེན་ལས། མན་ངག་འདི་ནི་འཕན་ཡུལ་མཁར་ཤོང་པས་སྟག་ལུང་འཚོ་བྱེད་ཀུན་བཀྲ་བར། དེས་ཐ་བ་ཁ་པ་བྲག་པོ་ཆེ་བར། དེས་བདག་འབྲི་གུང་པ་ཆོས་ཀྱི་གྲགས་པ་ལ་བྱིན་ནོ། །ཞེས་ཐ་བ་ཁ་པ་བྲག་པོ་ཆེ་ནི་འབྲི་གུང་པའི་གསོ་དཔྱད་ཀྱི་སློབ་དཔོན་ཡིན་པ་གསལ། དེ་ནས་དེར་འཁོར་གྱི་སྡེ་དགོན་རྣམས་དང་། གཞན་ཡང་གླིང་རྫོང་དང་ཚ་འབོམ་དགོན་སོགས་ནས་གྲྭ་པར་བྱེད་མི་ཡང་ཤིན་ཏུ་མང་ཞིང་། སོ་སོར་འདོད་པ་ཆེམ་པའི་རྣམ་དཀར་གྱི་འབྲེལ་བ་བཞག ཅེས་གསུངས། རང་རྣམ་ལས། ཤར་ཡེར་ཕུག་ཏུ་ཕྱིན། དེར་བཞུགས་པའི་སངས་རྒྱས་ཡེལ་པའི་སྐུ་ལ་ཕྱིན་རླབས་ཞུས་པས་སྐུ་བརྙན་གྱི་བཞད་པ་སོགས་བྱུང་། མཉམ་མེད་དྭགས་པོའི་སྨན་སྒྲོ་བཞུགས་པའི་མཆོད་རྟེན་ལ་སྐོར་ཕྱག་བྱས་པའི་ཚེ་སྨན་གྱི་དྲིས་ཀུན་ལ་ཁྱབ་པ་བྱུང་། ཞེས་གསུངས། ནང་ཆེན་སྐར་དུ་བོས་ནས་འབུལ་ནོད་དང་བསྙེན་བཀུར་ཀྱུ་ནོམ་པ་མཛད། རྩ་མོ་ཕུག་ཏུ་སྐྱོ་བྲག་ཧྲིང་འཛིན་བཟང་པོས་བོས། གདུགས་ཚོད་དུས་སུ་རུང་བའི་སྨན་གྱི་བསྙེན་བཀུར། ཆམ་ལ་ཁར་རིན་ཆེན་ཚ་གྲང་གཉིས་ཀའི་སྦྱོར་བ་རྒྱས་པ་ཕོན་ཆེ་བར་ཡང་བྱས། ཞེས་གསུངས་པ་ལྟར། འབམ་རོམ་སྐར་ནས་རིན་ཆེན་རིལ་བུའི་གླིང་གཞི་ཞེས་པའི་གསོ་བའི་བསྟན་བཅོས་དུ་མ་སྦྱར་བ་ཡིན་ཏེ། རིན་ཆེན་རིལ་བུའི་གླིང་གཞི་འདི་ཡང་རྒྱུད་དང་མན་ངག་ཁྱུངས་ཐུབ་མང་རབས་ལས་བསྡུས་ཏེ་ཅུང་ཟད་བསྡུས་པ་འདི་ཞེས་གསུངས་ལ། གཞན་ཡང་དེ་དང་འདྲ་བ་གསུངས་པ་མང་པོ་ཞིག་མདོ་ཁམས་ཡུལ་ནས་སྦྱར་ཏེ། གྲང་སྦྱོར་རིལ་ནག་གི་ཕན་ཡོན་མོས་ལྡན་དགའ་བའི་དབྱར་རྔ་ཡང་། མདོ་ཁམས་ས་ཡི་ཐིག་ལེ་སྤྱི་ཐོག་གི །མཆོ་འགྲམ་ཞུཧྲུལ་སེར་མཚལ་ལྗོངས་སུ་སྦྱར། །ཞེས་དང་། རིན་ཆེན་རིལ་ནག་ཆེན་མོའི་ཟིན་བྲིས་བརྟན་གཡོའི་བཙུད་བསྡུས་

མཁས་པ་དགའ་བྱེད་ཀྱང་། མཁས་པ་ཟུར་མཁར་བ་རྣམ་སྣ་མིའི་གསུང་གི་བདུད་རྩི་ཇི་ལྟ་བར་ཉོད་པ་སྨན་པ་དཀོན་མཆོག་རྒྱལ་མཚན་གྱིས་དྲིན་ལས་བྱུང་བ། ཤཱཀྱའི་དགེ་སློང་རྣམ་ཀི་རྗེས་བ་ཐང་གི་ཆོས་གྲྭར་སྦྱར་བའོ། །ཞེས་དང་། སྨན་བླ་ལོངས་སྐུ་གཙོ་འཁོར་ལྔའི་སྒྲུབ་ཐབས་དངོས་གྲུབ་ཀྱི་བང་མཛོད་མཇུག་བྱང་དུ་གསལ་བ་ལྟར། ཞེས་པ་བླ་མ་ལོངས་སྐུའི་སྒྲུབ་ཐབས་འདི་ཡང་རིན་ཆེན་གྲང་སྦྱོར་རིལ་ནག་ཆེ་འབྲིང་ཆུང་ངུའི་ཆ་ལག་ཏུ་སློབ་དཔོན་གོང་སྨན་དཀོན་མཆོག་རྒྱལ་མཚན་གྱིས་ཡང་ནས་ཡང་དུ་བསྐུལ་བའི་ངོར་བླ་བསྒྲུབས་རྫོགས་པ་ཆེན་པོ་ཨ་ཏི་ཡོ་ག་དང་འབྲེལ་བར་བྱས་ཏེ་རིག་གནས་འདི་ལ་ངེས་པ་ཙུང་ཟད་རྙེད་པའི་དགེ་སློང་ཆོས་སྨྲ་བ་རྣམ་ཀི་རྗེས་ཚུ་གླང་ས་ག་ཟླ་བའི་དགའ་བ་དང་པོ་ལ་རྨིན་ཤོད་ཕུའི་སྐར་དུ་སྦྱར་བ། ཞེས་གསུངས། དེ་བཞིན་ལོ་གསུམ་གྱི་རིང་དུ་སྨན་གྱི་ཕྱག་ལེན་དང་སྦྲགས་ཞོར་དུ་མདོ་ཁམས་ཕྱོགས་ཀུན་ཏུ་ཐེབས་ཏེ་རིས་མེད་ཀྱི་འགྲོ་བ་མང་པོར་གང་འདོད་ཀྱི་དམ་པའི་ཆོས་ཀྱི་བདུད་རྩིས་ངོམས་པར་བྱས། གཞན་ཡང་རང་རྣམ་ལས་གསལ་བ་ལྟར་དུ། གཞན་ཡང་རི་བོ་ཆེ་པ་གྲྭ་ནང་ཐམས་ཅད་ཀྱིས་དད་འདུན་ཤིན་ཏུ་ཆེ་བ་བྱས། དེར་རིན་ཆེན་གྲང་སྦྱོར་རྒྱས་པ་ཞིག་སྦྱར། ཞེས་གསུངས་ལ། གཞན་ཡང་ཕ་ཤུལ་འབྲོང་པ་ལྷ་ཐོག་ལ་སོགས་པའི་སྡེ་ཁྲོད་ནས་ཀྱང་འབུལ་ཞབས་མང་ཞིང་དད་གུས་ཆེ་བར་བྱས། ཕ་ཤུལ་ཁྲོད་ནས་ཤིག་བརྩེ་སོགས་གྲྭ་རྒྱུན་ཁ་ཤས་ཀྱང་བྱུང་། ལི་ཐང་དུ་སླེབས་སྐབས་ཞག་ཤས་བསྡད། རིན་ཆེན་རིལ་བུ་ཞིག་ཀྱང་སྦྱར། ཞེས་དང་། དར་རྩེ་ནས་བཏེག་སྟེ་མགོ་ལོག་རྩི་ལམ་སྐང་དུ་དྭང་འཚོ་གཙྭ་བཟོད་པ་སོགས་དོན་གཉེར་ཅན་འགར་རིན་ཆེན་གྲང་སྦྱོར་གྱི་ལག་ལེན་སློབ་པ་དང་སྦྲགས་ཕོན་ཆུང་ངེ་བ་ཞིག་སྦྱར། ཞེས་གསུངས་སོ། །རབ་སྐང་སོགས་བརྒྱུད་འབྲི་གུང་དུ་མཚམས་གྲྭ་བཟེ་ལེན་རན་པ་བྱུང་བ་དང་། རང་རེ་ཡང་རྐང་འགྲོ་ལག་རྐྱོང་གི་བརྟུལ་ཞུགས་ཁོ་ནས་ལོ་ལྔ་ཙམ་སོང་བས་དུབ་སྟེ། ཞེས་རང་རྣམ་གསོན་པའི་དགའ་སྟོན་ལས་མདོ་ཁམས་ཕྱོགས་སུ་ལོ་ལྔ་འགོར་གསུངས་པ་དང་། སྐྱེས་རབས་བསིལ་ཟེར་འོད་ཀྱི་ཕྲེང་བ་ལས། ལོ་གསུམ་ནས་སླར་ལོག་སྟེ་སྐར་གྱི་ཁྲུར་མེ་འབྲུག་ལོའི་ཧོར་ཟླ་བཅུ་གཉིས་པར་སྡད་དེ་དབེན་པར་གནས་སོ། །ཞེས་པ་ལས་ཕྱི་མ་འདི་འཐད་པར་བསམ།

བདུན། སྐར་འབྲི་གུང་དུ་ཕེབས་ནས་འགྲོ་དོན་བསྐྱངས་ཚུལ་སྐོར།

མི་འབྲུག་ལོ་སྤྱི་ལོ་༡༧༡༨ལ་འབྲི་གུང་དུ་ཕྱིན་ཏེ། རྗེ་ནཱ་རོ་པ་སོགས་མཇལ། རྗེ་ནཱ་རོ་པ་འཁོར་དང་བཅས་པས་ཡང་རི་སྐར་པའི་འབུལ་བ་ད་ལམ་ལས་བཟང་བ་མ་བྱུང་ཞེས་མཉེས་པར་མཛད། རྗེ་ནཱ་རོ་པའི་དྲུང་དུ་སྐར་གྱི་བླ་མ་འཛོག་ཚུལ་དགོངས་པར་ནན་ཞུས་བྱས་ནས་བླ་མ་སྤྱངས་མདའ་བ་བཀྲ་ཤིས་དར་རྒྱས་པ་བསྐོ་བཞག་མཛད། རང་ལོ་ཉེར་གསུམ་པ་མེ་སྤྲེལ་ཧོར་ཟླ་བཅུ་གཉིས་པའི་ཚེས་བཅོ་བརྒྱད་ལ་རྩེ་བར་སླེབས། དེ་དུས་རྩེ་བ་སྲ་བརྟན་རྡོ་རྗེའི་ཕོ་བྲང་ཉམས་ཆག་ཆེན་པོ་བྱུང་བ་རང་རྣམ་ལས་གསལ། དེ་རྗེས་སྤྲོ་ལུང་སྡེ་བཞི་རབ་རྒྱས་གླིང་དུ་བཀའ་བརྒྱད་བདེ་གཤེགས་འདུས་པའི་དབང་སྒྲུབ་རྒྱས་པ་དང་། བདུད་རྩི་སྨན་སྒྲུབ་ཀྱང་བྱས། དེའི་ཞོར་དུ་རིན་ཆེན་རིལ་བུ་གྲང་སྦྱོར་ཤིན་ཏུ་ཕོན་ཆེ་བ་ཞིག་མཛད། དེ་ནས་རྗེ་ནཱ་རོ་པ་དང་ཞབས་དྲུང་སྤྲོ་ལུང་གི་བདེ་གཤེགས་སྐུ་མཆེད་དང་ཞབས་དྲུང་གདུང་རྒྱུད་དཔོན་ས་ཕུན་ཚོགས་རྣམས་ཕན་ཚུན་འགལ་བ་བྱུང་ནས་སྐར་མདོ་ཁམས་ཟླ་དགོན་སོགས་སུ་ཕེབས། རང་ལོ་སོ་གཅིག་པ་མེ་ཕོ་སྟག་ལོ་སྤྱི་ལོ་༡༧༣༨ལོར་རྗེ་ཞྭ་དམར་བ་དྲུག་པའི་བཀའ་ནན་དང་གཙང་སྡེ་སྲིད་ཀྱི་བཀས་འབྲི་གུང་གི་ལུགས་གཉིས་ཀྱི་འགན་འཁུར་དགོས་ཚུལ་གནང་བྱུང་བར། འབྲི་གུང་པའི་ལུགས་གཉིས་ཀྱི་ཆོས་ཁྲི་མངའ་གསོལ་མཛད། རྗེ་ནཱ་རོ་པའི་ཞིང་གཞན་དུ་ཕེབས་ནས་དགོངས་རྫོགས་སོགས་ལེགས་པར་གྲུབ་ནས་དངུལ་གདུང་རྣམ་པར་རྒྱལ་བའི་མཆོད་རྟེན་བཞེངས། ཐིག་རྩ་སོགས་དྲི་མེད་མདོ་དང་། བུ་སྟོན་རིན་པོ་ཆེ། བྲག་ནག་པ་དཔལ་ལེགས་སོགས་ཀྱི་དགོངས་པ་འཁྲུལ་མེད་དུ་རྗེ་ཉིད་ཀྱིས་མཛད། དེ་ཡང་ཆུ་རྟ་ལོ་ནས་བད་ཀན་གྱི་ནད་གཞི་བྱུང་ནས་སློབ་དཔོན་གསུམ་སྤྲུལ་ལས་མདོ་དབང་དང་སྙིང་མའི་རྒྱུད་འབུམ་ཞུ་བའི་སྐབས་རྣམས་སུ་ཤིན་ཏུ་ན་བས་ཆོས་གྲལ་དུ་ལུས་རྟུལ་ཆུས་ཁྱབ་པ་ལྟར་བྱེད་པ་ཕོ་ན་བྱུང་ཡང་ཆོས་ཐོབ་དགོས་པའི་འདོད་པས་སྟུག་སྲན་བསྐྱེད་དགོས་པ་འབབ་ཞིག་བྱུང་གསུངས། དེ་ནས་སྤྲུལ་ལོར་ཧོར་ཟླ་གསུམ་པའི་ཚེས་གསུམ་ལ་མཐིལ་སྒྲུབ་སྡེའི་མཚམས་པས་གཙོས་སེར་སྐྱ་འདུས་པ་ཆེས་མང་བ་ལ་ལྷ་ལྷན་གྱི་ཁྲིད་གོ་དོན་བཤད་སྦྱར་དང་སྦྲགས་པའི་རྒྱས་པ་ཞིག་གི་སྐབས་སྟ་ལོའི་བད་ཀན་ཇེ་ལོད་དུ་ནབས་འོན་ནས་དྲུང་འཚོ་བ་མན་ཁང་ནས་བོས་པས་སྨན་གྱི་དྲག་སྐྱེད་ཆེར་མ་སོང་། དྲུང་འཚོས་མི་མཉམ་གྱི་གསང་ཁ་གསུམ་དང་རྒྱབ་ཀྱི་ཚིགས་པ་བཅུ་གཅིག་པ་ལ་སྲ་ཚུགས་བཞག་པའི་ཉིན་མོ་

མི་ཏོག་གི་ཆར་བབ་པ་སེར་སྐྱ་ཕལ་ཆེར་གྱིས་ཕྱི་ནས་མཐོང་། སྨམ་པོའི་བླ་སྨན་རབ་བརྟན་བཟང་པོ་དང་རྒྱལ་བ་འཚོ་བྱེད་གཞན་ཕན་སོགས་སྤྱན་དྲངས། དེ་ཀའི་ཟླ་ནས་འབམ་གྱིས་ཡུན་རིང་ན་ནས་ལྷན་པའི་ཆུ་ནད་ཀྱི་འགོ་བརྩམས་སྐབས་པོ་ཤིན་ཏུ་ཆེ་བ་བྱུང་། སྨན་གང་གིས་ཀྱང་ཕན་བསྐྱེད་མ་བྱུང་བས། གཙང་པའི་འཚོ་བྱེད་གཞན་ཕན་དང་། སྨམ་པོ་དྲུང་འཚོ་བ། རྒྱལ་བ་འཚོ་བྱེད་སོགས་ཀྱིས་སྨན་གང་འགག་བ་རྗེ་ཉིད་ལ་བཀའ་འདྲི་ཞུས་པས་ཁོང་གིས་ཆུ་སྨན་བདེ་བའི་འཁོར་ལོ་ཞིག་སྦྱོར་གསུངས་པས་ཇི་བཞིན་སྦྱར་བས་བསྟུན་གཞི་ལྗིད་དུ་བྱུང་། འོན་ཀྱང་རྩ་གྲངས་ངེས་མེད་དུ་འཕར་བས་སྨམ་པོའི་བླ་སྨན་པས་ཞག་ལྔ་དྲུག་མི་འགྱངས་འཆི་གསུང་ཙུང་། རྗེ་ཉིད་ཀྱིས་རང་གི་རང་རྩ་བལྟས་ཙུང་འཆི་ལྟས་མེད་པར་དགོངས་ནས་སླར་དྭགས་པོ་ནས་འཚོ་བྱེད་ལོ་ཡག་སྤྱན་དྲངས། དྲུང་འཚོ་མན་ཁང་དང་འཚོ་བྱེད་ལོ་ཡག་གཉིས་ཀྱིས་བཅོས་ལེགས་བྱུང་བས། དེ་ནས་ཁད་ཀྱིས་ནད་ལས་གྲོལ་བས། རང་གི་མྱོང་ཐོག་གི་དགོངས་པའི་ཀློང་ནས་བརྩམས་པའི་འབྲི་གུང་འབམ་བཅོས་ཆེ་འཛིན་སྲོག་སྐྱོབ་ཅེས་རྒྱུད་ཀྱི་འབམ་ལེའུ་ཁ་སྐོང་བསྟན་བཅོས་མཛད་པར་གྲགས། དེ་ནས་བཟུང་འབྲི་གུང་ལུགས་ཀྱི་ཐུན་མིན་ཁྲིད་ཆོས་འབམ་བཅོས་ཆུ་བཅོས་རིམ་པས་དར་ཞིང་རྒྱས། དོ་དམ་འོན་རིན་ཆེན་བྲག་གི་བླ་མ་ལྷ་མོ་དང་སྤྱངས་ཕྱུག་པས་བྱས། དྭགས་པོ་འཚོ་བྱེད་ཅིག་གིས་ཆེད་དུ་བསྐུལ་བས་འཚོ་བྱེད་བཅུ་ལྔག་ལ་ལག་ལེན་སྟོན་པ་དང་སྨྲགས་དཔྱལ་ཆུ་བཅོ་བརྒྱ་ནས་བཟུང་རིན་ཆེན་གྲང་སྦྱོར་རིལ་བུ་ཕོན་ཆེ་བ་ཞིག་སྦྱར། ནང་ཆེན་ཁྲིད་ནས་དཔོན་སློབ་མགར་བསྟན་འཛིན་ཕུན་ཚོགས་ཀྱི་སྐུ་སྐྱེ་དང་། བླ་མ་བན་གྲོང་བ་ཚུལ་ཁྲིམས་རིན་ཆེན་པའི་སྐྱེ་བ་ཞོགས་པ་སྤྲུལ་སྐུ། སྤང་བརྗིད་དགོན་ནས་བླ་མ་བཀྲ་ཤིས་རིན་ཆེན་གྱི་སྐུ་སྐྱེ་རྣམས་འཛོམས་བྱུང་བར་རྗེ་ཉིད་ཀྱིས་བརྩམས་ཆོས་པོ་ཏི་བཅུ་ལྔག་དེ་ལུང་ཐོག་མཐའ་བར་གསུམ་བྱས་ཤིང་། དེའི་རིང་གྲྭ་ཐང་གི་པར་གཞི་ལ་གསོ་དཔྱད་རྒྱུད་བཞིར་དཀའ་མཆན་བརྩམས།

བརྒྱད། སྐུ་ཚེའི་མཛད་པ་རྫོགས་ནས་མྱ་ངན་ལས་འདའ་བའི་སྐོར།

ལྷ་ལྡན་གྲུ་འཛིན་གྱི་ཕོ་བྲང་ཆེན་པོར་སངས་རྒྱས་ནང་ཞལ་དཀྱིས་པར་མཛད། དེ་ནས་མི་རིང་བར་རྩེ་བ་སྲ་བརྟན་རྡོ་རྗེའི་ཕོ་བྲང་དུ་ཞབས་པད་འཁོད། དེ་ནས་སྐུ་ལ་སྣང་བཞེས་པའི་ཚུལ་བསྟན་པའི་དུས་དབང་པོའི་གནམ་ཙུ་ཁ་དོག་ལྷ་ལྡན་གྱིས་གང་དུ་སྤྱོད་པའི་གཞལ་མེད་ཁང་

གཡོག་པ། ར་ཁྲིམ་དགོན་པ་བ་ཕལ་ཆེར་གྱིས་མཐོང་། དགུན་དཀྱིལ་དབྱར་གྱི་ཇ་བོ་ཆེ་ལྡིར་བ་མཚན་མོ་འཇའ་དཀར་པོ་ཟུག་པ་སོགས་བྱུང་། ས་ཕག་ལོའི་ཟླ་བ་གཅིག་པའི་ཚེས་བཅུ་གསུམ་དང་བཅུ་བཞི་ལ་དགེ་སློང་ར་ཁྲིམ་པ་དང་གསོལ་དཔོན་ལ། མདང་ནུབ་གཉིས་ནས་འུར་སྒྲ་ཆེན་པོ་ཞིག་གི་རྐྱེན་བྱས་དབུགས་རྒྱུ་བ་མི་མངོན་ལུས་སྒྲུལ་བསྐྱོད་མི་ནུས། འཕར་རྩ་རྣམས་ཀྱང་མི་འཕར། ཚོགས་དྲུག་གི་ཡུལ་སྣང་མ་འགག་ལ་དེར་འཛིན་མ་ཞུགས་པའི་བདེ་སྟོང་ཟུང་འཇུག་ཏུ་གནས་པ་ཡུན་རིང་བྱུང་། དགེ་སློང་ལྷུང་གིས་སྙུང་བའི་སྐབས་དེ་ལྟར་མ་བྱུང་ངམ་གསུངས་པ་ལ། བདག་ལ་དེ་ལྟ་བུ་མ་བྱུང་བ་ཅི་ཡིན་ནམ་ཞུས་པས། རྣལ་འབྱོར་པ་ལྷུང་བསྒོམས་པས་དབུ་མར་ཚུད་པའི་རྟགས་སུ་བཤད། ངས་ལྷུང་རྩོལ་ནི་མ་བྱས་གསུངས། ཁོང་གིས་ད་ལྟ་ལྷུང་རྩོལ་མ་གནང་ཡང་ལམ་གོམས་པ་ཡིན་པས་རྩོལ་བ་གནང་ཅི་དགོས་ཞུས་པས། དེ་ག་རེད་རོ་རྐྱང་གི་ལྷུང་དབུ་མར་ཐིམ་པའི་རྟགས་ཡིན་པ་འདྲ་གསུངས་ཤིང་དེ་རྗེས་ཀྱང་ཐེངས་འགའ་བྱུང་གསུངས། དགོང་མོ་ཞིག་ལ་ཞལ་ལྷུང་གི་རྒྱུ་བ་ཆད་པ་ལྟར་ཅི་ཡང་མི་གསུང་བར་བཞུགས་པས། ཐམས་ཅད་ཧབ་ཧབ་པོར་གྱུར་ནས་ལྷུང་བཅོས་འབུལ་བར་བརྩམས་པས་དེ་ལྟར་ལགས། དེ་འདྲ་མ་བྱེད་ངས་རྩེད་མོ་བྱས་པ་ཡིན་གསུངས། སྙུང་ཟུག་ནི་ཅི་ཡང་མ་མཆིས། སྐུ་ཁེད་ཡན་ལ་ཆབ་ཀྱི་གཞི་ཡང་མེད། གསུང་ཆེར་མི་འབྱོན་ཞིང་སྤྱན་ལྟ་སྟངས་བཅས་ཏིང་འཛིན་ལས་མི་གཡོ། རེ་འགའ་ཕྱག་ཐུགས་ཀར་ཐལ་མོ་སྦྱར་ཏེ་དེའི་ཚེ་སངས་རྒྱས་ཀྱི་ཞིང་ཁམས་རྒྱ་མཚོའི་བཀོད་པ་གཟིགས་པར་གདོན་མི་ཟ། ཕྱག་མཛོད་རྣམ་དག་དང་། དགེ་སློང་དན་པ་གཉིས་ལས་གཞན་མེད་པའི་སྐབས་དགེ་སློང་གིས་ཕྱག་མཛོད་ནི་དགོངས་པ་རྩེ་གཅིག་པ་གཏད་དེ་བསྒོམས། བདག་གིས་ལོ་བརྒྱད་ནས་ཞབས་ཕྱིར་འབྲངས། གཉིས་ཀས་ཅི་གསུང་གི་བཀའ་བསྒུགས། དམ་ཚིག་ཉེ་མ་སྒྲིབ་མེད་ཀྱིས་འཚོལ། དེས་ན་བསྟན་འགྲོ་སྤྱི་དང་ཁྱད་པར་བདག་གཉིས་སོགས་གདུལ་བྱར་གྱུར་པ་རྣམས་ལ་དགོངས་ནས་སྐུ་ཚེ་བརྟན་པར་བཞུགས་དགོས་ཞུས་པས། སྐུ་གྲོང་ངེར་མཛད་དེ་ཁྱེད་གཉིས་བདེན། བདག་ཅག་གི་སྟོན་པ་མྱ་ངན་ལས་འདའ་བའི་ཚེ། སྟེང་གི་སངས་རྒྱས་དེད་དཔོན་ཞེས་བྱ་བས་སྒྲ་གཅན་འཛིན་ཚོད་སླེ་ཐུགས་མ་འདོན། དུས་གསུམ་གྱི་སངས་རྒྱས་ཀྱང་མྱ་ངན་ལས་འདའ་ཁར་ཚོད་ཀྱིས་སྟོན་པའི་སྲས་ཀྱི་བྱ་བ་བྱས་ཟིན་གསུངས་པ་ལྟར། ང་གཞན་དང་འདྲ་བའི་བླ་མ་མིན། ཡིན་མིན་ཕྱིས་གསལ་འོངས། དེས་ན་ཁྱེད་གཉིས་ཀྱང་བྱས་པ་དོན་མེད་མ་ཡིན་གསུངས། དེར་ཕྱག་མཛོད་མཆི་མས་བརླངས། དགེ་སློང་གིས་སྨྲར་ནན་གྱིས་ཞུས་ཏེ། ཕྱག་མང་དུ་བྱས་པས་བཞད་པ་

དང་ལྷན་དུ་ཨ་ཀྱཻ་ཀུ་རེ་བྱས་པ་ཡིན། ད་རེས་སྐྱོན་མི་ཡོང་གསུངས། སྐབས་ཤིག་དགེ་སློང་གིས་སྐུའི་སྐྱེ་བའི་གསལ་ཁ་ཞིག་གནང་དགོས་ཞུས་པས། སྐྱེ་བ་སྣ་གསུང་བ་ཙམ་ལས་ཞལ་ཆེམས་རྒྱས་པར་མ་བསྩལ། ཆོས་བཅུ་བདུན་ལ་མཁན་སློབ་ཆོས་གསུམ། སྣར་སྟོད་སྨད་ཀྱི་བླ་མ་ཁྲི་ཐུར། འབྲོང་པ་བླ་མ། བེ་རི་སྐུ་སྐྱེ་སོགས་ལ་ཞལ་བསྟན། ཐམས་ཅད་ཀྱིས་བཞུགས་པར་གསོལ་བ་བཏབ་པས་ད་ཞག་བཞི་ཙམ་ལ་སྐྱོན་མ་བྱུང་ན་དེ་ནས་སླན་ཡང་ཟ་མི་དགོས་གསུངས་སྐད། ཀུན་མཁྱེན་བླ་མ་རིན་པོ་ཆེ་ནི་རྟག་ཏུ་མཉམ་བཞག་རང་བཞིན་ཅན་ཡིན་ལ། གཞན་ལ་ཡང་དེ་ལྟར་བསྐུལ་ནས་ཐ་སྙད་ལ་མགོ་མ་འཁོར་ཞིང་། ཟག་བཅས་ཀྱི་དགེ་བ་ལ་ཞེན་མ་ཆགས་པར་རྟག་ཏུ་དྲན་པ་མངོན་དུ་བཞག་ནས་ངེས་དོན་གྱི་ལམ། ཟག་མེད་ཀྱི་དགེ་བ་ལ་སྦྱོར་བ་ཕོ་ན་མཛད་པས་གསང་ཆེན་ངེས་དོན་སྙིང་པོའི་བསྟན་འཛིན་དངོས་སུ་གྲུབ་པ་ཡིན་ལ། གདུལ་བྱ་ཀུན་ཏིང་ངེ་འཛིན་ལ་བཀོད་ཅིང་། དགུང་གྲངས་རེ་ལྔ་པ་སྤྱི་ལོ་༡༧༥༨ རབ་བྱུང་བཅུ་གཅིག་པའི་ས་ཕག་ལོའི་རྒྱལ་གྱི་ཟླ་བའི་ཚེས་བཅོ་བརྒྱད་ཀྱི་སྔོད་ལ་རྒྱུན་གཏོར་རྣམས་སྐུ་མདུན་དུ་བཤམས་པ་བསྔོས་ནས་ཆོས་སྐྱོང་བའི་སྲུང་མ་ཆེན་པོ་རྣམས་ལ་བསྟན་པ་བསྲུང་བར་བཀའ་བསྒོ་བར་མཛད་དེ། དར་ཅིག་ལོན་པ་དང་སྐུ་དྲང་པོར་བསྲངས། ཕྱག་གཉིས་ཐུགས་ཀར་བསྣོལ་ནས་ཞལ་དབུགས་རིང་པོ་ནང་དུ་བཏྲབས་ནས་ཕྱིར་མ་དབྱུང་བའི་ངང་དུ་དབུ་དཔྲལ་གྱི་རྩ་གསུམ་ཧྲལ་གྱིས་རྒྱས། སྤྱན་གཉིས་ཟིམ་བུར་ཆོས་ཐམས་ཅད་ཀྱི་གནས་ལུགས་འོད་གསལ་འགྲོ་འོང་དང་བྲལ་བའི་ངང་དུ་མངོན་པར་རྫོགས་པར་བྱང་ཆུབ་པའི་ཚོ་འཕྲུལ་སྟོན་པར་མཛད་དོ། །

དགུ། ཞལ་སློབ་གསུང་རབ་ཡིད་བཞིན་ནོར་བུ་ལས་གསོ་རིག་བསྟན་བཅོས་བཞུགས་བྱང་བཀོད་པ།

ཀུན་མཁྱེན་ཆོས་ཀྱི་གྲགས་པ་རང་གིས་མཛད་པའི་རང་རྣམ་གསེར་པོའི་དགའ་སྟོན་ལས། མཁས་པའི་དྲུང་དུ་མཁས་པར་སློབ། །མཁས་པར་སྦྱངས་པས་མཁས་པར་ཤེས། །མཁས་པས་མཁས་པའི་བྱ་བ་བྱས། །མཁས་པའི་ལག་རྗེས་དེ་འདྲ་ཡིན། །ཞེས་བསྟན་པ་བཞིན་དུ་མཛད་པའི་བསྟན་བཅོས་ཀྱང་། རང་རྣམ་གསེར་པོའི་དགའ་སྟོན་དང་། གདན་རབས་པདྨའི་ཕྲེང་བ་སོགས་སྐྱེས་རབས་ཀྱི་སྐོར་དང་། སྨྲའི་མཚམས་སྦྱོར་ལྷའི་དཔེར་བརྗོད་དང་། ཀ་ལཱ་པའི་རྒྱས་འགྲེལ་སྨྲ་རིག་ཕྲེང་བ། དབྱངས་འཆར་འགྲེལ་ཆེན་སོགས་སྨྲའི་སྐོར། དཔལ་ལྡན་རྒྱུད་བཞིའི་དགའ་མཆན་

ཐེམ་སྤྱང་མ་དང་། འབམ་བཅོས་ཆེ་འཛིན་སྲོག་སྐྱོབ། རིན་ཆེན་སྲོག་གི་ཞགས་པ། དངུལ་ཆུ་བཅོ་བརྒྱ་ཆེན་མོ་དང་རིན་ཆེན་རིལ་བུའི་ལག་ལེན་བརྟན་གཡོའི་བཙུད་བསྡུས་མཁས་པ་དགའ་བྱེད། རིན་ཆེན་རིལ་བུ་འཐག་ཐབས་ཀྱི་ཞལ་གདམས། ཐུམ་བྱེད་རིལ་ནག་ཟིན་བྲིས་ཡང་བཙུད་བདུད་རྩིའི་བུམ་པ། རིལ་ནག་འབྲིང་པོ་དང་ཆུང་ངུའི་ཟིན་བྲིས་འཆི་བ་བཟློག་འདེབས། ཀོང་བུའི་ཞལ་གདམས། གྲང་སྦྱོར་རིལ་ནག་གི་གྲངས་ངེས་བརྟག་པ་མུ་ཏིག་ཕྲེང་བ། རིན་ཆེན་རིལ་བུའི་གཏོང་ཚུལ་གྱི་ཟིན་བྲིས། གྲང་སྦྱོར་རིལ་ནག་གི་ཕན་ཡོན་མོས་ལྡན་དགའ་བའི་དབྱར་རྔ། རིན་ཆེན་ཚ་སྦྱོར་གྱི་ཟིན་བྲིས་གཅོང་ནད་བདེ་སྐྱེར། རིལ་ནག་ཆེན་མོའི་ཕྱག་ལེན་རིམ་པ། ཉེར་ལྔའི་སྦྱོར་བ། སྨན་བླ་ལོངས་སྐུ་ལྔའི་སྒྲུབ་ཐབས། གཡུ་ཐོག་སྙིང་ཐིག་གི་བཀའ་སྲུང་ཞང་བློན་དྲག་པོ་སྡེ་དགུའི་འཕྲིན་ལས་གནམ་ལྕགས་ཀྱི་འཁོར་ལོ་བསྒྱུར་བ་སོགས་གསོ་དཔྱད་ཀྱི་སྐོར། མེ་ལོང་མའི་རྒྱས་འགྲེལ་དཔེར་བརྗོད་སོགས་སྔན་ངག་གི་སྐོར། སྒྲུབ་ཐབས་ནོར་ཕྲེང་སོགས་སྒྲུབ་ཐབས་སྐོར། ལྕམ་སྐལ་ལྡན་མར་གསུངས་པ་སོགས་མགུར་གྱི་སྐོར། བརྒྱ་རྩ་སོགས་གཏོར་ཚོག་གི་སྐོར། སྨོན་ལམ་ཚོགས་གཉིས་རྒྱ་མཚོ་སོགས་སྨོན་ལམ་གྱི་སྐོར། བླ་སྒྲུབ་བདེ་བའི་རྡོ་རྗེའི་ཆོས་སྐོར་སོགས་དག་སྣང་གི་སྐོར། ལྷ་ལྡན་གཏོར་དབང་ཡིད་བཞིན་ནོར་བུ། ལྷ་ལྡན་བྱང་ཆུབ་ལམ་རྒྱུན། ལྷ་ལྡན་གྱི་རྩ་ཚིག་རྡོ་རྗེའི་ཚིག་རྐང་། ལྷ་ལྡན་འབྲུལ་མེད་སྙིང་པོ། ལྷ་ལྡན་ངག་བསྒྲིགས། ལྷ་ལྡན་གསོལ་འདེབས་སོགས་ཕྱག་ཆེན་ལྷ་ལྡན་གྱི་སྐོར། ཆོས་དྲུག་ཁྲིད་ཡིག་ནཱ་རོའི་ཞལ་ལུང་སོགས་བསྐྱེད་རྫོགས་རིམ་པའི་སྐོར། དགོངས་གཅིག་དཀའ་འགྲེལ་མུན་སེལ་སྒྲོན་མེ་དང་། དགོངས་གཅིག་རྣམ་བཤད་ཉི་མའི་སྣང་བ། འདུལ་བ་མདོ་རྩའི་མཆན་འགྲེལ། སུམ་བརྒྱ་པའི་མཆན་འགྲེལ། ཨེ་ཝཾ་རྣམ་བཤད་སོགས་གཞུང་འགྲེལ་གྱི་སྐོར། ཨ་ཕྱིའི་གཏོར་བསྔོས་དང་། ཟན་བརྟག་མགོན་པོའི་གཏོར་ཆེན་ལག་ལེན་ཆོས་སྲུང་གི་སྐོར། བསྔོ་བའི་ཡོན་བཤད་སོགས་བསྔོ་བའི་སྐོར། ཐིག་རྩ་ཉི་སྣང་སོགས་ཐིག་རྟུལ་ཚོན་གྱི་སྐོར་སོགས་དོན་བརྒྱུད་གྲུབ་མཐའི་བསྟན་བཅོས་མང་དུ་རྗེས་རབས་པར་ཞལ་སྐྱིན་དུ་བཞག་ཡོད་པ་ལས་ད་ལྟར་པོད་ཉི་ཤུ་ལྷག་ཙམ་བཞུགས་ཡོད།

བཙྭ། ཐུགས་སྲས་བརྒྱུད་འཛིན་རྣམས་བཤད་པ།

གཞན་ཡང་རྗེ་འདི་ཉིད་ཀྱི་ཞབས་ལ་གཏུགས་པའི་གསར་རྙིང་གི་བླ་གྲྭ་ནི་གྲངས་ལས་འདས་པ་བྱུང་མོད། སྨན་དང་རྩིས་ཀྱི་སློབ་བརྒྱུད་དུ་གཏོགས་པ་ནི་གསོ་དཔྱད་སྨྲ་བའི་སློབ་མའི་

གཙོ་བོ་དཀོན་མཆོག་འགྲོ་ཕན་དབང་པོའམ་མིང་གཞན་ཆེ་དབང་བརྟན་པ། ལྷ་པ་ཆེན་པོ། དར་མོ་སྨན་རམས་པ་བློ་བཟང་ཆོས་གྲགས། རྩིས་རིག་སྨྲ་བའི་དངོས་སློབ་པཎ་ཆེན་དཀོན་མཆོག་ལྷུན་གྲུབ། བྱང་འཚོ་ཀརྨ་བཟོད་པ། ལྕོ་ཆེན་འཕྲིན་ལས་རྣམ་རྒྱལ། དཀོན་མཆོག་འཕྲིན་ལས་བཟང་པོ། སྨམ་པོ་ནོར་བུ་བརྒྱན་པ། སྟག་ལུང་བཀྲ་ཤིས་དཔལ་གྲུབ། འབྲི་གུང་སྨན་པ་སངས་རྒྱས་བསྟན་འཛིན། འབྲི་ཆེ་ཧཱུྃ་ཀརྨ་བསྟན་འཕེལ། གར་དབང་དྭག་པའི་བླ་སྨན་པ་སྨན་མོ་ཆེ། སྨམ་པོའི་རབ་བརྟན་བཟང་པོ། རྒྱལ་པ་འཚོ་བྱེད་གཞན་ཕན། གཙང་པའི་འཚོ་བྱེད་གཞན་ཕན། དྭགས་པོ་འཚོ་བྱེད་ལོ་ཡག དྭགས་པོ་འཚོ་བྱེད་བསོད་ནམས་ལེགས་པ། བྱང་འཚོ་བ་མན་ཁང་སོགས་སྨན་རྩིས་གཉིས་ལ་མཁས་པ་སྣན་གྲགས་ཅན་ཤ་སྟག་བྱུང་བ་དང་། རྗེ་འདིའི་རྣམ་ཐར་ཞིབ་པ་རང་རྣམ་གསོང་པོའི་དགའ་སྟོན་དང་། འབྲི་གུང་གདན་རབས་གསེར་ཕྲེང་། འབྲི་གུང་ཆོས་འབྱུང་། ལྷན་ཐབས་སོགས་སུ་གསལ་བས་འདིར་རྒྱས་པ་མ་སྤྲོས་སོ། །

ལོ་ཚིགས་དང་རྣམ་ཐར་ཁ་མ་གསལ་བའི་སྨན་པ་འགའ་ཞིག་གི་སྐོར།

འཚོ་བྱེད་སྟག་རྩེ་ཞེས་པ་ཞིག་བྱུང་བ་མངོན་ཏེ། འབྲི་གུང་གསོ་རིག་གཅེས་བསྡུས་ནང་ཚན་ལས་གནས་མའི་གསུང་སྐད་འབྲུག་གྲགས་མ་ཞེས་གྲགས་པའི་རིལ་བུ་དབྱངས་ཅན་མ་ཞེས་བྱ་བའི་ནང་ལས། འཕྲུགས་གློ་ཀུན་སེལ་ཆ་ལོའི་སྨན། །ནོར་བུ་བདུན་ཐང་གསུམ་སྦྱིབ་པས། །མིང་ལ་ཀུན་ལ་ནོར་བུ་ཟེར། །ཁྲག་འཕྲུགས་སྟོད་ཀྱི་ནད་ལ་ཕན། །འཚོ་བྱེད་སྟག་རྩེའི་རིགས་དཔྱད་ཡིན། །ཞེས་གསུངས་སོ། །ལྷ་རྗེ་བསྟན་འཕེལ་ཞེས་བྱ་བ་ཞིག་བྱུང་བ་མངོན་ཏེ། འབྲི་གུང་གསོ་རིག་གཅེས་བསྡུས་ནང་ཚན་ལས་གནས་མའི་གསུང་སྐད་འབྲུག་གྲགས་མ་ཞེས་གྲགས་པའི་རིལ་བུ་དབྱངས་ཅན་མ་ཞེས་བྱ་བའི་ནང་ལས། ཁ་ཆེ་དང་ནི་དོམ་མཁྲིས་དང་། །གླ་རྩི་རྒྱ་མཚལ་ཞིབ་བསྡུས་པས། །རྩ་སྨན་སྟག་མོ་ཁ་འབྱར་ཞེས། །ལྷ་རྗེ་བསྟན་འཕེལ་མན་ངག་ཡིན། །ཞེས་གསུངས་སོ། །དཔོན་ཚང་ཀརྨ་དངོས་གྲུབ་ཅེས་པའི་འཚོ་བྱེད་ཅིག་བྱུང་བ་མངོན་ཏེ། འབྲི་གུང་གསོ་རིག་གཅེས་བསྡུས་ནང་ཚན་ལས་གནས་མའི་གསུང་སྐད་འབྲུག་གྲགས་མ་ཞེས་གྲགས་པའི་རིལ་བུ་དབྱངས་ཅན་མ་ཞེས་བྱ་བའི་ནང་ལས། སྣ་ཁྲག་བཙོས་སུ་རྟགས་པའི་ཚེ། །གཡས་གཡོན་ལག་པ་མ་ནོར་བའི། །གཏར་ཁ་ཙུང་ཟད་བྱས་པ་ཡིས། །འོལ་ཁ་བསྒྱུར་ཞེས་ཕན་པ་ཡིན། །དཔོན་ཚང་ཀརྨ་དངོས་གྲུབ་གསུངས། །ཞེས་གསུངས་སོ། །ཉོལ་ཁ་འཚོ་བྱེད་ཅེས་པ་ཞིག་བྱུང་ལ་ཁོང་གིས་ཀྱང་

ལྕགས་རིལ་ལག་ལེན་སོགས་མཛད།

གསུམ་པ། འབྲི་གུང་གསོ་རིག་གི་སློབ་བརྒྱུད་རིམ་པར་བཀོད་པ།

ལྷོ་པ་སྐུ་ཕྲེང་གསུམ་པ་འཕྲིན་ལས་རྣམ་རྒྱལ་གྱི་སྐོར།

ཀུན་མཁྱེན་བླ་མའི་ཐུགས་སྲས་དམ་པ་ལྷོ་པ་སྐུ་ཕྲེང་གསུམ་པ་དཀོན་མཆོག་འཕྲིན་ལས་རྣམ་རྒྱལ་མཆོག་ནི། ལྷོ་ཁ་གྲོང་ཁྱེར་འཕྱོངས་རྒྱས་རྫོང་དུ་ཡབ་སྐྱིད་པ་དཔལ་བཟང་དང་ཡུམ་ལྷ་མཆོག་དབང་མོའི་སྲས་སུ་སྤྱི་ལོ་༡༧༣༥རབ་བྱུང་བཅུ་པའི་ཤིང་བྱི་ལོར་བལྟམས། སྔོན་གྱི་གནས་རྗེས་སུ་དྲན་ཞིང་གསུང་སྒྲོ་བྱེ་མ་ཐག་ཏུ་སྐུ་སྔོན་མའི་གནས་ཚུལ་དང་བར་དོའི་རྣམ་ཐར་གསུངས་པས། བླ་མ་བ་ལོག་སྤྲིན་པ་ཕུན་ཚོགས་ཀྱིས་ཡོངས་འཛིན་ལྷོ་པའི་སྤྲུལ་སྐུར་ངོས་བཟུང་སྟེ། འོན་རིན་ཆེན་བྲག་ཏུ་སྤྱན་དྲངས་ཤིང་ཆེ་འདོན་མཛད། འབྲི་གུང་དུ་ཕེབས་ཏེ་ཀུན་མཁྱེན་ཆོས་ཀྱི་གྲགས་པར་གཙུག་ཕུད་ཕུལ་བས་མཚན་དཀོན་མཆོག་འཕྲིན་ལས་རྣམ་རྒྱལ་དུ་གསོལ། འབྲི་གུང་པའི་ཆོས་མཛོད་སྤྱི་དང་། བཀའ་དགོངས་སོགས་གསར་རྙིང་གི་གདམས་པ་བསམ་གྱིས་མི་ཁྱབ་པ་ཞུས། འབྲི་གུང་ཆེ་ཚང་སྐུ་ཕྲེང་དང་པོ་ཆོས་རྗེ་དཀོན་མཆོག་རིན་ཆེན་དྲུང་དུ་དགེ་ཚུལ་སྡོམ་བསྒྲུབས་ཤིང་མཚན་རིན་ཆེན་རབ་འཕེལ་དུ་བཏགས། ཆོས་རྗེའི་དྲུང་དུ་རྡོ་རྗེ་ཕྲེང་བ་སོགས་ཀྱི་དབང་གསན། རྗེ་སྐུ་མཆེད་ཀྱིས་སྤྱན་འདྲེན་ལྷུར་བསྐྱངས་ནས་ཐོས་བསམ་ལ་ལེགས་པར་བརྩོན། ས་སྤྲུལ་དཀྱུང་ལོ་དྲུག་གི་ཐོག་ཏུ་འབྲི་གུང་ཞབས་དྲུང་བཀྲ་ཤིས་ཕུན་ཚོགས་དགོངས་ཚོགས་ཀྱི་གྲལ་དབུར་དྭགས་པོ་ནོར་བུ་རྒྱན་པ་གདན་དྲངས་པས་ཀུན་མཁྱེན་རིག་འཛིན་ཆོས་ཀྱི་གྲགས་པ་དང་ལྷན་དུ་འཛམ་གླིང་ནོར་བུ་རྒྱན་པའི་དྲུང་ནས་རྡོ་རྗེ་གཙུག་ལག་འཕྲིན་ལས་དྲག་པོ་མངོན་དུ་ཕྱུང་བའི་དབང་ལུང་ལག་ལེན། ཕུང་བཤིག་འཁོར་ལོ་ནག་པོ་བཀའ་མའི་ལུང་དང་ལག་ལེན། དྲག་གཏད་བམ་ནག་མ་སོགས་དྲག་པོ་མངོན་སྤྱོད་མང་རབས། སྨན་དཔྱད་ཡན་ལག་བརྒྱད་པའི་སྙིང་པོ་བསྡུས་པ། དེའི་འགྲེལ་པ་ཟླ་ཟེར། རྒྱུད་བཞི། བྱེ་བ་རིང་བསྲེལ། གཡུ་ཐོག་སྙིང་ཐིག་སོགས་གསོ་དཔྱད་སྐོར། སྒྲ་མདོ་ཀ་ལཱ་པ་དང་། སྙན་ངག་མེ་ལོང་མ། སྤེལ་སྦྱོར་རིན་ཆེན་འབྱུང་གནས་སོགས་རིག་གནས་ཀྱི་སྐོར། བྱམས་ཆོས་སྡེ་ལྔ། དབུ་མ་རྩ་འཇུག མངོན་པ་མཛོད་སོགས་ཤིན་ཏུ་མང་བའི་བཤད་ལུང་སྒྲུབས་མ་གནང་བས་ལྷན་དུ་གསན་བཞེས་མཛད། གཞན་ཡང་གཏེར་སྟོན་འཇའ་ཚོན་སྙིང་པོ། སྟག་ལུང་བཀྲ་ཤིས་དཔལ་

གྲུབ། དཀོན་མཆོག་འགྲོ་ཕན་དབང་པོ་སོགས་མཁས་གྲུབ་སྐྱེས་ཆེན་མང་པོའི་དྲུང་ནས་མདོ་སྔགས་ཆོས་ཚུལ་སྤྱི་དང་། བྱེ་བྲག་ཐ་སྙད་རིག་གནས་ཀུན་ལ་མཁས་པར་སྦྱངས་པས་དམ་པའི་ཆོས་ཀྱི་མཛོད་ལ་མངའ་བརྙེས། ནང་ཆེན་ཆིང་ཧུ་རྒྱལ་པོ་དཔོན་ཀརྨ་རབ་བརྟན་འབྲི་གུང་དུ་འབྱོར་ཏེ་སློམ་སྟེའི་མཆོད་གནས་སྐུ་ཚབ་ཅིག་དགོས་ཞེས་ནན་གྱིས་ཞུས་པར། སྤྱི་ལོ་༡༥༨༢རབ་བྱུང་བཅུ་པའི་ཆུ་ཕོ་རྟ་ཡི་ལོ་རང་ལོ་བཅུ་དགུའི་སྟེང་དུ་ཆོས་རྗེ་དཀོན་མཆོག་རིན་ཆེན་ཞབས་ཀྱིས་སྐྱེས་སྦྱངས་ཀྱི་ཡོན་ཏན་ཕུལ་དུ་ཕྱིན་པ་ལྷོ་སྤྲུལ་མཆོག་བསྐོས་བཱ་གནང་ནས་རྫོང་བ་མཛད། མདོ་ཁམས་ཀྱི་ཕྱོགས་ཐམས་ཅད་ལ་ཕྱིན། གདུལ་བྱ་རྣམས་སྨིན་གྲོལ་ལ་བཀོད། ཁམས་པ་མི་གསུམ་གྱི་ཡ་གྲུལ་གསལ་སྟོང་སློམ་ཤོའི་སྒྲུབ་གནས་མི་གཡེལ་དཔལ་གྱི་ཕུག་ཏུ་དགོན་པ་ཕྱག་བཏབ། སྟར་རྩེ་དགོན་དུའང་རྟེན་གསུམ་མང་དུ་བཞེངས་པ་སོགས་བསྟན་པར་སྨན་པའི་རྒྱུན་བཙུགས། འབྲི་གུང་དུ་འབུལ་ཆེན་མང་དུ་བསྐུར་ཞིང་ཁྱད་པར་དུ་གླིང་རིན་པོ་ཆེའི་རྟེན་མཆོག་ཆོས་རྗེའི་གདུང་འབུམ་འཛམ་གླིང་རྒྱན་དང་བཅུ་གཉིས་པའི་སྐུ་འབུམ་ལ་གསེར་ཐོག་ཆེ་ལེགས་ངོ་མཚར་བ་སྒྲོན་པ་དང་། གསེར་ཁང་ཆོས་རྗེའི་སེང་ཁྲི་གཡས་གཡོན་དུ་འབྲུག་ཤ་འཁྱུར་ཟུང་གསེར་ཟངས་ལས་གྲུབ་པ་བཞེངས། འབྲི་གུང་དུ་ཕེབས་ནས་ཆེ་ཚང་སྐུ་ཕྲེང་གཉིས་པ་འཕྲིན་ལས་བཟང་པོའི་རིགས་བདག་ཏུ་ གྱུར་ཅིང་། དབང་ཆོས་བསམ་གྱིས་མི་ཁྱབ་པ་འབུལ་བ་མཛད། དེ་ནས་གླིང་རིན་པོ་ཆེར་བཞུགས་ནས་སྒྲུབ་གྲྭའི་སེམས་ཁྲིད་སློབ་དཔོན་ཁྲི་ཐོག་བཅུ་པའི་ཐུགས་འགན་བཞེས་ཏེ་སྒྲུབ་སྟེར་ལོ་གཉིས་རིང་གདན་ས་རིན་པོ་ཆེའི་སྒྲུབ་གྲྭ་ཤར་ནུབ་ཀྱི་མཚམས་གྲྭ་རྣམས་ལ་ཕྱག་ཆེན་ལྔ་ལྡན་དང་། ནཱ་རོ་ཆོས་དྲུག་གི་བཀའ་ཁྲིད་ཤིན་ཏུ་རྒྱས་པ་བསྩལ་ཞིང་། དེའི་རིང་དུ་ཕྱག་རྒྱ་ཆེན་པོ་ལྔ་ལྡན་གྱི་ཁྲིད་ཡིག་ཟིན་བྲིས་རྡོ་རྗེ་འཆང་རྣམ་གཉིས་ཀྱི་ཞལ་ལུང་ལྷུགས་རྩོམ་མཛད་ནས་ཕྱོགས་འདིར་ཤིན་ཏུ་དར་ལ། དེ་ནས་བཟུང་ཁྲིད་ཡིག་དེའི་ཁྲིད་ལུང་རྒྱུན་ད་བར་རྒྱས་པར་བྱུང་། སླར་ཁམས་སུ་ཕེབས་ནས་ཆོས་དང་སྨན་གྱི་སྒོ་ནས་འགྲོ་བ་རྣམས་ཚིམ་པར་མཛད་ནས། ཕྱིས་དབུས་སུ་ཕེབས་སྐབས་དམ་སེལ་ཕྲན་བུའི་རྐྱེན་གྱིས་རབ་བྱུང་བཅུ་གཉིས་པའི་ལྷགས་ལུག་ལོ་དགུང་ལོ་རེ་བརྒྱད་སྤྱི་ལོ་༡༥༤༡ལ་སྐུ་འདས། སློབ་མའི་ཚོགས་བསམ་གྱིས་མི་ཁྱབ་ཀྱང་། རང་རེའི་ཆོས་སྲས་ཆེ་ཚང་འཕྲིན་ལས་བཟང་པོ། དཔོན་བཟང་ཡེ་ཤེས་བསམ་གཏན། གྲུབ་དབང་དཀོན་མཆོག་ཚུལ་ཁྲིམས་སོགས་མང་། འཆོས་སྐྱོབ་ཀྱི་བསྟན་བཅོས་མང་དུ་མཛད་པར་གྲགས་ལ། ད་ལྟ་བཞུགས་ཡོད་པ་ནི་ཕྱག་རྒྱ་ཆེན་པོ་ལྔ་ལྡན་ཁྲིད་ཀྱི་ཟིན་བྲིས་རྡོ་རྗེ་འཆང་རྣམ་

ཀིརྟིའི་ཞལ་ལུང་། བར་དོའི་གསོལ་འདེབས། གཞན་ཡང་སྟར་འབྲི་རྫོང་དུ་ཉིད་ཀྱིས་མཛད་པའི་གསོ་རིག་སྐོར་གྱི་པོད་ཆུང་ཞིག་ཡོད་པར་གྲགས་པ་ཙམ་ལས་ད་ལྟའི་ཆར་མཇལ་ཡུལ་དུ་མ་བཞུགས།

འབྲི་གུང་སྐྱབས་མགོན་འཕྲིན་ལས་བཟང་པོའི་སྐོར།

འབྲི་གུང་གདན་རབས་ཉེར་དྲུག་པ་ཆེ་ཚང་སྐུ་ཕྲེང་གཉིས་པ་དཀོན་མཆོག་འཕྲིན་ལས་བཟང་པོ་མཆོག་ནི། གོང་པོ་རྒྱ་མདའ་རྫོང་ལོང་པོའི་ཕྱོགས་ཀྱི་སླང་གྲོང་ཞེས་པའི་གནས་སུ། ཡབ་སྟགས་རྒྱུད་འཛིན་པ་ཨ་པོ་ལྷ་རྒྱལ་དང་། ཡུམ་གསོ་དཔྱད་པའི་རིགས་རྡོ་རྗེ་རྒྱལ་མོ་གཉིས་ཀྱི་སྲས་སུ་རབ་བྱུང་བཅུ་གཅིག་པའི་མེ་སྤྲེལ་ལོ་སྟེ་སྤྱི་ལོ་༡༧༥༨ལོའི་ཟླ་བ་བཅུ་གཅིག་ཡར་ཚེས་བཅོ་ལྔའི་ཐོ་རངས་ཁར་སྐུ་བལྟམས། རྟེན་འབྲེལ་མཚོན་པའི་ད་ལིའི་མེ་ཏོག་བཞད་པ་སོགས་མཚན་ལྟས་ཕུན་སུམ་ཚོགས་པ་བྱུང་ནས་ཀུན་མཁྱེན་ཆོས་གྲགས་ཀྱིས་སྒྲིབ་མེད་ཡེ་ཤེས་སྤྱན་གྱིས་གཟིགས་ཏེ་སྔར་ནས་ནོ་ནོ་བཀྲ་ཤིས་དང་། དབང་རྒྱལ་གཉིས་ལ་ས་ཡུལ་ཁྱིམ་སྒོ་སོགས་གསལ་བར་བསྟན་ཏེ་རྫོང་བར་མཛད་པས་ཁོང་གཉིས་གོང་ལོང་གི་ཕྱོགས་ནས་འཚོལ་མེད་ངེས་ཤེས་བརྙེས་ཏེ། རྗེ་འདི་དགུང་ལོ་གསུམ་བཞེས་པ་ས་ཁྱི་ཟླ་བ་དགུ་པའི་ཚེས་ཉེར་ལྔ་ལ་སྔར་ཆུང་རྡོ་རྗེའི་དབྱིངས་ཀྱི་གཙུག་ལག་ཁང་ངམ་རྩེ་བ་སྲ་བརྟན་རྡོ་རྗེའི་ཕོ་བྲང་དུ་ཕེབས། རྗེ་ཆོས་ཀྱི་གྲགས་པའི་དྲུང་དུ་དགེ་བསྙེན་གྱི་སྡོམ་པ་བཞེས། མཚན་དཀོན་མཆོག་འཕྲིན་ལས་བཟང་པོར་གསོལ། རྒྱལ་བའི་རིང་ལུགས་དྲི་མ་མེད་པ་སྐྱོང་ཕྱིར་ཐུབ་དབང་གཉིས་པའི་ཕྱག་བཞེས་བསྟན་དགོངས་དང་། ཕྱག་ཆེན་ལྔ་ལྡན་སོགས་ལམ་རིམ་རྣམས་དང་། ཀུན་མཁྱེན་ཉིད་ཀྱི་བརྩམས་ཆོས་ཁག་རྣམས་པོད་དབང་བཀའ་གཏད་མཛད་དེ་བསྟན་པའི་བདག་པོར་དོན་གྱི་བྱིན་རླབས་བསྐུལ། དགུང་ལོ་ལྔ་པ་ལྕགས་བྱི་ལོར་ལྷ་ལྡན་དུ་ཕེབས། གོང་ས་ལྔ་པ་ཆེན་པོ་ལས་དགེ་ཚུལ་གྱི་སྡོམ་པ་བཞེས། འབྲི་གུང་དུ་ཕེབས་ཏེ་ར་ཁྲིམས་ངག་དབང་ཕུན་ཚོགས་དང་། ཉི་ཁྲི་རིན་འབྱུང་ཟུང་ཡོངས་འཛིན་དུ་བསྟེན་ཏེ། ཆོས་ཀུན་གྱི་དེ་ཉིད་མ་འདྲེས་པར་འདོམས་པའི་གཞུང་ལུགས་བརྡ་སྤྲོད་ཡི་གེ་འབྲི་ཀློག་ནས་བཙམས་ཏེ་རང་ལུགས་ཀྱི་འདོན་ཆོས་སོགས་ལེགས་པར་སྦྱངས། དགུང་ལོ་དྲུག་བཞེས་པ་རབ་བྱུང་བཅུ་གཅིག་པའི་ལྕགས་གླང་སྤྱི་ལོ་༡༧༨༡ལོར་གདན་ས་ཆེན་མོར་བཀའ་བརྒྱུད་གོང་མའི་ཆོས་ཁྲིར་མངའ་གསོལ་མཛད། དེ་ནས་རྗེ་རྣམ་ཀིརྟིའི་ཞལ་སློབ་འབྲི་གུང་པཎ་ཆེན་དཀོན་མཆོག་ལྷུན་གྲུབ་མཆོག་གི་དྲུང་དུ་དཀར་ནག་རྩིས་ཀྱི་རིག་པ་དང་། སྨན་

དཔྱད་སྒོར་ཡང་གསན། གཞན་ཡང་དགོངས་པ་ཡང་ཟབ་སོགས་ཟབ་ཅིང་རྒྱ་ཆེ་བའི་ཆོས་བཀའ་མང་དུ་གསན་པའི་ཚེ། འོད་གསལ་གྱི་ངང་ལས་རྗེ་ཆོས་གྲགས་ཀྱིས་རྗེ་ཉིད་ལ་དགོངས་འདུས་ཀྱི་དབང་བསྐུར་བ་གཟིགས། འབྲི་གུང་པའི་ཆོས་སྲས་ལྷོ་པ་འཕྲིན་ལས་རྣམ་རྒྱལ་ལས་ཆོས་འབྲེལ་ཐོག་མར་རང་ལུགས་ཀྱི་ཚེ་དབང་གྲུབ་རྒྱལ་མའི་ལུགས་གསན་བསམ་དང་། ཆོས་རྗེ་འབྲི་གུང་པས་དམ་པའི་ཆོས་གང་ཡང་བརྒྱུད་པ་དང་འབྲེལ་བ་ངོ་མཚར་བས་ཟབ་གསུངས་པའི་དོན་མདོན་སྒྱུར་གྱི་ཟབ་ཆོས་བཀའ་བརྒྱུད་འདི་ཉིད་ཕ་ཆོས་ཚང་ལ་མ་ནོར་བའི་ལམ་མཆོག་ཕྱག་རྒྱ་ཆེན་པོ་ཆོས་སྒོར་དང་། ཟབ་ལམ་ནཱ་རོ་ཆོས་དྲུག་གི་ཆོས་སྒོར། མོས་གུས་སྲོག་གི་འཁོར་ལོའི་ཆོས་སྒོར་སོགས་བཀའ་བརྒྱུད་འབྲི་གུང་པའི་ཆོས་མཛོད་ དེ་སྙིང་པ་མཐའ་དག་ཚང་སྒྲུགས་སུ་གསན་བཞེས་མཛད་ཅིང་ཆོས་བཀའ་གཞན་མ་འགའ་ཡང་གསན་བསམ་གནང་། དགུང་ལོ་བཅུ་གཉིས་བཞེས་པ་མེ་ལུག་ལོར་རྗེ་གོང་མ་དཀོན་མཆོག་རིན་ཆེན་དང་། རྗེ་ཆོས་ཀྱི་གྲགས་པ་སྐྱེ་སྐྱབས་མགོན་ཟླུང་གི་བཀའ་འབུམ་རྣམས་མཐིང་ཤོག་གི་ངོས་སུ་རིན་ཆེན་དང་པོའི་ཁྲུ་བས་ལེགས་པར་བཞེངས་ཏེ་རབ་ཏུ་གནས་པར་མཛད། གཞན་རྗེས་འཛིན་གསོ་བ་རིག་པ་ལ། དཀོན་མཆོག་འགྲོ་ཕན་དབང་པོ་དང་། ཡུམ་གྱི་སྤུན་མཆེད་ཅིག་ལས་གསོ་དཔྱད་སྒོར་ལེགས་པར་གསན་ནས་མཁས་པར་སྒྱུར། གཞན་ཡང་པཎ་ཆེན་དཀོན་མཆོག་ལྷུན་གྲུབ་དང་། ཉི་ཁྲི་རིན་ཆེན་འབྱུང་གནས། ཟླ་མ་དཔལ་མགོན། ར་ཁྲིམས་ངག་དབང་ཕུན་ཚོགས་སོགས་བཤེས་གཉེན་དུ་བཀུར་ནས། སྒྲ་ཀ་དབྱངས་ཀྱི་མཚམས་སྦྱོར་ལྔའི་དཔེ་ཁྲིད་དང་། སྙན་ངག་མེ་ལོང་མའི་གཞུང་དོན། སྐར་རྩིས་གཞུང་ལུགས། ཐིག་དང་རི་མོའི་གཞུང་ལུགས་སོགས་ཡོངས་གྲགས་ཀྱི་རིག་གནས་ཆེན་པོ་ལྔ་དང་ཆུང་ངུ་ལྔར་གོ་ཐོས་ཙམ་མ་ཡིན་པ་གདམས་པ་དང་རྗེས་སུ་མཐུན་པར་ཤེས་བྱའི་སྒོ་ཀུན་ལ་གསན་སྦྱོང་གནང་བས་སྐྱེས་སྟུངས་ཀྱི་བློ་གྲོས་ཤིན་ཏུ་ཡངས་པས་བསླབ་བྱ་ཀུན་ལ་མཁྱེན་པའི་ཕ་མཐར་སོན། ལྷ་བྲི་བ་ལ་སྦྱངས་པས་ཤིན་ཏུ་མཁས་པར་སྒྱུར་པས་ཉིད་ཀྱི་ཕྱག་སོར་འདུ་བྱེད་ལས་ཞལ་ཐང་མང་དུ་བཞེངས་ཤིང་སློབ་མ་བསྐྱངས་པས། ད་ལྟ་འབྲི་རིས་ཞེས་གྲགས་པའི་རི་མོའི་ལུགས་ཆེན་བཞིའི་ཡ་གྲལ་མཁྱེན་ལུགས་ལས་ཟུར་དུ་ཕྱེས་པའི་རི་མོའི་རྒྱུན་འདི་བྱུང་། རྣམ་གླིང་པཎ་ཆེན་དཀོན་མཆོག་ཆོས་གྲགས་ལས། སྒྲ་ཀ་ལཱ་པའི་གཞུང་ལུགས་ཆེན་མོ་ཞག་བདུན་ལ་གསན་ནས་ཐུགས་སུ་ཆུད་པས་སློབ་དཔོན་ཡང་ངོ་མཚར་བར་སྒྱུར། གཞན་ཡང་རྩེ་ལེ་སྤྲུལ་སྐུ། དཔལ་རི་སྤྲུལ་སྐུ་སོགས་དང་། མགར་བསྟན་འཛིན་གྲགས་པ། ཁམས་སྐྱོ་ནང་སོ་སོགས

རང་རེའི་བུ་སློབ་རྣམས་ལ་དུས་རྟག་པར་ཆོས་ཀྱི་འཁོར་ལོ་བསྐོར་ཞིང་། གཙང་གི་སྒྲུབ་སྡེ་གཉིས་དང་གདན་ས་བྱང་ཆུབ་གླིང་། ཀ་ཚལ་གྱི་མཚམས་གྲྭ་རྣམས་ལོ་གསུམ་རེར་བརྗེ་ལེན་སྐབས་ཕྱག་རྒྱ་ཆེན་པོ་ལྷ་ལྡན། ནཱ་རོའི་ཆོས་དྲུག་སོགས་ཟབ་ཁྲིད་རང་རང་གི་འདོད་ཆོས་དུ་མ་བསྩལ། ལྷུགས་རྟ་ལོར་གཞུ་སྨེ་ནས་ཡིག་མཁན་བརྒྱ་དང་བཅུ་གཅིག་གིས་མཐིང་ཤོག་གི་ངོས་ལ་གསེར་དངུལ་སྤྲ་ཅན་གྱི་རྒྱལ་བའི་བཀའ་འགྱུར་རོ་འཚལ་ཡོངས་རྫོགས་སྤུ་འགྱུར་རྒྱུད་འབུམ་བཅས་གླེགས་བམ་བརྒྱ་དང་ཉི་ཤུ་བཞེངས་གནང་བ་ཟླ་བ་ལྔ་ལྷག་ཙམ་ནས་གྲུབ་ཅིང་ཡིག་མཁན་རྣམས་ལ་ཟང་ཟིང་གི་ཡོན་སྤྲམ་མཐོ་བ་དང་། དེ་མཉམ་འཕགས་པའི་གནས་བརྟན་བཅུ་དྲུག་གི་རྟོགས་བརྗོད་གྲྭ་ཐང་ཉེར་གསུམ་བཞེངས་ནས་ཕྱོགས་མཐུན་དུ་བདེ་མཆོག་ལྷ་ལྔའི་སྒོ་ནས་རབ་གནས་མཛད། མེ་གླང་ལོར་གདན་ས་རིན་པོ་ཆེར་ཁང་གསར་བྱང་མའི་གཟིམ་ཆུང་གི་མལ་དུ་འོག་མིན་གྱི་གཙུག་ལག་ཁང་བཞེངས་ནས། དེར་དངུལ་ལས་མཆོད་སྡོང་བརྒྱ་ཤིས་སྒོ་མང་བཟོ་བཀོད་ཁྱད་པར་དུ་འཕགས་པ་རིན་པོ་ཆེ་དུ་མའི་སྤྲ་ཚར་དུ་དངར་བ་ཐོག་ཚད་གཉིས་ལྷག་ཙམ་ས་སྟེང་ལ་འཆི་མེད་ཇ་སྦྲའི་དཀྱིལ་འཁོར་གསེར་གདུགས་བཅས་ནེ་པཱ་ལའི་བཟོ་བོ་མཁས་པ་མང་དག་གིས་བཞེངས། རྗེ་འདིས་སྨན་སྦྱོར་མཛད་པ་ནི་འབྲི་གུང་སྨན་ནག་སོ་གཅིག་ཅེས་ད་ལྟ་ཡང་འཕྲིན་ལས་ཀྱི་རྒྱུན་མ་ཆད་པར་བཞུགས་ལ། གཞན་ཡང་ཡོད་སྐད་འདུག་ཀྱང་། དུས་འགྱུར་མང་པོའི་དཀྱིལ་ནས་ཉམས་པར་གྲགས། དེ་ནས་གཞན་རྒྱུད་ལ་མི་རྟག་པའི་ཆོས་ཚུལ་སྟོན་ཕྱིར་དགུང་ལོ་རེ་གསུམ་པ་ས་ཁྱི་ལོ་སྤྱི་ལོ་༡༧༡༨ལོའི་ཟླ་བ་དྲུག་པའི་ཚེས་ཉེར་དགུའི་ཉི་ཤར་ལ་སྐྱུའི་དཀྱིལ་འཁོར་ཆོས་ཀྱི་དབྱིངས་སུ་བསྡུ་བའི་ཚུལ་བསྟན། རྗེ་འདིས་འདྲ་འབག་ཏུ་བསྩལ་བའི་ཚིག་དོན་ཕུན་སུམ་ཚོགས་པ་བསམ་གྱིས་མི་ཁྱབ་པ་ལས། འབྲི་ལུགས་སྨན་ནག་སོ་གཅིག ཕྱག་རྒྱ་ཆེན་པོ་ལྷ་ལྡན་བསྡུས་པ་ལམ་གྱི་ཡང་སྙིང་། རྩིས་ཀྱི་བསྟན་བཅོས་པད་དཀར་བཞད་པའི་ཉིན་བྱེད། བསྔོ་བའི་ཡོན་བཤད་བསྡུས་པ་ཚོགས་གཉིས་ཀྱི་ཤིང་རྟའི་ཁ་ལོ་སོགས་དྲང་ངེས་ཀྱི་བསྟན་བཅོས་མང་བར་བརྩམས། སྔོན་དུས་རྗེའི་རྣམ་ཐར་སྟོད་ཆ་དད་ལྡན་དགའ་སྟོན་དང་། སྨད་ཆ་ངོ་མཚར་ཡིད་ཀྱི་གདུང་སེལ་གཉིས་ཡོད་འདུག་པར་བརྟེན་འབྲི་གུང་གདན་རབས་གསེར་ཕྲེང་ལས། རྣམ་ཐར་རྒྱས་པ་ལོགས་སུ་ཡོད་ཅེས་གསུངས་ཏེ་འོན་ཀྱང་ད་ལྟའི་ཆར་བཞུགས་ཡོད་མེད་ཆ་མ་འཚལ།

དཀོན་མཆོག་འགྲོ་ཕན་དབང་པོའི་སྐོར།

ཀུན་མཁྱེན་ཆོས་ཀྱི་གྲགས་པའི་གསོ་རིག་གི་འཕྲིན་ལས་སྤེལ་བའི་བྱེད་པོ་ཐུགས་སྲས་དམ་པ་དཀོན་མཆོག་འགྲོ་ཕན་དབང་པོའམ་ཆེ་དབང་བརྟན་པ་མཆོག་ནི། བོད་ལྗོངས་ལྷ་ས་གྲོང་ཁྱེར་སྙེ་མོ་རྫོང་སྙེ་མོ་གཞུ་སྟོད་ཀྱི་སྡེ་བཀྲ་ཤིས་སྒང་ཞེས་པར། ཡབ་བཀྲ་ཤིས་ཕུན་ཚོགས་དང་། ཡུམ་དབྱངས་ལྷ་མོ་གཉིས་ཀྱི་སྲས་སུ་རབ་བྱུང་བཅུ་གཅིག་པའི་ལྕགས་ལུག་ལོ་སྟེ་སྤྱི་ལོ་༡༦༩༡ལོར་སྐུ་འཁྲུངས། འབྲི་གུང་པའི་ཆོས་སྡེ་གཞུ་རྩའུ་གསང་སྔགས་མཆོག་གྲུབ་གླིང་ཞེས་བྱ་བར་ཆོས་ཞུགས་མཛད་ཅིང་། ཆོས་མིང་དཀོན་མཆོག་འགྲོ་ཕན་དབང་པོ་ཞེས་གསོལ། བསྙེད་བསྲིངས་ནས་ཀུན་རྫོབ་ཐ་སྙད་ཀྱིས་མཚོན་པའི་རྒྱ་ཆེ་བ་ཤེས་བྱ་སྤྱིའི་སྒྲོ་འདོགས་གཅོད་ཕྱིར་སྐྱབས་རྗེ་དཀོན་མཆོག་རིན་ཆེན་དང་། ནྣ་རོ་བཀྲ་ཤིས་ཕུན་ཚོགས། པཎ་ཆེན་དཀོན་མཆོག་ལྷུན་གྲུབ། བ་ལོག་སྤྱིན་པ་ཕུན་ཚོགས། སྟག་ལུང་བཀྲ་ཤིས་དཔལ་གྲུབ་སོགས་མཁས་པ་དུ་མ་དང་། ཡང་སྒོས་དོན་གྱི་སྨན་པ་མགོན་པོ་འབྲི་གུང་པ་ཀུན་མཁྱེན་ཆོས་ཀྱི་གྲགས་པའི་ཞབས་པད་ཡུན་རིང་དུ་བསྟེན་ནས་བྱང་ཟུར་སོགས་ཁྱད་ཆོས་ཡོད་པའི་བཞེད་གཞུང་སྤྱི་དང་དཔལ་ལྡན་རྒྱུད་བཞིའི་ཕྱོགས་གཏོགས་ཇི་སྙེད་པར་གསན་སྦྱོང་མཛད་པས་རྗེའི་ཐུགས་སྲས་སུ་གྱུར། དགུང་ལོ་སུམ་ཅུ་སོ་གཅིག་ལ་སོན་སྐབས་ཀུན་མཁྱེན་བླ་མ་དགོངས་པ་རྫོགས་ནས་ལོ་གཉིས་སོང་བའི་དུས་སུ་བླ་མའི་དགོངས་རྫོགས་རྗེས་དྲན་ཞུ་བ་དང་། མཐོང་བརྒྱུད་ཕྱག་ལེན་རྣམས་མི་ཉམས་གོང་འཕེལ་གྱི་འགྲོ་ཕན་ཡོང་ཆེད་གསོ་བ་རིག་པའི་མན་ངག་ཀུན་གྱི་གཅེས་བསྡུས་ཕན་བདེའི་སྙིང་པོའམ་བསྡུས་མིང་ཡོངས་གྲགས་ཀྱིས་འབྲི་གུང་གསོ་རིག་གཅེས་བསྡུས་ཞེས་པ་འདི་གསར་རྩོམ་མཛད། རྗེ་ཉིད་ཀྱིས། གསོ་བའི་གཞུང་ལུགས་གདེངས་ཅན་དབུས། །ཟབ་གནད་མན་ངག་ཀླུ་དབང་གི །སྙིང་བཅུད་ཕན་བདེའི་སྙིང་པོ་འདི། །བདག་བློའི་དེད་དཔོན་གྱིས་བླངས་མོད། །སྨན་པའི་རྒྱུ་དྲུག་ཚང་བ་ཡི། །བློ་གསར་སྐལ་བ་ལྡན་རྣམས་ཀྱིས། །རྣམ་དཔྱོད་ཐེ་དོར་ལེགས་བགྱིས་ན། །ཕན་བདེའི་འདོད་རྒྱུ་སྟོལ་བར་ངེས། །ཞེས་གསུངས་པ་ལྟར་གཞན་ཕན་སྐལ་བཟང་ནོར་བུའི་དགའ་སྟོན་གྱིས་ཉམ་ཐག་འགྲོ་བའི་སྡུག་བསྔལ་སེལ་ཞིང་ནད་མེད་ལང་ཚོའི་དཔལ་ལ་ཅི་དགར་ལོངས་སུ་སྤྱོད་པའི་ཕན་འབྲས་ཐོན་པར་བརྟེན་འབྲི་གུང་གསོ་རིག་གཅེས་བསྡུས་འདི་སྐྱིད་ཚུའི་སྟོད་རྒྱུད་ནས་རྒྱ་ཁྱབ་ཏུ་སོང་སྟེ་བོད་སྟོད་སྨད་ཀུན་ན་ཁྱབ། རིམ་བཞིན་འབྲི་གུང་ལུགས་ཀྱི་གསོ་བའི་རིག་པ་ཞེས་པའི་ཁྱད་པར་བ་འདི་བྱུང་། དེ་ནས་གསོ་རིག་གི་འཕྲིན་ལས་བསྐྱངས་པའི་སློབ

མ་མང་དུ་ཐོན་ལ། རྩེ་བ་སྲུ་བརྟན་རྡོ་རྗེའི་ཕོ་བྲང་དང་ཉེ་བའི་གནས་བསླབ་གྲོང་ཞེས་པར་དོན་གྱི་སྨན་པ་ཀུན་མཁྱེན་ཆོས་ཀྱི་གྲགས་པས་གཞན་ཕན་རྗེས་འཛིན་རིག་པ་དགུང་ལ་འདེགས་ཕྱིར་གསོ་རིག་སློབ་གྲྭ་བཙུགས་པ་དེར་སྨན་སློབ་ཀྱི་སློབ་དཔོན་ཡང་མཛད། སྟེ་མོ་ཐོན་པ་ཚང་གི་ཐུགས་འདུན་ལྟར་ཐོན་གཞིས་ཀ་བསམ་འགྲུབ་ཏུ་མན་ངག་བྱེ་བ་རིང་བསྲེལ་གྱི་དངུལ་ཆུ་བཙོ་བཀྲུ་ཆེན་མོའི་ལག་ལེན་སྙིང་གི་གན་མཛོད་གཞུང་དང་། འབྲི་གུང་པ་མཆོག་གི་ཕྱག་ལེན་ཇི་ལྟ་བ་བཞིན་དུ་ཉམས་སུ་བསྟར་ཏེ་དངུལ་ཆུ་སྲང་བརྒྱ་ཙམ་ལ་བཙོ་བཀྲུ་སྦྱངས་གསུམ་བྱས། དེའི་རིང་ཟིན་བྲིས་སུ་བྱས་པ་དངུལ་ཆུ་བཙོ་བཀྲུ་ཆེན་མོའི་ལག་ལེན་ཟིན་བྲིས་སྨན་དོན་ཀུན་གསལ་དེ་བརྩམས། གསོ་རིག་གི་བསྟན་པ་སྤྱི་དང་ཁྱད་པར་འབྲི་ལུགས་གསོ་རིག་ལ་ཕྱག་རྗེས་ཆེ་སྟེ། རྒྱུད་བཞིའི་དཀའ་མཆན་གྱི་ཟབ་གནད་དང་། འབྲི་གུང་གཅེས་བསྡུས་བླ་མའི་ཞལ་རྒྱུན་གྱི་ཟིན་བྲིས། གཉན་རིམས་མཁྲིས་པ་རྩར་རྒྱུགས་ཀྱི་བཅོས་ཚུལ་མདོར་བསྡུས་ཞལ་ལུང་བདུད་རྩིའི་ཆུ་རྒྱུན། རླུང་ནད་ལྡེ་སྦྱུང་མགོའི་བཅོས་ཐབས། འབམ་བཅོས་མན་ངག་ཁྱད་པར་ཅན། འབམ་བཅོས་ཆེ་འཛིན་སྲོག་སྐྱོབ་ཀྱི་ལྷན་ཐབས་གསོ་ཚུལ་གསུམ་ལྡན། འབམ་བཅོས་ཟབ་ཟུང་དོན་དྲིལ་སྙིང་དང་འདྲ་བ། ཕན་བདེའི་སྙིང་པོའི་ཡན་ལག་འབམ་བཅོས་གཅེས་པའི་གནད་བསྡུས། དངུལ་ཆུ་བཙོ་བཀྲུ་ཆེན་མོའི་ལག་ལེན་ཟིན་བྲིས་སྨན་དོན་ཀུན་གསལ། གཙོང་ཆེན་དགུ་ཆུ་གསོ་བའི་གདམས་ངག་སོགས་གསོ་རིག་བསྟན་པ་གསལ་བའི་བསྟན་བཅོས་མང་པོ་བརྩམས། སྐུ་ཚེ་དེ་ཙམ་བཞུགས་པའི་སྐོར་དཔྱད་གཞིའི་ཡིག་རིགས་མ་རྙེད་ཀྱང་། ཁོང་གིས་བརྩམས་པའི་རྒྱུ་རྐྱེན་བཅོས་འཕྲུལ་གྱི་ཐེམས་ཚང་ཞེས་པའི་མཇུག་བྱང་ལས། རང་ལོ་རེ་གཅིག་པ་རབ་འབྱོར་ཞེས་པ་ལྕགས་ཕོ་རྟའི་ལོའི་ཧོར་ཟླ་ལྔ་པའི་ཚེས་བཅོ་བརྒྱད་ཀྱི་ཉིན་གུང་གི་ཐུན་མཚམས་སུ་བྲིས་ཞེས་གསལ་ཏུང་། དེ་ཕན་སྐུ་ཚེ་ཇི་བཞུགས་ཡིག་ཆའི་ནང་དུ་བཀོད་པ་མཐལ་ཡུལ་དུ་མ་གྱུར། སློབ་མའི་ཚོགས་མང་དུ་བྱུང་བ་རྗེས་དཔག་གིས་གསལ་ཏུང་། ལོ་རྒྱུས་ཡིག་ཆ་སྔ་མ་རྣམས་ཀྱི་ནང་དུ་མཚན་གྱི་གྲངས་འདྲེན་མེད་པས་ཚོད་དཔག་གིས་ཤོད་མི་ཐུབ་མོད། འོན་ཀྱང་ཐུགས་ཀྱི་སྲས་པོ་གཙོ་བོ་ནི་འབྲོམ་རིགས་དཔོན་ཚང་ཡེ་ཤེས་བསམ་གཏན་དང་། རྒྱུད་བཞིའི་དཀའ་གནད་དོགས་སེལ་གྱི་ཟིན་བྲིས་མཇུག་བྱང་དུ། གསོ་བ་རིག་པའི་གཞུང་ལུགས་ཆེན་པོ་དཔལ་ལྡན་རྒྱུད་བཞིའི་བཀླག་ལུང་གོ་དཀའ་བའི་གནད་འགའ་ཞིག་ལ་དཔལ་ལྡན་ཟུར་མཁར་བརྒྱུད་བཅས་ཀྱི་ལེགས་བཤད་དང་གོ་དོན་སྦྱར་བའི་དོགས་སེལ་བགྱིས་པའི་ཚེ། སྐྱེས་མཆོག་དང་ལྷག་མཆོག་གཉིས

ཀྱིས་ཟིན་བྲིས་རགས་རིམ་ཞིག་བཏབ་འདུག   ཅེས་གསུངས་པ་ལྟར་ན། སྐྱེས་མཆོག་དང་ལྷག་མཆོག་ཅེས་པའི་སློབ་མ་གཉིས་ཡོད་པ་གསལ། རྒྱུད་བཞིའི་དཀའ་གནད་དོགས་སེལ་ལས། ཅོག་ལ་མ་ཡིས་རྩ་དང་ལྷ་བ་འཛིན། །ཞེས་བྱ་བ་ལ་གནམ་སའི་དབང་ཕྱུག་སངས་རྒྱས་རྒྱ་མཚོས་བདག་ལ་དྲི་བ་གནང་བར་ཅོག་ལ་མ་དང་ད་ཆུ་དང་མཚལ་གྱིས་རྩ་འདྲུབ་གློ་མཆིན་རྩ་ཚད་སེལ། ཞེས་པ་འདི་གསུམ་མཚལ་དང་བཅས་པ་སོ་སོའི་ངོས་འཛིན་རང་ལུགས་ལ་ཇི་ལྟར་ཡོད་ཅེས་གསུངས་པ་ལ། ཞེས་སྡེ་སྲིད་སངས་རྒྱས་རྒྱ་མཚོས་ཀྱང་རྒྱུད་བཞིའི་དཀའ་གནད་སྐོར་ནས་དྲི་བ་དྲིས་པ་དང་ཞབས་ལ་གཏུགས་པ་སོགས་གསལ། དེ་སོགས་སྨན་པ་མཁས་པར་ངེས་པ་མང་དུ་བྱུང་སྟེ་འགྲོ་བའི་སྲོག་གི་ཉེར་འཚོ་ཆེན་པོའི་འབྱུང་གནས་བླ་ན་མེད་པའི་གཏེར་དུ་གྲགས་ཤིང་གྲུབ་པའོ། །

དཔོན་ཚང་ཡེ་ཤེས་བསམ་གཏན་གྱི་སྐོར།

འབྲོམ་རིགས་རྣལ་འབྱོར་དཔོན་ཚང་ཡེ་ཤེས་བསམ་གཏན་མཆོག་ནི། བོད་ལྗོངས་ལྷ་ས་གྲོང་ཁྱེར་སྙེ་མོ་རྫོང་གཞུ་སྟོད་གཡུ་ལོ་གྲོང་ཚོའི་དཔོན་ཚང་ཟེར་བའི་ཁྱིམ་དུ། ཡབ་རྡོ་རྗེ་དངོས་གྲུབ་དང་ཡུམ་སྤྲིན་པ་སྐྱིད་གཉིས་ཀྱི་སྲས་སུ་རྗེ་འཕྲིན་ལས་བཟང་པོའི་སྐུ་ཚེའི་སྨད་ཙམ་ལ་འཁྲུངས་ཤིང་། དགུང་ལོ་ཆུང་དུས་ནས་སྙེ་མོ་རྒྱལ་བྱེད་དགོན་དུ་ཆོས་ཞུགས་མཛད་ཅིང་རིག་གནས་རྨང་གཞིའི་ཡི་གེ་འབྲི་ཀློག་སོགས་ལ་སློབ་གཉེར་མཛད། རྗེས་འཛིན་སྨན་དཔྱད་ཀྱི་མཁས་པའི་ཡང་རྩེར་གསོན་པའི་འབྲི་གུང་ལུགས་ཀྱི་གསོ་རིག་སྤེལ་བའི་མཁས་པ་ཁོང་ནི། རྗེ་འདིའི་འཁྲུངས་ཡུལ་ལ་བཞེད་པ་མི་མཐུན་པ་མང་པོ་ཡོད་རུང་ཏན་ཀརྨ་ཆོས་འཕེལ་གྱིས་གསུངས་པ་དེ་རྒྱུ་མཚན་དང་ཁུངས་དག་པར་མཐོང་ལ། འཛག་སྟོམ་ཉེ་ཟླ་ཁྱེན་ལྡོག་སྦྱོར་བའི་མགོར། འབྲི་གུང་ཆོས་ཀྱི་གྲགས་པ་ཡི། །ཡི་གེར་མ་བྲིས་སྙན་བརྒྱུད་ནས། །སྙེ་མོ་རྒྱལ་བྱེད་དཔོན་ཚང་གིས། །བྱུར་པོ་གསལ་ལ་རིམ་པར་བརྒྱུད། །ཅེས་གསུངས་སོ། །གཞན་དུ་སྙེ་མོ་རྒྱལ་བྱེད་དགོན་གྱི་སྨན་རྩིས་མཁས་དབང་ཡེ་ཤེས་ཆོས་འཕེལ་ལགས་ཀྱིས་རང་ཡུལ་ནས་སྐད་གྲགས་ལྡན་པའི་སྨན་པ་དཀོན་མཆོག་འགྲོ་ཕན་དབང་པོ་ཞུ་བ་དང་། ཁོང་གི་ཕྱུལ་བྱུང་སློབ་མ་དཔོན་ཚང་ཡེ་ཤེས་བསམ་གཏན་གཉིས་བྱུང་བ་རེད་ཅེས་མཁས་དབང་ཀརྨ་ཆོས་འཕེལ་མཆོག་ལ་གསུངས་པ་དང་། གཅེས་བསྡུས་ཕན་བདེའི་སྙིང་པོའི་གབ་པ་མངོན་ཕྱུང་བའི་ལྡེ་མིག་ལས། དེ་ཡང་རང་གི་རིགས་ཀྱི་ལྷ་སངས་རྒྱས་སྨན་གྱི་བླ་མ་ཆེན་པོའི་བྱིན་རླབས་དང་ཐུགས་རྗེ་རང་རྒྱུད་ལ་ཉེ་བར་

བཞུགས་པས། ཆུང་ངུའི་དུས་ནས་ཀྱང་ཨ་ཏུ་ལི་ཤྲི་སོགས་མཐོང་ན་དངོས་པོ་གང་ལས་དགའ་སྤྲོ་ཆེ་བ་དང་། ཐལ་བ་དཀར་ནག་སོགས་སྨན་གྱི་མཚོན་བྱེད་དུ་བྱེད་ཅིང་མི་ལ་སྦྱོར་བ་སོགས་བྱེད་པ་དང་། ཉི་ཤུའི་སྐོར་ནས་དཔལ་ལྡན་རྒྱུད་བཞི་ལ་རྩ་སྦྱོང་བྱས་པས་ཚིག་བློར་ཆུད་པ་མ་ཟད། སྨན་དཔྱད་དོན་གྱི་བརྟག་ཅིང་དོན་ཐོག་ཏུ་ཁེལ་ཁུལ་བྱས་པ་སོགས་ལ་བརྟེན་ནས། གཏེར་ཆེན་ཆོས་ཀྱི་རྒྱལ་པོས་ཀྱང་དོན་གྱི་སྨན་པ་འཚོ་བྱེད་ཀྱི་མིང་འདོགས་ཀྱང་གནང་ཞིང་རྒྱུད་ཀྱི་གཞུང་ལ་བཀའ་འདྲི་གནང་བ་སོགས་བློ་བུར་གྱི་ཞུ་འབུལ་རྩོད་མེད་དུ་འཆར་བ་སོགས་བྱུང་བས་ཆོས་ཀྱི་སྐྱོང་དུ་བཞག་པ་དང་། ལྷག་ཏུ་གཞུང་དོན་སྐོར་ལ་ལོ་བཅུ་ཕྲག་ཙམ་གྱི་རིང་དུ་སློབ་དཔོན་ཆེན་མོ་མཚུངས་མེད་གྱུ་ཐ་དང་དབྱེར་མ་མཆིས་པ་ཚེ་དབང་བརྟན་པའི་ཞབས་སུ་གདམས་ངག་ཞུན་ཐར་བཅད་ཅིང་སློབ་དཔོན་དེས་མན་ངག་གི་སྙིང་པོ་མ་ལུས་པ་དགྱེས་བཞིན་དུ་བསྩལ་བས་ཐུགས་སྲས་དམ་པར་གྱུར། དེ་ལ་བརྟེན་ནས་དཔྱད་གསུམ་རྣམ་པར་དག་པའི་གསོ་དཔྱད་ལག་ལེན་གྱི་གཞུང་གསོ་བ་རིག་པའི་གདམས་པ་ཀུན་གྱི་ཡང་སྙིང་བསྡུས་པ་ཕན་བདེའི་ཆར་རྒྱུན་ཞེས་པ་བརྩམས་པ་དང་། བསྟན་བཅོས་དེའི་མཇུག་བྱང་དུ། འདི་ནི་ཀུན་གྱི་སྙིང་པོར་ཆེས་གྱུར་ཏེ། །ཁྲང་སྲོང་སྨན་བརྒྱུད་མང་པོའི་གསང་མཛོད་འདི། །ཡིད་ཆེས་གདེང་ལྡན་བླ་མ་སློབ་དཔོན་གྱི། །བཀའ་དྲིན་གཞལ་དུ་ནུས་པ་ཅི་ཞིག་མཆིས། །ཞེས་གསུངས་པ་དང་། ལྷག་ཏུ་རྗེ་འདིའི་གསོ་དཔྱད་སློབ་དཔོན་བཀའ་དྲིན་ཅན་དཀོན་མཆོག་འགྲོ་ཕན་དབང་པོའི་ཞལ་ནས་ཐོས་པའི་མན་ངག་རྣམས་གསལ་བཤད་མཛད་དེ་ཞལ་ཤེས་སྙིང་གི་ཁུ་བའི་རིམ་པ་ཅན་བདུད་རྩི་ཐིགས་པ་ཞེས་པ་སླར་ཡང་བརྩམས་ནས་ཀུན་མཁྱེན་འབྲི་གུང་རིག་འཛིན་ཆོས་ཀྱི་གྲགས་པས་སྤྲོལ་བརྗོད་པའི་གསོ་དཔྱད་ཀྱི་རིང་ལུགས་ཀྱི་ཕྱག་བཞེས་རྩ་མེད་པ་རྣམས་ཟམ་མ་ཆད་པར་རྒྱུན་བསྐྱངས་ཤིང་། ཞལ་ཤེས་སྙིང་གི་ཁུ་བའི་རིམ་པ་ཅན་བདུད་རྩི་ཐིགས་པའི་མཇུག་བྱང་དུ། བདག་ཅག་གི་སྟོན་པ་བཅོམ་ལྡན་འདས་སྨན་གྱི་བླ་མ་དང་གཉིས་སུ་མེད་པ་མཚུངས་མེད་གྱུ་ཐ་ཉིད་ཀྱི་ཐུགས་རྗེའི་ཆར་རྒྱུན་ལྷ་བདོའི་ལུས་ཅན་ཀུན་ལ་བཀླན་པར་མཛད་པའི་སྐབས་སུ་གྱུར་པ་དཔལ་ལྡན་རྒྱུད་བཞི་ཉམས་སུ་བསྐར་བ་རྣམས་ཀྱི་གཞུང་ཚིག་བློར་ཆུད་ངེས་ནས་དགོས་དོན་ཉམས་སུ་ལེན་ཆེ། ཆོས་རྗེ་བློ་གྲོས་རྒྱལ་པོས་མཛད་པའི་མེས་པོའི་ཞལ་ལུང་རྩ་བཤད་ཕྱི་རྒྱུད་རིག་པ་རྩ་དང་། ཆུ་མདོ་ཡན་གྱི་འགྲེལ་བཤད། འཚོ་བྱེད་ཆེ་དབང་རྒྱལ་པོའི་ཕྱི་རྒྱུད་འབྲུ་འགྲེལ་དང་། མན་ངག་རྒྱུད་ཀྱི་འགྲེལ་པ་འདོད་འཇོ་ལ་སོགས་པ་དག་གི་ཚིག་དོན་ལ་ལེགས་པར་དཔྱད་པས་རྒྱུད་ཀྱི་དགོངས་དོན་དཔང་

དུ་བཞུག མན་ངག་ལག་ལེན་གྱི་སྐབས་སུ་ཟུར་མཁར་ཆེན་པོའི་བྱེ་བ་རིང་བསྲེལ། སློབ་དཔོན་ཆེན་མོའི་གདེར་བྱོན་གཞན་པོ་རྒྱུག་འགྲེལ་ལམ། ནག་པོ་སུམ་སྒྲིལ་ལམ། གཞན་པར་པ་ཏའི་བསྟན་བཅོས་རྣམས་དུས་དབང་གིས་ཟབ་པར་མཛོད། རྗེ་ཆོས་ཀྱི་གྲགས་པའི་དྲག་སྦྱོར་རིལ་ནག་ཆེན་པོའི་སྦྱོར་བ། སློབ་དཔོན་ཚེ་དབང་བརྟན་པའི་གཅེས་བསྡུས་ཕན་བདེའི་སྙིང་པོའི་ལེ་ལག་དང་། ཕོ་བོས་བྱས་པའི་གཅེས་བསྡུས་ཕན་བདེའི་ཆར་རྒྱུན། མ་བུ་ལེ་ལག་གི་སྙིང་པོའི་གཏད་སོ་བྱས་ན། སྤྱི་བོའི་གཙུག་ནས་རྐང་མཐིལ་ཡན་ལ་མ་ཚང་བ་མེད་པས་སྐྱབས་དེ་ལས་བཟང་བ་མེད་ཅེས་སློབ་དཔོན་གྱི་གསུང་རྒྱུན་ལྟར་ཕོ་བོས་ཀྱང་རང་ཕྱོགས་རྣམས་ལ་ཁ་ཆེམས་ལྟ་བུ་བཞག་པས་དེ་བཞིན་ལ་བློ་ཐུག་གི་གཏད་སོ་མཛོད། ཅེས་དང་། ཡང་དེ་ལས། ཕོ་བོ་ནི་ལོ་ཚོགས་ཀྱི་ཁུར་གྱིས་མནན་པས་རིག་པ་སོགས་ཀྱང་ཆེར་ཉམས་ཤིང་། འགྲོ་དོན་སོགས་ཀྱང་འདུག་པ་དེ་ཙམ་ཞིག་ཡིན། ན་ཚོད་དར་བབས་ཀྱི་སྐབས། དབུས་གཙང་བོད་འབྲོག་སྐྱ་མཐོང་དམན་སོགས་མཐའ་དག་ལ་འཕྲིན་ལས་ཀྱི་འདུག་པ་མི་ཆུང་བ་ཙམ་དང་། ལྷག་པར་སྐྱ་གཉེན་རྣམས་ཀྱི་ཐུགས་རྗེ་ལ་བརྟེན་ནས་སྨན་ཆ་སོགས་འབད་མེད་ལག་སྟོལ་དུ་བྱུང་བ་བཅས་ཕུན་མོང་འཕོངས་པ་རྣམས་ལ་གཞན་ཕན་གཙོ་བོར་བསྐྱེད་དེ་སྨན་གྱི་སྦྱིན་པ་ཕན་ཐོགས་དངོས་སུ་བྱས། ཞེས་གསུངས་ལ། དེ་ལྟར་རིམ་བཞིན་བོད་ཡུལ་དུ་མཁས་པའི་དྲི་བསུང་ཐུལ་ཞིང་། ཆེན་པོ་མང་པོའི་བླ་སྨན་དུ་གྱུར་པ་དང་། དེ་ལས་གཙོ་བོ་ནི་རྒྱལ་པོ་ལྷ་བཟང་དང་། འབྲི་གུང་ཞབས་དྲུང་རིན་པོ་ཆེ་སོགས་འབྲི་གུང་བུ་སློབ་འགའ་ཡིས་བླ་སྨན་དུ་བཀུར། མ་ཟད་ཀརྨ་པ་བཅུ་གཉིས་པ་སོགས་ཆེ་གཞན་མང་པོས་བླ་སྨན་དུ་བསྟེན་པར་བརྟེན་སྨན་གྱི་འགྲོ་དོན་ཆེ་བར་བྱུང་ཞིང་། དགུང་ལོ་རེ་གཅིག་ཐོག་ལའང་སྙེ་མོ་དམག་ལམ་གཞིས་ཀ་ཕུན་ཚོགས་རབ་བརྟན་ཆེན་པོར་དངུལ་ཆུ་བཙོ་བཀྲུ་ཆེན་མོའི་ལག་ལེན་གནང་བ་དང་། སྐབས་དེར་གསང་མཛོད་སྨས་པའི་ལྡེ་མིག་ཅེས་པ་མཛད། སྨན་རིགས་མི་ཉམས་པའི་ཕྱིར་སློབ་མ་བསྐྱངས་པས་ཀོང་རོང་སྨན་བླ་དོན་གྲུབ་དང་། སྐར་འོག་ཀརྨ་བསྟན་འཕེལ། སི་ཏུ་ཆོས་ཀྱི་འབྱུང་གནས། བླ་སྨན་ཡར་འཕེལ། འབྲི་གུང་སྐྱབས་མགོན་བསྟན་འཛིན་འགྲོ་འདུལ། བྱར་པོ་གསལ་སོགས་བྱུང་བས་འབྲི་ལུགས་གསོ་རིག་གི་མན་ངག་དབུས་གཙང་དྭགས་ཀོང་ཁམས་ཕྱོགས་སོགས་སུ་དར་བས་འཕྲིན་ལས་ནི་ནམ་མཁའ་དང་མཉམ་པར་གྱུར། ལྷག་ཏུ་སློབ་མའི་ཐུ་བོ་སི་ཏུ་པཎ་ཆེན་མཆོག་གིས་འབྲི་ལུགས་གསོ་རིག་འདི་ཉིད་ཁམས་ཕྱོགས་སུ་དར་སྤེལ་མཛད་ནས་སྡེ་དགེ་དཔལ་སྤུངས་ཆོས་འཁོར་གླིང་ནས་གསོ་རིག་སློབ་གྲྭ་

བཙུགས་ཏེ་གསོ་རིག་སློབ་མ་མང་པོ་བསྐྱངས་པའང་འབྲི་གུང་ལུགས་ཀྱི་གསོ་རིག་གི་འཕྲིན་ལས་སྔར་ཡང་གསལ་བར་མཛད་ནས་དར་འཕེལ་བྱུང་། གསོ་རིག་བསྟན་བཅོས་གོང་ནས་ཞུས་པ་བཞིན་དང་བྱེ་བྲག་སྨན་ཡིག་སྐོར་མང་། རྗེ་འདི་སྐུ་ཚེ་ཧྲི་བཞུགས་སྐོར་གྱི་རྣམ་ཐར་ད་ཕན་ལག་སོན་མ་བྱུང་བས་ཞིབ་ཕྲ་ཞུ་ཐབས་བྲལ། སྨན་གྱི་བསྟན་བཅོས་སྐོར་གསོ་རིག་གདམས་པ་ཀུན་གྱི་ཡང་སྙིང་བསྡུས་པ་ཕན་བདེའི་ཆར་རྒྱུན། ཞལ་ཤེས་སྙིང་གི་ཁུ་བ། མོ་ནད་ཀྱི་སྙོས་བཅོས་ཟབ་མོ། འབྲུམ་བཅོས་བདེ་བའི་ལང་ཚོ། བད་ཀན་མགུལ་འགགས་ཀྱི་བཅོས་བདེ་བའི་མྱུར་ལམ། རྒྱ་གཟེར་གྱི་བཅོས་མྱུན་སེལ་སྒྲོན་མེ། མིག་སེར་གྱི་བཅོས་ལང་ཚོའི་བདེ་སྟེར། དངུལ་ཆུ་བཙོ་བཀྲུ་ཆེན་མོའི་ལག་ལེན་གསང་མཛོད་སྦས་པའི་ལྡེ་མིག་སོགས་བརྩམས་པར་མཛད།

སྨན་སྒོམ་སངས་རྒྱས་བསྟན་འཛིན་གྱི་སྐོར།

སྨན་སྒོམ་སངས་རྒྱས་བསྟན་འཛིན་མཆོག་ནི། འབྲི་གུང་གསོ་རིག་གི་སློབ་བརྒྱུད་འཛིན་པ་ཞིག་ཡིན་པ་ངེས་ལ། ཡོང་ནི་དུས་རབས་བཅུ་བདུན་པའི་སྟོད་ཙམ་ནས་འཁྲུངས་པའི་སྟག་ལུང་ངག་དབང་བཀྲ་ཤིས་དཔལ་གྲུབ་དང་འབྲི་གུང་རིག་འཛིན་ཆོས་ཀྱི་གྲགས་པ་སོགས་མཁས་གྲུབ་དུ་མའི་ཞབས་ལ་གཏུགས་ནས་བོད་ཀྱི་གསོ་རིག་ལ་ཐོས་པ་རྒྱ་ཆེར་མཛད་ནས་བཞག་པར་བྱ་བའི་སྐད་དུ་དཔལ་ལྡན་རྒྱུད་བཞིར་དཀའ་འགྲེལ་ཡང་མཛད། དེ་ཡང་ཡོང་གིས་མཛད་པའི་བཤད་རྒྱུད་དཀའ་འགྲེལ་མཛུག་བྱང་དུ། དཔལ་ལྡན་བླ་མ་དམ་པ་ངག་དབང་བཀྲ་ཤིས་དཔལ་གྲུབ་ཀྱི་བཀའ་ཡི་གནང་བ་ཐོབ་པར་བརྟེན་དུམ་བུ་གཉིས་པ་དཔལ་ལྡན་བཤད་པའི་རྒྱུད་ཀྱི་པར་གྲ་ཐང་དུ་གྲུབ་པའི་གཞུང་ཚིག་གི་ཚིག་དོན་མ་རྟོགས་པ་འདི་དག་ལ་འགྲེལ་པ་མེས་པོའི་ཞལ་ལུང་སོར་གནས་དང་། ཨ་པོ་ཆོས་རྗེས་མཛད་པའི་སྨན་ངོ་གསལ་བྱེད། བཊ་སྦྱོད་ལྔ་པ། གཡུ་ཐོག་གསེར་མཆན། ཆ་ལག་བཅོ་བརྒྱད། ཤོག་དྲིལ་སྐོར་གསུམ་སོགས་ཁུངས་ཐུབ་ཀྱིས་ཁ་བསྐངས་ནས། རང་འདོད་སྤྱོད་པའི་གཟུ་ལུམ་རས་ཆོད་དུ་མ་སོང་བར་འགྲེལ་མཆན་གྲལ་འཁོད་དུ་ཡོད་པ་ཞིག་ཅེས་ཀྱང་གྱིས་ཤིག་གསུངས་པ་བཞིན། དམར་སེར་གྱི་ལོའི་ས་ག་ཟླ་བ་ནས་བཟུང་དོན་གྲུབ་ཀྱི་ལོའི་སྟོན་ཟླ་བའི་དགའ་བ་གཉིས་པའི་ཚེས་ལ་ཞེས་དང་། མན་ངག་རྒྱུད་ཀྱི་དཀའ་འགྲེལ་མཛུག་བྱང་དུ། ཨ་པོ་ཆོས་རྗེའི་གསུང་རྒྱུན། ཟླ་གྲོས་རྒྱལ་པོའི་གཞུང་དོན། སྐྱེམས་པ་ཚེ་དབང་གི་འགྲེལ་པ་འདོད་འཛོ་གཙོ་བོར་བྱས་པའི་ཁུངས་ཐུབ་དག་པའི་གཞུང་དཔང་དུ་བཞག་ནས། རིག་

འཛིན་ཆོས་ཀྱི་གྲགས་པས་མཚན་བཏབ་གཞིར་བཞག་སྟེང་དུ་སྨན་པའི་བླ་དྭགས་སངས་རྒྱས་བསྟན་འཛིན་གྱིས། ཞེས་དང་། ཡང་དེ་ལས། དཔལ་ལྡན་བླ་མ་དམ་པ་ངག་དབང་བཀྲ་ཤིས་དཔལ་གྲུབ་ཀྱི་སྐུ་གསུང་ཐུགས་ཀྱི་བཀའ་ཡི་གནང་བ་ནོད་ཅིང་ནུ་ཏུ་ལུགས་སུ། དམར་སེར་གྱི་ལོའི་ས་ག་ཟླ་བ་ནས་བཟུང་དོན་གྲུབ་ཀྱི་ལོའི་སྟོན་ཟླ་བའི་དགའ་བ་གསུམ་པ་ལ་ཡུལ་དབུ་རུ་སྟོད་ཀྱི་ཆ་རྒྱལ་བས་ལུང་བསྟན་མགར་ཆོས་སྡིངས་སྨན་གྲོང་དབེན་སྦྲོ་མེ་ཏོག་བཀྲ་བའི་རི་ཁྲོད་དུ་སྦྱར་བའོ། །ཞེས་གསལ་བས། བཤད་རྒྱུད་འགྲེལ་པ་བརྩམས་དུས་ནི། ཕལ་ཆེར་སློབ་དཔོན་འདས་པའི་རྗེས་ཀྱི་རབ་བྱུང་བཅུ་གཅིག་པའི་མེ་སྤྲུལ་སྤྱི་ལོ་༡༨༧༧ལོའི་ས་ག་ཟླ་བ་ནས་འགོ་བརྩམས་ཤིང་དོན་གྲུབ་ལོ་སྟེ་ས་ལུག་སྤྱི་ལོ་༡༨༧༨ལོའི་ཟླ་བ་ལྔ་པའི་ཚེས་དྲུག་ལ་བརྩམས། མན་རྒྱུད་འགྲེལ་པ་བརྩམས་དུས་ནི། རབ་བྱུང་བཅུ་གཅིག་པའི་མེ་སྤྲུལ་སྤྱི་ལོ་༡༨༧༧ལོའི་ས་ག་ཟླ་བ་ནས་འགོ་བརྩམས་ཤིང་དོན་གྲུབ་ལོ་སྟེ་ས་ལུག་སྤྱི་ལོ་༡༨༧༨ལོའི་ཟླ་བ་ལྔ་པའི་ཚེས་བཅུ་གཅིག་ལ་བརྩམས། བཤད་རྒྱུད་འགྲེལ་པ་དང་མན་རྒྱུད་འགྲེལ་པ་གཉིས་ཀར་འབྲི་གུང་ལུགས་ཀྱི་གསོ་རིག་གི་ཐུན་མིན་དགོངས་པས་ཟུར་བརྒྱན་ཏེ་ལེའུ་རེ་རེ་བཞིན་ཚ་འགྲེལ་སྦྲགས་ཏེ་ཚིག་དོན་གཉིས་ཀར་རྒྱས་འགྲེལ་མཛད་འདུག ཕོང་གི་འབྱུང་འདས་ལོ་ཚིགས་དང་ཡབ་ཡུམ་མཚན་འཁོད་པའི་རྣམ་ཐར་སོགས་ནི་མ་མཐོང་བས་ཞིབ་ཆ་ཞུ་དཀའ་རུང་། སྟག་ལུང་བཀྲ་ཤིས་དཔལ་གྲུབ་དང་ཀུན་མཁྱེན་འབྲི་གུང་པའི་ཐུན་མོང་གི་སློབ་མ་ཡིན་པ་རྒྱུད་འགྲེལ་གྱིས་ལན་བཏབ་ཡོད། སྟག་ལུང་བཀྲ་ཤིས་དཔལ་གྲུབ་ནི་གསོ་རིག་ཕྱོགས་ལ་ཡང་མཁྱེན་རྒྱ་ཆེ་སྟེ། སྡེ་སྲིད་སངས་རྒྱས་རྒྱ་མཚོས་ཀྱང་གསོ་རིག་སྐོར་ལ་གསན་བཞེས་དང་། ཕྱི་རྒྱུད་ཐད་ལ་དཀའ་གནད་མཐའ་དཔྱོད་ཞུས་པ་སོགས་ལོ་རྒྱུས་ཡོད་པས། མདོར་ན་སྨན་སྐྱམ་སངས་རྒྱས་བསྟན་འཛིན་ནི་གསོ་རིག་ལ་མཁྱེན་རྒྱ་ཡངས་པའི་དོན་གྱི་སྨན་པ་ཞིག་ཡིན་པ་གོར་མ་ཆག

ཀུན་མཁྱེན་ཆོས་ཀྱི་གྲགས་པའི་སྨན་གྱི་སློབ་བརྒྱུད་འགའ་ཞིག་གི་སྐོར།

སྨམ་པོའི་རབ་བརྟན་བཟང་པོ། རྒྱལ་པ་འཚོ་བྱེད་གཞན་ཕན། གཙང་པའི་འཚོ་བྱེད་གཞན་ཕན། དྭགས་པོ་འཚོ་བྱེད་ལོ་ཡག དྭགས་པོ་འཚོ་བྱེད་བསོད་ནམས་ལེགས་པ། ཏྲེང་འཚོ་བ་མན་ཁང་སོགས་ཀྱི་མིང་ཙམ་ཞིག་ལས་དཀྱུས་ཀྱི་རྣམ་ཐར་གསལ་ཆ་མེད། འདིའི་སྐོར་ནི་རང་རྣམ་ལས། དེ་ཡང་ཆུ་རྟ་ལོ་ནས་ནད་གཞི་འགོ་བརྩམས་ནས་དཔོན་སློབ་གསུམ་སྤྱུལ་ལ་མདོ་དབང་

དང་སྙིང་མའི་རྒྱུད་འབུམ་ཞུ་བའི་སྐབས་སུ་ཤིན་ཏུ་ན་བས་ཆོས་གྲལ་དུ་ལུས་ཐམས་ཅད་རྡུལ་ཆུས་ཁྱབ་པ་ལྟར་བྱེད་པ་ཁོ་ན་བྱུང་ཡང་ཆོས་ཐོབ་དགོས་པའི་འདོད་པས་སྡུག་སྲན་བསྐྱེད་དགོས་པ་འབབ་ཞིག་བྱུང་། དེ་ནས་སྤྲུལ་ལོ་ཧོར་ཟླ་གསུམ་པའི་ཚེས་གསུམ་ལ་མཐིལ་སྒྲུབ་སྡེའི་མཚམས་པས་གཙོས་སེར་སྐྱ་འདུས་པ་ཚེས་མང་བ་ལ་ལྷ་ལྡན་གྱི་ཁྲིད་གོ་དོན་བཤད་སྦྱར་དང་སྦྲགས་པའི་རྒྱས་པ་ཞིག་འགོ་བཙམས་པར། བད་ཀན་ཧེ་ལོད་དུ་ན་བས་ཉེར་དྲུག་ནས་ཁྲིད་འཆད་མ་ཐུབ། དེ་ནས་ཧེ་ལོད་དུ་སོང་བས་འོན་ནས་དྲུང་འཚོ་བ་མན་ཁང་ནས་ཐོས་པས་སྨན་རང་ལ་ངོ་སོ་ཆེར་མ་བྱུང་། མི་མཉམ་གྱི་གསང་ཁ་གསུམ་དང་རྒྱབ་ཀྱི་ཚིགས་པ་བཅུ་གཅིག་པ་ལ་སྦྲ་ཚུགས་བཞག་པའི་ཉིན་མོ་མེ་ཏོག་གི་ཆར་བབ་པ་ཕལ་ཆེར་གྱིས་ཕྱི་ནས་མཐོང་འདུག ཅེས་དང་། ཡང་དེ་ལས། སྨར་སྨམ་པོའི་ཟླ་སྨན་རབ་བརྟན་བཟང་པོ་དང་རྒྱལ་པ་འཚོ་བྱེད་གཞན་ཕན་སོགས་སྤྱན་དྲངས། དེ་ཀའི་སྲུ་ནས་འབབ་སྦྱོང་ཡུན་རིང་བྱུང་བས་རྐྱེན་བྱས། ལྡན་པའི་ཆུ་ནད་ཀྱི་འགོ་བཙམས་སྐྲང་པོ་ཤིན་ཏུ་ཆེ་བ་བྱུང་། སྨན་གང་ཡང་ཕན་པོ་རང་མ་བྱུང་། གཞན་དུ་སྨན་དཔྱད་གང་འབབ་སྨན་པས་ནད་པ་ལ་འདྲི་བའི་སྲོལ་མི་འདུག་ཀྱང་། གཙང་པའི་འཚོ་བྱེད་གཞན་ཕན། སྨམ་པོ་དྲུང་འཚོ་བ་དང་། རྒྱལ་བ་འཚོ་བྱེད་སོགས་ཀྱིས་སྨན་གང་འགབ་བདག་ལ་རང་ལ་དྲིས་བྱུང་བས་ཆུ་སྨན་བདེ་བའི་འཁོར་ལོ་ཞིག་བྱས་པས་དེ་ཀ་ཕན་ཆེ་བ་བྱུང་། འོན་ཀྱང་རྩ་ཐམས་ཅད་ལ་གྲངས་ངེས་མེད་དུ་སྟོད་པ་ཞིག་བྱུང་བར་འཚོ་བྱེད་མན་ཁང་ནས་ཀྱིས་ནད་ཀྱི་སྟོད་པ་འདི་ཉེས་སྐྱོན་མེད་གསུངས། བན་གྲོང་སྟུགས་པས་མཁའ་འགྲོའི་བསུས་ཟློག་ཅིག་བྱས་པའི་སྒྲུད་ཡས་གད་སྣང་དུ་བསྐྱལ་བར་འཇའ་ཟུག་པ་ཀུན་གྱིས་མཐོང་། སྨམ་པོ་ཟླ་སྨན་པས་ཆོས་མཛད་ལྷུང་གཅིག་པའི་རྩར་ཞག་ལྔ་དྲུག་ལས་མི་འགྲུང་བར་འཆི་གསུངས་འདུག རྒྱལ་བ་འཚོ་བྱེད་ཀྱིས་ཀྱང་འཆི་ངེས་སུ་ཐག་བཅད་འདུག ང་རང་གིས་བལྟས་པས་འཆི་ལྟས་ནི་གང་ཡང་མི་འདུག སྨར་དྭགས་པོ་ནས་འཚོ་བྱེད་ལོ་ཡག་སྤྱན་དྲངས། ཁོང་པས་ལུས་ཀྱི་སྐྲང་པོ་སོགས་ལ་ཐུགས་རྟོག་བཙུག་པས་ད་རེས་ཉེས་སྐྱོན་མེད་པ་ཁག་ཐེག་གསུངས་པས། ཕྱིས་དྲུང་འཚོ་བ་མན་ཁང་དང་འཚོ་བྱེད་ལོ་ཡག་གཉིས་ཀྱིས་གསུངས་པ་ལ་ངེས་ཤེས་འཇོངས། དེ་ནས་ཁད་ཀྱིས་ནད་ལས་གྲོལ། ཞེས་རང་རྣམ་ལས་གསུངས་པ་བཞིན་དུ་སྐབས་དེར་འཚོ་བྱེད་གང་མང་ཞིག་བྱུང་ཡོད། རྗེའི་ཞབས་ལ་གཏུགས་ནས་དམ་པའི་ལམ་ཟབ་མོ་ནང་པའི་འཇུག་སྒོ་དང་། གཞན་རྗེས་འཛིན་རིག་པའི་སྐོར་ནས་དགེ་སློབ་ཀྱི་འབྲེལ་བ་ཡོད་པ་ཞུ་མི་དགོས་ཙང་ཞིབ་ཕྲའི་རྣམ་ཐར་ནི་མ་གསལ་བས་དེ་ཙམ་མོ།།

བྲུང་འཚོ་ཀཱ་རྨ་བཟོད་པའི་སྐོར།

བྲུང་འཚོ་ཀཱ་རྨ་བཟོད་པ་མཆོག་ནི། རང་གི་ཚུལ་གྱི་རྟོགས་པ་བརྗོད་པ་གཏམ་རང་བཞིན་བརྗོད་པའི་རྒྱན་ཞེ་ནས་སྨྲས་པ་གསོང་པོའི་དགའ་སྟོན་ལས། མགོ་ལོག་རྨི་ལམ་སྣང་དུ་བྲུང་འཚོ་ཀཱ་རྨ་བཟོད་པ་སོགས་དོན་གཉེར་འགར་རིན་ཆེན་གྲང་སྦྱོར་གྱི་ལག་ལེན་སློབ་པ་དང་སྨྲགས་ཐོན་ཚུང་ངེ་བ་ཞིག་སྨྲར། ཞེས་གསུངས་པ་བཞིན་དུ། འབྲི་གུང་པ་རིག་འཛིན་ཆོས་ཀྱི་གྲགས་པའི་དངོས་སློབ་ཅིག་ཡིན་པ་རང་རྣམ་དེ་ལས་གསལ་ནུང་། འོན་ཀྱང་བྲུང་འཚོ་ཀཱ་རྨ་བཟོད་པ་མཆོག་གི་རྣམ་ཐར་ཞིབ་ཕྲ་ཅན་ཞིག་ནི་གཞན་གང་དུ་ཡང་མ་གསལ། བྲུང་འཚོ་འདི་ཉིད་ཀྱིས་རྗེ་ཆོས་གྲགས་བྲུང་ནས་གསོ་དཔྱད་ཀྱི་ལག་ལེན་རིགས་རྣམས་ཚུལ་བཞིན་སྦྱངས་ལ། རིན་ཆེན་གྲང་སྦྱོར་ཆེ་འབྲིང་སྐོར་གྱི་གདམས་ཟབ་ཞུས། དོན་གྱི་སྨན་པ་འབྲི་གུང་པ་ཆོས་ཀྱི་གྲགས་པ་དགུང་ལོ་ལྔ་བཅུ་པ་སྟེ་སྤྱི་ལོ་༡༧༩༩ལོར་རང་རྣམ་ལས། སྤྱིལ་ལོར་ཚོགས་ཆེ་བ་ལྔ་ལྡན་གྱི་ཁྲིད་རྒྱས་པ་ཞིག་བྱས་དུས་འཚང་ཁ་དམ་པ་རྒྱབ་པས་བྲུང་འཚོ་ཀཱ་རྨ་བཟོད་པའི་རྩིབ་མ་བཅག་པ་སོགས་བྱིན་རླབས་ཆེ་བ་བྱུང་། ཞེས་བྲུང་འཚོ་མཆོག་གིས་ཀུན་མཁྱེན་འབྲི་གུང་པའི་བྲུང་ནས་ཕྱག་ལེན་ལྔ་དང་། ཟབ་ལམ་ནཱ་རོའི་ཆོས་དྲུག ཕ་ཆོས་བསྟན་དགོངས་སོགས་བཀའ་བརྒྱུད་འདི་པའི་ཆོས་མཛོད་མཐའ་ཡས་གསན་བཞེས་མཛད། ཡིན་ནའང་འཁྲུངས་འདས་ལོ་ཚིགས་སོགས་ནི་མ་རྙེད།

འབྲི་ཆེ་ཧཱུྃ་ཀཱ་རྨ་བསྟན་འཕེལ་གྱི་སྐོར།

འབྲི་ཆེ་ཧཱུྃ་ཀཱ་རྨ་བསྟན་འཕེལ་མཆོག་ནི། ངེས་དོན་བསྟན་པའི་བདག་པོ་མགོན་པོ་འབྲི་གུང་སྐྱོབ་པ་རིན་པོ་ཆེའི་ཞལ་སློབ་སྤྱན་སྔ་གནམ་མཚོ་བས་ཕྱག་བཏབ་པའི་འབྲི་ཆེ་ཧཱུྃ་དགོན་གྱི་བསྟན་གསལ་སྤྲུལ་སྐུ་སྐུ་ཕྲེང་བཞི་པ་ཀཱ་རྨ་མཐུ་སྟོབས་ཀྱི་ཡང་སྲིད་ཡིན་ལ། རྗེ་འདི་པའི་འཁྲུངས་འདས་ལོ་ཚིགས་དང་ཡབ་ཡུམ་བཅས་ཀྱི་སྐོར་གསལ་ཁ་མེད། འོན་ཀྱང་ལོ་རྒྱུས་འགའ་ལས་གསལ་བ་ལྟར་ན་རབ་བྱུང་བཅུ་གཅིག་པའི་སྟོད་ཙམ་དུ་འཁྲུངས་ཤིང་བཅུ་གཉིས་པའི་མཇུག་ཙམ་དུ་འདས་པར་གསུངས་ལ། སོག་པོ་གུ་ཤྲཱི་བསྟན་འཛིན་ཆོས་རྒྱལ་གྱིས་རབ་བྱུང་བཅུ་གཅིག་པའི་ས་མོ་ཡོས་སྤྱི་ལོ་༡༦༣༨ལོར་མདོ་ཁམས་སུ་བེ་རི་དོན་ཡོད་རྒྱལ་པོའི་ཐོག་ཏུ་དྲག་པོ་དམག་གི་གཡུལ་བཤམས་པའི་སྐབས་གུ་ཤྲཱི་བསྟན་འཛིན་ཆོས་རྒྱལ་ལ་ཀླུ་གདོན་གྱི་གནོད་པས་ནད་གཞི་དྲག་པོ་ཐོག་པར་ལྷ་སྣའི་བརྟག་བབ་ལྟར་དམ་པ་འདི་ཉིད་གདན་འདྲེན་ཞུས་པས་

ཕེབས་ཏེ་རྒྱལ་པོའི་དམག་སྣར་ཡོད་སའི་ཕྱོགས་ཀྱི་སྨིད་ཐག་འགག་ཅེས་པའི་བྲག་ངོས་སུ་ཆིབས་ཐོག་ནས་རྟ་ལྕག་གི་ཡུ་བས་རིགས་གསུམ་མགོན་པོའི་གཟུངས་སྔགས་བྲིས་ཤིང་ཀླུ་གདོན་དམ་ལ་བཏགས་ནས་རྒྱལ་པོ་སྟོང་གཞི་ལས་གྲོལ་བར་མཛད། རྒྱལ་པོས་བསྟོང་གཞི་དྭངས་པའི་ལེགས་སྐྱེས་སུ་སྐུ་རྟེན་ཐུབ་པའི་སྐུ་ཞིག་དང་། གསུང་རྟེན་བུ་སྟོན་རིན་པོ་ཆེས་ཞུས་དག་མཛད་པའི་ཚལ་པའི་བཀའ་འགྱུར་གྱི་མ་ཕྱི་བྱས་ནས་བཞེངས་པའི་བཀའ་འགྱུར། ཐུགས་རྟེན་བཀྲ་ཤིས་འོད་འབར་ཞེས་བཀའ་གདམས་མཆོད་རྟེན་སོགས་ཕུལ། ཞྭ་དམར་བརྒྱད་པའི་རྣམ་ཐར་ནང་དུ་ལྕགས་གླང་ལོར་ཆོ་སྐྱུཾ་བསྟན་འཕེལ་སྐུ་ཕྲེང་སུམ་ཐུབ་དཔོན་ཚང་གི་བུར་ངོས་འཛིན་དང་ཀརྨ་བསྟན་གསལ་ཞེས་མིང་བཏགས། ཞེས་གསུངས། རྗེ་འདི་དང་ཀུན་མཁྱེན་རིག་འཛིན་ཆོས་གྲགས་གཉིས་དུས་མཉམ་ཡིན་པས་ཀུན་མཁྱེན་ཆོས་གྲགས་དྲུང་ནས་དངུལ་ཆུ་བཙོ་བཀྲུ་ཆེ་འབྲིང་སྐོར་ལན་མང་ཞུས། ཁོང་གིས་མཛད་པའི་ཕོ་བའི་སྨན་ཨ་རུ་བདུན་པའི་སྦྱོར་སྡེ་ལས། འདི་ཡང་གསོ་རིག་གནས་ལ་མོས་པ་ཅན། །འབྲི་ལུགས་ཆོ་སྐྱུཾ་པ་ཡིས་སྦྱར་བ་དགེ །ཞེས་གསུངས་པ་མཆིས་སོ། །དམ་པ་འདིས་སྔ་ཕྱིར་དངུལ་ཆུ་བཙོ་བཀྲུ་ཆེན་མོ་དང་། རིན་ཆེན་རིལ་ནག་ཆེན་མོ་སོགས་ཟུར་ལུགས་དང་འབྲི་ལུགས་བཅས་ཀྱི་མཐོང་བ་བརྒྱུད་པའི་ཕྱག་ལེན་དྲི་མ་མེད་པ་རྣམས་མི་ཉམས་གོང་འཕེལ་གྱི་ཕྱིར་དུ་ཕྱག་བསྟར་ཐེངས་མང་གནང་ཞིང་། དམ་པ་འདི་པས་ཕྱག་ལེན་མཛད་པའི་རིན་ཆེན་རིལ་ནག་སྐོར་ལ་སི་ཏུ་པཎ་ཆེན་མཆོག་ནས་ཁུངས་ཐུབ་ཚད་ལྡན་ཡིན་པའི་ཚད་མཐོའི་བསྔགས་བརྗོད་མཛད་པ་མཆིས་ཏེ། འཆི་མེད་བདུད་རྩི་སྒྲུབ་ཤིང་ལས། གནའ་དུས་སུ་རྗེ་གཡུ་ཐོག་པ་ཡབ་སྲས་རྣམས་དང་ཟུར་མཁར་བ་ཁྲུ་དཔོན་སོགས་ཀྱི་སྐབས་སུ་སྦྱར་བའི་རིལ་ནག་ཆེ་ཆུང་སོགས་ནི་སྨན་གྱི་བླ་མ་གཉིས་པས་མཛད་པ་སྔ་གོང་དུ་མཆོད་པར་བྱ་ཞིང་། དེ་རྗེས་རྗེ་འབྲི་གུང་པ་དང་། གཞུང་ས་ཡོན་མཆོད་དང་། ཆོ་སྐྱུཾ་པ་རྣམས་ཀྱིས་སྦྱར་བའི་རིལ་ནག་ཆེན་མོ་རྣམས་ཀྱང་ཡོ་བྱད་འཐོར་ཞིང་། ཕྱག་ལེན་རྣམ་པར་དག་པའི་རྒྱུན་དང་ལྡན་ཅིང་། ཕན་ཡོན་ནུས་པ་ཆེན་པོ་དང་ལྡན་པ་ཤ་སྟག་ཅེས་གསུངས། རྗེ་འདིས་གསོ་བ་རིག་པའི་སྐོར་ལ་མན་ངག་དྲན་འཛིན་ལྕགས་ཀྱུ་ཞེས་སྟོད་པོད་གྲགས་ཅན་དེ་དང་གཞན་གསུང་ཐོར་བུ་འགའ་ཞིག་བརྩམས། གསུང་དེ་དག་གི་ནང་དུ་ཆོ་སྐྱུཾ་ལུགས་ཀྱི་གར་ནག་བཙོ་ལྷ་དང་། ཆོ་སྐྱུཾ་ལུགས་ཀྱི་སེ་འབྲུ་དར་གདུགས་ཅན། ཆོ་སྐྱུཾ་ལུགས་ཀྱི་སྤང་རྒྱན་བཅུ་པ། ཆོ་སྐྱུཾ་ལུགས་ཀྱི་སྤྱང་ལྕེ་བདུན་པ་སོགས་བདུད་རྩི་ལྷ་བུའི་སྐྱོན་མེད་ཀྱི་སྨན་སྦྱོར་གསར་པ་དུ་མ་འགྲོ་བའི་ནད་ཀྱི་ཟུག་རྔུ་བསལ་བའི་གསོས་སུ

བསྔུལ། ཞལ་སློབ་ནི་མཚན་དང་གྲངས་ཇི་ཙམ་ཡོད་པ་མ་ངེས་ཀྱང་གསོ་བ་རིག་པའི་ཞལ་སློབ་ཀྱི་གྲས་སུ་ཀརྨ་བསྟན་འཛིན་གྲགས་པ་དང་། དཀོན་མཆོག་བསྟན་པ་ནོར་བུ། རིན་ཆེན་རྒྱལ་སོགས་འགྲོ་བའི་ནད་ཀྱི་སྡུག་བསྔལ་སེལ་བའི་དྲང་སྲོང་མཁས་པ་དུ་མ་སྐྱིད་སྲིང་མཛད་པར་གསུངས་སོ། །

སྨར་འོག་ཀརྨ་བསྟན་འཕེལ་གྱི་སྐོར།

སྨར་འོག་ཀརྨ་བསྟན་འཕེལ་མཆོག་ནི། ཀརྨ་ངེས་ལེགས་བསྟན་འཛིན་གྱིས་མཛད་པའི་འབྲི་གུང་གཅེས་བསྟུས་ཀྱི་མན་ངག་བླ་མའི་ཞལ་རྒྱུན་ཟབ་གནད་བཀྲོལ་བའི་ཟིན་བྲིས་ལས། འབྲི་གུང་ཆོས་ཀྱི་གྲགས་པའི་སློབ་མ་ཨེམ་ཆི་ཚེ་དབང་བརྟན་པ་དེའི་སློབ་མ་དཔོན་ཚང་ཡེ་ཤེས། དེའི་སློབ་མ་སྨར་འོག་ཀརྨ་བསྟན་འཕེལ། དེའི་སློབ་མ་ལྷ་རྗེ་རིན་དབང་། མ་དཔེ་འགའ་ཤས་སུ་ཚེ་རིང་དབང་ཞེས་འཁོད་འདུག དེ་ནས་ཞལ་ཁྲིད་ཐོབ་པའི་ཚེ་ནི། ལར་ལྡེ་མིག་གིས་གསལ་ནའང་། ཞེས་དང་། སྨན་ནག་བདུད་རྩིའི་འཁྱིལ་འཁོར་གྱི་མན་ངག་རྒྱས་པར་བཀྲོལ་བའི་མཇུག་བྱང་ལས། དེ་ལྟར་འབྲི་གུང་ལུགས་ཀྱི་གཅེས་གནད་སྨན་ནག་བདུད་རྩི་འཁྱིལ་འཁོར་གྱི་ཟབ་གནད་ཞིབ་ཏུ་བཀྲོལ་བ། སྨན་རྒྱལ་ཡེ་ཤེས་བསམ་གཏན་གྱི་ཐུགས་སྲས་ཨེམ་ཆི་བསྟན་འཕེལ། སྟགས་སྒྲ་ཨེམ་ཆི་ཚེ་རིང་དབང་རྒྱལ་རྣམས་ཀྱི་གསུང་རྒྱུན་ཕྱག་བཞེས་བཞིན་ཀརྨ་ངེས་ལེགས་བསྟན་འཛིན་གྱིས། ཞེས་གསུངས་པ་བཞིན་གལ་ཏེ་མ་དཔེར་ཡིག་སྐྱོན་བྱུང་མེད་ན་སྨར་འོག་ཨེམ་ཆི་བསྟན་འཕེལ་དང་། སྟགས་སྒྲ་ཨེམ་ཆི་ཚེ་རིང་དབང་རྒྱལ་གཉིས་ནི་གང་ཟག་ཐ་དད་ཡིན་པའི་གནད་འདི་རེད། ཡིན་ནའང་གསོ་རིག་ལོ་རྒྱུས་ཁ་ཤས་ནང་ཁོང་གཉིས་གང་ཟག་གཅིག་ཏུ་ངོས་འཛིན་བྱེད་ཀྱི་འདུག་པས་གོང་གིས་ཀརྨ་ངེས་ལེགས་བསྟན་འཛིན་གྱིས་གསུང་ལ་གཞིགས་ན་ཐ་དད་ཡིན་པ་འདྲ། ཀརྨ་བསྟན་འཕེལ་མཆོག་ནི་འབྲོམ་རིགས་དཔོན་ཚང་ཡེ་ཤེས་ཀྱི་ཞབས་ལ་གཏུགས་ནས་འབྲི་ལུགས་གསོ་རིག་གི་བསྟན་པ་དགུང་ལ་འདེགས་ནུས་པའི་སྐྱེས་ཆེན་དམ་པ་ཞིག་ཡིན། ཀརྨ་བྱང་ཆུབ་རྡོ་རྗེ་མཆོག་གི་སྐུའི་བླ་སྨན་དང་། དངུལ་ཆུ་བཙོ་བཀྲུ་ཆེན་མོའི་ཕྱག་ལེན་སློབ་དཔོན་ཡེ་ཤེས་བསམ་གཏན་མཆོག་གི་ཕྱག་བཞེས་ཉམས་པ་མེད་པ་སི་ཏུ་ཆོས་ཀྱི་འབྱུང་གནས་དང་ལྷན་དུ་མཚུར་ཕུ་དགོན་དུ་ཐེངས་ཁ་ཤས་ཕྱག་ལེན་གནང་སྐད་དེའི་ཟིན་བྲིས་ཀྱང་འདུག

སྟག་གྲ་ཨེམ་ཆི་ཚེ་རིང་དབང་རྒྱལ་གྱི་སྐོར།

རྗེ་འདིའི་འཁྲུངས་འདས་ལོ་ཚིགས་སོགས་འཚོད་པའི་རྣམ་ཐར་ཞིབ་པ་མ་མཇལ་ནའང་། ཁོང་གིས་མཛད་པའི་ཤང་འགྱུར་མེད་རྣམ་རྒྱལ་གྱིས་སྨན་སྦྱོར་སྐོར་ལ་དྲི་བ་ཞུས་པར་ལན་དུ་གནང་བའི་ངར་ཕྱུག་དྲི་ལན་ཞེས་པར་བསམ་ན་རབ་བྱུང་བཅུ་གཅིག་པའི་སྨད་དང་རབ་བྱུང་བཅུ་གཉིས་པའི་སྟོད་དུ་འཁྲུངས་པའི་མཁས་པ་ཞིག་ཡིན་པར་གསལ་ཏེ། ཤང་འགྱུར་མེད་རྣམ་རྒྱལ་ནི་རབ་བྱུང་བཅུ་གཉིས་པའི་ནང་ཁུལ་དུ་འཁྲུངས་པའི་ཕྱིར་ན་ཁོང་གཉིས་དུས་རབས་གཅིག་མཚུངས་སོ། །ཁོང་ནི་དབུས་གཙང་རུ་བཞིའི་ཡ་གྱུལ་གཡོ་རུ་ལྷོ་ཁའི་སྒྲགས་ཀྱི་ངར་ཕྱུག་གི་སྟགས་གྲ་དགོན་གྱི་འཚོ་བྱེད་མཁས་མཆོག་ངར་ཕྱུག་པའི་མཚན་ཡིན། མཚན་དངོས་ཚེ་རིང་དབང་རྒྱལ་དང་མཚན་གཞན་དུ་སྟགས་གྲ་ཨེམ་ཆི་ཞེས་ཀྱང་ཞུ། རྗེ་འདིའི་གསོ་དཔྱད་ཀྱི་སློབ་དཔོན་ནི་དཔོན་ཚང་ཡེ་ཤེས་བསམ་གཏན་གྱི་ཞལ་སློབ་སྨར་འོག་པ་ཀརྨ་བསྟན་འཕེལ་ཡིན། འཛམ་མགོན་བློ་གྲོས་མཐའ་ཡས་སོགས་རྫོང་བྲལ་གྱི་མཁས་པ་དུ་མས་དམ་པ་འདིས་མཛད་པར་ཞལ་བཞེས་གནང་བའི་ངར་ཕྱུག་ལུགས་ཀྱི་ཨ་རུ་ཉེར་བཞི་དང་། ངར་ཕྱུག་ལུགས་ཀྱི་བྲི་ག་བཅུ་གསུམ། ངར་ཕྱུག་ལུགས་ཀྱི་སྲོག་འཛིན་དགུ་པ། ངར་ཕྱུག་སྲོག་འཛིན་བཅུ་གཅིག ངར་ཕྱུག་ལུགས་ཀྱི་ཙན་དན་བཅོ་བརྒྱད་བཅས་སྟོན་མེད་ཀྱི་སྨན་སྦྱོར་གསར་པ་དུ་མ་འགྲོ་བའི་ནད་ཀྱི་ཐུག་རྩ་བསལ་བའི་གསོས་སུ་བསྩལ། གསུང་རྩོམ་གཙོ་བོ་ཤང་དྭ་ཡིས་བ་ཕྱུར་གྱིས་སྨན་སྦྱོར་སྐོར་ལ་དྲི་བ་ཞུས་པར་ལན་དུ་གནང་བའི་ངར་ཕྱུག་དྲི་ལན་དང་གཞན་ཐོར་བུ་འགའ་ཞིག་ཡོད་པར་གྲགས། སློབ་མ་ནི་གཅེས་བསྡུས་ཕན་བདེའི་འབུམ་ཕྲག་གི་མཇུག་བྱང་དུ། རང་ངོས་ལུགས་བྱུང་གི་བཀའ་དྲིན་བླ་མེད་སྨན་བླ་ཆེ་དབང་དང་། ཞེས་བཀོད་སྟགས་གྲ་ཨེམ་ཆི་ཚེ་རིང་དབང་རྒྱལ་ཞུ་བ་ཁོང་ཡིན་པར་མངོན། བེ་ལོ་ཚེ་དབང་ཀུན་ཁྱབ་ཀྱིས། ལག་ལེན་གྱི་རྒྱུན་ནི། འབྲི་གུང་ཆོས་གྲགས། གར་དབང་དྭག་པའི་བླ་སྨན་པ་སྨན་མོ་ཆེ་བ་འདིས་གཅེས་བཏུས་སོགས་མང་དུ་མཛད། དེས་མཁྱེན་བརྩེ། གསལ་བྱེད། ཨ་ལོ་ཆོས་དབང་། སི་ཏུ་རིན་པོ་ཆེ། ཡང་། མཚུར་ཕུར་བླ་སྨན་པ་སོགས་ནས་སྟགས་གྲ་ཨེམ་ཆི། སི་ཏུ་རིན་པོ་ཆེ། དེ་ལས་བདག་གིས་ཐོས་སོ། །ཞེས་སི་ཏུ་པཎ་ཆེན་གྱི་གསོ་དཔྱད་ཀྱི་སློབ་དཔོན་ཡང་ཡིན་པར་སྣང་།

ཀོང་རོང་སྨན་བླ་དོན་གྲུབ་ཀྱི་སྐོར།

ཀོང་རོང་སྨན་བླ་དོན་གྲུབ་མཆོག་ནི། ཀོང་སྟོད་བཀྲ་ཤིས་འབྲས་སྤུངས་ཏེ་རྒྱ་མདའ་གསར་པའི་ཕུ་དེར་རབ་བྱུང་བཅུ་གཅིག་པའི་ཤིང་ཡོས་ལོ་སྟེ་སྤྱི་ལོ་༡༧༧༥ལོར་སྐུ་བལྟམས། ཆུང་དུས་ནས་ཡབ་མེས་རྣམས་ཀྱི་དྲིན་ལས་བརྡ་སྦྱོད་སྐོར་ནས་སློབ་སྦྱོང་གང་ལེགས་གནང་། ནར་སོན་ནས་མཁས་པའི་དབང་པོ་དཔོན་ཚང་ཡེ་ཤེས་བསམ་གཏན་གྱི་དངོས་སློབ་ཐུགས་གྲྭ་ཨེམ་ཆི་ཚེ་རིང་དབང་རྒྱལ། སློབ་དཔོན་གཞན་ཕན་བདེ་ཆེན་རྒྱལ་པོ། དྲུང་འཚོ་བ་སངས་རྒྱས། རྗེ་བའི་བླ་མ་སྨམ་པོ་རྒྱལ་མཆོག་བཟང་པོ་རྡོ་རྗེ་སོགས་དགེ་བའི་བཤེས་གཉེན་དུ་མའི་དྲུང་ནས་རིག་གནས་སྤྱི་དང་སྒོས་སུ་གསོ་བ་རིག་པའི་གཞུང་དང་ལག་ལེན་བཅས་པར་སྦྱངས་པ་མཐར་ཕྱིན་པར་མཛད། མཁས་དབང་བྱམས་པ་འཕྲིན་ལས་མཆོག་གིས། འབྲི་གུང་གི་ཁོངས་གཏོགས་ཡིན་པ་ཞིག་གཅིག་ལ། ཞེས་ཉིད་ཀྱིས་མཛད་པའི་གཅེས་བསྡུས་ཕན་བདེའི་འབུམ་ཕྲག་གི་མཇུག་བྱང་དུ། འབྲི་གུང་ཞབས་དྲུང་ཆོས་ཀྱི་གྲགས་པའི་དངོས་སློབ་དཔོན་ཚང་ཚེ་དབང་བརྟན་པའི་གཅེས་བསྡུས་ཕན་བདེའི་སྙིང་པོ། མི་དབང་སྭ་རའི་ལྷན་ཐབས། ཞེས་ཁོང་ནི་འབྲི་གུང་རིག་འཛིན་ཆོས་ཀྱི་གྲགས་པའི་སློབ་མའི་ཡང་སློབ་མར་གཏོགས་པ་ཞིག་ཡིན། རྗེ་འདིའི་ཆོས་བརྒྱུད་ནི་དྭགས་པོ་བཀའ་བརྒྱུད་ཡིན་པར་གསལ་ཏེ། གཅེས་བསྡུས་ཕན་བདེའི་འབུམ་ཕྲག་གི་མཆོད་བརྗོད་དུ། བཟང་པོའི་མན་ངག་གསང་ཚིག་རྡོ་རྗེའི་རྒྱ། །མཁྱེན་པས་བཀྲོལ་ནས་རྗེས་བརྩེའི་ཚངས་དབྱངས་གསུང་། །འབྲུག་སྒྲ་སྒྲོགས་ཤིང་དབང་ལུང་མཐོ་རིས་ཆབ། །འབེབས་མཁས་དྲིན་ཅན་མགོན་གྱིས་རྟག་ཏུ་སྐྱོངས། །ཞེས་དྭགས་པོ་གདན་རབས་སུམ་ཅུ་པ་བཟང་པོ་རྡོ་རྗེ་ལ་ཚིགས་བཅད་ཀྱི་སྒོ་ནས་བསྟོད་པ་མཛད་ཡོད་པས། ཆོས་ཕྱོགས་ནས་བླ་སློབ་ཀྱི་འབྲེལ་བ་ཡོད་པ་གོང་གི་ཚིགས་བཅད་དེས་ཤེས་ལ། སྨན་གྱི་ཐོག་ནས་བླ་སྨན་ཡིན་པར་ངེས་ཏེ། ཡོངས་གྲགས་ཀྱི་ཀོང་རོང་སྨན་བླ་དོན་གྲུབ་ཅེས་སུ་གྲགས་པའི་ཕྱིར། ཟུར་འབྲིའི་སྨིན་གྲོལ་རྣམས་རྗེ་བཟང་པོ་རྡོ་རྗེ་དང་། དཔོན་ཚང་ཡེ་ཤེས་ཀྱི་དངོས་སློབ་སོགས་ལས་གསན་པ་ཐེ་ཚོམ་མེད་པ་ཡིན། ཁོང་གིས་མཛད་པའི་གསོ་བ་རིག་པའི་མན་ངག་ཀུན་ལས་ཟབ་གཅེས་ཡང་བཅུད་བསྡུས་པ་ཕན་བདེའི་འབུམ་ཕྲག་དང་། གསོ་བ་རིག་པའི་ཉམས་སྦྱོང་ཕྱོགས་བསྡུས་རིག་ཟིན་ནེ་ཙུ་ལེའི་རྒྱལ་པ་ལེ་ལག་ཐུན་སུམ་ཚོགས་པ་ནོར་བུའི་བང་མཛོད། ཕྱི་རྒྱུད་ཕ་ལམ་རིན་ཆེན་འཁོར་ལོ། རྗེ་བཙུན་ཆེན་པོ་གཡུ་ཐོག་མགོན་པོའི་ཐུགས་སྲས་མཆོག་གྱུར་སུམ་སྟོན་ཡེ་ཤེས་གཟུངས་ལ་གསུངས་འགྲོས་ཀྱི་ཚུལ་དུ་གནང་བ

བྱིན་རླབས་ཆེ་ཤོས་བླ་སྒྲུབ་ཚན་པ་སོ་ལྔའི་གྲངས་སུ་ལྷུག་པར་བཀོད་པ་དཔེ་ཐོག་ཏུ་ཚིག་དོན་གོ་བདེ་ཞིང་ལག་ལེན་གནད་དུ་འདྲིལ་བ་སྣང་ཡང་། སློ་འཛིན་དཀའ་ལ་ལག་ལེན་གཞན་ཕན་དར་རྒྱས་ཆད་མི་སྣང་བས་ལ་བཟོད་པ་ཚིགས་སུ་བཅད་པ་བླ་སྒྲུབ་ཆོས་ཚན་སོ་ལྔའི་གྲངས་སུ་བཀོད་པ་བཅས་ཡོད། དཔལ་ལྡན་རྒྱུད་བཞིའི་ལུང་ཁྲིད་དང་། གཡུ་ཐོག་སྙིང་ཐིག་གི་སྨིན་གྲོལ་ལུང་རྒྱུན་གྱི་བླ་རབས་ཁྲིད་དུ་དགྱེར་སྨན་སྨན་བླ་དོན་གྲུབ་དང་ཀོང་རོང་སྨན་བླ་དོན་གྲུབ་ཟོང་གཉིས་ཕན་ཚུན་འབྲེལ་གཞི་བྱུང་བ་ནི། ཡིག་ཆ་མང་པོ་ལྷ་རྟོག་མ་འཛེམས་པས་ལན་པ་ཕོ་ན་ཡིན་ཏེ། དཔལ་ལྡན་རྒྱུད་བཞི་དང་གཡུ་ཐོག་སྙིང་ཐིག་གི་སྨིན་གྲོལ་ལུང་ཁྲིད་ཀྱི་བརྒྱུད་པའི་ནང་དུ་ཀོང་རོང་སྨན་བླ་དོན་གྲུབ་ཅེས་པ་བཀོད་སྲོལ་ཡོད་པ་སྟེ། དཔལ་ལྡན་རྒྱུད་བཞིའི་བཤད་ཁྲིད་ཀྱི་བརྒྱུད་པ་ལས། ཀོང་རོང་སྨན་བླ་དོན་གྲུབ། སྐམ་པོ་མི་ཕམ་ཆོས་ཀྱི་དབང་ཕྱུག འབྲི་གུང་ཆོས་གྲགས། ཞེས་དང་། མཁན་ཆེན་ཁྲོ་རུ་ཚེ་རྣམ་རིན་པོ་ཆེས་མཛད་པའི་རྒྱུད་བཞིའི་བརྒྱུད་རིམ་ལས་ཀྱང་། ཀོང་རོང་སྨན་བླ་དོན་གྲུབ། སྐམ་པོ་པ་མི་ཕམ་ཆོས་ཀྱི་དབང་ཕྱུག་འབྲི་གུང་ཆོས་གྲགས། ཞེས་གསུངས་པས། འདི་ཉིད་ཀོང་རོང་སྨན་བླ་དོན་གྲུབ་ཡིན་པར་ངོས་བཟུང་བ་ཙམ་ལས་མིང་སྒྲ་གཅིག་པའི་སྨན་པ་གཉིས་ཡོད་པ་བསམ་བློ་བཏང་སྐྱོང་མེད། དོན་དུ་དགྱེར་སྨན་སྨན་བླ་དོན་གྲུབ་ཅེས་པ་དེ་ཉིད་ཀོང་རོང་སྨན་བླ་དོན་གྲུབ་བར་མཚན་འདྲ་བའི་ཆ་ཡོད་པའི་དབང་གིས་གསོ་རིག་ལོ་རྒྱུས་སྒྲ་བར་འཁྲུལ་གཞི་བྱུང་ཡོད། ཁོང་གི་རྒྱུད་འཛིན་སློབ་མའི་ནང་ནས་གྲགས་ཆེ་བ་ནི། ཤྲཱི་བྷ་དྲའམ་དཔལ་བཟང་ཞེས་པ་དེ་ཉིད་ཡིན་ཞིང་། ཁོང་གིས་གཅེས་བསྡུས་ཕན་བདེའི་འབུམ་ཕྲག་གི་ཁ་སྐོང་རིན་ཆེན་ཕྲེང་མཛེས་ལ་སོགས་གསོ་བ་རིག་པའི་གཞུང་ལུགས་མཛད་པ་སོགས་གསོ་རིག་གི་བསྟན་པ་སྤེལ་ནས་འགྲོ་དོན་རྒྱུན་མ་ཆད་པར་མཛད། ཁོང་གི་འདས་ལོ་གསལ་པོར་འཁོད་པ་མ་མཐལ་ཡང་། ཁོང་གིས་ཞེས་པ་འདི་ནི་རྗེ་བཙུན་ཆེན་པོ་གཡུ་ཐོག་མགོན་པོའི་ཐུགས་སྲས་མཆོག་གྱུར་སུམ་སྟོན་ཡེ་ཤེས་གཟུངས་ལ་གསུངས་འཕྲོས་ཀྱི་ཚུལ་དུ་གནང་བ་བྱིན་རླབས་ཆེ་ཤོས་བླ་སྒྲུབ་ཚན་པ་སོ་ལྔའི་གྲངས་སུ་ལྷུག་པར་བཀོད་པ་དཔེ་ཐོག་ཏུ་ཚིག་དོན་གོ་བདེ་ཞིང་ལག་ལེན་གནད་དུ་འདྲིལ་བ་སྣང་ཡང་། སློ་འཛིན་དཀའ་ལ་ལག་ལེན་གཞན་ཕན་དར་རྒྱས་ཆད་མི་སྣང་བས་ལ་བཟོད་པ་ཚིགས་སུ་བཅད་པ་འདི་ནི་རབ་བྱུང་ཉི་མའི་གནམ་ལོ་དག་བྱེད་གྲོ་ཞུན་ཟླ་བའི་འཕེལ་ཕྱོགས་རྒྱལ་བ་གསུམ་པ་ཟླ་བ་གྲོ་ཞུན་སྨན་གྱི་འགྲུབ་སྦྱོར་ནས་མན་ངག་ཕན་བདེའི་འབུམ་ཕྲག་གསར་བསྒྲིགས་དང་བཅས་འབྲུག་ལོ་སྣ་ཚོགས་ཀྱི་ཞོར་དུ་རྫོངས་སྨན་སྨན་

བླ་དོན་གྲུབ་པས་རང་ལོ་ཞེ་བརྒྱད་པར་རང་མལ་ལས་ཞེས་དགུང་ལོ་ཞེ་བརྒྱད་བར་དུ་དུང་འཚོ་བཞུགས་མཛད་ཡོད་པ་འདི་རེད། འོན་ཀྱང་འདས་ཚིགས་དངོས་ཀྱི་སྐོར་ནི་མ་རྙེད།

བླ་སྨན་པ་ཧ་ཤར་བའི་སྐོར།

བླ་སྨན་པ་ཧ་ཤར་བ་མཆོག་ནི། དཔལ་འབྲི་གུང་པ་དཀོན་མཆོག་འཕྲིན་ལས་དོན་གྲུབ་ཆོས་ཀྱི་རྒྱལ་པོའི་རྣམ་པར་ཐར་པ་བསྡུས་པའི་སྒྲོན་མེ་ཚོགས་གཉིས་རྒྱ་མཚོ་ལས། འདི་སྐབས་རྗེ་འཕྲིན་ལས་བཟང་པོ་སྤྱན་ཚེམས་བསྟུན་པ་རིམ་འཕེལ་གྱི་སྐུ་ཚབ་རྫང་གཏིང་བ་སོགས་ལ། སྐུ་རིམ་དང་སྨན་དཔྱད་སོགས་འབད་པ་ཅིག་སྒྲིལ་དང་། གོང་ས་ཞབས་རྗེ། ལ་མོ་ཆོས་སྐྱོང་བཅས་ཕེབས་ལུང་དང་། རྗེ་ཉིད་ཐུགས་དམ་རྟགས་ཕེབས་སོགས་རིམ་སྒྲུབ་དང་། རྗེ་འདིས་དབུ་མཛད་རང་ཕྱོགས་ཀྱི་གྲྭ་རིགས་བཅས་སོ་སོ་ནས་རང་རང་གི་བགྱི་བ་ཕྱག་བསྐོར་མ་ཎི་སོགས་གང་བགྱིས་དང་། རིན་པོ་ཆེ་འཚོ་གཞིས་སུ་དམིགས་ཏེ་ཡུལ་ཞིང་ཞབས་པད་བསྐལ་བརྒྱར་བརྟན་པའི་གསོལ་འདེབས་ཤིས་བརྗོད་སོགས་བར་མ་ཆད་པར་སྒྲིངས་པ་དང་། བླ་སྨན་པ་ཧ་པ་ཤར་པ་དང་དེ་ཕོག་རྟགས་རིལ་དུ་བབས་པ་ཁམས་པ་དྭང་པ་སྐལ་བཟང་བཅས་ནས་ཉམས་བཅོས་ཀྱི་གྲུས་འབུལ་ཞུས་པ་བཅས། ཧོར་ཟླ་བཅུ་གཉིས་པའི་ཚེས་ཙམ་ནས་བསྟུན་རིམ་དྭངས་བྱུང་བ་ནི་གདུལ་བྱའི་སེམས་ཅན་རྣམས་བསོད་ནམས་ཀྱི་སྐལ་བ་མི་དམན་པ་སེམས་སོ། །ཞེས་སྐབས་རྗེ་འཕྲིན་ལས་བཟང་པོ་དང་། ཆོས་རྗེ་དོན་གྲུབ་ཆོས་རྒྱལ་སྐབས་སུ་བྱོན་པའི་བླ་སྨན་པ་ཧ་ཤར་བ་ཞེས་པ་ཞིག་བྱུང་བ་འདི་རེད། འོན་ཀྱང་དེ་འབྲེལ་རྣམ་ཐར་ཞིབ་མོ་ཞིག་འཚོད་པ་ནི་མ་མཐོང་།

བླ་སྨན་ཛ་རས་དཀོན་མཆོག་དར་རྒྱས་ཀྱི་སྐོར།

བླ་སྨན་ཛ་རས་དཀོན་མཆོག་དར་རྒྱས་མཆོག་ནི། རབ་བྱུང་བཅུ་གཉིས་པའི་ཡས་མས་སུ་སྐུ་འཁྲུངས་ཤིང་། རྣམ་ཐར་གཞན་གྱི་བཤད་སྒྲོས་ལྟར་དུ་ཆུང་དུས་ནས་བཀའ་བརྒྱུད་བླ་མ་རྣམས་ཀྱི་མཐུ་འོག་ནས་རིག་པའི་གནས་ཀུན་ལ་སྦྱངས་པ་མཛད། ལྷོ་འཕྲིན་ལས་རྣམ་རྒྱལ་དང་པཎ་ཆེན་དཀོན་མཆོག་ལྷུན་གྲུབ་སོགས་ཀྱི་དྲུང་ནས་སྒྲ་སྙན་སྨན་རྩིས་སྐོར་དང་། མདོ་སྔགས་རིག་གནས་ཀུན་ལ་མི་མཁྱེན་པ་སྤངས། དེ་རྗེས་ཛ་རས་མཆོག་སྤྲུལ་སྐུ་ཕྲེང་གཉིས་པའི་ཡང་སྤྲུལ་དུ་ངོས་འཛིན་ཞུས། ཀུན་མཁྱེན་ཆོས་གྲགས་ཀྱི་འཕྲིན་ལས་ཉེར་ལེན་གྱི་དྲིན་ལས་རྩེ་བ་སྨན་གྱི་

སློབ་གྲྭ་ནས་ཐོན་པའི་སྨན་གྱི་མཁས་པ་འགའ་ལས་རྒྱུད་རྒྱལ་བདུད་རྩི་སྙིང་པོ་སོགས་ལ་ཐོས་བསམ་མཛད། ལྷག་ཏུ་དཔལ་འབྲི་གུང་པ་རྣམ་གཉིས་ཀྱི་ཞལ་རྒྱུན་གྱི་དཀའ་མཆན་སོགས་ཀྱི་ཞལ་ཤེས་དང་འབྲི་གུང་གསོ་རིག་སོགས་མན་ངག་རྣམས་ལ་སློབ་དཔོན་དུ་མའི་དྲུང་ནས་བུམ་པ་གང་བྱོའི་ཚུལ་དུ་སློབ་གཉེར་གནང་། འབྲི་གུང་སྐྱབས་མགོན་དོན་གྲུབ་ཆོས་རྒྱལ་མཆོག་ཆུ་འབྲུག་ལོ་སྟེ་སྤྱི་ལོ་༡༧༡༢ལོའི་ཟླ་བ་ལྔ་པའི་ཚེས་ལྔ་ལ་མལ་དྲོ་སྤྱན་བཟང་འཆད་ཁ་བ། ཀ་ཚལ་སོགས་སུ་ཕེབས་ནས་ཁྲི་པ་རྗེ་རས་དགོན་དར་སོགས་ཀྱི་ཞབས་བརྟན་ཤིས་བརྗོད་ལྷན་རྒྱས་སུ་གསོལ། ཞེས་དང་། གཞན་ཡང་ལོ་དེའི་ཆ་ཤས་མ་རྫོགས་ཀྱི་བར་དུ་སྐར་ཐེལ་ཀ་ཚལ་གྱིས་མཚོན་པའི་གཞིས་བྱེས་རྣམས་སུ་རྒྱུན་དང་དུས་ཀྱི་མཆོད་པ་རྒྱ་ཆེར་མཛད། ཁྱིས་དབུ་རྩ་ཀ་ཚལ་དགོན་པའི་དབུ་བླར་གྱུར། སྨན་ཆོས་ཟུང་སྦྲེལ་གྱིས་འགྲོ་དོན་མཛད། འབྲི་གུང་སྐྱབས་མགོན་བསྟན་འཛིན་འགྲོ་འདུལ་གྱི་བླ་སྨན་ཡང་མཛད་དེ། མགོན་པོ་འབྲི་གུང་པ་དཔལ་དཀོན་མཆོག་བསྟན་འཛིན་འགྲོ་འདུལ་གྱི་རྣམ་པར་ཐར་པ་ཉོན་མོངས་གདུང་སེལ་ལས། ས་ཕོ་རྟ་ལོར་སྟོན་གྱི་ཟླ་བར་གཏེར་སྒྲོམ་དང་ཐེལ་བྱང་གླིང་གི་གནས་འབྲེལ་རྣམ་དཀར་གྱི་མཛད་པ་གྲུབ་ནས་སྟོན་གྱི་དུས་ཀ་ཚལ་དུ་བླ་སྨན་རྗེ་རས་དཀོན་མཆོག་དར་རྒྱས་དང་། སྐར་དུ་མཁན་ཟུར་རིག་མདོ་བ་མ་འཚོ་བའི་ཆེད་དུ་སོ་སོ་ནས་རྗེ་ཡབ་སྲས་ཟུང་སྤྱན་འདྲེན་ཞུས་པ་ལྟར་ཡས་མས་སུ་ཕེབས་ནས་འཕོ་བའི་མཚམས་སྦྱོར་དང་ཕུང་པོ་བསྲེག་སྦྱངས་སོགས་ཀྱིས་རྗེས་སུ་བཟུང་ཞེས་རྣམ་ཐར་དེ་ལས་གསུངས། རྗེ་རས་ལྷ་སྨན་དཀོན་མཆོག་དར་རྒྱས་མཆོག་ས་ཕོ་རྟ་ལོའི་བོད་ཟླ་བརྒྱད་པའི་ཚེས་ཉེར་དགུ་སྟེ་སྤྱི་ལོ་༡༧༣༨ལོར་སྐུ་འདས།

ལྷ་སྨན་ཡར་འཕེལ་གྱི་སྐོར།

ལྷ་སྨན་ཡར་འཕེལ་མཆོག་ནི། འབྲི་གུང་གདན་རབས་ཉེར་བརྒྱད་པ་སྐྱབས་མགོན་ཆེ་ཚང་སྐུ་ཕྲེང་གསུམ་པ་བསྟན་འཛིན་འགྲོ་འདུལ་གྱི་སྐུའི་ལྷ་སྨན་དང་གསོ་དཔྱད་ཀྱི་སློབ་དཔོན་ཡིན། དེ་ཡང་མགོན་པོ་འབྲི་གུང་པ་དཔལ་དཀོན་མཆོག་བསྟན་འཛིན་འགྲོ་འདུལ་གྱི་རྣམ་པར་ཐར་པ་ཉོན་མོངས་གདུང་སེལ་བདུད་རྩིའི་ཆུ་རྒྱུན་ལས། ལྷ་སྨན་པ་ཡར་འཕེལ་ལས་གསོ་དཔྱད་སྐོར། ལྷ་ཁྲིས་དཀོན་མཆོག་ལྷ་དབང་ལས་ལྷ་རིས་སོགས་སྦྱངས་པ་ཕུལ་དུ་ཕྱིན། ཞེས་འབྲི་གུང་སྐྱབས་མགོན་ཆེ་ཚང་སྐུ་ཕྲེང་གསུམ་པའི་གསོ་དཔྱད་ཀྱི་སློབ་དཔོན་ཡིན་པ་མ་ཟད། ཕལ་ཆེར་

ལྷ་སྨན་འདི་པ་འབྲི་གུང་སྐྱབས་མགོན་དོན་གྲུབ་ཆོས་རྒྱལ་གྱི་ལྷ་སྨན་པ་ཡང་ཡིན་ཤས་ཆེ་སྟེ། རྗེ་ཆོས་གྲགས་ནས་བཟུང་སྟེ་འབྲི་གུང་ཡུལ་རང་དུ་གསོ་དཔྱད་སློར་ནས་མཁས་པ་མང་པོ་བྱུང་ལ། ཞབས་དྲུང་ན་རིམ་ཁག་རྣམས་གསོ་དཔྱད་ལ་སྦྱངས་པ་ཅན་ཤ་སྟག་བྱུང་བའི་ཕྱིར་དང་། ལྷ་སྨན་ཡང་རྒྱུན་མི་ཆད་པ་བྱུང་འདུག འོན་ཀྱང་ལྷ་སྨན་ཁོང་གི་ཡབ་ཡུམ་དང་འཁྲུངས་ཡུལ། འདས་ཚིགས་སོགས་ནི་འབྲེལ་ཡོད་ཡིག་ཆ་ཁག་ནས་མ་མཇལ་བས་ཇི་བཞིན་བརྗོད་ཐབས་བྲལ། ཡིན་ཡང་ཁོང་ནི་འབྲི་གུང་སྐྱབས་མགོན་གྱི་ལྷ་སྨན་ཞིག་ཡིན་པས་ཕྱིར་བཏང་བྱས་ན་སྨན་རྩིས་སོགས་ལ་མཁྱེན་རྒྱ་ཆེ་བ་ཤུགས་ལས་རྟོགས་ཐུབ། སྐུ་ཡི་ལྷ་སྨན་བྱེད་པར་སྨན་དཔྱད་གནད་ལ་གདེང་དང་མ་ལྡན་ན་རང་གར་ལྷ་ཆེན་ཞིག་གི་ལྷ་སྨན་ཟེར་བ་སུས་ཀྱང་ཁས་ལེན་ཞུ་ཐབས་བྲལ། ལྷ་སྨན་འདིའི་དྲིན་ལས་འབྲི་གུང་ལུགས་ཀྱི་གསོ་རིག་གི་སློབ་བརྒྱུད་མང་དུ་བྱུང་བ་མངོན།

འཚོ་བྱེད་རབ་བརྟན་གྱི་སྐོར།

སྐྱབས་རྗེ་པད་མའི་རྒྱལ་མཚན་གྱི་སྐུ་ཞང་འཚོ་བྱེད་རབ་བརྟན་མཆོག་ནི། གོང་པོ་སྦལ་ཡུལ་ལྗོན་པ་ལུང་ནས་ཡིན་ཞིང་སྐྱབས་རྗེ་པད་མའི་སྐུ་ཞང་ཡིན་ལ། ཁམས་སྐྱོ་ཁྲི་པ་དོན་གྲུབ་ཆོས་དབང་རིན་པོ་ཆེ་དང་། འབྲི་གུང་སྐྱབས་མགོན་བསྟན་འཛིན་འགྲོ་འདུལ་གྱི་ལྷ་སྨན་ཡང་འཕེལ། སྐྱབས་རྗེ་ཆོས་ཀྱི་ཉི་མ་སོགས་ཀྱི་དྲུང་ནས་མདོ་སྔགས་ཆོས་ཚུལ་སྤྱི་དང་། ཡང་སྒོས་ཟུར་ལུགས་གདམས་པའི་རྒྱུན་ལ་སློབ་གཉེར་དཔྱིས་ཕྱིན་པ་མཛད། སྐྱབས་རྗེ་ཆོས་ཀྱི་རྒྱལ་མཚན་མཆོག་ཤིང་ཕག་ལོར་བསྟུན་བྱུང་སྟེ། ཡུན་རིང་སྐུ་ཁམས་མ་དྭངས། འཚོ་བྱེད་ཁོང་གིས་དེ་ལྟར་གསན་ནས་འབྲི་གུང་དུ་ཆེད་དུ་བཅར་ཏེ་སྐྱབས་རྗེར་ནད་གཟིགས་མཛད་པས་སྐུ་ཁམས་དྭངས། དེ་ནས་བཟུང་སྐྱབས་རྗེ་གོང་འོག་གཉིས་ཀྱིས་ལྷ་སྨན་དུ་བཀུར། སྐྱབས་རྗེ་གོང་མའི་ལྷ་སྨན་ཡང་འཕེལ་སོགས་ཀྱི་དྲུང་དུ་འབྲི་གུང་ལུགས་ཀྱི་གསོ་རིག་གི་ལུང་ཁྲིད་མན་ངག་བཅས་ལ་གསན་བསམ་ཡང་མཛད། གསོ་དཔྱད་སྨྲ་བའི་འཚོ་བྱེད་འདི་པའི་འཁྲུངས་འདས་ལོ་ཚིགས་བཅས་ནི་མ་རྙེད།

ཁམས་སྐྱོ་ཁྲི་པ་དོན་གྲུབ་ཆོས་དབང་གི་སྐོར།

ཁམས་སྐྱོ་ཁྲི་པ་དོན་གྲུབ་ཆོས་དབང་མཆོག་ནི། མཁས་གྲུབ་ཆེན་པོའི་སར་བཞུགས་ཀྱང་

འཁྲུངས་འདས་ལོ་ཚིགས་སོགས་ད་ཡོད་འབྲི་གུང་གདན་རབས་ལོ་རྒྱུས་ནང་དུ་གསལ་པོར་འཁོད་མེད་ལ། ཡིག་ཆ་གཞན་དུ་འདི་པའི་སྐོར་ཡོད་པ་ལག་སོན་མ་བྱུང་། འོན་ཀྱང་འབྲི་གུང་ལུགས་ཀྱི་སྨན་རྩིས་སོགས་ལ་བཀའ་དྲིན་ཆེ་བས་འདིར་ལོ་རྒྱུས་ཟུར་ཙམ་སྨྲས་ན། རྣམ་ཐར་སྒྲི་འགྲོས་ལྟར་ཆུང་དུས་ནས་བསླབ་རིམ་གང་ཡིན་པ་དེ་ཚོ་ནི་ལམ་རིམ་པ་བཞིན་བརྒྱུད་ལ། བཀའ་བརྒྱུད་པའི་བསྟན་པར་ཞུགས་ནས་ཐོས་བསམ་སྒོམ་གསུམ་གྱིས་དུས་འདས། ཡོངས་འཛིན་མང་དུ་བསྟེན་ནས་མདོ་སྔགས་རིག་གནས་དང་བཅས་པར་གསན་སྦྱངས་མཛད། ཐལ་ཆེར་རྗེ་འདིས་སི་ཏུ་པཎ་ཆེན་དང་དཔོན་ངེས་ལེགས་བསྟན་འཛིན་སོགས་ཀྱི་དྲུང་ནས་སྒྲ་དང་སྨན་རྩིས་སོགས་སྦྱངས་པར་མངོན་ལ། ཡོངས་འཛིན་དོན་གྲུབ་སྐལ་བཟང་སོགས་ལས་མདོ་སྔགས་རིག་གཞུང་སོགས་གསན་བསམ་རྒྱ་ཆེར་མཛད། འབྲི་གུང་དུ་ཡུན་རིང་བཞུགས་ཏེ། རྗེ་པད་མའི་རྒྱལ་མཚན་དང་ཆོས་ཀྱི་རྒྱལ་མཚན་སོགས་ལ་སྒྲ་སྙན་དང་། སྡེབ་སྦྱོར་ལེགས་སྦྱར་ཡི་གེ་འབྲི་སྟངས་སོགས་ཕུལ། བཀའ་ཆོས་སྐབས་སུ་རྒྱབ་ཆོས་སོགས་གནང་བར་མཛད་ཅིང་མཁས་བཙུན་གྲུབ་པའི་དབང་པོར་གྱུར་པས་གསུང་རྩོམ་ནི་འདུལ་བའི་བསླབ་བྱ། འདུལ་བའི་ལས་ཆོག་ཟུར་འདེབས། ན་རོའི་ཆོས་དྲུག་གི་འཕྲུལ་འཁོར་གྱི་དམིགས་གནད། དཀར་རྩིས་སྐོར། ཆོས་གློག་ཐབས། སྨན་གྱི་རོ་སྦྱོར། ལྷ་བྲིས་ཟིན་བྲིས། ཚོ་གའི་སྐོར་སོགས་དྲང་ངེས་ཀྱི་བསྟན་བཅོས་མང་དུ་བསྐྲུན་པ་བཅས་འབྲི་གུང་སྤྱིའི་རིག་གནས་ཀྱི་མཛེས་རྒྱན་ཕོ་ན་སྟེ། གང་གི་ལེགས་བཤད་ཀྱི་ཆ་ཤས་རེ་རེས་སྐལ་ལྡན་གྱི་སྙིང་ལ་དགའ་བ་ཅི་ཡང་སྦྱིན་པས་སོ། །

ཡོངས་འཛིན་ཡོན་ཏན་འབྱུང་གནས་ཀྱི་སྐོར།

དཀོན་མཆོག་ཡོན་ཏན་འབྱུང་གནས་མཆོག་ནི། བསིལ་ལྗོངས་ཀྱི་ལྷོ་ཕྱོགས་སུ་གྲགས་པ་ཀོང་པོ་ལྗོན་པ་ལུང་དུ་སྐྱབས་རྗེ་པད་མའི་རྒྱལ་མཚན་རིགས་ལས་རབ་བྱུང་བཅུ་གསུམ་པའི་ལྕགས་སྤྲེལ་ལོར་ཡབ་སྐྱ་སྐྱེ་ངག་དབང་བློ་མཆོག་དང་། རྗེ་དཔོན་པདྨ་བདེ་ཆེན་དང་ལྷན་དུ་དབུས་སྟོད་ཀྱི་ལྗོངས་སུ་ཕེབས། སྐྱབས་རྗེ་ཡབ་སྲས་ཀྱི་ཞལ་སྐྱིན་མཛལ་བའི་སྐལ་བཟང་ཐོབ། སྒྲ་སྙན་སྨན་རྩིས་སོགས་ཐུན་མོང་རིག་གནས་སྦྱོང་འདོད་ཆེ་བས་འདིར་སྡོད་ཚོག་པའི་སྙན་ཞུ་ཕུལ་བས་བསྡད་ཚོག་པའི་གནང་བ་ཐོབ། རིམ་གྱིས་དགེ་བསྙེན་དང་དགེ་ཚུལ་སོགས་རྗེ་པད་མའི་རྒྱལ་མཚན་ལས་མནོས། སྐྱབས་རྗེ་ཟུར་དང་ཡོངས་འཛིན་ཁྲི་པ་དོན་གྲུབ་ཆོས་དབང་དང་། ལྷོ་

པ་སོགས་བསྟེན་ནས་མདོ་རྒྱུད་རིག་གནས་མཐའ་དག་ལ་གསན་བཞེས་གནང་། རྗེ་པདྨའི་ཞལ་སྔ་ནས་བསྟེན་པར་རྫོགས་པས་དཀོན་ཅོག་ཡོན་ཏན་འབྱུང་གནས་སུ་གསོལ། བླ་སྨན་སོགས་ཤེས་ལྡན་ཇི་སྙེད་ལ་གཏུགས་པའི་སྐལ་བཟང་ལྡོད་དུ་མ་བཏང་བར་བརྩོན་པ་བསྐྱེད་པས་སྒྲ་སྙན་སྨན་རྩིས་ལ་མཁས་པར་གྱུར། རིམ་གྱིས་གཟིམས་འགག་གནང་སྐྱེ་དགོན་སྡེ་ཁག་གི་སྲིད་དབང་སོགས་ལ་ལན་མང་ཕྱིན། བར་དུ་སྨན་གྱི་སློབ་མ་དང་། རྩིས་ཀྱི་སློབ་མ་མང་དུ་བསྐྱངས། འཇང་ནས་རྗེ་དཔོན་ཡོན་ཏན་ཕེབས་པས། སྐུ་ཚ་ཆོས་གྲགས་ཀྱི་དགེ་རྒན་མཛད་དགོས་པའི་བཀའ་ཕེབས་པ་ལྟར་ཞལ་བཞེས་ཀྱིས་སྐུ་ཡོན་ཕུལ་བ་སོགས་མཛད། དེ་ནས་ལས་རྫོང་དང་གཟིམས་དཔོན་མཉམ་དུ་གནང་། ལས་རྫོང་རྒྱུན་རིང་གནང་བས་རང་ལུགས་འབྲི་གུང་པའི་ཆོ་ག་ཆོས་སྤྱོད་ཀྱི་འདོན་བསྒྲིགས་ལ་རང་བྱུན་ཆུད་ནས་མདོ་རྒྱུད་དང་གཞུང་དོན་མི་མཐུན་པའི་ལོག་རྟོག་གི་ཕྱག་ལེན་འདེབས་པ་རྣམས་སུན་ཕྱུང་། གཞུང་དོན་དང་མཐུན་པའི་འདོན་བསྒྲིགས་སྒོར་གསར་བསྒྲིགས་ཀྱིས་བསྟན་པར་ཕྱི་དོར་གནང་བས་ད་བར་གཅིག་གྱུར་གྱི་བཀའ་དྲིན་ཆད་དུ་བྱུང་། རྗེ་པད་མའི་ཞབས་སྐུ་བལྟམས་སྐབས་སྐུ་བླ་སྨན་ཚུལ་དུ་གསོལ་སྨན་འབུལ་བ་སོགས་སྐུ་བཅར་གྱིས་ཞབས་བརྟན་དང་། སྐུ་གཤེགས་རྗེས་མཆོག་སྤྲུལ་དང་ལྷན་དུ་དགོངས་རྫོགས་ཀྱི་རིམ་པ་རྣམས་བསྒྲུབ། སྐྱབས་མགོན་རྣམ་གཉིས་ཞི་བར་གཤེགས་ནས་རྒྱ་རྐྱེན་འགའི་མཐུ་བཙན་པས་ཟློག་མེད་ཀྱིས་ལྷོ་སྤྲུལ་རྒྱལ་ཁབ་ལ་གདན་ཞུས་བྱས། དེ་ནས་སྐྱབས་རྗེ་བྲུང་གི་ཡང་སྲིད་གསེར་ཁྲིར་མངའ་གསོལ་མ་གྲུབ་བར་དུ་བཀའ་བརྒྱུད་འབྲི་གུང་པའི་བསྟན་སྲིད་ལ་འཐུས་ཤོར་མེད་ཅིང་། རང་ཁྲིམས་ཐེག་པ་འཁྱུར་ལེན་གྱི་བཅའ་ཡིག་དགོངས་དོན་ལྟར་ཚང་མས་འཕྱུར་བ་གྲུ་འདེགས་ཀྱི་ལྷག་བསམ་བཅོས་མིན་དགོས་རྒྱུར་གྲྭ་ཚང་ཁག་སོ་སོར་མནའ་གན་བླངས་པ་སོགས་ཐབས་བརྒྱ་ཇུས་སྟོང་གིས་རང་བསྟན་ལ་ཉམས་ཆག་མི་འབྱུང་བའི་བཀའ་དྲིན་མཛད། དེ་ལྟར་སྐྱབས་རྗེ་བྲུང་ལ་སྐུ་ཡོན་འབུལ་བཞིན་པའི་ངང་། རབ་བྱུང་བཅུ་བཞི་པའི་ལྕགས་བྱི་ལོ་སྟེ་སྤྱི་ལོ་༡༨༩༠ལོར་ཞི་བར་གཤེགས། གསུང་སྐྱེས་སློབ་མའི་ཚོགས་བསམ་གྱིས་མི་ཁྱབ་ལ། རང་རེའི་མཆོག་སྤྲུལ་གཙོས་པའི་སྐབས་དེའི་འབྲི་གུང་པའི་ཆེ་རྒྱ་ཀུན་གྱིས་མ་གཏུགས་པ་མེད། རྗེ་ཉིད་ཀྱིས་བརྩམས་པའི་བསྟན་བཅོས་མང་དུ་ཡོད་པ་ལས་ཕྱོགས་བསྒྲིགས་ཐུབ་པ་ནི་ཇི་སྙེད་པ་ལས། རྗེ་བཙུན་པདྨའི་རྒྱལ་མཚན་གྱི་རྣམ་ཐར། རིང་བསྲེལ་ལྷའི་བཞུགས་ཚུལ་ཚོགས་གཉིས་རྒྱ་མཚོའི་རླབས་ཕྲེང་། སྒྲུབ་ཐབས་ནོར་ཕྲེང་གི་མཐའ་དཔྱོད། སྨྱུང་གནས་དང་གཞི་གསུམ་གྱི་འདོན་བསྒྲིགས། བཅའ་གཞོམ་

སོགས་ཀྱི་ཡི་གེའི་རིགས་ཤིན་ཏུ་མང་ངོ་།།

འཚོ་བྱེད་དཀོན་མཆོག་དོན་གྲུབ་ཀྱི་སྐོར།

སྐྱབས་མགོན་བསྟན་འཛིན་འགྲོ་འདུལ་གྱི་ལྷ་སྨན་འཚོ་བྱེད་དཀོན་མཆོག་དོན་གྲུབ་མཆོག་གི་འཁྲུངས་ཡུལ་དང་འཁྲུངས་ལོ་སོགས་ནི་མ་རྙེད། འཚོ་བྱེད་ལོང་ཉིད་ཞབས་གཉིས་ཀར་སྐུ་མཚལ་བྱུང་ནས་སྨན་རྒྱལ་འགའ་ཞིག་བཟོ་བར་བསྐུལ་བ་ནས་ཀྱིས་བརྒྱངས་ཏེ། སྟོན་བབས་དང་པོ་ནས་ལྷེ་བའི་སྟེང་། ཐུར་སེལ་ལོག་ཅིང་ཧེ་ཞན་དུ་སོང་བར་སྐྱབས་མགོན་མཆོག་གིས་ཐེལ་དུ་བཀའ་འགྱུར་གསུང་སྒྲོས་སོགས་བྱས། འཚོ་བྱེད་འཁྱོར་ལྡན་གྱི་སྐོར། ཁྲབ་བདག་རྡོ་རྗེ་འཆང་དབང་སུཙྪའི་ཞབས་ཀྱི་རྣམ་ཐར་སྨད་ཆ་དད་ལྡན་འཁོར་བའི་ཚ་གདུང་སེལ་བྱེད་ལས། གཞུང་སའི་བཀའ་བློན་ཆེན་པོ་དགའ་བཞི་མགོན་པོ་དངོས་གྲུབ་རབ་བརྟན། མདོ་སྨད་དུ་ས་ངན་དཔུང་འཇུག་ལ་ཕེབས་པར་ལས་དོན་རྣམས་གྲུབ་ནས་ཕྱིར་ལམ་གཞི་རོང་བརྒྱུད་ནས་ཕེབས་པར་མགྲོན་གཉེར་འཚོ་བྱེད་འཁྱོར་ལྡན་འདུ་ནག་ཞོལ་དུ་མདུན་བསུར་གནང་ཞིང་། ཞེས་སྐབས་དེ་དུས་འཚོ་བྱེད་འཁྱོར་ལྡན་ཞེས་པ་ཞིག་བྱུང་བ་གསལ་ཙང་། ཡང་རྣམ་ཐར་དེ་ལས། མགྲོན་གཉེར་འཚོ་བྱེད་འཁྱོར་ལྡན་གྱིས་སྔར་གྱི་ཚང་དུ་མ་ཆེ་བུམ་སྒྲུབ་བདུན་གཉིས་ཚུགས་པར་གྲལ་དབུར་སྤྱན་འདྲེན་ཞུས་པར། ཆོས་བཅུ་གཅིག་ལ་སྒྲོ་ལུང་དུ་ཕེབས། ཆོས་བཅོ་ལྔ་ལ་གྲོལ་དབང་དུ་ཞི་ཁྲོ་རིགས་བསྡུས་ཀྱི་ཚོགས་དབང་རྒྱས་པར་བསྐུལ། འཚོ་བྱེད་ནས་གྲྭ་ཆས་ཆ་ཚང་གིས་གསོས་འབུལ་བ་དང་། དཀར་སྒྲོ་རྒྱས་པར་སྒྲོས། ཞེས་འཁོད་ཡོད་ལ། ཡང་དེ་ལས། རྒྱལ་བ་ཀརྨ་བཅུ་གསུམ་བདུད་འདུལ་རྡོ་རྗེ་ལ་རྫོག་དཀྱིལ་བདུན་སོགས་གསན་བཞེས་ཀྱིས་འབྲི་གུང་དུ་ཕེབས་དགོས་པའི་སྙན་གསན་སྤྱི་ཕྱིར་གནང་ཡང་ཕེབས་རྒྱུའི་སྒོ་མ་དོད་པར་འདི་ལོ་རྗེ་ཉིད་ལྷ་ལྡན་དུ་ཆིབས་ཁ་བསྒྱུར་ཞོར་མཚུར་ཕུར་ཕེབས་བཞེས་གནས་ཚུལ་འབུལ་བ་མགྲོན་གཉེར་འཚོ་བྱེད་འཁྱོར་ལྡན་གཏོང་བར་མཛད་པས་ཕྱིར་ཕེབས་ལ་གསལ་ཆ་མ་ཕེབས་ཀྱང་། རྗེས་སུ་གསར་འགྱུར་གྱི་ཀརྒྱལ་བ་ཀརྨ་པ་ཉིད་འབྲི་གུང་དུ་ཕེབས་བཞེས་དང་། ཞེས་གསུངས། ལོ་རྒྱུས་ཞིབ་ཆ་ནི་མ་རྙེད།

ལྷ་རྗེ་ཆོས་འཕེལ་གྱི་སྐོར།

ལྷ་རྗེ་ཆོས་འཕེལ་མཆོག་ནི། ཁྲབ་བདག་རྡོ་རྗེ་འཆང་དབང་སུཙྪའི་ཞབས་ཀྱི་རྣམ་ཐར་སྨད་

ཆ་དད་ལྡན་འཁོར་བའི་ཚ་གདུང་སེལ་བྱེད་ལས། ཐླ་བ་གསུམ་པའི་ཚེས་གཅིག་ནས་དྲུང་འཁོར་སེར་སྐྱ་སྤྱི་ནས་ཞབས་བརྟན་འབུལ་བ། སྤྲོ་ལུང་དུ་བསྟན་འགྱུར་གསུང་སྒྲོགས། སྒྲོལ་མ་མཚན་རྒྱུན། རྫོང་དུ་ཨ་ཕྱིའི་བསྐང་མདོས། རྩེ་བ་རང་དུ་བཀའ་འགྱུར་སྒྲོགས་པ། ཆོས་སྲུང་གསོལ་མཆོད། མདོས་སྣ་མང་བ། སྐར་ཐེལ་ཀ་ཚལ་སོགས་རང་དགོན་དང་། སེར་འབྲས་དགའ་གསུམ་སོགས་རིས་མེད་ལ་མང་བསྐོལ་སོགས་གྲུབ། ཚེས་བརྒྱད་དགུ་ལ་གསུང་སྒོ་རེ་དམ་གྱིས་ཤིན་ཏུ་བབས་ལྷི་བར། ལྷ་རྗེ་ཆོས་འཕེལ་བསྙེན་པ་གནང་བས། ཐླ་མཇུག་བར་ཙུང་ཟད་དྭངས་ངོ་འདྲ་ཞིག་བྱུང་། ཞེས་ཞིབ་ཆའི་རྣམ་ཐར་འཁོད་པ་མ་མཇལ།

འབྲི་གུང་སྐྱབས་མགོན་ཐུགས་རྗེའི་ཉི་མའི་སྐོར།

འབྲི་གུང་གདན་རབས་སོ་བཞི་པ་སྐྱབས་མགོན་ཆེ་ཚང་སྐུ་ཕྲེང་ལྔ་པ་དཀོན་མཆོག་ཐུགས་རྗེའི་ཉི་མ་མཆོག་ནི། ལྷ་ས་གྲོང་ཁྱེར་སྲུང་ཁ་རྫོང་གནམ་མཚོ་ཕྱུག་མོའི་ཞེ་འགྲམ་གནམ་རུའི་སྡེར་ཡབ་ཨབ་ཤ་བསམ་དཀར་ཚང་དང་། ཡུམ་བཟའ་མ་ལས་སྤྱི་ལོ་༡༤༣༤རབ་བྱུང་བཅུ་བཞི་པའི་ལོར་སྐུ་བལྟམས། ཀུན་གྱིས་བླ་མ་ཁྱད་འཕགས་ཤིག་ཡིན་ངེས་ཟེར་ནས་ཡ་མཚན་གྱི་ལྟས་མང་དུ་བྱུང་། དེ་དུས་མཚན་རིན་ཆེན་ཆོས་དབང་དུ་གསོལ། འབྲོང་དུར་བའི་བླ་མ་བཀྲ་ཤིས་ཀྱིས་ངའི་རྩ་བའི་བླ་མ་པདྨའི་ཡང་སྲིད་གསུངས་ཏེ། འབྲི་གུང་དུ་ཡང་སྲིད་འཁྲུངས་སྐོར་སྙན་ཞུ་ཕུལ། རྒྱ་འབྲུག་ལོར་རྒྱལ་ཚབ་ལྔ་པ་སོགས་ནས་གསེར་ཁང་ཆོས་རྗེ་དང་བསྟན་སྲུང་མར་བརྟག་སྒྲིལ་བར་གཅིག་མཚུངས་ཀྱིས་འདི་ཉིད་ཁོ་ནར་བབས་པས་ཐམས་ཅད་དགའ་སྤྲོ་སྐྱེས། སྨིན་ཟླའི་རྫོགས་པ་གསུམ་པར་སྟར་སྲོལ་གྱི་ཆིབས་བསུ་རིང་ཐུང་ཇ་འདྲེན་སོགས་རྒྱལ་ཚབ་ལྔ་པ་སོགས་ཀྱི་སྔོན་སྣེ་བཅས་སེར་སྐྱེང་གཟབ་རྒྱས་ཀྱིས་སྤྲ་བཏན་རྡོ་རྗེའི་ཕོ་བྲང་དུ་ཞབས་སོར་འཁོད་དེ་མཆོག་ཟུང་གདན་འཛོམས་ཀྱིས་ལྗོངས་འདིར་ལེགས་བྱས་སྐྱང་བས་ཁྱབ་པར་བྱས། གཟའ་ཚེས་དགེ་བར་འཇིག་རྟེན་གསུམ་མགོན་དངོས་བཞུགས་གསེར་ཁང་ཆོས་རྗེའི་དྲུང་ནས་རྒྱལ་ཚབ་མཆོག་གིས་གཙུག་ཕུད་བཞེས་ཏེ། མཚན་དཀོན་མཆོག་ཐུགས་རྗེའི་ཉི་མ་དཔལ་བཟང་པོ་ཞེས་གསོལ་ཞིང་དོན་བརྒྱུད་འབྲི་གུང་པའི་ཆོས་ཁྲིར་བསྟན་པའི་བདག་པོར་མངའ་གསོལ། ཆུ་སྦྲུལ་ལོ་ནས་བཙ་སྤྲོད་ཀྱི་ཕྱི་མོ་གསན་འགོ་བཙམས་ཤིང་། ཡོངས་འཛིན་དཀོན་མཆོག་ཡོན་ཏན་འབྱུང་གནས་ཞབས་ལ་ཡུན་རིང་བསྟེན། རྗེ་དྲུང་འཆི་མེད་ནོར་བུ་ལས་མཆོག་སྤྲུལ་ལྡན་གྱིས་ཕྱག་བྲིས་སློབ

སྒྲོང་མཛད་མགོ་བསྐྱངས། རྒྱབ་ཆབ་དང་ཉེན་རྫོང་ཁྲི་པ་ལས་གསན་བསམ་རྒྱ་ཆེར་མཛད། དགེ་བའི་བཤེས་གཉེན་ལྷ་མགར་ཁྲི་གསུམ་དང་ཡོངས་འཛིན་ཀུ་ཇ་སོགས་ལས་ཐུབ་པའི་ཆོས་མཛོད་སྤྱི་དང་བྱེ་བྲག་ཏུ་བཀའ་བརྒྱུད་འདི་པའི་བླ་མ་བརྒྱུད་པའི་རྣམ་ཐར། གསེར་ཁང་དུ་གྲུབ་པའི་ཁྱུ་མཆོག་དཀོན་མཆོག་བསྟན་པ་ལས་བཀའ་བརྒྱུད་བསྟན་པའི་གཞུང་ལམ་ཕྱག་རྒྱ་ཆེན་པོ་ལྷ་ལྷན་གྱི་ཁྲིད་ཞག་བརྒྱད་ཀྱི་བར་དུ་ཞིབ་མོར་གསན་ནས་ཐུགས་ཉམས་སུ་བཞེས། སྐབས་དེའི་རིང་ལ་བདུད་ཀྱི་ཚོ་འཕྲུལ་འགའ་ཞིག་གིས་མཆོག་སྤྲུལ་གོང་འོག་གཉིས་ཀྱི་དབར་ལ་འགལ་བ་བཙམས། རྗེ་ཉིད་འབྲི་གུང་པའི་ཁྲི་ལས་ཟུར་བཞུགས་བྱེད་དགོས་བྱུང་ནས། དེ་རྗེས་རང་རེའི་ཆོས་བརྒྱུད་འཛིན་པའི་སྒོམ་སྡེ་ནང་ཆེན་སྤྱན་འདྲེན་བྱུང་བ་ལྟར། ས་སྟག་ལོར་མདོ་ཁམས་ཕྱོགས་སུ་ཆིབས་བསྐྱོད་མཛད་ནས་རང་དགོན་ཁག་ལ་ཕེབས། དེའི་རིང་ལ་རིག་གནས་རྗེས་འཛིན་རིག་པས་ཐུགས་འཕྲོག་སྟེ། སྔར་ཡོངས་འཛིན་ཡོན་ཏན་འབྱུང་གནས་དྲུང་ནས་གསོ་རིག་གསན་བསམ་མཛད་སྒྲོང་བ་གཞིར་བཞག་སྙིང་དུ། ཀོང་སྤྲུལ་ཡོན་ཏན་རྒྱ་མཚོ། འཇམ་དབྱངས་མཁྱེན་བརྩེའི་དབང་པོ་སོགས་མཁས་དབང་དུ་མ་ལས། བོད་ཀྱི་གསོ་བ་རིག་པའི་གཞུང་ལུགས་ཆེན་མོ་དཔལ་ལྡན་རྒྱུད་བཞི། འབྲི་གུང་ལུགས་ཀྱི་གསོ་རིག་སྤྱི་དང་། འབྲི་གུང་གསོ་རིག་གཅེས་བསྡུས་ཕན་བདེའི་སྙིང་པོ། འབྲི་ལུགས་འབམ་བཅོས་སྐོར། མན་ངག་རྒྱུད་ཀྱི་ལྷན་ཐབས་སོགས་གཅེས་བསྡུས་བཞི་དང་། སྙིགས་དུས་ཀྱི་གསོ་དཔྱད་ཟབ་གཏེར་བུམ་ཆེན་བུམ་ཆུང་། འབྲི་ལུགས་རཏྣའི་གཏེར་མ་བདུད་རྩི་བུམ་ཆུང་། ཁྱད་པར་འབྲི་ལུགས་ཕྱག་བཞེས་དངུལ་ཆུ་བཙོ་བཀྲུ་ཆེན་པོ་དང་། ཇོད་འདུལ། གཡུང་འདུལ། ཨ་ཀྵ་ཏ་ར་ནག་པོའི་འདུལ་སྦྱོང་ནས་རིལ་ནག་ཆེ་ཆུང་གི་ཕྱག་ལེན། མཁས་དབང་པའི་གཅེས་བསྡུས་མན་ངག་དང་། སྦྱོར་ཚད། ཁ་བསྐྱུར། དཀའ་གནད། དོགས་གཅོད་སོགས་དཔྱིས་ཕྱིན་པར་སྦྱངས་ཤིང་། ཕྱག་ལེན་གྱིས་འགྲོ་བའི་ཟུག་རྔུ་རིང་དུ་བསྲིང་བའི་ལས་ཐབས་ལ་གཞོལ་བས་སྨན་རྒྱལ་ཐུགས་རྗེའི་ཉེ་མར་གྲགས། རྗེ་ཆོས་གྲགས་ནས་བཟུང་ཕྱོགས་འདིར་བླ་སྤྲུལ་སྨན་མཁྱེན་རྒྱུན་མ་ཆད་པར་བྱོན་པའི་སྟེང་། ཉིད་ནས་སློབ་མ་མང་དུ་བསྐྱངས་པས་བླ་སྤྲུལ་སྨན་མཁྱེན་མང་དུ་བྱུང་སྟེ། འགྲོ་བའི་ཟུག་རྔུ་རྣམས་ཉམས་དམའ་བར་གྱུར་ཏོ། །དུས་ཡུན་ལོ་ངོ་ལྔ་དྲུག་ཙམ་མདོ་ཁམས་གཙོས་པའི་ས་གནས་མང་པོར་ཕེབས་ནས་ཕར་ལ་སྐྱེ་འགྲོ་རྣམས་ཆོས་ཀྱིས་འཚིམ་པར་མཛད་ལ་ཚུར་གསོ་དཔྱད་རིག་པ་སོགས་ཐོས་བསམ་རྒྱ་ཆེར་མཛད་ནས་ཆུ་ལུག་ལོར་རྗེ་ཉིད་ཐོབ་ཐང་སྐར་གསོ་བྱུང་ནས་འབྲི་གུང་དུ་ཕེབས་ནས་འབྲི་འབངས་དང་

ལྡན་རྣམས་ཀྱི་རེ་བའི་ཕྱུགས་བསམ་མངོན་དུ་གྱུར་ཏོ། །ཤིང་བྱ་ལོར་ལོ་གསར་སོགས་ཀྱི་མཛད་རིམ་འཆར་ཅན་གནང་བཞིན་བཀའ་ཆོས་ལྷུག་པོར་བསྩལ། དབྱར་སྟོད་སྐུ་ཁམས་ཅུང་ཟད་བསྙེལ་བས་ལུ་མ་ལྷུང་རིའི་སྐྱིད་ཚལ་རབ་རྒྱས་གླིང་དུ་བཞུགས། སྐུ་རིམ་བརྟན་བཞུགས་སོགས་གནང་ཡང་དྲག་སྐྱིད་མ་བྱུང་བར་སྤྱི་ལོ་༡༨༨༥རབ་བྱུང་བཅོ་ལྔའི་ཤིང་བྱ་ལོའི་ཟླ་བ་དྲུག་པའི་ཚེས་ཉེར་གསུམ་ལ་དགོངས་པ་ཆོས་དབྱིངས་སུ་ཐིམ། རྗེ་འདིས་བརྩམས་པའི་བསྟན་བཅོས་ཆེ་ཁྲས་ད་ལྟ་མཇལ་ཡུན་དུ་མ་བཞུགས་ལ་འགའ་ཞིག་ཡོད་པ་ནི། བསྡོ་བ་ཆ་བརྒྱད་ཐར་པའི་ལམ་སྟོན། འཕགས་པ་སྤྱན་རས་གཟིགས་ཕྱག་བཞི་པའི་སྒྲུབ་ཐབས་ཡིད་བཞིན་ནོར་བུ། བར་ལྔའི་གསོལ་མཆོད་མདོར་བསྡུས། གཏེར་སྒྲོམ་ལྡིང་རྒྱས་ལྷ་མོ། སྨན་མོའི་གསོལ་མཆོད་སོགས་ཕལ་ཆེར་པོད་གཅིག་ཡོད་པར་ངེས།

ལྔ་རྗེ་དྲུང་དཀོན་མཆོག་ལྷ་རྒྱལ་གྱི་སྐོར།

ལྔ་རྗེ་དྲུང་དཀོན་མཆོག་ལྷ་རྒྱལ་མཆོག་ནི། འཚོ་བྱེད་པདྨ་དབང་གྲགས་ཀྱི་རྒྱུད་བཞིའི་ལུང་གི་བརྒྱུད་ཚུལ་ལས། འབྲི་གུང་སྐྱབས་མགོན་ཕྱུགས་རྗེ་ཉི་མ་དང་། ནང་ཆེན་ཆིང་ཧུ་དཀོན་མཆོག་ལྷ་རྒྱལ། བྱམས་མེ་སྤྲུལ་སྐུ་ལྷ་མཆོག་ལ་བརྒྱུད་པའི་དཀོན་མཆོག་འགྲོ་ཕན་དབང་པོའམ་ཚེ་དབང་བརྟན་པས་མཛད་པའི་གཅེས་བསྡུས་ཕན་བདེ་སྙིང་པོའི་འབྲུ་ལུང་ལྷ་མཆོག་མདུན་ནས་ཐོབ། ཅེས་གསུངས་པ་ལྟར། གསོ་བ་རིག་པའི་གཅེས་བཏུས་ཕན་བདེའི་སྙིང་པོའི་ལུང་རྒྱུན་གྱི་བླ་མ། འབྲི་གུང་ལུགས་ཀྱི་གསོ་རིག་གི་སློབ་བརྒྱུད་འབྲི་གུང་སྐྱབས་མགོན་ཕྱུགས་རྗེའི་ཉི་མའི་སྨན་གྱི་ཕྱུགས་སྲས་དམ་པ་ལྔ་རྗེ་དྲུང་སྐུ་ཕྲེང་གཉིས་པ་དཀོན་མཆོག་ལྷ་རྒྱལ་ནི་དགེ་རྒྱལ་གྱི་ཆ་འོམ་རྫོང་དུ་ཡབ་ཨོ་ཐང་རིགས་སྤྱུགས་འཆང་བ་དང་། ཡུམ་འབུམ་སྐྱེ་ལྷ་མོ་གཉིས་ཀྱི་སྲས་སུ་རབ་བྱུང་བཅུ་བཞི་པའི་ས་བྱ་ལོ་སྟེ་སྤྱི་ལོ་༡༨༤༩ལོ་ལ་འཁྲུངས། འབྲི་གུང་སྐྱབས་མགོན་རྣམ་གཉིས་ཀྱིས་ལྔ་རྗེ་དྲུང་གི་སྐུ་སྐྱེར་ངོས་འཛིན་ཞུས་ཤིང་། གོང་མའི་གདན་ས་མི་གཡེལ་དུ་ཐེབས་ནས་རྒྱལ་ཚབ་ལྔ་སྤྲུལ་དང་། ཡོངས་འཛིན་སྐལ་བཟང་བློ་ལྡན་སོགས་ནས་ཡི་གེ་འབྲི་ཀློག་དང་། ཉིན་རྫོང་ཁྲི་པའི་དྲུང་དུ་སྨན་དཔྱད་དང་དཀར་ནག་རྩིས་ཀྱི་གཞུང་ལེགས་པར་སྦྱངས། ལྔ་སྤྲུལ་མཆོག་གི་དྲུང་དུ་དཔལ་བཀའ་བརྒྱུད་པའི་ཆོས་མཛོད་གསན་སྦྱོང་རྣལ་མར་མཛད། མེ་སྟག་ལོར་འབྲི་གུང་དུ་ཕྱིན་ཏེ་རྒྱལ་མཆོག་ཕྱུགས་རྗེའི་ཉི་མའི་གསེར་ཞལ་མཇལ་ནས་མཉེས་པ་གསུམ་

གྱིས་བཤེས་གཉེན་དུ་ལེགས་པར་བསྟེན་ཏེ་དཔལ་འབྲི་གུང་པའི་ཕྱག་ཆེན་ལྔ་ལྡན་སོགས་ཀྱི་ཁྲིད་ལུང་ཞུས། གཞན་ཡང་རྗེས་འཛིན་གསོ་བ་རིག་པའི་སྐོར་ནས་ལོ་མང་བསྟེན་ཏེ་དངུལ་ཆུ་བཅོ་བརྒྱ་ཆེན་མོའི་སྐོར་གྱི་གཡའ་སེལ་དང་། དུག་འདོན། རྡོ་འདོན། ཁ་བསྒྱུར། དཔལ་ལྡན་རྒྱུད་བཞིའི་ཀློག་ལུང་། གཅེས་བསྡུས་ཕན་བདེའི་སྙིང་པོ་སོགས་གཅེས་བཏུས་རིགས་ཁག་གི་ལུང་དང་མན་ངག་ཞུན་ཐར་དཔྱད། གཞན་ཡང་གསོ་རིག་སྐོར་ནས་དོགས་དཔྱོད་དཔྱིས་ཕྱིན་པ་སྦྱངས་ཤིང་། འབྲོང་དུར་བླ་མ་བྱང་ཆུབ་བཟང་པོའི་དྲུང་ནས་རྒྱུད་བཞི་སོགས་གསན། མདོ་ཁམས་བསྟན་པའི་མཛེས་རྒྱན་མཁྱེན་གོང་རྣམ་གཉིས་ཀྱི་དྲུང་དུ་ཕྱིན་ནས་དཔལ་ལྡན་གསོ་རིག་སྐོར་ནས་གསན་བསམ་རྒྱ་ཆེར་མཛད་པས་མཁས་པའི་འབྲས་རྟགས་ཐོབ། རྗེ་འདི་ཉིད་བཀའ་བབས་བདུན་གྱི་བདག་པོ་སྔ་འགྱུར་བསྟན་པའི་གསལ་བྱེད་ཨོ་རྒྱན་གྱི་ཐུགས་སྲས་རིག་འཛིན་ཆེན་པོར་བཞེད། དགོངས་གཏེར་ཐུགས་སྒྲུབ་བདེ་ཆེན་སྙིང་པོའི་ཆོས་སྐོར་སོགས་མང་དུ་བརྩམས། དགུང་གྲངས་ང་ལྔ་པ་རབ་བྱུང་བཅོ་ལྔའི་ཆུ་སྟག་ལོ་སྟེ་སྤྱི་ལོ་༡༨༠༧ལོ་ལ་སྐུ་འདས། གསུང་རྩོམ་སྐོར་སྟོན་དུས་གསུང་འབུམ་ཕྱོགས་བསྒྲིབས་པོད་བཅུ་གཉིས་ཡོད་སྐད་འདུག་ཀྱང་ད་ལྟ་ཆེར་མ་བཞུགས། སྨན་དཔྱད་སྐོར་ནི་གསོ་རིག་མན་ངག་གཅེས་བསྡུས་ཉམས་མྱོང་ངེས་སྙིང་བདུད་རྩིའི་གཏེར་བུམ་སོགས་ཡོད། ཐུགས་སྲས་ཀུན་བཟང་འགྲོ་འདུལ་དང་། གྲུབ་དབང་བསྟན་འཛིན་རབ་འབྱམས་སོགས་མང་དུ་བྱུང་།

པད་མ་དབང་གྲགས་ཀྱི་སྐོར།

འཚོ་བྱེད་པད་མ་དབང་གྲགས་མཆོག་ནི། བད་ཀན་གྱི་བཅོས་ཐབས་མོ་མན་ངག་ཆིག་རྒྱུད་ཐབས་མོའི་མཇུག་བྱང་དུ། གཅེས་པའི་ཐབས་སྐོར་འདི་རྣམས་ཕན་བདེའི་སྙིང་པོའི་ཁ་བསྐང་ཡན་ལག་ཏུ་བཀོད་པ། སུ་རུག་ཤོག་གི་ཨེམ་ཆི་པད་མ་དབང་གྲགས་ཀྱིས་མགྱོགས་པར་བྲིས། ཞེས་ད་ལྟའི་ས་ཁོངས་བྱས་ན་ནག་ཆུ་གྲོང་ཁྱེར་ནས་ལྷ་རི་རྫོང་འགྲོ་སའི་བར་ན་ཨེ་གོག་སྡེ་བ་དང་སུ་རུག་སྡེ་བ་གཉིས་ཡོད་པ་དེ་ལྟར་ཡིན་པ་ནི་མིང་མ་ཉམས་པར་གནས་ཡོད། ཡིན་ནའང་དེང་སང་སྟག་གསར་སྡེ་བ་ཞེས་བརྗོད་ཀྱི་འདུག འབྲི་ལུགས་གསོ་རིག་གི་སློབ་བརྒྱུད་འཛིན་པ་སུ་རུག་ཤོག་གི་ཨེམ་ཆི་པད་མ་དབང་གྲགས་ཁོང་ལ་མཚན་གྱི་རྣམ་གྲངས་མང་པོ་ཡོད་ངེས་རུང་ཁོང་གི་འཁྲུངས་འདས་དང་ཡབ་ཡུམ་སྐོར་བཀོད་པའི་འབྲེལ་ཡོད་རྣམ་ཐར་ལོ་རྒྱུས་སོགས་བཙལ་

འཚོལ་བྱས་རུང་ལག་སོན་མ་བྱུང་། རྗེ་འདི་ཉིད་ཀྱིས་མཛད་པར་གྲགས་པའི་དཔལ་ལྡན་རྒྱུད་བཞིའི་སློབ་རྒྱུན་ཞེས་པ་ལས། འཚོ་བྱེད་ཀྱི་གཟུགས་བརྙན་པ་བདག་པདྨ་དབང་གྲགས་ལ་རྒྱུད་བཞིའི་ལུང་གི་བརྒྱུད་ཚུལ་ནི། སི་ཏུ་ཀུན་མཁྱེན་ཆོས་ཀྱི་རྣམ་ཀྵ་ར་ནས་རིམ་པར་བརྒྱུད་པའི་མགོན་པོ་བློ་བཟང་བསྟན་འཛིན་གྲགས་པའི་ཞལ་ནས་འཕྲིན་ལས་ཕྱི་མ་རྒྱུད་ཀྱི་འབྲུ་ལུང་རང་ཅག་ནཚོད་ཆུང་ངུའི་དུས་སུ་ཐོབ་པ། ཞེས་དམ་པ་འདི་ཉིད་དུས་རབས་བཅུ་བདུན་པའི་དུས་མཇུག་ལ་འཁྲུངས་པ་གཏན་འཁེལ་བྱས་ཆོག དམ་པ་འདིས་སྔ་ཕྱིར་བློ་བཟང་བསྟན་འཛིན་གྲགས་པའི་སྐུ་མདུན་ནས་ཕྱི་མ་རྒྱུད་ཀྱི་འབྲུ་ལུང་། བདུད་རྩི་བུམ་པ། བདུད་རྩི་བུམ་པའི་རྒྱུན་འཁྱེར་འདོན་བྱའི་འབྲུ་ལུང་། གཡུ་ཐོག་སྙིང་ཐིག་གི་ཟབ་དབང་རྒྱས་པ་ཐོབ། སྟོང་ནག་བླ་མ་ཀརྨ་འཕྲིན་ལས་རྣམ་རོལ་གྱི་དྲུང་ནས་མན་ངག་ཡོན་ཏན་རྒྱུད་ཀྱི་འབྲུ་ལུང་སོགས་ཐོབ། སྟོང་ནག་བླ་མ་ཀརྨ་ཐུབ་བསྟན་བསྟན་པའི་སྙིང་པོའི་མདུན་ནས་རྩ་རྒྱུད་དང་བཤད་རྒྱུད་ཀྱི་འབྲུ་ལུང་སོགས་ཐོབ། བྱམས་མེ་སྤྲུལ་སྐུ་ལྷ་མཆོག་གི་དྲུང་ནས་གསོ་བ་རིག་པའི་མན་ངག་ཀུན་གྱི་གཅེས་བསྡུས་ཕན་བདེའི་སྙིང་པོ་དང་། དཔོན་ཚང་ཡེ་ཤེས་བསམ་གཏན་གྱི་གཅེས་བསྡུས་ཕན་བདེའི་ཡང་སྙིང་སོགས་ཐོབ། རིན་ཆེན་སྤྲུལ་སྐུ་ཆོས་འཛིན་དབང་པོའི་དྲུང་ནས་འཆི་མེད་ནོར་ཕྲེང་སོགས་ཐོབ། བླ་མ་བསྟན་འཛིན་གྲགས་པའི་དྲུང་ནས་གཡུ་ཐོག་གེགས་སེལ་བླ་སྒྲུབ། སྙིང་ཐིག་ སྡུག་བསྔལ་མུན་སེལ། བླ་སྒྲུབ་གསོལ་འདེབས། སྨན་བླའི་གཟུངས་སོགས་ཐོབ། འབྲི་གུང་པའི་ཆོས་བརྒྱུད་འཛིན་པ་ལྗོ་དཔལ་མི་ཀུན་བཟང་སྤྲུལ་སྐུའི་མདུན་ནས་ཟ་ཡིག་སྐོར་སོགས་ཐོབ། དེ་ལྟར་གསོ་བ་རིག་པའི་གཞུང་དང་ལག་ལེན་ཀུན་ལ་སྔ་ཕྱིར་དོགས་དཔྱོད་དང་། སློབ་གཉེར་སོགས་ལེགས་པར་བྱས་ནས་མཁས་པའི་གྲགས་པ་ཐོབ། གསུང་རྩོམ་ནི་བད་ཀན་གྱི་བཅོས་ཐབས་མོ་མན་ངག་ཆིག་རྒྱུད་ཟབ་མོའི་སྐོར། དངུལ་ཆུ་གྲང་འདུལ་འབྲིང་པོའམ་དཀར་འདུལ་དུ་གྲགས་པ། རྒྱུད་ཀྱི་འགྲུར་བྱང་དང་སློབ་རྒྱུན་སོར་ཕྲེའི་འཇལ་ཚད་བཅས་ཡོད། ཚེ་རིང་དབང་དང་པད་མ་དབང་གྲགས་གཉིས་གཅིག་ཏུ་ངོས་འཛིན་བྱེད་མཁན་ཡང་འདུག་པས་ཕལ་ཆེར་དེ་ལྟར་མིན་པ་འདྲ།

ཡོངས་འཛིན་ཨ་དབྱངས་ཐུབ་བསྟན་ཕུན་ཚོགས་ཀྱི་སྐོར།

ཡོངས་འཛིན་ཨ་དབྱངས་ཐུབ་བསྟན་ཕུན་ཚོགས་མཆོག་ནི། ཁམས་སྟོད་སྒ་ཨ་དབྱངས་ཀྱི་སའི་ཆར་ཡབ་རུས་མཁན་ཐར་ཐོགས་མེད་དང་། ཡུམ་ཤེལ་བཟའ་དཔལ་མཚོ་གཉིས་ཀྱི་སྲས་སུ་

རབ་བྱུང་བཅོ་ལྔའི་ས་ཕག་ལོ་སྟེ་སྤྱི་ལོ་༡༨༨༧ལོར་སྐུ་བལྟམས། ལྟེ་བ་སྒོམ་ཐག་ལྟར་དཀྲིས་ཤིང་གྲོད་ཕུར་ཐོན། ཡུམ་ལ་སྤྲུལ་པ་ཡིན་ཞེས་པའི་མནལ་ལམ་བྱུང་། དགུང་ལོ་ལྔ་ནས་ཀློག་བསླབ། ཡུམ་གྱིས་དཔལ་སྤུངས་སི་ཏུའི་དྲུང་དུ་ཁྲིད་པས། མདང་ངའི་རྨི་ལམ་དུ་མི་དཀར་པོ་ཞིག་འདིར་བྱུང་། བུ་འདི་ལྟ་བ་འདྲ། མིང་ལ་བསོད་ནམས་རྩེ་མོར་ཐོགས་གསུངས། དགུང་ལོ་དགུ་ལ་འབྲི་གུང་པའི་ཆོས་སྡེ་ཨ་དབྱངས་དགོན་དུ་ཆོས་སྒོར་བཞུགས། འདོན་ཆོས་ལ་སྦྱོང་བའི་དུས་ཐང་ལུང་དགོན་གྱི་བཙུན་པ་ཞིག་གིས་མཁན་པོ་གཞན་ཕན་གྱི་ཆེ་བ་བརྗོད་པས་འགྲོ་འདོད་བྱུང་ཡང་མ་ཐོན། དེ་ནས་ནང་དུ་ཐོན་ཏེ་ཚས་ཀ་བསྡོགས་ཏུ་བྲོས་ཏེ། དཀའ་ངལ་མ་འཛེམས་པར་ཐོན་པས་མཁན་པོའི་དྲུང་དུ་བརྗོལ། རྒྱ་མཚན་ཞུས་པས་ཐུགས་དགྱེས་ཏེ་སང་ཉིན་སློབ་འདུག་དབུ་འཛུགས་པས་ཤོག་གསུངས། དེ་ནས་ཀློག་གྲྭར་བཞུགས་ཏེ་ཉིན་མོ་གསན་བཞེས་དང་མཚན་མོར་སློབ་ཀྱི་འོད་དང་ཟླ་འོད་སོགས་ལ་བརྟེན་ནས་སྦྱངས། ཤེར་ལེའུའི་རྒྱུགས་ལེགས་པོར་འཕྲོད། རིམ་གྱིས་གཞུང་ཀུན་གསན་བསམ་རྫོ་ཏུས་ཕྱུག་པར་སྦྱངས་པས་མཁྱེན་རབ་ཡར་ཟླར་འགྲན་པར་གྱུར་ཏེ། རྒྱལ་པོ་རི་ཁྲོད་དུ་བཞུགས་ཆེ་མཁན་པོའི་ཕྱག་ཕྱི་དང་ཟུར་འཁྲིད་པའང་མཛད། དགུང་ལོ་ཉེར་ལྔར་འབྲུག་འཛམ་དབྱངས་གྲགས་པ་དང་། ཉིད་ཀྱི་ཞང་པོ་བྱམས་པ་སོགས་ལས་དཔལ་ལྡན་རྒྱུད་བཞི་ལས་རྩ་རྒྱུད་དང་ཕྱི་མ་རྒྱུད་སོགས་བློ་འཛིན་གནང་། གཞན་ཡང་ལག་ལེན་སྐོར་གྱི་ཉེར་མཁོ་མང་དུ་ཞུས། དབོན་པོ་པད་གདན་ལས་སུམ་རྟགས་དང་། སྙན་ངག རྩིས་རིག་རྣམས་ཞུས་ཏེ་དཔྱིས་ཕྱིན་པར་བགྱིས། སྐྱབས་མགོན་ཆེན་མོ་ཞི་བའི་བློ་གྲོས་ཁམས་སུ་ཐོན་པར་ཞབས་ལ་གཏུགས་ནས་རབ་ཏུ་བྱུང་ཞིང་བསྙེན་པར་རྫོགས་པས་མཚན་དཀོན་མཆོག་ཐུབ་བསྟན་ཕུན་ཚོགས་ཞེས་གནང་། དེ་ཉིད་ལས་བཀའ་བརྒྱུད་རིན་པོ་ཆེའི་དབང་ཆོས་དང་བཀའ་འབུམ་གྱི་ལུང་རྣམས་ཞུས་ཏེ། མགར་ཨོ་རྒྱན་གྱི་དྲུང་ལས་རང་ལུགས་ཟབ་ཁྲིད་ན་རོའི་ཆོས་དྲུག་ཆ་ཚང་ཞུས་ཏེ་ཨ་དབྱངས་དགོན་གྱི་ཆོས་དྲུག་ཁང་དུ་ཉམས་བཞེས་གནད་སྨིན་མཛད་པས་དྲོད་རྟགས་ཐོན། དེ་ནས་ཁུ་ནུ་བ་བསྟན་འཛིན་རྒྱལ་མཚན་དང་མཇལ་ནས་ཨ་དབྱངས་དགོན་གྱི་གྲུབ་ཐོབ་མངོན་ཤེས་ཅན་ཐབས་མཁས་ལ་ཞུས་པར། ཁོང་གི་དག་སྣང་ལ་མཁན་ཆེན་བོ་དྷི་ས་ཏྭ་དངོས་ཡིན་ཚུལ་བྱུང་བས་བར་ཆད་རེད། ཨ་ཕྱིའི་བསྐང་གསོ་དང་ཆེ་ཐར་སོགས་བགྱིས་ན་སྐྱོན་མེད་གསུངས་པ་ལྟར་བསྒྲུབ་པའི་ཚེ། ཡུལ་མི་དང་གྲྭ་སློབ་ནང་འཁྲུགས་བྱུང་བས། དེར་བརྟེན་སྨྱོན་པ་ལྟ་བུར་གྱུར་ཏེ་གཅིག་ཕུར་གནས་ངེས་མེད་དུ་ཐོན་ཏེ་བཀའ་བརྒྱུད་གོང་མའི་མགུར་འདྲ

བཞེངས་ནས་སློན་སྟོད་མཛད་སྐབ། དགུང་ལོ་སུམ་ཅུར་ཕེབས་དུས་རྒྱ་གར་དུ་ཕྱིན་པར་བཞེད་དེ་མཁན་ཆེན་གྱི་དྲུང་དུ་ཕྱིན་པས་ཞལ་སྔ་ནས། འབྲི་གུང་སྐྱབས་མགོན་ཞི་བའི་བློ་གྲོས་ཀྱི་སློབ་གཉེར་ལ་མོས་ཀྱང་ཕོ་བོས་མ་ཉན་པས་ཐུགས་ཕམ་བྱུང་སོང་བས། ངས་དེ་ལྟར་སློབ་གཉེར་ལ་འདུན་པས་ཉིད་སློབ་གཉེར་གནང་བ་ལས་འབྲི་གུང་དུ་བཤད་གྲྭ་འཛུགས་རྒྱུར་ལེགས་སོ་ཞུས་པར་ཐུགས་དགྱེས་སོང་། མདོ་སྨྱི་ཁྲུང་རམ་གྱིས་མི་སེར་ལ་མནར་གཅོད་ཀྱི་སྡིག་བཤགས་སུ་འབྲི་གུང་བཤད་གྲྭ་ལ་རོགས་རམ་བྱེད་རྒྱུ་ཁས་བླངས་སོང་བས། ཁྱེད་ཀྱིས་ཀྱང་དེར་རོགས་རམ་ཐུབ་ན་གསུངས་པར། ཕོ་བོ་རྒྱ་གར་དུ་འགྲོ་བས་དེ་འདྲའི་བཀའ་མི་གནང་དེ་ཞུ་ཞེས་ཞུས་ཏེ། འབྲི་གུང་དུ་ཕྱིན་ནས་སྐྱབས་མགོན་རྣམ་གཉིས་མཇལ། འབྲི་གུང་དུ་བཤད་གྲྭ་འཛུགས་རྒྱུའི་རྟེན་འབྲེལ་ཡིན། དུས་བཟང་ཞིག་ལ་སྒྲོད་འཛུག་ཅིག་གསུང་དགོས་པའི་བཀའ་ཕེབས་པས་དེ་བཞིན་དུ་ཁྲིད་ཕྱུལ། སྐྱབས་རྗེ་ཟླུང་དང་། སྣ་ལྟོག རོག་མདོ་ནས་གསན་པར་གྲགས། ཆོས་ཀྱི་འབྱུང་གནས་ཀྱི་གསོལ་དཔོན་དཀོན་མཆོག་བཟང་ལྡན་ལས་འབྲི་གུང་གདན་རབས་ཀྱི་བཀའ་འབུམ་རྣམས་གསན། རྒྱ་གར་དུ་ཕྱིན་ནས་རྡོ་རྗེ་གདན། བྱ་རྐོད་ཕུང་རི། ཤྲཱ་ནྲཱ་ཊ་ཥྣི། མཉན་ཡོད། ཡངས་པ་ཅན། རྩ་མཆོག་གྲོང་སོགས་སུ་ཕྱིན་ཏེ་ཐུགས་སྨོན་དང་བཅས་ས་ཁྲ་ཡང་བཀོད། བལ་ཡུལ་གྱི་གནས་གཟིགས་སོགས་གྲུབ་ནས་ཕྱིར་བོད་དུ་ཕྱིན་ནས་འཁྲུངས་ཡུལ་དུ་ཕེབས་ཏེ། ཨ་དབྱངས་ལ་དབྱར་གནས་བཅུགས། མདོ་མང་གཏེར་ཆེན་ལས་ཆོས་གཞུང་མང་དུ་གསན་ཞིང་ཕར་ཡང་གསར་རྙིང་སྐོར་འགའ་ཞིག་ཕུལ། རིན་ཆེན་གཏེར་མཛོད་གནང་དུས་ཕྱག་རོགས་ཨ་དབྱངས་དང་འབྲི་གུང་གཉིས་ཀར་མཛད། གཏེར་སྟོན་འོད་གསལ་རྡོ་རྗེས་འབྲི་གུང་དུ་ཕྱིན་ན་ཕན་ཐོགས་ཆེ་གསུངས་པས་དབུས་སུ་ཕྱིན་ཏེ། དཔལ་དྭགས་ལྷ་སྒམ་པོའི་བྱ་ལམ་གོང་མ་ཟངས་ལུང་དུ་ལོ་གཅིག་སྒྲུབ་པ་ལ་བཞུགས་ཏེ་ཆོས་དྲུག་ལ་རྩེ་གཅིག་ཏུ་གནད་དུ་བསྣུན་པར་མཛད།

དེ་ནས་ལྷོ་ཁའི་གནས་མཆོག་རྣམས་སུ་ཕྱིན་ནས་མི་ལོ་མང་པོར་བདག་མེད་དུ་ལུས་པའི་འབྲི་གུང་ཆོས་རྗེ་སྐྱོབ་པའི་གནས་ལྷའི་ཡ་གྱུལ་ཨེ་ཚུང་ཕུག་ཏུ་ཕྱིན་ནས་གནས་ཀྱི་སྒྲུན་ཕྱེས་མཛད། འབྲི་གུང་དུ་ཕྱིན། གཏེར་སྒྲོམ་གྱི་དབེན་གནས་རྣམས་དང་རྫོང་གི་བདེ་ཆེན་ཕུག་སོགས་སུ་རྣལ་འབྱོར་ལ་གཞོལ། ཐེལ་དུ་ཆོས་གྲགས་གསུང་འབུམ་ལུང་གནང་བའི་ཚེ། འབྲོག་པའི་ཕྲུར་བ་རྣོན་པ་དེ་ཞིམ་པོ་ཡོད་ཨང་གསུངས་པས་ཨ་མགོན་ནས་ངས་འབུལ་ཆོག་ཟེར་གར་སོང་མ་རིག་པར་གཙང་པོའི་ཕ་རིར་ཕེབས་པ་ཀུན་གྱིས་མཐོང་། དེ་མ་ཐག་ཕྲུར་རྣོན་བསྣམས་ནས་ཐལ་

གྱི་དེར་འགྱོར་བས། ཨ་མགོན་ནི་རྩ་རླུང་ལ་རང་དབང་ཐོབ་པ་ཞིག་རེད་ཅེས་ཡང་ཡང་གསུངས།

དེ་ནས་ལྷ་སར་ཕྱིན་ནས་མཁྱེན་རབ་ནོར་བུ་དང་མཇལ་ཏེ་སྨན་རྫས་སོགས་ཀྱི་དཀའ་གནད་སྐོར་འགའ་གང་འདོད་པ་བཞིན་གནང་། རབ་བྱུང་བཅུ་དྲུག་པའི་ནང་སྐྱབས་མགོན་རྣམ་གཉིས་ཀྱི་ཡབ་ཚང་དང་འབྲི་གུང་པའི་སྐུ་ཆེ་དྲག་རྣམས་ཀྱིས་ནན་སྐུལ་གྱིས་ཡོངས་འཛིན་དུ་མངའ་གསོལ། སྐྱབས་མགོན་ཟླུང་ལ་རྒྱལ་སྲས་ལག་ལེན་སོགས་སློབ་ཁྲིད་དང་། སྨིན་གྲོལ་གྱི་ལམ་རྒྱུབ་རྟེན་རྣམས་བཀའ་ཁྲིད་ཕྱུལ་ཞིང་གཙོ་ཆེར་སྐུ་ཆུང་ཚང་གི་ཡོངས་འཛིན་གནང་། ལྷ་རྒྱ་རིར་ཕྱིན་ཞོར་ཕག་གྲུར་ཕེབས་ཏེ་གནས་འབྲེལ་དང་། ཨེ་ཆུང་དུ་ཕྱིན་ནས་ཆོས་རྗེའི་སྒྲུབ་གནས་ཨེ་ཆུང་སྒོམ་ཕུག་ངོས་འཛིན་ཡང་གནང་། ལྷ་རྒྱ་རིར་སུམ་རྟགས་སྙན་ངག་སོགས་མང་དུ་གསུངས། རྫོང་དུ་གཤིན་རྗེའི་མཆོད་རྟེན་བཞེངས་པར་ཉིད་ནས་ཐིག་སོགས་ཕྱག་ལེན་མ་འཁྲུལ་བར་གནང་བ་སོགས་དེ་ལྟར་ཡོངས་འཛིན་གྱི་ཁྲི་ལོ་བཞིར་བཞུགས་རིང་སྐྱབས་རྗེ་ཟླུང་དང་ཉིན་ལྷུང་བཤད་གྲྭ་བ་དང་། ཕྱོགས་འདུས་མང་པོར་འདོད་ཆོས་ཅི་རིགས་དང་ཁྱད་པར་སྨན་སྐོར་རྒྱུད་བཞི་དང་འབྲི་གུང་གསོ་རིག་གཅེས་བསྡུས་སོགས་སློབ་མ་དོན་གཉེར་ཅན་འགར་ཟབ་རྒྱས་གནང་ལ། ཉིན་ལྷུང་དུ་བཞུགས་རིང་སྐྱབས་མགོན་ཟླུང་གསན་བཞེས་སུ་འབྱུང་རྫས་སྡོམ་ཚིག་ཅིག་བརྩམས་ནས་བཀའ་ཁྲིད་ཀྱང་གནང་། ས་ཕག་ལོར་དུས་མགོ་ཚུགས་པས་སྒྲུ་ནང་དུ་ཕྱིན་ཏེ། དུས་ཁོམ་བྱུང་ཚད་ལ་ནད་པར་སྨན་སྦྱིན་གནང་བ་དང་། སྨན་ལ་མཁྱེན་པ་ཆེ་བས་སྨན་གཞུང་སྐོར་ཡང་མང་པོ་བརྩམས་པར་གྲགས། འོན་ཀྱང་“རིག་གསར་”སྐབས་སྨན་གཞུང་སྐོར་མང་ཆེ་བ་ཉམས་པས་ད་ལྟ་རྩ་རྒྱུད་རྟེལ་འགྲེལ་དང་། ཕྱོགས་སྨན་གཅེས་བཏུས་སོགས་ལས་མ་བཞུགས། ཐུགས་དམ་ལ་གཞོལ་བཞིན་པའི་ངང་དུ་དགུང་གྲངས་རེ་བརྒྱད་ལ་ཕེབས་པ་འདས་རྗེས་ཉིས་སྟོང་ལྔ་བརྒྱ་བཅུ་པ་སྟེ་རབ་བྱུང་བཅུ་དྲུག་པའི་མེ་རྟ་སྤྱི་ལོ་༡༩༦༦ལོར་སྤྲུའི་ར་སྙེའི་འཕྲང་དུ་ཆུའི་རྒྱུན་ལ་བརྟེན་ནས་ཞི་བར་གཤེགས་པས། ཚ་བོ་གནས་བརྟན་གྱིས་འགན་བླངས་ཏེ་གདུང་བཞུགས་སོ། །རྗེ་འདིའི་སློབ་མ་ཡང་ཤིན་ཏུ་མང་བས་ཇི་བཞིན་ཞུ་བར་མི་སྤོབས་ལ་འགའ་ཞིག་སྨོས་ན་རང་རེའི་སྐྱབས་རྗེ་ཟླུང་དང་། ཁྲི་ཚབ་བརྒྱད་པ། མཁས་དབང་མཁྱེན་རབ་ནོར་བུ། ཁུ་ནུ་བ་ཐུབ་བསྟན་གསལ་བྱེད་དང་། སྨན་པ་གཡུ་རྒྱལ། སྨན་པ་ཨ་མགོན། མཁན་ཆེན་ནོར་བུ་རྒྱལ་མཚན། སྒྲུ་རང་གྲོལ། བལ་པོ་བསྟན་འཛིན་ཉི་མ་སོགས། དེ་མིན་ཡང་ཤིན་ཏུ་མང་ལ་དགེ་སློང་རིན་པོ་ཆེ་ཞེས་སྙན་པར་གྲགས་སོ། །ཉིད་ཀྱིས་མཛད་པའི་བསྟན་བཅོས་ནི། རྩ་རྒྱུད་རྟེལ་འགྲེལ། བཤད་པའི་

རྒྱུད་ཀྱི་བསྡུས་དོན། ཕྱི་རྒྱུད་ སྤྱི་དོན། ཕྱུགས་སྨན་གཅེས་བཏུས། འབྱུང་རྩིས་གསལ་སྒྲོན། སྐར་རྩིས་སྤྱི་དོན། དབྱངས་ཅན་སྒྲ་འགྲེལ་སོགས་དང་། གཞན་ཡང་བསྟན་སྙིང་འགྲེལ་པ། སྟན་བརྒྱུད་རྡོ་རྗེའི་ཚིག་ཐང་མཆན་འགྲེལ། ཚད་མ་བསྡུས་པ་རྩ་འགྲེལ། འབྲི་གུང་གདན་རབས་གསེར་ཕྲེང་གི་ཁ་སྐོང་། རྒྱ་དཀར་ནག་བོད་གསུམ་གྱི་ལོ་རྒྱུས་སོགས་ཡོད་པ་ལས་འགའ་ཞིག་ད་ལྟ་མཇལ་ཡུལ་དུ་མ་བཞུགས།

སྨན་པ་ལེགས་སྦྱིན་ལགས་ཀྱི་སྐོར།

སྨན་པ་ལེགས་སྦྱིན་ལགས་ནི། འབྲི་གུང་ཀླུང་ཤོད་རྩེ་བ་སྒྲ་བརྙན་རྡོ་རྗེའི་ཕོ་བྲང་དང་ཉེ་བའི་གནས་གོ་ཧོར་སྐྱེམས་ཤར་བ་ཚང་དུ་རབ་བྱུང་བཅོ་ལྔ་པ་མེ་བྱ་སྟེ་སྤྱི་ལོ་༡༨༩༧ལས་མས་སུ་སྐུ་འཁྲུངས། ཆུང་དུས་ནས་ཡང་སྐར་ཐུབ་བསྟན་སྡེ་བཞི་རབ་རྒྱས་གླིང་དུ་ཆོས་ཞུགས་མཛད་ཅིང་དེ་གའི་སྨན་རྩིས་མཁས་པ་མང་པོའི་ཞབས་དྲུང་ནས་འབྲི་ལུགས་གསོ་རིག་གི་གཞུང་བཤད་ལག་ལེན་ཁག་ལ་སྦྱོང་བརྩམ་གནང་། རིམ་བཞིན་ལྷ་ས་སྨན་རྩིས་ཁང་དུ་ཕེབས་ནས་མི་རྗེ་བཀྲས་ཁང་བྱམས་པ་ཐུབ་དབང་སོགས་ཀྱི་དྲུང་ནས་རྩ་རྒྱུད་སྟོང་འགྲེམས་དང་། བཤད་རྒྱུད་སྟོང་འགྲེམས། དཔལ་ལྡན་རྒྱུད་བཞི་དང་། དེའི་དགོངས་འགྲེལ་གསལ་བྱེད་བེ་སྟོན། འབྱུང་རྩིས་མན་ངག་ཟླ་བའི་འོད་ཟེར་སོགས་ལ་ལོ་ངོ་བཞི་ལྷག་སྦྱངས་པ་མཛད། དེ་ནས་འབྲི་གུང་ཡང་རི་སྒར་ལ་ཕེབས་ནས་སྨན་རྩིས་དགེ་རྒན་གནང་བ་དང་། ཞོར་དུ་ནད་གཟིགས་སྨན་འཕྱུ། སྨན་སྦྱོར་བཟོ་སོགས་མཛད་ནས་འགྲོ་དོན་རྒྱ་ཆེར་བྱུང་། འོན་ཀྱང་ཕོང་གི་ལོ་རྒྱུས་ཞིབ་ཆ་མ་རྙེད།

བ་ལོག་ཐུབ་བསྟན་ཆོས་གྲགས་ཀྱི་སྐོར།

བ་ལོག་སྐུ་ཕྲེང་དྲུག་པ་ཐུབ་བསྟན་ཆོས་གྲགས་མཆོག་ནི། རབ་བྱུང་བཅོ་ལྔ་པའི་ཤིང་གླང་ལོ་སྟེ་སྤྱི་ལོ་༡༩༢༥ལ་ཉང་པོ་རྒྱ་ཤིང་དུ་སྐུ་འཁྲུངས། དགུང་ལོ་དགུར་སོན་ཆེ་གཏེར་སྟོན་འོད་གསལ་རྡོ་རྗེས་བ་ལོག་སྤྲུལ་སྐུར་ངོས་འཛིན་མཛད་དེ་མཚན་སྟོན་པ་ཤེས་རབ་ཅེས་གསོལ། ཉིད་ཀྱི་ཆེད་དུ་བྲག་དཀར་ལྷ་ཚུར་འཛམ་དཀར་སྒྲུབ་ཐབས་དགོངས་གཏེར་ནས་ཕབས། ཁམས་སུ་ཕྱག་ཕྱིར་ཁྲིད་པར་འབྲུམ་གྱིས་བསྒྱུན་པས་འབྲི་གུང་དུ་ཕྱིར་མངགས། སྐྱབས་མགོན་ཞི་བའི་བློ་གྲོས་ཀྱི་གཟིམས་ཤག་འོག་ལ་བཞུགས་རིང་འབྲི་གུང་པའི་ཆོས་མཛོད་སྤྱི་ལ་སློབ་གཉེར

མཛད། སྐབས་མགོན་མཆོག་ནས་སྐུ་ཞེ་མ་ཚང་གི་དགེ་སློང་མཐར་ཕྱིན་གྱི་ཤག་ཚང་ལ་གནང་སྟེ་ཞབས་ཏོག་ལེགས་པོ་སྒྲུབ་དགོས་པར་བཀའ་ཕེབས་པས། དགེ་རྒན་མཐར་ཕྱིན་ནི་ཐུགས་ཞིབ་ལྡན་པས་སྐུ་ཡོན་ཕུལ་བར་མ་ཉན་ཆེ་བཏུང་ཐག་ཚ་ནན་གནང་བས་ཕྱིས་སྐུ་ཡོན་ལ་སྣར་གྱི་སྤྲུལ་སྐུ་ཡོངས་ཀྱི་རྩེ་ཕུད་དུ་གྱུར། དགོན་པའི་འདོན་ཆ་ཆོས་སྤྱོད། གཏོར་བཟློ། རྩེ་གྲུ། གར་འཆམ། གདངས་དབྱངས། ཐིག་རྫུལ་ཚོན་མ་ལུས་པར་མཁས་ཤིང་། གཞན་ཡང་སྐར་རྩིས། སྨན་དཔྱད་ལའང་ཤིན་ཏུ་མཁས་པར་གྱུར། ཡིན་ནའང་བ་ལོག་རིན་པོ་ཆེ་ཁོང་དང་འབྲེལ་ཡོད་ཀྱི་ལོ་རྒྱུས་ཁག་ནང་གསོ་རིག་སྐོར་གྱི་དགེ་རྒན་གསལ་ཁ་ཆེར་མེད་པས། འབྲེལ་ཡོད་ལོ་རྒྱུས་འདི་ཚོ་དཔྱད་ཞིབ་བྱེད་རིང་དམངས་ཁྲོད་ངག་རྒྱུན་ལས་ཐོས་པ་ནི་རྗེ་འདི་པའི་གསོ་དཔྱད་ཀྱི་སློབ་དཔོན་གཙོ་བོ་ནི་གཡའ་མ་རི་དགོན་གྱི་དགེ་སློང་མཐར་ཕྱིན་རེད་ཟེར། དགེ་སློང་མཐར་ཕྱིན་ནི་གསོ་རིག་ལ་མཁྱེན་རྒྱ་ཡངས་ལ། ལྷག་ཏུ་ལག་ལེན་ལ་བྱང་པ་ཆེ་ལ་རྒྱུན་བར་གཡའ་མ་དགོན་དུ་ནད་གཟིགས་བྱས་པས་ནད་པ་དྲག་པའི་ལོ་རྒྱུས་མང་པོ་འདུག   སྐབས་རྗེ་བ་ལོག་ཚང་གིས་དགེ་སློང་མཐར་ཕྱིན་དྲུང་ནས་དཔལ་ལྡན་རྒྱུད་བཞིའི་ལུང་ཁྲིད་ཐོབ་པར་བཤད་ལ། གཞན་ཡང་འབྲི་གུང་གསོ་རིག་གཅེས་བསྡུས་ཀྱི་ལུང་དང་། འབམ་བཅོས་ཀྱི་ལུང་རྒྱུན། དཔོན་ཚང་གི་སྨན་ཡིག་གི་ལུང་ཁྲིད། ཀུན་མཁྱེན་ཆོས་ཀྱི་གྲགས་པའི་བཀའ་འབུམ་ལུང་ཞུས་པའི་དུས་རྒྱུད་བཞིའི་བཀའ་མཆན་གྱི་ལུང་ཡང་ཐོབ། གཞན་ཡང་སྨན་ཡིག་མང་པོའི་ལུང་ཁྲིད་ཞུས་ཡོད་པ་བཤད། མཁན་ཆེན་ནོར་བུའི་མཚན་གྱིས་བསྐུལ་མ་གནང་བར་བརྟེན་སྣར་ཐེལ་གྱི་སྤྲུལ་མིང་འཛིན་པ་ཕལ་ཆེར་བཤད་གྲྭར་བྱོན་པས་ཉིད་ཀྱང་ལྷང་རར་སློབ་གཉེར་ལ་ཕེབས་ཏེ་ལོ་དྲུག་རིང་འཕགས་ཡུལ་མཁས་པ་རྒྱན་དྲུག་མཆོག་གཉིས་ཀྱི་གཞུང་ལ་གསན་བསམ་དཔྱིས་ཕྱིན་གནང་། ཡོངས་འཛིན་ཨ་དབྱངས་ལས་རྗེ་ཆོས་ཀྱི་གྲགས་པའི་བཀའ་འབུམ་རྒྱས་པའི་ལུང་སོགས་གསན་པ་དང་། དེའི་སྐབས་སྐྱོར་དཔོན་གྱི་འགན་བཞེས་ནས་ཟུར་ཁྲིད་ཡང་མང་པོར་བྱས་པར་གྲགས། འབྲི་གུང་མཚར་དགུའི་སྨན་པ་ཨ་མགོན་སོགས་ལ་སྨན་རྩིས་སྐོར་ཐེངས་མང་པོ་ཁྲིད་པ་ཨ་མགོན་གྱིས་གསུངས་མྱོང་། གཡའ་མ་རིར་སྐབས་རྗེ་ཆོས་ཀྱི་འབྱུང་གནས་ཀྱི་གསོལ་དཔོན་དཀོན་མཆོག་བཟང་ལྡན་ཞབས་དྲུང་དུ་གངས་རིའི་ལྗོངས་སུ་འགྱུར་རོ་ཅོག་གི་རྒྱལ་བའི་བཀའ་རྣམས་ཀྱི་བཀླག་ལུང་མ་ལུས་པ་གསན་ལ། དེ་ནས་རི་ཁྲོད་སོགས་འགྲིམས། ལྕགས་སྟག་ལོར་ཡང་རི་སྣར་གྱི་མཁན་ཁྲིར་ཕེབས། དུས་སྐྱ་ཕྱིར་ཁྲ་བ་ཁ་དགོན་དང་བད་འབར་དགོན། བེ་གུ་བསམ་གཏན་

གླིང་། ཐུབ་བསྟན་ཡང་རི་སྐར། འབྲི་གདན་བྱང་ཆུབ་གླིང་སོགས་སུ་བྱོན་ནས་བཀའ་འགྱུར་གྱི་ལུང་གནང་ཞིང་། ཞོར་དུ་དགོན་འགའ་ལ་རང་ལུགས་འབྲི་གུང་པའི་ཆོ་ག་ཆོས་སྤྱོད་སོགས་ཀྱི་ལུང་ཡང་བསྩལ། བཀླག་ལུང་ཐེངས་མང་གནང་བས་ལྷུགས་སློག་ཤིན་ཏུ་བདེ་བ་གསལ་ལ་སྒྲ་དག་པ་ཞིག་མངའ་བས་ཀུན་གྱིས་བསྔགས་པའི་མེ་ཏོག་མདོར་པར་གཏོར། ས་ཕག་ལོར་ཟིང་འཁྲུགས་ལངས་ཏེ། མལ་དྲོ་སོགས་སུ་ངལ་རྩོལ་ལ་ཕེབས་དགོས་བྱུང་། ཞོར་དུ་ཆབ་སྲིད་སློབ་སྦྱོང་སོགས་མཛད་ལ། རིང་པོ་མ་ཐོགས་པར་གྲལ་རིམ་འཐབ་རྩོད་སོགས་ཀྱིས་འོ་བརྒྱལ་ཆེ་ཁར་གསོལ་ཆས་ངན་ངོན་གྱི་ན་ལས་མེད་པས་བད་ཀན་སོགས་ཀྱི་བསྣུན་གྱིས་གཙེས་པའི་རྐྱེན་གྱིས་མཐར་དགུང་གྲངས་བཞི་བཅུ་ཞེ་བརྒྱད་བཞེས་པ་རབ་བྱུང་ཆུ་བྱི་ལོ་སྤྱི་ལོ་༡༩༨༣ལོར་སྐྱིད་ལུང་བཙོན་ཁང་དུ་དགོངས་པ་རྫོགས། རྗེ་འདི་པའི་གསུང་རྩོམ་ནི་གསན་ཡིག བཀའ་འགྱུར་ལུང་གི་བརྒྱུད་རིམ་གསན་ཡིག་སོགས་བརྩམས་པར་གྲགས་པ་ལས་ད་ལྟའི་ཆར་ཆེ་ཆོག་ལས་གཞན་མཐོང་ཡུལ་དུ་མ་གྱུར།

དགེན་བདག་དཀོན་མཆོག་ལྷུན་གྲུབ་ཀྱི་སྐོར།

དགེན་བདག་དཀོན་མཆོག་ལྷུན་གྲུབ་མཆོག་ནི། འབྲི་གུང་གདན་ས་གསུམ་གྱི་ཡ་གྱལ་འབྲི་གུང་ཡང་སྐར་ཐུབ་བསྟན་སྟེ་བཞི་རབ་རྒྱས་གླིང་གི་ཉེ་བའི་ས་ཉེ་རླའི་ཞོལ་འཛོ་མ་སྐང་མདའ་ངུར་བཀྲ་ཤིས་ཁང་གསར་དུ་ཡབ་བོ་སློག་དང་། ཡུམ་དགེ་བསྙེན་དཔལ་མོ་གཉིས་ཀྱི་སྲས་སུ་རབ་བྱུང་བཅུ་དྲུག་པའི་ལྕགས་སྤྲེལ་ལོ་སྤྱི་ལོ་༡༩༣༠ལོར་སྐུ་བལྟམས། ཡབ་ཡུམ་གཉིས་ལ་མིང་སྲིང་བཅོ་ལྔ་འཁྲུངས་པའི་ཐན་ཤོས་དེ་ཡིན། སོང་བྱིས་པའི་དུས་ནས་ཀྱང་སྔོན་གྱི་བག་ཆགས་བཟང་པོས་རིག་གཞུང་གི་ལས་ལ་ཐུགས་མཉེས་ཆོར་ཆེ་བར་གྲགས། ལྷག་ཏུ་ཤིང་གི་སྨྱུ་གུའི་ཚུལ་གྱིས་ས་ལ་ཤོག་བུ་འདྲ་བའི་ཡི་གེ་འབྲི་ཚུལ་དང་ནམ་མཁའི་ཉི་ཟླ་སྐར་གསུམ་གྱི་བཟོ་དབྱིབས་འབྲི་རྒྱུར་ཧ་ཅང་དགའ་ལ། འབྲི་རྩལ་ཡང་ལེགས། སྐྱེ་དངོས་ཀྱི་སྤོ་རིགས་ཀུན་ལ་ཐུགས་ཞེན་མོས་བལྟ་བ་དང་། བཏུས་ནས་ལ་ལར་སྨན་གྱི་ཚུལ་དུ་སྤྲད། ཆུ་ཕག་ལོ་སྤྱི་ལོ་༡༩༣༩ལོར་འབྲི་གུང་པའི་གདན་ས་གསུམ་གྱི་ཡ་གྱལ་ཐུབ་བསྟན་ཡང་སྐར་སྟེ་བཞི་རབ་རྒྱས་གླིང་ན་ཕག་ལོ་བཀའ་ཆོས་སྐབས་སུ་ཡུམ་གྱིས་འཁྲིར་ནས་འགྲོ་དུས་བ་ལོག་མཆོག་སྤྲུལ་དཀོན་མཆོག་ཐུབ་བསྟན་ཆོས་གྲགས་ཀྱིས་བུ་དེ་གཟིགས་མ་ཉིད་ནས་མ་ལ་བུ་ཆུང་འདི་ལ་བཙོག་འགྲིབ་མ་གཏོང་། དགོན་པར་

གྲྭ་པ་བྱེད་ན་ལེགས་རབས་གསུངས་པས། དགུང་ལོ་ལྔ་པ་རབ་བྱུང་བཅུ་དྲུག་པའི་ཤིང་གླང་ལོར་ཐུབ་བསྟན་སྡེ་བཞི་རབ་རྒྱས་གླིང་དུ་ཆོས་ཞུགས་མཛད། དེ་ནས་སྐྱེས་སྟོབས་ཀྱི་ཤེས་རབ་དང་སྦྱངས་སྟོབས་ཀྱི་ཡོན་ཏན་ཟུང་དུ་འཇུག་པས་རང་ལོ་བཅུ་བཞི་པ་ཆུ་བྱི་ལོ་ལ་དགོན་པའི་ཆོས་སྤྱོད་ངག་རྒྱུགས་དང་། རང་ལུགས་འབྲི་གུང་པའི་ཚོ་ག་ཕྱག་ལེན་སྐོར་རྣམས་ཐུགས་སུ་ཆུབ་ནས་དགོན་གཞུང་གི་ཆབ་རིལ་ལ་བསྐོ་བཞག་བྱེད་རྒྱུའི་འོས་མིར་གཏན་འཁེལ་ཐུང་བ་ལོག་མཆོག་སྤྲུལ་གྱི་ཐུགས་རྗེའི་བཀའ་དྲིན་ལས་ལྷ་ས་སྨན་རྩིས་ཁང་དུ་སློབ་གྲྭར་བཏང་ན་འབྱུང་འགྱུར་འབྲི་གུང་ལུགས་ཀྱི་གསོ་རིག་སོགས་ལ་ཕན་ཐོགས་ཡོད་རབས་གསུངས་གནང་བས། དགུང་ལོ་བཅོ་ལྔ་པ་རབ་བྱུང་བཅུ་དྲུག་པའི་ཤིང་ཕྱི་ལོ་སྟེ་སྤྱི་ལོ་༡༩༣༤ལོར་ལྷ་ས་སྨན་རྩིས་འགྲོ་ཕན་ལྕགས་པོ་རིར་ཕེབས། སྔ་ཕྱིར་སྨན་རྩིས་མཁས་དབང་མཁྱེན་རབ་ནོར་བུའི་དྲུང་དུ་དཔལ་ལྡན་རྒྱུད་བཞིའི་ཚ་ལག་དང་བཅས་པ། མན་ངག་བྱེ་བ་རིང་བསྲེལ། རྒྱུད་བཞིའི་གསལ་བྱེད་བེ་སྟོན། བེ་དཀར། མན་ངག་ལྷན་ཐབས། མན་ངག་བཀའ་རྒྱ་མ། མཁས་དབང་མཁྱེན་རབ་ནོར་བུའི་སྨན་ཡིག་སོགས་ལུང་ཁྲིད་མནོས། མཆོག་སྤྲུལ་བ་ལོག་རིན་པོ་ཆེའི་དྲུང་དུ་བཀའ་འགྱུར་ལྗགས་ལུང་། སྤྱོད་འཇུག དགོངས་གཅིག་སོགས། རང་ལུགས་འབྲི་གུང་པའི་ཚོ་ག་ཆོས་སྤྱོད་ཀྱི་ལུང་དང་། ཀུན་མཁྱེན་ཆོས་ཀྱི་གྲགས་པའི་བཀའ་འབུམ་གྱི་ལུང་། སྨན་རྩིས་སྐོར་ནས། འབྲི་གུང་གསོ་རིག་གཅེས་བསྡུས་ཕན་བདེའི་སྙིང་པོ་དང་དེའི་ཚ་ལག་ལྡེ་མིག འབམ་བཅོས་ཆེ་འཛིན་སྒྲོག་སྐྱོབ། རྒྱུད་བཞིའི་མཐའ་དཔྱོད། དཔོན་ཚང་སྨན་ཡིག་སོགས་ལ་སྔ་ཕྱིར་ཐོས་བསམ་དཀྲུགས་མར་མཛད་པས་སྨན་རྩིས་མཁས་པའི་གོ་སར་འཕགས། རབ་བྱུང་བཅུ་དྲུག་པའི་ཤིང་བྱ་ལོ་སྟེ་སྤྱི་ལོ་༡༩༤༥ལོར་ལྕགས་རི་འགྲོ་ཕན་གླིང་ནས་སློབ་མཐར་ཕྱིན། ལོ་ངོ་ཧྲིལ་པོ་བཅུ་གཉིས་རིང་དཀའ་སྤྱད་འབད་འབུང་གིས་སྨན་རྩིས་རིག་པར་ཐོས་པས་སྒྲོ་འདོགས་ལེགས་པར་བཅད་པའི་ཉེར་ལེན་གྱི་གྲུབ་འབྲས་མངོན་དུ་གྱུར་ལ། ལྕགས་རི་འགྲོ་ཕན་གླིང་ན་དཔལ་ལྡན་རྒྱུད་བཞི་ཆ་ཚང་བློ་རྒྱུགས་འབུལ་མཁན་ནི་སྡེ་སྲིད་སངས་རྒྱས་རྒྱ་མཚོའི་སློབ་མ་ཆགས་པ་ཆོས་འཕེལ་དང་དུས་ཕྱིས་དགེ་བདག་དཀོན་མཆོག་ལྷུན་གྲུབ་གཉིས་ལས་མ་བྱུང་བར་གྲགས། དེ་ནི་ཤོད་རྒྱུན་ཙམ་མ་ཡིན་པར་དེང་དུས་སྐུ་འཚོ་བཞུགས་མཁས་དབང་བསྟན་འཛིན་བཀྲ་ཤིས་ཀྱི་གསུང་དྭངས་མ་ཡིན། མཁས་དབང་མཁྱེན་རབ་ནོར་བུའི་ཐུགས་སྲས་གཙོ་བོར་གྱུར་ནས་ལྕགས་རི་འགྲོ་ཕན་གླིང་གི་ཀན་བདག་ལ་བསྐོ་བཞག་གནང་། དེ་དུས་ཀུན་གྱིས་འབྲི་གུང་ཀན་ལགས་ཞེས་བརྗོད་པ

གྲགས། གཞན་ཡང་ཡོངས་འཛིན་ཨ་དབྱངས་དང་རྒྱལ་ཚབ་བརྒྱད་ར་སོགས་ཀྱི་དྲུང་དུ་དབུ་མ་འཇུག་པ་དང་། བསྟན་སྙིང་། ཕྱག་རྒྱ་ཆེན་པོ་ལྔ་ལྡན། བཀའ་བརྒྱད། ཡང་ཟབ་ཆོས་སྐོར། ཡོངས་འཛིན་ཉིད་ཀྱིས་མཛད་པའི་འབྱུང་རྩིས་སྙིང་ནས་ཁྲིད་བཅས་གསན། སྦྱོར་བ་བརྒྱ་པ་དང་དཔལ་ལྡན་རྒྱུད་བཞི་སོགས་ཀྱི་དོགས་དཔྱོད་སོགས་ཞུས། སྨན་རྫེ་ཉིད་ནི་སྐྱེ་དངོས་རིགས་དང་། རྫོ་སྨན། སྲོག་ཆགས་སོགས་ངོས་འཛིན་སོགས་ལ་ཤིན་ཏུ་མཁས་པས་ལྷུགས་རི་གླིང་དུ་འབྲི་གུང་ཆེན་བདག་དཀོན་མཆོག་ལྷུན་གྲུབ་ཅེས་སྐབས་དེར་སྨན་རྩིས་གླིང་དུ་ལྟུང་ལྟར་གྲགས་པས་དགེ་སློབ་ཀུན་གྱིས་སྤྱི་བོའི་གཙུག་ཏུ་བཀུར། དཔེར་ན་གྲགས་ཆེ་བའི་འབྲི་ལུགས་ཆུ་འབེབས་ཀྱི་གསང་སྨན། སྣ་ཏིག་སྨུག་པོ་སོགས་སྐྱེ་བའི་གནས་དང་དུས་ཚོད་ག་དུས་བཏུ་དགོས་མིན་བཅས་ནས་སློབ་མར་གསལ་འགྲེལ་དང་། ཆེན་བསྟན་འཛིན་བཀྲ་ཤིས་ཀྱིས་གསུང་བ་བཞིན་ཁོང་ལ་ཐོབ་པའི་འབྲི་ལུགས་གསོ་རིག་སྐོར་ནས་ལུང་ཁྲིད་རྒྱུད་པ་ཆེན་བདག་དཀོན་མཆོག་ལྷུན་གྲུབ་དྲུང་དུ་མནོས་ཞེས་གསུངས་པས་དེང་སྐབས་ཏེད་ཚོར་འབྲི་ལུགས་གསོ་རིག་ལུང་ཁྲིད་སྐོར་ཕལ་ཆེ་བ་འདི་ལས་བརྒྱུད། སྐབས་དེར་ལྷུགས་རི་འགྲོ་ཕན་གླིང་དུ་བཞུགས་རིང་ཁོང་གིས་ཕྱོགས་བསྒྲིགས་མཛད་པའི་སྨན་དཔེ་མང་པོ་དང་། ཉིད་ནས་མཁས་པའི་ལག་རྗེས་སུ་རྩ་ཆུའི་འགྲེལ་པ་བོད་ཤོག་སྣ་རིང་མ་ཤོག་ངོས་ཉིས་བརྒྱ་ལྷག་ཡན་མཛད་པས། སྨན་རྩིས་མཁས་པ་དུ་མས་ཚད་ལྡན་སྨན་གཞུང་དུ་བརྩིས་ལ། དེ་ཡང་མཁས་དབང་བསྟན་འཛིན་བཀྲ་ཤིས་ལ་ཆེད་དུ་རྩ་ཆུའི་རྒྱས་འགྲེལ་དེ་གཙང་བཤུས་དང་། ཡི་གེ་དག་བཅོས་རྣམས་བྱེད་དུ་བཅུག དེའི་ཕ་འབབ་ལ་འབྲི་གུང་གཅེས་བསྟུས་ཕན་སྙིང་དང་། དཔོན་ཚང་སྨན་ཡིག   མེས་པོའི་ཞལ་ལུང་གི་ལུང་ཁྲིད་བཀའ་དྲིན་བསྐྱངས་གནང་མཛད། དེ་ནས་རྩ་ཆུའི་འགྲེལ་ཆེན་དེ་དྭགས་པོའི་འཚོ་བྱེད་སྨན་རྩིས་མཁས་དབང་དགེ་རྒན་བསྟན་འཛིན་ལགས་ཀྱིས་དགོས་ཞེས་དགེ་རྒན་བསྟན་འཛིན་བཀྲ་ཤིས་ལ་འདྲ་བཤུས་བརྒྱབ་པ་ཡིན་གསུངས། ལོ་ངོ་དྲུག་ཙམ་རིང་ལྷུགས་རི་འགྲོ་ཕན་གླིང་དུ་སྨན་རྩིས་དགེ་རྒན་གྱི་ཕྱག་ལས་གནང་།

དེ་ནས་དགོན་གཞུང་ག་རེ་སྐུལ་བཞིན་དགུང་ལོ་སོ་གསུམ་པ་སྤྱི་ལོ་༡༩༥༣ལོར་འབྲི་གུང་དུ་ཕེབས་ནས་ཡང་སྐར་སྡེ་བཞི་རབ་རྒྱས་གླིང་གི་ཕྱོགས་སྤྱིའི་དགེ་བསྐོས་ཀྱི་བྱ་བ་མཛད། དེ་ལྟར་ཡང་སྐར་དགོན་གྲྭ་སྤྱིའི་སྤྱི་གསོ་ལོ་བཞི་བཀལ། འབྲི་གུང་ཐ་ཐང་ནས་ཡང་སྐར་སྤྱི་གསོའི་ཕྱག་མཛོད་ཀྱི་ལྟགས་མདུད་ཆོས་རྗེ་དམར་པོ་གནང་། རང་ལོ་སོ་བཞི་པ་སྤྱི་ལོ་༡༩༥༩ལོར་མཆོག

སྤྲུལ་བ་ལོག་རིན་པོ་ཆེ་དང་། མཁས་དབང་མཁྱེན་རབ་ནོར་བུ་སོགས་ཀྱི་བླ་མའི་ཕྱུགས་རེ་བཞིན་ཡང་རི་སྐར་ལ་སྨན་བླ་གྲྭ་ཚང་ངམ་སྨན་རྩིས་སློབ་གྲྭ་གསར་འཛུགས་གནང་། འབྲི་གུང་བླ་བྲང་གིས་གོ་སྒྲིག་ལྟར་སློབ་མ་ནི་གླུང་ཤོད་རྩེ་བ་གྲྭ་ཚང་། བྱམས་པ་གླིང་། མང་ར་དགོན། ཡང་སྐར། ཀ་ཚལ། སྟག་ཕུ་སོགས་ནས་བསྡུས་པས་ཁྱོན་སློབ་མའི་གྲངས་བཅུ་དགུ་ལྷག་ཡོད་པར་གྲགས། སློབ་མ་དེ་རྣམས་ལོ་མཇུག་ལ་ལྡུགས་རེ་འགྲོ་ཕན་གླིང་དུ་རྒྱུགས་སྤྲོད་དུ་ཕེབས་དགོས་ལ། དེ་ནས་རྟེན་འབྲེལ་དོད་དུ་སྨན་རྩིས་ཁང་ནས་དགེ་སློབ་རྣམས་ལ་གྲོ་མ་འབྲས་སིལ་སོགས་ཀྱི་ཁ་སྒྲོ་གཏོང་བའི་སྲོལ་བཟང་ཡང་ཡོད། ལོ་རེའི་བོད་ཟླ་དྲུག་པ་ཡས་མས་སུ་སྨན་རྩ་ངོས་འཛིན་ལ་མཉམ་དུ་ཕེབས་སྲོལ་དར། སྨན་ངོ་ངོས་རྒྱུགས་སྟེང་ནས་ཀྱང་ཡང་སྐར་སྨན་བླ་གྲྭ་ཚང་གི་སྨན་སློབ་རྣམ་པས་རྒྱུགས་མ་འཕྲོད་པའི་སློབ་མ་མེད་གསུངས། དགུང་ལོ་སོ་དགུ་པ་སྤྱི་ལོ་༡༩༥༩ལོར་དམངས་གཙོ་བཅོས་བསྒྱུར་བྱས་པས་སློབ་མ་རྣམས་ཀྱང་རང་རང་ཡུལ་ལ་ཕེབས། སློབ་མ་དེ་རྣམས་སློབ་ཡུན་ལོ་ལྔའི་རིང་རྒྱུད་གསུམ་བློ་རྒྱུགས་ཕལ་ཆེ་བས་འཕྲོད་ལ། ནད་ཐོག་སྨན་ཐོག་སོགས་ལ་ཡང་མང་ཆེ་བ་རང་སྐྱ་འཕེར་བ་ཤ་སྟག་བྱུང་ཡོད། དགེན་བདག་ཁོང་གི་སློབ་མ་དཀོན་མཆོག་སྐྱབས་ཞེས་པ་དེ་ཕ་ཡུལ་འབྲི་གུང་ནས་དགའ་ལྡན་ལ་གྲྭ་རྒྱུན་བྱས་ལ“རིག་གནས་གསར་བརྗེ་ཆེན་པོའི་”དུས་མདོ་སྨད་མཛོ་དགེ་ཇོང་ཨ་སྐྱིད་ཤང་དུ་ཕེབས་ནས་དེར་གནས་བཅས། མང་ར་དགེ་སློང་ཐུབ་བསྟན་ཕུན་ཚོགས་ཞུ་བ་དེ་ལྷག་པར་དུ་དཀར་ནག་རྩིས་དང་སྨན་སོགས་ལ་མཁས་པར་གྱུར། ཁོང་གི་སྨན་སྐམ་བཅུ་ཕྲག་དང་སྨན་དཔྱད་དཔེ་ཆ་སྣ་ཚོགས་དཔེ་སྒྲོམ་ཆེན་པོ་གཉིས་བེད་སྤྱོད་དང་ལྟ་ཀློག་ཉར་ཚགས་ཀྱི་རང་དབང་མ་བྱུང་བར་སྒོ་ཐེལ་བརྒྱབ། སྤྱི་ལོ་༡༩༨༠ལོར་ཁོང་ལ་མ་ཉེས་ཁ་གཡོགས་བྱུང་ནས་མི་དམངས་ལ་མགོ་སྐོར་གཏོང་བ་དང་། ནད་པར་རྫ་ལོ་སྦོ་ལོ། བྲག་ཞུན་གྱི་སྨན་ལ་ཨ་བྲའི་སྐྱག་པ་སྣེར་རེད་ཟེར་ནས་ལོག་སྤྱོད་པ་ཞེས་འཐབ་འཛིང་དྲག་པོ་བཏང་། སྨན་དང་སྨན་དཔྱད་སྨན་དཔེ་སོགས་མེར་སྲེག་པ་དང་། ལམ་དུ་གཏོར་བ། གསང་སྤྱོད་དང་ལུད་ཁུང་ནང་བསྒྱུར་བ་བཅས་བྱས། རྗེ་ཉིད་ལོ་ངོ་རྩིལ་པོ་བརྒྱད་ཀྱི་རིང་བཙོན་དུ་བཞུགས། དེའི་རིང་དུ་བཙོན་ཁང་གི་སྨན་པ་བྱེད་པའི་སྐལ་བ་ཐོབ་པས་ལག་ལེན་ཆུ་ཐེོས་སུ་མ་སོང་བ་ནད་པ་མང་པོའི་ཟུག་རྔུའི་གཡུལ་ས་དཀྲུགས་པར་བྱས། མཐར་སྤྱི་ལོ་༡༩༨༤ལོར་བཙོན་གྲོལ་ཐོབ། ནང་དུ་ལོག་ནས་ངལ་རྩོལ་བསྒྱུར་བཀོད་བྱེད་དུ་བཅུག དེ་རྗེས་རིམ་བཞིན་ཏང་གི་སྲིད་ཇུས་ལྷུག་དོན་སྐབས་བོད་ཀྱི་གསོ་རིག་སྔར་བས་སྲུང་སྐྱོབ་དང་མཐོང་ཆེན་བྱེད་

པའི་དུས་སྟར་རྗེ་ཉིད་ཀྱི་སྨན་དཔྱད་དང་ཕྱག་དཔེ་རྣམས་གང་ཡང་མེད། མཐར་སྐྱེ་དགུའི་བསོད་ནམས་ཀྱི་མ་ཆུན་པས་དགུང་ལོ་ལྔ་བཅུ་པ་སྤྱི་ལོ་༡༩༧༠ལོར་ཞི་བ་ཆེན་པོའི་དབྱིངས་སུ་གཤེགས། ཞལ་བཞག་གི་གསུང་ནི་སྟར་ཡོངས་གྲགས་ཀྱི་རྩ་ཆུའི་འགྲེལ་ཆེན་ཞིག་དང་། སྨན་གཞུང་ཕྱོགས་བསྒྲིགས་ཤིག་ཏུ་མང་ན་ཡང་། ད་ཡོད་མཇལ་དུ་ཡོད་པ་ནི་སྨན་གྱི་དྲང་སྲོང་ཆེ་རྣམས་ཀྱི་ལེགས་བཤད་མི་ལོང་དྲི་མེད་དང་། འབྲི་གུང་ཨ་ཕྱི་དང་། ཚེ་རིང་མཆེད་ལྔ་སོགས་ཀྱི་བསང་གསོལ་འགའ་ཞིག་བཞུགས། གོང་གི་ལོ་རྒྱུས་ཞིབ་ཏུ་བཤད་པ་ནི་ཁོང་གི་སྤྲུལ་མཆེད་གསུམ་པ་དགེ་སློང་དཔལ་བཟང་དང་། ཁོང་གི་སྤྲུལ་ཆུང་ཤེས་བསོད་ནམས་དོན་གྲུབ་རྣམ་གཉིས་ཀྱིས་གསུངས་པ་བཞིན་ཡི་གེར་བཀོད་ཡོད།

མཁན་ཆེན་ནོར་བུ་རྒྱལ་མཚན་གྱི་སྐོར།

མཁན་ཆེན་ནོར་བུ་རྒྱལ་མཚན་མཆོག་ནི། བོད་ལྗོངས་མལ་གྲོ་གུང་དཀར་རྫོང་འབྲི་གུང་གཞུ་སྨད་གཙང་ཁར་ནང་དུ་སྤྱི་ལོ་༡༨༩༧ལོར་བལྟམས། ཡབ་ནི་འདི་ཡིན་མེད་ཅིང་། ཡུམ་ནི་ཁོང་ཆུང་དུས་སྐབས་ནས་འདས་པས་ཇོ་བོ་གཞོན་ནུ་དབྱངས་འཛོམས་ཀྱིས་བརྩེ་བས་བསྐྱངས། ན་སོན་དུས་ཡང་སྐར་ཐུབ་བསྟན་སྡེ་བཞི་རབ་རྒྱས་གླིང་དུ་ཆོས་སྐོར་ཞུགས། དྲུང་དཀར་རིན་པོ་ཆེའི་ཡོངས་འཛིན་དྲུང་དཀར་སྙིང་རྗེའི་དྲུང་ནས་ཡི་གེ་འབྲི་ཀློག་སོགས་སྦྱངས། ཡོངས་འཛིན་ཁོང་གིས་ལྟོ་གོས་སོགས་ཀྱི་བདག་སྐྱོང་མཛད། ཞོར་དུ་ཡང་སྐར་དགོན་པའི་གྲྭ་རིགས་ལ་དྭགས་པ་དབང་འདུས་ཞེས་པ་ཞིག་ཡོད་པར་གྲགས་པ་དེའི་དྲུང་ནས་སྨན་དང་ནག་རྩིས་སོགས་ལོ་མང་སྦྱངས། དགུང་ལོ་ཉེར་གཅིག་པ་མི་སྤྲུལ་ལོར་དགེ་སློང་གི་སྡོམ་པ་ཞུས། དགུང་ལོ་སོ་གཉིས་ལོར་གཡའ་མ་རིར་བཤད་གྲྭར་ཕེབས་ཏེ། དགེ་བའི་བཤེས་གཉེན་འཇམ་དབྱངས་དབང་རྒྱལ་མཆོག་བསམ་སྒྲོར་གཉིས་ཀྱིས་ཚུལ་བཞིན་དུ་བསྟེན་ནས་ཐོས་བསམ་ལ་གཅིག་ཏུ་འགྲུས་པས་རིང་པོར་མ་ཐོགས་པར་མཁན་པོའི་སློབ་མའི་གཙོ་བོར་གྱུར་ཏེ་ཐུགས་རྩིས་ཆེ་བར་མཛད། དེ་ནས་མཁན་པོའི་ཁྲིར་ཕེབས་ནས་ཉེ་ལྷུང་བཤད་གྲྭར་རྒྱ་གཞུང་པོད་བཅུ་གསུམ་པའི་འཆད་ཉན་གྱི་འཁོར་ལོ་རྟག་ཏུ་བསྐོར། སྐབས་ཤིག་རིང་འབྲས་སྤུངས་དགོན་དུ་ཕེབས་ནས་མངོན་རྟོགས་རྒྱན་གྱི་སྐོར་ལ་ལྷ་རམས་པ་མང་པོའི་དྲུང་ནས་མཐའ་དཔྱོད་དང་དོགས་གནས་སོགས་སེལ། སྤྱི་ཕྱིར་སྐྱབས་མགོན་ཞི་བའི་བློ་གྲོས། ཡོངས་འཛིན་ཨ་དབྱངས་རིན་པོ་ཆེ། འབྲི་གུང་བླ་

བྲང་གི་ཕ྄ླ་སྨན་ཁག་དང་། རྩིས་རིག་མཁས་པ་སོགས་མཁས་གྲུབ་མང་པོ་བྱུང་ནས་མདོ་སྔགས་རིག་གནས་ཀྱིས་གཙོས། བསྟན་དགོངས། ཕྱག་ཆེན་ཆོས་དྲུག འབྲི་གུང་གསོ་རིག་སྐོར་གྱི་དབང་ལུང་མན་ངག གཞན་ཡང་སྒྲ་སྙན་དང་། སྨན་རྩིས། རི་མོ་འཇིམ་བཟོ་སོགས་ལ་སྦྱངས་པས་གང་ལའང་ཆགས་ཐོགས་མེད་པར་གྱུར་ཏེ་དུས་ཕྱིས་སུ་འབྲི་གུང་ན་པཎ་ཆེན་གྱི་ཚོད་པན་འཛིན། དེ་ནས་འབྲི་གུང་པའི་ཆོས་སྡེ་ནེ་མ་ཚ་སྒང་ཆེག་ཏུ་དབུ་བླར་བསྐོས་པས་ལོ་དྲུག་གི་རིང་ཆོས་ཀྱི་འཁོར་ལོ་བསྐོར་ནས་འགྲོ་དོན་རྒྱ་ཆེར་མཛད། ལྷ་ལྡན་དུ་ཕེབས་ཏེ་མཁས་དབང་དགེ་འདུན་ཆོས་འཕེལ་མཇལ་དུ་ཕྱིན་ཏེ། རྒྱ་བོད་ཀྱི་ལོ་རྒྱུས། ཕྱི་ནང་གྲུབ་མཐའི་བཞེད་ཚུལ་སོགས་མང་དུ་བཀའ་མོལ་བྱུང་ཞིང་། མཁས་དབང་དགེ་འདུན་ཆོས་འཕེལ་གྱིས་མཛད་པའི་ཀླུ་སྒྲུབ་དགོངས་རྒྱན་ཟབ་གནད་སོགས་གསན། སྔ་ཕྱིར་དམ་པའི་ཆོས་དགོངས་གཅིག་གི་ཐོག་ནས་འཛིན་སྐྱོང་སྤེལ་བའི་འཕྲིན་ལས་ཀྱི་བྱ་བ་རླབས་པོ་ཆེ་མཛད། ཉི་ལྷུང་བཤད་གྲྭའི་ལྷེབས་རིས་ཉིད་ནས་བྲིས། དེ་རྗེས་སྐུ་སར་བབ་ནས་བུ་མོ་འཆི་མེད་དང་ལྷན་དུ་བཞུགས། “རིག་གསར”སྐབས་ཐེན་ཐང་དུ་བཞུགས། དེ་དུས་རྒྱུན་པར་ནད་གཟིགས་སོགས་མཛད། དེ་ལྟའི་མཛད་པ་དག་མཐར་ཕྱིན་ནས་དགུང་ལོ་དོན་གཅིག་པ་སྤྱི་ལོ་1987ལོར་སྐུ་གཤེགས། ཁོང་གི་སློབ་མ་སྐབས་དེའི་ཉི་ལྷུང་བཤད་གྲྭའི་ཕ྄ླ་སྤྲུལ་ཡོངས་དང་། གཞན་ཡང་སློབ་མའི་ཚོགས་མང་བར་གྲགས། ཁོང་ནི་སྨན་རྩིས་མཁྱེན་པ་མཁའ་ལྟར་ཡངས་པས། འོན་ཀྱང་སྐབས་དེ་དུས་ཁོང་གི་སྨན་གྱི་སློབ་དཔོན་གཙོ་བོ་ནི་འབྲི་གུང་ཕ྄ླ་བྲང་ཁག་གི་སྨན་པ་སུ་དང་སུ་ཡིན་སྐོར་གྱི་དཔྱད་ཡིག་མེད་ལ་ངག་རྒྱུན་ཡང་མེད། ཡང་སྐར་གྲྭ་རིགས་ལ་དྭགས་དབང་འདུས་ཞེས་པའི་སྨན་པ་མཁས་པ་ཞིག་ཡོད་པ་གྲགས་ལ་དེའི་དྲུང་ནས་སྨན་གསན་པ་ཨེ་ན་བསམ། ཁོང་ལ་ཆ་རྒྱུས་ཡོད་པའི་འབྲི་གུང་གི་ཡུལ་མི་རྒན་གྲས་རྣམས་ཀྱིས་སྨན་རྩིས་ལ་མཁྱེན་པ་ཆེན་པོ་རེད་ཟེར་བས་ན་འདིར་ཡང་སྨན་རྩིས་ཀྱི་ལོ་རྒྱུས་གྲས་སུ་བཀོད་པ་ཡིན།

གྲུ་ཤག་མཆོག་སྤྲུལ་དགེ་བསྙེན་གྱི་སྐོར།

གྲུ་ཤག་དགེ་བསྙེན་རིག་འཛིན་ཐུགས་མཆོག་རྡོ་རྗེ་མཆོག་ནི། དབུས་གཙང་རུ་བཞིའི་ཡ་གྱལ་དུ་གྱུར་པའི་དབུས་རུ་སྟོད་ཀྱི་འབྲི་གུང་སྒྲ་ག་ཞེས་པའི་གནས་ཡུལ་རི་བོ་མི་རྒན་གྱི་ཉེ་འདབས་ཆུ་བོ་སྐྱི་ཏེ་གཙང་པོའི་གཡས་ཟུར་རྩ་རྫོང་ཉེ་མ་ལུང་ཞེས་པར། ཡབ་གཞོ་སྨད་ཚེ་དབང་དང་། ཡུམ་རྣམ་རྒྱལ་སྒྲོལ་མ་གཉིས་ཀྱི་སྲས་སུ་རབ་བྱུང་བཅུ་དྲུག་པའི་ལྕགས་སྤྲེལ་ལོ་སྣེ་སྤྱི་

ལོ་༡༩༣༠ལོར་སྐུ་འཁྲུངས། སྐུ་ན་ཆུང་དུས་ནས་རྣམ་དཔྱོད་དང་། གཞན་ཕན་གྱི་སེམས་ཀྱི་རྒྱུད་བྲང་། དགུང་ལོ་བདུན་ལ་ཕེབས་སྐབས་དགེ་སློང་མཐར་ལམ་གྱི་དྲུང་དུ་ཡི་གེ་འབྲི་ཀློག་སོགས་བསླབས་པས་སྔོན་གྱི་བག་ཆགས་སད་པའི་སྟོབས་ཀྱིས་ཚེགས་མེད་དུ་མཁྱེན། དགུང་ལོ་བཅུ་ལ་དཔལ་ཙ་ཀ་ཚལ་དགོན་དུ་དགེ་སློང་དོན་གྲུབ་ཀྱི་དགེ་ཕྲུག་བྱས་ནས་སུམ་རྟགས་དག་གསུམ་སོགས་དང་། ཚོ་ག་ཕྱག་ལེན། གདངས་དབྱངས་རོལ་གསུམ། གཏོར་བཟོ་དཀར་རྒྱན་བཅས་ཆ་ཚང་བྱང་ཆུབ་པར་སྦྱངས། དེ་བཞིན་དགོན་པའི་འདོན་ཆ་དང་ཆོས་སྤྱོད་ཁག་ཐུགས་ལ་བཟུང་། འབྲི་གུང་སྐྱབས་མགོན་ཞི་བའི་བློ་གྲོས་མཆོག་གི་དྲུང་དུ་གཙུག་ཕུད་ཕུལ་ནས་མཚན་དཀོན་མཆོག་བསྟན་འགྲུས་ཞེས་གསོལ། དེ་རྗེས་བརྒྱད་ར་མཆོག་སྤྲུལ་གྱིས་དགས་བརྒྱུད་སྐྱེས་བུ་ཡེ་ཤེས་རྡོ་རྗེའི་ཡང་སྤྲུལ་སྐུ་ཕྲེང་བཅུ་གསུམ་པར་ངོས་འཛིན་བྱས། ཁྲི་ཚབ་བརྒྱད་རའི་དྲུང་ནས་འབྲི་གུང་བཀའ་བརྒྱུད་ཀྱི་ཆོས་མཛོད་སྤྱི་དང་། བྱེ་བྲག་དགོངས་པ་ཡང་ཟབ་ཀྱི་ཆོས་སྐོར་ཁག་གི་དབང་ལུང་ཁྲིད་དང་བཅས་པ་ཆ་ཚང་བ་ཞུས་ཤིང་། སྒྲུབ་གནས་གཙོ་བོ་གཏེར་སྒྲོམ་གནས་གང་ཡིན་དུ་བྱས་ཤིང་། དེ་རྗེས་གནས་ངེས་མེད་དུ་རིམ་བཞིན་སྒྲུབ་པ་མཛད་པ་དང་། གོང་སྤྲུལ་རིན་པོ་ཆེའི་དྲུང་ནས་གཡུ་ཐོག་དབང་ཆེན་དང་དཔལ་ལྡན་རྒྱུད་བཞིའི་ཁྲིད་ལུང་བཅས་ལེགས་པར་གསན་ནས་ཐུགས་སྲས་སུ་གྱུར། དེ་རྗེས་འབྲི་གུང་དུ་ཕེབས་ནས་ཡང་སྐར་གསོ་རིག་སྨྲ་བའི་དབང་པོ་གཟིམ་འགག་དཀོན་མཆོག་ཕན་བདེ་དང་། སྨན་རྩིས་མཁས་དབང་དཀོན་མཆོག་ལྷུན་གྲུབ། ཙ་སྙིང་བསམ་གཏན། ནོ་ནོ་རབ་བརྟན་སོགས་མཁས་པ་མང་པོའི་དྲུང་དུ་དཔལ་ལྡན་རྒྱུད་བཞིས་གཙོས་པའི་འབྲི་གུང་གསོ་རིག་གི་ལུང་རྒྱུན་དང་། ལག་ལེན་སྐོར་གྱི་མན་ངག་བཅས་ཀྱི་སྙིང་ནས་སྨན་རྩིས་གཉིས་ཀྱི་ལག་ལེན་མན་ངག་དང་བཅས་པ་ལེགས་པར་གསན། ལྷག་པར་སྨན་ངོ་ངོས་འཛིན་བྱེད་དུས་གཙོ་བོ་དགེན་གཟིམ་འགག་ཕན་བདེ་ཡིན་པས་འབྲི་ཟུར་གཙོ་བོར་མཛད། ཁོང་གི་སྐུ་ཚེ་གང་པོར་ཕྱག་ལས་གཙོ་བོ་ནི་སྨན་བཏུ་བ་དང་། སྦྱོར་བཟོ། མདོར་ན་ཆོས་སྨན་ཟུང་དུ་འབྲེལ་ནས་འགྲོ་བ་ནད་པའི་དོན་ལ་ཉིན་མཚན་དབྱེ་བ་མེད་པར་དྲག་ཞན་མཐོ་དམན་དེ་བས་མ་མཛད་པར་ཕེབས་གནང་གི་ཡོད། ཁོང་གིས་གསར་བཟོ་མཛད་པའི་སྨན་ནི། དྲག་སྒྲུབ་རིལ་བུ་དང་། སྨན་སྒྲུབ། གཏེར་གསར་སྨན་ནག་ཆེན་མོ། ཀླཱི་གསང་བའི་ཁྲག་སྨན། གཟའ་གྲིབ་ཀྱི་བདུག་པ་སོགས་སྨན་སྣ་མང་པོ་ཞིག་ཡོད། མཐར་དགུང་ལོ་བདུན་ཅུ་པ་རབ་བྱུང་བཅུ་བདུན་པའི་ལྕགས་ཕྲེལ་ལོ་སྟེ་སྤྱི་ལོ་༡༩༩༠ལོར་སྐུ་འདས། ཁོང་གི་རྗེས་འཇུག་སློབ་མ་གསོ་

རིག་ལ་སྦྱངས་པའི་གྲས་ནི། ཐུབ་བསྟན་རིན་པོ་ཆེ། བླ་མ་བྱམས་པ་ཆོས་གྲགས། སྤོ་བདག རྒྱལ་འགྲུབ། སྟོབས་འབྱོར། ཁྲི་གྲུལ་སོགས་ཡོད།

དཀོན་མཆོག་བསྟན་འཛིན་དགའ་བའི་དབང་པོའི་སྐོར།

མཚན་གཞན་གཡུ་སྒྲ་མཆོག་སྤྲུལ་བསོད་ནམས་དོན་གྲུབ་མཆོག་ནི། བོད་ལྗོངས་ནག་ཆུ་གྲོང་ཁྱེར་ལྷ་རི་རྫོང་སྲིབ་རོང་འབྲིའུ་ནང་ལུང་ནག་མདོར། ཡབ་དབང་གྲགས་དང་། ཡུམ་གཡང་སྒྲོག་གཉིས་ཀྱི་སྲས་སུ་རབ་བྱུང་བཅུ་བདུན་པའི་མེ་ཕག་ལོ་སྟེ་སྤྱི་ལོ་༡༩༤༧ལོར་སྐུ་འཁྲུངས། དགུང་ལོ་ལྔ་དྲུག་ནས་ཐུན་མོང་རིག་པའི་རྩ་བ་བརྡ་སྤྲོད་གཞུང་དང་ཡི་གེ་འབྲི་ཀློག་སོགས་སློབ་སྦྱོང་གནང་། དེ་རྗེས་ཁོང་གི་ཨ་ཞང་འབྲི་གུང་མཁན་ཆེན་ཚེ་ལྡན་བཟང་པོ་སོགས་ཀྱིས་ཁོང་འབྲི་གུང་གཡུ་བཀྲ་སྐུ་ཕྲེང་བཞི་པར་ངོས་འཛིན་ཞུས། དེ་ནས་རིམ་བཞིན་ཉེ་ལྷུང་སྐྱིད་ཚལ་རབ་རྒྱས་གླིང་དུ་ཕེབས་ནས་མཁན་ཆེན་ཚེ་ལྡན་བཟང་པོ་སོགས་ཀྱི་དྲུང་ནས་མདོ་སྔགས་རིག་གནས་དང་བཅས་པར་ཐོས་བསམ་སློབ་གཉེར་གནང་། དེ་རྗེས་སློབ་དཔོན་མཁན་ཆེན་འབྲུག་པ་ཚུལ་ཁྲིམས་དང་ལྷ་རྗེ་དབང་ལྡན་སོགས་ཀྱི་དྲུང་ནས་བོད་ཀྱི་གསོ་རིག་གཞུང་དཔལ་ལྡན་རྒྱུད་བཞིའི་རྩ་བ་ལ་སོགས་གཞུང་ལུགས་བློར་འཛིན་གནང་བ་དང་། ཁྱད་པར་དུ་ངོ་མཚར་རྩ་བདུན་ཐོགས་མེད་དུ་མཁྱེན། དེ་བཞིན་དཀར་ནག་རྩིས་ཀྱི་གཞུང་དང་ལྷག་ཏུ་འབྲི་གུང་པའི་རྒྱུད་བཞིའི་དཀའ་མཆན། གསོ་བ་རིག་པའི་གཅེས་བསྡུས་ཕན་བདེའི་སྙིང་པོ། ཕན་བདེའི་ཆར་རྒྱུན། ཕན་བདེའི་འབུམ་ཕྲག་སོགས་འབྲི་ལུགས་གསོ་རིག་གི་གཞུང་དང་མན་ངག་ཆ་ལག་དང་བཅས་པའི་དབང་དང་ལུང་ཁྲིད་གསུམ་གྱིས་ཕྱུག་པར་བྱས། སྐུ་ཕྲེང་རིམ་བྱོན་གྱིས་ཀྱང་སྔར་དགོན་པའི་མཁན་པོའི་བྱ་བ་མཛད་སྐྱོང་ལ། ཁོང་གིས་ཀྱང་ཡང་སྔར་བཤད་སྒྲུབ་འཛིན་སྐྱོང་གིས་མཁན་པོའི་ཁྲིར་ཕེབས། དགུང་ལོ་བཅོ་བརྒྱད་ཙམ་ནས་དུས་ཀྱི་འཕོ་འགྱུར་ལ་བརྟེན་ནས་སྲིབ་རོང་ཆུས་ཀྱི་སློབ་གྲྭའི་དགེ་རྒན་གནང་། ལས་ཞོར་དུ་གསོ་རིག་གཞུང་ཆེན་གསན་སྦྱོང་བྱས་པ་དེ་ཉིད་ཆུད་ཟོས་སུ་མ་བཏང་བར་ངོ་མཚར་རྒྱ་ནག་དར་རྩིས་བརྟག་ཐབས་སོགས་དངོས་སུ་ལག་ལེན་མཛད། དེ་ལྟར་སྐུ་ཚེ་གང་པོར་ཉིན་གཅིག་གི་དཔེ་ལྟར་ཡར་མཐོ་དྲག་དང་ཉམ་ཆུང་སྤྲང་ལོང་སོགས་དབྱེ་བ་མེད་པར་ཚད་མེད་བཞི་དང་ཕར་ཕྱིན་དྲུག་གི་སྤྱོད་པས་སྨན་བཅོས་འགྲོ་དོན་རྒྱ་ཆེར་མཛད། མཐར་དགུང་ལོ་ང་དྲུག་རབ་བྱུང་བཅུ་བདུན་པའི་ཆུ་རྟ་སྤྱི་ལོ་༢༠༠༢ལོར་

སྐུ་འདས། ཁོང་གིས་བརྩམས་པའི་སྨན་ཡིག་སྐོར་ནི། ཟིན་ཏིག་བདུད་རྩིའི་ཐིགས་པའི་ཁ་སྐོང་དུ་སྨན་སྦྱོར་གཅེས་དགུ་བཏུས་པ་ཟིན་ཏིག་ནོར་བུ་ཀེ་ཏ་ཀའི་དོ་ཤལ་ཡོད་དེ། དེའི་མཇུག་བྱང་དུ། ཟིན་ཏིག་བདུད་རྩིའི་ཐིགས་པའི་གསལ་བྱེད་ཁ་སྐོང་སྨན་གྱི་བསྡུ་བ་གཅེས་སོ། །ཚུལ་མ་ཚང་མེད་པ་ཞིག་བྱུང་ན་འཇམ་མགོན་རྡོ་རྗེ་བློ་གྲོས་མཐའ་ཡས་ཀྱི་ཞབས་འདེགས་དང་རང་མཉམ་བློ་དམན་གཞན་ལའང་ཕན་པའི་ལྷག་བསམ་སྒྲ་མེད་པས་ཀུན་ནས་བསླངས་ཏེ་དཀར་པོའི་རྣམ་པར་འཕེལ་མཁས་བྱུང་བའི་ཡོངས་འཛིན་དམ་པ་ཆོས་བཞིན་དུ་དཔྱོད་པ་དུ་མ་དང་ལྷག་པར་དུ་འཇམ་མགོན་སྙིང་གི་ཐུགས་རྗེའི་ཟླ་ཟེར་སྙིང་ལ་བཞུགས་པ་རིས་མེད་རྒྱལ་བའི་བསྟན་པ་ལ་ཡང་དག་པའི་སྣང་བ་ཕྱོགས་མེད་དུ་འཕྱོ་བ་དགེ་སྦྱོང་གི་གཟུགས་བརྙན་འཆང་བ་གཡུ་སྒྲའི་སྐྱེ་མིང་འཛིན་པ་དཀོན་མཆོག་བསྟན་འཛིན་དགའ་བའི་དབང་པོར་འབོད་པས་རང་གི་བསམ་གཏན་གྱི་ཁང་བུར་སྦྱར་བ་དགེ་ལེགས་རྒྱུན་མི་ཆད་པའི་རྒྱུར་གྱུར་ཅིག །ཅེས་གསུངས་ཡོད་པ་འདི་རེད། ཁོང་གི་མཐོང་ཐོས་དྲན་རེག་གི་སློབ་མ་མང་དུ་བྱུང་ཡང་ཡོངས་གྲགས་ནི། བསོད་ནམས་བག་གྲོ། སྐུ་སྲས་སྨན་རམས་པ་འཇམ་དཔལ་ཚེ་རིང་སོགས་ཡིན་པར་གསུངས་སོ། །

ཡང་སྐར་ལྷ་རྗེ་ནོ་ནོ་རབ་བརྟན་གྱི་སྐོར།

ནོ་ནོ་རབ་བརྟན་མཆོག་ནི། འབྲོང་ཡུལ་དང་འབྲོང་ཚིགས་ཡབ་ཡུམ་བཅས་ཀྱི་ལོ་རྒྱུས་ནི་མ་རྙེད། འོན་ཀྱང་ནོ་ནོ་ཞེས་པའི་སྒྲ་ལས་ཁོང་གི་ཕ་ཡུལ་ལ་དྭགས་ནས་ཡིན་པར་ཚོད་བགམ་བྱེད་ཐུབ་སྙམ། ཁོང་ཉིད་ཆུང་དུས་ནས་ཡང་སྐར་ཐུབ་བསྟན་ སྡེ་བཞི་རབ་རྒྱས་གླིང་དུ་གྲྭ་རྒྱུན་ལ་ཕེབས་ནས་དགོན་དེར་ཆོས་ཞུགས་མཛད། དཔལ་འབྲི་གུང་བཀའ་བརྒྱུད་ཀྱི་ཕྱག་ལེན་འདོན་ཆོས་ཁག་ལ་སློབ་སྦྱོང་དང་། ཞོར་ལ་སྨན་རྩིས་བཅས་ལ་སློབ་སྦྱོང་རྒྱ་ཆེར་མཛད་པས་སྨན་རྩིས་ཀྱི་མཁས་པར་གྱུར། གཟིམ་འགག་དཀོན་མཆོག་ཕན་བདེ་དང་། བ་ལོག་ཐུབ་བསྟན་ཆོས་གྲགས་སོགས་ཀྱི་སྨན་དང་རྩིས་གསན་སའི་སློབ་དཔོན་དུ་བཀུར། སྐུ་ཆེ་གང་པོར་ནད་ཐོག་རིག་པའི་ལམ་ནས་ནད་པའི་དོན་དུ་སྨན་གྱི་ལས་བྲེལ་ངང་དུ་འཚོ་བཞུགས་མཛད། དེ་རྗེས་སྐུ་སར་བབ་ནས་བུ་གཉིས་བྱུང་བས་དགའ་དགའ་དང་། རྒྱལ་མཚན་ཟེར། ཕྲིས་སུ་བུ་དགའ་དགའ་དེ་གཡའ་མ་རི་དགོན་དུ་གྲྭ་པར་བཏང་ནས་སྨན་ཡང་བསླབས་པས་སྨན་པ་དགའ་དགའ་ཞེས་བརྗོད། ནོ་ནོ་རབ་བརྟན་ཁོང་ནི་འབྲི་གུང་ལུགས་ཀྱི་གསོ་རིག་གི་མན་ངག་གི་ཕྱག་རྒྱུན་དང་། འབྲི་གུང་རིལ་ནག

སྐོར་གྱི་གདམས་པ། འཕམ་བཅོས་ཀྱི་སྐོར་གདམས་པ། འབྲི་ལུགས་ཆུ་བཅོས་སྐོར་གྱི་གདམས་པ་བཅས་ལ་མངའ་བརྙེས་ཡོད་པ་ནི་མཚར་དགུའི་སྨན་པ་ཨ་མགོན་ལགས་ནས་གསུངས། ནོ་ནོ་རབ་བརྟན་མཆོག་གིས་ལྷུགས་པོ་རི་ནས་ཐོན་པའི་སྨན་པ་བློ་བཟང་ཤེས་རབ་སྐུ་མདུན་ནས་མན་ངག་ལྷན་ཐབས་ཀྱི་ལུང་དང་ལག་ལེན་སྐོར་ནས་ཕན་ཚུན་བགྲོ་གླེང་སོགས་མཛད། ཕྱིས་སུ་སྨན་པ་བློ་བཟང་ཤེས་རབ་ཀྱི་དྲུང་ནས་མན་ངག་ལྷན་ཐབས་སོགས་དཔེ་རྒྱུན་མང་པོ་གཡར་བའི་སྐོར་ཡང་འདུག "རིག་གསར"སྐབས་སུ་ཁོང་ལ་རྟུང་རྗེག་དྲག་པོ་ཐོག་པས་ཁོང་གི་ཕྱག་ཏུ་ཡོད་པའི་འབྲི་གུང་རྒྱུད་བཞིའི་དཀའ་མཆན་དེ་ཡང་ཁོང་གི་མགོར་ལན་གཅིག་བཞག་ནས་མིག་ཆུ་དང་ལྷན་དུ་ཡང་རི་སྒང་གི་ཟམ་པ་གོང་མའི་ཆུ་ནང་དུ་དབྱུག་རྒྱུ་འཁེལ། ཁོང་ནི་"རིག་གསར"སྐབས་སུ་སྐུ་འདས། ཤུལ་བཞག་བརྩམས་ཆོས་ཀྱི་སྨན་དཔེ་ཡོད་མེད་ནི་མ་ཤེས་ལ། ད་ལྟ་ཡང་རི་སྒང་གི་ལྷུང་ར་རྒྱ་བ་ཞེས་པའི་ཁྱིམ་ཚང་ནང་དུ་ཁོང་གི་སྨན་དཔེ་མང་དག་ཅིག་བཞུགས་འདུག ཁོང་གི་དགེ་ཕྲུག་ནི། རང་གི་བུ་དགའ་དགའ་དང་། མཚར་དགུ་སྨན་པ་ཨ་མགོན་སོགས་ཡོད་པར་གྲགས།

འབྲི་གུང་སྨན་དགེ་ཆེན་མོ་དཀོན་མཆོག་ལགས་ཀྱི་སྐོར།

དགེན་བདག་དཀོན་མཆོག་ལགས་ནི། བོད་ལྗོངས་མལ་གྲོ་གུང་དཀར་རྫོང་འབྲི་གུང་བོད་སྟོད་གོང་པོ་རྩ་ར་ཞེས་པ་ནས་ཡབ་རག་རྡོ་དང་། ཡུམ་བཟང་མོ་གཉིས་ཀྱི་སྲས་སུ་རབ་བྱུང་བཅོ་ལྔ་པའི་ཆུ་ཁྱི་ལོ་སྟེ་སྤྱི་ལོ་༡༩༣༣ལོའི་ཟླ་བ་ལྔ་པའི་ཚེས་བཅོ་ལྔའི་ཉིན་སྐུ་འཁྲུངས། ཆུང་དུས་ཡབ་ཀྱི་སྐུ་མདུན་ནས་ཡི་གེ་འབྲི་ཀློག་དང་བརྡ་སྤྲོད་སོགས་ལ་སློབ་སྦྱོང་བྱས། རང་ལོ་བརྒྱད་ཙམ་ནས་དཔལ་འབྲི་གུང་བཀའ་བརྒྱུད་ཀྱི་གདན་ས་བྱང་ཆུབ་གླིང་དུ་ཆོས་སྐོར་ཞུགས། དགུང་ལོ་བཅུ་གཅིག་པ་སྟེ་སྤྱི་ལོ་༡༩༤༣ལོར་འབྲི་གུང་ཐེལ་དགོན་པའི་ཁྲལ་ཁྲུངས་སུ་བཙེ་བའི་ཐོག་ནས་བོད་གཞུང་སྨན་རྩིས་ཁང་དུ་ཐེབས་ཏེ། སློབ་དཔོན་མཁྱེན་རབ་ནོར་བུ་དང་། སྐལ་བཟང་ལེགས་བཤད། ངག་དབང་ཡེ་ཤེས། ཟླ་མ་འཇིགས་མེད་འཕྲིན་ལས་དོན་གྲུབ་སོགས་ཀྱི་དྲུང་དུ་ལོ་ངོ་བཅུ་གཉིས་རིང་དུ་དཔལ་ལྡན་རྒྱུད་བཞིའི་རྩ་འགྲེལ། མན་ངག་ལྷན་ཐབས་ཀྱི་ལུང་བཤད། གཡུ་ཐོག་སྙིང་ཐིག སྨན་ངོ་ངོས་འཛིན། བྱང་ཆུབ་ལམ་སྒྲོན། སྨན་སྦྱོར་ཉུས་པ་ཕྱོགས་བསྡུས། མན་ངག་ཟླ་བའི་འོད་ཟེར། དབྱངས་འཆར་གོམ་བརྒྱ་བ། སུམ་ཅུ་བ། བཤེས་སྤྲིངས། སྔན་ངག་མེ་ལོང་མའི་ལེའུ་གཉིས་པ་སོགས་བློ་སྐྱོར་དང་སློབ་སྦྱོང་གཏིང་ཟབ་གནང་། སྤྱི་ལོ་༡༩༥༧ལོར་སྨན་རྩིས་ཁང་

ནས་སློབ་གྲྭ་ཕྱོན། དེ་དུས་མཁས་དབང་མཁྱེན་རབ་ནོར་བུ་མཆོག་གིས་འབྲི་གུང་པ་འབྲོག་ཕྲུག་དམར་རིལ་ཁྱོད་སྨན་རྩ་ངོ་སྤྲོད་གང་ལེགས་ཡོད་པས་ཕྱིས་འབྱུང་སློབ་གྲྭ་དེའི་ནང་གི་སྨན་ངོ་སྤྲོད་མཁན་གྱི་དགེ་སློབ་དགེ་རྒན་ཡིན་གསུངས་ནས་ཁོང་གི་མཚན་ལ་ད་བར་ཡུལ་མི་ཡོངས་ཀྱིས་སྨན་སློབ་དཀོན་མཆོག་ཅེས་བརྗོད་ཀྱི་ཡོད་པ་རེད། དེ་དུས་མཁས་དབང་མཁྱེན་རབ་ནོར་བུས་གཟིངས་བསྐྱོད་དང་བྱ་དགའ་ཡང་གནང་བ་མ་ཟད་རྟེན་འབྲེལ་ཡང་ཆེན་པོ་བྱུང་གསུངས། སྤྱི་ལོ་༡༩༤༧ལོར་སློབ་གྲྭ་ཕྱོན་པའི་རྗེས་སུ་ཐེལ་དགོན་པའི་སྨན་པའི་ལས་གནས་བཟུང་བ་དང་། སྐྱབས་མགོན་ཞི་བའི་བློ་གྲོས་དང་། དཔའ་ཚུང་རིན་པོ་ཆེ། འབྲི་གུང་བླ་བྲང་གི་བླ་སྨན་ཁག་རྣམས་དང་། ཡོངས་འཛིན་ཨ་དབྱངས་རིན་པོ་ཆེ། གཞན་ཡང་མཁས་གྲུབ་དུ་མའི་དྲུང་དུ་ཐུན་མིན་དམ་པའི་ཆོས་དགོངས་པ་གཅིག་དང་། ཕྱག་ཆེན་ལྔ་ལྡན། ལམ་རིམ་བསྟན་སྙིང་། འཇིག་རྟེན་མགོན་པོའི་བཀའ་འབུམ། དཔལ་ལྡན་རྒྱུད་བཞིའི་རྩ་ཁྲིད། འབྲི་གུང་གསོ་རིག་གཅེས་བསྡུས། འབམ་བཅོས་ཚེ་འཛིན་སྲོག་སྐྱོབ། འབྲི་གུང་རིལ་ནག་ཆེ་འབྲིང་ཆུང་གསུམ་གྱི་སྦྱོར་གྱི་མཐོང་བརྒྱུད་ལག་ལེན་སོགས་ཀྱི་ལུང་དང་མན་ངག་མང་དུ་ཞུས། གཞན་ཡང་འབྲི་གུང་ཐེལ་དགོན་པའི་སྨན་པ་སྲིད་ཚུང་སོགས་ལས་འབྲི་ལུགས་གསོ་རིག་གི་ལུང་རྒྱུན་དང་ལག་ལེན་སྦྱོར་ལ་སློབ་སྦྱོང་མཛད། སྤྱི་ལོ་༡༩༥༤ལོར་འབྲི་གུང་ཐེལ་དགོན་དུ་སྨན་གྱི་སློབ་གྲྭ་འཛུགས་གནང་མཛད། དེ་དུས་སྨན་གྱི་སློབ་མ་སྦྲ་ག་དཀོན་མཆོག་དགའ་བ། ཚ་ཞུག་དགེ་སློང་བསམ་འཕེལ། དགེ་རྒན་ནག་ཡོ། ཆོས་འབྱོར་སོགས་ལ་དཔལ་ལྡན་རྒྱུད་བཞིའི་རྩ་འགྲེལ་དང་། ཞོར་དུ་རྒྱུད་ཆུང་གསུམ་བློ་རུ་འཛིན་དུ་བཅུག གཞན་ཡང་ཁྱད་པར་དཔལ་རིག་འཛིན་ཆོས་ཀྱི་གྲགས་པའི་ཕྱག་བཞེས་འབྲི་ལུགས་གསོ་རིག་རང་སྟེང་ནས་སློབ་ཁྲིད་དང་ལག་ལེན་ངོ་སྤྲོད་བྱས་པ་མ་ཟད་འབྲི་ལུགས་གསོ་རིག་གི་རྒྱུན་ལ་སྨན་པར་བྱས། དེས་མ་ཟད་སློབ་གྲྭའི་སློབ་མ་ཡོངས་དང་ཡུལ་དེའི་དམངས་ཁྲོད་ཀྱི་མི་ལ་ཡང་སྨན་ངོ་ངོ་སྤྲོད་ཡང་ཡང་བྱས་པས་ད་ལྟ་ཡང་འབྲི་གུང་ཁུལ་གྱི་ཞིང་འབྲོག་མང་པོའི་ནང་སྨན་རྩ་ངོ་ཤེས་མཁན་མང་པོ་ཡོད་པ་དེ་ཡང་ཁོང་གི་བཀའ་དྲིན་ཡིན་ཟེར། དགོན་གཞུང་གི་འདོན་ཆ་སོགས་ལ་མཁས་པས་འབྲི་གུང་ཐེལ་དགོན་གྱི་གསེར་ཁང་དུ་གྲུབ་དབང་བསྟན་འཛིན་ཉི་མ་དང་ལྷན་དུ་དཀོན་གཉེར་མཛད། དེ་ནས་སྒོ་མང་གི་ཚབ་རིལ་དང་། དེ་རྗེས་དགེ་བཀོས་སོགས་ཕྱོན་རྗེས་སྤྱི་ལོ་༡༩༥༨ལོར་བོད་སྤྱི་དང་འདྲ་བར་དམངས་གཙོ་བཅོས་བསྒྱུར་བྱེད་སྐབས་ཁོང་མཐོ་རིམ་དྲག་ཅན་མི་སྣའི་ཁོངས་སུ་ཚུད་ནས“རིག་གནས་གསར་བརྗེའི”

སྐབས་ཡོན་ཏན་ཡོད་པའི་མི་སྣ་ཚང་མ་ལྷ་འདྲེ་གདོན་བགེགས་དང་པན་ཚུང་ཁྲས་སུ་བཙུག་ནས་ཁོང་སྨན་པའི་ལས་ཀ་བྱེད་དུ་བཙུག་མེད། འོན་ཀྱང་ཁོང་གིས་འབྲི་ལུགས་གསོ་རིག་འདི་ཉིད་རྒྱུན་འཛིན་དང་རྒྱུད་སྤེལ་བྱེད་པའི་སླད་དུ་གྲོང་མི་གཞན་གྱིས་མི་ཤེས་པར་སྐབས་དེ་དུས་དོགས་ཟོན་གྱིས་མཚན་མོ་དགེ་རྒན་ཆོས་རྗེ་བཟང་པོ་དང་ཕྱུགས་རིགས་སྨན་པ་ལྷ་སྲུང་སོགས་ལ་འབྲི་གུང་གསོ་རིག་གཅེས་བསྡུས་སོགས་ཀྱི་ལུང་རྒྱུན་དང་། སྨན་རྫ་རྫ་སྦྱོད་དང་ནད་ཐོག་ལག་ལེན་དམར་ཁྲིད་སོགས་གནང་། སྤྱི་ལོ་༡༩༥༠ནས་སྤྱི་ལོ་༡༩༨༣ཙམ་བར་འབྲི་གུང་གཏེར་སྒྲོམ་དུ་བཞུགས་ནས་ས་གནས་དེའི་མི་ཕྱུགས་གཉིས་ཀའི་སྨན་པའི་ཕྱག་ལས་གནང་། དེ་དུས་ཁོང་གིས་བོད་ཀྱི་དམངས་ཁྲོད་ཕྱུགས་སྨན་སྦྱོར་ཐབས་གདམ་བཏུས་ཞེས་པ་གྲོང་ཁྱེར་ལྷ་སའི་ཚན་རིག་ལག་རྩལ་ཨུ་ཡོན་ལྷན་ཁང་གིས་རྩོམ་འབྲི་བྱས་པའི་ནང་མལ་གྲོ་གུང་དཀར་རྫོང་རྣམ་པ་ཤང་གི་མི་ཕྱུགས་སྨན་པ་བགྲེས་སོང་དཀོན་མཆོག་ལགས་ཀྱིས་མཛུབ་ཁྲིད་དང་རོགས་རམ་རྒྱབ་སྐྱོར་འགངས་ཆེ་གནང་བར་ཐུགས་རྗེ་ཆེ་ཞེས་བསྟོད་བསྔགས་གང་ལེགས་གནང་བར་མཚོན་ཐུབ། སྤྱི་ལོ་༡༩༧༥ནས་གྲོང་ཁྱེར་ལྷ་ས་ཕྱུགས་ནད་སྔོན་འགོག་སྨན་ཁང་དུ་ས་གནས་སྨན་སྦྱོར་ལག་རྩལ་འགན་འཁུར་དུ་ཕྱག་ལས་ལོ་ལྔ་ཙམ་གནང་ནས་སྤྱི་ལོ་༡༩༨༦ལོ་ནས་དངོས་སུ་མིའི་སྨན་པའི་ལས་གནས་བསྐྱར་གསོ་གནང་བ་བཞིན་ལས་དོན་བསྒྲུབས། སྤྱི་ལོ་༡༩༨༦ལོར་དངོས་སུ་ཏང་གིས་མི་རིགས་དང་ཆོས་ལུགས། བོད་ཀྱི་སྲོལ་རྒྱུན་རིག་གནས་སྤྱི་དང་ལྷག་པར་དུ་བོད་ཀྱི་གསོ་བ་རིག་པར་མཐོང་ཆེན་གནང་སྟེ་ཁོང་ཡང་སྐྱར་ཡང་སྲིད་རྟུས་དོན་འཁྱོལ་བྱུང་ནས་རྣམ་པ་ཤང་གི་འཕྲོད་བསྟེན་ཁང་དུ་ཕྱག་ལས་གནང་། དེ་ནས་རིམ་བཞིན་རྫོང་སྨན་ཁང་གི་བོད་སྨན་སྡེ་ཁག་ལ་གདན་ཞུ་གནང་ནས། སྤྱི་ལོ་༡༩༨༧ལོའི་ཟླ་བ་༡༢པའི་ཚེས་༢༨ཉིན་དངོས་སུ་བོད་རང་སྐྱོང་ལྗོངས་བོད་ལུགས་གསོ་རིག་མཐོ་འབྲིང་རིམ་པའི་ལག་རྩལ་གོ་མིང་དཔྱད་ཞིབ་ཨུ་ཡོན་ལྷན་ཁང་གི་ཚོགས་མཆན་ཐོབ་ནས་བོད་ལུགས་སྨན་པའི་དགེ་རྒན་ཆེན་མོའི་ཐོབ་ཐང་གནང་ནས་མལ་གྲོ་གུང་དཀར་རྫོང་སྨན་ཁང་གི་བོད་སྨན་སྡེ་ཁག་ཏུ་ཕྱག་ལས་གནང་། ཁོང་གི་གསུང་རྩོམ་སྨན་དཔེ་བོད་ལུགས་གསོ་རིག་གི་རྩ་བ་གཞིའི་ཤེས་བྱ་དང་དམངས་ཁྲོད་བོད་ལུགས་ཕྱུགས་རིགས་སྨན་པའི་སྨན་སྦྱོར་ཕྱོགས་བསྡུས། བོད་ལྗོངས་ཕྱུགས་ལས་དང་ཕྱུགས་ནད་སྨན་བཅོས་གསོ་རིག་རྩ་བའི་ཤེས་བྱ་སོགས་ཡོད། མཐར་དགུང་ལོ་རེ་དྲུག་པ་རབ་བྱུང་བཅུ་བདུན་པའི་ས་འབྲུག་ལོ་སྟེ་སྤྱི་ལོ་༡༩༨༨ལོར་སྐུ་འདས།

ཁོང་གི་ཡིག་ཚགས་ནང་དུ་བྲིས་པའི་ལོ་རྒྱུས་གནད་བསྡུས།

རང་ཉིད་ནི་བོད་ལུགས་སྨན་པ་བྱས་ནས་ལོ་༤༢ཙམ་འགྲོ་བ་དང་། དེའི་ནང་༡༩༥༩ལོའི་བར་དུ་འབྲི་གུང་ཐེལ་དགོན་པར་དགོན་པའི་སྨན་པ་བྱས་ཏེ་བསྡད་པ་ཡིན། དེའི་སྐབས་ནད་པ་བལྟས་པའི་གྲངས་འབོར་ནི་ཉུང་ཙམ་རེད། གང་ཡིན་ཟེར་ན་དེ་དུས་སྨན་ཉོ་སྒྲུབ་བྱེད་པ་དང་། སྨན་རྫ་འཐུ་བ་སོགས་ཀྱི་འགྲོ་སོང་ནི་རང་མི་སྒེར་གྱིས་གཏོང་དགོས་ཙང་རང་ཉིད་ནི་གྲྭ་པ་བྱས་ཏེ་དགོན་པར་སྡོད་པ་ལས་ཁེ་ཚོང་རྒྱག་པ་དང་། འཛིག་རྟེན་གྱི་ཁྱིམ་གཞི་ཟིན་པ་སོགས་མེད་སྟབས་དཔལ་འབྱོར་གྱི་རྨང་གཞི་ནི་གང་ཡང་ཡོད་པ་མ་རེད། དེ་ལྟར་རྨང་གཞི་མེད་ཙང་སྨན་གྱི་ཡོ་བྱད་ཀྱང་ཞན་པོ་དང་སྨན་སྣ་ཡང་འཛོམས་པོ་ཡོད་པ་མ་རེད། གཞན་ཞིག་ནི་སྐབས་དེ་དུས་དགོན་པར་རང་ལས་བགྲེས་པའི་སྨན་པ་གཉིས་ཡོད་པ་དང་། ཁོང་རྣམ་གཉིས་ནི་སྨན་པ་བྱས་ནས་ལོ་མང་ཕྱིན་པ་དང་། དཔལ་འབྱོར་གྱི་རྨང་གཞི་ཡང་གང་ཙམ་ཡོད་པ་ཞིག་ཡིན་ཙང་སྨན་སྣ་ཕུན་སུམ་ཚོགས་པ་རེད། དེར་བརྟེན་བླ་བྲང་དང་། སྐུ་དྲག་སོགས་དཔལ་འབྱོར་གྱི་རྨང་གཞི་ཡོད་པའི་སེར་སྐྱ་ཆེ་ཁག་རྣམས་ནི་ཁོང་རྣམ་གཉིས་བསྟེན་པ་ལས་རང་ཉིད་བསྟེན་འདོད་མེད་པ་དང་། རང་ཉིད་ཀྱིས་བལྟས་པའི་ནད་པ་ནི་སྐབས་དེ་དུས་དཔལ་འབྱོར་གྱི་རྨང་གཞི་མེད་པའི་གྲྭ་པ་དང་། དེ་མིན་གནས་བསྐོར་བ་སོགས་ཡིན། སྨན་ཡང་མང་ཆེ་བ་སྤོ་སྦྱོར་ཡིན་པ་རེད། འོན་ཀྱང་ནད་ཚབས་ཆེན་ཤིན་ཏུ་ཆེ་བ་རྣམས་ལ་རང་གིས་ཐབས་ཤེས་གང་དྲག་གིས་སྨན་ཁྲིག་ཉོ་སྒྲུབ་བྱས་ཏེ་གཞུང་ཚད་ལྟར་སྨན་སྦྱོར་བྱས་ཏེ་ཕྲད་པའང་གང་ཙམ་ཡོད་པ་རེད། དེ་རྗེས་བཅིངས་གྲོལ་བཏང་རྗེས་སྲིད་གཞུང་གིས་དམངས་གསོ་བཅོས་སྐྱུར་གནང་སྟེ་རང་ཉིད་གཏེར་སྒྲོམ་དུ་གནས་སྡོད་བྱེད་པ་དང་འབྲེལ་ཕྱུགས་རིགས་སྨན་པ་བྱེད་དགོས་པའི་བཀའ་བཞིན་མི་ཕྱུགས་གཉིས་ཀྱི་སྨན་པ་བྱས་ཏེ་ཁུལ་དེའི་མི་ཕྱུགས་རྣམས་ལ་ཞབས་ཞུ་བྱས་ཡོད་པ་རེད། དེའི་སྐབས་སུ་གཏེར་བསྲེག་གཙོ་བོར་བྱས་ཏེ་སྨན་བཅོས་བྱེད་ཀྱི་ཡོད་པ་ལ་ནད་པ་ལྟ་མཁན་ཡང་མང་ཙམ་ཡོད་པ་སྟེ། སྦྲ་ག་དང་། རོང་པ། གསུམ་མདོ། རྒྱ་ཤིང་སོགས་ཐག་རིང་གི་ནད་པའང་གང་ཙམ་ཡོང་གི་ཡོད་པ་རེད། འོན་ཀྱང་“རིག་གནས་གསར་བརྗེའི”སྐབས་སུ་རང་ཉིད་ལ་བོད་ལུགས་སྨན་པ་ཡོངས་དང་འདྲ་བར་གནོད་འཚེ་ཕོག་སྟེ་བོད་སྨན་སྦྱོར་བ་བཅོག་པ་ལས་བསྒྱུར་བའི་ངལ་རྩོལ་མི་དམངས་ལ་བཤུ་གཞོག་གཏོང་ཆེད་ཀྱི་ཡོ་བྱད་རེད་ཟེར་བ་སོགས་སྒྲོ་བཏགས་ནས་ལོ་ཤས་རིང་དངོས་གསལ་དོད་པོས་ནད་པ་བལྟས་དབང་མ་མཆིས་ཀྱང་ལྐོག་ཏུ་ནང་ལ་མྱུ་མཐུད་བལྟས་

པ་དང་། སྨན་བཅོས་ཀྱི་ལས་ཀ་ཕྲོག་ཏུ་མཚམས་འཛོག་བྱས་མ་སྨྱོང་། དེ་རྗེས་གོང་རིམ་ནས་རང་ལ་ནད་པ་བལྟ་ཆོག་པའི་ཆོག་མཆན་གནང་བ་མ་ཟད་བོད་ལུགས་སྨན་པའི་ལས་ཀ་སླར་གསོ་བྱུང་ནས་ད་ལྟ་ས་གནས་ཀྱི་འགོ་ཁྲིད་དང་མང་ཚོགས་ཀྱིས་ཡིད་ཆེས་དང་བལྟ་སྐྱངས་ཡང་ཡག་པོ་ཡོད་པ་རེད། མདོར་ན་རང་གིས་ནད་པ་ཇི་ཙམ་བལྟས་པ་ནི་རྩིས་སུ་མ་མཆིས། གང་ཡིན་ཟེར་ན་དེ་སྔོན་ཉིན་རེ་བཞིན་ནད་པ་བལྟས་པའི་ཐོ་བཀོད་མེད་པ་དང་། ནད་པའི་ཁ་གྲངས་བརྩི་བ་སོགས་ཀྱི་གོམས་གཤིས་མེད་སྐབས་གྲངས་ཀྱང་མ་ངེས་སོ། །ཡིན་ནའང་རང་གིས་ལོ་བཞི་བཅུ་ལྷག་ཙམ་ནད་པ་བལྟས་པའི་ནད་པ་ཚོད་དཔག་ཅིག་བྱས་ན་མ་མཐར་ཡང་ཟླ་རེར་ཆ་སྙོམས་ནད་པ་༡༥༠ཙམ་བལྟ་གི་མེད་དམ་སྙམ་པ་འདུག དེའི་ནང་དོན་དྲག་གི་ནད་པ་དང་། སྨན་པ་མང་པོས་བཅོས་མི་ཐུབ་པར་རང་གིས་བཅོས་པའང་གང་ཙམ་མཆིས་པ་སྟེ། དཔེར་མཚོན་ཙམ་བརྗོད་ན། སྤྱི་ལོ་༡༩༩༧ལོར་དེང་སྐབས་ལྷ་རི་རྫོང་ཁོངས་ཀྱི་སྦྲ་ཁ་ནས་ཡིན་པའི་བུད་མེད་དར་མ་ཞིག་ལ་རིག་དུག་གི་ནད་ཐོག་ནས་ཡུན་རིང་ཕྱིན་པ་དང་། ཕྱོགས་གང་སར་གྲགས་ཆེ་བའི་སྨན་པ་ཡོད་ཚད་བསྟེན་ཡང་དྲག་སྐྱིད་མ་བྱུང་བར་རང་ཉིད་ཡོད་སར་བྱུང་། སྐབས་དེར་ནད་པ་ནི་གསོན་པོའི་རེ་བ་བྲལ་དེ་སྨན་ཡང་ཟ་འདོད་མི་བྱེད་པ་དང་། ནད་ཚབས་ཀྱང་ཤིན་ཏུ་ལྕི་པོ་འདུག་པས་རང་གིས་ནད་པར་སྨན་བཟས་ན་ནད་གཞི་དྲག་སྐྱིད་ཡོང་རྒྱུའི་བསླབ་བྱ་ཡང་བཏང་སྟེ། ཐོག་མར་ནད་བསྡུ་སྨན་ཐང་ཆེན་ཉེར་ལྔ་ཉིན་༡༠ཙམ་བཏང་རྗེས་ནད་གཞི་བསྡུས་རྟགས་ཀྱི་མངོན་ཚུལ་བྱུང་ཁར་རིག་དུག་གི་གཉེན་པོ་བརྒྱ་སྦྱོར་འདུས་པའི་སྦྱོར་བ་ཚད་ལྡན་ཞིག་ཉིན་ལྔ་ལྷག་ཙམ་སྤྲད་རྗེས་ནད་གཞི་དྲག་སྐྱིད་ཡོང་རྒྱུའི་རྟགས་མངོན་གསལ་ཡོད་པར་བརྟེན་མུ་མཐུད་གོང་སྨན་བཏང་བས། མཐར་ནད་གཞི་དྲག་སྐྱིད་བྱུང་བ་དང་རྗེས་བཅོས་སུ་བྱིན་ཞུགས་སོགས་གཏར་ནས་ནད་གཞི་སངས་དྲག་ཏུ་ཕྱིན་ཏེ་རང་ལ་སྨན་གྲགས་ཀྱང་གང་ཙམ་ཞིག་བྱུང་། དེ་རྗེས་༡༩༨༣ལོར་བུད་མེད་ཅིག་རང་གི་ཟླ་བོ་གྲོངས་པས་དེའི་མྱ་ངན་གྱིས་རྐྱེན་བྱས་ཏེ། སྨྱོ་བྱེད་ཀྱི་ནད་ཐོག་འདུག སྐབས་དེར་ནད་པ་དེ་ནི་ནད་ཚབས་ཤིན་ཏུ་ཆེ་ཞིང་རང་ཉིད་ཀྱི་ཟླ་བོ་གྲོངས་མཁན་གྱི་མིང་ནས་འབོད་ཅིང་སྐབས་རེ་ངུ་བ་དང་། སྐབས་རེ་དགོད་པ། དེ་བཞིན་མི་གཞན་ལ་བརྒྱབ་པ་དང་། གཏམ་པ་སོགས་བྱས་ཏེ་སྐྱེ་བོ་གསུམ་བཞིས་མནན་ནའང་མི་ཐུབ་པ་ཞིག་འདུག སྐབས་དེར་སྨན་སྤྲད་ཀྱང་མ་བཟས་པར་བརྟེན་མེ་བཙའ་ཁོ་ན་བརྒྱབ་སྟེ་བཅོས་པ་ཡིན། དེའང་ཐོག་མར་སྤྱི་གཙུག་ནས་བཟུང་རིམ་བཞིན་རྐང་པའི་སྤྱུ་འཁྱིལ་བར་བསྲིག་ལུགས་གཞུང་

བཞིན་བྱས་ཏེ་ཉིན་བཅོ་ལྔ་ཙམ་འགྲོ་སྐབས་ནད་གཞི་སངས་དྲག་ཕྱིན་ཏེ་རྒྱུན་གཏན་ལྟར་གྱི་མི་ལྟར་བྱུང་། དེ་དང་འདྲ་བའི་སྨྱོ་བྱེད་ཀྱི་ནད་པ་གསུམ་ལ་མེ་བཙའ་བརྒྱབ་སྟེ་སངས་དྲག་བྱུང་བའི་མི་གསུམ་ནི་ད་ལྟ་གསོན་པོར་གནས་ཏེ་ལས་ཀ་བྱེད་པ་དང་། གཅིག་ནི་ཉེ་ལམ་ནད་གཞི་གཞན་གྱིས་རྐྱེན་བྱས་ཏེ་ཚེ་ལས་འདས་འདུག དེ་ལྟ་བུའི་ནད་པ་ངོ་མཚར་ཅན་མང་པོ་བཅོས་སྐྱིད་བྱུང་ཡང་དེ་ཚོ་རེ་རེ་བཞིན་བཞུས་ཀྱང་དགོས་པ་མ་མཆིས་ལ་སྐབས་འཕྲལ་དུ་དྲན་ཤེས་ཀྱང་མི་རྙེད་པས་རེ་ཞིག་དེ་ཙམ་མོ། །དཀོན་མཆོག་གིས་༡༩༧༨ལོའི་ཟླ་བ་༡༢ཚེས་༦ཉིན།

སྐབས་དེའི་ཡས་མས་སུ་བྱུང་བའི་སྨན་རྩིས་མཁས་པ་ཁ་ཅིག་གི་སྐོར།

འབྲི་གུང་སྐྱབས་མགོན་ཞི་བའི་བློ་གྲོས་མཆོག་གིས་འབྲི་གུང་བཀའ་བརྒྱུད་དང་གཞན་པའི་ཐུན་མོང་རིག་གནས་ལ་མཐོང་ཆེན་དང་ཉམས་པ་སླར་གསོ་བྱས་པའི་ཤུགས་རྐྱེན་ལ་བརྟེན་ནས་འབྲི་གུང་ཆོས་སྡེ་ཁག་ལ་བཤད་སྒྲུབ་འཛིན་སྐྱོང་གི་མི་སྣ་འཛོན་ཐང་ཅན་མང་དུ་བྱུང་བ་སྐབས་དེའི་ཡས་མས་ཀྱི་ལོ་རྒྱུས་ལས་ཤེས་ནུས། དེ་ལས་ཀྱང་ངོམ་དུ་ཡོད་པ་ནི་སྐབས་དེའི་རིང་ལ་འབྲི་གུང་རང་དུ་འབྲི་ལུགས་གསོ་རིག་གི་སློབ་བརྒྱུད་འཛིན་པ་མི་མངོན་པའི་ཚུལ་གྱིས་བཞུགས་པ་དམངས་ཁྲོད་ཀྱི་ལྷ་རྗེ་མང་དག་ཅིག་ཡོད། བོད་ཡོངས་ལ་ཆེད་ཤུགས་རྐྱེན་ཐེབས་པའི་ལུགས་རི་གསོ་རིག་སློབ་གླིང་ནས་སློབ་མཐར་ཕྱིན་པ་སོགས་སྔ་ཕྱིར་འབྲི་གུང་དུ་སྨན་པ་མཁས་པ་མང་པོ་བྱུང་ཡོད། ཡིན་ནའང་དེ་ཚོའི་ལོ་རྒྱུས་ནི་ཡིག་འབྲུ་གཅིག་ཀྱང་མེད་པས་ཇི་བཞིན་བརྗོད་ཐབས་བྲལ། འོན་ཀྱང་མིང་ཙམ་ཡོད་པའི་རྒྱུ་མཚན་ལ་བརྟེན་ནས་ས་བཅད་མ་སྟོང་ཙམ་ཞིག་འདིར་འགོད་པར་བྱེད་པ་ལ། རབ་བྱུང་བཅོ་ལྔ་དང་བཅུ་དྲུག་བཅས་ལ་བྱོན་པའི་འབྲི་ལུགས་གསོ་རིག་གི་སློབ་བརྒྱུད་འཛིན་པ་ཁྲིམ་རྒྱུད་སྨན་པ་ཡིན་པར་གྲགས་པའི་འབྲི་གུང་ཐེལ་དགོན་པའི་ཡིག་རའི་དགེ་རྒན་དང་སྨན་པ་གཅིག་ལྷོགས་དགེན་སྲིད་ཆུང་ལགས་ཞེས་པ་བྱུང་། ཡང་རི་སྣང་དགོན་པའི་སྨན་པ་མཁས་པ་གཟིམས་འགག་དཀོན་མཆོག་ཕན་བདེ་ཞེས་པ་བྱུང་ནས་སྨན་པ་འདི་པ་སྨན་ངོ་ངོས་འཛིན་ལ་མཁས་པར་གྲགས། དེ་བཞིན་ལྷུན་གྲུབ་ལགས། བྲག་ཐོག་དབང་ལྡན་ལགས། བློ་གྲོས་སྨྱོན་པ། ཆོས་གྲགས་ལགས། ཀ་ཚལ་བསྟན་སྐྱོང་ལགས། རིན་ཆེན་གླིང་བྱམས་པ་ལགས། བསམ་གཏན་ལགས། ཐེ་བ་རིག་འཛིན་ལགས། དཀོན་མཆོག་སྐྱབས། སྨན་པ་དགའ་དགའ་སོགས་བྱོན་མྱོང་། དེ་བཞིན་ཀ་ཚལ་ཆུ་སྐོར་ཁྲིམ་རྒྱུད་ཀྱི་བུ

བསྟན་པ་ལགས་ཞེས་པའི་སྨན་པ་ཞིག་ཡོད་པ་འཁྲུངས་འདས་ཀྱི་དུས་ཚོད་མ་རྙེད། ཨེམ་ཆི་སྐལ་བཟང་ལགས་ནི་ཆུ་སོར་བསྟན་པའི་སྲས་སུ་ས་སྤྲེལ་ལོ་སྟེ་ཕྱི་ལོ་༡༩༠༨ལོར་ཉང་སྟོད་ཤབས་སོར་སྐུ་འཁྲུངས། ལོ་ན་ཕྲ་མོའི་དུས་ནས་རང་གི་ཕ་བསྟན་པ་དང་ཨེམ་ཆི་བསྟན་སྐྱོང་ལགས་ཞེས་པའི་ཀ་ཚལ་དགོན་པའི་སྨན་པ་ཞིག་ཡོད་པ་དེ་གཉིས་ལས་འབྲི་ཀློག་དང་གསོ་རིག་ལ་སྦྱངས་པ་གནང་ཞིང་སློབ་མཐར་ཕྱིན་ནས་ལྗོངས་སྨན་རྩིས་ཁང་དུ་རྒྱུགས་སྤྲད་པས་རྒྱུགས་འཕྲོད་བྱུང་། གསོ་རིག་ཕྱི་དང་ཁྱད་པར་དུ་གཏར་བསྲེགས་དང་སྨན་རྒྱུ་ངོས་འཛིན་སྨན་འདུལ་སྦྱོང་སོགས་རང་བྱུན་ཆུད། སྨན་སྦྱོར་གཞི་འཛིན་ས་རང་གི་དགེ་རྒན་རྣམ་པའི་མན་ངག་དང་ལག་ལེན་གཙོ་བོར་གྱུར་པའི་མན་ངག་བྱེ་རིང་དང་གོང་སྤེལ་ཟིན་ཏིག་ལྷག་པར་དུ་འབྲི་གྱུང་གཅེས་བསྡུས་སོགས་ལ་འཛིན། ཕྱི་ལོ་༡༩༨༣ལོར་དགོངས་པ་རྫོགས། ཤེས་རབ་མཐར་ཕྱིན་ནི་ཆུ་ལུག་ལོ་སྟེ་ཕྱི་ལོ་༡༩༤༣ལོར་སྐལ་བཟང་གི་སྲས་སུ་ཉང་སྟོད་ཤབས་སོར་འཁྲུངས། ལོ་ན་ཆུང་ངུའི་དུས་ནས་ཡབ་ཀྱི་དྲུང་དུ་འབྲི་ཀློག་སྦྱངས་ཤིང་གསོ་རིག་གི་གཞུང་ལུགས་བློ་འཛིན་གནང་། གཞོན་པའི་སྐབས་ཤབས་པ་ཨེམ་ཆི་འཇམ་སེང་གི་དྲུང་དུ་འབྲི་གྱུང་གཅེས་བསྡུས་མ་བུ་ལེ་ལག་དང་བཅས་པའི་ལུང་ཁྲིད་ཐོབ། དེའི་རྗེས་ཧ་ནག་ཨེམ་ཆི་གསང་སྔགས་ནོར་བུའི་སྐུ་མདུན་ནས་དཔལ་ལྡན་རྒྱུད་བཞིའི་ལུང་ཁྲིད་ཐོབ། རང་གི་ཡབ་ཀྱིས་ལག་ལེན་མན་ངག་ཇི་སྙེད་པ་དག་བུམ་པ་གང་བྱོའི་ཚུལ་དུ་གནང་ནས་ཕ་ཤུལ་བུ་འཛིན་བྱུང་། དེ་ལྟར་ལྕགས་ལུག་ལོ་སྟེ་ཕྱི་ལོ་༡༩༩༡ལོར་སྐུ་འདས།

གྲུ་མདའི་སྨན་པ་རང་གྲོལ་གྱི་སྐོར།

གྲུ་མདའི་སྨན་པ་རང་གྲོལ་མཆོག་ནི། བོད་ལྗོངས་མལ་གྲོ་གུང་དཀར་རྫོང་འབྲི་གུང་གྲུ་བཀྲ་ཤིས་སྟེང་ཁའི་ཉེ་འདབས་སྒྲུ་ལྷུམ་དྲུང་མའི་རིགས་ལས་སྙིང་རྗེ་ཆེན་པོ་ཞེས་པའི་ཁྱིམ་རྒྱུད་དུ་ཡབ་ཆོས་འཁོར་དང་། ཡུམ་མཚོ་མོ་གཉིས་ཀྱི་སྲས་སུ་རབ་བྱུང་བཅོ་ལྔ་པའི་ཤིང་སྟག་ལོ་སྟེ་ཕྱི་ལོ་༡༩༡༤ལོར་སྐུ་འཁྲུངས། ཆུང་དུས་ནས་ཡབ་མེས་ཚོའི་སྐུ་མདུན་ནས་ཡི་གེ་འབྲི་ཀློག་སོགས་ལེགས་པར་སྦྱངས། ཕ་ཆོས་འཁོར་གྱིས་ངའི་བུ་འདིས་སྨན་ཞིག་སྦྱངས་ན་རང་ཡུལ་གྱི་མི་རྣམས་ལ་ཕན་ཐོགས་ཆེ་བར་དགོངས་ནས་འབྲེལ་ཡོད་ཀྱི་མི་སྣ་མང་པོ་ལ་རེ་བ་བཏུབ་ནས་བོད་གཞུང་སྨན་རྩིས་ཁང་གི་སྨན་གྱི་སློབ་གྲྭར་ཚུད་ཐུབ་པར་བྱས། དེ་ནས་ཁོང་སྨན་རྩིས་ཁང་ལ་ཕེབས་ཏེ་སྨན་རྩིས་སློབ་དཔོན་མཁྱེན་རབ་ནོར་བུ་མཆོག་དང་། དགེ་རྒན་སྐལ་བཟང་ལེགས་བཤད། དགེ་

ཀན་བློ་བཟང་རྣམ་རྒྱལ། དགེ་ཀན་ངག་དབང་ཡེ་ཤེས་སོགས་ཀྱི་སྐུ་མདུན་ནས་ལོ་ངོ་ལྔ་ཙམ་ཞིག་རིང་ལ་གུས་རྟག་གཉིས་ཀྱིས་དཔལ་ལྡན་རྒྱུད་བཞིའི་རྩ་འགྲེལ་ཁག་དང་། གཡུ་ཐོག་སྙིང་ཐིག་སྨིན་གྲོལ་དབང་ལུང་། གསོ་བ་རིག་པའི་གཅེས་བསྡུས་ཁག་གི་ལག་ལེན་ཉེར་མཁོ། སྨན་རྫས་ངོས་འཛིན་སོགས་ཀྱི་གསོ་རིག་གཞུང་དང་ལག་ལེན་བཅས་ལ་ཐོས་བསམ་དཀྱུགས་མར་མཛད་ནས་བསླབས་པའི་འབྲས་རྟགས་ཡོངས་སུ་ཐོབ་ནས་སློབ་གྲྭ་ཐོན། དེ་ནས་འབྲི་གུང་བཀའ་བརྒྱུད་ཀྱི་གདན་ས་རིན་པོ་ཆེ་ལ་ཆོས་ཞུགས་མཛད། དགོན་གཞུང་གི་འདོན་ཆ་ཁག་རྣམས་བློ་རྒྱུགས་སོགས་ལེགས་པར་ཕྱུལ། སྐྱབ་དབང་ཆེ་བརྟན་རིན་པོ་ཆེ་དང་། ཡབ་རྗེ་དཔའ་ཆུང་རིན་པོ་ཆེ་སོགས་མཁས་གྲུབ་དུ་མའི་སྐུ་མདུན་ནས་དཔལ་བཀའ་བརྒྱུད་རིན་པོ་ཆེའི་ཆོས་མཛོད་སོགས་ཀྱི་དབང་དང་ལུང་སོགས་བུམ་པ་གང་བྱོའི་ཚུལ་དུ་གསན་བསམ་མཛད། དགོན་པ་གཞུང་གིས་ཁོང་ལ་སྨན་པ་རང་གྲོལ་ཞེས་བསྟགས་བརྗོད་ཆེ། དེ་རྗེས་འགྲོ་མགོན་ཕག་མོ་གྲུ་པའི་གདན་ས་ཀུན་ཏུ་བཟང་པོའི་ནགས་ཁྲོད་དུ་ཕེབས་ནས་ལོ་ངོ་གསུམ་ཙམ་གྱི་རིང་དུ་གདན་ས་དེར་བཞུགས། ཞོར་དུ་ལྷ་རྗེ་ཁོང་གིས་ནད་གཟིགས་སོགས་མཛད་པས་འབྲི་གུང་སྨན་པ་ཞེས་གྲགས་ཆེ་བར་བྱུང་། ཡོངས་འཛིན་ཨ་དབྱངས་རིན་པོ་ཆེའི་དྲུང་དུ་འབྲི་གུང་གསོ་རིག་གཅེས་བཏུས་མ་བུ་ལེ་ལག་དང་། གཞན་ཡང་སྨན་གྱི་སྐོར་ནས་ལུང་ཁྲིད་དང་དོགས་དཔྱོད་མང་དུ་མཛད། ཞོར་ལ་སྐར་རྩིས་ཀྱང་གསན། དེ་རྗེས་འབྲི་གུང་ཐེལ་ལ་ཕེབས་ནས་འབྲི་གུང་ཐེལ་དགོན་པས་དཔལ་འཁོར་ལོ་སྡོམ་པའི་གནས་མཆོག་ཙཱ་རི་ཏྲའི་རང་དགོན་ཡུལ་སྨད་དུ་རྗེ་འཛིན་ལོ་གསུམ་བསྐོ་བྱ་བསྐྱལ། ཡུལ་སྨད་དུ་བཞུགས་རིང་དགོན་དང་ཡུལ་མི་རྣམས་ནི་ཆོས་བཞིན་སྐྱོང་ཞིང་དགེ་ཕྱུག་མང་པོ་གསོ་སྐྱོང་མཛད། དེ་ཕྱིན་རྗེ་འཛིན་མངགས་ལོང་མ་བྱུང་བར་དུས་འགྱུར་འགོ་ཚུགས་པ་ཡིན། “རིག་གསར”སྐབས་ཕ་ཡུལ་སྒྲུ་མདའ་སྲོག་ཤིང་ཐང་སོགས་སུ་བཞུགས་ནས་ནད་བཅོས་སྨན་གཟིགས་སོགས་མཛད། བཅིངས་གྲོལ་བཏང་བའི་རྗེས་སུ་སྒུ་མཐུད་ནས་ནད་གཟིགས་མཛད་ལ། ད་ལྟའི་ཡུལ་མི་ཀན་གྲས་རྣམས་ཀྱི་བཤད་རྒྱུན་ལ་ཡང་། སྒྲུའི་སྨན་པ་རང་གྲོལ་གྱིས་སྨན་སྟེར་བ་དེ་ཕན་པོ་ཡོད། ལྷག་ཏུ་སྐྱོ་ནད་རིགས་ལ་མེ་བཙའི་བཅོས་བྱས་པས་དམིགས་བསལ་གྱི་དྲག་སྐྱེད་ཡོད་པར་གསུངས། ཁོང་ནི་འབྲི་གུང་ལྡང་ཙན་མཁན་པོའི་སྐུ་ཉེ་ཡིན་པས་རྒྱུན་དུ་མཁན་པོ་དང་མཉམ་དུ་བཞུགས། ལྡང་ཙན་མཁན་པོ་དང་ལྷན་དུ་གཏེར་སྒྲོམ་ལ་ཕེབས་དུས་ཁོང་རྣམ་གཉིས་ཀྱི་དྲུང་དུ་ནད་པ་ཚབས་ཆེན་ཞིག་བཅར་བས། མཁན་པོས་བཀའ་བསྒོ་དང་སེམས་བསྐྱེད་

སོགས་མཛད་པ་དང་། སྨན་པ་རང་གྲོལ་མཆོག་གིས་ནད་གཟིགས་མཛད་པས་ནད་པ་དེ་ནད་སྦྱུར་དུ་དྲག་སྐྱིད་བྱུང་བས། ཕྱིས་སུ་ལྟང་ཙན་མཁན་པོས་སྨྲ་རང་གྲོལ་ལོང་བཤད་ཡམ་ཙམ་མ་ཡིན་པར་གསོ་རིག་ཐོག་ལ་དོན་དམ་པའི་མཁས་པ་ཡོད་ཅེས་མཁན་པོས་དངོས་སུ་གསུངས་ལ། གཞན་ཡང་ད་ལྟའི་འབྲི་གུང་ཡུལ་སྟོད་སྨད་ཀུན་ན་རྒན་རབས་རྣམས་ཀྱིས་བསྟགས་པའི་ཡུལ་དུ་གྱུར། མདོར་ན་ཁོང་གི་སྐུ་ཚེ་གང་པོར་ནད་གཟིགས་དང་། སྨན་འཕྲུ། དགེ་ཕྲུག་གསོ་སྐྱོང་སོགས་མཛད། རྒྱུན་ལྡན་བཅོས་ཐབས་ནད་གང་ཞིག་ཡིན་རུང་། གཏར་བསྲེག་གཙོ་བོར་མཛད་པའི་ཐོག་ནས་ལག་ལེན་བཅོ་བརྒྱད་ལས་རྩ་སྦྱོང་མ་གཏོགས་ཡོངས་སུ་རྫོགས་པ་ལག་ལེན་བསྟར་གྱི་ཡོད་འདུག སྨན་ངོ་ངོས་འཛིན་བྱེད་པར་མཁས་པོ་ཡོད་པར་གྲགས། མཐར་དགུང་ལོ་དོན་གསུམ་པ་རབ་བྱུང་བཅུ་དྲུག་པའི་མེ་སྟག་ལོ་སྤྱི་ལོ་༡༨༦༧ལོར་སྐུ་འདས། སྨན་གྱི་སློབ་མ་ནི། མཚར་དཀྱུའི་ཨ་མགོན་དང་། སྒྲུ་མདའི་སྨན་པ་རྒན་གྲས་སྤྱིན་པ་སོགས་ཡིན། སྨན་གྱི་སྐོར་ནས་བརྩམས་ཆོས་ཡོད་པ་ནི་མ་གྲགས་ལ། འོན་ཀྱང་ཁོང་གི་ཕྱག་དཔེ་རེ་ཟུང་ནི་འབྲི་གུང་ཐེལ་དགོན་པའི་དགེ་སློང་རྣམ་གྲོལ་གྱི་ཕྱག་ལ་ཡོད་རབས་འདུག ཕྱག་དཔེ་དེ་ཚོ་ནི་ལག་བྲིས་རྙིང་པ་ཡིན་ཞིང་པོད་གཅིག་ཡོད་སྐད། དེ་ལྟར་སྨན་པ་མཁས་པ་ཁོང་གིས་ཕྱག་ལེན་གནང་བའི་སྨན་དཔེ་དང་། སྨན་གྱི་ཁུག་མ། གཏར་བསྲེག་གི་ཆ་བྱད་སོགས་ནི་ཁྱིམ་མིས་བདག་སྐྱོང་མེད་པར་སྟང་མེད་དུ་བཞག་པས་ཤོར་སོང་བར་གྲགས།

སྨྲ་ག་སྨན་པ་དཀོན་མཆོག་དགའ་བའི་སྐོར།

སྨན་པ་དཀོན་མཆོག་དགའ་བ་མཆོག་ནི། བོད་ལྗོངས་ནག་ཆུ་ས་གནས་ལྷ་རི་རྫོང་སྨྲ་ག་མཚོ་སྨད་གཙང་ངོ་ལས་ཡབ་རྗེར་སྐྱག་དང་། ཡུམ་སྒྲོལ་མ་གཉིས་ཀྱི་སྲས་སུ་རབ་བྱུང་བཅུ་དྲུག་པའི་ས་ཕྱི་ལོའི་ཟླ་བ་དང་པོ་སྤྱི་ལོ་༡༨༩༦ལོར་སྐུ་བལྟམས། ཁ་ཐོད་ཙམ་ཉིད་ནས་བླ་མ་སྣང་གསལ་ཞེས་པའི་སྐུ་སྐྱེ་ཡིན་ཞེས་རྟགས་ཀྱང་སྟོན། སྣང་གསལ་བླ་མ་སྐུ་གོང་མའི་ཞབས་ཕྱི་ཐེངས་དང་པོ་མཐོང་དུས་ངོ་ཤེས་པ་སོགས་སྐུ་གོང་མའི་ལོ་རྒྱུས་ཧ་ལྟ་བ་མང་པོ་བཤད་པར་གྲགས། དགུང་ལོ་ལྔ་ལ་ཁོང་གི་སྤྱི་བོ་རྗེ་དགོན་སོག་ཞྭའི་དྲུང་ནས་ཡི་གེ་འབྲི་ཀློག་དང་བརྡ་སྤྲོད་སོགས་བསླབས། ཞོར་དུ་ཨོ་རྒྱན་གུ་རུའི་གསོལ་འདེབས་དུས་གསུམ་སངས་རྒྱས་བསླབས་པས་ཐོས་པ་ཙམ་གྱིས་བློར་ཆུད། རང་ལོ་བརྒྱད་ཙམ་ནས་འབྲི་ཀློག་མཐར་ཕྱིན་ནས་དཀར་ཤེ་དང་ཁམས་པ་

ཚང་ཞེས་པའི་དུད་ཁྱིམ་སོགས་ཀྱི་ནང་ལ་བརྒྱད་སྟོང་པ་དང་གཟུངས་བསྡུས་སོགས་དཀར་ཆོས་སྐོར་ཐེངས་མང་གློག དེ་ནས་དཔལ་འབྲི་གུང་བཀའ་བརྒྱུད་ཀྱི་རྩ་བའི་གདན་ས་ཏུ་གྲྭ་རྒྱུན་དུ་ཕེབས་ནས་དེར་ཆོས་ཞུགས་མཛད། སྨན་སློབ་དགོན་མཆོག་ལྷ་ས་ལྕགས་པོ་རི་ནས་སྨན་གྱི་སློབ་སྦྱོང་མཐར་ཕྱིན་ནས་གདན་ས་རིན་པོ་ཆེར་སྨན་པ་གྲྭ་ཚང་ངམ་སྨན་རྩིས་སློབ་གྲྭ་གསར་འཛུགས་གནང་ནས་ཐོག་མར་གྲྭ་པ་བརྒྱད་ཙམ་བྱུང་བས་ཉིད་ཀྱང་སྨན་སློབ་དགོན་མཆོག་དྲུང་ནས་སུམ་རྟགས་དག་གསུམ་དང་དཔལ་ལྡན་གསོ་བ་རིག་པའི་གཞུང་དང་ལག་ལེན་ལ་སྦྱངས་བརྩོན་བྱས། ཏེ་སྒྲོ་དང་སྤོ་བ། ཐེ་བ་སོགས་སུ་དབྱར་ཁ་སྨན་ངོ་ངོས་འཛིན་ལ་ཐེངས་མང་བྱོན་པར་གྲགས། དེ་གའི་སློབ་མ་རྣམ་པས་རྒྱུད་ཆུང་གསུམ་བློ་འཛིན་བྱེད་དགོས་པའི་སྲོལ་ཡོད་པས་སློབ་མ་ཕལ་ཆེ་བས་རྩ་རྒྱུད། བཤད་རྒྱུད། ཕྱི་རྒྱུད་རྩ་ཆུའི་མདོ་སོགས་བློར་མ་འཛིན་པ་མེད་ལ། ཁོང་གིས་ཀྱང་རང་ལོ་བདུན་ནས་བཟུང་དཔལ་ལྡན་གསོ་བ་རིག་པའི་གཞུང་ལུགས་ཀྱི་ནད་ཐོག་ལག་ལེན་བྱས་པ་ཡིན་གསུངས། དུས་འགྱུར་བྱུང་བའི་རྗེས་ནས་ཀྱང་སྐུ་ཚེ་གང་པོར་ནད་པ་བལྟ་ཞིང་ནད་འཁྲུལ་མེད་དུ་ལུང་སྟོན་པ་དང་། སྨན་པ་གཞན་གྱིས་བཅོས་ཉེས་དང་བཅོས་མ་ཐུབ་པའི་ནད་པ་ཡང་གཏར་བསྲེག་སོགས་ལག་བཅོས་བྱས་ནས་ནད་ལས་གྲོལ་བ་མང་། ལྷག་ཏུ་མཁྲིས་པ་ཀླ་ཡའི་ནད་བཅོས་སྐོར་ནས་ནད་པ་མང་པོ་འཆི་བདག་བསུ་མ་ལས་བཟློག་སྟེ་བདེ་གྲོལ་ཐོབ་པ་ཤིན་ཏུ་མང་། ཚེ་རིག་འཛིན་པའི་སློབ་དཔོན་ཁོང་ནི་ནད་ཅི་ལས་བྱུང་བ་ལ་མཁས་པ་དང་། ནད་བྱུང་བ་སེལ་བ་ལ་མཁས་པ། བྱུང་བ་ཕྱིས་མི་འབྱུང་བ་ལ་མཁས་པ་ནི་དོན་དངོས་སུ་གནས་ཡོད། རྗེ་ཉིད་གསོ་བ་ཙམ་མ་ཡིན་པར་ནང་དོན་རིག་པའི་སྐོར་ནས་ཀྱང་མཁས་ལ། བཟོ། ཚད་མ། སྒྲ་སོགས་ལ་མི་མཁྱེན་པ་ཅི་ཡང་མེད། སྐུ་ཚེ་གང་པོ་གློག་པ་གསུམ་གྱིས་དུས་འདའ་ཞིང་རྒྱུ་དང་དབང་གི་ཚེ་ལོས་མ་འཆིང་པར་རྟག་ཏུ་དམན་ས་བཟུང་། རྒྱལ་རྒྱུལ་གྱི་གོས་གྱོན། ཟས་ངན་ངོན་གྱིས་ཆོག་པར་འཛིན་པའི་བྱ་བྲལ་བ་ཡིན། སྤྱི་ལོ་༡༨༧༩ཡས་མས་སུ་མི་རྣམས་ཕལ་ཆེར་ལྷ་འདྲེ་གདོན་བགེགས་ཀྱིས་བནླམས་ཤིང་ཆོས་སྒྲ་མེད་པའི་དུས་ལ། རྗེ་བཙུན་སྒྲོལ་མའི་ཕྲ་སྒྲུབ་ཀྱི་བསྙེན་པ་དང་གཟུངས་སྔགས་ཟབ་མོའི་བསྙེན་གྲངས་ཐེ་བོར་འགྲོ་ཞོར་ལ་བསགས། མི་མཐོང་སར་བེའུ་ཁང་རྗེ་ནའི་ཀྱོག་སོགས་ནས་སོག་སྲུལ་རིན་པོ་ཆེའི་དྲུང་དུ་ཧྲཱྀ་གིརྟེའི་ཞལ་ལུང་སོགས་འབྲི་གུང་སྐྱོབ་པའི་ཟབ་ཆོས་སོགས་ཞུས། དེ་ནས་གཏེར་སྒྲོམ་དུ་སྨན་སློབ་དགོན་མཆོག་དྲུང་དུ་མཚན་མོ་འབྲི་གུང་གཅེས་བསྡུས་སོགས་འབྲི་གུང་གསོ་རིག་སྐོར་གྱི་ལུང་དང་ལག་ལེན

སྐོར་ནས་དོགས་དཔྱོད་སོགས་མཛད། དེ་ནས་དམ་ཆོས་བསྐྱར་དར་སྐབས་དགེ་སློང་ཆོས་འཕེལ་དྲུང་ནས་ནྲ་རོའི་ཆོས་དྲུག་སྐོར་སོགས་གསན་བཞེས་མཛད། ཕྱིས་སུ་དགེ་སློང་དཔའ་རྒྱང་མདུན་ནས་ཆོས་དྲུག་སྐོར་ཞུས། ནད་པ་འཁྱོར་དབྱུལ་དྲག་ཞན་མེད་པར་རིས་མེད་ངང་ཕན་གང་ཐོགས་དང་གྲོང་པ་ཁྱིམ་མཚེས་སོགས་སུ་འབོད་ཀྱང་ཐག་རིང་གང་ལ་ཡང་ཉིན་མཚན་ཀུན་ཏུ་ནད་པའི་ཆེད་ཕྱིན། འབྲི་གུང་སྨན་སློབ་དགོན་མཆོག་སློབ་དཔོན་དུ་བསྟེན་པས་སློབ་མའི་ཐུ་བོར་གྱུར། སློབ་དཔོན་དམ་པས་དྭགས་ལུགས་དང་འབྲི་ལུགས་ཀྱི་སྨན་སྦྱོར་རྣམས་ཁ་འཐོར་དུ་གནས་རྐྱེན་འདི་དག་ཆ་ཚང་བར་ཕྱོགས་བསྒྲིགས་ཀྱིས་ཤིག་ཅེས་བཀའ་སློབ་གནང་བ་དང་སྒྲུབ་སྐུལ་མ་ནན་ཆེར་གནང་བ་ལ་བརྟེན་ནས་འབྲི་གུང་གཅེས་བཏུས་ནོར་བུའི་བང་མཛོད་དང་དྭགས་ལུགས་ནོར་བུའི་དོ་ཤལ་སོགས་ཟུར་རྒྱན་བཅས་ཕྱོགས་བསྡུས་བཀོད་པ་ཞེས་པའི་སྨན་གྱི་བསྟན་བཅོས་དེ་བརྩམས། བསྟན་བཅོས་དེའི་བརྗོད་བྱ་གཙོ་བོ་ནི། མན་ངག་རྒྱུད་ཀྱི་གོ་རིམ་བཞིན་ཉེས་གསུམ་ནས་བཙུད་ལེན་དང་འགོག་སྲུང་སོགས་སྨན་སྦྱོར་ཟབ་མོ་མང་དུ་བཞུགས་པ་དེ་དག་སློབ་དཔོན་དམ་པའི་དགོངས་པ་དང་ཁོང་གི་མྱོང་བས་ཟུར་བརྒྱན་ཅིང་འགའ་ཞིག་ལ་སྦྱོར་ཚད་ཀྱང་འཁོད་འདུག སྟུད་པོད་འདི་ཉིད་ཕྱིས་སུ་མཆེད་གྲོགས་འབྲི་ལུགས་གསོ་རིག་བརྒྱུད་འཛིན་པ་ཆོས་རྗེ་བཟང་པོ་མཆོག་གིས་ལོ་མང་རིང་རྩད་འཚོལ་གྱི་ངལ་བ་མང་པོ་གནང་བ་བརྒྱུད། སྤྱི་ལོ་༢༠༠༩ལོར་དགེན་དགོན་མཆོག་དགའ་བས་ཆོས་རྗེ་བཟང་པོ་མཆོག་འབྲི་ལུགས་གསོ་རིག་གི་བསྟན་པའི་བདག་པོར་མངའ་གསོལ་དང་སྟུད་པོད་འདི་ཉིད་གཙིགས་ཆེན་ཡིན་ཚུལ་གྱིས་གདམས་པའི་རྒྱུན་གྱི་ལུང་དང་མན་ངག་བཅས་བསྩལ་གནང་མཛད། ཁོང་སྐུ་དངོས་མས་འབྲི་རིས་ཡིག་གཟུགས་མ་དཔེ་དེ་རྐན་ཆོས་རྗེ་བཟང་པོའི་ཕྱག་ཏུ་ཕུལ་ཡོད། དེ་ལྟར་འགྲོ་བའི་ཚེ་སྲོག་གི་རྒྱུན་མཐུད་བཞིན་པའི་སྐབས་མཐར་རབ་བྱུང་བཅུ་བདུན་པའི་ཆུ་སྤྲུལ་ལོ་སྟེ་སྤྱི་ལོ་༢༠༡༧ལོའི་བོད་ཟླ་༩ཚེས་༡ཉིན་གཟུགས་སྐུའི་བཀོད་པ་བསྡུས། སྨན་གྱི་བསྟན་བཅོས་མཛད་པ་ནི་གོང་གི་དྭགས་འབྲི་གཅེས་བཏུས་ལས་གཞན་ཡོད་སྐད་མི་འདུག སློབ་མའི་ཚོགས་ནི་མང་དུ་ཡོད་པར་གྲགས་ལ། གཙོ་བོ་ནི་ཚ་བོ་དོན་བཟང་། ལྷ་རི་རྫོང་བོད་སྨན་ཁང་གི་དཀོན་མཆོག་ཚུལ་ཁྲིམས། རྒྱ་ཡེ་ཤེས་བསྟན་འཛིན་བཅས་སོ།།

འབྲི་གུང་རེབ་མདོ་ཕྱུགས་རིགས་སྨན་པ་ལྷ་སྐྱུང་གི་སྐོར།

ཕྱུགས་རིགས་སྨན་པ་ལྷ་སྐྱུང་མཆོག་ནི། འབྲི་གུང་ཆོས་རྗེ་སྐྱོབ་པའི་གནས་ཆེན་ལྷོའི་ཡ་གྱུལ་ཚ་འུག་དཔལ་གྱི་ནགས་ཁྲོད་ཀྱི་ལུང་པའི་མདོའི་ཐེ་བ་གྲོང་ཚོ་ཞེས་པའི་འབྲོག་ཁྱིམ་ཞིག་ལས་སྨན་དང་རྩིས་སོགས་ཐུན་མོང་རིག་གནས་བཅས་ལ་བྱང་ཆ་ལྡན་པའི་མི་བརྒྱུད་རིམ་པར་བྱུང་བའི་ནང་ཚན་ཡབ་བསོད་ནམས་ཚེ་རིང་དང་། ཡུམ་དགེ་བསྙེན་ཆོས་སྒྲོན་གཉིས་ཀྱི་སྲས་སུ་རབ་བྱུང་བཅུ་དྲུག་པའི་ལྕགས་པོ་འབྲུག་གི་ལོ་སྟེ་སྤྱི་ལོ་༡༩༤༠ལོར་སྐུ་འཁྲུངས། ཡབ་མེས་ཀྱི་དྲུང་ནས་ཡི་གེ་འབྲི་ཀློག་དང་། ནད་སྨན་སྦྱོད་པའི་ཉམས་ཡིག རྒྱུད་ཀྱི་སྡོང་འགྲེམས། དཔལ་ལྡན་རྒྱུད་བཞིའི་ནང་ཚན་ལས་གལ་ཆེའི་རིགས་རྣམས་ཡབ་ཀྱི་དྲུང་ནས་བློ་རྒྱུགས་དང་བློ་འཛིན་སོགས་བྱས། དེ་ནས་ཕ་བསོད་ནམས་ཚེ་རིང་མཆོག་སྐུ་ཚེ་མ་ཟིན་པར་འདས་ནས་ཡུམ་དང་སྤུན་མཆེད་རྣམས་ཀྱིས་བདག་སྐྱོང་མཛད་ཙང་། དཀའ་སྡུག་སྣ་ཚོགས་མྱོང་དགོས་པ་བྱུང་གསུངས། དུས་འགྱུར་ཟང་ཟིང་ཁྲོད་རྐྱེན་ངན་གྲོགས་ཤར་གྱི་དཔེ་ལྟར་སྐྱབས་རྗེ་གྲུབ་དབང་བསྟན་འཛིན་ཉི་མ་མཆོག་དང་། སྨན་སློབ་དཀོན་མཆོག་རྣམ་གཉིས་དང་འགྲོགས་འདྲིས་ཟབ་མོ་བྱུང་ནས། ཕྱི་ལྟར་གྲོགས་པོའི་ངང་ཚུལ། ནང་ལྟར་གྲུབ་དབང་བླ་མ་མཆོག་ལ་མི་ཕྱེད་པའི་དད་པ་ཐོབ་ནས་བླ་མར་བསྟེན་ཞིང་སྨན་སློབ་དཀོན་མཆོག་ལས་གསོ་རིག་གི་དགེ་རྒན་དུ་གྱུར་པ་སོགས་ཚེ་འདིར་བདག་ལ་བཀའ་དྲིན་ཆེ་བའི་སྐྱེས་བུ་དམ་པ་གཉིས་ཡིན་ཞེས་ཁོང་གིས་དངོས་སུ་གསུངས། དེ་ནས་སྤྱི་ལོ་༡༩༦༠ལོ་ནས་༡༩༧༠བར་དུ“རིག་གསར”སྐབས་སུ་རྣམ་པ་ཤར་འབྲོག་རྒྱང་ཚུགས་ཆེན་གསུམ་གྱི་ཕྱུགས་རིགས་སྨན་པའི་འགན་འཁུར་དང་ཕྱག་ལས་བསྒྲུབས། སྤྱི་ལོ་༡༩༦༣ལོར་རྫོང་ཕྱུགས་ནད་སྨན་ཁང་དུ་བོད་སྨན་དང་རྒྱ་སྨན་ཟུང་སྦྲེལ་གྱིས་སྲོག་ཆགས་རིམས་འགོག་གི་ལས་དོན་ལ་སློབ་གཉེར་ཧུར་ཐག་མཛད། དེ་ནས་སྤྱི་ལོ་༡༩༦༤ཙམ་ནས་འབྲི་གུང་སྨན་སློབ་དཀོན་མཆོག་དྲུང་ནས་དཔལ་ལྡན་རྒྱུད་བཞི་དང་། མན་ངག་ལྷན་ཐབས། ཕྲེ་བ་རིང་བསྲེལ། ཁྱད་པར་འབྲི་ལུགས་གསོ་རིག་གི་གཅེས་བསྡུས་ཕན་སྙིང་གིས་གཙོས་པའི་གཞུང་དང་ལག་ལེན་ཁག་གི་མན་ངག་དང་དཀའ་གནད། ལུང་རྒྱུན་སོགས་ལ་སློབ་གཉེར་ཕུལ་དུ་བྱུང་བ་མཛད། སྐབས་དེའི་ཡས་མས་སུ་སྨན་སློབ་དཀོན་མཆོག་ལགས་ལ་ནག་ཚུ་ལྷ་རི་རྫོང་དང་། བསྲིབ་རོང་། སྲྭ་ག རྣམ་པ་བཅས་ནས་སློབ་མ་མི་ཉུང་བ་ཞིག་ཡོད་པའི་ནང་ནས་དཔལ་ལྡན་རྒྱུད་བཞིའི་ཕྱི་མའི་ལག་ལེན་བཙོ་བརྒྱད་ཀྱི་སློབ་ཁྲིད་ཐོབ་མྱོང་མཁན་དང་། འབྲི་ལུགས་གསོ་རིག་གི་

གཞུང་དང་ལག་ལེན་སྐོར་གྱི་མན་ངག་གི་དཀའ་གནད་སོགས་ཀྱི་སློབ་ཁྲིད་ཐོབ་མང་ཞོས། ལྷག་པར་སྨན་སྦྱོར་ལག་ལེན་དང་། ཁྲོག་སྨན་དང་། ཐང་སྨན། ཤིང་སྨན། གཏེར་སྨན། སྲོག་ཆགས་སྨན་བཅས་ཀྱི་ངོས་འཛིན་དང་། ལག་ལེན་ལ་ཐུལ་དུ་བྱུང་བའི་སློབ་མ་ནི་ལྷ་སྲུང་ལགས་དང་། སྒྲ་ག་དཀོན་མཆོག་དགའ་བ། འབྲི་གུང་ཆོས་རྗེ་བཟང་པོ་བཅས་ཡིན་པར་གྲགས། སྤྱི་ལོ་༡༩༨༥ལོ་ནས་སྨན་སློབ་དཀོན་མཆོག་ཕོང་གིས་དགེ་ཕྲུག་མཉམ་བསྡུས་ཀྱིས་འབྲི་གུང་ཡུལ་ལུང་སྟོད་སྨད་ཀུན་ནས་སྨན་རྩྭ་འཐུ་སྒྲུབ་བྱས་ཏེ་མིའི་ངལ་རྩུས་ལ་བརྟེན་ནས་གནས་ཚེ་ཁ་བདེ་ལྡན་ཕོ་བྲང་ཞེས་པའི་ཐང་དུ་དགེ་རྒན་དམ་པ་སྨན་སློབ་དཀོན་མཆོག་དབུ་བཞུགས་ཀྱི་ཐོག འབྲི་གུང་ཆོས་རྗེ་བཟང་པོ་མཆོག་གིས་འགོ་ཁྲིད་ནས། སྨན་པ་ལྷ་སྲུང་དང་། སྒོ་བ་དགེན་གྲུང་དཀྱིལ་བཅས་ཀྱིས་ལོ་ལྟར་སྟོན་ཟླ་འབྲིང་པོ་ཁྲུམས་སྟོད་དང་། དཔྱིད་ཟླ་འབྲིང་པོ་དབོ་ཟླ་བཅས་ལ་ལོ་ལྟར་བོད་སྨན་རྣམ་གྲངས་ལྔ་བཅུ་ལྷག་སྦྱོར་བཟོ་དང་། བོད་སྨན་རྒྱ་མ་བཞི་བརྒྱ་ཡན་བཟོ་ཐུབ་པ་དེ་དག་ནི་སྨན་པ་ཚོས་ས་ཁུལ་སོ་སོའི་སྨན་རྩྭ་བཏུས་པ་དང་། ཐུན་མོང་གི་འབད་བརྩོན་བྱས་པའི་གྲུབ་འབྲས་ཡིན་ལ་སྨན་སྣ་མི་འདྲ་བ་ཁག་ལྔ་བཅུ་ལྷག་སྦྱོར་བ་དེ་རྣམས་རིན་མེད་ནད་བཅོས་ཀྱི་སྨན་སྦྱིན་བྱེད་པ་དེ་ཚོ་ནི་རྒྱུད་ཀྱི་བྱ་བྱེད་པའི་ལག་ལེན་ཚུལ་བཞིན་བྱས་པ་འདིས། སྨན་པ་དེ་རྣམས་གང་ཞིག་ཡིན་པ་ཤུགས་ལས་གསལ་ལོ། །

དེ་ནས་རྒན་ཆོས་རྗེ་བཟང་པོས་དབུ་ཁྲིད་ནས་རེབ་མདོ་སྒང་དུ་མཉམ་ལས་སྨན་ཁང་བཙུགས་ནས་སྨན་ཐག་ཆུ་འཁོར་ཡང་བསྐྱུན་ཏེ་ལོ་རེའི་བོད་སྨན་གསར་བཟོ་རྣམས་ཆུའི་འཁོར་འཐག་གིས་སྨན་རྣམས་འཐག་པས་སྔར་གྱི་རྒྱ་གྲངས་ལས་མང་བ་བཟོ་ཐུབ་པ་བྱུང་། ཆུ་འཐག་གི་བོད་སྨན་སྦྱོར་བཟོ་བྱས་པ་དེ་ནི་ཕལ་ཆེར་གསར་གཏོད་རང་བཞིན་དུ་གནས་ལ། བོད་ཀྱི་ལོ་རྒྱུས་ནང་དུ་དེ་ལྟར་བྱུང་རབས་ཀྱི་ལོ་རྒྱུས་མེད་པས་དེ་ནི་ཁོ་བོའི་ཐོས་ཚོར་གྱིས་བལྟས་ན་གསར་གཏོད་བྱས་པ་ཞིག་ཡིན་སྙམ། སྐབས་དེའི་རིང་དུ་ལྗོངས་སྨན་རྩིས་ཁང་གི་མཁས་དབང་བྱམས་པ་ཤེས་རབ་ལགས་ཀྱི་རོགས་རམ་དང་ཁ་བྲལ་ཐབས་མེད་པ་ཞིག་རེད། སྤྱི་ལོ་༡༩༧༨ལོར་ལྗོངས་ཡོངས་ཀྱི་འཕྲོད་བསྟེན་ལས་དོན་ཚོགས་མཁན་གྱི་མཁས་དབང་དང་དབུ་ཁྲིད་བཅས་ལྗོངས་འཕྲོད་བསྟེན་ཐིང་གི་ཐིང་གྲང་ཚེ་རིང་སྒྲོལ་དཀར་གྱིས་སྣེ་ཁྲིད་ནས་ རྨམ་པ་རྒྱུས་འཕྲོད་བསྟེན་ལས་ཀར་གཟིངས་བསྐྱོད་དང་ལྷ་སྐོར་གནང་བར་ཐེབས་མཁན་མི་གྲངས་༣༨༠ལྷག་བྱུང་ནས་དེ་ཚོ་ཧྲང་སངས་ནས་བྱ་དགའ་ཡང་རག དེ་རྗེས་ཉིང་ཁྲི་གྲོང་ཁྱེར་དུ་ཞིང་འབྲོག་སློབ་ཆེན་

ལ་ཆེད་དམིགས་ཟབ་སྦྱོང་གཏོང་རྒྱུའི་འོས་མིར་བདམས་ཐོན་བྱུང་རུང་འགལ་རྐྱེན་འགའ་ཞིག་གིས་ཕེབས་མ་ཐུབ། ཁོང་གིས་གཅིག་ནས་རང་གིས་བརྩོན་འགྲུས་དང་། གཉིས་ནས་སྨན་སློབ་དཀོན་མཆོག་ལགས་མཉེས་པ་གསུམ་གྱིས་བཤེས་གཉེན་དུ་བསྟེན་ནས་བོད་ཕྱི་གཉིས་ཀྱི་ལག་ལེན་ཐོག་ནས་མཁས་པར་གྱུར། ཁོང་གིས་གཙོ་བོ་ཕྱུགས་རིགས་སྨན་པ་མཛད་ལ། ཕྱུགས་ཀྱི་ནད་རིགས་ཁག་ནས་གཙོ་བཙོས་ནི། གག་ལྷོག མིག་ནད། རྟ་དྲེལ་རྗེ་ནད། གཉན་ནད་སྐྲངས་པ། ནོར་གྱི་གློ་ནད། དུག་རིགས། རུས་ཆག ནད་ཡམས་སྣ་ཚོགས་ལ་འབྲི་ལུགས་སེར་པོ་དགུ་སྦྱོར་དང་། ཁྱུང་སྔོན་དགུ་པ། འབྲི་ལུགས་ཡོ་མ་ཁྱུ་འཚོ་སོགས་ཟབ་གནད་ཀྱི་སྨན་སྦྱོར་སྣ་ཚོགས་ཀྱིས་གསོ་བཅོས་མཛད། སྤྱི་ཕྱིར་ཁོང་ལ་ས་མཐོའི་ཐོག་གི་ཕྱུགས་ནད་འགོག་ཅེས་པའི་གཟེངས་བསྟོད་དང་། རྩྭ་ཐང་ཐོག་གི་མེ་ཏོག་དམར་པོ་ཞེས་པའི་གཟེངས་བསྟོད་རག ནམ་རྒྱུན་སྤོ་ལ་གཅེས་པའི་ཡན་ལག་བདུན་གྱི་དགོངས་པ་བཞིན་དུ་འབྲི་གུང་ཡུལ་རང་སྟེང་ནས་སྤོ་སྨན་མི་འདྲ་བ་ཁག་ཉིས་བརྒྱ་ཡན་བཏུས་ཞོར་ལ་སྨན་སློབ་གསར་པ་དང་། ཕྱུགས་རིགས་སྨན་པ་ཁག་ལ་མཐོང་བརྒྱུད་ངོས་འཛིན་གང་ཡིན་ངོ་སྤྲོད་མཛད་ཀྱི་ཡོད། ལོ་ལྟར་རང་ཡུལ་གྱི་ཕྱུགས་ཀྱི་ནད་ཡམས་སྣ་ཚོགས་ཡོང་བར་སྔོན་འགོག་གི་བྱ་བར་ཤུགས་བཟང་བ་ཟབ་མོས་འགོག་བཅོས་བྱས་པས་འཕྲུས། འབྲི་གུང་ཕྱོགས་སུ་དེ་སྤྱི་ཕྱུགས་རིགས་ལ་ནད་ངན་དེ་ཙམ་མ་བྱུང་བ་ནི་སྨན་པ་ལྷ་སྲུང་ཁོང་གི་བཀའ་དྲིན་ཁོ་ན་ཡིན། སྨན་སློབ་དཀོན་མཆོག་ལགས་བཞུགས་པའི་དུས་ནས་གསར་བསྒྲིགས་མཛད་པའི་བོད་སྨན་དཔེ་རིས་བཞི་བརྒྱ་ལྷག་ཡོད་པ་དེ་དག་ཉམས་གསོ་དང་སྲུང་སྐྱོབ། སྨན་རིགས་འདེབས་འཛུགས་དང་ཕྱུགས་སྨན་གསར་བཟོ། སློབ་མའི་ཚོགས་ལ་སློབ་ཁྲིད་བཅས་གནང་བ་ནི་ཁོང་གིས་རྒྱུན་ལྟར་བོད་ཀྱི་གསོ་རིག་ལས་དོན་ལ་བཞག་པའི་རྩ་ཆེའི་ལག་རྟགས་ཤིག་ཡིན། དེས་མ་ཟད་ད་ལྟའི་མལ་གྲོ་གུང་དཀར་རྫོང་ཡོངས་ཀྱི་ཤང་ཁག་གི་ནང་ནས་ཕྱུགས་རིགས་སྨན་ཁང་འཕྲུས་སྒྲོ་ཚང་ཤོས་དང་། གྲ་རྒྱས་ཤོས། སྨན་སྣ་འཛོམས་ཤོས་ནི་རྩམ་པ་ཤང་གི་ཕྱུགས་རིགས་སྨན་ཁང་འདི་ཁོ་ན་ཡིན་ལ། དེ་ནི་ཁོང་གིས་དཀའ་བས་བསྒྲུབ་པའི་བོད་ཀྱི་གསོ་རིག་ལ་བཞག་པའི་མཛད་རྗེས་ཤིག་ཡིན། ཁོང་ནི་རྟག་ཏུ་ཞི་ཞིང་དུལ་བ་ཚུལ་ལྡན་བག་ཡོད་ཅིག་ཡིན། དཀའ་ཚེགས་ཆེ་བའི་སྐྱི་ཚོགས་ཀྱི་གོ་རིམ་བརྒྱུད་ནས་ཡོང་ལ། སྐུ་མ་གཤེགས་ཀྱི་བར་དུ་ཁོང་གིས་འགྲོ་བའི་ནད་བཅོས་སྲོག་སྐྱོབ་དང་སྨན་སྦྱིན་བཏང་བ་ནི། འབྲི་གུང་པ་ཀུན་མཁྱེན་རིག་འཛིན་ཆོས་གྲགས་ཀྱི་དགོངས་པ་བཞིན་དུ་འབྱོར་ལྡན་གྱི་སྦྱིན་བདག་བཅལ་ཏེ་དབུལ་ཕོངས་ནད་པར་སྨན་

སྨིན་གཏོང་བར་བྱའོ། །ཞེས་དང་། ངའི་དགེ་རྒན་སྨན་སློབ་དགོན་མཆོག་ལགས་ཀྱིས་ལག་ལེན་དེ་ལྟར་གནང་བ་རེད་ཅེས་གསུངས་པ་བཞིན་དུ་རྒྱུན་དུ་ས་གནས་མང་ཚོགས་ལ་སྨན་རིན་ཆ་ཙམ་ལས་གཙོ་ཆེར་མང་ཚོགས་ལ་ཕན་བདེའི་བྱ་གཞག་རྟག་ཏུ་བསྒྲུབས། འདི་ཕྱིའི་བདེ་བའི་རྒྱུར་འགྲོ་བར་འབད་དགོས་ཞེས་མདོར་ན་ཁོང་གི་མི་ཚེ་དེ་འཚོ་བ་མཐའ་གཉིས་ལ་མི་ལྟུང་བར་གཞན་ཕན་གྱི་བྱ་བ་དོན་ལྡན་ཁོ་ནའི་དབང་གིས་མཐར་རབ་བྱུང་བཅུ་བདུན་པའི་ཆུ་ཕོ་འབྲུག་ལོའི་བོད་ཟླ་དགུ་པའི་ཚེས་བཅོ་ལྔ་སྟེ་སྤྱི་ལོ་༢༠༡༢ལོར་སྐུ་འདས། ཤུལ་བཞག་གི་བརྩམས་དེབ་དམིགས་བསལ་ཡོད་སྐད་མི་འདུག སྨན་སྦྱོར་དང་རིག་གཞུང་སློབ་ཁྲིད་བཅས་ཀྱི་ཟིན་བྲིས་ཁག་ཁ་ཤས་ཡོད་ཟེར། དགེ་ཕྲུག་ནི་རང་གི་བུ་སྲིལ་སྲིལ་དང་། དེ་བཞིན་རྩམ་པའི་ཕྲུགས་རིགས་གསར་སློབ་ཡོངས་རྫོགས་ཡིན།

འབྲི་གུང་མཚར་དགུའི་སྨན་པ་ཨ་མགོན་གྱི་སྐོར།

འབྲི་གུང་མཚར་དགུའི་སྨན་པ་ཨ་མགོན་མཆོག་ནི། བོད་ལྗོངས་མལ་གྲོ་གུང་དཀར་རྫོང་ཉེ་མ་ལྷུང་ར་ཤར་འབྲི་གུང་གདན་ས་གསུམ་གྱི་ཡ་གྱལ་ཡང་སྐར་ཐུབ་བསྟན་སྡེ་བཞི་རབ་རྒྱས་གླིང་གི་ཤར་ཕྱོགས། རྒྱལ་དབང་རིན་ཆེན་ཕུན་ཚོགས་མཆོག་སྐུ་འཁྲུངས་སའི་སྐུ་གཉེར་སྐྱང་གི་ནུབ་ངོས་ཀྱི་རི་ལྡེབས་མཚར་དགུའི་སྐྱང་ཞེས་པ་ཏུ་ཡབ་མཚོ་རྒྱལ་དང་། ཡུམ་བདེ་ཆེན་གཉིས་ཀྱི་སྲས་སུ་རབ་བྱུང་བཅོ་ལྔ་པའི་ཤིང་སྤྲེལ་ལོ་སྟེ་སྤྱི་ལོ་༡༨༩༩ལོར་སྐུ་འཁྲུངས། ཁ་ཕོད་ཙམ་ནས་ངའི་དགོན་པ་དྭགས་ལྷ་སྒམ་པོ་ཡིན་ཞེས་ཡང་ཡང་གསུངས། རང་ལོ་ལྔ་ལ་ཕེབས་དུས་དྭགས་ལྷ་སྒམ་པོ་དགོན་གཞུང་གི་རྟ་དྲེལ་དང་མི་སྣ་བརྒྱད་དགུ་ཙམ་འབྲི་གུང་གཞུ་སྨད་གྲོ་ལུང་དུ་ཕེབས་ནས་དྭགས་པོ་རིན་པོ་ཆེའི་ཡང་སྲིད་འདི་ན་འཁྲུངས་ཡོད་ཅེས་གསུངས་ནས་ཐེངས་གཉིས་ཙམ་ཞིག་མཚར་དགུ་གྲོང་ཚོ་ལ་ཕེབས་པ་ད་ལྟའི་ཡུལ་དེ་གའི་རྒན་པོ་རྒན་མོ་རྣམས་ཀྱིས་དངོས་སུ་བཤད་རྒྱུ་ཡོད་ལ། ཕ་མཚོ་རྒྱལ་གྱིས་རང་ཉིད་ཀྱི་བུ་ཡང་སྲིད་དུ་ངོས་ལེན་མ་གནང་བར་ངོས་འཛིན་བྱེད་མཁན་དེ་དག་གིས་མི་མཐོང་བའི་ཆེད་དུ་སྦས་པའི་ལོ་རྒྱུས་ཀྱང་བྱུང་འདུག དེ་ནས་ཕ་མཚོ་རྒྱལ་གྱིས་ཡང་རི་སྐར་དགོན་གྱི་མཁས་པའི་དབང་པོ་སྒྲུ་མཐར་ཕྱིན་ཞུ་བ་དེ་ལ་བུ་འདི་དགེ་ཕྲུག་ཉར་རོགས་ཞེས་ཞུས་པས་ཁོང་གིས་ཀྱང་ཞལ་བཞེས་གནང་། དེ་ནས་ཡང་སྐར་དགོན་དུ་ཆོས་ཞུགས་མཛད་ནས་གྲྭ་ཚང་གི་ཚོ་ག་ཆོས་སྤྱོད་དང་འབུད་བརྡུང་དཀྱིལ་གསུམ་ལ་སོགས་

ལ་སྤྱངས་པ་མི་དམན་པ་ཞིག་གནང་ཡོད། དེ་རྗེས་སྔོན་བསགས་ལས་སྨོན་བཟང་པོའི་མཐུ་སྟོབས་ཀྱིས་འབྲི་གུང་ཉི་ལྡང་བཤད་གྲྭར་ནང་པའི་ལྷ་གྲུབ་ཆེན་མོའི་གཞུང་ཆེན་ཁག་ལ་སློབ་སྦྱོང་བྱེད་པའི་སྐལ་བཟང་ཐོབ།

དེ་ནས་སྤྱི་ལོ་༡༩༥༩ལོ་དགུང་ལོ་བརྒྱད་ནས་བཟུང་དགུང་ལོ་ཉེར་གཅིག་བར་འབྲི་གུང་ཉི་མ་ལྷུང་རའི་དགོན་པ་དང་གཞན་ཡང་ས་གནས་མང་པོར་ཕེབས་ནས་སྐུ་ཕྱིར་བ་ལོག་རིན་པོ་ཆེའི་ཡོངས་འཛིན་མཁས་པའི་དབང་པོ་སྐྱ་མཐར་ཕྱིན། ཡོངས་འཛིན་ཨ་དབྱངས་རིན་པོ་ཆེ། མཁས་དབང་མཁྱེན་རབ་ནོར་བུ། བོད་སྤྲུལ་མདོ་སྔགས་བསྟན་པའི་ཉི་མ། བ་ལོག་རིན་པོ་ཆེ། གཟིམ་འགག་ཕན་བདེ། མཁས་པ་ནོ་ནོ་རབ་བརྟན། དགེ་བདག་དགོན་མཆོག་ལྷུན་གྲུབ། མཁས་གྲུབ་ར་རྫོར་ཆོས་གྲགས། མཁས་དབང་ཚུལ་ཁྲིམས་རྒྱལ་མཚན། སྐྱ་རང་གྲོལ། འབྲི་གུང་གྲུབ་དབང་བསྟན་འཛིན་ཉི་མ་སོགས་སྨན་རྩིས་དང་མདོ་སྔགས་རིག་གནས་ཀུན་ལ་མཁས་པའི་རྩེར་སོན་པའི་སློབ་དཔོན་དུ་མའི་སྐུ་མདུན་ནས་ཡི་གེ་འབྲི་ཀློག་ནས་བཟུང་སུམ་རྟགས་དང་། གསོ་རིག སྐར་རྩིས་ནག་རྩིས། མདོ་སྔགས་རིག་གནས་སོགས་ཀྱིས་གཙོས་པ་ལ་ཐོས་བསམ་བྱས་ཏེ་ལོ་བཅུ་གསུམ་ཙམ་བསྡད་རིང་སློབ་དཔོན་དེ་རྣམས་ལས་དམར་ཁྲིད་གཙོ་བོར་བྱས་ཏེ་ནད་པ་བལྟ་བ་དང་། སྨན་བཟོ་བ་སོགས་མཐོང་བ་བརྒྱུད་པའི་ཕྱག་ལེན་གྱི་གདམས་པ་མང་དུ་ཞུས། ལྷག་དོན་དུ་མཆོག་སྤྲུལ་བ་ལོག་རིན་པོ་ཆེའི་སྐུ་མདུན་ནས་རྒྱལ་བའི་བཀའ་འགྱུར་དང་རྗེས་འཇུག་མཁས་པའི་བསྟན་འགྱུར་གཉིས་ཀྱི་འབྲུ་ལུང་ཆ་ཚང་ཐེངས་གཉིས་ཐོབ་པ་དང་རྒྱུད་བཞིའི་འཆད་ཁྲིད་ཀྱང་ལན་མང་ཐོབ། གཡའ་མ་རི་དགོན་གྱི་སྨན་རྩིས་མཁས་པ་གཟིམ་འགག་ཕན་བདེའི་དྲུང་ནས་ལོ་མང་རིང་དུ་སྨན་ངོ་ངོས་འཛིན་དང་། སྨན་སྦྱོར་ལ་སློབ་སྦྱོང་མཛད། དགུང་ལོ་ཉི་ཤུ་རྩ་གཉིས་སྐྱེང་བོད་ཞི་བས་བཅིངས་གྲོལ་ཐོབ་རྗེས་སྨན་གཞུང་སོགས་རིག་གནས་ཀྱི་དཔེ་ཆ་རྣམས་བལྟ་ཀློག་བྱས་པ་དང་ནད་པ་བལྟ་བ་སྨན་རང་འཐུ་རང་བཟོ་བྱས་ཏེ་རང་གི་རིག་གཞུང་རྨང་གཞི་དང་ནད་ཐོག་ཉམས་མྱོང་གཉིས་ཟུང་ཟད་གཏིང་ཟབ་ཏུ་ཕྱིན་ནའང་“རིག་གནས་གསར་བརྗེ་ཆེན་པོའི་”ལོ་བཅུའི་གོད་ཆག་ནང་སྨན་གཞུང་རྣམས་རི་ལ་སྦས་ཏེ་ཞིང་ལས་བྱེད་པ་ལས་ནད་པ་བལྟ་བ་དང་གཞུང་ལུགས་བསྐྱར་སྦྱོང་བྱེད་པའི་དབང་ཆ་གང་ཡང་མེད་པར་ལོ་ངོ་བཅུ་ལྷག་ཙམ་བསྡད། “རིག་གསར”སྐབས་དཔེ་ཆ་སོགས་ཆུ་དང་མེ་ལ་བསྲེགས་སྐབས་སྨན་པ་ཁོང་གི་རང་སྲོག་ལས་ཀྱང་ལྷག་པར་འཛིན་པའི་འབྲི་གུང་གསོ་རིག་གཅེས་བསྡུས་མ་བུ

ལེ་ལག་དང་བཅས་པའི་དཔེ་ཆ་རྣམས་བྲག་ཕུག་དང་སྒྲོ་མོ་སོགས་ཀྱི་ནང་དུ་སྦས་ནས་ཏ་ལམ་ཉིན་རེར་གནས་བརྗེ་བདག་ཉར་མཛད་པ་ལས་བྱུང་བའི་བཀའ་དྲིན་ལས་ད་ལྟའི་བོད་ཀྱི་གསོ་བ་རིག་པའི་གསར་སློབ་རྣམས་ཀྱི་མིག་གི་སྤྱོད་ཡུལ་དུ་གྱུར་པ་འདི་རེད། "རིག་གསར"སྐབས་ཡང་སྐར་རུ་ཁག་དྲུག་པའི་ཕྱུགས་རྫི་དང་། ཉིན་མོར་ཞིང་རྔོས་བྱས་ནས་དགོང་མོ་མི་ཉལ་བར་སྨན་གཞུང་གིས་གཙོས་པའི་བོད་ཀྱི་བཅུ་ཕྲག་རིག་གཞུང་ལ་དཔེ་ཀློག་མཛད་དེ་རང་སྦྱོང་གནང་གི་ཡོད། དཀའ་སྡུག་གང་འདྲ་ཕྲད་ཀྱང་གདོང་ལེན་གནང་ཐུབ་མཁན་གྱི་སྙིང་སྟོབས་ལྡན་པའི་དམ་པའི་སྐྱེས་བུ་འགྲན་མེད་ཅིག་ཡིན། ཡིན་ནའང་དེའི་རིང་དེ་སྔོན་ཐོས་བསམ་བྱས་ཟིན་པའི་གཞུང་ལུགས་ཕལ་ཆེར་བརྗེད་ངས་སུ་ཕྱིན་པ་དང་། གཞོན་ནུའི་ལང་ཚོ་ཡང་ཆུད་ཟོས་སུ་ཕྱིན་པ་སོགས་གྱོང་གུད་ཤིན་ཏུ་ཆེན་པོ་ཐོག་རུང་སྤྱི་ལོ་༡༩༧༦ལོ་ནས་བཟུང་ཏང་གི་ཡང་དག་པའི་སྲིད་ཇུས་ཀྱི་བལྟ་སྐྱོང་འོག་རང་ཉིད་ཀང་རྗེན་སྨན་པའི་གོ་མིང་ཐོགས་ནས་སླར་ཡང་སྙིང་རུས་བསྐྱེད་དེ་གཞུང་ལུགས་བློ་འཛིན་བྱེད་པ་དང་། གོ་བསྡུར་དཔྱེ་ཞིབ་བྱེད་པ་སོགས་དང་། སྨན་འཕྲུ་དང་སྨན་སྦྱོར་བཟོ་སོགས་ཀྱིས་མཚོན་པའི་བོད་ཀྱི་གསོ་རིག་ལ་དུང་ཞེན་ཟབ་མོས་ནད་ཐོག་རིག་པར་ཞིབ་འཇུག་གི་དབུ་བཙུགས། སྤྱི་ལོ་༡༩༧༦ལོ་ནས་སྤྱི་ལོ་༡༩༨༡བར་ཡང་སྐར་གྲོང་ཚོའི་བོད་ལུགས་སྨན་པའི་ཐུག་ལས་གནང་། དེའི་རིང་ལ་རྒྱལ་སྨན་བྱམས་པ་འཕྲིན་ལས་མཆོག་གིས་སྨན་རྩིས་ཁང་དུ་གདན་ཞུས་ལན་མང་གནང་ཡང་རང་ཡུལ་འབྲི་གུང་དུ་མི་འབོར་མང་ལ་ནད་བཅོས་ཀྱི་མཐུན་རྐྱེན་ཞན་པ་དང་གསོ་བཅོས་བྱེད་མཁན་གྱི་སྨན་པ་ཡང་དཀོན་པ་སོགས་རྒྱུ་མཚན་དུ་མ་ལ་བརྟེན་ནས་སྨན་རྩིས་ཁང་དུ་མ་ཕེབས་པར་འབྲི་གུང་དུ་བཞུགས་ནས་ནད་བཅོས་སྲོག་སྐྱབ་ཀྱི་ལས་དྲིལ་གྱི་ངང་གསེར་ས་འོག་ལ་ཡོད་རུང་། འོད་ནམ་མཁར་ཁྱབ་པའི་དཔེ་ལྟར་ཁོང་གི་མཚན་སྙན་ཕྱོགས་བཞིར་རྒྱས།

དེ་ནས་སྤྱི་ལོ་༡༩༨༡ལོ་ལ་ལྷ་ས་གྲོང་ཁྱེར་འཕྲོད་བསྟེན་ཅུས་ཀྱི་རྩ་འཛུགས་འོག་བོད་ལུགས་གསོ་རིག་གི་ཉམས་མྱོང་སྤེལ་རེས་ཚོགས་འདུར་ཞུགས་ཏེ་ཁོང་གིས་དམུ་ཆུའི་བཅོས་ཐབས་ཀྱི་སྐོར་གྱི་ཉམས་མྱོང་ཆེད་རྩོམ་སྤེལ་བ་མ་ཟད་དཔྱད་རྩོམ་ལ་ཡང་གཟེངས་བསྟོད་ཐོབ། དེ་ནས་སྤྱི་ལོ་༡༩༨༦ལོར་གཉན་སྲིན་ཡ་མ་དང་། བད་ཀན་མེ་ཉམས་བཅས་ཀྱི་ཆེད་རྩོམ་ཚོགས་ཆེན་ཐོག་སྒྲོག་སྦྱང་བྱས་པས། དེ་ལ་སླར་ཡང་གཟེངས་བསྟོད་ཆུ་ཚོད་རྩ་ཆེན་བཅས་རག དེ་མིན་འཕྲོད་བསྟེན་ཐོག་ནས་གཟེངས་བསྟོད་ཐོབ་ནས་རྒྱ་ཆེའི་མི་དམངས་ལ་ཞབས་འདེགས་ཞུས། ཁོང་

ནི་ཡོན་ཏན་ཆེ་ལ། ང་རྒྱལ་མེད་པ། ཐུགས་སེམས་དྲང་བ། འགྲོ་ལ་བརྩེ་བ། ལྷག་པར་དུ་ནད་པ་རྣམས་ལ་ཧ་ཅང་གི་ཐུགས་བརྩེ་བ་ཆེན་པོས་གཟིགས་ཀྱི་ཡོད། ཁོང་གིས་རྩ་རྒྱུའི་སྒོ་ནས་ནད་བརྟག་ཐབས་དང་། གསོ་བཅོས་སྙིང་ནས་གཏར་བསྲེག་གཉིས་ལ་ཤིན་ཏུ་མཁས་པས་ཉམ་ཐག་ནད་པའི་ཚེ་སྲོག་མཐུད་ལ་བྱས་རྗེས་བཞག་པ་ནི་བརྗོད་ཀྱིས་མི་ལངས། དེ་ཡང་གྲུབ་དབང་བསྟན་འཛིན་ཉི་མ་མཇལ་ནས་ཕྱག་ལེན་ལྟ་ལྟན་སྐོར་ནས་དོགས་དཔྱོད་མཛད་པ་དང་། བླ་མའི་དྲུང་ནས་སེམས་ཁྲིད་ཞུས་པས་བླ་མ་མཉེས་ནས་ངའི་སར་སྐྱ་སེར་མང་པོ་ཆོས་ཞུ་རུ་ཡོང་མཁན་ཡོད་རུང་ཁྱོད་ལྟ་བུ་འདི་འདྲ་མི་འདུག་ཅེས་བསྔགས་བརྗོད་ཀྱི་མེ་ཏོག་གཏོར། གྲུབ་དབང་བཀྲ་ཤིས་རབ་བརྟན་གྱིས་ཀྱང་། མཚར་དགུའི་སྨན་པ་དེ་ནད་ཐོག་ཉམས་ལེན་གནད་ལ་འཁེལ་བ་ཞིག་འདུག་གསུངས་ལ། མཁས་དབང་ར་སེ་དཀོན་མཆོག་རྒྱ་མཚོ་ལགས་གཡའ་མ་རིའི་ཆོས་མཐུན་ཡིན་པའི་སྐབས་ན་ཁོང་གི་དྲུང་དུ་ཡང་ཡང་བཅར་དུས་ཕན་ཚུན་སྨན་ཆོས་ཀྱི་བགྲོ་གླེང་མཛད་ཀྱི་ཡོད་ལ། དངོས་གནས་མཚར་དགུའི་སྨན་པ་དེ་སྨན་ཆོས་གང་གི་ཐོག་ནས་ཀྱང་མཁས་པ་ཡིན་ཟེར། ཁོང་གིས་བོད་ཀྱི་གསོ་རིག་དང་ཡང་སྒོས་འབྲི་ལུགས་གསོ་རིག་མི་ཉམས་པའི་ཆེད་དུ་རང་གི་བུ་ཕྲུག་གིས་གཙོས་པའི་བློ་གསར་གཞོན་སྐྱེས་དུ་མ་དང་མཉམ་དུ་འབྲི་གུང་གི་ས་གནས་སྤོ་བ་དང་། ཐེར་བ། གཏེར་སྒྲོམ། མང་ར། རུ་ཐོག སྤྱུ་ནང་སོགས་སུ་ཕེབས་ནས་སྤོ་སྨན་བཏུ་བ་དང་སྤོ་སྨན་ངོས་འཛིན་པ་སོགས་ལན་མང་རིང་དུ་ངོ་སྤྲོད་བྱས། ཞོར་དུ་གསར་སློབ་རྣམས་ལ་སྨན་གྱི་ཆེ་བ་བརྗོད་ཞོར་དུ་གསོ་རིག་འདི་ཉིད་རྒྱུད་འཛིན་བྱེད་དགོས་པའི་སློབ་གསོ་ཡང་ནས་ཡང་དུ་གནང་གི་ཡོད། ཁོང་གི་མན་ངག་གི་ནད་བཅོས་དམིགས་བསལ་ནི། ཚུ་སྨན་དང་། བརྒྱལ་གཟེར་གྱི་སྨན། མཁྲིས་རྗོའི་སྨན། བད་ཀན་སྨུག་འཆུས་ཀྱི་སྨན། མཆིན་སྲིན་སྨན། གཞང་འབྲུམ་སྨན། གློ་གཙོང་གི་སྨན། རྒྱ་ལྷག་སྨན། བཅོ་དྲག་ཁ་ཚར་བཅས་ཀྱི་སྙིང་ནས་ཁྱད་ཆོས་ཡོད་ལ་གྲུབ་འབྲས་ཀྱང་འབུར་དུ་ཐོན་པ་ཐོབ་ཡོད། མཐར་རང་ལོ་རེ་བརྒྱད་ལོར་གྲིབ་སྐྱོན་ཞིག་གི་རྐྱེན་པས་རབ་བྱུང་བཅུ་བདུན་པའི་ཆུ་ཐོ་འབྲུག་གི་ལོ་སྟེ་སྤྱི་ལོ་༢༠༡༢ལོའི་བོད་ཟླ་༡༢ཚེས་༡༠ཉིན་སྐུ་འདས། སློབ་མའི་ཚུལ་དུ་རང་གི་བུ་གསུམ་ནི་སྨན་པ་ཡིན་ལ། གཞན་པའི་སློབ་མ་མང་པོ་ཡོད་པར་གསུངས།

མཁས་དབང་ཀརྨ་ཆོས་འཕེལ་གྱི་སྐོར།

ཀརྨ་ཆོས་འཕེལ་མཆོག་ནི། ལྷ་ས་གྲོང་ཁྱེར་སྙེ་མོ་རྫོང་དབུ་རུའི་མཚམས་གཞུ་སྟོད་བཀྲ་ཤིས་སྣང་ཞེས་པའི་ཁྱིམ་དུ་ཡབ་བསམ་གཏན་དང་། ཡུམ་ཚུང་སྐྱིད་གཉིས་ཀྱི་སྲས་སུ་སྤྱི་ལོ་༡༩༣༠ལོར་སྐུ་འཁྲུངས། ཁོང་གི་ཡབ་མེས་ནི་ཁྱིམ་རྒྱུད་ཀྱི་སྨན་པ་ཡིན་པ་མ་ཟད། དུས་རབས་བཅུ་བདུན་སྐབས་སུ་བྱོན་པའི་གསོ་དཔྱད་པའི་སྟེར་གྲགས་ཆེ་བའི་འབྲི་གུང་ཆེ་དབང་བརྟན་པའམ་དཀོན་མཆོག་འགྲོ་ཕན་དབང་པོ་ཞེས་པ་དེ་ཉིད་འཁྲུངས་པའི་ཁྱིམ་རྒྱུད་ཡིན་པར་གྲགས། དགུང་ལོ་བདུན་ཙམ་ནས་འབྲི་གུང་བཀའ་བརྒྱུད་ཀྱི་ཆོས་སྡེ་གཞུ་རྟའུ་གསང་སྔགས་མཆོག་སྒྲུབ་གླིང་དུ་ཆོས་ཞུགས་མཛད། དགུང་ལོ་བཅུ་གཉིས་ཙམ་ནས་མཁས་དབང་དཔལ་ལྡན་རྒྱལ་མཚན་དྲུང་དུ་སྨན་གཞུང་སློབ་མགོ་བཙུགས། སྤྱི་ལོ་༡༩༤༥ལོར་སྨན་རྩིས་ཁང་ནས་རྟའུ་དགོན་དུ་སྨན་སློབ་པ་བསྡུ་རྒྱུའི་བཀའ་བཏང་འབྱོར་བས་གོ་སྐབས་གཅིས་འཛིན་བྱས་ནས་སྐུ་ངལ་མཐའ་དག་ཁྱད་དུ་བསད་དེ་དུས་ཡུན་ལོ་ལྔ་ཙམ་ནང་རང་འབྲིའི་སློབ་སྦྱོང་ལ་འབད་བརྩོན་ལྷུར་བསྒྲུབ་མཛད་དེ་སྤྱི་ལོ་༡༩༥༠ལོར་སྨན་རྩིས་སློབ་གྲྭ་དངོས་སུ་ཐོན། "རིག་གསར"རྗེས་སུ་སྨན་རྩིས་ཁང་དུ་ཕྱག་ལས་གནང་ནས་དུས་ཡུན་ལོ་ངོ་མང་པོའི་རིང་དུ་རྒྱལ་ནང་ས་ཆ་མང་པོར་ཕེབས་ནས་སྨན་རྫས་ཞིབ་འཇུག་སོགས་ཀྱི་ཕྱག་ལས་གནང་། ཁོང་ལ་སྤྱི་ཁྱེར་དམག་ཁུལ་ཁང་དང་། སྨན་རྩིས་ཁང་། འཕྲོད་བསྟེན་ཐིང་སོགས་ཀྱིས་སྟོན་ཐོན་དཔེ་བཟང་སོགས་གནང་། ཁོང་གིས་ལོ་ངོ་དུ་མའི་ནང་གནའ་དེང་གཉིས་ཀྱི་ཕྱག་ལེན་སྦྱོང་བྱང་ཟུང་སྦྲེལ་གཏིང་ཟབ་གནང་ནས་ལྡུགས་རྩོམ་ནི་བདུད་རྩི་སྨན་གྱི་འཁྲུངས་དཔེ་ཞེས་པ་དེང་དུས་ཡོངས་གྲགས་མཁས་པ་རྣམས་ཀྱིས་སྨན་གྱི་འཁྲུངས་དཔེ་ཚད་ལྡན་ཞེས་བསྔགས་པར་བརྗོད་པ་དེ་བརྩམས། དགུང་ལོ་རེ་བརྒྱད་པ་སྤྱི་ལོ་༡༩༩༨ལོར་སྐུ་གཤེགས། སློབ་མ་ནི་ད་ལྟའི་སྨན་རྩིས་ཁང་དང་བོད་ལྗོངས་གསོ་རིག་སློབ་ཆེན་གྱི་དགེ་རྒན་ཕྱག་ལས་གནང་མཁན་མང་ཆེ་བ་ཡིན་པར་གྲགས། ཁོང་ནི་འབྲི་གུང་ལུགས་ཀྱི་གསོ་རིག་འཛིན་པ་དཀོན་མཆོག་འགྲོ་ཕན་དབང་པོའི་ཁྱིམ་རྒྱུད་ཀྱི་སྨན་པ་ཡིན་པས་འདིར་བཀོད་པ་ལགས།

མཁས་དབང་པད་མ་རིག་འཛིན་གྱི་སྐོར།

མཁས་དབང་པད་མ་རིག་འཛིན་མཆོག་ནི། བོད་ལྗོངས་ནག་ཆུ་ས་གནས་ལྷ་རི་རྫོང་སྙི་ཏི་ཁར་ཡབ་སྟག་སྨན་པ་བྱམས་པ་ཆོས་དབང་དང་། ཡུམ་འབྲོང་བཟའ་དཀོན་མཆོག་ཆོས་སྒྲོན་

གཉིས་ཀྱི་སྲས་རབ་བྱུང་བཅུ་དྲུག་པའི་ཤིང་ཕོ་རྟ་ཡི་ལོ་སྟེ་སྤྱི་ལོ་༡༩༥༩ལོར་འཁྲུངས། རང་ལོ་བཅུ་གསུམ་ནས་རྒྱུད་གསུམ་དང་དེའི་ཉེར་མཁོ་ཁག་བློ་འཛིན་དང་། ཡབ་ཀྱི་དྲུང་ནས་རྩ་ཆུའི་བརྟག་ཐབས་ཀྱི་ལག་ལེན་དམར་ཁྲིད་ཞུས། གཞན་ཡང་ཡབ་ཀྱི་དྲུང་ནས་དཔལ་ལྡན་རྒྱུད་བཞིའི་འགྲེལ་པ་ཁག་དང་། སྨན་གྱི་ངོས་འཛིན། སྨན་སྦྱོར་ལག་ལེན་ཐད་དུག་འདོན་དང་ནུས་བསྲེགས། སྦྱོར་ཐབས། གཏར་བསྲེག་དང་བཤལ་སྦྱོང་སོགས་ཀྱི་ལག་ལེན་ཁག་རྣམས་ཞིབ་པར་བསླབ། སྨན་ཡིག་མང་པོའི་ལུང་རྒྱུན་ཡང་ལེགས་པར་ཞུས། ཕུང་པོ་གཤགས་ལས་ཀྱི་རྣམ་བཀྲའི་སྐོར་ནས་ཞིབ་འཇུག་གཏིང་ཟབ་མཛད། གཞན་ཡང་སྔ་རྗེས་སུ་ལྷ་ལྡན་སྨན་རྩིས་ཁང་གི་དམ་པ་མང་པོའི་དྲུང་ནས་སྒྲ་སྙན་སྨན་རྩིས་བཅས་ལ་གསན་བསམ་རྒྱ་ཆེར་མཛད། མཁས་དབང་བློ་བཟང་བདེ་ཆེན་དྲུང་དུ་གཞུང་བཀའ་ཡོད་ལྔའི་བཀའ་ཁྲིད། གཡུ་ཐོག་སྙིང་ཐིག   དུས་འཁོར་དབང་། འབྲི་གུང་གསོ་རིག་གཅེས་བཏུས་སོགས་ཀྱི་ལུང་དང་ལག་ལེན་གྱི་སྐོར་ཐོབ། འབྲི་གུང་དཔའ་ཚང་རིན་པོ་ཆེའི་དྲུང་ནས་འབྲི་གུང་གསོ་རིག་གཅེས་བསྡུས་ཁག་འགའ་དང་། མཁྱེན་དཔྱད་སྐོར་གྱི་ཁྲིད་ལུང་ཐོབ། མདོར་ན་སྔ་ཕྱིར་ཡབ་ཀྱི་དྲུང་ནས་དངུལ་ཆུ་ཚ་བཏུལ་ནས་མགྲོན་ཐལ་བར་གྱི་ཐལ་བསྲེག་ལག་ལེན་དང་དུག་འདོན་ཚད་དུ་སླེབ་པར་སྦྱངས། སྤྱི་ལོ་༡༩༩༧ལོར་ནག་ཆུ་ཁུལ་གྱི་ལོ་རྒྱུས་ཐོག་བྱུང་མ་མྱོང་བའི་སྨན་གྱི་ལག་ལེན་དངུལ་ཆུ་བཙོ་བཀྲུ་ཆེན་མོ་དང་། ཐལ་བསྲེག་ལག་ལེན་སོགས་སྤེལ། ཉེ་དུས་ཁོང་གིས་འབྲི་གུང་རྒྱུད་བཞིའི་དཀའ་མཆན་གྱི་ལུང་རྒྱུན་ལེགས་པར་སྤེལ་ལ། རྗེས་འཛིན་གསོ་སྐྱོང་བྱེད་རྒྱུའི་ཐད་གཤམ་འོག་གི་སྨན་པ་དོན་གཉེར་བློ་གསར་བ་དང་། དགོན་ཁག་འགའ་ཞིག་གི་དགེ་འདུན་པ་དེ་བཞིན་ཁོང་གི་སྨན་ཁང་གི་གསར་བུ་བ་སོགས་སློབ་གྲངས་དྲུག་ཅུ་ལྷག་ཙམ་ལ་བོད་ཀྱི་གསོ་རིག་གིས་གཙོས་རིག་གནས་ཆེ་ཆུང་ཁག་ལ་སློབ་ཁྲིད་མཛད་བཞིན་ཡོད། གསུང་རྩོམ་སྐོར་ནི། བྱིས་པའི་མཆིན་པ་བབས་བཅོས་ཀྱི་སྐོར་བབ་བཅོས་མེ་ལོང་གསལ་བཀྲོལ་དང་། བྱིས་པའི་རྣ་བྲ་ལྡོན་པའི་རི་མོ། བོད་བྱུང་ཐང་གི་གསོ་རིག་འཕེལ་རྒྱུས་སྐོར་སོགས་དཔྱད་རྩོམ་ཚད་ལྡན་འགའ་བརྩམས།

མཁས་དབང་བསོད་ནམས་བག་གྲོའི་སྐོར།

བསོད་ནམས་བག་གྲོ་མཆོག་ནི། བོད་ལྗོངས་ནག་ཆུ་ལྷ་རི་རྫོང་དུ་རབ་བྱུང་བཅུ་བདུན་པ་མེ་རྟ་ལོ་སྟེ་སྤྱི་ལོ་༡༩༨༧ལོར་སྐུ་འཁྲུངས། རིམ་བཞིན་འབྲི་སྨན་དཀོན་མཆོག་དང་གཡུ་སྒྲོལ་

བསོད་ནམས་དོན་གྲུབ། གྲུབ་དབང་དམར་ཧྲིལ་ཆོས་འཕེལ། གྲུབ་དབང་བསྟན་འཛིན་ཉི་མ་སོགས་ཀྱི་དྲུང་ནས་སྨན་རྩིས་བཅས་གཞན་ཕན་རྗེས་སུ་འཛིན་པའི་རིག་པ་ཁག་ལ་གསན་བསམ་མཛད། བོད་ལྗོངས་གསོ་རིག་སློབ་ཆེན་ལས་ཁྲི་རུ་ཚེ་རྣམ་མཆོག་དང་། མཁས་དབང་ཚུལ་ཁྲིམས་རྒྱལ་མཚན། མཁས་དབང་བྱམས་པ་འཕྲིན་ལས་སོགས་ཀྱི་དྲུང་དུ་གུས་རྟག་སྦྱོར་བས་བོད་ལུགས་གསོ་རིག་ལ་ཟབ་སྦྱོང་གཏིང་ཟབ་མཛད། ཁྱད་པར་དུ་གཡུ་ཐོག་སྙིང་ཐིག་གི་ཆོས་སྐོར་ཡོངས་རྫོགས་དང་བདུད་རྩི་བུམ་པ་ཆེ་ཆུང་སོགས་ཐོབ། སྤྱི་ཕྱིར་ཞིབ་འཇུག་སློབ་མ། རབ་འབྱམས་པ། འབུམ་རམས་སོགས་ཀྱི་ཐོབ་ཐང་བླངས། དེ་ཡང་འབྲི་གུང་རིག་འཛིན་ཆོས་ཀྱི་གྲགས་པའི་མཐོང་བརྒྱུད་ལག་ལེན་འབྲི་ལུགས་རིལ་ནག་ཆེན་མོ་ཞེས་སྨན་སྦྱོར་གྱི་ཚད་གཞི་མཐོ་ཤོས་སུ་གྱུར་པ་དེ་ཉིད་ལོ་ངོ་ཉིས་བརྒྱ་ལྷག་གི་རིང་དུ་སྙན་བརྒྱུད་ཀྱི་གདམས་པ་སྨུམ་ཟད་ཀྱི་མར་མེ་བཞིན་གྱུར་པ་ན། འབྲི་གུང་བཀའ་བརྒྱུད་ཀྱི་བསྟན་པའི་གསལ་བྱེད་ཨ་མགོན་མཆོག་སྤྲུལ་ནས་ཡོན་སྦྱོར་དང་བདག་རྐྱེན་བླ་ན་མེད་པས་མཚམས་སྦྱོར་མཛད་པ་དང་། གཞན་ཡང་རྟའུ་ཙི་བསྟན་འཛིན་སོགས་མི་ཆེན་མང་པོའི་བཀས་བསྐུལ་ནས་མཁས་དབང་བསོད་ནམས་བག་གྲོ་མཆོག་གིས་འབྲི་ལུགས་རིན་ཆེན་རིལ་ནག་ཆེན་མོ་ཕྱག་རྒྱུན་སླར་གསོ་དང་། དེའི་གཙོ་བོའི་རྒྱུ་ཆ་འཚོལ་བསྡུ་སོགས་ཀྱི་དཀའ་བ་བརྒྱ་ཕྲག་ཁྱད་དུ་བསད་ནས་འབྲི་ལུགས་རིལ་ནག་ཆེན་མོའི་ཕྱག་རྒྱུན་ཁག་རྣམས་སླར་གསོ་མཛད་པ་འདི་ནི་རིན་ཐང་གི་ཟིན་ཐོ་སུས་ཀྱང་བསྐྱོན་པའི་སྐབས་བྲལ་བ་ལགས་ན་འབྲི་ལུགས་གསོ་རིག་གི་རྒྱུན་ལ་སྨིན་པའི་འཕྲིན་ལས་ཀྱི་བྱེད་པོ་ཞིག་ཏུ་འཁྲུམ། མདོར་ན་མཁས་དབང་བསོད་ནམས་བག་གྲོ་མཆོག་གིས་བོད་ཀྱི་གསོ་རིག་སློབ་གསོ་དང་། སྨན་བཅོས་འཕྲོད་བསྟེན། མི་སྣ་གསོ་སྐྱོང་། སྨན་རྫས་ཞིབ་འཇུག རིག་གཞུང་ཉམས་ཞིབ། དཔྱད་རྩོམ་འབྲི་སྤེལ། རྣམ་གྲངས་བརྩོན་ལེན། ཐོན་རྫས་གསར་སྤེལ། ནད་ལྷ་སྨན་སྦྱིན་སོགས་བསྒྲུབ་ཐབས་བྲལ་བའི་ཕྲུལ་བྱུང་མཛད་རྗེས་རབ་དང་རིམ་པ་བཞག་ཡོད་པས་སྤྱི་ཕྱིར་ཁོང་ལ་བོད་སྨན་ཞིབ་འཇུག་གི་དམིགས་བསལ་ལེགས་སྐྱེས་མི་སྣའི་མཚན་སྙན་གྱི་ཅོད་པན་བཟང་པོ་ཐོབ། ད་དུང་མཁས་དབང་ཁོང་གི་མི་ཚེའི་བརྒྱུད་རིམ་ཁྲིད་ཀྱི་མཛད་རྗེས་རེ་རེ་བཞིན་ཞིབ་ཅིང་ཕྲ་བ་ད་རེས་མ་བཀོད་ལ། མདོར་ན་ཁོང་ནི་བོད་ཀྱི་གསོ་རིག་སྤྱི་དང་ཁྱད་པར་འབྲི་ལུགས་སྨན་རྩིས་ཀྱི་བསྟན་པར་བྱས་རྗེས་དཔེ་ཟླ་དང་བྲལ་བའི་སྐྱེས་བུ་གལ་ཆེན་ཞིག་ཡིན།

འབྲི་གུང་སྨན་རམས་པ་ཆོས་རྗེ་བཟང་པོའི་སྐོར།

སྨན་རམས་པ་ཆོས་རྗེ་བཟང་པོ་མཆོག་ནི། བོད་ལྗོངས་མལ་གྲོ་གུང་དཀར་རྫོང་དཔལ་འབྲི་གུང་བཀའ་བརྒྱུད་ཀྱི་རྩ་བའི་གདན་ས་རིན་པོ་ཆེའི་ལྷ་ཞོལ་ར་སེ་གྲོང་ཚོར་ཡབ་མཉེས་གོག་དང་། ཡུམ་རིག་འཛིན་ལྷ་མོ་གཉིས་ཀྱི་སྲས་སུ་རབ་བྱུང་བཅུ་དྲུག་པའི་ས་ཕོ་བྱི་བའི་ལོ་སྟེ་སྤྱི་ལོ་༡༩༤༨ལོར་སྐུ་འཁྲུངས། ད་ལྟའི་མི་རབས་རྒན་པ་རྣམས་ཀྱི་ཁ་རྒྱུན་ལ། ཨ་མའི་ཕྲུ་གུ་འདི་བུ་གཞན་དང་མི་འདྲ་བའི་ཤེས་རབ་ཅིག་ཡོད་ཟེར་བ་བཞིན་བྱིས་དུས་ནས་གསོ་རིག་ལ་བག་ཆགས་ཟབ། བྱིས་པའི་དུས་ནས་དམ་པ་གོང་མའི་མཚན་ལྟས་ལྟ་བུར་རྩི་དང་སྔོ་རིགས་འདྲ་མིན་སྒྲུག་ནས་ནང་དུ་འཁྱེར་འོང་བ་དང་། ནང་མི་ཚོས་གཤེ་གཤེ་བཏང་ནས་དེ་འདྲ་འཁྱུར་མ་འོང་ཞེས་བཤད་ནའང་། འདི་དག་སྨན་ཡིན་ཟེར་བ་མ་ཟད། སྔོ་རིགས་དེ་དག་དང་། ས་དང་བྱེ་མ་རྣམས་རས་ཁུག་ཆུང་ཆུང་རེའི་ནང་དུ་བླུག་པ་དང་། རྩེ་རྣམས་ཕྱོགས་གཅིག་ཏུ་སྤུངས་ནས་སྨན་ཡིན་ཟེར་བ། ཁོང་ཉིད་སྨན་པའི་རྒྱལ་པོ་ཡིན་གསུངས་པ་སོགས་སྐུ་རྩེད་གནང་གི་ཡོད་འདུག་ཀྱང་། བྱིས་པ་གཞན་དག་གིས་རྩེད་མོ་ཙམ་ལས་སྣང་བ་ཡེ་ནས་གཏོང་གི་མེད། དགུང་ལོ་དྲུག་ལ་སོན་སྐབས་ཁོང་གི་ཐུགས་འདོད་བཞིན་འབྲི་གུང་བཀའ་བརྒྱུད་ཀྱི་གདན་ས་རིན་པོ་ཆེར་ཆོས་ཞུགས་གནང་། དེ་ནས་ཐེལ་གླིག་དང་འབྲི་རིས་སོགས་རིག་གནས་ཀྱི་རྨང་གཞི་ཁག་ལ་སྦྱངས་པ་ནན་ཏན་མཛད། ཁོང་གི་རྣམ་དཔྱོད་ནི་གྲྭ་ཆུང་གཞན་ལས་ལྷག་པས་དགུང་ལོ་བཅུ་གཉིས་ལ་དགོན་གཞུང་གི་འདོན་རྒྱུགས་ཕུལ་སྐབས། ཆོས་སྤྱོད་སོགས་བློ་འཛིན་ལ་དམིགས་བསལ་གྱི་བྱ་དགའ་དང་ཁ་བཏགས་ཐོབ། ཕྱིས་སུ་ཁོང་གིས་ངས་བསམ་བློ་གཏོང་དུས་རྟེན་འབྲེལ་གནད་ལ་དབང་ཐོབ་འབྲི་གུང་པ་ཞེས་པ་ལྟར་ཁོ་བོར་བྱ་དགའ་ཁམ་བུ་སྲར་མོ་གང་དེ་ཨ་རུ་ར་ལྟ་བུའི་རྟེན་འབྲེལ་ཤིན་ཏུ་ཆེ་བའི་སྒྲོང་ཚོར་བྱུང་ལ། མི་ཚེ་འདི་ལ་ཡང་འབྲས་བུ་སྨིན་ཐུབ་ཅིང་ཁམས་བཟང་བའི་རྟེན་འབྲེལ་བྱུང་གསུངས། དེའི་ཚེ་འབྲི་གུང་ཐེལ་དགོན་གྱི་སྨན་པ་མཁས་པ་དགེ་རྒན་སྲིད་ཆུང་ལགས་དང་། དགེ་རྒན་ཆེན་མོ་འཕྲིན་ལས་འོད་ཟེར་ལགས། སྨན་སློབ་དགེ་རྒན་དཀོན་མཆོག་ལགས་བཅས་ཀྱི་སར་རྟག་ཏུ་བཟའ་རིགས་སློང་བར་འགྲོ་མང་ཤོས་སུ་ཆགས་པ་དང་། ནད་པ་རྣམས་སྨན་པ་དེ་ཚོའི་དྲུང་དུ་ནད་བསྟན་པར་ཁྲིད་རོགས་བྱས་པས། དགེ་རྒན་སྨན་སློབ་དཀོན་མཆོག་གིས་གྲྭ་ཆུང་ཁྱོད་ཨ་མའི་ཕྲུ་གུ་རེད་ལ། སྨན་པའི་བུ་ཡང་རེད་འདུག་ཅེས་གསུངས་ནས་མགོ་ལ་བྱིལ་བྱིལ་ཡང་གནང་ཞིང་བྱམས་སྐྱོང་ཆེན་པོ་ཡང་གནང་གི་ཡོད། “རིག་གསར”གོང་

འབྲི་གདན་བྱང་ཆུབ་གླིང་དུ་བ་ལོག་མཆོག་སྤྲུལ་གྱིས་བཀའ་འགྱུར་གྱི་ལུང་གནང་བའི་ཚེ་ཞབས་སྤྲུལ་དཀོན་མཆོག་བསྟན་འཛིན་དང་། སོག་སྤྲུལ་རིན་པོ་ཆེ། དགེ་སློང་བསྟན་འཛིན་ཉི་མ། མཚར་དཀྱུའི་ཨ་མགོན། བུ་བླ་མ་སོགས་བླ་གྲྭ་མང་པོ་དང་ལྷན་དུ་གསེར་ཁང་ནས་བཀའ་འགྱུར་བཀླག་ལུང་དང་། ཀུན་མཁྱེན་རིག་འཛིན་ཆོས་ཀྱི་གྲགས་པའི་བཀའ་འབུམ། སྨན་བླའི་དབང་སོགས་ཐོབ།

དེ་རྗེས་ལོ་བཅུ་གསུམ་ནས་བོད་ཀྱི་གསོ་རིག་ལ་སྦྱངས་བརྩོན་གནང་འགོ་བཙམས་ནས། སྤྱི་ལོ་༡༩༨༠ལོ་ནས་དངོས་སུ་དགེ་རྒན་སྨན་སློབ་དཀོན་མཆོག་གི་སློབ་ཁྲིད་འོག་རང་འགུལ་དང་རང་སྦྱོང་བཅས་ལ་བརྟེན་ནས་རྒྱུད་གསུམ་བློ་འཛིན་དང་། བོད་ཀྱི་གསོ་རིག་སྐོར་གྱི་དཔེ་ཆ་མང་དག་ལ་སློབ་སྦྱོང་གནང་། སྨན་སློབ་དཀོན་མཆོག་གི་དྲུང་ནས་འབྲི་གུང་གསོ་རིག་གཅེས་བཏུས་སྐོར་དང་། རྒྱུད་ཀྱི་ཆ་ལག་གི་སྐོར་སོགས་ལུང་དང་ལག་ལེན་བཅས་ཐོབ། སྤྱི་ལོ་༡༩༨༣ལོར་གཞུང་ནས་ཐེངས་དང་པོའི་བོད་ཀྱི་ཀང་རྗེན་སྨན་པའི་གསོ་སྐྱོང་ནང་ཞུགས་པ་ནས་བཟུང་ད་བར་ལོ་དྲུག་ཙམ་ལྷག་ཙམ་ནང་བོད་ལུགས་ཀྱི་གསོ་རིག་དང་། ཕྱི་ལུགས་ཟུང་སྦྲེལ་གྱི་སྨན་པའི་ཕྱག་ལས་གནང་བ་དང་། ཀང་རྗེན་སྨན་པའི་ལས་ཀའི་ཐོག་ནས་རིམ་པས་རྨམ་པ་ཆུས་ཀྱི་ཤང་སྨན་ཁང་གི་སྨན་པ་དང་། འཕྲོད་བསྟེན་ཁང་གི་ཡོན་ཀྲང་བཅས་གནང་སྐབས་ཀྱང་ཕྱི་ནང་གསོ་རིག་གཉིས་ཀར་འབད་བརྩོན་གནང་བ་དང་། བོད་སྨན་ནི་སྨན་ཆོས་ཟུང་འབྲེལ་ཡིན་པས་དེའི་དབང་ལུང་ཁྲིད་སོགས་ཐོབ་རྒྱུ་ནི་གལ་ཆེ་བར་བརྟེན་འབྲི་གུང་བཀའ་བརྒྱུད་ཀྱི་གྲུབ་པའི་གཙུག་རྒྱན་དཔའ་ཆུང་རིན་པོ་ཆེའི་དྲུང་ནས་དཔལ་ལྡན་རྒྱུད་བཞིའི་བོད་ལུང་དང་། སྨན་བླའི་བསྒོམ་བཟླས། དཔལ་རིག་འཛིན་ཆོས་ཀྱི་གྲགས་པས་མཛད་པའི་སྨན་བླ་ལོངས་སྐུ་ལྷའི་སྒྲུབ་ཐབས། གཞན་ཡང་སྨན་པ་གང་འདྲ་བྱེད་དགོས་མིན་གྱི་བསླབ་བྱ་ཡང་མང་པོ་གནང་། དེ་དུས་དཔའ་ཆུང་རིན་པོ་ཆེས་ཁྱོད་ངའི་སྨན་པ་ཡིན་གསུངས་ནས་དགེན་ཁོང་མལ་གྲོ་གུང་དཀར་རྫོང་སྨན་ཁང་ལ་ལས་བསྒྱུར་གནང་བར་དུ་འབྲི་གུང་རྨམ་པར་བཞུགས་ནས་དཔའ་ཆུང་རིན་པོ་ཆེའི་སྐུའི་བླ་སྨན་དང་། གཞན་ཡང་གྲུབ་དབང་བསྟན་འཛིན་ཉི་མ་དང་། སོག་སྤྲུལ་རིན་པོ་ཆེ་སོགས་བླ་ཆེན་མང་པོའི་སྐུའི་བླ་སྨན་གནང་མྱོང་ཡོད། སྤྱི་ལོ་༡༩༤༨ལོར་མལ་གྲོ་གུང་དཀར་རྫོང་སྨན་ཁང་གི་བོད་སྨན་སྡེ་ཁག་གི་འགན་འཁུར་བ་དང་། རྫོང་འཕྲོད་བསྟེན་ཙུས་ཀྱི་ཙུས་ཀྲང་གནང་སྟེ། གོང་རིམ་ལ་ཚོག་མཚན་ཞུས་ནས་རང་གི་དགེ་རྒན་དམ་པ་སྨན་པ་དཀོན་མཆོག་ལགས་རྫོང་

སྨན་ཁང་དུ་གདན་ཞུས་བྱས་ཏེ། ཁོང་ནི་སྨན་རྩིས་ཁང་གི་སློབ་གྲྭ་ནས་ཐོན་པ་དང་། མཁྱེན་རབ་ནོར་བུའི་སློབ་མའི་ཁྲོད་དུ་སྨན་རྫ་ངོས་འཛིན་ཐད་མཁས་པའི་གྲགས་ཡིན་པས། དེ་དུས་ཁོང་གི་དགེ་རྒན་དཀོན་མཆོག་ལགས་ལ་གོང་རིམ་ནས་འབུམ་རམས་པའི་མཚན་སྙན་ཡང་ཐོབ་པར་བྱས། ད་ལྟ་ཁོ་བོས་བོད་ཀྱི་ས་གནས་སྤྱི་དང་ལྷག་པར་འབྲི་གུང་ཁུལ་གྱི་སྐྱེ་དངོས་དང་། རྩེ་ཤིང་རིགས། གཏེར་སྨན། སྲོག་ཆགས་སྨན་སོགས་སྨན་རིགས་མི་འདྲ་བ་ལྔ་བརྒྱ་ལྷག་ཤེས་རྟོགས་ཐུབ་པ་ནི་དགེ་རྒན་ཁོང་གི་བཀའ་དྲིན་ཉག་གཅིག་ཡིན་གསུངས།

སྤྱི་ལོ་༡༩༨༠ལོ་ནས་ལྗོངས་འཕྲོད་བསྟེན་ཐིང་གིས་གཅིག་གྱུར་གྱི་ཡིག་ཚད་བརྒྱུད་རིམ་བཞིན་སྨན་པ་བསྡུས་ར་བ་དང་། དཀའ་བཅུ་པ། སྤྱི་ལོ་༡༩༨༨ལོར་བོད་ལུགས་སྨན་པ་རབ་འབྱམས་པའི་གོ་མིང་བཅས་ཐོབ་པ་དང་། དེ་རྗེས་དགེ་རྒན་ཆོས་རྗེ་བཟང་པོ་མཆོག་གིས་རྫོང་འཕྲོད་བསྟེན་ཙུས་ཀྱི་ཙུས་ཀྲང་རྒན་པ་དང་། རྫོང་སྲིད་གཞུང་གི་རིག་སློབ་འཕྲོད་བསྟེན་གྱི་འགན་འཁུར་གྱི་རྫོང་དཔོན་གཞོན་པ་དང་། རྫོང་མི་དམངས་འཐུས་ཚོགས་ཀྱི་ཀྲུའུ་རེན་ཧྥུ་གཞོན་བཅས་ཀྱི་འགན་བཞེས་གནང་མྱོང་། སྲིད་གཞུང་གི་ཕྱག་ལས་ཞོར་དུ་སྤྱིར་བོད་ལུགས་གསོ་རིག་དང་ཡང་སྒོས་འབྲི་གུང་ལུགས་ཀྱི་གསོ་རིག་ལ་ཞིབ་འཇུག་གཏིང་ཟབ་གནང་བ་དང་། ཞོར་དུ་ནད་གཟིགས་དང་། དབྱར་གཞུང་ཁོམ་སྐབས་ལ་སྨན་རྫ་ངོས་འཛིན་གནང་བ་བཅས་མདོར་ན་ཁོང་ཉིད་སྲིད་གཞུང་གི་ཕྱག་ལས་གནང་ཞོར་ལ་བོད་སྨན་གྱི་ལས་ཀ་ནི་ཉིན་གཅིག་ལ་ཡང་མཚམས་བཞག་མྱོང་མེད། རྫོང་འཕྲོད་བསྟེན་ཙུས་ཀྱི་འགན་འཁུར་སྐབས་ཀྱང་རང་རྫོང་འཕྲོད་བསྟེན་བྱ་གཞག་ལ་འབད་བརྩོན་ཆེན་པོས་མི་དམངས་ལ་ནད་བཅོས་ཀྱི་འགྲོ་དཔྱལ་དཀའ་ངལ་སེལ་རོགས་དང་འཕྲོད་བསྟེན་བྱེད་སྒོ་མང་པོར་ཕན་ཐོགས་པའི་བྱ་བ་མང་པོ་སྒྲུབ་ཡོད། སྔ་ཕྱིར་དགེན་ཁོང་གིས་ལྗོངས་སྨན་རྩིས་ཁང་གི་མཁས་དབང་ཐུབ་བསྟན་འཕྲིན་ལས། ཟླ་སྨན་དཔལ་ལྡན་ལགས། མཁས་དབང་ཀུན་དགའ་ཕུན་ཚོགས། མཁན་ཆེན་ཁྲོ་རུ་ཚེ་རྣམ། རྒྱལ་སྨན་བྱམས་པ་འཕྲིན་ལས། མཁས་དབང་ཚུལ་ཁྲིམས་རྒྱལ་མཚན། མཁས་དབང་གཙྭ་ཆོས་འཕེལ་བཅས་ཀྱི་དྲུང་ནས་དཔལ་ལྡན་རྒྱུད་བཞི་དང་། མན་ངག་ལྷན་ཐབས། དར་མོ་བཀའ་རྒྱ་མ། གསོ་རིག་ཉིན་བྱེད་རིམ་ཕྲེང་གི་རྣམ་ཐར། གཡུ་ཐོག་སྙིང་ཐིག་གི་དབང་དང་ལུང་། རྒྱུད་ཀྱི་སྟོང་འགྲེམས། གཞན་ཡང་སྦྱོད་འཇུག བཤེས་སྤྲིངས། སྐར་རྩིས་སོགས་ཀྱི་གཞུང་བཤད་དང་དབང་ལུང་ཐོབ་ལ་དེ་ཚོར་སློབ་སྦྱོང་ཡང་གཏིང་ཟབ་གནང་། དེ་བཞིན་དུས་ཐུང་དང་དུས་རིང་བཅས་སུ་བོད་

ལྗོངས་དང་རྒྱལ་ཡོངས་བོད་སྨན་རིག་གཞུང་ཞིབ་འཇུག་དང་། སྲུང་བརྟར་འཛིན་གྲྭར་ཐེངས་མང་ཞུགས་ནས་གྲུབ་འབྲས་ཐུལ་དྲུ་བྱུང་བས། སྲུང་བརྟར་འཛིན་གྲྭ་འགའི་འགན་འཁུར་ཡང་གནང་ཡོད། ནད་ཐོག་ཞིབ་འཇུག་གི་ཆེད་རྩོམ་རིམ་པར་སྤེལ་བར་གྲོང་ཁྱེར་རིམ་པ་དང་། ལྗོངས་རིམ་པ། ཞིང་ཆེན་རིམ་པའི་རྩོམ་ཡིག་ལག་འཁྱེར་ཐེངས་མང་ཐོབ་མྱོང་ཡོད། ལོ་མང་རིང་ས་གནས་གང་སར་འབྲི་ལུགས་གསོ་རིག་གི་དཔེ་རྙིང་བཙལ་འཚོལ་བྱས་ཏེ། ཕྱི་ལོ་༡༩༩༩ལོར་འབྲི་གུང་གསོ་རིག་ཡིག་ཆ་ཇི་སྙེད་ཕྱོགས་བསྡུས་ཀྱིས་དཀའ་ངལ་མང་པོ་ཁྱད་དུ་བསད་ནས་འབྲི་གུང་གསོ་རིག་གཅེས་བསྡུས་ཞེས་པའི་དེབ་གཅིག་མི་རིགས་དཔེ་སྐྲུན་ཁང་བརྒྱུད་ནས་བཏོན་པ་དང་། དེ་ལྟར་རང་སྐྱོང་ལྗོངས་བོད་སྨན་མ་རྐང་ཚད་ཡོད་ཀུང་སིའི་སྨན་རྫའི་རྟེན་གཞིའི་བློ་འདྲི་འགན་འཁུར་དུ་གདན་ཞུ་གནང་བ་དང་། ཕྱི་ལོ་༢༠༠༠ལོར་རྒྱལ་སྤྱིའི་བོད་ཀྱི་གསོ་རིག་ལས་དོན་ཚོགས་འདུའི་ཐོག་འབྲི་གུང་གསོ་རིག་སྐོར་གླེང་བ་ཞེས་པར་རྩོམ་ཡིག་གི་བྱ་དགའ་ཐོབ། མཁས་དབང་གོ་འཛོ་དབང་འདུས་དང་། སྨན་སྤྱི་ཉི་མ་ཚེ་རིང་། རྣ་བསྟན་འཛིན་བཀྲ་ཤིས་དང་། ལྷུན་གྲུབ་ལགས་བཅས་ཀྱི་དྲུང་ནས་བོད་ཀྱི་གསོ་རིག་སྐོར་གྱི་ལུང་ཁྲིད་སྦྱ་ཚོགས་ཞུས་པ་དང་། འཇར་མན་ཉི་མ་ལྷུན་ཚོགས་ཀྱིས་རོགས་སྐྱོར་གྱིས་དེ་དག་དང་ལྷན་དུ་མདོ་ཁམས་ཁུལ་དང་མགོ་ལོག་སོགས་སུ་ཕྱིན་ནས་མགོ་ལོག་སྨན་པ་ཨ་བུ་དཀར་ལོའི་དྲུང་ནས་ཁམས་གཙང་འབྲུག་རྒྱལ་གྱིས་མཛད་པའི་གསོ་རིག་མན་ངག་སྒྲོང་བྱང་ཕྱོགས་བསྒྲིགས། མཁའ་འགྲོའི་སྙིང་ཐིག་དང་། གཉན་རིམས་བསྲུང་བའི་དབང་ལུང་ཁྲིད་རྣམས་ཐོབ།

ཕྱི་ལོ་༢༠༠༧ལོར་ལས་འབྱུར་ངལ་གསོ་གནང་ནས་ཟས་ཞིམ་དང་། གཉིད་སྐྱིད། མཁར་གྲོང་བསྐོར་རྒྱུར་མ་འབད་པར་ སྤུ་མཐུད་ནས་སྔར་གྱི་བསམ་འདུན་བཞིན་འབྲི་གུང་གསོ་རིག་ལ་སློབ་སྦྱོང་གཟབ་ནན་མཛད་པ་དེ་ཉིད་ལ་ཞིབ་འཇུག་དང་། སྨན་སྦྱོར་རྒྱུན་སྤེལ་སོགས་ཀྱི་ཕྱག་ལས་རླབས་པོ་ཆེ་མཛད། དེ་རྗེས་མལ་གྲོ་གུང་དཀར་རྫོང་སྲིད་གཞུང་གིས་འབྲི་གུང་ཁུལ་གྱི་སྨན་རྫས་ཐོན་ཁུངས་རྟོག་ཞིབ་བྱེད་པའི་འགན་འཁུར་དུ་གདན་ཞུ་གནང་བ་རེད། དེ་ནས་བོད་ཀྱི་རིག་གཞུང་གི་ཆ་ཤས་ཤིག་ཉམས་པར་མ་བཟོད་པར་གོང་རིམ་ལ་སྙན་ཞུ་ཕུལ་ནས་ཕྱི་ལོ་༢༠༠༩ལོར་འབྲི་གུང་གསོ་རིག་དེ་ཉིད་ལྗོངས་རིམ་པའི་དངོས་མིན་རིག་གནས་ཤུལ་བཞག་ཁོངས་སུ་ཚུད་ཐུབ་པར་བྱས་ཤིང་། དེའི་རྒྱུད་འཛིན་མི་སྣར་གྱུར་པས་སྤུ་མཐུད་འབད་བརྩོན་གནང་ནས། འབྲི་གུང་གསོ་རིག་དེ་ཉིད་དངོས་མིན་རིག་གནས་ཤུལ་བཞག་གྲས་སུ་ཚུད་པ་ཙམ་གྱིས་མ་འགྲིག

པར་དེ་འཕེལ་རྒྱས་དང་། རིག་གཞུང་ཁྱབ་སྤེལ། རྒྱུན་འཛིན་སློབ་མ་གསོ་སྐྱོང་། སྤྲོལ་རྒྱུན་མ་ཉམས་བརྟན་སྲུང་གི་དེང་དུས་ཀྱི་མ་ལག་དང་། དེའི་རིང་སྦྱོང་བརྡར་རྒྱུན་སྤེལ་བྱེད་དགོས་པའི་གལ་ཆེའི་དོན་སྙིང་ལྡན་པའི་ཐོག ཕྱོགས་གང་ས་ནས་འགྲོ་དངུལ་བཙོན་ལེན་གནང་བས་མལ་གྲོ་གྲུང་དཀར་རྫོང་མི་དམངས་སྲིད་གཞུང་གིས་སྦྱོང་བརྡར་འཛིན་གཉེར་ལ་འགྲོ་དངུལ་སྐོར་ཁྲི་ལྔ་གནང་བ་དང་། དེ་བཞིན་ཁམས་ནང་ཆེན་སྨན་བཀྲ་ཤིས་དགོན་གྱི་ཀན་དཀོན་མཆོག་ཉི་མ་ལགས་ཀྱིས་སྦྱོང་བརྡར་འཛིན་གྲྭར་ཞལ་ཁང་དང་ཐབ་ཚང་། ཚོགས་ཁང་སོགས་མཐོ་འདོན་གནང་བ་དང་། སྐོར་ཁྲི་བརྒྱད་ལྷག་གི་རོགས་རམ་གནང་། དེ་སྙེང་དགེན་ཁོང་གིས་སྐོར་ཁྲི་ལྔ་ལྷག་བཏང་ནས་དངོས་སུ་ལྷ་ས་གྲོང་ཁྱེར་ལ་གསོ་རིག་སྦྱོང་བརྡར་འཛིན་གྲྭ་གཉེར་བའི་ལས་གཞི་གྲ་སྒྲིག་མཛད། དེ་དོན་རྒྱལ་སྨན་བྱམས་པ་འཕྲིན་ལས་མཆོག་ལ་དགོངས་སྐོར་ཞུས་པས་རྒྱལ་སྨན་མཆོག་ཤིན་ཏུ་མཉེས་ནས་ཆེད་དུ་ཕྱག་ཡིག་ཀྱང་གནང་སྟེ། ཟུར་ལུགས་མཁས་པའི་རྗེས་བསྙེགས་འབྲི་གྲུང་པས། །གསོ་རིག་བསྟན་པ་ཡར་ཟླའི་དཔལ་ལ་འདེགས། །དེང་དུས་སླར་ཡང་འབྲི་ལུགས་ཞིབ་འཇུག་པས། །རྒྱུད་འཛིན་གྲུབ་འབྲས་གཏོད་པ་ངོ་མཚར་ཆེ། །ཞེས་རྒྱལ་སྨན་མཆོག་གིས་ཆེ་བསྟོད་ཀྱང་གནང་། དེ་རྗེས་འབྲི་གྲུང་སྐྱབས་མགོན་མཆོག་ལ་ཞུས་པས་ཁོང་གིས་ཆེད་དུ་ཟབ་སྦྱོང་འཛིན་གྲྭར་ཕེབས་ནས་སྨན་བླ་ལོངས་སྐུ་ལྷའི་དབང་དང་ལུང་ཁྲིད་བཅས་གནང་། དེའི་རིང་ལ་སྨན་རྩིས་མཁས་དབང་བསྟན་འཛིན་བཀྲ་ཤིས་དང་། མཁས་དབང་པད་མ་རིག་འཛིན། དམངས་ཁྲོད་སྨན་པ་གྲགས་ཅན་མཚར་དགའི་ཨ་མགོན། སྨན་རྩིས་མཁས་དབང་བསོད་ནམས་བག་གྲོ་སོགས་ཆེད་ཕེབས་ཀྱིས་སྨན་པ་དགེ་སློབ་བཅུ་ཕྲག་དྲུག་ལྷག་ལ་འབྲི་གྲུང་གསོ་རིག་གཅེས་བསྡུས་དང་། གསོ་རིག་ཡིག་ཆ་མང་པོའི་དབང་ལུང་ཁྲིད་གསུམ་བསྩལ་ཏེ་འབྲི་གྲུང་གསོ་རིག་དེ་ཉིད་སླར་ཡང་གསལ་བའི་འཕྲིན་ལས་ཀྱི་བྱ་བ་རླབས་པོ་ཆེ་མཛད། མཚོ་སྔོན་ཨ་ཏུ་རའི་བོད་ཀྱི་གསོ་རིག་གནའ་དཔེ་ཕྱོགས་བསྒྲིགས་ནང་ལས་ཞུགས་མཛད་ནས་འབྲི་གྲུང་སྨན་རྩིས་ཕྱོགས་བསྒྲིགས་དང་། འབྲི་གྲུང་རྒྱུད་བཞིའི་དཀའ་མཆན། འབྲི་གྲུང་སྨན་ཡིག་ཕྱོགས་བསྒྲིགས་བཅས་ཀྱི་འགན་འཁུར་དང་། མ་དཔེ་མཐོ་འདོན། ཞུ་དག་བཅས་གནང་། དེ་རྗེས་ཁོང་གིས་འབྲི་ལུགས་གསོ་རིག་གི་སྨན་སྦྱོར་རྣམས་རང་གར་བཞག་པར་འབྲས་བུ་མེད་པར་བརྟེན། འབྲི་ལུགས་གསོ་རིག་ཞིབ་འཇུག་ཁང་གསར་བཙུགས་དང་། སྨོ་བསྟེན་སྨན་ཁང་གསར་བཙུགས། འབྲི་ལུགས་སྨན་སྦྱོར་གང་ཡོད་སྦྱོར་བཟོ་དང་། ནད་ཐོག་ཞིབ་འཇུག ནད་གཟིགས་སྨན་སྦྱིན།

སྔོ་བསྡེན་སྨན་ཁང་གི་སྨན་རིན་ནི་གཞན་གྱི་སྨན་ཁང་དང་བསྡུར་ན་སྨན་རིན་ཧ་ཅང་ཆུང་བ་དེས་ནི་དགེན་ཁོང་གི་ཐོག་མའི་དམིགས་ཡུལ་གང་ཡིན་པ་གསལ་པོར་ཆགས་ཡོད་ལ་སྔོ་བསྡེན་བཙུགས་ནས་དཔལ་འབྱོར་གཙོ་བོར་མ་ཡིན་པར་རིག་གཞུང་ཞིག་གི་རིན་ཐང་གསར་སྤེལ་ཡིན་པ་འདི་རེད། ཁོང་གིས་གཡོ་ཟོལ་བཅོས་ལྷད་མེད་པར་དམ་པ་གོང་མའི་སྨན་གྱི་སྦྱོར་ཚད་བཞིན་ད་ལྟའི་ཆར་འབྲི་ལུགས་སྨན་གྱི་ནུས་པ་དམིགས་བསལ་ཐོན་གྱི་ཡོད་པ་ནི། འབྲི་ལུགས་ཨར་བརྒྱད། འབྲི་ལུགས་ཐིགས་སྨན་ཆེན་མོ། འབྲི་ལུགས་འཚོ་མཛད་ཞི་བྱེད་དྲུག་པ། འབྲི་ལུགས་ཆུ་སྨན་སྒོར། འབྲི་ལུགས་ཁྲག་མངར་བདེ་བྱེད། འབྲི་ལུགས་སྨན་ནག་འཕྲུལ་འཁོར་ཆེན་མོ། འབྲི་གུང་རིལ་ནག་ཆེ་འབྲིང་ཆུང་གསུམ། སྨན་དགེ་ཆེན་མོ་དཀོན་མཆོག་ལགས་ཀྱིས་མཛད་པའི་རིན་ཆེན་བདེ་སྙོམས་རིལ་ནག འབྲི་ལུགས་ཀྱི་ཁྱད་ལྡན་འབམ་དཀར་ནག་ཁྲ་གསུམ་གྱི་སྨན་སྦྱོར་བཅས། ད་དུང་འབྲི་ལུགས་མན་ངག་སྨན་སྦྱོར་ཇི་ཡོད་རིགས་རྣམས་སྦྱོར་བཟོ་སོགས་ཀྱི་ཐོག་ནས་བཤད་ཡམ་ཙམ་མིན་པར་ནུས་པ་ཐོན་བཞིན་ཡོད།

སྤྱི་ལོ་༢༠༡༩ལོར་ཁོང་གིས་འབྲི་ལུགས་གསོ་རིག་གི་མན་ངག་གསལ་བའི་སྤྱི་བཤད་འགྲོ་ཕན་སྙིང་ནོར་ཞེས་པའི་དཔེ་དེབ་ཅིག་ཕྱོགས་བསྒྲིགས་མཛད། སྤྱི་ལོ་༢༠༡༥ལོར་ཀུན་མཁྱེན་འབྲི་གུང་པ་ཆོས་ཀྱི་གྲགས་པ་སྐུ་འཁྲུངས་ནས་ལོ་ངོ་བཞི་བརྒྱ་ཉི་ཤུ་འཁོར་བའི་དྲན་རྟེན་ལ་འབྲི་ལུགས་གསོ་རིག་གི་སློབ་བརྒྱུད་དང་བཅས་པའི་ཞལ་ཐང་གསར་བཞེངས་མཛད། དེ་བཞིན་དུ་བོད་ཀྱི་ས་གནས་ཁག་གི་གསོ་རིག་དོན་གཉེར་གྱི་སློབ་མ་རྣམས་ལ་མན་ངག་བྱེ་བ་རིང་བསྲེལ། འབྲི་གུང་རྒྱུད་བཞིའི་དཀའ་མཆན། འབྲི་གུང་གསོ་རིག་གཅེས་བཏུས། མན་ངག་ལྷན་ཐབས། མན་ངག་བཀའ་རྒྱ་མ་སོགས་ཀྱི་ལུང་ཁྲིད་ཁྱབ་སྤེལ་དང་། བོད་ཀྱི་སྐྱེ་དངོས་རིག་པའི་ཐོག་ནས་སྨན་ངོ་ངོས་སྤྲོད་ཀྱི་ཆེད་དུ་ས་གནས་དངོས་ལ་ལག་ལེན་དམར་ཁྲིད་ཀྱི་སློབ་ཁྲིད་ལན་མང་གནང་བ་དང་། དེ་བཞིན་ད་ལྟ་ཁོང་གིས་འབྲི་གུང་ཁུལ་དུ་སྐྱེས་པའི་སྐྱེ་དངོས་རིགས་མི་འདྲ་བ་བཞི་བརྒྱ་ཡན་གྱི་འཁྲུངས་དཔེ་གསར་བསྒྲིགས་གནང་བཞིན་པ་དང་། གཞན་ཡང་འབྲི་ལུགས་སྨན་སྦྱོར་གསར་བཟོ་དང་། འབྲི་ལུགས་སྨན་སྦྱོར་གྱིས་རིམས་འགོག་ནུས་པ་ཐོན་པ་སོགས་ཀྱི་ཁྱད་ཆོས་ཀྱང་ཐོན། ཐེངས་གཉིས་པའི་འབྲི་ལུགས་གསོ་རིག་གི་ལུང་ཁྲིད་སྦྱོང་བརྡར་ནི་སྤྱི་ལོ་༢༠༡༨ལོར་བཙུགས་པ་དང་། དགེན་པད་མ་རིག་འཛིན་ལ་ལུང་རྒྱུན་སྤེལ་བའི་དགོངས་འཆར་ཞུས་པས་འབྲི་གུང་རྒྱུད་བཞིའི་དཀའ་མཆན་བཀའ་ཤིན་ཏུ་བཙན་པས་འབྲི་གུང་སྐྱབས་

མགོན་གྱིས་གནང་བ་མེད་པར་ལུང་སྟེར་མི་ཐུབ་གསུངས། འབྲི་གུང་སྐྱབས་མགོན་མཆོག་ལ་དེ་དོན་ཞུས་པས་ཆོག་ཅེས་གསུངས། དེ་ནས་བར་དུ་ལོ་གསུམ་ཙམ་འགྱངས་ནས་ཡང་ཁོང་གིས་མཚམས་འཛོག་མེད་པར་སྐྱབས་མགོན་ལ་སྙན་ཞུ་ཕུལ་བས་སྐྱབས་མགོན་ནས་འགྲོ་བ་སྤྱིའི་དོན་ཆེན་ཞིག་དང་། འབྲི་ལུགས་གསོ་རིག་རྒྱུན་འཛིན་བྱེད་རྒྱུའི་གནད་དོན་གལ་ཆེན་ཞིག་ཡིན་པས། ངས་རྣན་པད་མ་རིག་འཛིན་ལ་ཞུས་ཆོག་འགྲིག་གི་རེད་ཅེས་གསུང་གི་གནང་བ་ཐོབ། རྣན་པད་མ་རིག་འཛིན་ལགས་སྐུ་གཟུགས་ཡག་པོ་དེ་ཙམ་ཐང་པོ་མེད་ཙང་ཁོང་གིས་དངོས་སུ་འབྲི་གུང་རྒྱུད་བཞིའི་དཀའ་མཆན་གྱི་ལུང་གནང་བ་དང་། ལུང་ཞུ་མཁན་ནི། རྣན་ཆོས་རྗེ་བཟང་པོ་ལགས་དང་། དགོན་གཡང་མེར་ལགས། དུང་དཀར་རིན་པོ་ཆེ། ཨ་བུ་ནོར་བུ་སོགས་ཡོད། དེའི་རིང་གི་འགྲོ་སོང་ཚང་མ་ཁོང་མི་སྒེར་གྱིས་སྐྱོར་ཁྲི་གསུམ་ལྷག་བཏང་། སྤྱི་ལོ་༢༠༡༧ལོར་སྨན་རྩིས་ཁང་གིས་ཕྱོགས་བསྒྲིགས་མཛད་པའི་གངས་ལྗོངས་སྨན་རྩིས་རིག་མཛོད་ཆེན་མོའི་ཟབ་དོན་སྒོ་བརྒྱ་འབྱེད་པའི་ལྡེ་མིག་བཟླགས་པ་ཀུན་ཤེས་ཀྱི་བློ་འདྲིའི་མཁས་དབང་གཙོ་གྲས་དང་། ཁོང་གིས་དཔེ་རྙིང་མང་པོ་མཁོ་འདོན་བྱས་ནས་གངས་ལྗོངས་སྨན་རྩིས་རིག་མཛོད་ཆེན་མོའི་ནང་དུ་དཔར་སྐྲུན་ཞུས། དེ་བཞིན་དུ་ལོ་ཁོང་གིས་སྔར་ཡང་ཀུན་མཁྱེན་ཆོས་གྲགས་ཀྱིས་མཛད་པའི་རང་ལུགས་སྨན་བླ་ལོངས་སྐུ་ལྷའི་ཞལ་ཐང་གསར་བཞེངས་དབུ་འཛུགས་ཡོད་པ་བཅས། ཁོང་གིས་འབྲི་ལུགས་གསོ་རིག་འདི་ཉིད་དར་རྒྱས་ཡུན་གནས་ཀྱི་རྨང་གཞི་བརྟན་པོར་བཟུང་ནས་གངས་ལྗོངས་གསོ་བ་རིག་པའི་བྱ་གཞག་གོང་འཕེལ་དང་། དགེ་ཕྲུག་གསོ་སྐྱོང་། སྨན་གྱི་སློབ་གསོ་ཁྲབ་སྤེལ་སོགས་གསོ་རིག་ལས་དོན་ཐད་ལ་འབད་པ་རྒྱུན་བསྲིངས་ཀྱི་མཛད་རྗེས་འཛོག་བཞིན་ཡོད་པ་རེད།

འབྲི་གུང་གསོ་རིག་འཕེལ་རྒྱས་ལས་འགྲོས་ནས་ལྷ་ཕྱིར་སྨན་གྱི་སློབ་གྲྭ་གསུམ་གྱི་བྱུང་བ་མདོ་ཙམ་བརྗོད་པ།

དང་པོ། འབྲི་གུང་ཀླུང་ཤོད་རྩེ་བ་སྲ་བརྟན་རྡོ་རྗེའི་སྨན་རྩིས་སློབ་གྲྭ།

དེ་ཡང་རང་ཅག་འབྲི་གུང་གསོ་རིག་འདི་ཉིད་རྩ་བ་ཚུགས་ཤིང་རྩེ་མོ་རབ་ཏུ་རྒྱས་པའི་དུས་ནི་འབྲི་གུང་གསོ་རིག་སྲོལ་གཏོད་པ་ཀུན་མཁྱེན་རིག་འཛིན་ཆོས་ཀྱི་གྲགས་པའི་སྐུ་ཚེའི་སྨད་དུ་བྱུང་བ་ཞིག་ཡིན། ཁོང་གིས་སྡེ་ཕྱིར་གོང་སྨན་དགོན་མཆོག་རྒྱལ་མཚན་དང་། དྭགས་པོ་ནོར་བུ་རྒྱན་པ་སོགས་ཟུར་ལུགས་མཁས་པའི་ཕྱག་རྒྱུན་གྱི་མན་ངག་གཞུང་ལ་སློབ་སྦྱོང་གཏིང་ཟབ་གནང་བ་དང་། རང་གི་ཉམས་མྱོང་སོགས་མདོར་ན་ཚད་མ་བཞི་ལྡན་གྱིས་གཏན་ལ་ཕབ་ནས་རིག་གཞུང་མ་ལག་ཚང་བ་ཞིག་ལ་འབྲི་གུང་གསོ་རིག་ཅེས་སུ་གྲགས། ལུགས་འདི་ཆེས་ཆེར་འཕེལ་རྒྱས་བྱུང་བ་དང་ལྷན་དུ་སློབ་མའི་ཚོགས་ཀྱང་མང་དུ་འདུས། སྨན་གྱི་སློབ་གྲྭ་འདི་ཉིད་འབྲི་གུང་པ་རིག་འཛིན་ཆོས་ཀྱི་གྲགས་པའི་སྐུ་ཚེའི་སྨད་ཙམ་དུ་བཙུགས་པར་གསུངས་ཤིང་སློབ་གྲྭའི་གནས་ཡུལ་ནི་རྩེ་བ་སྲ་བརྟན་རྡོ་རྗེའི་ཕོ་བྲང་དུ་ཡིན་ཞིང་། གཞན་ཡང་བསླབ་ཅེས་པའི་གྲོང་ཚོ་དེར་སྨན་རྩིས་ཀྱི་སློབ་གྲྭ་ཡིན་པ་དང་། རིག་གནས་ཀུན་བསླབ་ས་ཡོད་པའི་རྒྱུ་མཚན་གྱིས་མིང་ཡང་བསླབ་ཅེས་བྱུང་བར་གསུངས། རྒྱལ་སྨན་བྱམས་པ་འཕྲིན་ལས་མཆོག་གིས། རྩེ་བ་དགོན་པ་ཞེས་པའི་ནང་དུ། དྭགས་པོ་ཚང་ཟེར་བའི་ཁང་མིག་ཡོད་པ་དེར་སྔོན་ཆད་འབྲི་གུང་གི་སྨན་སློབ་འཛིན་གྲྭ་ཚུགས་ཡུལ་ཡིན། ཞེས་གསུངས་པའི་སྐབས་དེའི་ཡས་མས་སུ་དྭགས་པོའི་འཚོ་བྱེད་བསོད་ནམས་ལེགས་པས་མཐུན་རྐྱེན་སྦྱར་ནས་སློབ་གྲྭ་བཙུགས་པས་ཕྱིས་སུ་དྭགས་པོ་ཚང་ཞེས་པ་ཐོགས་པ་ཡིན་ནམ་སྙམ། དེ་བཞིན་དུ་འབྲི་གུང་སྨན་རམས་པ་ཆོས་རྗེ་བཟང་པོ་མཆོག་གིས། ཁོང་རང་ཉིད་ཀྱི་ཉམས་མྱོང་རྣམས་མི་རབས་རྗེས་མར་ཕན་ཆེ་བའི་ཆེད་དུ་རྒྱུད་བཞིའི་དཀའ་མཆན་དང་སྨན་སྦྱོར་གསར་གཏོད་མཛད་པ་རྣམས་ཀྱི་ལག་ལེན་གྱི་ཡིག་ཆ་མང་པོ་བརྩམས་པར་མཛད་ཡོད་པ་དང་། ཡིག་ཆ་དེ་དག་རྒྱུད་འཛིན་གྱི་སློབ་མ་ཡང་མང་པོ་ཞིག་གསོ་སྐྱོང་གནང་ཡོད། རྩེ་བ་སྲ་བརྟན་རྡོ་རྗེའི་ཕོ་བྲང་དུ་སྨན་གྱི་སློབ་གྲྭ་གཉེར་བ་དང་། མཐོང་བ

བརྒྱུད་པའི་ཕྱག་ལེན་དམར་ཁྲིད་ཀྱིས་རྒྱུད་དོན་ཆེས་ཆེར་གསལ་བར་མཛད་ཡོད། ཅེས་གསུངས་སོ། །ལོ་རྒྱུས་སྔ་ཕྱི་བསྡུར་བ་དང་ཞིབ་ཏུ་དཔྱད་ན་སློབ་གྲྭ་དེའི་འཆད་ཁྲིད་གནང་མཁན་གཙོ་བོ་རྗེ་ཉིད་དབུ་བཞུགས་ཐོག་པཎ་ཆེན་དཀོན་མཆོག་ལྷུན་གྲུབ་དང་། དཀོན་མཆོག་འགྲོ་ཕན་དབང་པོ། དྭང་འཚོ་ཀརྨ་བཟོད་པ། དྭགས་པོ་འཚོ་བྱེད་བསོད་ནམས་ལེགས་པ། དྭགས་པོ་འཚོ་བྱེད་རབ་བརྟན། བ་ལོག་པ་སྨྲིན་པ་ཕུན་ཚོགས། ལྷོ་པ་དཀོན་མཆོག་འཕྲིན་ལས་རྣམ་རྒྱལ། སྐྱབས་རྗེ་འཕྲིན་ལས་བཟང་པོ་སོགས་ཡིན། དེའི་རིང་ལ་ཀུན་མཁྱེན་ཆོས་གྲགས་མཆོག་གིས་སྨན་གྱི་སློབ་གྲྭའི་ཁྲིད་གཞིར་དམིགས་ནས་རྒྱུད་བཞིའི་དཀའ་མཆན་བརྩམས་པ་དང་། དེ་རྗེས་ཀུན་མཁྱེན་འབྲི་གུང་པ་དང་། པཎ་ཆེན་གཉིས་ཕྱུན་མོང་གི་སློབ་མ་དཀོན་མཆོག་འགྲོ་ཕན་དབང་པོས་སློབ་གྲྭའི་སྨན་གྱི་སློབ་དཔོན་ཡུན་རིང་གནང་ནས་རྒྱུད་བཞིའི་བཀའ་ཁྲིད་མཛད། ལག་ལེན་ཉེར་མཁོར་དམིགས་ནས་གསོ་བ་རིག་པའི་གཅེས་བསྡུས་ཕན་བདེའི་སྙིང་པོ་ཞེས་པའི་ལག་ལེན་ཀུན་གྱི་སྙིང་པོའི་གཞུང་དེ་ཉིད་བརྩམས། དཔལ་ལྡན་རྒྱུད་བཞིའི་དཀའ་གནས་དོགས་སེལ་གྱི་ཟིན་བྲིས་ཀྱི་མཇུག་བྱང་དུ། འདི་ཡང་དཔལ་འབྲི་གུང་པ་རྣམ་གྱིརྟིའི་བཀའ་འབངས་ཀྱི་ཐ་ཤལ་བའི་ཆར་གཏོགས་པ་མིང་དཀོན་མཆོག་འགྲོ་ཕན་དབང་ཞེས་སམ་གནས་སྐབས་སུ་ཆེ་དབང་བརྟན་པ་ཞེས་འབོད་པས་རང་ལོ་ང་བརྒྱད་པ་རབ་བྱུང་བཅུ་གཉིས་པའི་ས་ག་ཟླ་བའི་ཡར་ངོའི་ཚེས་བཅུ་ནས་མགོ་བཙུགས་སྟེ་གསོ་བ་རིག་པའི་གཞུང་ལུགས་ཆེན་པོ་དཔལ་ལྡན་རྒྱུད་བཞིའི་བཀླག་ལུང་གོ་དཀའ་བའི་གནད་འགག་ཞིག་དཔལ་ལྡན་ཟུར་མཁར་བ་བརྒྱུད་བཅས་ཀྱི་ལེགས་བཤད་དང་གོ་དོན་སྒྲུར་བའི་དོགས་སེལ་བགྱིས་པའི་ཚེ། སྐྱེས་མཆོག་དང་ལྷ་མཆོག་གཉིས་ཀྱིས་ཟིན་བྲིས་རགས་རིམ་ཞིག་བཏབ་འདུག་པར་བཤད་པའི་ཚུལ་ཉམས་པ་མང་དུ་སྣང་བས་སླར་རང་ཉིད་ཀྱིས་བསྒྱུར་བཅོས་བྱས་པ་ཡིན། ཞེས་ཟིན་བྲིས་དེ་ནི་ཁོང་གིས་སྐབས་དེའི་རིང་ལ་སྨན་གྱི་སློབ་དཔོན་གནང་བའི་རིང་དུ་དཔལ་ལྡན་རྒྱུད་བཞིས་གཙོས་པའི་གཞུང་བཤད་ཁྲིད་རྒྱུན་ཡུན་རིང་སྤེལ་བ་དང་། དེ་ལྟར་སློབ་མ་རྣམས་ཀྱིས་ཟིན་བྲིས་བཏབ་པ་ཞིག་ཡིན། ཟིན་བྲིས་དེའི་ལུང་འདྲེན་ཡིག་ཆ་དག་ལ་བལྟས་ན་གཙོ་བོ་ཁྲིད་བྱའི་དཔེ་ཆ་ནི། སྨན་ངག་མེ་ལོང་མ། དུས་ཀྱི་འཁོར་ལོའི་རྩ་འགྲེལ། བསྟན་སྙིང་འགྲེལ་ཆེན་ལེགས་བཤད་ལུང་གི་རྒྱ་མཚོ། ཡན་ལག་བརྒྱད་པའི་འགྲེལ་པ་ཟླ་ཟེར། དཔལ་ལྡན་རྒྱུད་བཞི། མན་ངག་བྱེ་བ་རིང་བསྲེལ། སྨན་ངོ་གསལ་བྱེད། སྐྱེམ་པའི་རྒྱུད་བཞིའི་རྣམ་བཤད། མེས་པོའི་ཞལ་ལུང་དང་། འགྲེལ་པ་ལེགས་བཤད་རྒྱ་མཚོ། འབུམ་

བཙོས་ཆེ་འཛིན་སྲོག་སྐྱོབ། འབྲི་གུང་རྒྱུད་བཞིའི་དཀའ་མཆན། གཞན་ཡང་ལག་ལེན་སྐོར་གྱི་ཡིག་ཆ་ཁག་གི་སྟེང་ནས་ཁྲིད་སྲོལ་བྱུང་ཡོད། གཙོ་བོ་ནི་འབྲི་ལུགས་གསོ་རིག་རང་གི་ཡིག་ཆ་ཇི་སྙེད་ཡོད་པ་བཅས་ཀྱི་སྟེང་ནས་ཁྲིད་ཀྱི་ཡོད་པ་ཤེས་རྟོགས་ཐུབ། མཁས་དབང་གོ་འཛོ་དབང་འདུས་ཞབས་ཀྱིས། ཐེངས་དང་པོའི་དུས་སློབ་མ་ཉི་ཤུ་རྩ་བརྒྱད་ཡོད་ཅིང་། རིམ་བཞིན་ཐེངས་གཉིས་པ་གཉེར་ཡོད་པར་བཤད། ཅེས་གསུངས་ལ། གདན་རབས་ཉེར་དྲུག་པ་འཕྲིན་ལས་བཟང་པོའི་སྐུ་དུས་སུ་ཡང་གཉེར་བའི་ཞལ་རྒྱུན་ཡང་མཆིས་གསུངས། མཁས་དབང་གོ་འཛོ་དབང་འདུས་ཞབས་ཀྱིས། སློབ་གྲྭ་འཛུགས་ཡུལ་དེ་རྩེ་ཞོལ་མ་ཡིན་ཞིང་རྩེ་ཞོལ་དང་ཉེ་བའི་གནས་བསླབ་ཡུལ་ཞེས་པ་ཡིན་ཞིང་། བསླབ་ཡུལ་ཞེས་པའི་སར་བསླབ་དཔོན་ཚང་ཞེས་པའི་ཁྱིམ་ཚང་ཞིག་ཡོད་པ་དེའི་སྔོན་མའི་གནས་སྟངས་ཐོག་བརྗེགས་གཉིས་ལྡན་དང་བར་ཁྱམས་བཅས་སློབ་གྲྭ་ཡིན་པའི་ཤོད་རྒྱུན་ཡོད་པ་མ་ཟད། དེའི་ཉེ་འགྲམ་དུ་སྨན་གཞོང་འདྲ་བའི་རྡོ་བུག་པ་ཡོད་པ་ཕྱེད་ཙམ་དེ་འདྲ་མང་པོ་འདུག ཅེས་གསུངས། སློབ་གྲྭ་དེའི་འཕྲིན་ལས་ལ་བརྟེན་ནས་སྔ་ཕྱིར་སྨན་གྱི་མཁས་པ་རིམ་པར་བྱོན་པའི་མཚན་ཙམ་བཀོད་ན། ཐུགས་སྲས་དཀོན་མཆོག་འགྲོ་བའི་དབང་པོ། སྐྱེས་མཆོག་དང་། ལྷ་མཆོག དཔོན་ཚང་ཡེ་ཤེས་བསམ་གཏན། དྲུང་འཚོ་ཀརྨ་བཟོད་པ། ལྡོ་བ་སྐུ་ཕྲེང་གསུམ་པ་འཕྲིན་ལས་རྣམ་རྒྱལ། འབྲི་ཆེ་ཧཱུྃ་ཀརྨ་བསྟན་འཕེལ། འབྲི་གུང་སྨན་པ་སངས་རྒྱས་བསྟན་འཛིན། ཐྭ་སྨན་ཡར་འཕེལ། ཆེ་ཚང་སྐུ་ཕྲེང་གཉིས་པ་འཕྲིན་ལས་བཟང་པོ། ཐྭ་སྨན་པ་ཏ་ཤར་བ། ཐྭ་སྨན་རྫ་རས་དཀོན་མཆོག་དར་རྒྱས། སྐར་འོག་ཀརྨ་བསྟན་འཕེལ། གོང་རོང་སྨན་ཐྭ་དོན་གྲུབ། འཚོ་བྱེད་རབ་བརྟན། རྫ་རས་ཐྭ་སྨན་དཀོན་མཆོག་དར་རྒྱས། ཁམས་སྐྱོ་ཁྲི་པ་དོན་གྲུབ་ཆོས་དབང་། ཡོངས་འཛིན་ཡོན་ཏན་འབྱུང་གནས། འཚོ་བྱེད་དཀོན་མཆོག་དོན་གྲུབ། ལྷ་རྗེ་ཆོས་འཕེལ། འབྲི་གུང་སྐྱབས་མགོན་ཆེ་ཚང་སྐུ་ཕྲེང་ལྔ་པ་ཐུགས་རྗེའི་ཉི་མ། ལྡོ་རྗེ་དྲུང་སྐུ་ཕྲེང་གཉིས་པ་དཀོན་མཆོག་ལྷ་རྒྱལ། པད་མ་དབང་གྲགས་བཅས་སློབ་མ་དང་ཡང་སློབ་ཏུ་གྱུར་པ་གྲངས་ལས་འདས་པ་བྱུང་ལ། མགོན་པོ་དོན་གྲུབ་མཆོག་གིས། གསོ་རིག་སློབ་གྲྭ་འདི་ཉིད་ཀྱི་བྱས་རྗེས་ལ་བརྟེན་ནས་འབྲི་གུང་རིན་ཆེན་རིལ་ནག་དང་། གཡུ་སྙིང་ཉེར་ལྔ། འབྲི་ལུགས་བོང་དཀར་བཅུ་པ། འབྲི་ལུགས་ཕྱིར་མི་ལྡོག་པའི་བྱུག་པ་སོགས་ཀྱིས་མཚོན་པའི་སྨན་སྦྱོར་མང་པོ་གསར་དུ་བྱུང་ངོ་། །དེ་མིན་སློབ་གྲྭ་འདི་ཉིད་ཀྱི་འཕྲིན་ལས་ལ་བརྟེན་ནས་ཁམས་ཕྱོགས་ལ་འབྲི་ལུགས་སྔགས་ཆེན་དར་ཞིང་རྒྱས་པར་བྱས་པ་སྟེ། སི་ཏུ་པཎ་ཆེན་ཆོས་ཀྱི་འབྱུང་གནས་ཀྱིས་

དཔོན་ཚང་ཡེ་ཤེས་དགེ་རྒྱན་ལ་བསྟེན་ཏེ་ཁམས་གསུམ་ལ་སྐད་གྲགས་ཡོད་པའི་གསོ་རིག་མཁས་དབང་ཞིག་ཏུ་གྱུར་པ་དང་། ཁོང་གིས་སྡེ་དགེ་དཔལ་སྤུངས་ཐུབ་བསྟན་ཆོས་འཁོར་གླིང་དུ་གསོ་རིག་གི་བཤད་གྲྭ་བཙུགས་ནས་སྐུ་ཉིད་ཀྱི་སྐུ་མཆེད་ཀརྨ་ངེས་ལེགས་བསྟན་འཛིན། གླིང་སྨན་བཀྲ་ཤིས་འབུམ། གོང་སྤྲུལ་ཡོན་ཏན་རྒྱ་མཚོ། འཇམ་དབྱངས་མཁྱེན་བརྩེ་དབང་པོ། འཇུ་མི་ཕམ་རྣམ་རྒྱལ་རྒྱ་མཚོ། སྟོང་ནག་བསྟན་འཛིན་འཕྲིན་ལས་རབ་རྒྱས། དེའུ་དམར་དགེ་བཤེས་བསྟན་འཛིན་ཕུན་ཚོགས། དྭང་ཡིག་གུ་རུ་ཆོས་འཕེལ། འབེ་ལོ་ཚེ་དབང་ཀུན་ཁྱབ། སྡེ་དགེ་ཆོས་རྒྱལ་བསྟན་པ་ཚེ་རིང་སོགས་སྐབས་དེར་གནམ་གྱིས་ས་བཀབ་པ་ལྟ་བུའི་མཁས་དབང་ཕལ་ཆེར་སི་ཏུ་པཎ་ཆེན་ཆོས་ཀྱི་སྣང་བ་དང་བླ་སློབ་ཀྱི་འབྲེལ་བ་ཆགས་ཏེ་རང་སོ་སོའི་ངོས་ནས་གསོ་རིག་འཕེལ་རྒྱས་དང་གོང་འཕེལ་བཏང་བ་རེད། ལྷག་ཏུ་སྟོང་ནག་བསྟན་འཛིན་འཕྲིན་ལས་རབ་རྒྱས་ཀྱིས་ཁམས་ནང་ཆེན་གཙོས་པའི་ཡུལ་ཤུལ་ས་ཁུལ་དུ་གསོ་རིག་གི་བསྟན་པ་རྒྱ་ཆེར་སྤེལ་ནས་འབྲོང་སྨན་ལུགས་ཞེས་པའི་གསོ་རིག་ལུགས་སྲོལ་ཁྱད་པར་ཅན་ཞིག་གསར་མཛད་གནང་སྟེ་དུས་ད་ལྟའི་བར་དུ་དབང་ལུང་འཆད་སྤེལ་གྱི་རྒྱུན་མ་ཉམས་པར་འགྲོ་བ་ནད་པ་མང་པོ་ཞིག་དུས་མིན་འཆི་བའི་སྡུག་བསྔལ་ལས་སྐྱོབ་བཞིན་ཡོད། འཇུ་མི་ཕམ་རྣམ་རྒྱལ་རྒྱ་མཚོའི་བཀའ་དྲིན་གྱིས་བསྐྱངས་པའི་མགོ་ལོག་སྨན་པ་སྟག་བླ་ནོར་བུ་དང་། དཔལ་སྤུངས་དགོན་ནས་གསོ་རིག་ལ་སྦྱངས་པའི་མགོ་ལོག་ཁམས་གཙང་འབྲུག་རྒྱལ་ཞུ་བ་དང་དེའི་སློབ་བརྒྱུད་ཉེ་དུས་ཀྱི་རྒྱན་མཐུ་ལྡན་སོགས་ཨ་མདོའི་མགོ་ལོག་ས་ཁུལ་དུ་དུས་ད་ལྟའི་བར་ལ་གསོ་རིག་གི་སློབ་བརྒྱུད་མ་ཉམས་པར་བཞུགས་ཡོད་པ་འདི་དག་ཀྱང་ཕྱོགས་གཞན་ཞིག་ནས་བཤད་ན་འབྲི་གུང་རྩེ་བ་སྲ་བརྟན་རྡོ་རྗེའི་ཕོ་བྲང་གི་གསོ་རིག་སློབ་གྲྭའི་འཕྲིན་ལས་ལས་བྱུང་བ་ཤ་སྟག་ཡིན་ཞེ་ན་འགལ་བ་ཆེར་མེད་པའོ། །ཞེས་གསུངས་སོ། །ཞིབ་ཆ་བོད་ཀྱི་གསོ་རིག་ལོ་རྒྱུས་ཐོག་གི་སློབ་གྲྭ་ཁག་བྱུང་ཚུལ་རགས་ཙམ་བརྗོད་པ་དཔྱོད་ལྡན་བུང་བ་རྩེན་པའི་པད་ཚལ་དང་། བོད་ཀྱི་གསོ་རིག་ལས་འབྲི་ལུགས་གསོ་རིག་སྤྱི་བཤད། འབྲི་གུང་རྩེ་བ་སྲ་བརྟན་རྡོ་རྗེའི་ཕོ་བྲང་གི་གསོ་རིག་སློབ་གྲྭའི་བྱུང་འཕེལ་ལོ་རྒྱུས་བཅས་ལ་གཟིགས་པར་ཞུ།

གཉིས་པ། འབྲི་ཀུང་ཡང་སྐར་ཐུབ་བསྟན་སྟེ་བཞི་
རབ་རྒྱས་གླིང་གི་སྨན་གྱི་སློབ་གྲྭ།

རབ་བྱུང་བཅོ་ལྔའི་ཡས་མས་སུ་འབྲི་ཀུང་སྤྱིའི་ཆོས་དང་རིག་གནས་སོགས་ལ་བསམ་ན་གནས་བབ་ཏ་ཅང་གི་ཉམས་ཞན་པའི་སྐབས་ཤིག་ཡིན། ཡིན་ནའང་སྐྱབས་རྗེ་ཞི་བའི་བློ་གྲོས་འདི་ཉིད་རྒྱལ་དབང་བཅུ་གསུམ་པ་དང་ཐུགས་འདྲིས་ཆེ་བས་རྒྱལ་དབང་བཅུ་གསུམ་པ་རྒྱ་གར་ནས་བོད་དུ་ཕྱིན་གྲུབ་པར་ལེགས་འབུལ་ཆེད་དུ་རྗེ་ཉིད་དང་། མཛོད་པ་ལྷན་རྒྱས་ལྷ་ལྡན་དུ་ཕེབས་ནས་གོང་ས་བཅུ་གསུམ་པ་དང་སྐྱབས་རྗེ་ཞི་བའི་བློ་གྲོས་རྣམ་གཉིས་ལྷ་སར་མཇལ་འཕྲད་གནང་ཆེ་ཕན་ཚུན་མཉམ་ཕྲུག་སོགས་བཀུར་བསྟི་ཆེ་ཞིང་དེའི་རིང་བཅུ་གསུམ་པ་མཆོག་གིས་ཕྱིའི་འགྲོ་བ་མིའི་རིགས་ཀྱི་ཆབ་དཔལ་འཕེལ་རྒྱས་ཀྱི་འགྱུར་ལྡོག་གཟིགས་ཤིང་། དགོས་རང་ཅག་བོད་ཀྱི་རིག་གནས་འཛིན་སྐྱོང་གི་གསུང་གླེང་ཟབ་རྒྱས་བྱུང་བའི་ཤུགས་རྐྱེན་ལ་བརྟེན་ནས་སྐྱབས་རྗེ་ཞི་བའི་བློ་གྲོས་ཀྱིས་འབྲི་ཀུང་གི་ཆོས་དང་རིག་གནས་སོགས་ཀྱི་གནས་སྟངས་ལ་བསམས་ནས་དུས་མཐུན་གྱི་ཡང་དག་པའི་སྒོ་ནས་བསྐྱར་བཅོས་ཀྱི་བསམ་བློ་སྐྱེས་པ་དང་། སྐབས་དེར་འབྲི་ཀུང་པའི་ཤེས་ལྡན་མི་སྣ་སྐོར་ཞིག་ལ་ཐུན་མོང་གི་ལྟ་ཚུལ་དེ་ཡོད་པའི་ཐོག་ནས་རབ་བྱུང་བཅོ་ལྔ་པའི་མེ་འབྲུག་ལོ་སྟེ་སྤྱི་ལོ་༡༩༡༦ལོར་རྒྱལ་དབང་བཅུ་གསུམ་པའི་རྒྱབ་སྐྱོར་ཆེན་པོའི་འོག་ལྷ་སར་སྨན་རྩིས་སློབ་གྲྭ་གསར་འཛུགས་བྱས་ནས་སྐབས་དེར་གཞུང་ནས་སློབ་མ་བསྡུ་བའི་སྐབས་སུ་སྐྱབས་རྗེ་མཆོག་གིས་གང་ཡོང་གིས་རང་ཅག་འབྲི་ཀུང་པའི་ཆོས་སྡེ་ཡོངས་ནས་གྲྭ་རིགས་ཁ་ཤས་སྨན་རྩིས་སློབ་གྲྭར་མངགས་པ་སོགས་གང་འདུལ་གྱི་བྱ་བས་གཞན་ཕན་ཕོ་ནར་བརྩོན། དེ་ནས་རིམ་བཞིན་གཡའ་མ་རི་དགོན་དུ་བཤད་གྲྭ་གསར་བཙུགས་དང་། ཉི་ལྡང་རབ་རྒྱས་གླིང་ཞེས་འབྲི་ཀུང་པའི་བཤད་སྒྲུབ་འཛིན་སྐྱོང་སྤེལ་བའི་གལ་ཆེ་རང་བཞིན་གྱི་དགོན་པ་གསར་འདེབས་མཛད་ནས་རྒྱུན་ཆགས་ཀྱི་བཤད་གྲྭ་ཡང་བཏབ། དེ་དུས་ཡང་སྐར་ཐུབ་བསྟན་སྟེ་བཞི་རབ་རྒྱས་གླིང་གི་གྲྭ་རིགས་དཀོན་མཆོག་ལྷུན་གྲུབ་ལགས་བ་ལོག་མཆོག་སྤྲུལ་ཞབས་ཀྱིས་ལྷ་ས་སྨན་རྩིས་ཁང་དུ་སྨན་རྩིས་སློབ་གྲྭར་བཏང་ན་འབྱུང་འགྱུར་འབྲི་ཀུང་གསོ་རིག་སོགས་ལ་ཕན་ཐོགས་ཡོད་རབས་གསུངས་ནས། དགུང་ལོ་བཅོ་ལྔ་པ་རབ་བྱུང་བཅུ་དྲུག་པའི་ཤིང་ཁྱི་ལོ་སྟེ་སྤྱི་ལོ་༡༩༣༤ལོར་ལྷ་ས་སྨན་རྩིས་འགྲོ་ཕན་ལྷུགས་པོ་རིར་ཕེབས། ས་ཕྱིར་སྨན་རྩིས་མཁས་དབང་མཁྱེན་རབ་ནོར་བུ་དང་། སྐལ་བཟང་ལེགས་བཤད། ངག་དབང་ཡེ་ཤེས། བློ་བཟང་རྣམ་རྒྱལ། བློ་

མ་འདྲིགས་མེད་འཕྲིན་ལས་སོགས་ཀྱི་དྲུང་དུ་དཔལ་ལྡན་རྒྱུད་བཞིའི་ཆ་ལག་དང་། མན་ངག་བྱེ་བ་རིང་བསྲེལ། རྒྱུད་བཞིའི་གསལ་བྱེད་བེ་སྔོན། བེ་དཀར། མན་ངག་ལྷན་ཐབས། མན་ངག་བཀའ་རྒྱ་མ། སྐར་རྩིས་སྔོན་འགྲོ། བཤེས་སྤྲིངས། མཁས་དབང་མཁྱེན་རབ་ནོར་བུའི་སྨན་ཡིག་སོགས་ལུང་ཁྲིད་མནོས། གཞན་ཡང་སྔ་ཕྱིར་མཁས་མང་འདུ་བའི་དྲུང་ནས་འབྲི་གུང་གསོ་རིག་གཅེས་བསྡུས་ཕན་བདེའི་སྙིང་པོ་དང་དེའི་ཆ་ལག་དང་ལྟེ་མིག འབམ་བཅོས་ཚེ་འཛིན་སྲོག་སྐྱོབ། འབྲི་གུང་རྒྱུད་བཞིའི་དཀའ་མཆན། དཔོན་ཚང་ཡེ་ཤེས་ཀྱི་སྨན་ཡིག་སོགས་ལ་ཐོས་བསམ་དཀྱུགས་མར་མཛད་པས་སྨན་རྩིས་མཁས་པའི་གོ་སར་འཕགས། རབ་བྱུང་བཅུ་དྲུག་པའི་ཤིང་བྱ་ལོ་སྟེ་སྤྱི་ལོ་༡༩༤༥ལོར་ལྷུགས་རི་འགྲོ་ཕན་གླིང་ནས་སློབ་མཐར་ཕྱིན། ལོ་ངོ་རྩིལ་པོ་བཅུ་གཉིས་རིང་དཀའ་སྤྱད་འབད་འབུང་གིས་སྨན་རྩིས་རིག་པར་ཐོས་པས་སྒྲོ་འདོགས་ལེགས་པར་བཅད་པའི་ཉེར་ལེན་གྱི་གྲུབ་འབྲས་མངོན་དུ་གྱུར། མཁས་དབང་མཁྱེན་རབ་ནོར་བུའི་ཐུགས་སྲས་གཙོ་བོར་གྱུར་ནས་ལྷུགས་རི་འགྲོ་ཕན་གླིང་གི་རྒན་བདག་ལ་བསྐོ་བཞག་ཀྱང་གནང་། མཁས་དབང་མཁྱེན་རབ་ནོར་བུ་དང་འབྲི་གུང་བླ་བྲང་། འབྲི་གུང་སྐྱབས་མགོན་ཞི་བའི་བློ་གྲོས་སོགས་ཀྱི་ཐུགས་རེ་བཞིན་དུ་ཡང་རི་སྐར་དགོན་ལ་སྨན་བླ་གྲྭ་ཚང་ངམ་སྨན་རྩིས་སློབ་གྲྭ་གསར་འཛུགས་གནང་བ་དང་། འབྲི་གུང་བླ་བྲང་གིས་གོ་སྒྲིག་ལྟར་སློབ་མ་ནི་འབྲི་གུང་གླུང་ཤོད་རྩེ་བ་གྲྭ་ཚང་། བྱམས་པ་གླིང་དགོན། མང་ར་དགོན། ཡང་རི་སྐར་དགོན། ཀ་ཚལ་དགོན། སྟག་ཕུ་དགོན་སོགས་ནས་བསྡུས་པས་ཁྱོན་སློབ་མའི་གྲངས་བཅུ་དགུ་ལྷག་ཡོད་པར་གྲགས། སློབ་མ་དེ་རྣམས་ལོ་མཇུག་ལྷུགས་རི་འགྲོ་ཕན་གླིང་དུ་རྒྱུགས་སྤྲོད་དུ་ཕེབས་དགོས། དེ་ནས་རྟེན་འབྲེལ་དོད་དུ་སྨན་རྩིས་ཁང་ནས་དགེ་སློབ་རྣམས་ལ་གྲོ་མ་འབྲས་སིལ་སོགས་ཀྱི་ཁ་སྤྲོ་གཏོང་བའི་སྲོལ་བཟང་ཡང་ཡོད། ལོ་རེའི་བོད་ཟླ་དྲུག་པ་ཡས་མས་སུ་སྨན་རྡྭ་ངོས་འཛིན་ལ་མཉམ་དུ་ཕེབས་སྲོལ་དར། སྨན་ངོ་ངོས་རྒྱུགས་སྟེང་ནས་ཀྱང་ཡང་སྐར་སྨན་བླ་གྲྭ་ཚང་གི་སྨན་སློབ་རྣམ་པས་རྒྱུགས་མ་འཕྲོད་མེད། སློབ་གྲྭ་དེའི་འཕྲིན་ལས་ལ་བརྟེན་ནས་སྨན་རྩིས་གཉིས་ལྡན་གྱི་མཁས་པ་དུ་མ་བྱུང་བ་ནི། དགོན་མཆོག་སྐྱབས། མང་ར་དགེ་སློང་ཐུབ་བསྟན་ཕུན་ཚོགས། མཁན་ཆེན་ནོར་བུ་རྒྱལ་མཚན། ནོ་ནོ་རབ་བརྟན། གུ་ཤག་དགེ་བསྙེན། གཟིམ་འགག་དཀོན་མཆོག་ཕན་བདེ། མཚར་དགུའི་ཨ་མགོན། སྨན་པ་དགའ་དགའ་སོགས་སྨན་སློབ་མང་དུ་བསྐྱངས། དེ་ལྟར་“རིག་གསར་”སྐབས་ཉམས་ཆག་བྱུང་ནས་ཆོས་ལུགས་དང་རིག་གནས་བསྐྱར་དར་སྐབས་སུ་ཡང་སྐར་སྨན་གྱི་སློབ་གྲྭ་དེ་བསྐྱར་

གསོ་བྱུང་མེད། བྱུང་ན་སྔར་གྱི་སྲོལ་བཟང་སྨན་རྩིས་སློབ་གྲྭ་དེ་ཉམས་པ་སླར་གསོ་དགོས་ཆེད་སྨན་བླ་གྲྭ་ཚང་ཞིག་གསར་འདེབས་བྱས་ན་ཡུལ་དེ་གའི་མང་ཚོགས་ལ་ཕན་ཐོགས་དངོས་མཐོང་ལག་འཛིན་ཡིན་པར་བསམ།

གསུམ་པ། དཔལ་འབྲི་གུང་བཀའ་བརྒྱུད་ཀྱི་གདན་ས་འབྲི་གུང་བྱང་ཆུབ་གླིང་གི་སྨན་གྱི་སློབ་གྲྭ།

དཔལ་འབྲི་གུང་བཀའ་བརྒྱུད་ཀྱི་རྩ་བའི་གདན་ས་རིན་པོ་ཆེའི་སྨན་གྱི་སློབ་གྲྭ་འདི་ནི། སྐྱབས་རྗེ་ཞི་བའི་བློ་གྲོས་མཆོག་གི་ཐུགས་རྗེའི་བདག་རྐྱེན་ལས་བྱུང་ཞིང་། འབྲི་གུང་ཐེལ་དགོན་གཞུང་གིས་སྤྱི་ལོ་༡༩༢༣ལོར་གྲྭ་རིགས་དཀོན་མཆོག་ལགས་ལྔ་ས་སྨན་རྩིས་ཁང་དུ་མངགས་ནས་སློབ་དཔོན་མཁྱེན་རབ་ནོར་བུ་དང་། སྐལ་བཟང་ལེགས་བཤད། ངག་དབང་ཡེ་ཤེས། བླ་མ་འཇིགས་མེད་འཕྲིན་ལས་དོན་གྲུབ་སོགས་ཀྱི་དྲུང་དུ་ལོ་ངོ་བཅུ་གཉིས་རིང་དུ་དཔལ་ལྡན་རྒྱུད་བཞིའི་རྩ་འགྲེལ། མན་ངག་ལྷན་ཐབས་ཀྱི་ལུང་བཤད། གཡུ་ཐོག་སྙིང་ཐིག སྨན་རྫ་རྫས་འཛིན། བྱང་ཆུབ་ལམ་སྒྲོན། སྨན་སྦྱོར་ནུས་པ་ཕྱོགས་བསྡུས། མན་ངག་ཟླ་བའི་འོད་ཟེར། དབྱངས་འཆར་གོམ་བརྒྱ་བ། སུམ་ཅུ་པ། བཤེས་སྤྲིངས། སྔགས་ངག་མེ་ལོང་མའི་ལེའུ་གཉིས་པ་སོགས་བློ་སྐྱོར་དང་སློབ་སྦྱོང་གཏིང་ཟབ་གནང་། སྤྱི་ལོ་༡༩༤༧ལོར་སྨན་རྩིས་ཁང་ནས་སློབ་གྲྭ་ཐོན། དེ་དུས་མཁས་དབང་མཁྱེན་རབ་ནོར་བུ་མཆོག་གིས་འབྲི་གུང་གི་འབྲོག་ཕྱུག་དམར་རིལ་ཚྭད་སྨན་རྩ་ངོ་སྤྲོད་གང་ལེགས་ཡོད་པས་ཕྱིས་འབྱུང་སློབ་གྲྭ་དེའི་ནང་གི་སྨན་ངོ་སྤྲོད་མཁན་ཡིན་ཞེས་གཟེངས་བསྟོད་དང་བྱ་དགའ་ཡང་གནང་བ་མ་ཟད་སློབ་གྲྭ་དེར་རྟན་བདག་ཀྱང་གནང་། སྤྱི་ལོ་༡༩༥༤ལོར་འབྲི་གུང་ཐེལ་དགོན་དུ་སྨན་གྱི་སློབ་གྲྭ་གསར་འཛུགས་གནང་བ་དང་། སློབ་ཁྲིད་གནང་ས་གཙོ་བོ་ནི་གཟིམ་ཤག་ཁང་ཆུང་དམར་རིལ་ཟེར་བ་དེར་ཡིན་ཞིང་། དེ་དུས་ཕྱོགས་གཞན་ནས་སློབ་མ་བསྡུས་པ་མ་གྲགས། གཙོ་བོ་འབྲི་གུང་ཐེལ་དགོན་རང་གི་གྲྭ་པའི་ཁྲས་ནས་བསྡུས། དེ་རྣམས་ནི་སྒྲུབ་དཀོན་མཆོག་དགའ་བ། ཚ་ཕུག་དགེ་སློང་བསམ་འཕེལ། སྤྱ་ར་ཁའི་དགེ་རྒན་ནག་ཡོ། ཀོང་པོ་རྩ་རའི་ཆོས་འགྱུར། བླ་ནང་གི་ཨ་ཏ་སོགས་སྨན་གྱི་སློབ་མ་བརྒྱད་ཡོད་པར་གྲགས། སྨན་བླ་མཆེད་བརྒྱད་ཡིན་ཞེས་རྟེན་འབྲེལ་དུ་བརྩིས་ནས་སློབ་མ་བརྒྱད་ལས་མ་བསྡུས། དེ་རྣམས་ལ་སྤྱ་དགོང་གཉིས་ལས་སྤྱ་དྲོ་རྒྱུད་བཞི་བློ་འཛིན་དང་། དགོང་མོ་རྒྱུད་བཞིའི་སྟེང་ནས་རྩ་ཁྲིད

བྱེད་སྲོལ་ཡོད་པར་གྲགས། དེའི་རིང་ལ་དཔལ་ལྡན་རྒྱུད་བཞི་རྩ་འགྲེལ་དང་། སུམ་རྟགས་དག་གསུམ། ཡི་གེ་འབྲི་སྦྱོང་། སྨན་ངོ་ངོས་འཛིན། རྒྱུད་ཆུང་གསུམ་བློ་ཏུ་འཛིན་དུ་བཅུག གཞན་ཡང་ཁྱད་པར་དཔལ་རིག་འཛིན་ཆོས་ཀྱི་གྲགས་པའི་ཟབ་གནད་ཕྱག་བཞེས་འབྲི་ལུགས་གསོ་རིག་རང་སྟེང་ནས་སློབ་ཁྲིད་དང་ལག་ལེན་ངོ་སྤྲོད་བྱས་པ་མ་ཟད་འབྲི་ལུགས་གསོ་རིག་གི་རྒྱུན་འཛིན་དང་། འཕེལ་རྒྱས་གང་ལེགས་གནང་། དེས་མ་ཟད་སློབ་གྲྭའི་སློབ་མ་ཡོངས་དང་ཡུལ་དེའི་དམངས་ཁྲོད་ཀྱི་མི་ལ་ཡང་སྨན་ངོ་ངོ་སྤྲོད་ཡང་ཡང་བྱས་པས་ད་ལྟ་ཡང་འབྲི་གུང་ཁུལ་གྱི་ཞིང་འབྲོག་མང་པོའི་ནང་ལ་སྨན་རྫ་ངོ་ཤེས་མཁན་མང་པོ་ཡོད་པ་དེ་ཡང་སྨན་སློབ་དཀོན་མཆོག་གི་བཀའ་དྲིན་ཡིན་ཟེར། སློབ་གྲྭ་དེའི་འཕྲིན་ལས་ལ་བརྟེན་ནས་སྨན་རྩིས་མཁས་པ་དུ་མ་བྱུང་བ་ཡིན་ལ་གྲགས་ཆེ་བ་ནི། སྨྲ་ག་དཀོན་མཆོག་དགའ་བ། ཕྱུགས་རིས་སྨན་པ་ལྷ་སྲུང་ལགས། འབྲི་གུང་གསོ་རིག་བརྒྱུད་འཛིན་པ་མཁས་དབང་ཆོས་རྗེ་བཟང་པོ་སོགས་བྱུང་ཡོད། སྲོལ་རྒྱུན་སྨར་གསོ་དང་རྒྱུད་འཛིན་བྱེད་རྒྱུ་ནི་རང་རེའི་རྒྱལ་ཁབ་ཀྱི་ཐུགས་རེ་ཡིན་ལ། མེས་པོ་གོང་མས་གནས་དེར་སྨན་གྱི་སློབ་གྲྭ་བཙུགས་དོན་ཡང་ཕྱོགས་རེའི་བསམ་བློ་མ་ཡིན་པར་གཟིགས་རྒྱང་རིང་པོས་ཕྱིར་བོད་ཀྱི་གསོ་རིག་འཛིན་སྐྱོང་ལ་ཕན་པ་མ་ཟད། སྨོས་སུ་དགོན་པ་གཞུང་གི་གྲྭ་རིགས་རྣམ་པའི་འཕྲོད་བསྟེན་ལ་ཕན་པ་སོགས། དེ་ཚེ་ཅི་ནས་ཀྱང་རྒྱུད་འཛིན་དང་འཕེལ་རྒྱས་གཏོང་རྒྱུ་ནི་དམིགས་བསལ་གྱི་བྱ་བ་ཞིག་ཡིན་ནོ། །འོན་ཀྱང་དེ་སྔོན་དགོན་གཞུང་ནས་ལྷ་ས་སྨན་རྩིས་ཁང་སོགས་སུ་གྲྭ་རིགས་འགའ་ཤས་སྨན་སློབ་པར་བཏང་ཡང་། དངོས་གཞིའི་ལས་གནས་ཐོག་ལ་འབྲི་གུང་ཐེལ་དགོན་དུ་ཕྱི་ནང་གཉིས་ཀྱི་རྒྱུ་རྐྱེན་ལ་བརྟེན་ནས་སྨན་པ་བྱེད་མཁན་དེ་ཙམ་མང་པོ་མ་བྱུང་བ་འདི་རེད།

འབྲི་ལུགས་གསོ་རིག་གིས་གསར་སྤྱོར་མཛད་པའི་སྨན་གྱི་སྦྱོར།

འབྲི་ལུགས་སྨན་ནག་ཆེན་མོ།

སྨན་ནག་ཆེན་མོ་འདི་ཉིད་ནི་ངེས་དོན་བསྟན་པའི་བདག་པོ་འབྲི་གུང་རིག་འཛིན་ཆོས་ཀྱི་གྲགས་པས་མཛད་པ་ཡིན་ཏེ། མན་ངག་བདུད་རྩིའི་གཏེར་མཛོད་ལས། འབྲི་ལུགས་སྨན་ནག་ཆེན་མོའི་སྦྱོར་བ་ནི། །ག་བུར་ནག་པོའི་ཐལ་སྦྱོར་ཕག་རིལ་དང་། །སྲིད་དཀར་ཧོང་ལེན་ཤིང་ཐོན་དེ་བ་བཞི། །གཙོ་གྲོགས་དུ་བ་མ་ཤོར་སོ་སོར་བསྲེགས། །དེ་སྟེང་གསང་སྨན་ཙ་ཚ་ཤ་ཉ་ཞལ་ལས་ཤེས་དགོས་སོ་བཞིའི། །སྨུ་ལ་ནུས་བསྲེགས་བྱས་པ་གོང་གི་ཕྱེད། །ཁ་བསྒྱུར་རིམས་སྲིད་དེ་བ་ལྔ། །ཀླད་གཟེར་མི་ཐོད་འབྲུག་ནུས་དང་། །ཏིག་ཏ་གཡའ་ཀྱི་ཨ་བྲག་བསྣན། །སྣོད་ཚད་ཆེ་ལ་ལ་ཨི་ཀྲ་བཞི། །ཕོ་མཆིན་མཁལ་ཚད་བྲག་གི་ཞུན། །ཆོས་གསུམ་ཆོས་བཙོད་ཞུ་མཁན་ཤུག་ཆེར་དངུལ་ཆུ་གྲང་བཏུལ་དང་། །ཚད་གསར་འཛོམས་པའི་སླ་བའི་རྩི། །དམར་བཤལ་མཁྲིས་ཕྱི་བདུན་པ་སྤྱར། །བདུད་རྩི་ལོ་མ་སྨན་ཀུན་གྱི་སུམ་ཆ་རབ་ཏུ་གཅེས། །ཀུན་ཀྱང་ཐིག་ལེ་ཅན་འཁོར་སྨན་རྣམས་ཐུན་རེ་མཉམ་དུ་ཤེས། །དམར་ཟལ་བ་རྒྱས་འདམ་འཐག་བྱ། །རིལ་བུ་བྲ་རིལ་འཕོས་པ་ཙམ། །གསུམ་ལྔ་བདུན་སོགས་སྟོབས་དང་སྦྱར། །མཁྲིས་པ་ཚད་རིམས་མཐའ་དག་ཀུན། །སྨིན་སྣང་སྨུར་དུ་སེལ་བའི་མཆོག །ལྷག་པར་རྒྱུ་གཟེར་དམར་བཤལ་འཛོམས། །འཕྲུལ་ཧ་སླེ་ཏེས་ཐང་གིས་བྱེད། །རིག་འཛིན་ཆོས་ཀྱི་གྲགས་པའི་ལུགས། །ཞེས་གསུངས་སོ། །འདི་ཡང་སྲུང་སྐྱོབ་རང་བཞིན་གྱི་ཡོངས་གཏོགས་ཡིན་པས་ད་ལྟ་མ་ཉམས་གོང་སྤེལ་གྱིས་འབྲི་ལུགས་གསོ་རིག་ཞིབ་འཇུག་ཁང་གིས་སྦྱོར་བཟོ་བེད་སྤྱོད་བྱེད་བཞིན་ཡོད།

འབྲི་ལུགས་གག་པའི་ཕན་པ་ཀུན་ལྡན།

འབྲི་ལུགས་གསོ་རིག་སྲོལ་གཏོད་པ་པོ་ཀུན་མཁྱེན་ཆོས་ཀྱི་གྲགས་པས་མཛད་པ་ཡིན་ཏེ། མན་ངག་བདུད་རྩིའི་གཏེར་མཛོད་ལས། ཕན་པ་ཀུན་ལྡན་སྦྱོར་བ་ནི། །དཀར་པོ་ཆིག་ཐུབ་ཐང་ཕྲོམ་དཀར་པོའི་འབྲས་བུའམ་རྩབ་ཆ་བཞི་ལ། །སླ་གྱུལ་འཛིན་པ་ཨ་རུ་ར། །ཡུང་བ་སྐ་སེར་སྟག་ཤ་ཤུ་དག་ནག །རྒྱ་ཙྭ་མ་རུ་རྩེ་ཏང་ག །སྨན་ཆེན་རྣམས་ནི་ཆ་རེ་སྦྱར། །ཕན་ཡོན་གག་ལྷོག་འཁྲུམས་པོ་དང་། །ལོག་ཁྲིབ་སོང་ལྷོག་ཕྱི་རྒྱུ་འཐབ། །ཡ་མ་ཁ་མེད་གཉན་དང་ནི། །ལྐེ་འབམ་འཛོམས་ཤིང་ཁྱད་པར་དུ། །སྨན

བདང་གཉིད་ལོག་རྣག་ཏུ་ཞུག །ཅེས་འདི་ཆོས་ཀྱི་གྲགས་པའི་ལུགས། །ཞེས་གསུངས་པས་སོ། །

འབྲི་ལུགས་བོང་དཀར་བཙུ་བ།

དོན་གྱི་སྨན་པ་འབྲི་གུང་པ་རིག་འཛིན་ཆོས་ཀྱི་གྲགས་པས་ཕྱག་བཞེས་གནང་བའི་སྨན་སྦྱོར་འདི་ལ་འབྲི་ལུགས་བོང་དཀར་བཙུ་པ་ཞེས་གྲགས་ཏེ། དམུ་རྒྱའི་བཅོས་ཐབས་གསང་བ་སྦྲུབས་འདྲེན་ལས། བོང་དཀར་བཙུ་པའི་སྦྱོར་བ་བསྟན། །བོང་དཀར་གུར་གུམ་ཕྲི་ཡང་ཀུ། །ག་དུར་བཞི་པོ་གཙོ་བོ་ལ། །བྲག་ཞུན་སླ་རྩེ་གསེར་མདོག་དང་། །སུག་སྨེལ་དོམ་མཁྲིས་ཉི་དགའ་དྲུག །འཁོར་གྱི་སྨན་དྲུག་ཆ་རེ་ལ། །གཙོ་བོ་བོང་དཀར་འཛིབ་རྩེ་གཉིས། །ཆ་གསུམ་གུར་གུམ་ག་དུར་གཉིས་རེ་འོ། །ཞིབ་བཏགས་ཀ་རའི་རྡ་ལ་བསྒྲིལ། །གུང་གཉིས་ཡོལ་ཙམ་ཆུ་ཡིས་ཕུལ། །བཏང་བས་ཆུ་རྣམས་ཕྱིར་འབྱུང་ཞིང་། །སྟོད་ནས་གཉེར་མ་རྒྱུམ་མེར་འགྲོ། །ཞེས་གསུངས་ཤིང་། ཐོག་མའི་སྨན་སྦྱོར་དེ་འཕབ་ཡུལ་འཚོ་བྱེད་མཁར་ཤོང་བས་མཛད་པ་ཡིན་ལ་སྦྱོར་སྡེ་འདིའི་མན་ངག་གི་བརྒྱུད་པ་ནི། དམུ་རྒྱའི་བཅོས་ཐབས་གསང་བ་སྦྲུབས་འདྲེན་ལས། མན་ངག་འདི་ནི་འཕབ་ཡུལ་མཁར་ཤོང་པས་སྣག་ལུང་འཚོ་བྱེད་ཀུན་བཀྲ་བར། དེས་ཐ་བ་ཁ་པ་བྲག་པོ་ཆེ་བར། དེས་བདག་འབྲི་གུང་པ་ཆོས་ཀྱི་གྲགས་པ་ལ་བྱིན་ནོ། །ཞེས་གསུངས་སོ། །

འབྲི་ལུགས་ཉི་ཟླ་གཟེན་ལྡོག

འབྲི་ལུགས་གསོ་རིག་སྲོལ་གཏོད་པ་པོ་ཀུན་མཁྱེན་ཆོས་ཀྱི་གྲགས་པས་མཛད་པ་སྟེ། མན་ངག་ཟབ་མོ་ཀུན་གྱི་ཉིང་ཁུ་བསྡུས་པ་གདམས་ངག་བཀའ་རྒྱ་མ་ལས། ཉི་ཟླ་གཟེན་བཟློག་སྦྱོར་བ་འདི། །འབྲི་གུང་ཆོས་ཀྱི་གྲགས་པ་ཡིས། །ཡི་གེར་མ་བྲིས་སྙན་བརྒྱུད་ལས། །སྙེ་མོ་རྒྱལ་བྱེད་དཔོན་ཚང་ནས། །བྱུར་པོ་གསལ་ལ་རིམ་པར་བརྒྱུད། །གདམས་པ་འདི་ཡི་སྦྱོར་བ་ལ། །ཏིག་ཏ་རྡོང་ལེན་བ་ཤ་ཀ །སེ་འབྲུ་སུག་སྨེལ་ཙན་དན་དམར། །གུར་གུམ་དོམ་མཁྲིས་ཡུང་བ་རྣམས། །ཆ་མཉམ་ཞིབ་བཏགས་ཆོས་གསུམ་མམ། །ཏ་ལོའི་ཐང་གི་འཕྲུལ་ཐང་བས། །གྲང་གཉན་ཁ་མེད་གྲང་འབྲུམས་དང་། །ཁྲིད་པར་བྱང་སེམས་དཀར་དམར་རྣམས། །བསྡམ་པའི་སྨན་མཆོག་བླ་ན་མེད། །ཁྱུང་ལྔ་འཛག་སྡོམ་ལྷག་སྦྱོད་ཤེས། །ཉི་ཟླ་འཛག་སྡོམ་བསྲེས་ཀྱང་ཐུབ། །གུར་གུམ་དོམ་མཁྲིས་མང་ཙམ་ནི། །གོང་བསྟེན་བསྟན་པ་ཞལ་ཤེས་ཡིན། །ཞེས་གསུངས་སོ། །མན་ངག་ལྷན་ཐབས་ལས། གཞན་

ཡང་ཏིག་ཏ་ཧོང་ལེན་བ་ཤ་ཀ །སེ་འབྲུ་སུག་སྨེལ་ཙན་དན་དམར་པོ་དང་། །གུར་གུམ་དོམ་མཁྲིས་ཡུང་བ་སྨན་སྣ་དགུ། །བྱང་སེམས་དཀར་དམར་གྱེན་དུ་ལྡོག་པ་དེ། །ཉི་ཟླ་གྱེན་ལྡོག་ཅེས་གྲགས་འབྲི་གུང་ལུགས། །ཞེས་གསུངས་ལ། གསོ་བ་རིག་པའི་གཅེས་བཏུས་ཕན་བདེའི་སྙིང་པོ་ལས། རོ་རྐྱང་ལས་བབས་བྱང་སེམས་དཀར་དམར་གཉིས། །ཉིས་གསུམ་དུཿཁས་ཐུར་དུ་བབས་པ་ན། །ཉི་ཟླ་གྱེན་དུ་བཟློག་པའི་གདམས་པ་བཤད། །བ་ཤ་ཀ་ཏིག་ཏ་ཧོང་ལེན་བོང་དཀར་ཙན་དམར་ཁྲག་འཁྲུགས་སེལ། །སེ་འབྲུ་སུག་སྨེལ་སྨད་ཀྱི་གྲང་བ་སེལ། །གུར་གུམ་དོམ་མཁྲིས་ཡུང་བས་རྩ་ཁ་བསྡམ། །རྒྱ་ཤུག་བཙོད་ཀྱིས་མཁལ་རྩ་འགྲམས་བྱེར་སེལ། །ཕྱུཀྵ་ར་སེར་ལུག་རུ་སེར་པོ་ཀུན་དང་མགོ་སྙོམས་སྦྱར། །ཞིབ་བཏགས་དམར་གསུམ་གདུས་པའི་ཁུ་བས་དབུལ། །ཕན་ཡོན་ཟབ་ཁྱད་ལག་ཏུ་ལོངས་དང་གསལ། །ཞེས་སྦྱོར་སྡེ་འདི་ལ་ཅུང་ཟད་མི་འདྲ་བ་གསུམ་བྱུང་ཡོད།

འབྲི་ལུགས་ཐིགས་སྨན་ཆེན་མོ།

འབྲི་གུང་གདན་རབས་བཅོ་བརྒྱད་པ་ཆོས་རྒྱལ་རིན་ཆེན་ཕུན་ཚོགས་ཀྱི་སྐུའི་བླ་སྨན་ཀརྨ་རིན་ཆེན་རྒྱ་མཚོས་མཛད་པ་ཡིན་ཏེ། མན་ངག་རིན་ཆེན་གཏེར་མཛོད་ལས། ལུས་དང་ཡན་ལག་མགོ་བོ་སོགས། །ཆག་གས་བརྡབས་གྲུམ་བྱུང་བ་ན། །འབྲི་གུང་འཚོ་བྱེད་ཀརྨའི་མན་ངག་ཁྲི། །མཚན་མོའི་འོད་ལྡན་ཅོང་ཞི་ཆ་དྲུག་འོང་བ་ལ། །ཉིན་བྱེད་མཆལ་སྨན་གྱིས་ཁ་ལོ་བསྒྱུར་བྱ། །རྩ་སྐྱོན་ཅན་ལ་སྣོ་འབྱེད་ཨ་ཤ་བསྟེན། །རུས་སྦྱོར་ཀླད་པ་བསྡམས་པའི་སྤལ་རྒྱབ་བསྣན། །རུས་ཚད་ཆུ་སེར་སྐེམ་པའི་མདུང་རྩེ་བསྣན། །ཀླད་རུས་རྩ་ནད་སེལ་བའི་ཁབ་ལེན་བསྣན། །ཀླད་པ་རྒྱ་གསང་གསོ་བྱེད་གངས་ཐིགས་བསྣན། །ཀླད་གསོ་ཆུ་སེར་སྐེམ་པའི་ཕ་བང་རྡོ་གྲུ་བཞི་བསྣན། །ཀླད་པའི་ཆུ་སེར་ཡུལ་འདྲེན་དར་ཡ་ཀན་སྟག་ཤ །རྣག་ཁྲག་འདྲེན་པའི་འབྲི་ཧ་ས་འཛིན་དང་། །རྩ་ཚད་མཐུད་པའི་སྨན་ལ་གོང་བུ་ཅན་འབུ་སུ་ཧང་། །མ་ཐང་འཆིང་བུ་ལྷུམ་ཞོ་འདེངས་རུས་པ་སྦྱོར་བའི་སྨན། །ཚེར་སྔོན་རུས་ཆག་གསོ་ཞིང་ལྷ་བ་འདེགས། །སྟབ་སེང་སྤྲི་ཞུར་རུས་ཆག་སྨན་ལ་མཆོག་ཏུ་བསྔགས། །ལི་འཁྲིའི་འོད་འཕྲོ་གུར་གུམ་སྲོག་གི་མེ་ཏོག་གཉིས་དོམ་མཁྲིས་གི་ཕྲོ། །རྩ་ལ་རྒྱུག་པའི་ཆུ་སེར་ཁྲག་ངན་བསྡམ། །རི་དྭགས་ལྡེ་བས་གླ་རྩི་རྨ་ཡི་གཉན་རྣམས་སྲུང་། །འབྲུག་གིས་རུས་པས་ཚད་པ་སེལ་བ་བྱེད། །སྤོས་དཀར་ཆུ་སེར་སྡོང་ཞིང་སྐེམ་པར་བྱེད། །ཀླད་ཚས་གཡུ་བཟང་ཉ་ལྕིབས་མུ་ཏིག་མཆོག །རྡོ་སྨན་ཀུན་ལ་འདུ་རྩེ་དར་སྨན་གཅེས། །ཞིབ་བཏགས་གར་ཆང་

སྨིན་པའི་རྟ་ལ་བསྒྲོན། །ཕོང་དུ་བསྟེན་པས་མེ་ལྷར་མཆེད་ནས་ནི། །དྲས་དབུགས་མི་དགོས་རྩ་མཐུད་གཞོམ་པ་གསོ། །གས་པ་སྦྱོར་ཞིང་ཆག་པ་རུས་མདུད་འགྲིག །རྡིབ་པ་འདེགས་ཤིང་གྲུམ་པ་ལུགས་སུ་རྩུད། །ཀླད་སྐྱོན་ཁ་ལྐུགས་པ་ཡང་འབྱེད་པར་བྱེད། །རུས་འཛེར་ཕྱིར་འབུད་ཤའུ་ཟབ་ལམ་འཚོ། །མིག་འགྲིབ་པ་ལ་མཆོག་ཏུ་བསྔགས་པ་ཡིན། །འདི་ལས་གཞན་དུ་གབ་སྐྱུང་ཡོད་རེ་ཀན། །འདི་ཕྱིའི་སྐྱབས་མགོན་དཀོན་མཆོག་དབང་པོར་བྱེད། །དེ་ཕྱིར་ཐུགས་ཀྱི་དཀྱིལ་དུ་སྟོས་པ་ཞུ། །ཞེས་པ་འདི་ཉིད་འབྲི་གུང་ཟླ་སྨན་པ། །ཀརྨ་རིན་ཆེན་རྒྱ་མཚོའི་གསུང་ལས་བཏུས། །ཞེས་གསུངས་སོ། །ད་ལྟ་ཡང་འབྲི་ལུགས་གསོ་རིག་རྒྱུན་འཛིན་པ་འབྲི་གུང་སྨན་རམས་པ་ཆོས་རྗེ་བཟང་པོས་མ་ཉམས་སྲུང་སྐྱོབ་ཀྱིས་སྨན་སྦྱོར་བྱས་ནས་བེད་སྤྱོད་གཏོང་བཞིན་ཡོད་པས་ཕན་ནུས་དམིགས་བསལ་ཐོན་གྱི་ཡོད་པ་ནི་ནད་ཐོག་དངོས་ནས་ར་སྤྲོད་བྱུང་བཞིན་ཡོད།

འབྲི་ལུགས་རྒྱུ་རྐྱེན་འཕྲུལ་གྱི་ཐེམ་ཚང་།

འབྲི་ལུགས་གསོ་རིག་སྤྲོལ་གཏོད་པ་ཀུན་མཁྱེན་ཆོས་ཀྱི་གྲགས་པས་མཛད་པ་སྟེ། མན་ངག་བདུད་རྩིའི་ཡང་ཞུན་ལས། རྒྱུ་རྐྱེན་འཕྲུལ་གྱི་ཐེམ་ཚང་ནི། །པདྨ་རྩ་རིང་ཀླུམ་རྩ་རྩེ་སྟག་མོ་རྒྱུ་མ་རྩེ། ། བདག་མེད་པོང་བུའི་ཀླད་པ་རི་བོང་གི་ཀླད་པ་དང་། །ཁྱུར་གུམ་དོམ་མཁྲིས་མ་གི་ཏ། །བ་ལེ་ཀ་རྣམས་ཐུན་ཚད་རེ། །ཨ་རུ་མཆུ་རིང་ཉི་ཤུ་གཅིག །རིལ་བུ་སྲན་མ་སྦོས་པ་ཙམ། །འབྲི་མཛོའི་ཞོ་དཀྲུག་ཕོལ་མས་དབྱུལ། །ཉི་མ་དང་པོར་སུ་ཏྲི་ལྔ། །ཉིན་གུང་བདུན་དང་དགོང་མོ་དགུ། །གཉིས་པར་བདུན་དགུ་བཅུ་གཅིག་དང་། །གསུམ་པར་བཅུ་གཅིག་བཅོ་ལྔ་དང་། །ཉེར་གཅིག་བཞི་པའི་དུས་གསུམ་ཀར། །ཉེར་བདུན་ལྔ་པར་ཉེར་གཅིག་དང་། །བཅོ་ལྔ་བཅུ་གཅིག་དྲུག་པའི་ཉིན། །བཅོ་བརྒྱད་བཅོ་ལྔ་བཅུ་གཅིག་གོ །བདུན་པར་དགུ་བདུན་ལྔ་ལ་སོགས། །སུ་ཏྲི་ཉིན་གུང་དགོང་དུས་བཏང་། །ཐེམ་བུ་བཀགས་བཞིན་གཅོད་པར་ངེས། །འདི་ཡིས་མ་ཆོད་ལས་ནད་ཡིན། །འབྲི་གུང་རཏྣ་ཀིརྟིའི་ལུགས། །ཞེས་གསུངས་སོ། །

འབྲི་ལུགས་ཕྱིར་མི་ལྡོག་པའི་བྱུག་པ།

འབྲི་ལུགས་གསོ་རིག་སྤྲོལ་གཏོད་པ་པོ་ཀུན་མཁྱེན་ཆོས་ཀྱི་གྲགས་པས་མཛད་པ་སྟེ། འབམ་བཅོས་ཆེ་འཛིན་སྤྲོག་སྐྱོབ་ལས། བྱུག་པ་ནད་བདག་གཏིང་འདོན་ནི། །རུས་ཆེན

གསུམ་གྱི་འཕྲུལ་ཐལ་ལ། །གཡའ་སྤོན་བསྲེག་པའི་ཐལ་བ་བཅས། །བཞི་མཉམ་ངར་འདོན་གུ་གུལ་དང་། །དོམ་བྲུན་བསྟོད་ཚིགས་བསྲེགས་པ་ཡི། །རྩ་རྐང་འབྲུ་མར་རྙིང་པ་ནི། །གང་རུང་དང་སྦྱར་གང་སྐྲངས་སར། །དང་པོ་སྣུག་ཅིང་བར་དུ་སྙོམས། །མཐའ་མར་མདོག་འགྱུར་བྱུག་ལ་བསྙེན། །ཉི་མས་བསྲེགས་པ་ཡང་ཡང་བྱ། །དེས་ནི་ནད་ཕྱིས་མི་ལྡང་བར། །དམ་པའི་གནད་ཡིན་ཨེ་མ་མཚར། །ཞེས་དང་། ཟིན་ཏིག་མཛེས་རྒྱན་བདུད་རྩིའི་སྨན་མཛོད་ལས། རྐང་འབམ་ནད་ཀྱི་ཕྱི་རྗེས་གཅོད་པའི་ཐབས། །བྱུག་པ་རུས་ཆེན་གསུམ་གྱི་འཕྲུལ་ཐལ་ལ། །གཡའ་སྤོན་བསྲེགས་པའི་ཐལ་བ་དང་བཅས་པ། །བཞི་མཉམ་ངར་འདོན་གུ་གུལ་དོམ་གྱི་བྲུན། །ཅུང་ཟད་བསྲེས་པའི་རྩ་ཡི་རྐང་མར་རམ། །འབྲུ་མར་རྙིང་པ་གང་རུང་དང་སྦྱར་ནས། །རྐང་པར་དང་པོར་གཏུག་ཅིང་བར་དུ་སྙེམ། །ཐ་མར་མདོག་འགྱུར་ཡང་ཡང་བྱུག་ཅིང་བསྙིམས། །མི་ཉིར་བསྲེགས་པས་ནད་ཕྱིར་མི་ལྡང་བ། །གདམས་ཟབ་ངོ་མཚར་འབྲི་གུང་པ་ཡི་ལུགས། །ཞེས་གསུངས་སོ། །

འབྲི་ལུགས་དཔོན་ཚང་གཡུ་རྙིང་ཉེར་ལྔ།

གཡུ་རྙིང་ཉེར་ལྔ་ནི་ལྗོ་བྲག་མཁན་པོ་ཀརྨ་བསམ་གྲུབ་ཀྱིས་མཛད་པའི་ལུགས་གཅིག་དང་། དཔོན་ཚང་ཡེ་ཤེས་བསམ་གཏན་གྱིས་མཛད་པའི་ལུགས་གཅིག་བཅས་གཉིས་མཆིས་ལ་དཔོན་ཚང་ཡེ་ཤེས་བསམ་གཏན་གྱི་གཡུ་རྙིང་ཉེར་ལྔ་ནི། ཡང་ཟབ་ནོར་བུའི་ཕྲེང་བ་ལས། ན་མོ་གུ་རུ་རཏྣ་ཀིརྟི་ཡེ། དོན་ལྔ་བཙུན་མོ་མཆིན་ཚད་འཛོམས་བྱེད་པའི། །རིན་ཆེན་གཡུ་རྙིང་ཉེར་ལྔའི་སྦྱོར་བ་ནི། །གཡུ་རྙིང་མུ་ཏིག་བྱི་རུ་མཚལ་དཀར་བཞི། །གསེར་མདོག་བྲག་ཞུན་ལྕུགས་ཕྱེ་སྐྱུ་རུ་བཞི། །ཙན་དན་དཀར་དམར་བ་ལེ་བ་ཤ་བཞི། །ཤྲི་ཁང་རུ་ཏ་ཨུཏྤལ་བོང་དཀར་བཞི། །ཧྲ་ཏི་ལི་ཤི་ཏིག་ཏ་བ་རུ་བཞི། །ཅུ་གང་གུར་གུམ་གེ་སར་བསེ་རུ་བཞི། །སླ་ཙེ་ཀ་ར་སྦྱར་བའི་ཉེར་ལྔ་སྙིང་། །ཆོས་སྨན་སུག་སྨེལ་སྦྱར་བའི་ཉེར་བདུན་པ། །སྦྱིར་བཞུར་ཁུ་བའི་འདམ་བཏགས་རིལ་བུ་དྲིལ། །ཕན་ཡོན་ལེ་བརྒན་ལྟེམ་བུ་དུག་ཐབས་དང་། །ཆུ་སེར་རྐུན་བུ་འོར་ལྷུང་ཁ་ལུད་དང་། །གཞུང་རེངས་མཆིན་གྲུམ་ནག་པོ་ཧལ་སྐེམ་དང་། །མཆིན་དྲི་དཀར་ནག་གནད་མཆིན་རྩ་བྱེར་བཅས། །མཆིན་ནད་ཚ་བ་འཛོམས་པའི་བདུད་རྩི་ཡིན། །ཞེས་དཔལ་ལྡན་རྒྱུད་ཀྱི་དགོངས་པ་དང་། བླ་མའི་གསུང་དང་རང་གི་མྱོང་བ་བཅས། །གཅིག་ཏུ་བསྡུས་ཏེ་འགྲོ་ལ་ཕན་པའི་ཕྱིར། །འབྲོམ་རིགས་སྨུག་པ་བན་ཛྙ་ན་བསམ་གཏན་གྱིས། །སྦྱར་བ་དུག་གསུམ་རྒྱུ་འབྲས་ནད་ཞི་ཤོག །ཅེས་གསུངས་པས་སོ། །

འབྲི་ལུགས་རྡོ་རྗེ་ཐོག་འབེབས།

འབྲི་གུང་བླ་སྨན་ཀུན་མཛད་པ་སྟེ། མན་ངག་བདུད་རྩི་རོལ་མཚོ་ལས། གསང་བའི་སྨན་མཆོག་རྡོ་རྗེ་ཐོག་འབེབས་ཞེས། །ཀུན་ཚད་སྲི་དང་གག་ལྷོག་གཟེར་གསུམ་འཇོམས། །ཁྱད་པར་འབམ་ནག་སྙིང་དུ་ཐེང་ཚོག་ཡིན། །ཙུས་ཟུག་ཆེ་ན་ད་རྒྱུ་བསྣན་ལ་གཏོང་། །ཨ་གར་སྐྱུར་གསུམ་ཧིག་ཏ་བ་ཤ་ཀ །ཧོང་ལེན་བོང་ང་སླེ་ཏྲེས་བ་ལེ་ཀ །གུར་གུམ་རུ་གང་སྒྲེ་ཤང་ཙན་དན་དཀར། །ལི་ཤི་ཙན་དན་གུ་གུལ་ནག །དབང་པོ་ལག་དང་མཚལ་དཀར་ད་རྒྱུ་དང་། །ལྕགས་ཀྱུ་ཀླུ་བདུད་རྡོ་རྗེ་སྲིག་དཀར་ནག །ཙ་ཧ་བསེ་ཡབ་རྒྱུ་སེར་སྨན་གསུམ་རྣམས། །དྲིག་དང་གྲུམ་བུ་མ་ལུས་འཇོམས་པའི་མཆོག །ཕུར་མོང་ཤྲཱ་རྩི་སྟག་ཤ་གོ་ཐྱི་ལ། །བསྣན་པས་རྐང་འབམ་ནག་པོ་གཡུལ་ལས་རྒྱལ། །ལེགས་པར་ཚོགས་པ་སུམ་ཅུའི་སྦྱོར་བ་འདིས། །འབམ་གྱི་གྲོང་ཁྱེར་འཇྱུང་ཡང་བཤིགས་པར་བྱེད། །འབྲི་གུང་འཚོ་བྱེད་ཀུན་འི་ལག་ལེན་ཡིན། །ཞེས་གསུངས་སོ། །

འབྲི་ལུགས་ཀླུ་བདུད་བཅུ་བདུན།

འབྲི་གུང་གདན་རབས་བཅོ་བརྒྱད་པ་ཆོས་རྒྱལ་རིན་ཆེན་ཕུན་ཚོགས་ཀྱི་སྐུའི་བླ་སྨན་ཀུན་རིན་ཆེན་རྒྱ་མཚོས་མཛད་པ་ཡིན་ཏེ། ཕན་བདེའི་སྙིང་པོའི་ཡན་ལག་འབམ་བཅོས་གཅེས་པའི་གནད་བསྡུས་ཚེ་བུམ་ཞེས་པ་ལས། དབུས་སྟོད་བླ་སྨན་ཀུན་འི་ཟབ་གནད་ཀླུ་བདུད་བཅུ་བདུན་ནི། ཀླུ་བདུད་རྡོ་རྗེ་ལྷོག་དུག་ནག་པོ་དང་། །སྟོང་ཟིལ་རྒོད་སྤོས་རྒྱལ་པོ་སྡེ་བཞི་ཡིན། །ཟི་ར་གཉིས་དང་ཏིལ་གཉིས་བཙུན་མོ་བཞི། །བློན་པོ་གུ་གུལ་ཤྲཱ་རྩི་ཤུ་དག་དང་། །ཨ་རུ་གསེར་མདོག་དཔའ་བོ་སེར་པོ་དང་། །ར་ཙན་དཀར་ནག་ཙ་ཧ་དབང་ལག་འབངས། །རྒྱལ་པོ་སྡེ་བཞི་ཞོ་རེ་མཉམ་པ་ལ། །བཙུན་མོ་བློན་འབངས་དེའི་ཕྱེད་ཕྱེད་དོ། །གུ་གུལ་བགྲུང་ཆུས་ཐན་ལ་རིལ་བུ་དྲིལ། །ཁྱུང་ལྔ་མཉམ་སྦྱོར་གུ་གུལ་སྒྲེ་ཤང་དང་། །གུར་གུམ་ད་རྒྱུ་སྲིག་པ་དཀར་ནག་རྣམས། །ནུས་ལྡན་སྦོམ་བརྒྱད་ཐྲི་ཆུས་རིལ་བུ་དྲིལ། །སྦྱོར་བ་འདི་གཉིས་ལྷག་སྦྱོད་ཆུ་བསྐོལ་དབུལ། །འབམ་རིགས་མ་ལུས་འཇོམས་ཤིང་ཁྱད་པར་དུ། །གཞོན་དར་ཁྲག་མཁྲིས་ཚ་ཤས་ཆེ་ལ་བསྔགས། །ཞེས་ཀླུ་བདུད་བཅུ་བདུན་ནི་རྗེ་འདིའི་ཕྱག་ལེན་ཡིན་པ་གསལ།

འབྲི་ལུགས་སྨན་ནག་སོ་གཅིག

གནས་མོའི་གསུང་སྐད་འབྲུག་གྲགས་མ་ཞེས་གྲགས་པའི་རིལ་བུ་དབྱངས་ཅན་ཞེས་བྱ་བའི་ནང་ལས། འབྲི་གུང་སྨན་ལུགས་སྨན་ནག་སོ་གཅིག །ཅ་ཆ་ཤ་༧་གཙོ་བོ་ཕག་བྲུན་འཕོར་ནི་མི་ཐོད་གསུམ། ནོར་བུ་བདུན་ཐང་དང་མཁྲིས་ཕྱེ་བདུན་པ་དང་། །ལི་ག་དུར་དང་སླ་རྩི་སྤོ་དེ་ག །ཚོན་བཙོད་ཞུ་མཁན་གུ་གུལ་པར་པ་ཏ། །ཁྲག་ཞུན་སྤྲུ་ནག་ཕུར་མོང་ཕྱི་ཡང་ཀུ། །སྨན་ཆེན་རྣམས་ནི་ཆ་རེ་སྙོམས་པར་བྱ། །ཨ་རུ་ཕྲུན་ལོག་ཕག་བྲུན་ཀུན་དང་མཉམ། །ཅི་སྲིད་ཧོང་དེ་བཞི་པོ་ཡང་མཉམ་བསྲེགས་བྱ། །ཞིབ་བཏགས་ཕྱེ་མ་བསྐོལ་གྲང་ཆུ་ཡིས་ཕུལ། །ཚད་རིགས་ཀུན་དང་ཁྱབ་པར་རྒྱུ་ཚད་དང་། །སྤྱི་བོའི་གཙུག་ནས་རྐང་མཐིལ་ཡན་ཆད་ཀྱི། །གཉན་དང་འཐབ་པའི་ནད་རིགས་ཀུན་ལ་ཕན་ཙ་ཆུ་འགག་ན་ཆུ་སྨན། །ནད་མགོ་ཆོག་ཅིང་ཙ་ཆུ་འབྱམས་སོང་ན། །དྭངས་མ་གནས་འཛོག་སེ་འབྲུ་སྙིང་གུར་གུམ་བསྣན་པ་ཟེར་ཆ་གཅིག་གོང་གི་སྨན། །ཆ་གཉིས་ལྷག་སྤྲད་བྱས་ལ་བཏང་བ་མཆོག །འབྲི་གུང་དགོན་མཆོག་འཕྲིན་ལས་བཟང་པོས་སྦྱར། །ཞེས་གསུངས་པའོ། །

འབྲི་གུང་འཆི་མེད་རིལ་བུ།

འབྲི་གུང་འཆི་མེད་རིལ་བུ་ནི། འབྲི་གུང་ཆོས་རྒྱལ་རིན་ཆེན་ཕུན་ཚོགས་ཀྱིས་ཏེ་སྒྲོ་ནས་གཏེར་ནས་བཞེས་ཅིང་བླ་སྨན་ཀརྨ་རིན་ཆེན་རྒྱ་མཚོས་གཏན་ལ་ཕབ་པའི་གཏེར་སྨན་ཞིག་ཡིན། འབྲི་གུང་འཆི་མེད་རིལ་བུའི་དངོས་གཞིའི་གཞུང་དེ་ལས། སྔན་བརྒྱུད་ཡི་གེ་མེད་པ་ནི། །རྒྱ་གར་རྫམ་པའི་དུར་ཁྲོད་དུ། །ཀུ་རུ་སེང་གེ་སྒྲ་སྒྲོགས་ལ། །མིག་སྐྱུར་ཊཱ་ཀི་བརྒྱུད་ཀྱིས་ཕུལ། །བོད་ཡུལ་ཚངས་པའི་ལྷ་གནས་སུ། །མངའ་བདག་ཞལ་ངོ་ཆེ་ལ་གཏད། །ལས་ཀྱི་ཕྱག་རྒྱ་ཡུམ་ལ་གཏད། །མ་འོངས་སྐལ་ལྡན་སྐྱེ་བོ་ཡི། །དོན་དུ་སྨོན་ལམ་བཏབ་བྱས་ནས། །སྲ་བདུན་རྩེ་ཡི་ཁ་བྱང་བཞིན། །གཏེར་དུ་སྦས་ནས་བཀའ་རྒྱ་མཛད། །ཆོས་གྲགས་ཀྱི་གྲགས་པས་གཏེར་ནས་ཕྱུང་། །ཞེས་གསུངས་པ་དང་། དངོས་གཞིའི་སྨན་ནི་ཡང་དེ་ཉིད་ལས། དངོས་གཞི་འཆི་མེད་རིལ་བུ་ལ། །གླང་ཆེན་དབང་པོས་སྲུང་བུ་སྒེ་ཕང་། །ཤེལ་འཛམ་ཤེལ་ཏང་དར་གྱིས་རབ་བརྒྱན་ནས། །དེ་ཡི་སྟེང་དུ་ལུས་ངན་པོ་སོང་ང་། །སྐུ་ལ་གསེར་ཆུ་རྩ་ཀྱི་ཡ་ལད་གསོལ། །ཁྲི་གཉེར་ཤུ་དག་གཟི་བརྗིད་ལྡན་པ་ཡོད། །དེ་ཡི་མདུན་དུ་བཙུན་མོ་ཐར་ནུ་ནི། །སྲོད་ཀྱི་གླང་པོ་སྨུག་པོ་སླ་རྩི་བཅིངས། །ནུ་འབུར་རེ་ལྷག་རྒྱས་པའི་མདངས་བཟང་ལས། །གནོད་སྦྱིན་ཁྱིའུ་གུ་གུལ་པང་དུ་ཐོགས། །བདུད་རྩི་ཞུན་ཁྲག་ཞུན་གྱི་སྐྱེམས་

གསོལ་ཞིང་། །སྔར་ཡང་སྤྲུལ་བའི་དམག་དཔུང་རྣམས། །རྣམ་ཤེས་ཅན་གྱིས་ཁྲིད་སོ་སོའི་ཁ་བསྐུར་བྱས་ནས། །སྨྱུ་མའི་གྲོང་ལ་འགེལ་བྱེད་པའི། །ཉེས་པ་ཆམ་ལ་འབེབས་པར་ངེས། །དེ་ནས་ཐུན་གྲོགས་དགའ་བའི་གཏམ། །ཡིད་འོང་གྲོགས་དང་སྤྱོད་ལམ་གཟབ། །འཕྲུལ་འཁོར་བལྟ་རེག་དྲི་བ་སོགས། །ཉིན་ལ་བརྟེན་ནས་རྗེས་སུ་དཔག །དགེ་དེས་མ་རྒན་སེམས་ཅན་རྣམས། །བླ་མེད་སངས་རྒྱས་ཐོབ་པ་ཤོག །ཅེས་གསུངས་པ་བཞིན།

འབྲི་ལུགས་བསེ་རུ་བཅུ་གཅིག

བསེ་རུ་བཅུ་གཅིག་ནི་འབྲི་གུང་ཆེ་དབང་བརྟན་པས་དགུ་རྒྱུའི་ཚད་དབལ་གཅོག་པའི་ཆེད་དུ་མཛད་པར་མངོན་ཏེ། དགུ་རྒྱུའི་གསང་བ་སྦུབས་འདྲེན་ལས། ཚད་པའི་དབལ་ཉིད་ཚོམས་སྐབས་སུ། །བསེ་རུ་བཅུ་གཅིག་སྦྱོར་བ་ནི། །བསེ་རུ་འཛིབ་རྩེ་རུ་རྟ་དང་། །གུར་གུམ་བཞི་པོ་ཐུན་གཉིས་བྱས། །སློན་པོ་ག་དུར་ཕྱེད་དང་གཉིས། །ཙུ་གང་ཤིང་མངར་རྒྱུན་འབྲུམ་དང་། །སེ་འུ་འབྲུ་ཤིང་མངར་ལྷམ་པ་རྣམས། །ཆ་མཉམ་རེ་ཡི་ཚད་ཡིན་ནོ། །སྟོད་དུ་འཚངས་བར་ཨ་གར་ལི་ཤི་བསྣན། །ཕྱེ་མ་ཞིབ་བཏགས་ག་ར་སྦྱར། །གོང་གི་བོང་དཀར་བཅུ་པ་དང་སྒྲིལ་ལམ་སྦྱོད་སྤྱ་རྫོ། །རིག་པས་དཔྱད་ལ་ཕན་ཡོན་ནི། །གླིམ་ཞིང་དབྱུང་ལ་ལུ་བ་སེལ། །སྨོས་ཤིང་ཕོ་མཆིན་ན་བ་ལ། །རུ་རྟ་སྐྱུ་རུ་གུར་གུམ་དང་། །ཕྲི་ཡང་བཤ་ག་སེ་འབྲུ་སུག་སྨེལ་ལྷམ་པ། །ཀར་སྦྱར་གོང་མ་ཆ་གསུམ་ལ། །རིམ་གྱིས་ཆ་བསྐྱུང་ཆུ་བསྐོལ་ཐུལ། །དགོང་དུས་བཏང་བས་མངོན་སུམ་དུ། །ཡིད་ཀྱི་རེ་བ་ཡོངས་བསྐང་ནས། །དགུ་རྒྱུའི་འཇིགས་ལས་གྲོལ་བྱེད་པ། །ས་སྟེང་འདི་ལ་ཆུ་སྨན་རྣམས། །འདི་ལས་ཟབ་པ་ཡོད་མ་ཡིན། །ཞེས་བསེ་རུ་བཅུ་གཅིག་གི་ཁ་བསྐུར་དང་བཅས་པ་གསུངས་སོ། །

འབྲི་ལུགས་ཙན་དན་བཅོ་བརྒྱད།

གསོ་བ་རིག་པའི་མན་ངག་ཀུན་གྱི་གཅེས་བཏུས་ཕན་བདེའི་སྙིང་པོ་ལས། ཙན་དན་བཅོ་བརྒྱད་སྦྱོར་བ་ནི། །ཙན་དཀར་སླེ་ཤང་བཟང་པོ་དྲུག །ཨ་རུ་གསེར་མདོག་སུམ་ཅུ་རྟེག །རུ་རྟ་རྒྱ་སྐྱེགས་ཕྲི་ཡང་ཀུ། །ཧོང་ལེན་རེ་སྐོན་བཤ་ག །བཙོད་དང་འབྲི་མོག་ག་ར་སྦྱར། །བྲག་ཞུན་ཐང་གིས་འཁྲུལ་ལ་བཏང་། །ཕན་ཡོན་འབྲུ་སྐྱུགས་འདྲིལ་བ་དང་། །རྩ་ཚད་རྩ་འདུལ་ཤ་འཁྱིག་དང་། །མགོ་བོ་ན་ཞིང་མིག་མི་གསལ། །ཁ་ལྕེ་སྐམ་ཞིང་གྲེ་བ་ཚ། །མཆིན་མཁྲིས་ཕོ་ལོང་རྒྱུ་མ་ལ། །རྨུག

ཅིང་ཚ་བར་བྱེད་པ་ལ། །མི་དབལ་ཆུ་ཡིས་གསོད་དང་མཚུངས། །ཞེས་ཡོངས་གྲགས་ཀྱི་སྦྱོར་སྡེའི་ནང་དུ་ཙན་དན་དཀར་དམར་གྱི་ཁྱད་པར་སྟེང་ནས་འབྲི་གུང་ལུགས་ཀྱིས་ཙན་དན་དཀར་པོ་སྡེབ་སྲོལ་ཡོད་པས་ན་འབྲི་ལུགས་ཙན་དན་བཅོ་བརྒྱད་ཅེས་སུ་གྲགས།

འབྲི་ལུགས་ཨ་གར་བརྒྱད་པ།

མན་ངག་སྙིང་པོ་གཅེས་པར་བསྡུས་པ་ལག་ལེན་རྒྱུན་ཐྱེར་བྱ་བའི་རིམ་པ་ལས། འབྲི་གུང་ལུགས་ཀྱི་ཨ་གར་བརྒྱད་པ་ནི། ཨ་ག་རུ་དང་སྙིང་ཞོ་ཤ །ཙན་དན་དཀར་དམར་ཛྙ་ཧྲི་དང་། །ཙུ་གང་གུར་གུམ་སྲོ་ལོ་དཀར། །ཀ་ར་སྦྱར་བའི་བརྒྱད་པ་འདིས། །ཁྲག་རླུང་འཐབ་དང་མདུན་རྒྱབ་གཟེར། །སྙིང་སྲོག་གཟེར་འཁྲུགས་གློ་སོགས་སེལ། །ཞེས་གསུངས་སོ། །

འབྲི་ལུགས་ཏིག་ཏ་ཉེར་ལྔ།

འདི་ནི་འབྲི་གུང་ཆེ་དབང་བརྟན་པས་མཛད་པ་ཡིན་ཏེ། གསོ་བ་རིག་པའི་མན་ངག་ཀུན་གྱི་གཅེས་བསྡུས་ཕན་བདེའི་སྙིང་པོ་ལས། ཏིག་ཏ་ཉེར་ལྔའི་སྦྱོར་བ་ནི། །རྒྱ་ཏིག་བོད་ཏིག་སུམ་ཅུ་ཏིག །གསེར་མེ་སྐྱེར་ཤུན་དུག་མོ་ཉུང་། །ཀྱི་ལྕེ་བོང་དཀར་ཨ་རུ་ར། །ཛྙ་ཧྲི་རུ་ཏ་རྒུན་འབྲུམ་དང་། །ཙུ་གང་ཤིང་མངར་ཨ་གྲོང་དཀར། །གུར་གུམ་བྲག་ཞུན་བ་ཤ་ཀ །ལི་ཤི་རྩོང་ལེན་སེ་འབྲུ་དང་། །སུག་སྨེལ་པི་ལིང་ཀ་ཀོ་ལ། །ཤུག་ཚེར་ཀ་ར་སྦྱར་བ་ཡིས། །ནད་གཞི་སྣོད་མཁྲིས་ལས་སྐྱེས་པའི། །མཁྲིས་ནད་ཚ་གྲང་མ་ལུས་སེལ། །ཞེས་གསུངས་སོ། །

འབྲི་ལུགས་མདུང་རྩེ་ཉེར་ལྔ།

ཀུན་མཁྱེན་འབྲི་གུང་པ་ཆོས་ཀྱི་གྲགས་པས་མཛད་པ་ཡིན་ཏེ། ཉེར་ལྔ་ཉི་ཤུ་རྩ་ལྔའི་སྦྱོར་བ་རིན་ཆེན་སྲོག་གི་རྒྱབ་རྟེན་ལས། མདུང་རྩེ་དཀར་པོ་བསེ་རུ་བཟང་དྲུག་དང་། །རྒྱ་རུ་གུ་དོར་དང་ནི་ཁ་ཤའི་ར། །ཧྲི་ཚ་སྤལ་རྒྱབ་གངས་ཐིགས་གོ་སྙོད་དང་། །ཙན་དན་གཉིས་དང་སེང་ལྡེང་དབང་པོ་ལག །ཀླི་ཤང་དོམ་མཁྲིས་སླ་རྩི་འབྲས་བུ་གསུམ། །ཀ་རའམ་སྦྲང་ངམ་བུ་རམ་རིལ་བུ་དྲིལ། །ཉོ་རངས་ཟོས་པས་མིག་ནད་མ་ལུས་སེལ། །ཞེས་གསུངས་སོ། །

འབྲི་གུང་འཚོ་མཛད་ཞི་བྱེད་དྲུག་པ།

གསོ་བ་རིག་པའི་མན་ངག་ཀུན་གྱི་གཅེས་བསྡུས་ཕན་བདེའི་སྙིང་པོ་ལས། ཞི་བྱེད་དྲུག་གི་སྦྱོར་བ་ནི། །མ་ནུ་གཅིག་ལ་སྣ་སྐྱ་གཉིས། །ཨ་རུ་གསུམ་ལ་ལྷུམ་རྩ་བཞི། །ཙོང་ཞི་ལྔ་ལ་བུལ་ཏོག་དྲུག །ཕན་ཡོན་མ་ཞུ་གསར་རྙིང་དང་། །དུག་དང་ཕོ་བའི་མེ་དྲོད་ཉམས། །གཉེན་ལོག་བུ་དང་མ་ཤ་ཐོག །མོ་སྲིན་རིགས་ལྔ་སྨད་རླུང་མཆོག །དྲི་མ་སྐམ་པ་ཆུན་པར་བྱེད། །འདི་སྟེང་སྟར་བུ་སྦྲུལ་ཤ་དང་། །རྒྱ་ཚ་སྡིག་སྲིན་འོམ་བུ་བསྣན། །མོ་ནད་ཁྲག་སྐྲན་འབྲིལ་བ་བཤིགས། །ཁྱད་པར་བཙས་རྗེས་མོ་ནད་ལ། །འདི་བས་ལྷག་པའི་གདམས་པ་མེད། །ཅེས་གསུངས་སོ། །གཞན་དུ་ཞི་བྱེད་དྲུག་པའི་ཁ་བསྒྱུར་སྨན་རིགས་མང་དུ་ཡོད་པས་འདི་ནི་ཡོངས་གྲགས་ཀྱི་འབྲི་གུང་ལུགས་ཀྱི་ཞི་བྱེད་དྲུག་པར་ངོས་འཛིན་བྱེད་ཀྱི་ཡོད།

འབྲི་ལུགས་མཁྲིས་བྱེ་བདུན་པ་ཁ་ཚར་ཅན།

གཅེས་བཏུས་ཕན་བདེའི་སྙིང་པོ་ལས། མཁྲིས་བྱེ་བདུན་སྟེང་ཅན་དན་རུ་གང་དང་། །གི་ཝང་གུར་གུམ་སུག་སྨེལ་ཨ་རུ་ར། །ཁྲག་ཞུན་འཛིན་པ་སླ་རྩི་གུ་གུལ་ནག །སྣ་ལོ་ཚོས་བཙོད་ལོ་བཙན་སྐྱེར་བར་ཤུན། །རེ་རལ་སྐྱི་འབྲུ་རི་བོང་ཀླད་པ་སྦྱར། །ཞིབ་བཏགས་ག་བུར་ནག་པོའི་ཐལ་སྦྱོར་སྟེང་དུ་ཙ་ཆ་ཉ་ཤའི་སྣུ་ལ་བསྣན་དང་། །ལྷག་པ་སྲིད་པས་རིམས་ནད་རྒྱུ་གཟེར་ནི། །གསར་རྙིང་སྟོབས་ཆེ་སྟོབས་ཆུང་གང་ཡིན་ཡང་། །རྒྱུ་ལོང་མི་འདྲུལ་རྩི་སྲུང་གསོ་བྱེད་ཅིང་། །མཆིན་པའི་ཟགས་སྟོམས་མཁྲིས་པའི་མེ་དབལ་གསོད། །འཁྲུ་བའི་མདོག་བསྒྱུར་ཚུ་བོའི་རྒྱུན་ལམ་གཅོད། །རོ་འདོན་ལོག་གནོན་ཐོག་མཐའ་བར་ཀུན་གྱི། །བཅོས་རྣམས་སོ་སོར་མི་དགོས་འདི་ཁོ་ནས། །དུས་གཅིག་བྱེད་པ་ཁོ་བོའི་སྦྱོང་གྲུབ་ཡིན། །སྨན་སྦྱོར་འདི་ནི་དཀོན་མཆོག་འགྲོ་ཕན་དབང་པོས་རྒྱུད་ཀྱི་མཁྲིས་བྱེ་བདུན་པའི་སྟེང་དུ་ཁ་ཚར་གདབ་པ་ཅན་ལ་བྱ་ལ་བྱིས་འབྲི་གུང་གསོ་རིག་སློབ་བརྒྱུད་འཛིན་པ་ཁག་གིས་ཕྱག་ལེན་གནང་བས་བཤད་པ་ཙམ་མ་ཡིན་པར་ཕན་ནུས་དངོས་སུ་ཐོན་གྱི་ཡོད་ལ། དཔོན་ཚང་ཡེ་ཤེས་ཀྱི་གཅེས་བསྡུས་ཕན་བདེའི་ཡང་སྙིང་ནས་དེ་ལྟར་བསྟན་ཡོད། རིམ་པར་ལག་ལེན་བརྒྱུད་པས་འབྲི་ལུགས་མཁྲིས་བྱེ་བདུན་པའི་ཁ་ཚར་ཞེས་སུ་གྲགས།

འབྲི་ལུགས་གསོ་རིག་གི་ལུང་རྒྱུན་བྱུང་རིམ་རྩང་ཟད་བཤད་པ།

བདུད་རྩི་སྙིང་པོ་ཡན་ལག་བརྒྱད་པ་གསང་བ་

མན་ངག་རྒྱུད་ཀྱི་བརྒྱུད་རིམ།

གཡུ་ཐོག་ཡོན་ཏན་མགོན་པོ། སུམ་སྟོན་ཡེ་ཤེས་གཟུངས། གཞོན་ནུ་ཡེ་ཤེས། མཁས་པ་འབུམ་སེང་། སངས་རྒྱས་རིན་ཆེན། རིན་ཆེན་རྡོ་རྗེ། དོན་གྲུབ་ཆོས་རྒྱལ། བྲང་ཏི་དཀོན་མཆོག་སྐྱབས། སྨྲ་ཚད་དབང་ཕྱུག་གྲགས། རིག་འཛིན་ཕུན་ཚོགས། རྒྱལ་བཟང་དཔལ་བཟང་། བྱུར་ཕུད་དཔལ་ལྡན་གདོང་གྲུ་སེནྡྷ་བཟང་། ལྷུན་གྲུབ་རྒྱལ་མཚན། བྱུར་མཁར་ཨ་པོ་ཆོས་རྗེ། པཎ་ཆེན་དོན་རྒྱལ། སྨྲེ་མ་པ་ཚེ་འབུམ་རྡོ་རྗེ། སྨྲེ་མ་པ་ཚེ་དབང་། འབྲུག་པ་པདྨ་དཀར་པོ། གོང་སྨན་དཀོན་མཆོག་རྒྱལ་མཚན། འབྲི་གུང་ཆོས་ཀྱི་གྲགས་པ། དཀོན་མཆོག་འགྲོ་བའི་དབང་པོ། དཔོན་ཚང་ཡེ་ཤེས་བསམ་གཏན། ཞྭ་དམར་སྨར་འོག་གཙྪ་བསམ་གཏན། སི་ཏུ་པཎ་ཆེན། གོང་སྤྲུལ་བློ་གྲོས་མཐའ་ཡས། སྐྱབས་མགོན་ཐུགས་རྗེའི་ཉི་མ། ནང་ཆེན་ཆི་ཏུ་དཀོན་མཆོག་ལྷ་རྒྱལ། ཡོངས་འཛིན་ཨ་དབྱངས་རིན་པོ་ཆེ། དཔའ་ཚུང་རིན་པོ་ཆེ། འབྲི་གུང་སྨན་རམས་པ་ཆོས་རྗེ་བཟང་པོ་མཆོག་གི་བར་དུའོ། །

བདུད་རྩི་སྙིང་པོ་ཡན་ལག་བརྒྱད་པ་གསང་བ་མན་ངག་རྒྱུད་ཀྱི་འགྲེལ་པ་

འབྲི་གུང་རྒྱུད་བཞིའི་དཀའ་མཆན་ཐེམ་སྤྱང་མའི་བརྒྱུད་རིམ།

ལུང་རྒྱུན་ཁག་གཉིས་ལས།

དང་པོ།

ཀུན་མཁྱེན་འབྲི་གུང་རིག་འཛིན་ཆོས་ཀྱི་གྲགས་པ། དྭགས་པོ་རྡོ་རྗེ་བློ་གྲོས། འདི་དྭགས་པོ་གདན་རབས་སུམ་ཅུ་པ་བཟང་པོ་རྡོ་རྗེ་ཡིན་ནམ་སྙམ། ཧ་ཧ་བློ་གྲོས་རྒྱལ་མཚན། མཁས་དབང་བྱམས་པ་ཆོས་དབང་། མཁས་དབང་པདྨ་རིག་འཛིན། འབྲི་གུང་སྨན་རམས་པ་ཆོས་རྗེ་བཟང་པོ་མཆོག་གི་བར་དུའོ། །

གཉིས་པ།

ཀུན་མཁྱེན་འབྲི་གུང་རིག་འཛིན་ཆོས་ཀྱི་གྲགས་པ། ཁམས་བླ་དགོན་གྱི་མཁན་པོ་ཞིག

གིས། རྫོགས་ཆེན་ཕྲི་སེང་གེ་མཁན་པོ་ལ་གནང་། དེས་ཁམས་ཆགས་རྡུ་ཉི་གྲགས་དགོན་གྱི་སྤྲུལ་སྐུ་དབང་པོ་རིན་པོ་ཆེ་ལ་གནང་། དེས་འགོན་དགོན་སར་གྱི་དབུ་མཛད་བྱམས་པ་ཆོས་དབང་ལ་གནང་། བྱམས་པ་ཆོས་དབང་ནས་དགེ་བན་པདྨ་རིག་འཛིན་ལ་གནང་། འབྲི་གུང་སྨན་རམས་པ་ཆོས་རྗེ་བཟང་པོ་མཆོག་གི་བར་དུའོ། །

གསོ་བ་རིག་པའི་མན་ངག་ཀུན་གྱི་གཅེས་བཏུས་ཕན་བདེའི་སྙིང་པོའི་བརྒྱུད་རིམ།

དཀོན་མཆོག་འགྲོ་ཕན་དབང་པོ། དཔོན་ཚང་ཡེ་ཤེས་བསམ་གཏན། སྐར་འོག་གཙྪ་བསྟན་འཕེལ། ཚེ་རིང་དབང་། ཡོངས་འཛིན་ཡོན་ཏན་འབྱུང་གནས། འབྲི་གུང་སྐྱབས་མགོན་ཐུགས་རྗེའི་ཉི་མ། ནང་ཆེན་ཆི་ཧྲུ་དཀོན་མཆོག་ལྷ་རྒྱལ། པད་མ་དབང་གྲགས། བ་ལོག་ཐུབ་བསྟན་ཆོས་གྲགས། དགེ་བདག་དཀོན་མཆོག་ལྷུན་གྲུབ། དགེ་བདག་སློབ་དཀོན་མཆོག་ལགས། འབྲི་གུང་སྨན་རམས་པ་ཆོས་རྗེ་བཟང་པོ་མཆོག་གི་བར་དུའོ། །

གསོ་བ་རིག་པའི་གདམས་པ་ཀུན་གྱི་ཡང་སྙིང་གཅེས་བསྡུས་ཕན་བདེའི་ཆར་རྒྱུན་གྱི་བརྒྱུད་རིམ།

དཔོན་ཚང་ཡེ་ཤེས་བསམ་གཏན། སྐར་འོག་གཙྪ་བསྟན་འཕེལ། ཚེ་རིང་དབང་། འབྲི་གུང་སྐྱབས་མགོན་ཐུགས་རྗེའི་ཉི་མ། ནང་ཆེན་ཆི་ཧྲུ་དཀོན་མཆོག་ལྷ་རྒྱལ། པད་མ་དབང་གྲགས། བ་ལོག་ཐུབ་བསྟན་ཆོས་གྲགས། དགེ་བདག་དཀོན་མཆོག་ལྷུན་གྲུབ། དགེ་བདག་སློབ་དཀོན་མཆོག་ལགས། འབྲི་གུང་སྨན་རམས་པ་ཆོས་རྗེ་བཟང་པོ་མཆོག་གི་བར་དུའོ། །

དངུལ་ཆུ་བཙོ་བཀྲུའི་ལག་ལེན་གྱི་བརྒྱུད་རིམ།

གྲུབ་ཆེན་ཨུ་རྒྱན་པ། གཙྪ་རང་བྱུང་རྡོ་རྗེ། ཟུར་མཁར་མཉམ་ཉིད་རྡོ་རྗེ། ཕྲག་དཔོན་བསོད་ནམས་བཀྲ་ཤིས། འཚོ་བྱེད་ཛྙཱ་ནའི་མཚན་ཅན། གོང་སྨན་དཀོན་མཆོག་རྒྱལ་མཚན། འབྲི་གུང་རིག་

འཛིན་ཆོས་ཀྱི་གྲགས་པ། འབྲི་གུང་ཆེ་དབང་བསྟན་པ། དཔོན་ཚང་ཡེ་ཤེས་བསམ་གཏན། སི་ཏུ་པཎ་ཆེན་ཆོས་ཀྱི་འབྱུང་གནས། གོང་སྤྲུལ་རིན་པོ་ཆེ། ཀཿཐོག་འཚོ་བྱེད་ཆེ་རིང་ཆོས་འཕེལ། མཁན་ཆེན་ཁྲི་ཧྲུ་ཆེ་རྣམ། མཁས་དབང་རྡོ་རྗེ། དེ་ལས་ལོ་བོར་ཐོབ།

འབྲི་གུང་རིན་ཆེན་རིལ་ནག་གི་བརྒྱུད་རིམ།

དཔལ་ལྡན་ཕྲེང་བ། གྲུབ་ཆེན་ཨུ་རྒྱན་པ། རྣམ་སྲ་མི། གོང་སྨན་དགེ་སློང་པེ་ཧྭ་གཏྲ། རྣམ་འི་མཚན་ཅན། རྡྭ་ཚ། རྣམ་གེཧེ། ཆེ་དབང་བསྟན་པ། དཔོན་ཚང་ཡེ་ཤེས། འཚོ་བྱེད་ཀཱ་བསྟན་འཕེལ། ཀུན་མཁྱེན་ཆོས་ཀྱི་འབྱུང་གནས། ཧྲུང་འཚོ་བ་ཀུ་ཧྲུ་འཕེལ། མཆོག་སྤྲུལ་ཀརྨ་རིན་ཆེན། འཚོ་བྱེད་ཀརྨ་ཆེ་དབང་། མཁས་དབང་ཀརྨ་ཆེ་དཔལ། འཇམ་མགོན་བློ་གྲོས་མཐའ་ཡས། འཇུ་མི་ཕམ། རྫོང་གསར་མཁྱེན་བརྩེ། ཀཿཐོག་འཚོ་བྱེད་ཆེ་རིང་ཆོས་འཕེལ། ཁྲི་ཧྲུ་ཆེ་རྣམ་རིན་པོ་ཆེ། འབྲི་གུང་སྨན་རམས་པ་ཆོས་རྗེ་བཟང་པོ་མཆོག་གི་བར་དུའོ། །

འབྲི་གུང་ཡུལ་དུ་དཀར་ནག་རྩིས་ཀྱི་བསྟན་པ་དར་ཚུལ་སྐོར་ནས་བྱུང་བ་མདོ་ཙམ་གླེང་བ།

དང་པོ། གནམ་རིག་སྐར་རྩིས་ཀྱི་བྱུང་འཕེལ་མདོར་བསྡུས།

སྐར་རྩིས་དང་འབྱུང་རྩིས་རིག་པ་ནི་བོད་ཀྱི་ཆེས་གནའ་བོའི་རིག་གནས་རྙིང་ཤོས་ཤིག་ཡིན་ལ། དམངས་ཁྲོད་ཀྱི་འཚོ་བའི་ཉམས་མྱོང་རྣམས་ཕྱོགས་བསྡུས་བྱས་པའི་བོད་རང་གི་ས་གནས་ཀྱི་འཚོ་བ་དང་འབྲེལ་བའི་ཐུན་མོང་མ་ཡིན་པའི་ཁྱད་ཆོས་ལྡན་པའི་རིག་གནས་ཤིག་ཡིན་པ་མ་ཟད། གནའ་བོའི་རང་བྱུང་ཚན་རིག་གི་རྨང་གཞི་ལྟ་བུའི་རིག་གནས་ཤིག་ཀྱང་ཡིན། སྐར་རྩིས་རིག་པ་ནི། ཕྱི་རོལ་གྱི་ཉི་ཟླ་གཟའ་སྐར་རྣམས་ཀྱི་འཁོར་བགྲོད་ལ་བརྟེན་ནས་ནམ་ཟླ་དུས་ཀྱི་དབྱེ་བ་དང་། དུས་ཚིགས་བཞིའི་འགྱུར་ལྡོག ལོ་རེ་བཞིན་དུ་ཆར་ཆུ་བཟང་ངན་དང་ཐན་པ་ཆེ་ཆུང་། བཙའ་སྐད་སེར་བ། ས་གཡོ་ཤ་འོད། ལོ་ཏོག་ལེགས་ཉེས། ཕྱུགས་རིགས་བདེ་གཟར། བྱ་དང་བྱིའུ་སོགས་སྲོག་ཆགས་རིགས་ཀྱི་འཕོ་སྐྱས་སྐད་གདངས་ལ་བརྟག་ནས་གནམ་གཤིས་ཙ་གྲང་དང་། ཞིང་ཡུག་འགྱུར་ལྡོག་སོགས་རང་བྱུང་ཁམས་ཆེན་མོའི་ཆོས་ཉིད་ཀྱི་གཤིས་ལ་འགྱུར་བ་འགྲོ་བའི་བརྟག་ཐབས་ཀྱི་རིག་པ་ཞིག་ཡིན། འབྱུང་རྩིས་རིག་པ་འདི་ཡང་། བཙི་བྱ་འཇིག་རྟེན་སྲིད་པ་འདི་ཉིད་རུས་སྦལ་གྱི་གཟུགས་སུ་བཀོད་ཅིང་། བཙི་བྱེད་སྤར་ཁ་བརྒྱད། སྨེ་བ་དགུ། ལོ་སྐོར་བཅུ་གཉིས་ལ་སོགས་པའི་སྲིད་པའི་འཕོ་འགྱུར་དང་འཕེལ་འགྲིབ་རྣམས། བཙི་ཐབས་འབྱུང་བ་བཞིའམ་ལྔ་དང་སྦྱར་ནས། ཕྱི་སྣོད་ཀྱི་འཇིག་རྟེན་ལ་འབྱུང་བ་བཞིའི་ཁམས་འགྲོད་སྦྱོར་མི་འདྲ་བའི་དབང་གིས་དུས་བཞིའི་འགྱུར་བ་དང་། ཉིན་རེའི་གནམ་གཤིས་འགྱུར་བ་ཡོང་ཚུལ་དང་། ནང་སེམས་ཅན་གྱི་ལུས་ལ་སྐྱི་ཀ་ན་འཆིའི་འགྱུར་བ་ཡོང་བའི་ཚུལ་རྣམས་བཙི་ཞིང་ཡོད་པ་རེད། རིག་གཞུང་དེ་གཉིས་ནི་གཅིག་ལ་གཅིག་བརྟེན་གྱི་ཚུལ་དུ་གྲུབ་པས་ཕན་ཚུན་ཡ་བྲལ་བའི་སྒོ་ནས་འབྲས་བུ་བརྟག་ཐབས་མེད་པའི་རིག་གཞུང་ཞིག་ཡིན། བོད་རང་གིས་རིག་པ་འདི་གཉིས་བེད་སྤྱོད་དང་ཞིབ་འཇུག་བྱས་པའི་ལོ་རྒྱུས་ནི་ཧ་ཅང་རིང་ཞིང་། ད་ལྟའི་སྐར་རྩིས་རིག་པ་འདི་མ་དར་བའི་ཡར་སྔོན་དུ་གནའ་བོའི་བོད་ཀྱི་མེས་པོ་དག་གིས་སྐར་རྩིས་དང་འབྱུང་རྩིས་རིག་པའི་བཙི་སྲོལ་གྱི་སྒྲོམ་གཞི་ཆགས། གདོད་མའི་མི་རིགས་ཀྱིས་ཞིང་ལས་ཐོན་སྐྱེད་བྱེད་པའི་གོ་རིམ་བརྒྱུད་ནས་རིམ་བཞིན་སྤྱི་ཚོགས་འཕེལ་རྒྱས་ཕྱིན་པ་དང་། མི་རྣམས་ཀྱིས་སྐབས་

དེར་མཐེ་བོང་སྟེང་གི་གཉེར་མ་དང་པོར་འཛུག་མ་ཐུབ་ཅིང་ཞིག་བཙུགས་ནས་དེའི་གྲིབ་བཟློས་དུས་ཚོད་སྔ་ཕྱི་ངོས་འཛིན་བྱེད་པ་དང་། ཆུ་ལ་ཚོད་བྱེད་པའི་ཐབས་ཤེས་ཀྱིས་དུས་ཚོད་ཉིན་དྲུག་མཚན་དྲུག་གི་དབྱེ་བ་འབྱེད་སྲོལ་ཡང་རིམ་པས་དར་བ་བཅས་ནི་བོད་ཀྱི་ངལ་རྩོལ་མི་དམངས་ཀྱིས་ཉི་རྟགས་དུས་ཚོད་དང་ཆུ་ཚོད་སྐོར་ལ་ཐོག་མའི་ཤེས་རྟོགས་བྱུང་བའི་རིག་པ་ཞིག་ཡིན། བོད་རྗེ་སྲུ་དེ་གུང་རྒྱལ་རིང་དུ་བོད་ཀྱི་ལྷོ་ཁ་ཡར་ཀླུངས་ཁུལ་དུ་ཀན་མོ་བལ་མའི་ཟླ་རྩིས་ཞེས་པའང་བྱུང་འདུག ཤོང་གིས་ཐོག་མར་ཟླ་བའི་གཟུགས་དབྱིབས་འཕེལ་འགྲིབ་ལ་དོ་སྣང་བྱུང་བ་ལས་ཡར་ངོ་མར་ངོ་གཉིས་ཡོད་པ་རྟོགས་པས། དེ་ལས་ཟླ་ཞག་གི་གནས་ལུགས་རྟོགས་པ་དང་། དེ་ཡི་སྒོ་ནས་ཡར་ངོ་མར་ངོ་བཅིངས་ཐུབ་པའི་ཟླ་རྩིས་ཀྱི་སྲོལ་བཏོད་པ་དང་། རྗེས་སུ་ཟླ་རྩིས་ཀྱི་ལོ་དང་། རིམ་པས་དྲོ་གྲང་ལ་བརྟེན་ནས་དུས་བཞི་ཡོད་ཚུལ་དང་། དུས་བཞི་མ་འཁྲོད་པར་འགལ་བ་བྱུང་བའི་རྒྱུ་མཚན་གྱིས། ཉི་མའི་གྲིབ་གཟུགས་ལ་བརྟག་དགོས་པར་ཤེས་རྟོགས་བྱུང་ནས་ཉི་མ་ལྡོ་བཟློད་དང་། བྱང་བཟློད། དེ་ནས་རིམ་པས་དབྱར་ཉི་ལྡོག་དང་། དགུན་ཉི་ལྡོག་པའི་ཚེས་ཉིད་རྣམས་རིམ་པས་ཤེས་རྟོགས་བྱུང་སྟེ། ཉིན་རྩིས་དང་ཟླ་རྩིས་ཟུང་འབྲེལ་གྱི་སྐར་རྩིས་རྣམས་གསར་གཏོད་མཛད། དེ་རྗེས་བོད་རྒྱལ་སྲོང་བཙན་སྒམ་པོ་དང་ཁྲི་ལྡེ་གཙུག་བརྟན་སྐུ་དུས་སུ་རྒྱ་ནག་ནས་གོང་ཛོ་སྔ་ཕྱི་གཉིས་ཁབ་ཏུ་བཞེས་པ་དང་། རྒྱ་ནག་ལུགས་ཀྱི་སྣན་རྩིས་ཀྱི་གཞུང་འགའ་ཞིག་བསྒྱུར་ཐོག་བོད་ཀྱི་ལུགས་དང་མཉམ་དུ་དར་སྤེལ་བྱུང་བར་གྲགས། འོན་ཀྱང་སྐབས་དེར་བསྒྱུར་བའི་སྣན་རྩིས་ཡིག་ཆ་ནི་ད་བར་མཇལ་ཡུལ་དུ་མ་བྱུགས། བཙན་པོ་ཁྲི་གཙུག་ལྡེ་བཙན་གྱི་སྐུ་ཚེའི་སྐབས་ལ་བྱུང་བའི་བོད་ཀྱི་སྣན་གྱི་རྗེ་བོ་གཡུ་ཐོག་སྙིང་མའི་དུས་སུ་གསོ་དཔྱད་ཀྱི་ཕྱག་ལེན་རྒྱ་ཆེར་གནང་བ་དང་ཆབས་ཅིག་སྐར་རྩིས་རི་བོ་རྟུལ་འབེབས་དང་ནག་རྩིས་འཁོར་འདས་གཏན་འབེབས་སོགས་ཀྱི་གཞུང་ལུགས་འཆད་སྤེལ་གྱི་སྲོལ་བྱུང་ནས་གོང་པོ་སྣན་གླིང་དུ་སློབ་གྲྭ་བཙུགས་ནས་སྣན་རྩིས་ཟུང་སྦྲེལ་གྱི་སློབ་མ་མང་དུ་བསྐྱངས། སྤྱི་ལོ་༡༠༢༧ལོར་ཁ་ཆེའི་པཎྜི་ཏ་ཟླ་བ་མགོན་པོ་བོད་དུ་འབྱོར་པ་དང་། སྐད་གཉིས་སྨྲ་བའི་དབང་ཕྱུག་འབྲོ་ལོ་ཙཱ་བ་ཤེས་རབ་གྲགས་ཀྱིས་ཞུས་ཆེན་མཛད་དེ་དཔལ་དུས་ཀྱི་འཁོར་ལོའི་རྒྱུད་འགྲེལ་བསྒྱུར་བ་དང་། འབྲོ་རྭ་ཤོང་གསུམ་སོགས་ཀྱིས་འཆད་ཉན་སྤྲུབ་པའི་སྒོ་ནས་དུས་ཀྱི་འཁོར་ལོའི་བསྟན་པའི་གཞི་མ་བཙུགས། དེ་ནས་བཟུང་སྟེ་བོད་ཀྱི་མཁས་པ་རྣམས་ཀྱིས་དུས་ཀྱི་འཁོར་ལོའི་འཇིག་རྟེན་ཁམས་དང་གནམ་ས་ཉི་ཟླ་གཟའ་སྐར་གྱི་འགྲོས་དང་ས་ལ་དུས་བཞིའི་མངོན་རྟགས་ཇི་ལྟར

མངོན་པའི་ཚུལ་གསལ་པོར་སྟོན་ཐུབ་པའི་སྐར་རྩིས་དང་འབྱུང་རྩིས་སྐོར་གྱི་རིག་པའི་གོམས་ཤུགས་ཆེས་ཆེར་འཕེལ་རྒྱས་སོགས་ལ་བརྟེན་ནས་སྔར་ཡོད་སྐར་རྩིས་རིག་པ་དེར་ཕྱོགས་ཡོངས་ནས་ཕུན་སུམ་ཚོགས་པའི་འཕེལ་རྒྱས་བྱུང་བ་རེད། བོད་ལ་བསྟན་པ་ཕྱི་དར་སྐབས་ནས་བཟུང་དུས་འཁོར་དང་འབྲེལ་བའི་སྒོ་ནས་སྐར་རྩིས་རིག་པ་སྨྲ་བའི་མཁས་པ་མང་དུ་བྱུང་ལ། དེ་རྣམས་ཀྱི་ནང་ལས་ཚབ་མཚོན་ཙམ་ཞིག མཁས་པ་འགའི་མཚན་ཙམ་བགོད་ན། སྤྱི་ལོ་༡༣༨༩ལོར་འཁྲུངས་པའི་གཙ་པ་སྐུ་ཕྲེང་གསུམ་པ་རང་བྱུང་རྡོ་རྗེས་རྩིས་ཀུན་བསྡུས་པའི་བསྟན་བཅོས་ཞེས་པ་བརྩམས། སྤྱི་ལོ་༡༣༨༠ལོར་འཁྲུངས་པའི་བུ་སྟོན་རིན་པོ་ཆེས་བསྟན་རྩིས་དང་རྩིས་གཞུང་མཁས་པ་དགའ་བྱེད་ཅེས་པ་བརྩམས། སྤྱི་ལོ་༡༩༧༩ཙམ་ལ་ཕུག་ལུགས་མཁས་པ་རྒྱ་མཚོ་ཞེས་པ་བྱུང་ནས་ཕུག་པ་ལྷུན་གྲུབ་རྒྱ་མཚོས་གཙང་ཆུང་ཆོས་གྲགས་རྒྱ་མཚོའི་ཞབས་ལ་གཏུགས་ནས་རྗེ་ནོར་བཟང་རྒྱ་མཚོ་དང་གྲ་ཚུང་ཡོན་ཏན་རྒྱ་མཚོ་བཅས་ཀྱིས་དུས་ཀྱི་འཁོར་ལོའི་དཀའ་གནད་ཐམས་ཅད་ཞུན་ཐར་ལེགས་པར་བཅད་དེ་ཕུག་པ་གོང་མས་ཀྱང་འགྲན་དུ་མེད་པའི་རྩིས་རིག་མཁྱེན་ཏེ་པད་དཀར་ཞལ་ལུང་དང་དབྱངས་འཆར་འགྲེལ་པ་མཆོག་དགས་གཙོས་པའི་སྐར་རྩིས་ཀྱི་ཡིག་ཆ་མང་དག་ཅིག་བརྩམས། སྤྱི་ལོ་༡༥༥༨ལོར་འཁྲུངས་པའི་འབྲི་གུང་པ་ཀུན་མཁྱེན་ཆོས་ཀྱི་གྲགས་པའི་དངོས་སློབ་པཎ་ཆེན་དཀོན་མཆོག་ལྷུན་གྲུབ་ཀྱིས་རྩིས་ཀྱི་བསྟན་བཅོས་པད་དཀར་བཞད་པའི་ཉིན་བྱེད་བརྩམས། སྤྱི་ལོ་༡༦༥༣ལོར་འཁྲུངས་པའི་སྡེ་སྲིད་སངས་རྒྱས་རྒྱ་མཚོས་སྨན་རྩིས་བསྟན་པ་ཡར་རྒྱས་གཏོང་རྒྱུར་མཛད་རྗེས་བླ་ན་འཕགས་པའི་སྐྱེས་བུ་དམ་པ་ཡིན་ལ། རྗེ་འདིས་བཻ་དཀར་གཡའ་སེལ་ཞེས་པའི་རྩིས་ཀྱི་བསྟན་བཅོས་གྲགས་ཆེན་དེ་ཚོ་བརྩམས། སྤྱི་ལོ་༡༧༨༣ལོར་འཁྲུངས་པའི་འབྲི་གུང་སྐྱབས་མགོན་ཆོས་ཀྱི་རྒྱལ་མཚན་གྱིས་རྩིས་ཀྱི་བསྟན་བཅོས་ཉ་ཀྲུས་ཟླ་བ་བརྩམས། གཞན་ཡང་སྨིན་གླིང་ལོ་ཆེན་དྷརྨ་ཤྲཱི་དང་། སི་ཏུ་པཎ་ཆེན། ཉི་ཛོང་ཁྲི་པ་རིམ་བྱོན། གཙ་ངེས་ལེགས་བསྟན་འཛིན། གོང་སྤྲུལ་རིན་པོ་ཆེ། འཇུ་མི་ཕམ། ཡོངས་འཛིན་ཨ་དབྱངས་རིན་པོ་ཆེ། མཁས་དབང་མཁྱེན་རབ་ནོར་བུ། རྩིས་རམས་པ་དམར་ཏིལ་ཆོས་འཕེལ་སོགས་རྩིས་རིག་སྨྲ་བའི་མཁས་པ་མང་དུ་བྱུང་ངོ་། །ཞིབ་ཆ་ནི་རྩིས་ཀྱི་ལོ་རྒྱུས་དང་ཡིག་ཆ་གཞན་དག་ལ་དཔྱད་ཞིབ་གནང་བ་ཞུ།

གཉིས་པ། འབྲི་གུང་ཡུལ་དུ་སྐར་རྩིས་བྱུང་འཕེལ་གྱི་ལོ་རྒྱུས་སྐོར།

སྐྱིད་ཆུའི་སྟོད་རྒྱུད་འབྲི་གུང་ཡུལ་དུ་གཙུག་ལག་རྩིས་ཀྱི་རིག་པ་དར་བའི་དུས་ཚོད་ནི་བོད་སྤྱི་དང་འདྲ་བར་དུས་རབས་གང་ཙམ་ཞིག་ནས་རང་ཡུལ་མི་རྣམས་ཀྱིས་རང་བྱུང་ཁམས་ཀྱི་ཕན་གནོད་ཀྱི་འགྱུར་ལྡོག་ཤེས་ནས་ཁྱད་པར་ལོ་རེ་བཞིན་དུ་ཆར་ཆུ་བཟང་ངན་དང་ཐན་པ་ཆེ་ཆུང་། བཙའ་སད་སེར་བ། གྲང་ལྷགས་རླུང་འཚུབ། ལོ་ཏོག་ལེགས་ཉེས། ཉི་ཟླ་གཟའ་འཛིན་སོགས་ཇི་ལྟར་བྱུང་ཚུལ་རྣམས་ངེས་རྟོགས་བྱས་ནས་གནམ་གཤིས་ཀྱི་གནས་ཚུལ་སོགས་ལ་གཞིགས་ནས་སྔོན་འགོག་དང་། གྲ་སྒྲིག་གི་ལས་ཀ་ཇི་ལྟར་བྱེད་དགོས་པའི་ཚུལ། ས་བོན་འདེབས་འཛུགས། ཞིང་ཆུ་འདྲེན་གཏོང་། རྔ་བ་སྐྱུས་སྤྱོ་སོགས་ཀྱི་དངོས་གཞིའི་ལས་ཀའི་དུས་ཚོད་དང་། བྱེད་ཐབས་བཅས་གསལ་བར་སྟོན་པའི་རིག་པ་དེ་ཚོ་ཤེས་ནས་དུས་ཡུན་གང་ཙམ་ཕྱིན་པའི་ཚེ། གནས་འདིར་སྤྱི་ལོའི་དུས་རབས་བཅུ་གཉིས་སྐབས་སུ་ཆོས་རྗེ་སྐྱོབ་པ་གནས་འདིར་ཕེབས་ནས་རིམ་བཞིན་དཔལ་བཀའ་བརྒྱུད་པའི་བསྟན་པའི་རིང་ལུགས་དར་རྒྱས་སུ་བྱུང་ནས་ད་གཟོད་འབྲི་གུང་ཞེས་པའི་མིང་འདི་ཡང་བོད་ཀྱི་ཡུལ་ལུང་སོ་སོར་བསྒྲགས་བས་འབྲི་གུང་བཀའ་བརྒྱུད་དང་དེ་འབྲེལ་གྱི་རིག་གནས་ཀྱི་བྱེད་སྒོ་མང་དག་ཅིག་དར་འཕེལ་བྱུང་ཡོད། སྐབས་དེ་དུས་འབྲི་གུང་རང་དུ་ཆོས་རྗེ་སྐྱོབ་པའི་སློབ་བརྒྱུད་ཁྲི་ཚོ་བཅོ་བརྒྱད་ལྷག་བྱུང་བ་ལོ་རྒྱུས་ཡོངས་གྲགས་ཡིན་པས་སློབ་བརྒྱུད་དེ་ཚོའི་ནང་ལ་སྐར་ནག་རྩིས་ཀྱི་རིག་པ་ལ་མཁྱེན་དཔྱོད་མཁའ་ལྟར་ཡངས་པའི་སློབ་མའི་ཚོགས་ཡོད་སྲིད་རུང་། ཡིན་ནའང་སྐབས་དེ་དུས་ཀྱི་ལོ་རྒྱུས་ནང་དུ་གཙུག་ལག་རྩིས་རིག་སྐོར་གྱི་ཡིག་ཆ་དང་མཁས་པའི་རྣམ་ཐར་སོགས་ནི་འབྲེལ་ཡོད་ཡིག་ཚགས་ཀྱི་ནང་དུ་འཚོལ་པ་ཧ་ཅང་དཀོན་པས་ཞིབ་ཕྲའི་བརྗོད་གཞི་ཁ་གསལ་ཞིག་བརྗོད་མི་ཐུབ་པའི་གནས་སུ་གྱུར། འོན་ཀྱང་འབྲི་གུང་སྐྱོབ་པ་འཇིག་རྟེན་གསུམ་གྱི་མགོན་པོའི་བཀའ་འབུམ་ནང་དུ་དཔལ་དུས་ཀྱི་འཁོར་ལོ་ཕྱི་ནང་གསང་གསུམ་གྱི་རྟེན་འབྲེལ་གྱི་རྣམ་བཞག་གསུངས་ཡོད་ཅིང་། དེ་ཚུལ་འབའ་སེར་དཀའ་བཅུ་པའི་བཀའ་བརྒྱུད་བསྟན་གསལ་ནང་དུ་གསུངས་ཡོད། དེ་ནས་རིམ་བཞིན་འབྲི་གུང་ཡུལ་དུ་དཔལ་དུས་ཀྱི་འཁོར་ལོའི་སྒོ་ནས་འཕྲིན་ལས་ཆེ་ཙམ་བྱུང་རུང་ས་འབྲི་འཁྲུགས་པའི་ཉེས་རྐྱེན་གྱིས་འབྲི་གུང་བཀའ་བརྒྱུད་ཀྱི་བསྟན་པ་ཉམས་ཆག་ཆེན་པོ་སོང་བས་ལོ་རྒྱུས་ཀྱི་བང་རིམ་ནང་དུ་འབྲི་གུང་གདན་རབས་བཅུ་བདུན་པ་རྒྱལ་དབང་ཀུན་དགའི་བར་དུ་དཔལ་དུས་ཀྱི་འཁོར་ལོའི་སྐོར་ནས་དར་རྒྱས་མ་བྱུང་བ་མངོན།

དེ་ནས་རྒྱལ་དབང་ཀུན་དགའི་སྐབས་ནས་དཔལ་འབྲི་གུང་བཀའ་བརྒྱུད་དང་དེ་འབྲེལ་རིག་གནས་ཀྱི་སྐོར་སོགས་ཡང་དར་བྱུང་བའི་རྗེས་སུ་ཁོང་གི་བཀའ་འབུམ་ནང་དུ་དུས་འཁོར་གྱི་སྐོར་གྱི་གསུང་ཚིག་མང་པོ་ཐོན་གྱི་ཡོད། རིམ་བཞིན་རྒྱལ་དབང་ཀུན་དགའ་རིན་ཆེན་ཞབས་ཀྱི་སློབ་མ་རྣམས་ཀྱི་ནང་ནས་དུས་འཁོར་དང་སྐར་རྩིས་མཁྱེན་མཁན་སློབ་མ་མང་པོ་བྱུང་ལ། གཙྩ་པ་མི་བསྐྱོད་རྡོ་རྗེས་དེང་འདིར་འཛམ་གླིང་ན་ཤཱཀྱའི་རིང་ལུགས་འཛིན་ཞིང་རིག་པའི་གནས་ཀུན་ལ་སྦྱངས་པར་འགྲན་ཟླ་ཀུན་ནས་བྲལ་བ་འབྲི་གུང་པཎྜི་ཏ་ཞེས་བསྔགས་བརྗོད་མཛད། པཎ་ཆེན་འདི་ནི་དཀར་ནག་རྩིས་དང་དུས་འཁོར་རྒྱུད་འགྲེལ་སོགས་ལ་མཁས་པ་ཡིན་པ་ནི་ལོ་རྒྱུས་སོགས་སུ་གསལ།

འབྲི་གུང་གདན་རབས་བཅོ་བརྒྱད་པ་རིན་ཆེན་ཕུན་ཚོགས་ཞབས་ཀྱིས་ཞ་ལུ་ལོ་ཆེན་སོགས་དཀར་རྩིས་ལ་མཁས་པའི་སློབ་དཔོན་མང་དུ་བསྟེན་པས་རྩིས་རིག་ལ་མཁྱེན་པ་རྒྱས། ཁོང་གི་གསུང་འབུམ་ནང་དུ་སྐར་རྩིས་ཀྱི་ལྷ་བསྟུས་ཀྱི་རྩིས་གཞིའི་སྐོར་གསུངས་ཡོད། ཀུན་མཁྱེན་ཆོས་གྲགས་ཞབས་ཀྱིས་སྐར་རྩིས་ལ་སྦྱངས་པ་མཛད་ཚུལ་ནི། རང་རྣམ་གསོང་པོའི་དགའ་སྟོན་དང་འབྲི་གུང་ཆོས་འབྱུང་སོགས་ལས། བན་གྲོང་ཤོད་པའི་སྤྱི་སྤྱི་རྣམ་སྲས་དང་། ལས་ཏུ་མཁན་ཆེན་པའི་དཔོན་པོ་ལས་སྐར་རྩིས་དང་འབྲས་རྩིས། རྡེལ་རྩིས། ལག་རྩིས་སོགས་རྩིས་ཀྱི་གཞུང་ཀུན་ལ་མཁས་པར་སྦྱངས་པས་ཕྱིས་སུ་འབྲི་ལུགས་ཞེས་པའི་རྩིས་སྲོལ་འདི་བྱུང་ངོ་། །ཞེས་ཀུན་མཁྱེན་ཆོས་ཀྱི་གྲགས་པ་ནས་བཟུང་འབྲི་གུང་རང་དུ་སྐར་རྩིས་ལུགས་ཤིག་བྱུང་ཡོད་ལ། རྗེ་འདིའི་བཀའ་དྲིན་ལས་ཕྱོགས་འདིར་མཁས་པ་མང་དུ་བྱུང་ནས་སྐར་རྩིས་སྐོར་གྱི་བསྟན་བཅོས་མང་དུ་བརྩམས། རྗེ་འདིས་དབྱངས་འཆར་གྱི་འགྲེལ་ཆེན་ཞིག་བརྩམས་པར་གྲགས་ལ། ད་ཡོད་རྗེའི་གསུང་འབུམ་ནང་དུ་མ་བཞུགས་ཏུང་། ད་ལྟ་བོད་ལྗོངས་སྤྱི་ཚོགས་ཚན་རིག་ཁང་གི་དཔེ་མཛོད་ཁང་དུ་ཉར་ཚགས་བྱས་ཡོད་གསུངས། གཞན་ཡང་འབྲི་གུང་ཆོས་རྗེ་ཁག་ལ་ཡང་རྩིས་པ་མཁས་པ་མང་དུ་བྱུང་ཡོད། རྗེ་འདིའི་དངོས་སློབ་པཎ་ཆེན་དཀོན་མཆོག་ལྷུན་གྲུབ་ཀྱི་རྩིས་ཀྱི་བསྟན་བཅོས་པད་དཀར་བཞད་པའི་ཉིན་བྱེད་ཅེས་བྱ་བ་དེ་རྗེའི་གནང་བ་ཐོབ་ནས་བརྩམས་པ་ཡིན་ཚུལ་གསུངས་ཏེ། རྩིས་ཀྱི་བསྟན་བཅོས་པད་དཀར་བཞད་པའི་ཉིན་བྱེད་ཀྱི་མཇུག་བྱང་དུ། འདི་ཡང་ལྷ་སྔགས་ཡེ་ཤེས་ཐམས་ཅད་ཀྱི་ཁྱབ་བདག་དཔལ་ལྡན་འབྲི་གུང་པ་ཆེན་པོ་གསང་བ་སྔགས་ཀྱི་རིག་པ་འཛིན་པ་ཆོས་ཀྱི་གྲགས་པ་འཕྲིན་ལས་རྣམ་པར་རྒྱལ་བའི་སྡེ་

ཞེས་སྟན་པར་གྲགས་པ་དེའི་ཞབས་རྟུལ་སྐྱི་བོས་བླངས་པའི་བྱིན་རླབས་ཀྱི་མཐུ་ཡོ་ན་དང་རྩིས་གཞི་རྩོམས་ཤིག་པར་རྗེས་སུ་གནང་བ་ཐོབ་པ་ལ་བརྟེན་ནས་ཞེས་གསུངས། དེ་ནས་རིམ་པར་བརྒྱུད་འབྲི་གུང་གདན་རབས་ཁག་དང་འབྲི་གུང་ཆོས་བརྒྱུད་ཁག་ཏུ་རྩིས་རིག་ལ་མཁས་པ་མང་དུ་བྱོན། འབྲི་གུང་སྐྱབས་མགོན་འཕྲིན་ལས་བཟང་པོ་མཆོག་གིས་རྩིས་ལ་མཁས་པར་སྦྱངས། པཎ་ཆེན་དཀོན་མཆོག་ལྷུན་གྲུབ་ཀྱིས་མཛད་པའི་རྩིས་ཀྱི་བསྟན་བཅོས་ཀྱི་འདས་ལོ་ཁག་སྤྱོས་གནང་མཛད། རྩིས་ཀྱི་བསྟན་བཅོས་པད་དཀར་བཞད་པའི་ཉིན་བྱེད་ཀྱི་མདུག་བྱང་དུ། གནས་ལྔ་རིག་པའི་པཎྜི་ཏ་པཎ་ཆེན་དཀོན་མཆོག་ལྷུན་གྲུབ་ཀྱིས་ལྷུགས་བསྒྲིགས་ཚིག་དོན་ཕུན་སུམ་ཚོགས་ཤིང་ལག་ལེན་ཁྱེར་བདེ་བ་དེ་གཉིས་རྒྱལ་དབང་དཀོན་མཆོག་འཕྲིན་ལས་བཟང་པོས་རབ་བྱུང་བཅུ་གཅིག་པའི་མཐའ་ཟད་པ་མེ་སྟག་ལ་འདས་ལོ་སྤྱོས་པ་གནང་འདུག ཅེས་རྗེ་འདི་པ་རྩིས་རིག་ལ་མཁས་པར་གྲགས། སྐྱབས་མགོན་བསྟན་འཛིན་འགྲོ་འདུལ་མཆོག་ནི་སི་ཏུ་པཎ་ཆེན་སོགས་ཀྱི་དྲུང་ནས་སྐར་རྩིས་བཅས་ལ་སྦྱངས། འབྲི་གུང་སྐྱབས་མགོན་པདྨའི་རྒྱལ་མཚན་གྱི་སྐུ་དུས་སུ་སི་ཏུ་པཎ་ཆེན་གྱི་སློབ་མའི་གྲས་ཉིན་རྫོང་ཁྲི་པ་མཆོག་ཐ་སྙད་རིག་གནས་ཀུན་ལ་ཤིན་ཏུ་མཁས། གཙུག་ལག་རྩིས་ལ་མཁས་པས་འབྲི་གུང་སྐྱབས་མགོན་ཆོས་ཀྱི་རྒྱལ་མཚན་གྱི་དབུ་བླར་བཀུར། རྩིས་ཀྱི་བསྟན་བཅོས་དང་ལོ་ཐོ་སོགས་མང་དུ་བརྩམས། ཕྱིས་འབྱུང་མཁས་པས་རྩིས་མཐོང་ཆེ་ལ། བེ་ལོ་ཚེ་དབང་ཀུན་ཁྱབ་ཀྱིས། དེ་ནས་སྐབས་ཤིག་ཏུ་ཞང་པོའི་སར་ཕྱིན། འབྲི་གུང་པའི་ལི་ཐུ་བསྒྱུར་རྩིས་སོགས་འགའ་རེ་བསླབས། ཞེས་གསུངས། ཉིན་རྫོང་ཁྲི་པའི་རྩིས་ཀྱི་དངོས་སློབ་འབྲི་གུང་སྐྱབས་མགོན་ཆོས་ཀྱི་རྒྱལ་མཚན་ནི་བོད་ཀྱི་སྐར་རྩིས་སྨྲ་བའི་སྟེང་ཧ་ཅང་གྲགས་འགྲུལ་ཆེ་བའི་མཁས་པ་ཞིག་ཡིན། རྗེ་འདིས་རྩིས་ཀྱི་བསྟན་བཅོས་ཉ་རྒྱས་ཟླ་བའི་དཀྱིལ་འཁོར་ཞེས་བྱ་བ་ཁྱད་དུ་འཕགས་པ་དེ་ཉིད་རྩོམ་འབྲིའི་བཀའ་དྲིན་བསྐྱངས། གཞན་ཡང་ཡོངས་འཛིན་ཡོན་ཏན་འབྱུང་གནས། ཡོངས་འཛིན་ཨ་དབྱངས་ཐུབ་བསྟན་ཕུན་ཚོགས་སོགས་ཡོད། སྔར་བཀའ་ཤག་སྲིད་གཞུང་དང་འབྲི་གུང་རྫོང་ལ་ཡང་འབྲི་གུང་གི་ལོ་ཐོ་ཤོག་གཅིག་མ་དང་བོད་སྤྱི་དང་འབྲི་གུང་གི་གནམ་གཤིས་ལོ་རེའི་ལོ་སྐག་དང་དུས་ཚོད་ལེགས་ཉེས་ཅི་བྱུང་གི་སྔན་ཞུ་ཡང་འབུལ་དགོས་ཏེ། དཔེར་ན་སྤྱི་ལོ་༡༩༥༨ལོར་འབྲི་གུང་རྩིས་པ་དགེ་སློང་དགེ་འདུན་དང་དགེ་སློང་རྩིས་པ་ཆོས་འཕེལ་ནས་སྔན་ཞུ་ཕུལ་བའི་རྩིས་གཞུང་ལྟར་ན། དགེ་རྒྱན་རྩེ་བའི་འཕྲེ་བ་ཅན། །ཐང་ནུ་མ་ཡན་གྱིས་སོ་ཞིག་བརྒྱབ། །ཉི་མ་དབུ་ལ་མཛུབ་ལྟ་བྱས། །ཁོས་དམར་སེར་ཅན

ལ་ཚོབས་གཅིག་མདའ། །དཔོན་སྐད་གྲགས་ཅན་དེ་ཤིང་ལོ་འདར་འདར་རེད། ། འབྲི་གུང་རྒྱ་གྲོང་ཆེན་མོ་ལ། །མགོ་རས་ཞྭ་ཅན་གྱི་ཅོག་བྱིའུ་བབས་བབས་རེད། །འགྱུར་མེད་བདེ་ཞིང་འགྱུར་ལྡན་བར་ཆད་མང་། །ཞེས་སྨན་ཞུ་ཕུལ་བས་རྗེས་པ་རྣམས་ལ་དོན་དངོས་མ་ཤེས་པར་བཀའ་ཆད་ཆེན་པོ་བཏང་། དེ་བཞིན་བག་མ་གཏོང་ལེན་དང་དབྱངས་འཆར་སྐར་རྗེས་དང་ནག་རྗེས་བྱེད་སྒོའི་ལས་སྣ་ཚོགས་ཀྱི་འབྲས་བུ་ལེགས་ཉེས་བཅས་ཀྱི་གཞུང་ལུགས་ཆ་ཚང་ཡོད། རྗེས་རམས་པ་དམར་ཧྲིལ་ཆོས་འཕེལ་དང་། འབྲི་གུང་བླ་བྲང་གི་རྗེས་པ་དགེ་སློང་དགེ་འདུན་སོགས་བྱུང་ལ་ད་ལྟའི་བར་དུ་འབྲི་གུང་དུ་རྗེས་རིག་སྨྲ་བ་མང་དུ་བྱུང་བ་ལོ་རྒྱུས་ཀྱི་ཆུ་མོའི་རྒྱུན་ལས་ལེགས་པར་གསལ།

གསུམ་པ། འབྲི་གུང་ཕྱོགས་སུ་སྐར་རྩིས་ཀྱི་མཁས་པ་ཇི་ལྟར་བྱུང་བའི་སྐོར། བན་གྲོང་སྤྱི་བོ་རྣམ་ཐར་གྱི་སྐོར།

བན་གྲོང་སྤྱི་བོ་རྣམ་ཐར་ཞུ་བ་ནི། དཔལ་འབྲི་གུང་པ་རིག་འཛིན་ཆོས་ཀྱི་གྲགས་པའི་ནག་རྩིས་གསན་སའི་སློབ་དཔོན་ཡིན་པ་རང་རྣམ་ལས་གསུངས། འོན་ཀྱང་སྤྱི་བོ་རྣམ་ཐར་ཁོང་གི་ཞིབ་ཕྲའི་རྣམ་ཐར་ནི་འབྲེལ་ཡོད་ཡིག་ཆ་རྣམས་ལས་གཅིག་ཀྱང་དོན་གྱི་མེད། བོན་གྲོང་ཞེས་པ་ནི་གློང་ཤོད་བོན་གྲོང་ཐང་ཞེས་པའི་ས་དེར་ཡིན་ལ། བོན་གྲོང་ཤོད་པ་ཞེས་པའི་སྔགས་པའི་ཁྱིམ་རྒྱུད་ཅིག་ཀྱང་ཡོད། རང་རྣམ་གསོང་པོའི་དགའ་སྟོན་ལས། བན་གྲོང་སྔགས་པས་མཁའ་འགྲོའི་བསུས་ཟློག་ཅིག་བྱས་པའི་གླུད་གད་སྐད་དུ་བསྐུལ་བར་འཇའ་ཟུག་པ་ཀུན་གྱིས་མཐོང་། ཞེས་གསལ་བ་དང་། གཞན་ཡང་འབྲི་གུང་སྐྱབས་མགོན་པཉྩའི་རྒྱལ་མཚན་ཞབས་ཀྱིས་མཛད་པའི་བན་གྲོང་བསོད་ནམས་དབང་འདུས་ཀྱིས་ཞུས་པའི་གསོལ་འདེབས་ཀྱི་མཇུག་བྱང་དུ། སྔགས་འཆང་དར་ལྡེ་དཔལ་གྲགས་ཀྱི་རིགས་ལས་བན་གྲོང་པ་བསོད་ནམས་དབང་འདུས་ཀྱིས་བསྐུལ་ངོར་འབྲི་གུང་པཎྜས་ཕོ་བྲང་སྲུ་བརྟན་རྡོ་རྗེའི་གནས་མཆོག་ཏུ་བྲིས་པའོ། །ཞེས་ཀུན་མཁྱེན་ཆོས་གྲགས་མ་བྱོན་པའི་ཡར་སྔོན་ནས་བན་གྲོང་སྔགས་པའི་ཁྱིམ་ཚང་ནི་ཡོད། བན་གྲོང་སྔགས་པའི་སྤྱི་བོ་རྣམ་ཐར་གྱིས་གཙོས་ཀུན་ཀྱང་རྫས་སྔགས་ལྷ་གསུམ་གྲུབ་པའི་སྔགས་འཆང་རིགས་ཤ་སྟག་ཡིན་ལ། ཐུན་མོང་རིག་གནས་སོགས་ལ་བྱང་ཆ་ལྡན་པས་འབྲི་གུང་སྐུ་རའི་གདུང་རིམ་པར་ཕེབས་པའི་རྩ་བའི་སྐུ་ཡོན་གསན་སའི་སྔགས་པའི་ཁྱིམ་རྒྱུད་ཅིག་ཀྱང་ཡིན། འབྲི་གུང་སྐྱབས་

མགོན་དགོན་མཆོག་རིན་ཆེན་དང་དཔལ་ཆོས་གྲགས་སྐུ་མཆེད་རྣམ་གཉིས་ཀྱི་ཡོངས་འཛིན་སངས་རྒྱས་རིན་ཆེན་ཞེས་པ་དེ་ཡང་བན་གྲོང་ཤོད་པའི་ཁྱིམ་རྒྱུད་དེ་རང་ལས་ཡིན་ཏེ། རང་རྣམ་གསོང་པོའི་དགའ་སྟོན་ལས། དེ་ནས་སྐབས་ཤིག་བླ་མ་རིན་པོ་ཆེ་སངས་རྒྱས་རིན་ཆེན་བན་གྲོང་རྫོང་དུ་སྐུ་གཤེགས་པའི་གདུང་མཇལ་དུ་ཕྱིན། བླ་མ་དེ་བདག་ལ་ཤིན་ཏུ་ཐུགས་བརྩེ་བཀའ་དྲིན་ཆེ་བ་ཞིག་ཡིན་པས་ཕ་ཤི་བའི་དྭ་ཕྲུག་ལྟར་མྱ་ངན་གྱི་ཁང་བུར་ཞུགས་ཀྱང་གསོལ་འདེབས་སྨོན་ལམ་ལས་གཞན་པའི་བྱ་ཐབས་མ་འཚལ། ཞེས་རྩ་བའི་འདྲེན་པར་དྲངས། བོན་གྲོང་སྔགས་པ་ནི་རྗེ་རིག་འཛིན་ཆོས་ཀྱི་གྲགས་པའི་སྔགས་བརྒྱུད་འཛིན་མཁན་གྱི་སློབ་མ་ཞིག་ཡིན་ལ། རྒྱལ་དབང་ལྔ་པ་ཆེན་པོའི་སྐབས་ཁོང་གི་སྐུའི་རིམ་གྲོ་གཉེར་མཁན་དང་། འཕྲིན་ལས་ཀྱི་བྱེད་པོ་གལ་ཆེན་ཞིག་ཡིན་པར་མངོན། དེ་ནས་བོན་གྲོང་སྔགས་བརྒྱུད་རིམ་པས་འབྲི་གུང་སྐྱབས་མགོན་རྣམ་གཉིས་ཀྱི་མངོན་སྤྱོད་འཕྲིན་ལས་སྒྲུབ་པ་དང་། འབྲི་གུང་རྫོང་གི་གཏོར་རྒྱབ་མཁན་པོའི་འགན་བཞེས་པ། དབུ་རུ་ཞྭ་ལྷ་ཁང་གི་བསྐང་གསོ། ལོ་རེའི་ཞྭ་ལྷ་ཁང་གི་འོག་ཁང་སྒོ་འབྱེད། སད་སྲུང་། སེར་འགོག་སོགས་འབྲི་གུང་པའི་ཆོས་རིམ་མཛད་སྒོ་ཁག་ལ་དགོས་གལ་ཤིན་ཏུ་ཆེ་བའི་སྔགས་པ་ཞིག་ཡིན། བོན་གྲོང་སྔགས་པ་དེའི་བརྒྱུད་པ་ད་ལྟ་འབྲི་གུང་བྱ་གྲགས་ཞེས་པའི་གྲོང་ཚོ་དེར་ཡོད། དེང་སྐབས་སྔར་བཞིན་སྔགས་པ་རྒྱ་མཚོས་རྒྱུན་སྐྱོང་བཞིན་ཡོད། མདོར་ན་ཆོས་ཀྱི་གྲགས་པས་བོན་གྲོང་སྔགས་པ་སྒྱོ་སྒྱོ་རྣམ་གྲངས་ཀྱི་དྲུང་ནས་ནག་རྩིས་སྐོར་རྣམས་ལེགས་པར་གསན་ནས་ཐུགས་སུ་ཆུད། ཡིན་ནའང་སྒྱོ་སྒྱོ་རྣམ་གྲངས་ཀྱི་རྩིས་གསན་ས་ནི་མ་རྟོགས་སོ།།

ལས་རྟུ་མཁན་ཆེན་གྱི་དཔོན་པོའི་སྐོར།

ལས་རྟུ་མཁན་ཆེན་པའི་དཔོན་པོ་མཆོག་ནི། བཀའ་བརྒྱུད་པའི་གདན་ས་འབྲི་གུང་ཐེལ་དགོན་གྱི་མཁན་ཆེན་ལས་རྟུ་བའི་དཔོན་པོ་ཞིག་ཡིན་ལ། སྔོན་ཆད་སྒྲུབ་སྡེ་ཐར་པའི་གླིང་གི་འདུ་ཁང་དུ་ལས་རྟུ་མཁན་ཆེན་གྱི་སྐུ་འདྲ་ཞིག་མཇལ་རྒྱུ་ཡོད་གསུངས། དྲུང་ལྷུམ་པ་རིན་ཆེན་དཔལ་གྱིས་མཛད་པའི་རྒྱལ་དབང་རིན་ཆེན་ཕུན་ཚོགས་ཀྱི་རྣམ་ཐར་ལས། རྒྱལ་དབང་རིན་ཆེན་ཕུན་ཚོགས་མཆོག་ནི་བུ་སྟོན་ཐམས་ཅད་མཁྱེན་པའི་བཀའ་འབུམ་བཞེངས་པའི་རབ་གནས་སུ་དགོན་པར་སྤྱན་དྲངས་ནས་འཁོར་ལོ་སྡོམ་པ་ལོ་ཧི་པའི་སྒྲུབ་མཆོད་ལ་བརྟེན་པའི་སྐུ་གོན་རྒྱས་པའི་སྦྱིན་སྲེག་དང་། དངོས་གཞི་རྒྱས་པ། རྗེས་ཀྱི་བྱ་བ་ཡོངས་རྫོགས་གྲུབ་པ་དང་། དགེ་འདུན་

རྣམས་ལའང་ཆོས་ཀྱི་འབྲེལ་བ་མང་འགྱེད་སོགས་མཛད། ཏུའི་གདན་ས་མཛད་དགོས་པའི་ཞུ་བ་སྣ་ཕྱིར་བྱུང་ཡང་། གནས་དུས་ཀྱིས་མི་ལེགས་པར་དགོངས་ནས་མ་བཞེད། ཅེས་གསུངས་པར་བརྟག་ན་ཕལ་ཆེར་ལས་ཏུ་དགོན་པ་དེ་ཕྱིས་འབྲི་གུང་པའི་དགོན་ལག་ལ་གྱུར་ནས་ཏུ་དགོན་པའི་མཁན་པོ་ཞིག་འབྲི་གུང་དུ་ཕེབས་ཏེ་བྱང་ཆུབ་གླིང་གི་མཁན་པོའི་ཁྲི་པ་མཛད་ནས་ཁོང་གི་དཔོན་དང་བཅས་པ་གདན་སའི་གྲྭ་རིགས་ཡིན་ནམ་སྙམ། དེ་ལྟར་མཁན་ཆེན་ཁོང་གི་དཔོན་པོ་དེ་ནི་དཔལ་རིག་འཛིན་ཆོས་གྲགས་པས་གཙུག་ལག་རྩིས་སོགས་ཞུ་སའི་སློབ་དཔོན་དེ་ཡིན། རང་རྣམ་ལས། ལས་ཏུ་མཁན་ཆེན་པའི་དཔོན་པོར་ཕྱུང་ནག་སྐང་དྲིལ་དང་། རྒྱ་རྩོལ་གྱི་རིགས་མི་འདྲ་བ་དྲུག་བདུན་ཙམ་སོགས་རྒྱ་ཆེ་ཞིང་ལག་ལེན་གནད་དྲིལ་དུ་བསླབས་ཤིང་། རྩ་རྒྱུད་རིན་པོ་ཆེ་ཀུན་འདུས། ཟངས་ཁྲམས་ཁྲི་མོ་འགྲོས། སྟོན་ཆུང་ཨ་བོའི་ཟངས་ཁྲམས། གཤིན་བཤད་ཞིབ་མོ་བརྒྱ་ཡི་དར་ཚགས། ཐེམས་ཡིག་བེའུ་བརྒྱ་རྩ་པ། ཟངས་ཁྲམས་འཕར་བ་གོང་རྒྱུག དྲང་སྲོང་དགེ་བ་སྒྲུ་ཅན་དང་སྒྲུ་གྲི་གཡུལ་རྒྱལ་སྐོར། ཁྱིམ་ཤང་ཞགས་པ་ནག་པོ། ཁྱིམ་ཤང་གཙུ་མགོ་ནག གཤིན་བབས་གསལ་བའི་མེ་ལོང་། དམག་རྩིས་ཤེལ་མེ་ཏུ་དར་སོགས་ནག་རྩིས་ཀྱི་གཞུང་ལུགས་ཆེན་པོ་རྣམས་ཀྱང་བྱང་བར་བྱས། ཞེས་གསུངས་པ་ལྟར་ལས་ཏུ་མཁན་ཆེན་གྱི་དཔོན་པོ་དེ་ཡང་གཙུག་ལག་རྩིས་རིག་སྨྲ་བའི་མཁས་པར་གྲགས། དུས་རབས་བཅུ་དྲུག་ཡན་ལའང་འབྲི་གུང་དུ་རྩིས་རིག་དར་ཡོད་པ་མ་ཟད་རྩིས་པ་མང་དག་ཅིག་བྱུང་བ་དངོས་ཤུགས་གང་ཏུང་ལས་གསལ། འོན་ཀྱང་ལས་ཏུ་མཁན་ཆེན་པའི་དཔོན་པོ་དེའི་རྣམ་ཐར་ཞིབ་ཆ་བཅས་ནི་མཐོང་ཡུལ་ལ་མེད།

ཀུན་མཁྱེན་འབྲི་གུང་པ་རིག་འཛིན་ཆོས་ཀྱི་གྲགས་པའི་སྐོར།

ཇེ་འདིའི་རྣམ་ཐར་ཞིབ་ཆ་ནི་གོང་ནས་སོང་བ་བཞིན་ཡིན་ལ། འདི་ནས་དཀར་ནག་རྩིས་ཀྱི་རིག་པར་སྦྱངས་པ་མཛད་ཚུལ་སྐོར་ནས་མདོ་ཙམ་ཞུ་བ་ན། རང་རྣམ་གསོང་པོའི་དགའ་སྟོན་ལས། སྐབས་ཤིག་བན་གྲོང་ཤོད་པའི་སྤྱི་བོ་རྣམ་སྲས་ལས་ནག་རྩིས་ཀྱི་སྐོར་རྣམས་བྱང་བར་བྱས་ཤིང་། དེར་མ་འཐུས་པ་རྣམས་ལས་ཏུ་མཁན་ཆེན་པའི་དཔོན་པོར་ཕྱུང་ནག་སྐང་དྲིལ་དང་། རྒྱ་རྩོལ་གྱི་རིགས་མི་འདྲ་བ་དྲུག་བདུན་ཙམ་སོགས་རྒྱ་ཆེ་ཞིང་ལག་ལེན་གནད་དྲིལ་དུ་བསླབས་ཤིང་། རྩ་རྒྱུད་རིན་པོ་ཆེ་ཀུན་འདུས། ཟངས་ཁྲམས་ཁྲི་མོ་འགྲོས། སྟོན་ཆུང་ཨ་བོའི་ཟངས་ཁྲམས།

གཤིན་བཤད་ཞིབ་མོ་བརྒྱ་ཡི་དར་ཚགས། ཐེམས་ཡིག་བེའུ་བརྒྱད་ཅུ་པ། ཟངས་ཁྲམས་འཕར་བ་གོང་རྒྱུག དྲང་སྲོང་དགེ་བ་སྦྱུ་ཅན་དང་སྦྱུ་གྲི་གཡུལ་རྒྱལ་སྐོར། གྲིམ་ཤང་ཞགས་པ་ནག་པོ། གྲིམ་ཤང་གཙུ་མགོ་ནག གཤིན་བབས་གསལ་བའི་མེ་ལོང་། དམག་རྩིས་ཤེལ་མེ་ཏུ་དར་སོགས་ནག་རྩིས་ཀྱི་གཞུང་ལུགས་ཆེན་པོ་རྣམས་ཀྱང་བྱུང་བར་བྱས་མོད། དེང་སང་གི་རྩིས་མཁན་གསོན་རྩིས་བྲི་གང་རེལ་དྲུག བག་རྩིས་ཁྲ་མོ་དགུ་སྐོར། གཤིན་རྩིས་ཇོ་དོན་བཅུ་གསུམ་པ་སོགས་ཙམ་བྱུང་བས་ནག་རྩིས་ང་མཁས་ཟེར་བའི་ཐད་ཁམས་ནི་ཝུ་རང་གིས་མ་ཐོན་ཨང་ལགས་གསུངས། རྗེ་འདིས་དབྱངས་འཆར་སྐོར་གྱི་བསྟན་བཅོས་ཤིག་ཀྱང་བརྩམས་ཡོད་པར་གྲགས།

པཎ་ཆེན་དཀོན་མཆོག་ལྷུན་གྲུབ་ཀྱི་སྐོར།

པཎ་ཆེན་དཀོན་མཆོག་ལྷུན་གྲུབ་མཆོག་ནི། བལ་ཡུལ་གྱི་ས་ཁུལ་གློ་བོ་སྨད་གླེ་མེར་སྐུ་འཁྲུངས། འབྲི་གུང་པའི་ཆོས་སྡེ་ཕ་རྩེར་ཆོས་ཞུགས་མཛད་ཅིང་གྲྭ་རྒྱུན་གྱི་གྲས་སུ་འབྲི་གུང་དུ་ཕེབས་ཏེ། རྗེ་ཆོས་ཀྱི་གྲགས་པ་ལས་རབ་ཏུ་བྱུང་བས་མཚན་དཀོན་མཆོག་ལྷུན་གྲུབ་ཏུ་གསོལ། རྗེ་རྣམ་གཉིས་ཀྱི་ཞབས་ལ་གཏུགས་ཤིང་། དབང་ཆོས་མཐའ་ཡས་པ་གསན། བན་གྲོང་སྤྲོ་སྤྲོ་རྣམ་སྲས་སོགས་ཀྱི་དྲུང་དུ་དཀར་རྩིས་ཀྱིས་གཙོས་པའི་ཕྱི་ནང་གི་རིག་གནས་ཐམས་ཅད་ཀྱི་གནད་ལ་སྦྱངས་པས་མཁས་པའི་གོ་སར་འཕགས། ལྷག་ཏུ་ནང་རིག་ལ་མཁས་པར་གྱུར་པས་པཎ་ཆེན་དུ་གྲགས་པའི་ཚོད་པན་ཕྱོགས་ཀྱི་བུ་མོའི་རྣ་བར་འཕྱུངས། འཁོར་ལོ་སྡོམ་པ་དང་། བདེ་བའི་རྡོ་རྗེ་སོགས་ཡི་དམ་དུ་མར་སྒྲུབ་པ་མིང་ཙམ་དང་ཡིན་ཚོམ་དུ་མ་གྱུར་པའི་དོན་གྱི་དངོས་གྲུབ་བརྙེས། ཀུན་མཁྱེན་ཆོས་རྗེའི་བཀའ་ལྟར་འབྲི་གུང་པའི་ཆོས་སྡེ་འོན་རིན་ཆེན་བྲག་དང་། ཀ་ཚལ་གྱི་མཚམས་བླ་ཡུན་རིང་མཛད་དེ་རྟོགས་ལྡན་གྱི་སློབ་མ་མང་པོ་བསྐྱུན། གོང་ས་ལྔ་པས་པཎ་ཆེན་ཞེས་བཀུར་གཟེངས་མཐོང་ཆེན་མཛད། ཀུན་གཟིགས་ཆེ་ཚང་སྐྱ་སེར་གཉིས་པ་ཐ་དྲའི་ཞབས་ཀྱི་དབུ་བླར་གྱུར། གསར་རྙིང་གི་དབང་ཆོས་ཤིན་ཏུ་མང་བ་ཕུལ། ཀུན་མཁྱེན་ཆོས་ཀྱི་གྲགས་པའི་གསུང་འབུམ་ཕྱོགས་བསྒྲིགས་ཉིད་ཀྱི་ཕྱག་སོར་གྱི་འདུ་བྱེད་ལས་མཐིང་ཤོག་གི་ངོས་སུ་གསེར་དངུལ་སྤེལ་མས་བཞེངས་ཏེ་གདན་ས་རིན་པོ་ཆེར་བཞུགས་སུ་གསོལ། ཕྱིས་སྐྱེ་མོ་ཤག་རམ་གྱི་མཚམས་བླ་མཛད་པ་ནས་དཀོན་མཆོག་འགྲོ་ཕན་དབང་པོ་ཡིས་མཆོན་པའི་སློབ་མ་མང་དུ་བསྐྱངས། བསྟན་པར་སྨན་པའི་ཕྱག་རྗེས་གཞན་དྲིང་མི་འཇོག་པའི་བདག་ཉིད་ཆེན་པོར་གྱུར་

པས་རྩ་བའི་འབྲི་གུང་བཀའ་བརྒྱུད་དང་ལྷག་ཏུ་སྨན་རྩིས་ཉིད་ལ་བཀའ་དྲིན་ཆེ་མོད། རང་ཅག་ཆོས་བརྒྱུད་འདི་ནི་གྲུབ་ཐོབ་བརྒྱུད་པ་ཡིན་ཞེས་ཐུན་མོང་རིག་གནས་སོགས་ལ་དོན་སྣང་ཆུང་བས་འདི་སོགས་ཀྱི་རྣམ་ཐར་ཞིབ་ཆ་མེད་པས་སྐྱབས་མགོན་པདྨའི་རྒྱལ་མཚན་གྱིས་མཛད་པའི་འབྲི་གུང་གདན་རབས་གསེར་ཕྲེང་ནང་ཙུང་ཙམ་བྲིས་པ་དེ་གཞིར་བཞག་ཐོག་འབྲི་གུང་ཆོས་འབྱུང་ནང་བཀོད་པ་ལྟར་ཡིན། པཎ་ཆེན་ཉིད་ཀྱིས་མཛད་པའི་རྩིས་ཀྱི་བསྟན་བཅོས་པད་དཀར་བཞད་པའི་ཉིན་བྱེད་ལས་གཞན་དུ་བརྩམས་ཆོས་ཡོད་མེད་ནི་ཁ་གསལ་མེད།

འབྲི་གུང་སྐྱབས་མགོན་དོན་གྲུབ་ཆོས་རྒྱལ་གྱི་སྐོར།

འབྲི་གུང་སྐྱབས་མགོན་ཆུང་ཚང་སྐུ་ཕྲེང་གསུམ་པ་དོན་གྲུབ་ཆོས་ཀྱི་རྒྱལ་པོ་མཆོག་ནི། ཡུན་ནན་ཞིང་ཆེན་འབའ་ལུང་རྫོང་འདང་རྒྱལ་ཐང་ཞེས་པ་ནས། ཡབ་འབྲས་སེ་དངོས་གྲུབ་བཀྲ་ཤིས་དང་། ཡུམ་རྣམ་འཛོམས་མའི་སྲས་སུ་རབ་བྱུང་བཅུ་གཉིས་པའི་ཤིང་སྤྲེལ་ལོའི་སྤྲེལ་ཟླའི་ཚེས་བཅུའི་ཐོ་རངས་ཏེ་སྤྱི་ལོ་༡༧༠༩ལོར་སྐུ་འཁྲུངས། དགུང་ལོ་དྲུག་ལ་དབུས་སུ་ཕེབས་ནས་རྩེ་བ་སྲ་བརྟན་རྡོ་རྗེའི་ཕོ་བྲང་དུ་ཡབ་སྲས་ལྷན་རྒྱས་མཇལ་འཕྲད་ཀྱིས་གསེར་ཁྲིར་འཁོད། རྗེ་འཕྲིན་ལས་བཟང་པོའི་ཞབས་དྲུང་དུ་གཙུག་ཕུད་ཕུལ་ཏེ་མཚན་ལ་དཀོན་མཆོག་དོན་གྲུབ་ཆོས་ཀྱི་རྒྱལ་པོ་ཞེས་སུ་གསོལ། སྔ་ཕྱིར་སྐྱབས་རྗེ་འཕྲིན་ལས་བཟང་པོ་དང་། ལྷོ་ཆོས་ཀྱི་རྒྱ་མཚོ་སོགས་མཁས་གྲུབ་མང་པོ་ལས་ཐུན་མོང་རིག་གནས་ནས་མགོ་བཙུགས་ཏེ་དཔལ་བཀའ་བརྒྱུད་པའི་ལྷ་གྲུབ་ཁག་དང་། གཞན་ཡང་རྗེས་འཛིན་རིག་པ། སྐར་རྩིས་སོགས་ལ་མཁས་པར་སྦྱངས། ཡོངས་འཛིན་ཡོན་ཏན་འབྱུང་གནས་ཀྱིས་མཛད་པའི་དཔལ་འབྲི་གུང་པ་དཀོན་མཆོག་འཕྲིན་ལས་དོན་གྲུབ་ཆོས་ཀྱི་རྒྱལ་པོའི་རྣམ་པར་ཐར་པ་བསྟན་པའི་སྒྲོན་མེ་ཚོགས་གཉིས་རྒྱ་མཚོ་ལས། རྒྱལ་པ་ཞེས་པ་ཤིང་རྟ་ལོར། སྐབས་དེར་རྗེ་ཟླ་དྲའི་ཞབས་ནས་ཞལ་ཕྲིད་མཛད་དེ་སྔན་ངག་མེ་ལོང་གི་དོན་རྒྱན་སོ་ལྔ། རྩིས་ཀྱི་སྐོར། སྨྲའི་མཚམས་སྦྱོར་སོགས་སྦྱང་བ་མཛད། ཅེས་ཞོང་གིས་རྗེ་འཕྲིན་ལས་བཟང་པོའི་དྲུང་ནས་དཀར་ནག་རྩིས་རིག་ལ་གསན་སྦྱངས་མཛད་པ་གོང་གི་ལུང་དེས་ཤེས། ཞིབ་ཆ་རྣམ་ཐར་ཁག་ལས་ཤེས་པ་བྱའོ། །མཐར་དགུང་གྲངས་ང་གཅིག་པ་རབ་བྱུང་བཅུ་གསུམ་པའི་ཤིང་ཁྱི་ལོ་སྟེ་སྤྱི་ལོ་༡༧༥༩ལོར་སྐུ་འདས། གསུང་རྩོམ་སྐོར་ནི་མང་དུ་བཞུགས་པ་ལས། རྩིས་ཀྱི་སྐོར་ནས་མཛད་ཡོད་མེད་ནི་མ་གསལ། སྨན་ཡིག་གི་སྐོར་གྱི་གསུང་ནི་དབང་རིལ་སྦྲིལ་བའི་

ལག་ལེན་གསལ་བར་བཀོད་པ་ཞེས་པའི་ཚན་པ་གཅིག་ཡོད། གསུང་རྩོམ་གྱི་སློབ་མ་མང་དུ་བྱུང་བ་ལས་གྲགས་ཆེ་བ་ནི། སི་ཏུ་པཎ་ཆེན་ཆོས་ཀྱི་འབྱུང་གནས། སྐྱབས་མགོན་བསྟན་འཛིན་འགྲོ་འདུལ། ཀཿཐོག་རིག་འཛིན་ཚེ་དབང་ནོར་བུ། འབྲུག་པ་འཕྲིན་ལས་ཤིང་རྟ་སོགས་ཤིན་ཏུ་མང་།

འབྲི་གུང་སྐྱབས་མགོན་བསྟན་འཛིན་འགྲོ་འདུལ་གྱི་སྐོར།

འབྲི་གུང་སྐྱབས་མགོན་ཆེ་ཚང་སྐུ་ཕྲེང་གསུམ་པ་བསྟན་འཛིན་འགྲོ་འདུལ་མཆོག་ནི། སློབ་དཔོན་པདྨས། རྒྱ་ལ་རྫེ་རྟུམ་གཤིན་རྗེའི་དོང་ཁ་དང་། །སེ་མོ་ཕུ་ལུང་བྲག་གསུམ་གཉོས་ལྷ་ག །ཕྱིར་ན་ལྷོ་གོང་བྱང་གོང་ལ་སོགས་ཏེ། །གོང་པོའི་ཡུལ་འདི་བདག་གི་གདུལ་བྱ་ཡིན། །ཞེས་སོགས་གསུངས་པའི་ལྷོངས་དེ་ལས་དགེ་བཅུ་ཚང་བའི་གནས་ཨོ་རོང་བཀྲ་ཤིས་རྫོང་གསར་བྱ་བར་རིགས་རུས་ཕུན་སུམ་ཚོགས་པ་རྗེའུ་རིགས་ཙྪ་མིའི་བརྒྱུད་ལས་ཨོ་རོང་སྡེ་པ་ཞེས་མངའ་ཐང་ལོངས་སྤྱོད་འབྱོར་ལྡན་དང་བྲལ་བ་དེ་ཉིད་དུ། ཡབ་ནི་དུས་ཀུན་རིམ་གཉིས་ལ་གཞོལ་བ། བདག་པའི་དངོས་པོ་ཧཱུ་སྙིང་རྣམས་རྒྱལ་བའི་བཀའ་འགྱུར་རོ་ཅོག་གི་གླེགས་བམ་གྱིས་མཆོད་རྟེན་གསུམ་མང་དུ་བཞེངས་ཤིང་། ཕྱོགས་མེད་ཀྱི་བྱ་བྲལ་དབུལ་པོ་རྣམས་ལ་ཟང་ཟིང་གི་སྦྱིན་པ་གཏོང་བ་སོགས་རྣམ་དཀར་གྱི་ལས་ལ་ཕངས་མེད་སྙིང་སྟོབས་ཅན་བྱང་སེམས་ཁྲིམ་པའི་ཚུལ་འཛིན་པའི་སྡེ་པ་ཚེ་རིང་དབང་རྒྱལ་ཞེས་པ་དང་། ཡུམ་ནི་ཞལ་ཏ་མོ་ཕལ་པ་བུད་མེད་ཡ་རབས་བཟང་པོའི་ངང་ཚུལ་དང་ལྡན་པ་འོད་ཟེར་བུ་ཁྲིད་ཅེས་བྱ་བ་གཉིས་ཀྱི་སྲས་སུ་རབ་བྱུང་བཅུ་གཉིས་པའི་ནང་ཚན་ཁྲོ་མོ་ཞེས་པ་ཤིང་ཕོ་འབྲུག་གི་ལོ་སྟེ་སྤྱི་ལོ༡༧༢༤ལོར་འཁྲུངས། རྗེ་འདི་ལ་སྐུ་མཆེད་བཞི་ཙམ་བྱུང་བ་ལས་ལྷུམ་མོ་གཉིས་ནི་མི་དབང་དྭ་ལས་བ་ཐུར་གྱི་ཁབ་ཏུ་བཞེས་ཤིང་། སྲས་གཅིག་ནི་གཅེན་པོ་འབྲུག་པ་ཐམས་ཅད་མཁྱེན་པ་བཀའ་བརྒྱུད་འཕྲིན་ལས་ཤིང་རྟ་མཆོག་བཅས་བྱུང་ཡོད། རང་ཅག་གི་རྣམ་འདྲེན་དམ་པ་རྗེ་དོན་གྲུབ་ཆོས་ཀྱི་རྒྱལ་པོའི་ཞབས་ཀྱིས་སྐྱབས་རྗེ་འཕྲིན་ལས་བཟང་པོའི་ཡང་སྲིད་ལ་ངོས་འཛིན་བྱས། ས་བྱ་ལོའི་ཡར་ཆེས་དགེ་བར་འབྲི་གུང་ཆོས་ཕྱུག་གླུང་གི་ཕོ་བྲང་སྲ་བརྟན་རྡོ་རྗེའི་གནས་མཆོག་ཏུ་ཕེབས། ལོ་དེ་གའི་བོད་ཟླ་བཅུ་གཉིས་པར་རྒྱལ་བའི་མདོ་ནས་ལུང་གིས་ཟིན་པ་ཤིང་ཀུན་སྐྱེ་བའི་རིར་བཞེད་པ་བྱ་རྒོད་ཕུང་པོའི་རི་དང་དབྱེར་མ་མཆིས་པ་གདན་ས་འབྲི་གུང་ཐེལ་བྱང་ཆུབ་གླིང་དུ་ཆིབས་བསྐྱོད་མཛད། རྗེ་གོང་མའི་ཞལ་སློབ་སྨར་མཁན་ཟུར་རྒྱལ་སྲས་ཚེ་བདག་སོགས་སློབ་དཔོན་དུ

མ་ལས་ཐོག་མར་ཡི་གེ་འབྲི་ཀློག་ནས་གྲྭ་ཚང་གི་འདོན་ཆོས། གར་འཆམ། གདངས་དབྱངས་བྲིས་ཐིག་སོགས་ལ་སྦྱངས་པ་མཐར་ཕྱིན་མཛད། དེ་ནས་རིམ་གྱིས་མཚུངས་མེད་དོན་གྲུབ་ཆོས་ཀྱི་རྒྱལ་པོའི་དྲུང་དུ་ཆོས་མཛོད་ཀྱི་སྒོ་ཕྱེས་ཏེ་མགོན་པོ་འབྲི་གུང་པའི་ཆོས་སྐོར་ཇི་སྙེད་པ་གསན་བསམ་ཡང་དག་མཛད། སླར་ཡང་རྗེ་དོན་གྲུབ་ཆོས་རྒྱལ་གྱི་དྲུང་ནས་མཉམ་མེད་དྭགས་པོའི་བཀའ་འབུམ། འགྲོ་མགོན་ཕག་གྲུའི་བཀའ་འབུམ། ཆོས་རྗེ་སྐྱོབ་པའི་བཀའ་འབུམ། རྒྱལ་དབང་ཀུན་དགའི་བཀའ་འབུམ་སོགས་བཀའ་འབུམ་ཡོད་རིགས་རྣམས་ཀྱི་ལུང་དང་། པདྨ་གླིང་པའི་གཏེར་ཆོས་སོགས་ཀྱི་ལུང་རྒྱུན་ལེགས་པར་གསན། ཕྱིས་རིམ་གྱིས་རྩིས་དཀར་ནག སྙན་ངག་མེ་ལོང་མ། སྒྲའི་མཚམས་སྦྱོར་སོགས་དང་། བློ་སྨན་ཡར་འཕེལ་དང་། རྫ་རས་དཀོན་མཆོག་དར་རྒྱས་སོགས་ཀྱི་དྲུང་དུ་དཔལ་ལྡན་རྒྱུད་བཞིའི་ལྟགས་ཁྲིད། གསོ་བ་རིག་པའི་གཅེས་བསྡུས་ཕན་སྙིང་། གཡུ་ཐོག་སྙིང་ཐིག་གི་ཆོས་སྐོར་སོགས་གསོ་དཔྱད་སྐོར་མཐའ་ཡས་པ་སྦྱངས། ལྷ་བྲིས་དཀོན་མཆོག་ལྷ་དབང་ལས་ལྷ་རིས་སོགས་སྦྱངས་པ་ཕུལ་དུ་ཕྱིན་པ་མཛད། མདོར་ན་རྗེ་འདིས་མཚུངས་མེད་ཆོས་ཀྱི་རྒྱལ་པོའི་དྲུང་ནས་བསྟན་དགོངས་གཞུང་དང་། ཕྱག་ཆེན་ལྔ་ལྡན། གཞན་ཡང་ཧྥ་ཧར་པེར་གྱི་སླུང་ཁྲིད་ཟབ་མོ་དང་བཅས་བསྐུལ་བར་གསན་བཞེས་མཛད། ཤིང་མོ་ཡོས་ཀྱི་ལོའི་མགོ་ཟླའི་ནང་དུ་སི་ཏུ་པཉ་ཆེན་འབྲི་གུང་དུ་ཕེབས་ཏེ་མཇལ་འཛོམ་བྱུང་ནས་སི་ཏུའི་དྲུང་ནས་བཀའ་བརྒྱུད་པའི་ཆོས་མཛོད་མང་དུ་ཞུས་ལ། སྨན་དཔྱད་སྐོར་ནས་བཀའ་ཁྲིད་ཀྱང་ཞུས། རང་ལོ་ཉེར་ལྔ་པ་ས་འབྲུག་ལོར་ཀླུང་ཤོད་ཁུལ་དུ་འབྲུམ་ཡམས་ཀྱི་ཉེན་ཆེ་སྐབས་དམ་པ་འདི་ཉིད་ཀྱིས་རེ་སྐྱུལ་བཞིན་དུ་དཔོན་ཚང་ཡེ་ཤེས་བསམ་གཏན་གྱིས་འབྲུམ་བཅོས་བདེ་བའི་ལང་ཚོ་ཞེས་པ་དེ་བརྩམས། རྗེ་འདིའི་རྣམ་ཐར་བདུད་རྩིའི་ཆུ་རྒྱུན་ལས། ས་འབྲུམ་གནམ་ལོའི་རྒྱལ་པོ་འཛུམ་པའི་དགའ་སྟོན་སྐབས། ཞེས་དང་། འབྲུམ་བཅོས་བདེ་བའི་ལང་ཚོ་ལས། གནམ་ལོའི་ལོ་མ་འགྲོ་བའི་ཚེ་སྲོག་རྣམས། །འབྲུམ་བུའི་ནད་ཀྱིས་གཅོས་པ་མང་མཐོང་ནས། །ལག་ལེན་ཉུང་ངུར་བྲིས་པའི་གདམས་པ་འདི། །གཞན་ཕན་བློ་ཡིས་གསོ་རིག་རྣ་ནས་བྲིས། །ཞེས་གསུངས་སོ། །ས་སྦྲུལ་ལོར་སྐྱབས་རྗེ་དོན་གྲུབ་ཆོས་རྒྱལ་གྱིས་ཀུན་མཁྱེན་སི་ཏུ་ཆོས་ཀྱི་འབྱུང་གནས་ཕེབས་པར་དགོངས་བཞེད་ཀྱིས་རྫོག་དཀྱིལ་སོགས་དབང་ཆོས་མང་དུ་གནང་བས་སི་ཏུ་དང་ལྷན་ཅིག་གསན། སི་ཏུ་པཎ་ཆེན་ལས་སྒྲ་ཀཱ་ལ་པའི་གཞུང་ལུགས་ཆེན་པོར་གསན་སྦྱོང་དཔྱིས་ཕྱིན་པ་མཛད། སླར་སྒྲ་དང་སྙན་གྱི་དོགས་དཔྱོད་ཆེད་དུ་མདོ་ཁམས་དཔལ་སྤུངས་ཐུབ་བསྟན་ཆོས་

འཁོར་གླིང་དུ་སྙིགས་དུས་ཀྱི་མ་ཧཱ་པཎྜི་ཏ་སི་ཏུ་ཆོས་ཀྱི་འབྱུང་གནས་ཀྱི་སྤྱན་སྔར་ཕྱིན་ནས། སི་ཏུའི་དྲུང་ནས་མཁས་མང་འདུ་ཚོགས་དང་ལྷན་དུ་སྒྲོལ་དཀར་གྱི་བཀྲུ་བྱབ་བསྒྲུང་གསུམ། ཚེ་དཔག་མེད་དཀར་པོའི་དབང་བརྒྱ་རྩ། རྒྱ་རྩིས་གསར་འགྱུར་སྐོར། འབྲས་རྩིས། བག་རྩིས། སྡེབ་སྦྱོར་རིན་འབྱུང་། སྙན་ངག་མེ་ལོང་མ་སོགས་སྙན་གཞུང་འགའ་ཡང་ཞུས། གཞན་ཡང་དཔལ་ལྡན་རྒྱུད་བཞིའི་བཀླག་ལུང་། གཡུ་ཐོག་ཟླ་སྒྲུབ་སོགས་གསན་བཞེས་མཛད། རྗེ་འདི་དང་སྔ་ཕྱི་བར་དུ་མི་དབང་འགྱུར་མེད་རྣམ་རྒྱལ་བར་མཛའ་མཐུན་ཟབ་པས་འབྲི་གུང་པའི་ཆོས་དང་རིག་གནས་གང་ས་ནས་ཤིན་ཏུ་དར་ཞིང་རྒྱས་ལ། སྨན་དང་རྩིས་ཀྱི་སྐོར་ནས་མཁས་པ་མང་དུ་བྱུང་བ་ཡོད་དེ། དེ་ནི་སྐབས་སོ་སོའི་ལོ་རྒྱུས་ཁག་ནས་གསལ་པོར་བྲིས་ཡོད། མེ་ཕྱི་ལོར་སྐུ་ཁམས་ལ་མ་ཞུ་བ་བྱུང་ནས། ཟླ་སྨན་འཚོ་བྱེད་དཀོན་མཆོག་དོན་གྲུབ་ཀྱིས་སྨན་བཅོས་མཛད་ཀྱང་དྲག་སྐྱེད་ཆེར་མ་བྱུང་། མཐར་དགུང་གྲངས་ཞེ་གསུམ་མེ་ཕྱི་ལོ་སྟེ་སྤྱི་ལོ་༡༧༨༨ལོའི་ནག་པ་ཟླ་བའི་དམར་ཕྱོགས་ལ་གཟུགས་སྐུ་ཞི་བ་ཆེན་པོའི་དབྱིངས་སུ་བསྡུ་བར་མཛད་དོ། །རྗེ་བཙུན་དམ་པ་འདི་ཉིད་ཀྱིས་བསྩལ་བའི་ལྷུགས་རྩོམ་སྐོར་ནི། རྣམ་ཐར། གསོལ་འདེབས། ཕྱག་ཆེན་ལྷ་ལྷན། བཅའ་ཡིག སྙན་འགྲེལ་དཔེར་བརྗོད་སོགས་མང་དུ་བརྩམས། འོན་ཀྱང་སྨན་རྩིས་གཉིས་ལ་ཐོས་བསམ་རྒྱ་ཆེར་མཛད་ཀྱང་བཞག་པར་བྱ་བའི་བསྟན་བཅོས་འདྲ་མཛད་པ་མི་གསལ་ཀྱང་། རྗེ་འདིས་མཛད་པའི་ཡིག་ཆ་མང་པོ་ཞིག་སྔ་སོར་དུས་འགྱུར་མང་པོའི་གློང་ནས་ཉམས་པར་གྲགས་སོ། །འོན་ཀྱང་སྨན་དང་རྩིས་སྐོར་གྱི་ཡིག་ཆ་མེད་པར་མ་ངེས་ལ། རྗེ་འདི་པ་སྨན་རྩིས་གཉིས་ལས་གཙོ་ཆེར་དཀར་རྩིས་ལ་མཁས་པར་གྲགས་པས་ད་ཐེངས་རྩིས་ཀྱི་མཁས་པའི་ལོ་རྒྱུས་གྲས་སུ་བཞག་ཡོད། སློབ་མའི་ཚོགས་ནི། ལྷོ་སྤྲུལ་ཆོས་ཀྱི་རྒྱལ་མཚན། གྲུབ་དབང་དོན་གྲུབ་སྐལ་བཟང་། ཁྲི་ཆེན་དོན་གྲུབ་ཆོས་དབང་། རྒྱལ་སྲས་ནོར་བུ་སོགས་ཤིན་ཏུ་མང་བ་བྱུང་།

རྩིས་རིག་སྨྲ་བའི་དབང་ཕྱུག་གྲོང་སྨད་ཆོས་དབང་གི་སྐོར།

ཁྱབ་བདག་རྡོ་རྗེ་འཆང་དབང་སུཏྲའི་ཞབས་ཀྱི་རྣམ་ཐར་སྨད་ཆ་དད་ལྡན་འཁོར་བའི་ཚ་གདུང་སེལ་བྱེད་ལས། རྩིས་རིགས་སྨྲ་བའི་དབང་ཕྱུག་གྲོང་སྨད་ཆོས་དབང་གིས་ཞུས་པའི་ངོར་སྤྱི་ལུང་ཨོད་ཀྱི་གཙུག་ལག་ཁང་གསུམ་གྱི་གནས་བཤད་ལྷུགས་བསྒྲིགས་མཛད། ཅེས་སྐྱབས་མགོན་ཆོས་ཀྱི་ཉི་མའི་སྐུ་དུས་སུ་ཡང་རི་སྐར་དགོན་དུ་རྩིས་པ་མཁས་པ་ཞིག་བྱུང་བ་གོང་གི་ལུང་དེས

གསལ་རྟོགས་ཐུབ་ཙང་། དེ་འབྲེལ་ཡིག་ཆ་གང་མང་འཚོལ་ཞིབ་བྱས་ཏེ་ཁོང་གི་རྣམ་ཐར་འདྲ་ཨེ་རྙེད་བསམ་ཙང་ཞིབ་ཕྲའི་རྣམ་ཐར་འཁོད་པ་ནི་མ་མཇལ། འོན་ཀྱང་སྐབས་དེར་རྩིས་པ་ཞིག་བྱུང་ཡོད་པ་འདི་རེད།

ཁམས་སྐྱོ་ཁྲི་པ་དོན་གྲུབ་ཆོས་དབང་གི་སྐོར།

ཉིན་རྫོང་ཁྲི་པ་དོན་གྲུབ་ཆོས་དབང་མཆོག་ནི། བཀའ་བརྒྱུད་པའི་བསྟན་སྐོར་ཞུགས་ནས་འབྲི་གུང་བཀའ་བརྒྱུད་ཀྱི་གདམས་པའི་རྒྱུན་ལ་ཐོས་བསམ་སྒོམ་གསུམ་གྱིས་སློབ་གཉེར་མཛད་པས་ཕ་མཐར་ཕྱིན། གཞན་ཡང་ཐ་སྙད་རིག་གནས་སྐོར་ནས་སི་ཏུ་པཎ་ཆེན་དང་དེའི་སློབ་བརྒྱུད་ཀརྨ་ངེས་ལེགས་བསྟན་འཛིན་སོགས་ཀྱི་དྲུང་ནས་དཀར་ནག་རྩིས་དང་སྒྲ་སྙན་སོགས་ལ་གསན་སྦྱངས་མཛད་པས་མཁས་གྲུབ་ཆེན་པོའི་སར་འཕགས། འབྲི་གུང་དུ་ཕྱིན་ནས་འབྲི་གུང་སྐྱབས་མགོན་རྣམ་གཉིས་ཀྱི་དབུ་བླར་བཀུར། ཐ་སྙད་རིག་པའི་སྐོར་ནས་ལན་མང་སློབ་ཁྲིད་མཛད། སྐྱབས་རྗེ་ཆོས་ཀྱི་རྒྱལ་མཚན་གྱི་ཡོངས་འཛིན་མཛད་ནས་ཉིན་རྫོང་དགོན་དུ་སྐར་རྩིས་ལན་མང་འཆད། རྗེ་འདིས་རྩིས་ཀྱི་སྐོར་གྱི་བཞག་པར་བྱ་བའི་སྐད་དུ། བྱེད་པའི་རྩིས་ཀྱི་འགྲེལ་བཤད། གཟའ་ལྔའི་རྩ་གྲུབ་དང་རེའུ་མིག གཟའ་ལྔའི་ཁྱིམ་ཆེས་སོགས་ཀྱིས་མཚོན་པའི་རྩིས་ཀྱི་བསྟན་བཅོས་མང་དུ་བརྩམས། སློབ་མའི་ཚོགས་མང་དུ་ཕྱིན། འོན་ཀྱང་རྗེ་འདིའི་འཁྲུངས་འདས་ལོ་ཚིགས་སོགས་ནི་གསལ་ཆ་མེད།

འབྲི་གུང་སྐྱབས་མགོན་ཆོས་ཀྱི་རྒྱལ་མཚན་གྱི་སྐོར།

འབྲི་གུང་གདན་རབས་སོ་གཅིག་པ་ཆུང་ཚང་སྐུ་ཕྲེང་ལྔ་པ་འཇམ་དབྱངས་ཆོས་ཀྱི་རྒྱལ་མཚན་ཞབས་ནི། ལྷོ་ཁ་གྲོང་ཁྱེར་འཕྱོངས་རྒྱས་རྫོང་ཁོངས་ཀྱི་ཚེ་རིང་ལྗོངས་ཞེས་པའི་རི་ཁྲོད་དུ་ཡབ་རིག་འཛིན་འཇིགས་མེད་གླིང་པ་དང་། ཡུམ་རིག་འཛིན་བད་མཚོའི་སྲས་སུ་རབ་བྱུང་གསུམ་པའི་ཆུ་གླང་ལོ་སྟེ་སྤྱི་ལོ་༡༧༩༣ལོ་ལ་སྐུ་བལྟམས། དེ་ནས་མི་རིང་བར་སྐྱབས་རྗེ་གོང་མ་པད་མའི་རྒྱལ་མཚན་གྱིས་འབྲི་གུང་གདན་རབས་ཉེར་དགུ་པ་འབྲི་གུང་སྐྱབས་མགོན་ཆུང་ཚང་སྐུ་ཕྲེང་བཞི་པའི་ཡང་སྲིད་ལ་ངོས་འཛིན་ཞུས། དགུང་ལོ་ལྔའི་ཐོག་འབྲི་གུང་དུ་ཕེབས། ཉིན་རྫོང་ཁྲི་པ་དོན་གྲུབ་ཆོས་དབང་ཡོངས་འཛིན་དུ་བསྟེན་ནས་ཐུན་མོང་ཡི་གེ་འབྲི་ཀློག་ནས

བཟ་སྤྱོད་ཀྱི་སྐོར་ནས་གསན་བསམ་ཐུབ་པ་མཛད། དེ་ནས་རིམ་བཞིན་སྐྱབས་རྗེ་པད་མའི་རྒྱལ་མཚན་དང་ཡོངས་འཛིན་སོགས་དགེ་བའི་བཤེས་གཉེན་དུ་མའི་དྲུང་ནས་མདོ་སྔགས་ཆོས་ཚུལ་ནས་བཟུང་སྙེ་བཀའ་བརྒྱུད་པའི་ཆོས་མཛོད་ཁག་ལ་སློབ་གཉེར་གྱི་དབུ་བརྩམས། མཚུར་ཕུ་རྒྱལ་ཚབ་ཆོས་དཔལ་བཟང་པོའི་དྲུང་ནས་གཏེར་ཆོས་སྐོར་དང་། གཡུ་ཐོག་སྙིང་ཐིག རྫོག་དཀྱིལ་བདུན་ཆོས། གཞན་ཡང་སྐར་རྩིས་གཞུང་དོན་སྐོར་ནས་ལོ་མང་རིང་དུ་རྗེ་འདིའི་དྲུང་ནས་གསན་བསམ་མཛད་པས་རྗེ་འདིའི་ཐུགས་སྲས་བུ་ཆེན་དུ་གྱུར། གཞན་ཡང་རིག་གནས་ཀུན་ལ་མ་མཁྱེན་པ་སྤངས་ལ། ཡོངས་འཛིན་ཁྲི་པའི་བཀའ་དྲིན་གྱིས་སྨྲ་སྙན་སོགས་ལ་བྱང་ཆུབ་ལ། ལྷག་ཏུ་གཙུག་ལག་རྩིས་ལ་མཁས་པར་གྱུར་ཏེ། འབྲི་གུང་ཆོས་འབྱུང་ལས། རྗེ་ཉིད་ནས་རིང་མོར་ཐུགས་ལ་བརྟག་པའི་རྩིས་ཀྱི་བསྟན་བཅོས་ཉ་རྒྱས་ཟླ་བའི་དཀྱིལ་འཁོར་ཞེས་བྱ་བའི་ཁྱད་དུ་འཕགས་པ་དེ་ཉིད་རྩོམ་འབྲིའི་བཀའ་དྲིན་བསྐྱངས། བསྟན་བཅོས་འདིར་སྔ་དེང་གི་མཁས་ཆེན་མང་པོས་བསྔགས་པའི་མེ་ཏོག་ཅི་ཡང་འཐོར་རོ། །ཞེས་གསུངས་སོ། །རྩིས་ཀྱི་བསྟན་བཅོས་ཉ་རྒྱས་ཟླ་བའི་དཀྱིལ་འཁོར་ཞེས་བྱ་བའི་མཇུག་བྱང་དུ། རང་ཉིད་སྔར་རང་ལོ་བཅུ་བདུན་པའི་སྙིང་སློབ་དཔོན་མཁས་པའི་དབང་པོ་ཉིན་རྫོང་བླ་མ་དཀོན་མཆོག་དོན་གྲུབ་ཆོས་དབང་གི་དྲུང་ནས་སྐར་རྩིས་སྐོར་ལས་ལྔ་བསྡུས་སྒྲ་གཅན་གཟའ་ལྔ། རྩིས་ཕྲན་སོགས་དང་། སྒྲ་སྙན་བཅས་རིག་གནས་ཕྲན་ཚེགས་སློབ་ཁྲུལ་བྱས་ཀྱང་སྦྱངས་སྟོབས་ཞན་པས་ཧ་ཅང་གོ་དོན་ལོན་པ་ཞིག་མ་བྱུང་བ་དང་། ནང་དོན་བསྐྱེད་རྫོགས་སོགས་ཀྱི་སྐབས་སུ་བབས་པ་ལས་ཐ་སྙད་རིགས་དོན་མི་ཆེ་ཡང་། དེང་སྐབས་ཕྱོགས་འདིར་ཕྱི་ནང་རིག་གནས་ཀྱི་རྒྱུན་ཡལ་ཆེར་ཉམས་པར་བརྟེན། སློབ་འབངས་རྗེས་འཇུག་རྣམས་ཀྱི་མིག་ལྟོས་དང་ལག་ལེན་སོགས་ལ་ཕན་པར་སྲིད་སྙམ། རང་ལོ་སུམ་ཅུ་པར་སློབ་དཔོན་དེ་ཉིད་ཀྱི་གདན་ཚབ་མདོ་སྔགས་རིགས་ལམ་རྒྱ་མཚོའི་བདག་ཉིད་ཉིན་རྫོང་ཁྲི་པ་ཀརྨ་ཆོས་དབྱིངས་ལྷུན་གྲུབ་བམ་དཀོན་མཆོག་ཆོས་དབང་བློ་གྲོས་ལ་སྙན་ངག་ལེའུ་གསུམ་པའི་དོགས་གཅོད་དང་སྒྲ་རྩིས་སྤེལ་སྦྱོར་སོགས་གཞི་སློབ་བགྱིས་ཤིང་། ལྷག་ཏུ་འདས་ལོ་སྤྱིལ་ཚུལ་སོགས་ཞིབ་ཏུ་མནོས་པས་རང་ལུགས་རྩིས་ཀྱི་བསྟན་བཅོས་པད་དཀར་བཞད་པའི་ཉིན་བྱེད་ཅེས་བྱ་བ་རྗེ་ཆོས་ཀྱི་གྲགས་པའི་དངོས་སློབ་པཎ་ཆེན་དཀོན་མཆོག་ལྷུན་གྲུབ་ཀྱིས་མཛད་པ་དེ་ཉིད་རབ་བྱུང་བཅུ་བཞིའི་སྣ་ཚོགས་ཚུ་རྟར་འདས་ལོ་སྤྱོས་པའི་ཚེ། སློབ་དཔོན་དམ་པ་ཉིད་ནས་བཻ་དཀར་རྩིས་སྐོར་རྣམས་ཀྱང་སྣ་ཚོགས་ལོར་འདས་ལོ་སྤྱོས་པའི་ལག་ལེན་ཉེར་མཁོ་

རྣམས་བྱུར་འདོན་ཞིག་བྱུང་ན་ལེགས་ཚུལ་གསུང་བ་མ་ཟད། རྗེ་བླ་མ་མཆོག་གི་སྐུའི་རིགས་སུ་སོན་པ་གཟིམས་མཆོད་ཡོན་ཏན་འབྱུང་གནས་ཀྱིས་ཀྱང་ནན་ཏུར་ཆེན་པོས་བསྐུལ་མ་དང་རི་མོའི་གྲོགས་བགྱིས་པར། བཻ་དཀར་གཞུང་གི་སྐར་རྩིས་རི་མོའི་ལག་ལེན་མཁོ་ཆེ་སྐོར་ཁོལ་ཕྱུང་གི་རྩིས་འཕྲོ་མ་གཏོགས་ཚིག་དོན་སོར་བཞག་དང་། སྔོན་འགྲོ་སྐོར་ཙུང་ཟད་བསྣུས་ཤིང་། གཟའ་ལྔ་ཁྲིམ་ཞག་མ། དབུགས་སྐང་ཁྲིམ་འཕོ་ལྡོག་གཉིས་རི་ཕག་དང་སྙིགས་དུས་ཀྱི་མ་ཧཱ་པཎྜི་ཏ་མཚུར་ཕུ་རྒྱལ་ཚབ་ཆོས་དཔལ་བཟང་པོས་རྒྱ་རྩིས་གསར་འགྱུར་མཛད་པའི་དབུགས་སྐང་རི་མོ་རྣམས་གསར་དུ་བཅུག་སྟེ་རབ་ཡིད་ཆུ་གསར་ཀུན་དའི་འདོད་འཇོ་ཞེས་བྱ་བ་འདི་ཡང་དཔལ་ཨོ་རྒྱན་དུས་གསུམ་མཁྱེན་པ་ཉིད་དྷ་ན་གོ་ཤའི་མཚོ་གླིང་དུ་རང་བྱུང་པདྨའི་སྦུབས་ལས་སྐུ་བལྟམས་པའི་ཚུལ་སྟོན་གྱི་ལོ། འཕགས་པའི་ཡུལ་དུ་བྷ་ནུ་ཏཱ་ར། མ་ཧཱ་ཙཱི་ནའི་རྒྱལ་ཁབ་ཆེན་པོར་གྲུ་ཤིན། སྣོད་འགྲེལ་བའི་ཉི་སློལ་བྱེད་དེ་ཤིང་ཕོ་ཡལ་གའི་རི་དྭགས་ཀྱི་ལོ། འབྱུང་བ་ལྔ་ལ་དབང་བའི་ཁ་རལ། བཀྲ་ཤིང་ཀླུང་། ཕོ་བྲང་གླིང་དཀྱུར་དགྲ་ལྷའི་མེ་ལོང་གནས་ལོ་འབྲས་ལྡན་གྱི་དུས། ཁྲིམས་ཀྱི་ཉ་བའི་ཟླ་བ་ཉིན་མོར་སྤྱོད་པ་རགས་པ་བུ་མོའི་ཁྲིམ་དུ་སྤྱོད་ཅིང་རྒྱ་རྩིས་དགུན་ར་ཤིང་ཕག་ཟླ་བའི་དཀར་ཕྱོགས་ཀྱི་ཛོགས་པ་དང་པོ་སྟེ། དུས་འཁོར་བའི་དབྱངས་ལི། གསལ་བྱེད་ཐ། འབྱུང་བ་ས། འདོད་ཡོན་དྲི། དབྱངས་འཆར་བའི་ལུགས་ཀྱི་དབྱངས་ཨོ། གསལ་བྱེད་བ། འབྱུང་བ་ནམ་མཁའ། འདོན་ཡོན་སྒྲ། གཉིས་ཀའི་དར་གུད་སྨིན་པ། རེས་གཟའ་ཆུ་ཤེལ་དབང་པོ། སྐར་མ་མཛའ་བོའི་ལྷ་དང་དགའ་དཀྱུར་སྤྱོད་པའི་འཕྲོད་ལང་ཚོ་སྦྱོར་བ། འཕྲོད་ཆེན་ཡིད། སྦྱོར་བ་མཛའ་བོ་བྱེད་པ་བྱིས་ཙན། རྟེན་འབྲེལ་རྣམ་ཤེས། ཉི་མ་ཤིང་ཁྱི། སྤར་ཁ་དྭ། སྨེ་བ་ལྔ་སེར། དུས་སྦྱོར་ཕྱེད་པའི་གཟའ་ཕུར་བུ་སྟེ་བདུད་རྩིའི་ཐུན་མཚམས་ལྷ་ནི་བྲ་ཧ་འཆར་བའི་དུས་དགེ་བར་ཤཱཀྱའི་དགེ་སྦྱོང་སྡོམས་ལས་པ། བསྟན་འཛིན་ཆོས་ཀྱི་རྒྱལ་མཚན་འཇིགས་མེད་འཕྲིན་ལས་ཕྱོགས་ལས་རྣམ་པར་རྒྱལ་བའི་སྡེའམ་བརྡ་སྤྲོད་སོགས་ལ་ཐོས་བསམ་ཙུང་ཟད་བྱས་པ་ཀུན་བཤད་མིང་ཚངས་སྲས་དགྱེས་པའི་འཇམ་མདངས་རབ་འབྱམས་ཤེས་བྱའི་དཀྱིལ་འཁོར་བློ་ལྡན་སྣང་བ་གསལ་བྱེད་རིག་པའི་དཔའ་བོ་ཞེས་འབོད་པས་དཔལ་འབྲི་གུང་གི་ཕྲེང་མི་འགྱུར་རྡོ་རྗེའི་སྤྱིའི་བཀྲ་ཤིས་ཚུགས་ཀྱི་གཟིམས་ཚུང་ཕུན་ཚོགས་འཁྱིལ་པར་གཞུང་ག་ཏས་འགྲོ་བ་རྣམས་མ་གཏོགས་སུག་བྲིས་བགྱིས་པའི་ཐོག་མའི་གླིགས་བམ་དུ་སོར་མོའི་འདུ་བྱེད་བསྒྱུར་བ་པོ་མང་ཡུལ་སྒང་སྔོན་གྱི་ཆོས་མཛད་ནོ་ནོ་དཀོན་མཆོག་བསྟན་པ་འདི་བགྱིས་དགེ་བའི་མཐུ་ལ་བརྟེན་ནས

ནམ་མཁའི་ཁམས་དང་མཉམ་པའི་འགྲོ་བ་མཐའ་དག་དཔལ་དུས་ཀྱི་འཁོར་ལོའི་གོ་འཕང་དམ་པ་ཐོབ་པའི་རྒྱུར་གྱུར་ཅིག །ཅེས་གསལ་བ་ལྟར། ཞིང་བྱ་ཡོར་བདུད་ཀུན་གྱིས་སྐུ་ཁམས་ཅུང་ཟད་ལྷེམ་པར་རིམ་གྱིས་དྭངས་ནས་མེ་ཕྱི་ལོའི་ལོ་ཐོ་གསར་དུ་བསྐྱུན། མེ་ཕྱི་ལོར་གདན་ཚབ་ལྷོ་རིན་པོ་ཆེ་སྤྱན་དྲངས་ཞེས་སོགས་གསུང་གི་ཐ་མ་བསྐྱལ་ནས་དགུང་གྲངས་སོ་བཞིར་ཕེབས་པ་རབ་བྱུང་བཅུ་བཞི་པའི་མེ་ཕྱི་ལོ་སྟེ་སྤྱི་ལོ་༡༨༢༧ལོར་ཞི་བ་ཆོས་སྐུའི་ཀློང་དུ་བསྡུས་སོ། །རྗེ་འདིའི་རྣམ་ཐར་རྒྱས་པ་སྐལ་བཟང་དད་པའི་ཤིང་རྟ་དང་། དེའི་འཁྲོས་འབུམ་ཉོན་མོངས་ཡིད་ཀྱི་གདུང་སེལ་གཉིས་སུ་གསལ། སློབ་མ་ནི། ཨ་གྲགས་ཆོས་འཕེལ། རྗེ་དཔོན་རིན་ཆེན་མཆོག་ལྡན། ཡོངས་འཛིན་ཡོན་ཏན་འབྱུང་གནས་སོགས་ཤིན་ཏུ་མང་། བསྟན་པའི་གསོས་སུ་བཞག་པའི་བསྟན་བཅོས་ནི། ལམ་ཟབ་བླ་མ་སྒྲུབ་པའི་བསྙེན་ཡིག ལྷ་ལྡན་ཤེལ་དཀར་ཕྲེང་བ། རྩིས་ཀྱི་བསྟན་བཅོས། ཟད་པར་མེ་ཕྱི་ལོའི་ལོ་ཐོ། སྙན་ངག་གི་བསྟན་བཅོས་མེ་ལོང་མའི་དཔེར་བརྗོད་དྲི་ཟའི་རྒྱུད་མང་། འདོན་ཆའི་སྐོར། ཞལ་གདམས་སྐོར། བླ་མའི་རྣལ་འབྱོར་སོགས་ཡོད།

ཡོངས་འཛིན་ཨ་དབྱངས་རིན་པོ་ཆེའི་སྐོར།

མཚན་གཞན་ཡོངས་འཛིན་ཐུབ་བསྟན་ཕུན་ཚོགས་ཞེས་སུ་གྲགས། དམ་པ་འདིའི་རྣམ་ཐར་རྒྱས་པ་ནི་འབྲི་གུང་ཆོས་འབྱུང་དང་འབྲི་གུང་གསེར་རིག་ལོ་རྒྱུས་སྐབས་ནས་རྒྱས་པར་སོང་བ་བཞིན་ཡིན་ལ། འདི་ནས་རྗེ་འདིས་གཙུག་ལག་རྩིས་ལ་གསན་བསམ་མཛད་པའི་སྐོར་གྱི་རྣམ་ཐར་ཅུང་ཟད་ཙམ་ཞུ་ན། རྗེ་འདི་དགུང་ལོ་ཉེར་ལྔའི་སྐབས་སུ་འབྲུག་འཛམ་དབྱངས་གྲགས་པ་ལས་གསོ་རིག་སྐོར་ཞུས། དཔོན་པོ་པད་གདན་ལས་སྒྲ་སྙན་དང་རྩིས་རིག་རྣམས་དཔྱིས་ཕྱིན་པར་བགྱིས། ཕྱིས་ཁུ་ནུ་བ་བསྟན་འཛིན་རྒྱལ་མཚན་དྲུང་ནས་སྒྲ་ཀ་ཙན་དབྱངས་གསུམ་དང་། འབྱུང་རྩིས་སོགས་དཀར་ནག་རྩིས་རིག་གསན་བཞེས་མཛད། དེ་ནས་འབྲི་གུང་དུ་ཕྱིན་ནས་འབྲི་གུང་སྐྱབས་མགོན་རྣམ་གཉིས་ཀྱི་ཡོངས་འཛིན་དུ་མངའ་གསོལ། སྐྱབས་མགོན་རྣམ་གཉིས་ལ་རྒྱལ་སྲས་ལག་ལེན་སོགས་གཞུང་སྐོར་དང་། སྒྲ་སྙན་རྩིས་སོགས་ཐུན་མོང་རིག་གནས་སྐོར་སོགས་ཕུལ། ཁོང་རྣམ་གཉིས་ལ་རྩིས་ཡིག་ཁྲིད་སྐབས་སུ་གོ་བདེའི་ཚུལ་དུ་འབྱུང་རྩིས་གསལ་སྒྲོན་དེ་བརྩམས། ཉེ་ལྷུང་བཤད་གྲྭའི་སློབ་དཔོན་མཛད་དུས་ཕྱོགས་འདུས་སློབ་མ་མང་པོར་གཞུང་ཆེན་ཁག་དང་། བསྟན་དགོངས། ཕྲུག་ཆེན་ལྷ་ལྡན། སྒྲ་སྙན་སྨན་རྩིས་སོགས་འདོད་ཆོས་ཅི་རིགས

གནང་། རྩེས་ལ་ཐོས་བསམ་མཛད་པའི་འབྲས་རྟགས་ལ་འབྱུང་རྩེས་གསལ་སྒྲོན་དང་། སྐར་རྩེས་ཀྱི་སྤྱི་དོན་སོགས་བརྩམས། སློབ་མ་མང་དུ་བྱུང་བ་ལས་རྩེས་རིག་སྨྲ་བ་ནི། སྨན་རྩེས་མཁས་དབང་མཁྱེན་རབ་ནོར་བུ། དམར་རྟིལ་ཆོས་འཕེལ། མཁན་ཆེན་ནོར་བུ་རྒྱལ་མཚན། མཚར་དཀའི་སྨན་པ་ཨ་མགོན་སོགས་ཤིན་ཏུ་མང་།

རྩིས་པ་སྲིན་པའི་སྐོར།

རྩེས་པ་སྲིན་པ་མཆོག་ནི། འབྲི་གུང་ཀླུང་ཤོད་རྒྱ་ལམ་སྣང་ཞེས་པའི་ཁྲིམ་དུ་སྐུ་འཁྲུངས་ཤིང་། ཕོང་སྐུ་འཁྲུངས་པའི་དུས་ཚིགས་ནི་རབ་བྱུང་བཅོ་ལྔའི་སྟོད་དུ་འཁེལ་ཡོད། ཆུང་དུས་ནས་ཡི་གེ་འབྲི་ཀློག་སོགས་ཐུན་མོང་རིག་གནས་བཅས་ལ་སྦྱངས་པ་ཚུལ་བཞིན་མཛད། འབྲི་གུང་བཀའ་བརྒྱུད་ཀྱི་གདན་ས་རིན་པོའི་ཆེ་ལ་ཆོས་ཞུགས་མཛད། ཕལ་ཆེར་རྩེས་པ་འདི་པའི་ཁྲིམ་བརྒྱུད་དེ་ཡང་འབྲི་གུང་བླ་བྲང་གི་རྩེས་པ་ཡིན་འདུག གཞན་ཡང་ཀླུང་ཤོད་རྒྱུད་ཀྱི་རྩེས་རིག་སྨྲ་བ་དུ་མའི་ཞབས་དྲུང་དུ་དཀར་ནག་རྩེས་ལ་སྦྱངས་པ་ཚུལ་བཞིན་མཛད་པས་རྩེས་ཀྱི་མཁས་པ་ཆེན་པོར་གྱུར། ལོ་ལྟར་བཀའ་ཤག་སྲིད་གཞུང་གིས་འབྲི་གུང་རྫོང་ལ་ཡང་འབྲི་གུང་གི་ལོ་ཐོ་ཤོག་གཅིག་མ་ཞེས་བོད་སྤྱི་དང་འབྲི་གུང་གི་གནམ་གཤིས་དང་། ལོ་རེའི་ལོ་སྐྱག་དང་དུས་ཚོད་ལེགས་ཉེས་ཅི་བྱུང་གི་སྔོན་ཞུ་ཡང་འབུལ་དགོས་པས་སྐབས་དེའི་རིང་ལ་ལོ་ཐོ་འདོན་མཁན་གྱི་འགན་གཙོ་བོ་དེ་ཡང་རྩེས་པ་སྲིན་པ་ཕོང་ཉིད་ཡིན། ཕོང་སྐུ་འདས་པའི་དུས་ཚིགས་ནི་རབ་བྱུང་བཅུ་དྲུག་པའི་དཀྱིལ་མཚམས་སུ་འཁེལ་བ་མངོན། ཡིན་ནའང་ཕོང་གི་ཡབ་ཡུམ་དང་། འཁྲུངས་འདས་ལོ་ཚིགས་སོགས་ནི་བཅལ་འཚོལ་བྱས་ཀྱང་ལག་སོང་མ་བྱུང་། རྩེས་ཀྱི་སྐོར་ནས་གསུང་རྩོམ་ཡོད་ངེས་ཀྱང་། མ་གཞི་“རིག་གསར”སྐབས་སུ་བོར་སོང་བ་མིན་ནམ་སྙམ་གང་ལྟར་མ་མཇལ། སློབ་མ་ནི་ཤེས་གསལ་ལ་རྩེས་རམས་པ་དམར་རྟིལ་ཆོས་འཕེལ་དང་། རྩེས་པ་དགེ་འདུན་གཉིས་ཡིན་ལ། དེ་མིན་ཡོད་ངེས་རུང་ད་ལྟ་ཡིག་ཐོག་དང་ངག་རྒྱུན་གང་ལས་ཀྱང་མ་རྙེད་པས་དེ་ཙམ་ཞིག་ལགས་སོ། །

རྩིས་རམས་པ་དམར་རྟིལ་ཆོས་འཕེལ་གྱི་སྐོར།

རྩེས་རམས་པ་དམར་རྟིལ་ཆོས་འཕེལ་མཆོག་ནི། འབྲི་གུང་སྦྲེ་ལུང་ངམ་ཡང་རི་སྣར་དུ

ཡབ་བྱམས་པ་དང་། ཡུམ་དཀོན་མཆོག་སྒྲོལ་མ་གཉིས་ཀྱི་སྲས་སུ་རབ་བྱུང་བཅོ་ལྔ་པའི་ས་བྱ་ལོ་སྟེ་སྤྱི་ལོ་༡༩༠༩ལོར་སྐུ་འཁྲུངས། རང་ལོ་བཅུ་གསུམ་སྟེང་ནས་རྨང་བཙུགས་སློབ་གྲྭ་ལ་ལོ་གསུམ་བར་ཕེབས། རང་ལོ་བཅུ་དྲུག་ཐོག་ལ་ཡང་སྐར་ཐུབ་བསྟན་སྡེ་བཞི་རབ་རྒྱས་གླིང་དུ་ཆོས་སྒོར་ཞུགས། དེ་ནས་རྩིས་པ་སྦྱིན་པའི་དྲུང་ནས་རྩིས་ཀྱི་རྨང་གཞི་དང་། འབྱུང་རྩིས་རྩ་བ་སོགས་བློ་འཛིན་བྱས་ཀྱང་དེ་ཙམ་ཞིག་གིས་བློ་ཡིད་མ་ཚིམས་པར། འོག་མིན་ཨོ་རྒྱན་སྨིན་གྲོལ་གླིང་དུ་ཕེབས་ཏེ་རྩིས་དཀར་ནག་ཁྲ་གསུམ་ལ་ལོ་ངོ་ལྔའི་རིང་དུ་སྐྱོན་ལྷོ་གོས་ལ་བཏང་སྟེ་རྩིས་ཀྱི་རིག་པར་ཐོས་བསམ་དཀྲུགས་མར་མཛད། དེ་ནས་སླར་ཡང་ལ་དྭགས་སྟོབས་སྤྲུལ་རིན་པོ་ཆེ་ལྷན་དུ་དྭགས་དང་ཁུ་ནུ་སོགས་སུ་ཕྱིན་ནས་ལོ་གསུམ་རིང་དུ་སྐར་རྩིས་ལ་གསན་བསམ་རྒྱ་ཆེར་གནང་ཞིང་བཞུགས། དེ་ནས་ལྷ་སར་ཕེབས་ཏེ་ལྷ་ས་སྨན་རྩིས་ཁང་དུ་མཁས་དབང་མཁྱེན་རབ་ནོར་བུའི་སྐུ་མདུན་ནས་རྩིས་རྒྱུགས་བཏང་བས་རྒྱུགས་ལོན་ཏེ་དགུང་ལོ་ཉེར་ལྔའི་ཐོག་རྩིས་རམས་པའི་ལག་ཁྱེར་ཐོབ། དཔལ་འབྲི་གུང་བཀའ་བརྒྱུད་ཀྱི་གདན་སར་ཕྱིན་ནས། གྲུབ་དབང་ཚེ་བརྟན་རིན་པོ་ཆེའི་དྲུང་ནས་ཕྱག་ཆེན་ལྔ་ལྡན་དང་། བཀའ་བརྒྱུད་གོང་མའི་གདམས་པའི་རྒྱུན་རྣམས་ལེགས་པར་ཞུས། ཡོངས་འཛིན་ཨ་དབྱངས་སོགས་འབྲི་གུང་གླ་བྲང་གི་རྩིས་པ་ཁག་ལ་གཏུགས་ནས་ཕྱིས་སུ་འབྲི་གུང་གླ་བྲང་གི་རྩིས་རམས་པར་བཀོས་ཏེ་ལོ་ལྟར་འབྲི་གུང་གླ་བྲང་ནས་ལོ་ཐོ་ཐེངས་མང་བཟོས། འབྲི་གུང་སྐྱབས་མགོན་ཞི་བའི་བློ་གྲོས་ལས་རབ་བྱུང་བསྒྲུབས། བཀའ་བརྒྱུད་གོང་མའི་གསུང་རབ་ཀྱི་ལུང་རྒྱུན་སོགས་ཞུས། དཔའ་ཚུང་རིན་པོ་ཆེའི་དྲུང་ནས་ཕྱག་ཆེན་ལྔ་ལྡན་དང་ཟབ་ལམ་ན་རོའི་ཆོས་དྲུག་གི་ཁྲིད་མནོས་ནས་ཉམས་ལེན་བྱས་པས་གཏུམ་པོ་བསྒོམ་མ་ཐག་བདེ་དྲོད་རང་འབར་དུ་སོང་བས་རས་རྐྱང་མཛད། རིམ་བཞིན་བྱང་ཆུབ་གླིང་གི་མཚམས་གྲས་སུ་བཞུགས་ཏེ། དགུན་གྲང་ངར་ཆེ་རུང་རྗེ་འདིའི་ཤག་ཚང་གི་ཐོག་ཁར་ཁ་བ་མི་ཆགས་པའི་གྲགས་པ་བྱུང་། དགུང་ལོ་ཞེ་དྲུག་ཐོག་སྐྱ་སར་བབ་རུང་། གྲྭ་པ་ལོག་ཀྱང་རིག་གནས་མ་ལོག་ཟེར་བའི་དཔེ་ལྟར་རིག་གསར་སྐབས་སུ་སློབ་གྲྭའི་དགེ་རྒན་གནང་། དེ་ནས་ཏ་ཁག་གི་ཕྱུགས་རྫི་ལོ་མང་མཛད། སྤྱི་ལོ་༡༩༨༠ལོ་ནས་ཆོས་ལུགས་བསྐྱར་དར་སྐབས་སུ་འབྲི་གུང་བཀའ་བརྒྱུད་ཀྱི་བཙུན་དགོན་གཏེར་སྒྲོམ་དགོན་པ་ཉམས་གསོ་གནང་ཞིང་། རྗེ་འདི་འབྲི་གུང་གཏེར་སྒྲོམ་དུ་བཞུགས་ནས་རྩིས་ཀྱི་སྒོ་ནས་འགྲོ་དོན་ཆེན་པོ་བྱུང་ནས་དུས་རྒྱུན་མང་ཚོགས་ནང་ན་ནག་རྩིས་དང་། གཤིན་རྩིས་སོགས་བརྩིས་པས་ཧ་ཅང་ཐེག་པོ་ཡོད་པས་ཀུན་གྱིས་དགེ་སློང་ཆོས་འཕེལ་ཞེས་རྩ་བའི་རྩེར་དྲངས། དེ་ནས་གཏེར་སྒྲོམ་དགོན་

པའི་བདག་གཉེར་དབང་ཆ་རྣམས་མཁའ་འགྲོ་བསྟན་འཛིན་ཆོས་སྒྲོན་ལ་རྩིས་སྤྲོད་གནང་། མཐར་དཀྱུང་གྲངས་དོན་བདུན་པ་སྤྱི་ལོ་༡༩༨༩ལོའི་ཟླ་བ་བཅུ་གཅིག་པའི་ཚེས་ཉེར་བཞིར་རྡོ་རྗེ་སེམས་དཔའི་འདུག་སྟངས་ཀྱིས་གཤེགས། དམ་པ་གོང་མའི་འདས་རྟགས་རྣམས་ཚུལ་བཞིན་བྱུང་ཡོད། ཁོང་གིས་བརྩམས་པའི་རྩིས་དཔེ་ནི། སྐབས་དེ་དུས་ལོ་ལྔར་ལོ་ཐོ་ཐེངས་རེ་འདོན་གྱི་ཡོད་པ་ལས་ད་ལྟའི་ཆར་ལོ་ཐོའི་དཔེ་རྙིང་འགའ་རེ་མཛལ་ཡུལ་དུ་བཞུགས་ཡོད། གཞན་ཡང་རྩིས་དཔེ་འགའ་ཤས་ནི་སྨ་བ་སེ་རྫོག་གི་བུ་བག་སྒྲོ་དང་ཀ་ཚལ་དགེ་སློང་བྱམས་པ་ཆོས་འཕེལ་གཉིས་ཀྱི་ཕྱག་ན་ཡོད་པ་རེད་ཟེར།

རྩིས་པ་དགེ་འདུན་གྱི་སྐོར།

རྩིས་པ་རྒྱུའུ་འམ་དངོས་མིང་རྩིས་པ་དགེ་འདུན་མཆོག་ནི། ཡབ་ཡང་སྐར་དགོན་གྱི་གྲྭ་པ་རྩིས་པ་སྨིན་པའི་སྤུན་ཉེ་མ་ཆེ་རིང་དང་། ཡུམ་ཞང་པོ་བ་ར་ལྷ་རྒྱུད་ཀྱི་བུ་མོ་གྲོག་སྣ་མཚོ་མོ་གཉིས་ཀྱི་སྲས་སུ་རབ་བྱུང་བཅོ་ལྔ་པའི་ས་རྟ་ལོ་སྤྱི་ལོ་༡༩༧༨ལོར་སྐུ་འཁྲུངས། ཡུམ་དེར་སྲས་གསུམ་བྱུང་བ་ནི། ཆེ་བ་རྩིས་པ་དགེ་འདུན། འབྲིང་བ་བློ་ཆུང་བསྟན་པ། ཆུང་བ་ཞང་པོའི་དཔོན་དཀར་དགོན་པའི་བླ་མ་བཅས་སོ། །དེ་དུས་ཡུམ་དེ་ཞང་པོ་སྡེ་བའི་ཁྲལ་སོགས་ལྡི་བས་གནས་སྤོས་བྱས་ནས་སེ་ར་ཞོལ་བའི་མི་ཁྱུངས་བྱས། རྩིས་པ་དགེ་འདུན་མཆོག་ནི་ཆུང་དུས་ནས་ཡབ་དང་ཨ་ཁུ་བཅས་ཀྱི་དྲུང་དུ་ཡི་གེ་འབྲི་ཀློག་སོགས་ཐོས་བསམ་རྒྱ་ཆེར་མཛད། དེ་ནས་ཁྱིམ་རྒྱུད་ཀྱི་ཨ་ཁུ་རྩིས་པ་སྨིན་པ་ལས། ལོ་ངོ་བཅུ་གཉིས་ཀྱི་རིང་དུ་དཀའ་སྤྱད་དྲག་པོས་རྩིས་རིག་ལ་སྦྱངས་པ་མཛད་ཀྱང་། དེ་ཙམ་མཁས་པོར་མ་བྱུང་བ་གྲགས། འབྲི་གུང་ཟླ་གྲང་གི་ལོ་ལྟར་འབྲི་གུང་སྒོ་ཡིག་ཅིག་བཟོ་གི་ཡོད་ཀྱང་། ས་རིས་སོགས་རྒྱག་དགོས་པ་དང་། ལོ་འཁོར་ཕབ་ཚུལ་སོགས་དེ་ཙམ་རྒྱག་མི་ཐུབ་པས་ཨ་ཁུས་བརྒྱབ་པར་གྲགས། ཕྱིས་སུ་གཞན་ཡང་འབྲི་གུང་ཟླ་གྲང་གིས་ལོ་ཐོ་ཐེངས་མང་བརྩོན། རྩིས་པ་དགེ་འདུན་མཆོག་གིས་ནམ་རྒྱུན་ལག་རིས་དང་ཧང་རིས་སོགས་ལྷ་གི་ཡོད་པས་ཐིག་པོ་ཡོད་ཟེར། ཕྱིས་དགེ་སློང་འདི་པ་སྐྱ་སར་བབ་ནས་བུ་ཕྲུག་འགའ་ཡང་བྱུང་། མཐར་ལྔགས་སྤྱལ་སྤྱི་ལོ་༢༠༠༧དཀྱུང་ལོ་གྱ་གསུམ་ལོའི་ཟླ་བ་གཉིས་པའི་ནང་དུ་སྐུ་འདས།

འབྲི་གུང་མང་ར་ཐུབ་བསྟན་ཕུན་ཚོགས་ཀྱི་སྐོར།

སྨན་རྩིས་མཁས་དབང་མང་ར་ཐུབ་བསྟན་ཕུན་ཚོགས་མཆོག་ནི། འབྲི་གུང་མང་ར་མཚོ་སྣ་གདོང་ཞེས་པའི་ས་དེར། ཡབ་ཟླ་བ་དང་། ཡུམ་དཀོན་མཆོག་ཚ་སྐྱིད་གཉིས་ཀྱི་སྲས་སུ་རབ

བྱུང་བཅུ་དྲུག་པའི་ཤིང་མོ་ཕག་ལོ་སྟེ་ཕྱི་ལོ་༡༩༣༥ལོར་སྐུ་འཁྲུངས། སྐུ་ཆུང་ངུའི་དུས་ནས་མང་ར་དགོན་པར་ཆོས་ཞུགས་མཛད། དགོན་དེ་གའི་གྲྭ་པ་རྒན་གྲས་རྣམས་ཀྱི་དྲུང་ནས་འདོན་ཆོས་ཁག་ལ་དཔྱིས་ཕྱིན་པར་མཛད། དགུང་ལོ་བཅོ་ལྔ་པ་སྟེ་༡༩༤༩ལོར་ཡང་སྐར་ཐུབ་བསྟན་སྡེ་བཞི་རབ་རྒྱས་གླིང་དུ་ཕེབས་ཏེ་སྨན་རྩིས་མཁས་དབང་དཀོན་མཆོག་ལྷུན་གྲུབ་དྲུང་ནས་སྨན་རྩིས་གཙོ་གྱུར་གྱི་རིག་གནས་ཁག་ལ་ལོ་ངོ་རྩིལ་པོ་བཞིའི་རིང་ལ་དཔལ་ལྡན་རྒྱུད་བཞི་ལས་རྩ་རྒྱུད་དང་། བཤད་རྒྱུད། ཕྱི་རྒྱུད་བཅས་དང་། རྩིས་ཀྱི་རྩ་བ་སོགས་བློ་འཛིན་གནང་། ཞོར་དུ་སུམ་རྟགས་སྙན་གསུམ་སོགས་ལ་སྦྱངས་པ་ཧུར་ལེན་མཛད། དེ་རྗེས་དགུང་ལོ་བཅུ་དགུའི་ཐོག་སྨན་རྩིས་ཁང་དུ་ཕེབས་ནས་མཁས་དབང་མཁྱེན་རབ་ནོར་བུ་དང་། བློ་བཟང་ངག་དབང་སོགས་བསྟེན་ནས་རྒྱུད་བཞིའི་ས་བཅད་སྟག་མོའི་ཇམས་ཐབས། རྩ་རྒྱུད་སྡོང་འགྲེམས། ནད་མིང་རིན་ཆེན་ཕྲེང་བ། ཕྱི་རྒྱུད་སྤྱི་དོན་སྡོམ་ཚིག་གཞུང་། ལུས་ཐིག་ཟླ་བ་ནོར་བུའི་མེ་ལོང་། གཏར་རྩའི་སྡོམ་ཚིག་གཞོན་ནུའི་ངག་རྒྱན། བེ་དཀར། སྐར་རྩིས་སྡོན་འགྲོ། རྐང་བརྒྱ། རིག་ལྡན་སྙིང་ཐིག་གི་དུས་སྦྱོར། འབྱུང་རྩིས་མན་ངག་ཟླ་བའི་འོད་ཟེར་ལས། བསྐོར་མགོ་སྤྱིའི་རྣམ་གཞག་དང་། རྒྱ་བོད་བསྐོར་མགོ་སུམ་ཅུ། ནམ་ཞག་གཏན་གྱི་མཐའ་རྩིས། ལོ་གཅིག་མཁྱུད་སྐོར་ཀེག་རྩིས། དབྱངས་འཆར་གཟའ་དགུ། གཤིན་རྩིས་སོགས་མདོར་ན་ལོ་བཞིའི་རིང་དུ་སྨན་དང་རྩིས་གཉིས་ལ་སྦྱངས་པ་མི་དམན་པ་མཛད་པས་མཁས་པའི་གོ་སར་འཕགས། དེའི་རིང་དུ་སྨན་རྩིས་མཁས་དབང་བྱམས་པ་འཕྲིན་ལས་སོགས་སློབ་གྲོགས་ཡིན་པར་གྲགས། དགུང་ལོ་ཉེར་གསུམ་ལོར་སློབ་གྲྭ་ཐོན་ནས་ཕ་ཡུལ་ལ་ཕེབས། དེ་རྗེས་རིག་གསར་སྐབས་སུ་ཕོང་ལ་བརྟུང་རྗེག་དྲག་པོ་བྱུང་ནས་ཁའི་སོ་ཆ་ཚང་བགོག་པར་གྲགས། དེ་རྗེས་ཆོས་ལུགས་བསྐྱར་དར་སྐབས་སུ་མང་ར་དགོན་པའི་འབྲི་ཀློག་དགེ་རྒན་དང་། ཡུལ་དེའི་ཡིག་རྨོངས་སེལ་བའི་དགེ་རྒན་གྱིས་ཕྱག་ལས་གནང་། དེ་ལྟར་བཞུགས་པའི་སྐབས་སུ་སློབ་གྲོགས་སྨན་སྤྱི་བྱམས་པ་འཕྲིན་ལས་མཆོག་གིས་སྨན་རྩིས་ཁང་དུ་གདན་ཞུ་མཛད་ཀྱང་མ་ཕེབས་པར་ཡུལ་དེ་གར་བཞུགས་ནས་མང་ཚོགས་ཀྱི་རེ་འདོད་བཞིན་དུ་གཤིན་རྩིས། ཚེ་རབས་ལས་རྩིས། བག་རྩིས་སོགས་རྩིས་ཀྱི་སྒོ་ནས་མང་རའི་ཡུལ་མི་ཀུན་ལ་སྐུ་མ་གཤེགས་བར་དུ་མིག་མཐོང་ལག་ཟིན་གྱི་ཕན་པ་མཛད་བཞིན་བཞུགས་པས་ཀུན་གྱིས་མཚོ་སྔ་ བླ་མ་ཞེས་བཀུར་སྟེ་ཆེ། མཐར་དགུང་ལོ་དོན་བཞི་རབ་བྱུང་བཅུ་བདུན་པའི་ས་བྱི་ལོ་སྟེ་ཕྱི་ལོ་༢༠༠༨ལོར་སྐུ་གཤེགས། རྩིས་ཀྱི་སློབ་མ་ནི་རང་གི་བུ་དཀོན་མཆོག་བསྟན་འཛིན་སོགས་ཡོད། །

དགའ་ལྡན་ཕོ་བྲང་སྐབས་ཀྱི་གསོ་རིག་ལོ་རྒྱུས་སྐོར།

དང་པོ། རྒྱལ་བ་ལྔ་པས་བོད་ཀྱི་གསོ་རིག་སྤེལ་ཚུལ་སྐོར།

དེ་ཡང་རྒྱལ་བ་ལྔ་པ་ཆེན་པོ་དེ་ཉིད་ཆོས་སྲིད་ཀྱི་མངའ་འཕྲིན་རབ་ཏུ་རྒྱས་ཏེ། ཁོང་གིས་རབ་བྱུང་བཅུ་གཅིག་པའི་ཆུ་རྟ་ལོ་སྟེ་སྤྱི་ལོ་༡༦༤༢ལོར་དགའ་ལྡན་ཕོ་བྲང་གི་སྲིད་དབང་དངོས་སུ་བཙུགས། ལྔ་པ་ཆེན་པོའི་སྐབས་སུ་མདོ་སྔགས་རིག་གནས་སྤྱི་དང་། ལྷག་པར་གསོ་རིག་སློབ་གསོའི་བྱ་གཞག་ཐད་ལ་སྔར་ན་མ་གྲགས་པའི་གོང་འཕེལ་དང་དར་ཁྱབ་ཆེས་ཆེ་བ་ཞིག་བྱུང་བ་ཡིན། དེ་ཡང་རྒྱལ་དབང་ལྔ་པ་ཁོང་གིས་ཟུར་ཆེན་ཆོས་དབྱིངས་རང་གྲོལ་སོགས་ཚད་ལྡན་ཡོངས་འཛིན་དུ་མའི་དྲུང་ནས་དཔལ་ལྡན་རྒྱུད་བཞི་དང་། གཡུ་ཐོག་སྙིང་ཐིག བྱང་ཟུར་གྱི་ཁྱད་པར་བཞེད་གཞུང་ཁག་དང་། གོང་སྨན་པའི་ཉམས་ཡིག་སོགས་ལ་གསན་བསམ་རྒྱ་ཆེར་མཛད། གྲྭ་ཐང་རྒྱུད་བཞི་དང་། རྒྱུད་ཀྱི་ཆ་ལག་བཅོ་བརྒྱད་སོགས་པར་བསྐྲུན་གནང་། ཟུར་མཁར་བློ་གྲོས་རྒྱལ་པོས་མཛད་པའི་མེས་པོའི་ཞལ་ལུང་གི་རྩོམ་འགྲོ་ལུས་པ་དེ་དར་མོ་སྨན་རམས་པ་དང་རྣམ་གླིང་པཎ་ཆེན་གཉིས་ལ་རྩོམ་པ་བཀས་བསྐུལ་ཞིང་པར་བྱང་དང་བཅས་པ་བསྐུལ་ཏེ་པར་གཞི་བཀོས་ནས་པར་དུ་བསྐྲུན་པར་མཛད། ལྷག་པར་གསོ་དཔྱད་ཀྱི་བསྟན་པ་དར་རྒྱས་གོང་འཕེལ་ཡོང་ཆེད་འབྲས་སྤུངས་ཕོ་བྲང་ནུབ་མར་གསོ་རིག་སློབ་གྲྭ་བཙུགས་ཏེ་ཉི་ཐང་དྲུང་ཆེན་བློ་བཟང་རྒྱ་མཚོ་སློབ་དཔོན་དང་། བྱང་ངོས་པ་ནང་སོ་དར་རྒྱས་དོ་དམ་པར་བསྐོ་བཞག་མཛད། དེ་བཞིན་གཙང་གི་གཞིས་ཀ་བསམ་གྲུབ་རྩེར་དྲང་སྲོང་འདུས་པའི་གླིང་གི་གསོ་རིག་སློབ་གྲྭ་ཞིག་བཙུགས། གཞན་ཡང་རྩེ་ཕོ་བྲང་གི་ཤར་ཆེན་ལྟོག་ཏུ་བྱང་ངོས་པ་དང་དར་མོ་སྨན་རམས་པ་གཉིས་ཀྱིས་དོ་དམ་བྱས་ནས་རྒྱུད་འཛིན་སློབ་གསོའི་ལས་དོན་འཕེལ་རྒྱས་སུ་བཏང་། སྟོད་ལུགས་རྒྱུད་འཛིན་པ་དང་། གཙང་སྟོད་དར་མའི་སློབ་བརྒྱུད་འཛིན་པ། གཞན་ཡང་དར་མོ་བས་རྒྱལ་བ་ལྔ་པ་ཆེན་པོའི་ཐུགས་རྗེའི་རྒྱབ་སྐྱོར་ལ་བརྟེན་ནས། འབྲི་གུང་ལུགས་ཀྱི་གསོ་རིག་གི་བསྟན་པའི་སྲོག་ཤིང་ཀུན་མཁྱེན་ཆོས་ཀྱི་གྲགས་པའི་སློབ་སྟོན་འོག་རིན་ཆེན་གྲང་སྦྱོར་རིལ་ནག་ཆེན་མོ་དང་། རིན་ཆེན་ཚ་སྦྱོར། དབང་རིལ་རྟ་རི་མ། དབང་རིལ་ཤེལ་དཀར་མཆོད་རྟེན། དུག་འཇོམས་དབང་རིལ་སོགས་རིན་ཆེན་རིགས་ཀྱི་ཕྱག་ལེན་བསྟུ་སྒྲུབ་མཛད་པ་མ་ཟད། ཐོན་ཆེན་འབྲི་གུང་

པའི་ཕྱག་ཆེན་ཚུལ་བཞིན་མཛད་དེ་དངུལ་ཀྱུ་བཅོ་བརྒྱའི་ལག་ལེན་བཅས་འཕེལ་རྒྱས་སུ་བཏང་། ཞིབ་ཆ་ནི་གསོ་རིག་གི་ལོ་རྒྱུས་གཞན་ལས་གཟིགས་པར་ཞུ།

གཉིས་པ། སྐབས་དེར་བྱོན་པའི་མཁས་པ་གཙོ་བོ་འགའ་ཞིག་གི་སྐོར།

བོད་མཁས་པ་མི་ཕམ་དགེ་ལེགས་རྣམ་རྒྱལ་གྱི་སྐོར།

བོད་མཁས་པ་མཆོག་ནི། རབ་བྱུང་བཅུ་པའི་ས་ཕོ་སྟག་ལོ་སྤྱི་ལོ་༡༧༡༨ལོར་སྐུ་འཁྲུངས། དགུང་ལོ་ཆུང་ངུའི་དུས་ནས་འབྲུག་པ་བཀའ་བརྒྱུད་ཀྱི་ཆོས་སྐོར་ཞུགས་ནས་བཀའ་བརྒྱུད་པའི་མཁས་གྲུབ་མང་པོ་བསྟེན། གསོ་རིག་སྐོར་ནས་འབྲི་གུང་ཆོས་གྲགས་སོགས་གསོ་དཔྱད་མཁས་པ་དུ་མའི་དྲུང་ནས་གསན་བསམ་རྒྱ་ཆེར་མཛད་ནས། སྨན་གྱི་རོ་ནུས་བཤད་པ་བཻཌཱུཪྱའི་མེ་ལོང་དང་། བྱང་ཐོག་ཡུལ་ཐིག་གི་གནས་ལུགས་ཞིབ་གསལ་ལུས་ཐིག་ཟླ་བའི་འོད་ཟེར་བྱུ། ཟུར་མཁར་བའི་གཞི་ལམ་འབྲས་བུའི་རྣམ་བཞག་སྐོར་གྱི་དྲི་བ་ལ། ལན་དུ་དྲིས་པ་ལེགས་བཤད་རིན་པོ་ཆེའི་སྣང་བ་གསར་པ་སོགས་གསོ་རིག་བསྟན་བཅོས་མང་དུ་བརྩམས་སོ། །

དར་མོ་སྨན་རམས་པ་བློ་བཟང་ཆོས་གྲགས་ཀྱི་སྐོར།

དར་མོ་སྨན་རམས་པ་མཆོག་ནི། ལྷོ་ཁ་ཡར་སྟོད་དར་མོ་ཞེས་པར་རབ་བྱུང་བཅུ་གཅིག་པའི་ས་སྟག་ལོ་སྤྱི་ལོ་༡༦༣༨ལོར་འཁྲུངས། སུ་ཕྱིར་དྲང་སྲོང་བསྟན་འཛིན་རྒྱལ་པོ་དང་། གླིང་སྟོད་ཆོས་རྗེ། ཉེ་ཐང་བློ་བཟང་རྒྱ་མཚོ། འབྲི་གུང་པ་ཆོས་ཀྱི་གྲགས་པ། འབྲི་གུང་སྐྱབས་མགོན་འཕྲིན་ལས་བཟང་པོ། བོད་མཁས་པ་མི་ཕམ་རྣམ་རྒྱལ་སོགས་སློབ་དཔོན་བཅུ་ཕྲག་ལྔ་ཙམ་གྱི་ཞབས་ལ་གཏུགས་ཤིང་། གསོ་དཔྱད་ལ་སྦྱངས་བརྩོན་མཛད་པས་སྨན་རམས་པའི་མཚན་སྙན་ཐོབ། ཤར་ཆེན་ལྕོག་ཏུ་སྨན་གྱི་སློབ་གྲྭའི་སློབ་དཔོན་མཛད། རྒྱལ་བ་ལྔ་པ་ཆེན་པོའི་སྐུའི་བླ་སྨན་པ་མཛད། གསོ་རིག་སྐོར་ནས། ཕྱི་རྒྱུད་ཆུ་མདོ་མན་གྱི་འགྲེལ་པ་དགའ་གནད་རྗེ་རྗེའི་མདུད་འགྲོལ་རྣམ་གླིང་པཎ་ཆེན་དང་ཟུང་འབྲེལ་གྱིས་མཛད། མན་རྒྱུད་འགྲེལ་པ་ལེགས་བཤད་གསེར་རྒྱན། བཤད་རྒྱུད་སྟོང་འགྲེམ་ལེགས་བཤད་གསེར་གྱི་ཐུར་མ། མན་ངག་བཀའ་རྒྱ་མ། མན་ངག་ལྷན་ཐབས་ཀྱི་གསང་སྨན་གབ་སྤས་རྣམས་གསལ་བར་སྟོན་པ་ཞེས་པ་ནི། དེའི་མཇུག་བྱང་དུ། བསྟན་འགྲོའི་དཔལ་མགོན་འབྲི་གུང་ཞབས་དྲུང་རིན་པོ་ཆེའི་གསུང་གིས་སྐུལ་མ་གནང་བ་

བཞིན། ར་སྒྲེང་མཁན་པོ་ཞེས་ལ་ལས་གསུང་སྐུལ་གནང་མཁན་ནི་འབྲི་གུང་ཆོས་གྲགས་ངོས་འཛིན་གནང་མཁན་ཡང་འདུག་པས། ལོ་ཚིགས་གུང་བསྒྲིགས་ནས་དཔྱད་ན་ད་གཟོད་སུ་ཡིན་མིན་ཤེས་ནུས་པས་དོན་ལ་དེ་ནི་འབྲི་གུང་སྐྱབས་མགོན་འཕྲིན་ལས་བཟང་པོ་མཆོག་ཡིན། དེ་སོགས་ཕྱུལ་བྱུང་སྨན་གྱི་བསྟན་བཅོས་མང་དག་མཆིས་སོ། །གཞན་ཡང་སྐབས་དེའི་ཡས་མས་སུ་བྱོན་པའི་གསོ་རིག་མཁས་པ་འགའ་ཞིག་ནི་གཏེར་བདག་གླིང་པ། རྣམ་གླིང་པཎ་ཆེན། ལོ་ཆེན་རྣམ་ཐྲི་སོགས་བྱུང་ཞིང་ཐུན་མོང་དང་ཐུན་མིན་རིག་གནས་སོགས་ལ་མཁས་ཤིང་། ལྷག་དོན་གསོ་དཔྱད་བསྟན་པར་བཀའ་དྲིན་ཆེ་བས་བོད་ལུགས་གསོ་རིག་ལ་བྱས་རྗེས་རླབས་ཆེན་ལྡན་པའི་སྐྱེས་ཆེན་ཞིག་ཡིན། རྒྱས་པ་ནི་གསོ་རིག་ལོ་རྒྱུས་གཞན་དུ་གཟིགས་པར་ཞུ།

གསུམ་པ། ལྕགས་རི་འགྲོ་ཕན་རིག་བྱེད་གླིང་གི་བྱུང་རབས་མདོར་བསྡུས།

དེ་ཡང་རྒྱལ་བ་ལྔ་པ་ཆེན་པོའི་སྐུ་དུས་ན་སྨན་གྱི་སློབ་གྲྭ་གསུམ་གསར་འཛུགས་མཛད་ནས་འཕེལ་རྒྱས་གང་ཙམ་ཕྱིན་ཡོད་ཀྱང་། ལྔ་པ་ཆེན་པོ་གཤེགས་པའི་རྗེས་ཀྱི་དུས་ཡུན་གང་ཙམ་ཕྱིན་པའི་རྗེས་སུ་སློབ་གྲྭ་དེ་གསུམ་བདག་སྐྱོང་ཡག་པོ་མ་བྱུང་བའི་རྐྱེན་གྱིས་འཐོར་ཞིག་ཏུ་སོང་བར་གྲགས། ཡིན་ནའང་སྡེ་སྲིད་རིན་པོ་ཆེས་ལྔ་པ་ཆེན་པོ་མཆོག་གི་དགོངས་བཞེད་བསྐང་སླད་དང་། བོད་ཀྱི་གསོ་བ་རིག་པའི་ཤེས་ལྡན་མི་སྣ་གསོ་སྐྱོང་བྱ་རྒྱུར་དགོངས་ནས་སྡེ་སྲིད་ཉིད་ཀྱང་གསོ་བ་རིག་པའི་ཕྱོགས་ལ་མཁྱེན་པ་ཆེ་བས་སྨན་པའི་གྲྭ་ཚང་ལྕགས་རི་བཻཌཱུརྱ་འགྲོ་ཕན་ལྷ་ན་ངོ་མཚར་རིག་བྱེད་གླིང་ཞེས་པའི་སྨན་གྱི་སློབ་གྲྭ་གསར་འཛུགས་མཛད་ཅིང་། སློབ་མ་བསྡུ་བའི་སྲོལ་ལུགས་དང་འཛིན་སྐྱོང་འཆད་སྤེལ་གྱི་ལམ་ལུགས་ཁག་ཀྱང་སྡེ་སྲིད་སྐུ་ངོ་མས་གཏན་འབེབས་མཛད། སྡེ་སྲིད་ཉིད་ཀྱིས་སྲིད་དོན་ཞོར་དུ་འཆད་ཁྲིད་དང་ལྟགས་ལུང་སོགས་ཀྱི་བཀའ་དྲིན་ཡང་བསྐྱངས། དེ་རྗེས་རྒྱལ་མཆོག་སྐུ་ཕྲེང་བདུན་པ་མཆོག་དང་རྒྱལ་མཆོག་སྐུ་ཕྲེང་བརྒྱད་པའི་བར་སྐབས་ལ་གསོ་དཔྱད་ཀྱི་འཆད་ཉན་སོགས་གང་ཅིར་འཕེལ་རྒྱས་ཆེན་པོ་བྱུང་། ལྕགས་རིའི་སློབ་གྲྭ་འདི་ནས་ཚད་ལྡན་གྱི་སློབ་མ་མང་དུ་ཐོན་ཏེ་མདོ་སྨད་ས་གནས་གང་སར་དགོན་སྡེ་ཁག་ནང་སྨན་པ་གྲྭ་ཚང་བཙུགས་པ་སོགས་ཀྱིས་མཆོན་བོད་ཀྱི་གསོ་བ་རིག་པ་དར་རྒྱས་ཤུགས་ཆེན་བྱུང་ཡོད། སོག་ཡུལ་ལ་ཡང་དར་ནས་ཕྱི་སོག་སྐྱབས་མགོན་ཁལ་ཁ་རྗེ་བཙུན་དམ་པའི་བླ་སྨན་ལྕགས་རི་སྨན་པ་བློ་བཟང་ཆོས་འཕེལ་དང་། སྐལ་བཟང་ཡར་འཕེལ་སོགས་སོག་ཡུལ་ལ་

གཏོང་གནང་མཛད། དེ་བཞིན་དུ་བླ་བྲང་བཀྲ་ཤིས་འཁྱིལ་དུ་ལྕགས་རི་སྨན་པ་གཙང་སྨན་ཡེ་ཤེས་བཟང་པོ་སློབ་དཔོན་དུ་བཏང་། དེ་རྗེས་རྒྱལ་མཆོག་སྐུ་ཕྲེང་བརྒྱད་པ་ལྗང་རྟོགས་རྒྱ་མཚོ་ནས་རྒྱལ་མཆོག་སྐུ་ཕྲེང་བཅུ་གཉིས་འཕྲིན་ལས་རྒྱ་མཚོ་ཞིང་གཤེགས་ཡན་ལ་བོད་ཀྱི་དབང་བསྒྱུར་གྲལ་རིམ་ནང་ཁུལ་སྲིད་དབང་འཐྲོག་རེས་བྱེད་པའི་དུས་རབས་རྙོག་འཛིང་ལྡན་པ་ལ་བརྟེན་བོད་ཀྱི་གསོ་བ་རིག་པའི་སློབ་གཉེར་ལའང་འགན་སྲུང་ཞན་སྐབས་དུས་དེའི་རིང་ལ་འཕེལ་རྒྱས་འགྲོ་བར་འགོག་རྐྱེན་བྱུང་། དེ་ནས་རྒྱལ་དབང་བཅུ་གསུམ་པ་མཆོག་གིས་ཕྱི་ཕྱོགས་ཀྱི་རྒྱལ་ཁབ་མང་པོར་ཕེབས་ནས་འཛིག་རྟེན་འཕེལ་རིམ་གང་ཡོད་པ་དེ་རྣམས་གཟིགས་རྟོག་བྱུང་རྗེས་ད་གཟོད་བོད་ཀྱི་སྲིད་ལུགས་བཅོས་བསྒྱུར་དང་། ལྷག་དོན་དེ་མོ་ངག་དབང་བློ་བཟང་འཕྲིན་ལས་རྣམ་གཉིས་ཀྱིས་བོད་ཀྱི་གསོ་རིག་འདི་དར་རྒྱས་ལ་དགོངས་ནས་ལྕགས་རི་འགྲོ་ཕན་གླིང་གི་དོ་དམ་ལ་ཤུགས་སྣོན་བརྒྱབ་ནས་འཚོ་བྱེད་མཁས་པ་བློ་གསལ་བཟང་པོ་དང་བསྟན་འཛིན་རྒྱ་མཚོ་རྣམ་གཉིས་ལྷ་སྨན་ཆེན་གཞོན་གྱི་གདན་ཐོབ་བསྐྱལ་ནས་གསོ་རིག་འཆད་སྤེལ་གྱིས་མཚོན་པའི་ཉམས་པ་སོར་ཆུད་དང་མི་ཉམས་གོང་འཕེལ་གྱིས་གསོ་རིག་བསྟན་པ་སླར་ཡང་གསལ་བར་མཛད། དེ་རྗེས་ཟུར་ལུགས་ཀྱི་བཞེད་པ་འཛིན་པ་རྩེ་དྲུང་བྱམས་པ་ཐུབ་དབང་དང་བྱང་ལུགས་ཀྱི་བཞེད་པ་འཛིན་མཁན་བྱ་སྤྱུག་པ་དམ་ཆོས་དཔལ་ལྡན་གཉིས་ལ་ལྕགས་རི་འགྲོ་ཕན་གླིང་གི་ལྷ་སྨན་གོང་འོག་གི་གདན་ཐོབ་བསྐྱལ་ནས་གསོ་རིག་འཆད་སྤེལ་གྱི་འགན་དབང་རྣམས་གནང་། རྒྱལ་བ་ཐུབ་བསྟན་རྒྱ་མཚོ་མཆོག་གིས་ལྷ་སྨན་གོང་འོག་གཉིས་ལ་བྱང་ཟུར་ལུགས་གཉིས་པོའི་གདམས་ངག་ཕྱག་ལེན་ལ་བརྟེན་ནས་སློབ་མ་བསྐྱེད་བསྲིང་འབུར་ཐོན་ཡོང་བ་བྱེད་དགོས་པའི་བཀའ་ནན་ཆེར་གདམས་པར་མཛད། རིམ་བཞིན་གདམས་ངག་རྒྱུད་ལ་སྨིན་པའི་སློབ་མ་མང་དུ་བྱུང་བའི་ནང་ནས་སྐལ་བཟང་ལེགས་བཤད། ཐུབ་བསྟན་དར་རྒྱས་སོགས་བརྒྱུད་འཛིན་དར་སྤེལ་མཛད་པར་ནུས་ཆེན་གྱི་འཕྲིན་ལས་གནང་བའི་མཁས་པ་མཐའ་ཡས་པ་ཞིག་བྱོན། ལྷག་པར་དུ་སློབ་མ་དེ་དག་གི་ནང་ནས་ཁྱད་པར་ཅན་གྱི་སློབ་མ་མཁྱེན་རབ་ནོར་བུ་མཆོག་གིས་རྒྱལ་དབང་མཆོག་གི་བཀའ་ལྟར་སྨན་རྩིས་དབུ་འཛིན་དང་ཆབས་ཅིག་ལྕགས་རི་གྲྭ་ཚང་གི་དབུ་འཛིན་སློབ་དཔོན་གཅིག་ཕྱོགས་སུ་དང་ལེན་བྱས། དུས་དེ་ནས་བཟུང་གཞུང་ལུགས་འཆད་སྤེལ་དང་། སློབ་ཐོན་ལམ་ལུགས། སྨན་རྫས་འཐུ་སྒྲུབ་དང་སྦྱོར་བཟོས་མཚོན་པའི་སྒྲིག་སྲོལ་ལམ་ལུགས་གསར་གཏོད་ཀྱི་རང་བཞིན་ལྡན་པ་སོགས་གཏན་འབེབས་མཛད་པ་ལ་

བརྟེན་འབྲས་བུ་འབུར་དུ་ཐོན་པ་བྱུང་། དེའི་རྗེས་སུ་མཁྱེན་རབ་ནོར་བུའི་སྐུ་ཚབ་དགེ་རྒན་གསར་པ་ཚུལ་ཁྲིམས་སྨན་གྲགས་བསྐོ་བཞག་མཛད། ཚུལ་ཁྲིམས་སྨན་གྲགས་རིང་དུ་ཁ་ཆག་སྣ་རལ་ཕོ་ནས་བར་སྐབས་ཤིག་ལ་སྨན་རྩིས་ཁང་ཉམས་ཞན་དུ་སོང་བས་དེའི་སྐུ་ཚབ་ལ་དགེ་རྒན་སྐལ་བཟང་ལེགས་བཤད་དང་ངག་དབང་སྨན་གྲགས་གཉིས་བསྐོ་བཞག་གནང་། དགེ་རྒན་ངག་དབང་ཡེ་ཤེས་དགོངས་ཞུས་གནང་བར་སྐུ་ཚབ་ལ་ངག་དབང་ཆོས་གྲགས་དང་། དེ་ནས་དགེ་རྒན་གསར་པ་ཐུབ་བསྟན་ཚེ་རིང་བསྐོ་བཞག་བསྐྱལ། སྤྱི་ལོ་༡༩༥༠ལོར་དགེ་རྒན་བློ་བཟང་རྣམ་རྒྱལ་ཚབ་ཏུ་གསར་པ་བློ་བཟང་འཇམ་དབྱངས་དང་འབྲི་གུང་དཀོན་མཆོག་ལྷུན་གྲུབ་མཆོག་བསྐོ་བཞག་བསྐྱལ། དེ་རྗེས་སྤྱི་ལོ་༡༩༥༨ལོར་དགེ་རྒན་ངག་དབང་ཆོས་གྲགས་ཟླ་སྨན་ལས་ཚན་དུ་འཕོས་ཚབ་གསར་པ་དགེའི་བློ་བཟང་ངག་དབང་མཆོག་བསྐོ་བཞག་བསྐྱལ། མཐར་ས་ཕག་ལོ་སྟེ་སྤྱི་ལོ་༡༩༥༩ལོར་དམངས་གཙོ་བཅོས་བསྒྱུར་བྱས་རྗེས་སྨན་རྩིས་དང་། ལྕགས་རི་འགྲོ་ཕན་གླིང་གཉིས་ཟླ་བསྡིལ་བཏང་ནས་ལྷ་ས་གྲོང་ཁྱེར་དམག་དོན་བཀག་སྐྱོམ་ཞུ་ཡོན་ལྷན་ཁང་གི་སྒོ་བསྡེབ་སྨན་ཁང་ཨང་གཉིས་པ་ཞེས་པར་མིང་བསྒྱུར་བྱས། དེ་རྗེས་མཁས་དབང་མཁྱེན་རབ་ནོར་བུ་སྐུ་གཤེགས་ནས་ཁོང་གི་སྐུ་ཚབ་ལ་ཁོང་གི་དངོས་སློབ་བྱམས་པ་འཕྲིན་ལས་མཆོག་སྨན་སྤྱིའི་གོ་གནས་ལ་བསྐོ་བཞག་བསྐྱལ། དེ་རྗེས་མཁས་དབང་དགྲ་འདུལ་མཆོག་གིས་སྨན་སྤྱི་མཛད། དེ་ལྟར་ལྕགས་པོ་རི་དང་སྨན་རྩིས་ཁང་གི་བྱུང་བ་མདོར་བསྡུས་ཙམ་བཀོད་པ་ལྟར་ལགས་ན། རྒྱས་པ་ནི་གཞན་ལས་ཤེས་པར་བྱའོ། །

ལྕགས་པོ་རི་དང་སྨན་རྩིས་ཁང་གི་གྲགས་ཅན་སྨན་པ་འགའ་ཞིག་གི་སྐོར།

སུ་སྲིད་སངས་རྒྱས་རྒྱ་མཚོའི་སྐོར།

སུ་སྲིད་སངས་རྒྱས་རྒྱ་མཚོ་མཆོག་ནི། ཡབ་ཨ་སུག་དང་ཡུམ་བུ་ཁྲིད་རྒྱལ་མོ་གཉིས་ཀྱི་སྲས་སུ་བོད་རབ་བྱུང་བཅུ་གཅིག་པའི་ཆུ་སྦྲུལ་ལོ་སྟེ་སྤྱི་ལོ་༡༧༥༣ལོར་ད་ལྟའི་ལྷ་ས་གྲོང་ཁྱེར་ཉང་བྲན་སྤྱི་བསུ་གྲོང་ཚོའི་ཉ་ཁག་བཞི་པ་ཉ་སྐུ་འཁྲུངས། དགུང་ལོ་བརྒྱད་ཀྱི་སྟེང་རྒྱལ་དབང་ལྔ་པའི་སྐུ་མདུན་དུ་ཕྱིན་ཞིང་ནར་སོང་རྗེས་སྐབས་གསུམ་པའི་དགེ་བསྙེན་གྱི་སྡོམ་པ་བསྐྱལ། སྤྱི་ཕྱིར་མཁས་དབང་དཔལ་ལྡན་ཕུན་ཚོགས་ལས་བོད་ཀྱི་བརྡ་སྤྲོད་རིག་པའི་སྐོར་དང་། འདར་བ་ལོ་ཙཱ་བ་ལས་སྐར་རྩིས་དང་། སྒྲ་རིག་པ། སུམ་རྟགས། ལུ་འགོ་ཟླ་མཁྱེན་ངག་དབང་ལས་དབྱངས

འཆར་གྱི་རྒྱུད་ཀྱི་འགྲེལ་པ་གསུམ་པོའི་ནང་གསལ་རྣམས་གསན། སྨན་དཔྱད་སྐོར་ལ་ཁྱབ་བདག་ཁྲ་ཚང་བ་ལས་རྒྱུད་བཞིའི་ལུང་དང་། ཟབ་ལམ་གཡུ་ཐོག་སྙིང་ཐིག་དང་བདུད་རྩི་བུམ་པ་མ་ལག་བཅས་པའི་ལུང་ཟུར་ཆེན་ཆོས་དབྱིངས་རང་གྲོལ་དང་ཆོས་རྒྱལ་གཏེར་བདག་གླིང་པ་སོགས་ལས་ཞུས། ལྷ་པ་ཆེན་པོ་ལས་གཡུ་ཐོག་སྙིང་ཐིག་གི་དབང་ཐོབ། སྙེ་མོ་གཞུ་སྟོད་སོགས་སུ་ཕེབས་ཏེ་དགོན་མཆོག་འགྲོ་ཕན་དབང་པོའི་དྲུང་དུ་རྒྱུད་བཞིའི་དཀའ་གནད་ཀྱི་དྲི་གཏུགས་དང་། ཚོག་ལེའི་ཕན་ནུས་ཀྱི་དྲི་བ་དྲིས་པ་རྒྱུད་བཞིའི་དཀའ་གནད་དོགས་སེལ་དུ་གསལ་བ་འདི་རེད། གཞན་ཡང་ཀུན་མཁྱེན་ཆོས་གྲགས་ཀྱིས་མཛད་པའི་རྒྱུད་བཞིའི་བཀའ་མཆན་གྱི་ཁྲིད་རྒྱུན་སོགས་གསན་བསམ་མཛད། གཞན་དུ་གསོ་དཔྱད་སྐོར་ནས་གདམས་ཟབ་མང་དུ་ཞུས། ཕྱིས་སུ་ལྷུན་སྡིངས་རྣམ་རྒྱལ་རྡོ་རྗེའི་མདུན་དུ་སྤྲར་བས་ཞིབ་པར་གསན་ཏེ་སྦྱོང་འགྲེམས་དང་། ཡུལ་ཐིག་སོགས་གཞུང་དོན་རེ་གཉིས་མ་གཏོགས་ཕལ་ཆེར་གོ་དོན་ཁྲོལ་ཞེས་གསུངས། དགུང་ལོ་བཅོ་བརྒྱད་ཙམ་ལ་རྒྱུད་ཚུང་གསུམ་ཐུགས་འཛིན་མཛད། བཻཌཱུརྱ་དཀར་པོ་མཛད་པའི་རྗེས་སུ་དེ་ལ་བརྟོན་པར་དམིགས་ཏེ་ལོ་ངོ་གཉིས་ཀྱི་རིང་དུ་བཻཌཱུརྱ་དཀར་པོའི་གཡའ་སེལ་མཛད་པ་དང་། དེ་བཞིན་གསོ་རིག་གི་ཕྱོགས་ལའང་འགྲེལ་པ་བཻཌཱུརྱ་སྔོན་པོ་མཛད་དུས་དང་། སྨན་གྱི་བྲིས་ཆ་བཞེངས་དུས། མན་ངག་ལྷན་ཐབས་མཛད་དུས་སོགས་རེ་རེའི་སྐབས་ན་སྐབས་དེར་བཞུགས་པའི་ཆེད་ལས་སོ་སོའི་མཁས་པ་རྣམས་ལ་བགྲོ་གླེང་མང་དུ་མཛད་ཅིང་། ཐ་ན་མཁས་པ་མང་པོའི་ཚོགས་ཀྱི་དགོངས་འཆར་བསྡུ་ལེན་མཛད་པ་དང་། དེ་དག་སོ་སོ་མཛད་དུས་སུ་སྐབས་བབ་ཀྱི་བརྗོད་དོན་ལས་འཕྲོས་ཏེ་དགག་བཞག་མཛད་ཚུལ་ཤིན་ཏུ་མང་པོ་མཐོང་རྒྱུ་འདུག་པས་དེ་རེ་རེའི་སྐབས་སུ་གསལ་ལོ། །སྡེ་སྲིད་སངས་རྒྱས་རྒྱ་མཚོས་སྲིད་ཀྱི་ལས་དོན་གཉེར་བའི་ཞོར་དུ་བོད་ཀྱི་ལོ་རྒྱུས་དང་། གསོ་བ་རིག་པ། སྐར་རྩིས་རིག་པ། སྒྲ་རིག་པ། སྙན་ངག་སོགས་ཀྱི་ཐད་དུ་བརྩམས་ཆོས་ཧ་ཅང་མང་པོ་ཡོད་པ་བསྡོམས་པས་པོད་ཆེན་ཉེར་དྲུག་ཙམ་ཡོད། ལྷག་པར་བཻཌཱུརྱ་འགྲོ་ཕན་ལྷ་ནའི་ངོ་མཚར་རིག་བྱེད་གླིང་ཞེས་པ་གསར་འཛུགས་གནང་། དང་ཐོག་དགེ་གཉན་ཐེ་བས་སུམ་ཅུ་སྐོར་དང་། དེ་རྗེས་རིམ་བཞིན་དེ་རྒྱུས་སུ་སོང་སྐྱེ་བྲཱ་པ་བདུན་ཅུར་ལོངས་པ་རྣམས་ཀྱིས་སྡེ་སྲིད་རིན་པོ་ཆེས་བརྩམས་གནང་མཛད་པའི་སྨན་གྱི་བསྟན་བཅོས་འཆད་ཉན་དང་། རྒྱུད་དང་ལྷན་ཐབས་ཀྱི་རྒྱུགས་སྤྲོད་པ། སྦྱངས་འབྲས་ལེགས་པ་རྣམས་ལ་སྨན་རམས་པ་བྱེད་མི་ཡང་ཤིན་ཏུ་མང་པོ་ཐོན། ལྷུན་སྡིངས་རྣམ་རྒྱལ་རྡོ་རྗེ་ནས་བརྒྱུད་པའི་གཞུང་བཤད་མན་

ངག་དང་། ལག་ལེན་མཐའ་དག་ཁ་སྐོང་རྒྱས་བཤད་གནང་བའི་ཁར། སྐད་གྲགས་ཅན་གྱི་སྨན་ཐང་བདུན་ཙུ་དོན་དགུའི་གྲས་ནས། ཐང་ག་དྲུག་པ་དང་། བདུན་པར་ལྷུན་སྡིངས་ལུགས་རྩ་ཐིག་མདུན་དང་རྒྱབ་ཅེས་པའི་ནང་དོན་ཆེད་འགོད་མཛད་པ་དེ་དག་ད་ལྟའི་བར་དུ་རང་ཅག་རྣམས་ཀྱིས་བརྒྱུད་འཛིན་སློབ་ཁྲིད་བྱེད་པའི་ནང་དོན་གཙོ་གས་ཆེ་བའི་གྲས་ཤིག་ཡིན་གསུངས། དགུང་ལོ་ཞེ་དགུ་པ་སྟེ་སྤྱི་ལོ་༡༧༠༡ལོར་གོ་ཁྲི་དྲུང་ཀྱི་བུ་ཆེ་བ་བསྟན་འཛིན་དྭ་ལའི་དྲུང་དུ་དུག་སྐྱོན་གྱིས་འདས་རྗེས་དེའི་བུ་ལྷ་བཟང་དྲུང་ཁྲི་ལ་བསྐོས་ཏེ་སྡེ་སྲིད་དང་མཉམ་འབྲེལ་གྱིས་སྲིད་དབང་བཟུང་ལ། ལོ་གཅིག་གི་རྗེས་སུ་སྡེ་སྲིད་སངས་རྒྱས་རྒྱ་མཚོ་དང་ལྷ་བཟང་དྲུང་ཕྱོགས་གཉིས་བར་ལ་དམག་འཁྲུག་ཆེན་པོ་བྱུང་། རབ་བྱུང་བཅུ་གཉིས་པའི་ཤིང་བྱ་སྤྱི་ལོ་༡༧༠༥ལོའི་ཟླ་བ་༣པའི་ཚེས་༡༧ཉིན་ལྷ་བཟང་དྲུང་གྱིས་སྡེ་སྲིད་ཟུར་པ་སངས་རྒྱས་རྒྱ་མཚོ་དགུང་ལོ་ང་གསུམ་སྟེང་སྟོད་ལུང་སྣང་རྩེར་བཀྲོངས། སློབ་མ་ནི། ངག་དབང་སངས་རྒྱས་དཔལ་བཟང་། ཆགས་པ་ཆོས་འཕེལ་སོགས་སྐབས་དེའི་ལྷུགས་རི་འགྲོ་ཕན་གླིང་གི་སློབ་ཚོགས་ཇི་ཡོད་པ་དེ་རྣམས་ཡིན་ནོ། །

ཟླ་སྨན་ཨུ་རྒྱན་བསྟན་འཛིན་རྒྱ་མཚོའི་སྐོར།

ཟླ་སྨན་ཨུ་རྒྱན་བསྟན་འཛིན་རྒྱ་མཚོ་མཆོག་ནི། ཀོང་པོ་ཆབ་དཀར་དགོན་པའི་གྲྭ་རིགས་ཤིག་ཡིན་ཞིང་། སྨན་པ་སློབ་པའི་གྲྭ་རྒྱུན་ཁོངས་སུ་ལྷུགས་རི་འགྲོ་ཕན་གླིང་དུ་ལོ་ངོ་དུ་མའི་རིང་དུ་སྨན་རྩིས་ཀྱིས་མཚོན་པའི་རིག་གཞུང་ཁག་ལ་ཐོས་བསམ་གྱིས་ལྷུར་ལེན་མཛད་ནས་སྨན་རྩིས་ཀྱི་མཁས་པའི་འབྲས་རྟགས་ཡོངས་སུ་ཐོབ། རྒྱལ་དབང་བཅུ་གསུམ་པ་དང་། དེ་མོ་རྒྱལ་ཐོག་རྣམ་གཉིས་ཀྱིས་བོད་ཀྱི་གསོ་རིག་ཡར་རྒྱས་གཏོང་ཆེད། ལྷུགས་རི་འགྲོ་ཕན་རིག་བྱེད་གླིང་འདི་ཉིད་ཀྱི་དོ་དམ་ཐད་སྟར་ལས་ལྷག་པའི་ཤུགས་སྣོན་བརྒྱབ་སྟེ་རབ་བྱུང་བཅོ་ལྔ་པའི་ས་བྱི་སྤྱི་ལོ་༡༨༨༨ལོར་ལྷུགས་རི་འཚོ་བྱེད་མཁས་པ་བློ་བཟང་ཟླ་སྨན་ཆེ་བའི་མཚན་གནས་དང་། བསྟན་འཛིན་རྒྱ་མཚོ་མཆོག་ཟླ་སྨན་ཆུང་བའི་གདན་ཐོབ་གནང་ནས་ལྷུགས་རི་འགྲོ་ཕན་གླིང་དུ་གསོ་རིག་འཆད་ སྤེལ་གྱིས་མཚོན་པའི་བྱ་གཞག་ཁག་སྟར་བས་གོང་འཕེལ་གྱིས་གསོ་རིག་བསྟན་རྒྱུན་དགུང་དུ་འདེགས་དགོས་པར་བཀས་བསྐུལ། ཟླ་སྨན་ཁོང་གིས་བོད་ཀྱི་གསོ་རིག་བསྟན་པའི་རྩ་བ་ཆད་ཉེན་ལ་ཐུག་པར་དགོངས་ཏེ་སློབ་དཔོན་གོང་མའི་གདམས་ངག་རྣམས་ཞལ་ནས་ཞལ་དང་། སྙན་ནས་སྙན། ཐུགས་ནས་ཐུགས་སུ་བརྒྱུད་དེ་བརྒྱུད་འཛིན

པ་གསོ་སྐྱོང་མང་དུ་མཛད། འོན་ཀྱང་དུས་ངན་པའི་རང་རྟགས་ཀྱིས་ལྷ་སྨན་ཡོང་ལ་སྐལ་དམན་སློབ་མ་ལ་ལས་སྒྲོ་སྐུར་མང་དུ་བྱས་པར་གྲགས། རྗེ་འདིས་བཻ་སྔོན་དང་། མན་ངག་ལྷན་ཐབས། བེ་བུམ། གཡུ་ཐོག་སྙིང་ཐིག་སོགས་ཀྱི་པར་བཀོས་མཛད་དེ་པར་ཤིང་རྣམས་ལྷུགས་རི་གྲྭ་ཚང་གི་པར་ཁང་དུ་ཡིག་འཇོག་གནང་། ལྷ་སྨན་ཡོང་ལ་གཞུང་གི་ཁྲིམས་བཅད་ཐོག་ནས་འབྲུག་ཡུལ་ལ་རྒྱང་འབུད་བཏང་། རྗེ་འདིར་འབྲུག་ཡུལ་ནས་ཁྱིམ་ཐབ་འཛིན་ནས་སྲས་གཉིས་ཙམ་བྱུང་། མཁས་དབང་བྱམས་པ་འཕྲིན་ལས་མཆོག་གིས། གཟིགས་པ་ཆེན་པོས་སྨན་གཞུང་སོགས་པར་བཀོས་མཛད་དེ་འགྲོ་དོན་འཕྲིན་ལས་བསམ་གྱིས་མི་ཁྱབ་པར་བསྐྱངས་མཁན་ནི་ལྷ་སྨན་ཨུ་རྒྱན་བསྟན་འཛིན་རྒྱ་མཚོ་ཁོ་ན་ཡིན་ནོ་གསུངས་སོ། །འོན་ཀྱང་རྗེ་འདིའི་འཁྲུངས་འདས་ལོ་ཚིགས་སོགས་གསལ་ཆ་མ་རྙེད།

མཁས་དབང་བཀྲས་ཁང་བྱམས་པ་ཐུབ་དབང་གི་སྐོར།

མཁས་དབང་བྱམས་པ་ཐུབ་དབང་མཆོག་ནི། རྒྱལ་སྨན་མཁས་དབང་བྱམས་པ་འཕྲིན་ལས་མཆོག་གིས་མཛད་པའི་སྨན་རྩིས་ཁང་གི་གདན་རབས་ལས། དེ་ཡང་ཞིབ་པར་བརྗོད་ན་བཅུ་ཕྲག་རིག་པའི་གནས་ལ་མཁྱེན་པའི་རྩལ་རྫོགས་ཤིང་། རིས་མེད་འགྲོ་ལ་ཕན་བདེའི་དགའ་སྟོན་འབད་མེད་དུ་སྩོལ་བ། གངས་ཅན་སྨན་པའི་གཙུག་ནོར། མི་རྗེ་བཀྲས་ཁང་དངོས་གཞི་བ་བྱམས་པ་ཐུབ་དབང་ཞེས་པ། རྒྱལ་བ་སྐུ་ཕྲེང་བཅུ་གསུམ་པ་ཆེན་པོའི་སྐུའི་ལྷ་སྨན་དང་། སྤྱི་ཁྱབ་མཁན་པོ་གཅིག་ལྟོགས་གནང་སྐབས་སྨན་རྩིས་གཙོ་བོར་གྱུར་པའི་བོད་ཀྱི་རིག་གནས་ཁག་རྣམས་ཉམས་པ་གསོ་ཞིང་། མི་ཉམས་གོང་འཕེལ་ཐོག་སྐྱེ་འགྲོ་ཀུན་ལ་ནད་མེད་ལང་ཚོའི་དཔལ་ཡོན་ཅིག་ཅར་དུ་འབྱུང་ཕྱིར་ལྷ་ས་སྨན་རྩིས་སློབ་གྲྭ་གསར་འཛུགས་བསྐྱངས་རྒྱུ་དང་། ཞེས་གསུངས་པ་བཞིན་དུ། སྨན་རྩིས་བསྟན་པར་བཀའ་དྲིན་ལྷ་ལྟག་ཏུ་ཆེ་བའི་བདག་ཉིད་ཅན་ཞིག་ཡིན། དམ་པ་འདིས་བོད་ཀྱི་གསོ་རིག་ལ་སྦྱངས་བརྩོན་གནང་ཚུལ་ནི། ལྷོ་བྲག་ཏུ་ཕྱག་ལས་གནང་དུས་གང་ཉིད་བསྟུན་ནས་སྨན་པས་བཅོས་ཀ་མཛད་ནས་དྲག་སྐྱིད་བྱུང་བས་ཕྱིས་སུ་ལྷོ་བྲག་སྨན་པ་དེའི་དྲུང་ནས་སྨན་དཔྱད་བསླབས། མདོར་ན་དམ་པ་འདིས་སྔ་ཕྱིར་མཁས་གྲུབ་དུ་མའི་དྲུང་ནས་རིག་པའི་གནས་སྐྱི་ལ་གསན་བསམ་དང་སྒྲོ་འདོགས་བཅད་པས་མཁས་པའི་གྲགས་པ་ཕྱོགས་བཞིར་ཁྱབ། དེ་དོན་རྒྱལ་བ་བཅུ་གསུམ་པ་མཆོག་གིས་གསན་ནས་ལྷ་སྨན་ཆེ་བའི་གདན་ཐོབ་བསྩལ།

རྒྱལ་བ་སྐུ་ཕྲེང་བཅུ་གསུམ་པའི་ཐུགས་བསྐྱེད་ཟབ་མོའི་འོག གང་ཉིད་ཀྱིས་སྨན་རྩིས་བསྟན་པ་དགུང་ལ་བཏེགས་ཏེ་ད་ལྟའི་བོད་ཀྱི་སྨན་རྩིས་ཁང་ཞེས་སྨན་རྩིས་མཁས་མང་འབྱུང་སའི་གནས་གཞི་འདི་ཡང་རྗེ་འདིའི་བཀའ་དྲིན་ཁོ་ན་ཡིན་ནོ། །

ལྷ་སྨན་བྲ་སྨུག་པ་དམ་ཆོས་དཔལ་ལྡན་གྱི་སྐོར།

བྲ་སྨུག་པ་དམ་ཆོས་དཔལ་ལྡན་མཆོག་ནི། སྟོད་ལུགས་སྨན་པ་མཁས་ཆེན་རིམ་པར་བྱུང་བའི་བྲ་སྨུག་ཚང་ཞེས་པའི་རྒྱུད་འཛིན་གྲས་ཡིན་པ་དང་། རྒྱལ་དབང་བཅུ་གསུམ་པས་ཆེད་མངགས་བཀའ་འཁྱུགས་གནང་སྟེ་ལྷ་སྨན་སྐུ་གཞོན་ལས་ཚན་པའི་གདན་ཐོབ་བསྒྲལ་ཏེ་ལྕགས་རི་འགྲོ་ཕན་རིག་བྱེད་གླིང་གི་གསོ་རིག་འཆད་སྤེལ་གྱི་འགན་དབང་རྣམས་གནང་། ཕྱོགས་སོ་སོའི་བཞེད་པའི་གདམས་ངག་ཕྱག་ལེན་ལ་བརྟེན་ནས་སློབ་མ་བསྐྱེད་བསྲིངས་ཀྱིས་འབུར་ཐོན་ཡོང་བ་བྱུས། ལྕགས་རི་འགྲོ་ཕན་གླིང་གི་སྨན་པའི་དགེ་རྒན་རྒྱུན་རིང་གནང་། དགུང་ལོ་བདུན་ཅུ་དོན་བདུན་ལ་ལྕགས་པོ་རིར་སྐུ་གཤེགས། སློབ་མའི་ཚོགས་ནི། སྐལ་བཟང་ལེགས་བཤད་མཆོག་ཁོང་གི་དྲུང་དུ་ལོ་དགུའི་རིང་བཞུགས་ཏེ་སྨན་གཞུང་དང་གདམས་པའི་བཅུད་ཀྱི་ཉིང་ཁུ་མཐའ་དག་ངོམས་མེད་དུ་བཞེས་ནས་སྲས་ཀྱི་ཐུ་བོ་གྱུར། སྨན་སློབ་ཐུབ་བསྟན་དར་རྒྱས། སྐལ་བཟང་ལེགས་བཤད། མཁྱེན་རབ་བསྟན་འཕེལ་སོགས་བྱུང་།

མཁས་དབང་མཁྱེན་རབ་ནོར་བུའི་སྐོར།

སྨན་རྩིས་མཁས་དབང་མཁྱེན་རབ་ནོར་བུ་མཆོག་ནི། ལྷོ་ཁ་གྲོང་ཁྱེར་རྩེད་ཐང་བྲ་ས་འོག་མ་ཞེས་པའི་ཡུལ་སྡེར། ཡབ་རྩིས་རིག་སྨྲ་བ་རྩིས་པ་ཇ་པོ་ཆེར་གྲགས་པ་དང་། ཡུམ་དབྱངས་ཅན་མའི་སྲས་སུ་རབ་བྱུང་བཅོ་ལྔ་པའི་ཆུ་ལུག་ལོ་སྟེ་སྤྱི་ལོ་༡༨༨༣ལོར་འཁྲུངས། ཆུང་དུས་སུ་ཡབ་ཀྱི་དྲུང་དུ་ཡི་གེ་འབྲི་ཀློག་སོགས་ཚུལ་བཞིན་སྦྱངས། དགུང་ལོ་བཅུའི་སྐོར་རྩེད་ཐང་ལྷ་མཆོད་གྲྭ་ཚང་དུ་ཆོས་ཞུགས་མཛད། དགོན་པའི་འདོན་ཆ་ཁག་དང་། འབུལ་གཏོར་དཀྱིལ་གསུམ་སོགས་བློ་འཛིན་དང་ཕྱག་ལེན་གདིང་ཐོབ་པ་སྦྱངས། དེ་ནས་རང་ལོ་བཅོ་ལྔའི་སྐོར་ལྕགས་རི་འགྲོ་ཕན་རིག་བྱེད་གླིང་དུ་མངགས་ནས་གསོ་བ་རིག་པ་སྦྱོང་དུ་འཇུག་དགོས་པའི་རེ་བ་ལྟར་ལྷ་ས་རུ་ཕེབས་ཏེ་བོད་ཀྱི་ཆེས་མཐོའི་གསོ་རིག་སློབ་གླིང་དུ་སློབ་གཉེར་བྱེད་པའི་བགོ་སྐལ་ཐོབ། ཐོག་

མར་ལྡུགས་རིར་བཞུགས་སྐབས་ཀྱི་དགེ་རྒན་ནི་སེ་ར་སྨན་སྦྱིན་པ་ངག་དབང་ཆོས་ལྡན་ཡིན་པ་དང་། དེ་རྗེས་སྔ་ཕྱིར་མཁས་པའི་དབང་པོ་བླ་སྨན་སྤྱི་མཁན་བྱམས་པ་ཐུབ་དབང་དང་། གནས་ལྔའི་དབང་ཕྱུག་རྡོ་རྗེ་རྒྱལ་མཚན། འཇམ་དབྱངས་རོལ་བའི་བློ་གྲོས། འབྲས་ལྗོངས་ཨོ་རྒྱན་བསྟན་འཛིན། འབྲི་གུང་པ་ཡོངས་འཛིན་ཨ་དབྱངས་ཐུབ་བསྟན་ཐུན་ཚོགས། འཇིགས་མེད་འཕྲིན་ལས་སོགས་རིས་མེད་ཀྱི་སློབ་དཔོན་དུ་མའི་དྲུང་ནས་གསོ་རིག་དང་གཙུག་ལག་རྩིས་རིག་གིས་མཚོན་པའི་རིག་གནས་མཐའ་དག་ལ་སྦྱངས་བརྩོན་དཔྱིས་ཕྱིན་པ་མཛད་དེ་མཁྱེན་དཔྱོད་ཀྱི་རྩལ་རྫོགས་པར་གྱུར་ཏོ། །

དེ་རྗེས་དགུང་ལོ་ཉེར་དགུའི་ཐོག་འབྲས་སྤུངས་དགོན་པའི་སྨན་སྦྱིན་གྱི་ཐུགས་འགན་བཞེས། མེ་འབྲུག་ལོ་སྟེ་སྤྱི་ལོ་༡༩༡༨ལོར་རྒྱལ་དབང་སྐུ་ཕྲེང་བཅུ་གསུམ་པས་བདག་རྐྱེན་གནང་བ་ལ་བརྟེན་ནས་སྨན་རྩིས་སློབ་གྲྭ་གསར་འཛུགས་ཐོག་ལྕགས་རི་འགྲོ་ཕན་གླིང་དང་། སྨན་རྩིས་ཁང་གཉིས་ཀའི་སྤྱི་འདོམས་གཅིག་ལྡོགས་ཀྱི་འགན་བཞེས། དེ་ནས་བཟུང་མཁས་པའི་སྨན་གྲགས་དང་མཛད་འཕྲིན་ཕྱོགས་ཀུན་ཏུ་ཁྱབ་པས་བློ་གསལ་དོན་གཉེར་ཅན་དུ་མས་ཞབས་ལ་གཏུགས། མཁྱེན་རབ་ནོར་བུ་མཆོག་གིས་འགྲོ་ཕན་ལྷག་བསམ་རྣམ་པར་དཀར་བའི་ཐུགས་རྒྱུད་བཟང་པོས་ཀུན་ནས་བསླངས་ཏེ། ཡངས་པའི་མཁྱེན་དཔྱོད་ཀྱི་རྩལ་ལ་བརྟེན་ནས་སྔ་སོར་མི་དབང་སྡེ་སྲིད་རིན་པོ་ཆེས་ལྕགས་རི་རིག་བྱེད་འགྲོ་ཕན་གླིང་དུ་སྲོལ་གཏོད་དར་སྤེལ་མཛད་པའི་སྲོལ་རྒྱུན་བཟང་པོ་རྣམས་རྒྱུད་འཛིན་གྱིས་སྨན་རྩིས་འགྲོ་ཕན་གླིང་དུ་ཚན་ཁག་སྒྲིག་གཞི་དང་། གཞུང་ཚད་སློབ་ཡུན། གཞུང་ལུགས་འཆད་སྤེལ། ལག་ལེན་དམར་ཁྲིད། རྒྱུགས་འབུལ་དང་སློབ་ཐོན་ལམ་ལུགས། སྨན་རྫས་འཐུ་སྒྲུབ་དང་སྦྱོར་བཟོས་མཚོན་པའི་སྒྲིལ་སྲོལ་ལམ་ལུགས་ཁག་ཆ་ཚང་ཞིག་གང་ལ་དེ་འཚམས་དང་། གསར་གཏོད་ཀྱི་རང་བཞིན་ལྡན་པའི་སྒོ་ནས་གཉེར་སྐྱོང་མཛད། གཞན་ཡང་སྔ་སོར་ལྕགས་རི་འགྲོ་ཕན་གླིང་དུ་ཚོན་བྲ་ཅན་གྱི་དཔེ་རིས་སྨན་ཐང་ང་གྲངས་བདུན་ཅུ་དོན་དགུ་ཡོད་པ་རྣམས་བར་སྐབས་གཡར་བརྗེད་བོར་བརླག་གིས་ང་གྲངས་སོ་གཅིག་ལས་མེད་གཤིས་རྒྱལ་དབང་མཆོག་གི་བཀའ་དགོངས་ལྟར་རྗེ་ཉིད་ཀྱིས་ཐུགས་འགན་བཞེས་ཏེ་བསྐྱར་བྲིས་ཁ་གསབ་མཛད་སྟབས་དུས་ད་ལྟའི་བར་དུའང་ཆ་ཚང་བཞུགས། མཁས་དབང་འདིས་མཛད་པའི་བསྟན་བཅོས་ཀྱང་། རྩ་རྒྱུད་སྟོང་འགྲེམས། གསོ་ཚུལ་གསོ་ཐབས་ཀྱི་སྟོང་འགྲེམས། ཕྱི་རྒྱུད་སྡོམ་ཚིག་གཞུང་དོན་སྒོ་བརྒྱ་འབྱེད་པའི་ལྡེ་མིག ནད་མིང་ཚིགས་

བཅད་རིན་ཆེན་ཕྲེང་བ། ལག་ལེན་ཉེར་མཁོ། བྱིས་པ་བཙའ་ཐབས་ཀུན་ཕན་ཟླ་བའི་མེ་ལོང་། བྱིས་བཅོས་ཉམས་ཡིག སྨན་སྦྱོར་ནུས་པ་ཕྱོགས་བསྡུས། ཁྲོག་སྨན་འཁྲུངས་དཔེ། བདུད་རྩི་སྔོ་ཡི་འཁྲུངས་དཔེ་སོགས་དང་། རྩིས་དཀར་ནག་སྐར་ཚད་ལྡན་གྱི་བསྟན་བཅོས་ཇི་སྙེད་ཅིག་མཛད། སློབ་དཔོན་འདི་ཉིད་ཀྱིས་སྔ་ཕྱིར་བསྐྱེད་བསྲིངས་མཛད་དེ་གོང་འཕེལ་རང་རྒྱུ་ཐུབ་པའི་སྐལ་ལྡན་གྱི་སློབ་མ་དང་། ཡང་སློབ་བཅས་སྟོང་ཕྲག་ལྷག་ཙམ་བྱུང་བ་རྣམས་བོད་ལྗོངས་ཡོངས་དང་། དེ་བཞིན་ལ་དྭགས་དང་། འབྲས་ལྗོངས། འབྲུག་ཡུལ་སོགས་ལ་ཁྱབ། ཡུལ་འབྲི་གུང་དུ་མཚོན་ནའང་། འབྲི་གུང་དགེ་བདག་དཀོན་མཆོག་ལྷུན་གྲུབ། འབྲི་གུང་སྨྲ་རང་གྲོལ། འབྲི་གུང་སྨན་སློབ་དཀོན་མཆོག འབྲི་གུང་ཀ་ཚལ་གྱི་སྨན་པ་བསྟན་སྐྱོང་སོགས་བྱུང་ནས་སྨན་རྩིས་ཀྱི་བསྟན་པ་རྒྱས་པའི་སྲོག་ཤིང་དུ་གྱུར། མཐར་དགུང་ལོ་རྒྱ་གཅིག་པ་སྟེ་སྤྱི་ལོ་༡༩༩༣ལོའི་ཟླ་བ་༡༠པའི་ཚེས་༢༤ཉིན་སྐུ་འདས།

རྒྱལ་སྨན་མཁས་དབང་བྱམས་པ་འཕྲིན་ལས་ཀྱི་སྐོར།

མཁས་དབང་བྱམས་པ་འཕྲིན་ལས་མཆོག་ནི། གངས་ལྗོངས་ལྷ་ལྡན་སྨན་ལྗོངས་ཀྱི་གྲགས་ཅན་རྒྱལ་རྩེའི་ཚོང་ཁང་ཞེས་པར། ཡབ་དཀོན་མཆོག་འོད་ཟེར་དང་། ཡུམ་སྐལ་བཟང་མཚོ་མོ་གཉིས་ཀྱི་སྲས་སུ་རབ་བྱུང་བཅུ་དྲུག་པའི་ཟླ་བ་བཅུ་གཅིག་པ་སྤྱི་ལོ་༡༩༣༤ལོར་སྐུ་འཁྲུངས། ཚོང་འཁྲུངས་ཁྱིམ་དེའི་སྨན་པ་མི་རབས་གསུམ་པ་ཡིན། དགུང་ལོ་དྲུག་ལ་ཕེབས་དུས་ཡབ་ཀྱི་དྲུང་ནས་འབྲི་ཀློག་སྦྱངས་པ་མྱུར་དུ་བྱང་ཆུབ་པར་མཁྱེན། དགུང་ལོ་བདུན་པར་ལྷ་སར་སྐད་གྲགས་ཡོད་པའི་སྒེར་བཙུགས་སྐྱིད་རས་སློབ་གྲྭ་ཞེས་པར་ཕེབས། སྤྱི་ལོ་༡༩༨༠ལོར་ལྷ་ས་སྨན་རྩིས་ཁང་དུ་མཁས་དབང་མཁྱེན་རབ་ནོར་བུ་མཆོག་སོགས་སློབ་དཔོན་དུ་མའི་དྲུང་དུ་སྨན་རྩིས་གཉིས་ཀྱི་སློབ་གཉེར་གནང་། སྤྱི་ལོ་༡༩༨༩ལོར་སྨན་རྩིས་སྦྱངས་འབྲས་གཟེངས་སུ་ཐོན་པའི་སྒོ་ནས་སློབ་ཐོན་ལག་ཁྱེར་ཐོབ། སྨན་རྩིས་གཉིས་ཀྱིས་གསོས་པའི་གཞུང་ཁྲིད་མན་ངག་ལག་ལེན་ཀུན་ལ་དབང་འབྱོར་བའི་མཁས་པའི་གོ་འཕང་བརྙེས། སྤྱི་ལོ་༡༩༨༧ལོར་མཁས་དབང་མཁྱེན་རབ་ནོར་བུ་མཆོག་གིས་སློབ་མའི་སློབ་སྦྱོང་ལ་སྐུལ་ལྕག་ཡོང་ཆེད་སྦྱངས་འབྲས་རྩེར་སོན་པའི་སློབ་མ་ཁག་གཅིག་ལ་སྨན་རྩིས་གཉིས་ལྡན་མཚོན་པའི་ཞྭ་མོ་ཞིག་གསར་བཟོ་གནང་། ཞྭ་མོ་དེའི་མདུན་ལ་སྨན་མཚོན་པའི་ཨ་རུ་ར་རྣམ་རྒྱལ་དང་། རྒྱབ་ལ་རྩིས་མཚོན་བྱེད་པདྨའི་སྟེང་དུ་རལ་གྲི་

བཀོད་པའི་ཞྭ་མོ་གོས་ཆེན་ལས་གྲུབ་པ་ཞིག་འཆར་འགོད་གནང་བ་དེ་སྐབས་དེ་དུས་སྤྱངས་འབྲས་རྩེར་སོན་པའི་སྨན་རྩིས་གཉིས་ལྡན་གྱི་སློབ་མར་གཡོགས་པའི་སྲོལ་བཟང་བརྙེད། མཁས་དབང་བྱམས་པ་འཕྲིན་ལས་མཆོག་ནི་སྐབས་དེ་དུས་སློབ་མ་གསུམ་ལ་སྨན་རྩིས་གཉིས་ལྡན་གྱི་དབུ་ཞྭ་ཐོབ་པའི་ཁོངས་ཀྱི་སློབ་མ་གཅིག་ཡིན། མཁས་དབང་དེས་སྔ་རྗེས་སུ་བོད་རང་སྐྱོང་ལྗོངས་སྨན་རྩིས་ཁང་གི་ཡོན་ཀྲང་དང་། བོད་ལུགས་གསོ་རིག་སློབ་གླིང་གི་ཡོན་ཀྲང་ཨང་དང་པོ། ཀྲུང་གོ་ཚན་རིག་མཐུན་ཚོགས་ཀྱི་ཀྲུའུ་ཞི་སྐུ་གཞོན་དང་། བོད་ལྗོངས་ཚན་རིག་མཐུན་ཚོགས་ཀྱི་ཀྲུའུ་ཞི། བོད་ལྗོངས་འཕྲོད་བསྟེན་ཐིང་གི་ཐིང་ཀྲང་སྐུ་གཞོན། སྐབས་དྲུག་པ་དང་བདུན་པའི་རྒྱལ་ཡོངས་མི་དམངས་འཐུས་ཚོགས་ཀྱི་འཐུས་མི། སྐབས་བརྒྱད་པའི་རྒྱལ་ཡོངས་སྲིད་གྲོས་ཀྱི་ཨུ་ཡོན། སྤུའུ་གཉིས་དང་རྟུད་གཅིག་ནས་བསྟུལ་བའི་རྒྱལ་སྨན་ལྷ་རྗེ། རྒྱལ་ཁབ་རིམ་པའི་མཁས་དབང་། རྒྱལ་ཡོངས་ཞུལ་བྱུང་གི་ཡོན་ཀྲང་སོགས་ཀྱི་མཚན་སྙན་ཐོབ་ཡོད། མཁས་དབང་ཡོན་ཀྲང་བྱམས་པ་འཕྲིན་ལས་མཆོག་ནས་མི་ལོ་དྲུག་ཅུ་ལྷག་ཙམ་རིང་ཉིན་མཚན་དབྱེར་མེད་ཀྱི་སྒོ་ནས་གཞན་ཕན་གྱི་འཕྲིན་ལས་སྐྱོང་བཞིན་བཞུགས་པ་གསང་གསུམ་ཉེར་འཚོའི་ཕྱོགས་ལས་རྣམ་པར་རྒྱལ་ཏེ། གངས་ཅན་སྨན་རྩིས་རིག་གནས་ཀྱི་བྱ་གཞག་འཛིན་སྐྱོང་སྤེལ་གསུམ་གནང་བའི་དཔལ་མགོན་དུ་འཚོ་གཞེས་ཐོག་གསུང་རྩོམ་བོད་ཉི་ཤུ་ལྷག་དང་། ཆེད་རྩོམ་བརྒྱ་ལྷག་ཙམ། སློབ་ཁྲིད་སློབ་དེབ་ཁག་བཅུ་གསུམ་གྱི་དམིགས་བསལ་ཁྱད་ཡོན་ནི་མཁས་དབང་མཁྱེན་རབ་ནོར་བུས་མཆོད་གྲགས་ཅན་བོད་སྨན་མཁས་དབང་དུ་མ་ལས་ཐོབ་པའི་མཐོང་ཐོས་དྲན་རིག་གི་མན་ངག་མཐའ་དག་དང་། ཡང་སྒོས་སུ་སྐུ་དངོས་ཀྱི་ཐུགས་རྩལ་དང་། འབད་བརྩོན། མཁྱེན་རབ་ཁོ་ན་ལས་འབྱུང་བ་ཤ་སྟག་ཡིན། ད་ཆད་བོད་ཀྱི་གསོ་རིག་འཕེལ་རྒྱས་སྐོར་ལ་ཡོངས་གྲགས་སུ་ལྷ་ཐོ་ཐོ་རི་གཉན་བཙན་སྐབས་སུ་བྱུང་བའི་སྨན་པ་དུང་གི་ཐོར་ཅོག་ཅན་ནས་གསོ་དཔྱད་བསྟན་པ་དབུ་བརྙེས་པའི་བཞེད་སྲོལ་ཡོད་པ་དེ་དག་ལ་མཁས་དབང་རིམ་བྱོན་རྣམས་ཀྱིས་ཡིད་འཇོག་མཛད་པའི་ཁུངས་ལྡན་དཔྱད་གཞི་སྤྱི་དང་། དེ་བཞིན་ཞང་ཞུང་བོན་གྱི་ལོ་རྒྱུས་བཅས་པར་གཟིགས་ཞིབ་མཛད་པ་མ་ཟད་ལྷག་པར་སྟོན་པ་གཤེན་རབ་ཀྱི་སྲས་བགྲེས་ཤོས་དཔྱད་བུ་ཁྲི་ཤེས་ཞེས་སྨན་དཔྱད་བསྟན་པའི་རྐང་འཛིན་དུ་གྱུར་པ་དེས་དུག་འཇོམས་དབང་རིལ་གྱི་ཕྱག་བཞེས་གནང་བ་སོགས་ལ་ལོ་རྒྱུས་དངོས་གཙོ་སྨྲ་བའི་སྒོ་ནས་དཔྱད་ཞིབ་མཛད་དེ་མཐར་རང་ཅག་བོད་ཀྱི་གསོ་རིག་འཕེལ་རྒྱུས་ལ་ལོ་ངོ་སུམ་སྟོང་ལྷག་ཙམ་གྱི་ལོ་རྒྱུས་ཡོད་པའི་སྐོར་ཁོང་གི་

ཞིབ་འཇུག་དཔྱད་འབྲས་ནང་ཞིབ་གསལ་བཀོད་པར་རྒྱལ་ཁབ་ཕྱི་ནང་གི་བོད་རིག་པར་ཞིབ་འཇུག་གནང་མཁན་གྱི་མཁས་པ་ཚོས་གདེང་འཛོག་དང་དགའ་བསུ་ཆེན་པོ་ཐོབ་ཡོད། དེ་སྔོན་དཔལ་ལྡན་རྒྱུད་བཞི་རྒྱ་གར་ནས་དར་ཞེས་པའི་བཞེད་ཚུལ་འདི་དག་ལ་ཕྱོགས་ལྷུང་དུ་མ་གྱུར་པའི་སྒོ་ནས་ལོ་རྒྱུས་ཐོག་གི་མཁས་དབང་དུ་མའི་གསུང་ལས་དྲངས་ཏེ་རྒྱུད་བཞི་འདི་ཉིད་ཀྱི་རྩོམ་པ་པོ་དུས་རབས་བརྒྱད་པའི་ནང་གི་གྲགས་ཅན་བོད་རིགས་སྨན་པ་གཡུ་ཐོག་རྙིང་མ་ཡོན་ཏན་མགོན་པོ་ཡིན་པ་ཁུངས་བཙན་བདེན་པའི་དཔང་པོས་ར་སྤྲོད་གནང་ཡོད། ཁོང་གིས་གཙོ་སྒྲིག་འགན་འཁུར་བཞེས་པའི་བོད་ལྗོངས་གནམ་རིག་སྐར་རྩིས་ཀུན་འདུས་ཆེན་མོ་ཞེས་པར་ཡིག་འབྲུ་ཁྲི་དྲུག་བརྒྱ་ལྷག་ཙམ་ཟིན་ཡོད་ལ། དཔེ་ཚོགས་འདི་ལ་ནང་གསེས་སུ་བོད་ཀྱི་སྐར་ནག་རྩིས་ཀྱི་ལོ་རྒྱུས་སྐོར་དང་། བསྟན་རྩིས་ཀྱི་སྐོར་སོགས་དེབ་ལྔ་ཡོད་པ་འདི་ནི་ལོ་རྒྱུས་ཐོག་གཞི་རྒྱ་ཆེ་ཤོས་དང་ནང་དོན་གཏིང་ཟབ་ཤོས། དཔྱད་གཞི་བློས་འཁེལ་ཤོས་ཤིག་ཡིན་པར་བརྟེན་རྒྱལ་ཡོངས་དཔེ་དེབ་ཀྱི་འགྲེམས་སྟོན་བྱ་དགའ་ཨང་དང་པོ་ཐོབ་པ་རེད། ལོ་རབས་བདུན་ཅུའི་ནང་བོད་ལུགས་གསོ་རིག་སྐྱ་ཟད་སྔོ་ཐུག་སྐབས་དཔྱད་གཞིའི་ཡིག་རིགས་ཤིན་ཏུ་དཀོན་པའི་དུས་སུ་ཕལ་ཆེ་བ་ཁོང་གིས་དྲན་ཤེས་ཁོ་ནར་བརྟེན་ནས་ཁོག་ནད་རིག་པ་དང་། ཕྱི་བཅོས་རིག་པ། མོ་ནད་རིག་པ། བྱིས་ནད་རིག་པ། སྨན་རྫས་རིག་པ་སོགས་དེབ་བཅུ་གསུམ་གསར་དུ་རྩོམ་བསྒྲིགས་གནང་། སྤྱི་ལོ་༢༠༡༩ལོར་ཁོང་གི་དངོས་སློབ་ཚེ་བརྟན་འཛིགས་མེད་ཀྱིས་ལེགས་སྒྲིག་བྱས་ནས་དཔེ་སྐྲུན་འགྲེམས་སྤེལ་བྱས་པ་ཡིན། བོད་ལུགས་གསོ་རིག་གི་སྨྲུམ་ལྡན་རིག་པ་དང་། སྨྲུམ་ལྡན་རིག་པའི་ལོ་རྒྱུས། སྨྲུམ་ལྡན་རིག་པའི་ཐད་ལ་ཕུལ་བའི་ལེགས་སྐྱེས་ལ་དོ་ནན་ཆེན་པོས་ཞིབ་འཇུག་གནང་བ་མ་ཟད་ནུབ་ཕྱོགས་གསོ་རིག་སྨྲུམ་ལྡན་རིག་པའི་འཕེལ་རྒྱས་ལོ་རྒྱུས་ལ་ཚད་བསྡུར་གནང་ནས་བོད་ལུགས་གསོ་རིག་གི་སྨྲུམ་ལྡན་རིག་པའི་སྐོར་ལ་ཤེས་རྟོགས་འབྱུང་བ་འདི་ནི་ཕྱི་རྒྱལ་གྱི་སྨྲུམ་ལྡན་རིག་པ་མཁས་ཅན་རྣམས་ཀྱིས་ཞིབ་འཇུག་གནང་བ་ལས་གོམ་པ་སྔོ་སྔ་བ་དང་ནང་དོན་ཆ་ཚང་བ་ཡོད་པར་གསལ་བཤད་གནང་བའི་ཁོང་གི་ཆེད་རྩོམ་འདི་ལ་རྒྱལ་ཁབ་ཕྱི་ནང་གི་སྨྲུམ་ལྡན་རིག་པ་དང་གསོ་རིག་མཁས་ཅན་ཚོས་གདེང་འཛོག་མཐོ་པོ་གནང་ཡོད། ད་དུང་ཁོང་གི་ཆེད་རྩོམ་བོད་ཀྱི་གསོ་བ་རིག་པ་དང་སྨན་རྫས་རིག་པར་ཞིབ་འཇུག་བྱེད་རྒྱུ་གལ་ཆེན་ཡིན་པའི་སྐོར་གྱི་བསམ་ཚུལ་གླེང་བ་ཞེས་པ་འདི་སྤྱི་ལོ་༡༩༩༣ལོར་ཨོ་སི་ཁྲུ་ལི་ཡའི་རྒྱལ་སྤྱིའི་བོད་རིག་པའི་གྲོས་ཚོགས་སུ་སྤེལ་གནང་བར་མཁས་དབང་ཀུན་གྱིས་གཅིག

འགྱུར་ཐོག་བསྟུགས་བརྗོད་དང་གདེང་འཛོག་ཆེན་པོ་ཐོབ་པ་སོགས་ཆེད་རྩོམ་བརྒྱ་ལྷག་ཙམ་མཛད་ཡོད་པ་རྣམས་ནི་བོད་ལུགས་གསོ་རིག་ལ་ཞིབ་འཇུག་གནང་མཁན་སྤྱི་དང་ཁྱེ་བྲག་འཚོ་བྱེད་བགྲེས་པར་གསལ་འདེབས་དང་། གཞོན་པར་སློབ་སྦྱོང་བྱེད་པའི་ལག་ཆ་གཙོ་ཆེན་ཞིག་ཏུ་གྱུར་ཡོད། གནའ་སྔ་མོ་ནས་བཟུང་སྨན་རྩིས་གཉིས་ཁ་བྲལ་ཐབས་མེད་པ་ཞིག་ཆགས་ཡོད། རིགས་ལྡན་སྙིང་ཐིག་གི་རྩིས་འགོ་རབ་བྱུང་བཅུ་བདུན་པའི་མེ་ཡོས་ལོ་ལ་གསར་དུ་སྒོ་བའི་སྐབས་སུ་སྟོན་ཆད་མཁས་དབང་མཁྱེན་རབ་ནོར་བུའི་ཕྱག་བཞེས་ཐུན་མོང་མ་ཡིན་པའི་སྟོང་འཇུག་རི་མོའི་ཟིན་བྲིས་དང་དཔེར་བརྗོད་ལག་ལེན་བཅས་པ་རྣམས་མཁས་དབང་བྱམས་པ་འཕྲིན་ལས་མཆོག་ལ་གནང་ཡོད་པ་དེ་དག་ད་ལམ་བེད་སྤྱོད་བྱས་རྗེས་རྩིས་འགོ་བདེ་བླག་ངང་སྒོ་ཐུབ་པ་བྱུང་བ་དང་། ཡང་སྔོས་དེ་སྟོན་གཡུལ་འགྱེད་དང་གཏོར་ཟོར་འཕེན་པ་མ་གཏོགས་གཞན་ལ་སྤྱོད་སྲོལ་མེད་ཀྱང་སྐུ་དངོས་ཀྱི་རིག་པས་དཔྱད་ཞིབ་མཛད་ནས་སྒྲ་གཅན་འཁོར་ལོ་ལ་བརྟེན་ནས་ཉི་ཟླ་གཟའ་འཛིན་བརྟག་པའི་ཐབས་ལའང་རིག་པ་གསར་པ་སྐྱེད་ནས་བཏོན་གནང་མཛད། ཁྱད་པར་དུ་བོད་ལྗོངས་སྨན་རྩིས་ཁང་ཙམ་མ་ཟད་གཞིས་རྩེ་སོགས་ཀྱི་སྨན་རྩིས་ཁང་ནས་ཀྱང་ལོ་ཐོ་འདོན་ཐུབ་པ་དེ་ཡང་མཁས་དབང་བྱམས་པ་འཕྲིན་ལས་ཡོན་ཀྲང་མཆོག་གིས་འབད་བརྩོན་དང་རྒྱབ་སྐྱོར་གནང་བ་སོགས་དང་ཁ་བྲལ་ཐབས་མེད་པ་ཞིག་རེད། ཚན་རིག་ཞིབ་འཇུག་གི་ལས་ཀར་ཁོང་གིས་ཐོག་མཐའ་བར་གསུམ་དུ་མཐོང་ཆེན་དང་། རྒྱབ་སྐྱོར་གནང་བ་མ་ཟད་ཁོང་སྐུ་ངོ་མས་སྔ་རྗེས་སུ་རྒྱལ་ཁབ་རིམ་པ་དང་། ཞིང་ཆེན་རིམ་པའི་ཚན་རིག་ཞིབ་འཇུག་གི་རྣམ་གྲངས་བཞི་ཙམ་ལ་མཛུབ་ཁྲིད་དང་ཐད་ཀར་གྲོས་འགོ་སོགས་བཏོན་གནང་ཡོད། དཔེར་ན་བོད་སྨན་གྱིས་སྨན་བཅོས་བྱས་པའི་ཕོ་རྡུབ་ཀྱི་ནད་གཞི་དང་། མཆིན་ནད་ལྷེམ་བུ་སོགས་ལ་ཞིབ་འཇུག་གནང་བར་བརྒྱ་ཆ་བདུན་ཅུ་ཙམ་གྱི་ཕན་འབྲས་མངོན་གསལ་ཅན་ཐོན་པར་ནད་པ་མང་ཚོགས་ཀྱིས་ཡིད་ཆེས་དང་བསྟུགས་བརྗོད་ཚད་མེད་ཐོབ་པ་དང་སྲུགས་རྒྱལ་ཁབ་འཕྲོད་བསྟེན་ལྷུའུ་ཡིས་བྱ་དགའ་ཡང་གནང་ཡོད། བོད་སྨན་སྲོ་ལོ་དམར་པོ་སོགས་དེང་རབས་ཚན་རིག་གིས་ཞིབ་འཇུག་བྱས་པའི་རྣམ་གྲངས་འདི་ཉིད་རྒྱལ་ཁབ་རིམ་པའི་སྨན་རྫས་གསར་གཏོད་ཀྱི་ཐོག་མའི་དཔེ་མཚོན་ཞིག་ཏུ་གྱུར་ཡོད་ལ། ཐེངས་དང་པོའི་རྒྱལ་ཁབ་རང་བྱུང་ཚན་རིག་ཐེབས་རྩའི་རྟོགས་དཔྱད་ཐོབ་ཡོད། ཁོང་གིས་ཚན་རིག་ཞིབ་འཇུག་ཐོག་སྒྲིག་འཛུགས་དང་མཛུབ་ཁྲིད་ལོ་ན་གནང་བ་མ་ཡིན་པར། ད་དུང་རྒྱལ་ཁབ་ཕྱི་ནང་དུ་རིག་གཞུང་

སྤེལ་རེས་གནང་བ་དང་། རིག་གཞུང་འབྲེལ་གཏུགས་བསྒུགས་པའི་ནང་དུ་རིན་ཐང་བྲལ་བའི་མཛད་རྗེས་བཞག་ཡོད། སྔ་རྗེས་སུ་ནེ་པ་ལྷ་དང་། ཉི་ཧོང་། ཨ་རི་སོགས་རྒྱལ་ཁབ་ཁག་ཏུ་རིག་གཞུང་འཆད་ཁྲིད་ལ་བསྐྱོད་གནང་མཛད་པ་མ་ཟད། ཉི་ཧོང་རང་སྐྱོང་གསོ་རིག་སློབ་གྲྭ་ཆེན་མོ་དང་ཨ་རིའི་ཁ་རོས་ར་ཧྲོའི་སློབ་གྲྭ་ཆེན་མོ་གཉིས་སུ་ཕྱིས་འབྱུང་མཉམ་ལས་ཀྱི་འབྲེལ་བ་བཟང་པོ་བསྒུགས་གནང་ཡོད། ལྷག་པར་སྤྱི་ལོ་༡༩༩༨ལོའི་ཟླ་བ་དགུ་པའི་ནང་མཁས་དབང་བྱམས་པ་འཕྲིན་ལས་ཡོན་ཏན་མཆོག་ནས་ཀྲུང་གོའི་ཚོགས་གཙོ་གནང་བའི་འཕྲུས་མི་དྲུག་ཀྲུང་གོའི་ཐའི་ཤན་དུ་རྒྱལ་སྤྱིའི་ཀྲུང་དབྱི་དང་བོད་ལུགས་གསོ་རིག་ཉམས་སྦྱོང་སྤེལ་རེས་ཚོགས་འདུར་ཞུགས་པ་དང་། ཚོགས་འདུ་དེའི་དབུ་འཛིན་ལ་མཁས་དབང་བྱམས་པ་འཕྲིན་ལས་མཆོག་ཉིད་བསྐོ་བཞག་གནང་། ཁོང་གིས་སྨན་ཐང་བརྒྱད་ཅུའི་ལོ་རྒྱུས་དང་དེར་ཞིབ་འཇུག་བྱས་པའི་སྒྲོང་ཚོར་སོགས་ཆེད་རྩོམ་ངོ་ཕྲངས་བཞི་སྒྲོག་སྤྲུངས་གནང་བར་ཀྲུང་གོའི་འཕྲུས་མི་དང་ཕྱིའི་རྒྱལ་ཁབ་ཀྱི་མཁས་དབང་རྣམ་པས་བསྔགས་བརྗོད་དང་གདེང་འཇོག་ཆེན་པོ་གནང་། ཁོང་གིས་བོད་ཀྱི་རིག་གནས་སྤྱི་དང་ལྷག་པར་སྨན་རྩིས་རིག་གནས་རྒྱུན་འཛིན་དང་འཕེལ་རྒྱས་གཏོང་རྒྱུའི་ཐད་ཐུགས་ནུས་ཡོད་ཚད་བཏོན་གནང་མཛད་པ་དང་འབྲེལ། ལོ་རབས་བརྒྱད་ཅུའི་ནང་བོད་ལྗོངས་སྨན་རྩིས་ཁང་དུ་རྒྱལ་ཁབ་ཕྱི་ནང་དུ་སྐད་གྲགས་ཡོད་པའི་སྨན་རྩིས་མཁས་དབང་མཆོག་ཉིད་ནས་གཙོས་པའི་ཡོན་གྲུང་སྐུ་གཞོན་ཀུན་དགའ་ཕུན་ཚོགས་སོགས་གཞུང་དང་ལག་ལེན་གང་ཅིར་ཐོགས་པ་མེད་པའི་དགེ་རྒན་མང་དག་བཞུགས་ནས་གསོ་རིག་བསླབ་པའི་རྩ་བ་བོད་ལྗོངས་སྨན་རྩིས་ཁང་དུ་ཚུགས་ནས་སྟོང་པོར་མི་ཧྲག་འབྲས་བཟང་ཐོན་ནའང་མཁས་དབང་བྱམས་པ་འཕྲིན་ལས་མཆོག་ནི་རྒྱ་མཚོ་ཆེན་པོ་ཆུ་ཡིས་མི་ངོམས་པའི་དཔེ་ལྟར་སྔ་རྗེས་སུ་སྤྱི་བདེ་ལས་ཁུངས་དང་ཞིང་ར་སོགས་ནས་འབྲེལ་ཡོད་གོང་རིམ་ལ་སྙན་སེང་ཡང་ཡང་ཞུས་ནས་མཁས་དབང་དགེ་རྒན་བློ་བཟང་སྙན་གྲགས་ལགས་དང་། མཁས་དབང་ཁྲོ་རུ་ཚེ་རྣམ་ལགས། མཁས་དབང་ཚུལ་ཁྲིམས་རྒྱལ་མཚན་ལགས་སོགས་སྨན་རྩིས་ཁང་དུ་གདན་འདྲེན་ཞུས་པ་དང་སྒྲུབས་ཁོང་རྣམ་པའི་ལག་རྩལ་གོ་གནས་དང་འཚོ་བའི་ཆ་རྐྱེན་སོགས་གང་ཅིར་གཟིགས་སྐྱོང་ཟླ་ན་མེད་པ་གནང་ནས་སྨན་རྩིས་ཁང་གི་རྩ་བ་ཚུགས་པའི་སྟོང་པོ་དེར་ཡལ་ག་གསར་པ་ཞིག་བསྒྲོན་གནང་མཛད། དེ་བཞིན་ཁོང་སྐུ་ངོས་མས་ཀྱང་ཁྲིད་རྒྱུན་ཆད་ལ་ཉེ་བའི་རབ་བྱུང་བཅུ་གཅིག་པའི་ནང་སྡེ་སྲིད་སངས་རྒྱས་རྒྱ་མཚོ་མཆོག་ནས་མཛད་པའི་གསོ་རིག་ཁོག་འབུགས་དྲང་

སྤྲོད་དགྲེས་པའི་དགའ་སྟོན་དང་། དེ་བཞིན་སློབ་དཔོན་དང་སློབ་མའི་རྣམ་གཞག་དད་པའི་འཇུག་ངོགས། རྩ་རྩུ་དང་གཏར་བསྲེག གོང་སྦྱུལ་ཟིན་ཏིག ནད་སྨན་སྦྱོད་པའི་ཉམས་ཡིག་སོགས་བཀའ་ཁྲིད་གནང་བ་མ་ཟད། ད་དུང་སུ་མཐུད་གཟའ་འཁོར་རེ་རེར་སློབ་ཁྲིད་གནང་རྒྱུ་ཐེངས་གསུམ་མ་ཆག་པར་མན་ངག་ལྷན་ཐབས་ཆ་ཚང་དང་། མན་ངག་རྒྱུད་ཆ་ཚང་། དུས་མཚུངས་ནད་པ་གཟིགས་པ་དང་སྙུགས་དེང་སྐབས་འཚོ་བྱེད་མི་ཞུང་བ་ཞིག་གིས་སྨན་ཐང་བརྒྱད་ཅུའི་ནང་དོན་རྟོགས་དཀའ་བར་དམིགས་ནས་ནང་དོན་རྣམས་བདེ་བླག་ཏུ་རྟོགས་ཕྱིར་རྒྱུད་བཞིའི་སྨན་ཐང་གི་གོ་དོན་གསལ་བར་བཀྲོལ་བའི་རྣམ་བཤད་བཻཌཱུརྱའི་འོད་སྣང་ཞེས་པ་ཁོང་སྐུ་ངོ་མས་གཙོ་སྒྲིག་ཐུགས་འགན་བཞེས་ནས་རྩོམ་སྒྲིག་གནང་། དཔེ་དེབ་འདིར་སྤྱི་ལོ་༡༠༧༠ལོར་ཀྲུང་གོའི་ཛོ་མོ་གླང་མའི་བོད་རིག་པའི་བྱ་དགའ་ཨང་དང་པོ་ཐོབ། ད་དུང་དེ་དག་གིས་ཐུགས་ཡིད་ཚིམ་ནས་མ་བཞུགས་པར་མཚོ་སྔོན་དང་། ཀན་སུའུ། ཛ་པ། པེ་ཅིང་སོགས་ནས་རྒྱ་བོད་མཁས་པ་ཁག་གཅིག་སྤྱ་རྗེས་སུ་གདན་འདྲེན་ཞུས་གནང་བའི་ནང་མཁས་དབང་ཚེ་ཏན་ཞབས་དྲུང་སོགས་སྤྱ་རྟིང་དུ་ལྷ་སར་ཞབས་སོར་འཁོད་དེ་རིག་གཞུང་སྤེལ་རེས་ཀྱི་མཛད་འཕྲིན་བསྐྱངས་ནས་བཀའ་དྲིན་ཆེན་པོ་བསྩལ། གཞན་ཡང་མཁས་དབང་དེས་དཔེ་མཛོད་ཁང་གསར་བསྐྲུན་ཐོག་རྟེད་པར་དཀའ་བའི་གཞུང་གི་ཕྱག་དཔེ་འཚོལ་བསྡུ་དང་། སྨན་རྩིས་རིག་གཞུང་གིས་གཙོས་པའི་དཔེ་ཆའི་པར་ཁང་སོགས་སྨན་རྩིས་ཀྱི་སྒྲིག་གཞིའི་མ་ལག་ཆ་ཚང་གཏན་འབེབས་གནང་བ་དང་སྙུགས་ལོ་རྒྱུས་ཐོག་བྱོན་པའི་སྐད་གྲགས་ཡོད་པའི་སྨན་རྩིས་མཁས་དབང་བརྒྱ་དང་དྲུག་ཅུ་ལྷག་ཙམ་ཡོད་པའི་སྐུ་བརྙན་གསར་དུ་བཞེངས་གནང་མཛད་པ་དེ་ནི་བོད་ལུགས་གསོ་རིག་ལོ་རྒྱུས་ཐོག་ལུས་པའི་སྟོང་ཆ་ཁ་སྐོང་གནང་བ་ཞིག་རེད། ཁྱད་པར་དུ་ཁྲིད་རྒྱུན་དཀོན་ཞིང་སྟོང་ལ་ཉེ་བའི་སྒྲ་མདོ་ཙནྡྲ་པས་མཚོན། མཁས་དབང་ཁྲོ་རུ་ཚེ་རྣམ་མཆོག་ལ་ཁྲིད་རྒྱུན་བཞུགས་པ་དེ་ཉིད་མྱུར་སྐྱོབ་དར་སྤེལ་གནང་ཕྱིར། ས་རིས་གོ་དོན་དང་བཅས་པའི་ལེགས་བཤད་ཀྱི་དགའ་སྟོན་སྤེལ་དུ་འཇུག་པའི་གཙོ་འགན་བཞེས་ཏེ་གནད་དུ་སྨིན་པ་བྱུང་བ་དང་། ཤེས་ཡོན་ལྡན་ཞིང་ཀུན་སྤྱོད་ལེགས་པའི་མི་སྣ་མང་པོ་འཚར་ལོངས་བྱུང་ནས་ཁྱབ་སྤེལ་བྱུང་དང་འབྱུང་ཐུས་ཡིན་ལ་རྒྱལ་ཁབ་མི་དོན་པུའུ་དང་། རྒྱལ་ཁབ་འཕྲོད་བསྟེན་པུའུ། རྒྱལ་ཁབ་ཀྲུང་དབྱི་དོ་དམ་ཅུས་ནས་ཐེངས་དང་པོ་དང་། གཉིས་པ། གསུམ་པ། བཞི་པ་བཅས་ཀྱི་སློབ་དཔོན་གྱི་ཐུགས་འགན་བཞེས་ཡོད་ལ། དུས་མཚུངས་བོད་ལྗོངས་གསོ་རིག་སློབ་གྲྭ་ཆེན་མོའི་ཞིབ་

འཇུག་སློབ་མའི་སློབ་དཔོན་གྱི་ཐུགས་འགན་བཞེས་ནས་སྦྱོད་ཡོན་གཉིས་ལྡན་གྱི་སློབ་མ་མང་པོ་གསོ་སྐྱོང་གནང་། ཧང་གི་མི་རིགས་སྲིད་ཇུས་བཟང་པོའི་འོག་མཁས་དབང་བྱམས་པ་འཕྲིན་ལས་མཆོག་ནས་གོང་རིམ་ལ་སྙན་ཞུ་དང་སྙན་སེང་ཞུས་ནས་སྔ་རྗེས་སུ་བོད་རང་སྐྱོང་ལྗོངས་སྨན་རྩིས་ཁང་རྒྱ་བསྐྱེད་དང་། བོད་སྨན་བཟོ་གྲྭ་གསར་རྒྱག་གནང་བ་དང་། དེ་བཞིན་བོད་རང་སྐྱོང་ལྗོངས་འབྲིང་རིམ་བོད་ལུགས་གསོ་རིག་སློབ་གྲྭ་བཙུགས་གནང་མཛད་པའི་རྗེས་སུ་ཡུན་རིང་མ་སོང་བར་བོད་སྨན་མཐོ་རིམ་གྱི་མི་སྣ་གསོ་སྐྱོང་གནང་ཆེད་སླར་ཡང་ཁོང་སྐུ་ངོ་མས་ཀྱང་དབྱང་དབུ་ཁྲིད་སོགས་འབྲེལ་ཡོད་ལས་ཁུངས་དང་དབུ་ཁྲིད་ལ་རང་ངོས་ཀྱི་བསམ་ཚུལ་རྣམས་ལྷུག་པོར་སྙན་སེང་ཞུས་རྗེས་མཐར་དབུ་ཁྲིད་རྣམས་ཀྱིས་ཀྱང་དོན་འདི་གལ་ཆེར་བཟུང་ནས་ཐུགས་ཁུར་རྒྱབ་སྐྱོར་གནང་ནས་ཚོག་མཆན་དང་འབྲེལ་གྲོན་དངུལ་གསོལ་རས་བསྩལ་རྗེས། ཁོང་གིས་དཀའ་ངལ་ཁྱད་བསད་ཀྱིས་ལས་དོན་ཚང་མ་ལེགས་སྒྲུབ་ཐོག་སྤྱི་ལོ་༡༩༨༩ལོའི་ཟླ་བ་༩པའི་ཚེས་༣ཉིན་དངོས་སུ་བོད་ལུགས་གསོ་རིག་སློབ་ཆེན་དབུ་བརྙེས་པ་དང་སྨུགས་སློབ་ཆེན་འདིའི་དབུ་འཛིན་ཡང་ཁོང་ཉིད་བསྐོ་བཞག་གནང་བ་རེད། ད་དུང་ཁོང་གིས་གསོ་རིག་ཞིབ་འཇུག་སོའི་དང་། གནམ་རིག་སྐར་རྩིས་ཞིབ་འཇུག་སོའི་སོགས་གསར་འཛུགས་གནང་བ་ཙམ་མ་ཟད། དེ་རྣམས་ལ་ཐུགས་རྒྱ་ཆེན་པོས་བོད་ལུགས་གསོ་རིག་གི་རྒྱུན་སྲོལ་བཟང་པོ་དང་དེང་རབས་ཚན་རིག་གཉིས་ཟུང་འཇུག་གིས་སྨན་ཁང་སོགས་ཀྱི་དོ་དམ་ལམ་ལུགས་ལ་གོ་རིམ་ལྡན་པ་དང་དམིགས་བསལ་གྱི་ཁྱད་ཆོས་ལྡན་ཡོད་སྟབས། ཀྲུང་གུང་ཀྲུང་དབྱང་གི་སྤྱི་ཁྲབ་རྩའུ་ཅི་ཅང་ཅེ་མིན་མཆོག་བོད་ལྗོངས་སྨན་རྩིས་ཁང་དུ་གཟིགས་སྐོར་དང་རྟོག་ཞིབ་ལ་ཕེབས་དུས་སྤྱི་ཁྲབ་རྩའུ་ཅི་མཆོག་ནས་བྱམས་པ་འཕྲིན་ལས་ནི་དོ་དམ་མཁས་ཅན་གྱི་ཡོན་ཀྲང་ཞིག་རེད་འདུག་ཅེས་བསྔགས་བརྗོད་གནང་ཡོད། ཁོང་རྒྱལ་སྨན་སློབ་དཔོན་ཆེན་མོར་བདམས་ཐོན་བྱུང་རྗེས་རྒྱལ་ཁབ་དང་། རང་སྐྱོང་ལྗོངས་ཧང་ཞུད་དང་སྲིད་གཞུང་། དེ་བཞིན་འཕྲོད་བསྟེན་ཐིང་སོགས་ནས་གཟིགས་སྐྱོང་བླ་ན་མེད་པ་གནང་བའི་མཐུ་ལས། རྒྱལ་སྨན་སློབ་དཔོན་ཆེན་མོའི་གཞུང་ལས་ཁང་གི་རྣམ་གྲངས་གསོལ་རས་བསྩལ་བར་བརྟེན་དངོས་སློབ་ཚེ་བརྟན་འཛིགས་མེད་ནས་རྣམ་གྲངས་ཀྱི་འགན་འཁུར་ཏེ་སྔ་རྗེས་སུ་དེ་སྔོན་དཔེ་སྐྲུན་མ་བྱས་པའི་གསུང་རྩོམ་ཁག་གཅིག་དང་། དེ་བཞིན་སློབ་དཔོན་ཆེན་མོའི་འབྲེལ་ཡོད་ཡིག་ཆ་ཁག་གཅིག་དཔྱད་གཞིར་བྱས་ནས་རྩོམ་སྒྲིག་བགྱིས་པའི་ཁོངས་སུ་རྒྱལ་སྨན་སློབ་དཔོན་ཆེན་མོ་བྱམས་པ་འཕྲིན་ལས་

མཆོག་གི་བོད་ལུགས་གསོ་བ་རིག་པའི་བཀླག་དེབ་དང་། རྒྱལ་སྨན་སློབ་དཔོན་ཆེན་མོ་བྱམས་པ་འཕྲིན་ལས་མཆོག་གི་ནད་ཐོག་བརྟག་བཅོས། གངས་ལྗོངས་གཅེས་ནོར་ལྷ་ས་སྨན་རྩིས་ཁང་བཅས་གསུང་འབུམ་བཞི་དང་། དེ་བཞིན་དགེ་ཕྲུག་ཚེ་བརྟན་འཛིགས་མེད་སྒེར་ནས་རྩོམ་སྒྲིག་བྱས་པའི་ཡོངས་སུ་རྒྱལ་སྨན་སློབ་དཔོན་ཆེན་མོ་བྱམས་པ་འཕྲིན་ལས་མཆོག་གི་མཛད་རྣམ་དད་པའི་རོལ་མཚོ་རྒྱ་བོད་པར་མ་གཉིས་སོགས་དེབ་བཞི་བཅས་ཡོངས་ཁྱབ་ཏུ་དཔེ་སྐྲུན་འགྲེམས་སྤེལ་མཛད་ཡོད། མདོར་ན་མཁས་དབང་བྱམས་པ་འཕྲིན་ལས་མཆོག་ནས་འདས་ཟིན་པའི་བགྲང་བྱ་དྲུག་ཅུ་ལྷག་ཙམ་ནང་འཁྲིད་བསྐྱེན་དང་། ཚན་རིག་ཞིབ་འཇུག གནམ་རིག་སྐར་རྩིས། རིག་གཞུང་གྲོས་ཚོགས། སྒྲིག་གཞི་དོ་དམ་བཅས་ལ་བསྒྲུབ་ཐབས་བྲལ་བའི་མཛད་རྗེས་བཟང་པོ་བཞག་གནང་ཡོད་ལ། རང་ལྗོངས་ཙམ་མ་ཟད་ཞིང་ཆེན་ཕྱི་ཡི་བོད་ལུགས་གསོ་རིག་བྱ་གཞག་གོང་འཕེལ་དར་རྒྱས་ཆེད་དུ་དངོས་ཤུགས་བརྒྱུད་གསུམ་གྱི་སྒོ་ནས་ཐུགས་ཁུར་དང་སྐྱབས་འཇུག་གང་ལེགས་གནང་ཡོད། མཐར་སྤྱི་ལོ་༢༠༡༡ལོའི་ཟླ་བ་༡པའི་ཚེས་༡༡ཉིན་གྱི་སྤྱི་དྲོའི་ཆུ་ཚོད་༤དང་སྐར་མ་༥༠ཐོག་གཟིམ་ཁྲི་མཐའ་ཅན་དུ་འགྱུར་བའི་ཚུལ་བསྟན། དེ་རྗེས་རྒྱལ་ཁབ་ཀྲུང་ལུགས་གསོ་རིག་དོ་དམ་ཅུད་དང་། འཁྲིད་བསྐྱེན་བུ་བཙའ་ཞུ་ཡོན་ལྷན་ཁང་། སྨན་ཁང་བཅས་ནས་ཡོང་དགོངས་པ་གཞན་དོན་དུ་གཤེགས་རྗེས་སྨན་ཁང་ནང་དུ་རྒྱལ་སྨན་སློབ་དཔོན་ཆེན་མོའི་འགྲེམས་སྟོན་ཁང་དང་། རྒྱུན་འཛིན་གཞུང་ལས་ཁང་། དཔེ་གཟིགས་ཁང་སོགས་གསར་འཛུགས་གནང་། མཁས་དབང་ཡོང་གཟིམ་ཁྲི་མཐའ་ཅན་དུ་གྱུར་ཡང་ཡོང་གི་ནད་ཐོག་ལག་ལེན་དང་། ཀུན་སྤྱོད་སྙིང་སྟོབས། རིག་གཞུང་བསམ་བློ་སོགས་རྒྱུན་འཛིན་དང་། ཐོག་འདོན། འཕེལ་རྒྱས། ཞིབ་འཇུག་བྱས་དང་བྱེད་མུས་ཡིན་ལ། ང་ཚོ་མི་རབས་རྗེས་མའི་ཕྲག་ཐོག་ཏུ་བབས་པའི་ལས་འགན་དཀའ་ཚེགས་ཆེ་ཞིང་གཟི་བརྗིད་ལྡན་པ་ཞིག་ཀྱང་ཡིན།

འབྲི་ལུགས་གསོ་རིག་གི་འཕྲིན་ལས་མདོ་ཁམས་སུ་རྒྱས་པའི་སྐོར་མདོར་བསྡུས།

སི་ཏུ་པཎ་ཆེན་ཆོས་ཀྱི་འབྱུང་གནས་ཀྱི་སྐོར།

སི་ཏུ་པཎ་ཆེན་ཆོས་ཀྱི་འབྱུང་གནས་མཆོག་ནི། ཁམས་ཀྱི་རོང་བཞིའི་ནང་ཚན་ཨ་ཏ་རོང་དུ་གྲགས་པའི་ཡུལ་གྱི་བྱེ་བྲག་རིང་སྒང་ཞེས་པར། ཡབ་ངག་དབང་ཚེ་རིང་དང་། ཡུམ་བྲ་འགྲུམ་གཉིས་ཀྱི་སྲས་སུ་རབ་བྱུང་བཅུ་གཉིས་པའི་ལྕགས་འབྲུག་ལོ་སྟེ་སྤྱི་ལོ་༡༧༠༠ལོར་སྐུ་འཁྲུངས། དགུང་ལོ་གསུམ་པར་ཀརྨ་སྐུ་ཕྲེང་བཅུ་གཅིག་པ་ཡེ་ཤེས་རྡོ་རྗེས་སི་ཏུ་མི་ཕམ་རབ་བརྟན་གྱི་ཡང་སྲིད་དུ་ངོས་འཛིན་མཛད། དགུང་ལོ་ལྔ་ནས་ཡབ་ཀྱི་དྲུང་དུ་ཡི་གེ་འབྲི་ཀློག་བསླབས། དགུང་ལོ་བདུན་ནས་མཁན་ཆེན་དཔལ་གྲུབ་ཀྱི་མདུན་ནས་སྐར་རྩིས་དང་། སྒྲ། སྙན་ངག་སོགས་གསན། ཨ་ལོ་བླ་མ་ཀུན་མཁྱེན་གྱི་དྲུང་དུ་ནང་དོན་རིག་པ་གསན། དགུང་ལོ་ཉེར་གཉིས་ལྷག་ནས་རྒྱ་བལ་ཡུལ་གྱི་མཁས་པ་མང་པོར་གཏུགས་ཏེ་སྒྲ་དང་། སྙན་ངག མངོན་བརྗོད་སོགས་རིག་པའི་གནས་ཀུན་ལ་མཁས་པར་བསླབས། སྤྱི་ལོ་༡༧༢༧ལོར་སྡེ་དགེ་དཔལ་སྤུངས་དགོན་ཕྱག་བཏབ། སྡེ་ཕྱིར་འབྲི་གུང་ལ་ཐེངས་གཉིས་ཙམ་ཕེབས་ནས་འབྲི་གུང་སྐྱབས་མགོན་ཡང་སྲིད་ངོས་འཛིན་ཡང་ཞུས། འབྲི་གུང་སྐྱབས་མགོན་དོན་གྲུབ་ཆོས་རྒྱལ་དྲུང་དུ་རྫོགས་དཀྱིལ་སོགས་དབང་ཆོས་མང་དུ་ཞུས། དམ་པ་འདིས་རྒྱ་གར། བལ་ཡུལ། རྒྱ་ནག བོད་ཀྱི་ས་ཆ་སྟོད་སྨད་ཀུན་གྱི་གྲུབ་མཐའ་རིས་མེད་ཀྱི་མཁས་པ་མང་པོ་སློབ་དཔོན་དུ་བསྟེན་ནས་ཐུན་མོང་དང་། ཐུན་མིན་རིག་པའི་གནས་མཐའ་དག་ལ་མཁས་པར་སྦྱངས། ཁྱད་པར་དམ་པ་འདིས་ཟུར་ལུགས་ཡ་གྱལ་འབྲི་གུང་གསོ་རིག་གི་སློབ་བརྒྱུད་དཔོན་ཚང་ཡེ་ཤེས་དང་སྐར་འོག་ཀརྨ་བསྟན་འཕེལ་སོགས་སྨན་དཔྱད་ཀྱི་སློབ་དཔོན་དུ་བསྟེན་ནས་གསོ་བ་རིག་པའི་གཞུང་དང་ལག་ལེན་ཀུན་གསན་བཞེས་མཛད། བདུད་རྩི་བཅུད་ཀྱི་རྒྱལ་པོ་དངུལ་ཆུ་བཙོ་བཀྲུ་ཆེན་མོའི་སྦྱོར་བས་གྲུབ་པ་འཇམ་དབྱངས་མཁྱེན་བརྩེའི་བཙོ་བཀྲུའི་ལག་ལེན་ལས། དེ་ནས་ཕྱག་ལེན་བར་མ་ཆད་པར་རིམ་པར་བརྒྱུད་དེ་མཁས་གྲུབ་གཡུ་ཐོག་པའི་རྣམ་འཕྲུལ་ཟུར་མཁར་ཆོས་རྗེ་མཉམ་ཉིད་རྡོ་རྗེ་ལ་བཀའ་བབས། དེས་ཕྱག་ལེན་གྱིས་ཞིབ་པར་གཏན་ལ་ཕབ་ནས་བསྟན་བཅོས་ཀྱང་མཛད། དེ་ནས་རིམ་པར་མཐར་ཕྱིན་གྱི་སློབ་མ་ཕྲག་དཔོན་བསོད་ནམས་བཀྲ་ཤིས། འཚོ་བྱེད་རྨ་རྨའི་མཚན་ཅན། གོང་སྨན་དཀོན་མཆོག་རྒྱལ་མཚན། དཔལ་འབྲི་གུང་ཆོས་ཀྱི་གྲགས་པ། དཀོན་མཆོག་འགྲོ་ཕན་དབང་པོ། འབྲོམ་

རིགས་ཡེ་ཤེས་བསམ་གཏན། འཚོ་བྱེད་ཀཱ་བསྟན་འཕེལ། ཀུན་མཁྱེན་ཆོས་ཀྱི་འབྱུང་གནས། ཞེས་གསུངས་པ་བཞིན་འབྲི་གུང་པའི་འཕྲིན་ལས་འདི་ལས་ད་ལྟའི་བར་དུའང་བྱིན་རླབས་ཀྱི་གཟི་བྱིན་མ་ཉམས་པར་བཞུགས་སོ། །གསུང་རྩོམ་སྐོར་ནི། ནང་དོན་རིག་པའི་སྐོར། སྐར་རྩིས་སྐོར། སྨྲའི་སྐོར་སོགས་བསྟན་བཅོས་པུ་ཏི་བཅུ་བཞི་ཙམ་མཛད་པ་ནི་ད་ལྟའང་རང་ཅག་ཀུན་གྱི་བསོད་ནམས་ཀྱི་ལོངས་སྤྱོད་དུ་གྱུར་པ་འདི་ལྟར་ལགས། ཁྱད་པར་གསོ་དཔྱད་སྐོར་ནས་གསོ་དཔྱད་གསར་འགྱུར་སྨན་ཚོགས་ཕན་བདེའི་འབྱུང་གནས་དང་། འབུམ་བཅོས་སྐོར། མིག་འབྱེད་ལག་ལེན། དངུལ་ཆུ་བཙོ་བཀྲུ་ཆེན་མོའི་ཕྱག་ལེན་ཐེངས་མང་མཛད་དེ་གདམས་པ་ཟབ་མོ་དེའི་ཕྱག་རྒྱུན་མི་ཉམས་པར་གོང་འཕེལ་དུ་བཏང་། དེ་དག་གི་ལག་ལེན་གྱི་རྒྱུན་རྒྱ་ཆེར་སྤེལ་བ་སོགས་རྣམ་དཀར་དགེ་བའི་འཕྲིན་ལས་ལ་བརྟེན་ནས། མདོ་ཁམས་ཀྱི་ཡུལ་དུ་སྨར་ཡང་གསོ་རིག་སྐྱ་ཐིག་གསལ་བར་ཕྱེས་ཤིང་། རྗེས་འཇུག་སློབ་མ་མཁས་པ་དུ་མ་གསོ་སྐྱོང་མཛད་པ་སོགས་དུས་ཕྱིས་སུ་མདོ་ཁམས་ཁུལ་དུ་འགྲན་ཟླ་ཀྱི་མཁས་པ་མང་དུ་ཐོན་པ་རྗེ་འདིའི་ཐུགས་བརྩེའི་བཀའ་དྲིན་ཡིན། མཐར་དགུང་ལོ་དོན་ལྔ་པ་བོད་རབ་བྱུང་བཅུ་གསུམ་པའི་ཤིང་རྟ་ལོ་སྟེ་སྤྱི་ལོ་༡༧༧༩ལོར་ཤར་རྒྱལ་མོ་ཚ་བ་རོང་དུ་ཐེབས་པའི་ལམ་བར་དཀར་མཛེས་སུ་དགོངས་པ་རྫོགས། གསོ་རིག་སློབ་མ་ནི། འབྲི་གུང་སྐྱབས་མགོན་བསྟན་འཛིན་འགྲོ་འདུལ། འབེ་ལོ་ཚེ་དབང་ཀུན་ཁྱབ། གླིང་སྨན་པ། ཆོས་རྒྱལ་བསྟན་པ་ཚེ་རིང་། ཁམས་སྤྲུལ་བསྟན་འཛིན་ཆོས་ཀྱི་ཉི་མ་སོགས་མང་དུ་བྱུང་།

འབེ་ལོ་ཚེ་དབང་ཀུན་ཁྱབ་ཀྱི་སྐོར།

འབེ་ལོ་ཚེ་དབང་ཀུན་ཁྱབ་ནི། ཡབ་འབེ་སྒྲོལ་མ་མགོན་དང་། ཡུམ་བསོད་ནམས་སྒྲོལ་མ་གཉིས་ཀྱི་སྲས་སུ་མདོ་ཁམས་སྣང་ཆེན་ལས་ཟལ་མོ་སྒང་དང་། སྨར་ཁམས་ཀེ་རེ་སྣང་གི་བར་ནུབ་ཟླའི་ཆུ་ཀླུང་ཆེན་པོའི་ངོགས་འགྲམ་གདན་ས་ཆེན་པོ་འོག་མིན་ཀཿཐོག་ཚེ་ཕུག་ལག་ཁང་དང་ལེ་དབར་ཕྱེད་ཙམ་དང་བཀྲ་ཤིས་ཟུར་མང་དགོན་དང་རིང་ཙམ་འགྱུར་བའི་བར་ལག་འབེ་ཛ་ཉིན་དམ་ཐོབ་སྣང་ཞེས་ལྷའི་དགེ་བསྙེན་འབེ་རྒྱལ་ཚབ་ལ་ལྗོངས་བཀྲམ་གྱིས་བདེ་བར་སྐྱོང་བའི་ཡུལ་དེར་རབ་བྱུང་བཅུ་གཉིས་པའི་ས་ཁྱི་ལོ་སྟེ་སྤྱི་ལོ་༡༧༡༨ལོར་སྐུ་འཁྲུངས། དགུང་ལོ་བདུན་གྱི་ཐོག་ཟུར་མང་ཀཱ་བསྟན་འཛིན་དབང་ཕྱུག་གི་དྲུང་དུ་ཡོངས་རྫོགས་དགེ་བསྙེན་གྱི་

སྐོམ་པ་ཞུས་ཏེ་མཚན་གཙ་ཀུན་ཁྱབ་ཏུ་གསོལ། དེ་ནས་ཡི་གེ་འབྲི་གློག་ནས་བཟུང་ཀར་ལུགས་ཀུན་རིག་གི་སྒྲུབ་དཀྱིལ་སོགས་ཆོ་ག་ཆོས་སྤྱོད་ལ་བསླབ་གཉེར་གནང་། དགུང་ལོ་བཅུ་གཉིས་ཀྱི་ཐོག་ཏུ་ཁུ་བོའི་དྲུང་དུ་དགུ་མཐའི་ས་རིས་ཀྱི་རི་མོ་དང་བྱེད་རྩིས་ཀྱི་ལྡེ་བསྡུས་དང་ཞལ་ལུང་གྲུབ་རྩིས་ཀྱི་རི་མོ་བསླབས་ཏེ་ལོ་ཐོ་རྩོམ་སྒྲིག་གནང་། སྔ་ཕྱིར་སྐར་ནག་རྩིས་ལ་མཁས་པར་བསླབས། ཁུ་བོའི་དྲུང་ནས་རྩ་རྒྱུད་རྗེས་འགྲེལ་དང་། བྱང་ལོག་མགོ་ཐིག རོ་སྦྱེབ་སྦྱོར་བ་ཞུས། དེ་ནས་ཤར་དཔལ་སྤུངས་དགོན་དུ་ཕྱིན་ནས་དྲན་མཆོག་དཔོན་བླ་མ་དང་མཇལ། རྩིས་དང་སྙན་ངག་གི་སྐོར་བཀའ་འདྲི་ཞུས། འཇམ་མགོན་སི་ཏུའི་དྲུང་ནས་དྭགས་པོའི་ཐོར་འབུམ་དང་བྲུར་རྒྱུད་སོགས་ལུང་དུ་མ་ཐོབ། ཡང་འཇམ་མགོན་བླ་མའི་དྲུང་ནས་མདོ་སྔགས་རིག་གནས་དང་བཅས་པར་གསན་བསམ་རྒྱ་ཆེར་མཛད་པས། འབེ་ལོ་ཉིད་ཀྱིས་མཛད་པའི་རང་རྣམ་ལས། འཇམ་མགོན་བླ་མ་འདི་ཉིད་བདག་ལོ་ནའི་དོན་དུ་བསམ་བཞིན་སྐྱེ་བ་བཞེས་པར་འདུག་སྙམ་པ་བྱུང་ཞིང་འདི་ལྷ་བུའི་བཀའ་དྲིན་གཞལ་བར་མ་མཆིས་སོ། །ཞེས་གསུངས་ལ། དེ་ནས་དཔལ་སྤུངས་ནས་རྫེ་ཡི་དྲུང་ནས་ཆབ་མདོ་ཨེམ་ཆི་འགྱུར་མེད་དང་ལྷན་ཅིག་རྒྱའི་རྩ་གསར་འགྱུར་དང་། རྒྱ་སྨན་ཁ་ཤས་དང་གཞན་ཡང་སྨན་གྱི་དོགས་གཅོད་དུ་མ་ཞིག་ཞུས་པར་གསོ་རིག་གི་སྐོར་ལ་ཟླ་ན་མེད་པའི་ལེགས་བཤད་དུ་མ་ཞིག་ཐོས་ཤིང་བྲིས་ཀྱང་བྱས་ཞེས་རང་རྣམ་ལས་གསུངས། མདོར་ན་རིག་པའི་གནས་མཐའ་དག་ལ་མཁས་པར་བསླབས་པ་ནི་ཉིད་ཀྱིས་མཛད་པའི་རང་རྣམ་ལས་གསལ་བ་འདི་རེད། ད་ལྟའི་ཆར་གསོ་རིག་གི་ལོ་རྒྱུས་ཁག་ནང་དུ་ཁོང་གི་ལོ་རྒྱུས་བཀོད་པ་མ་མཇལ་བས་རྒྱུ་མཚན་ནི་ཁོང་རྟོག་གེ་བ་ཞིག་ཡིན་པས་མ་བཀོད་པ་ཡིན་ཤས་ཆེ། ཡིན་ནའང་འདི་ནས་ཁོང་གི་རྣམ་ཐར་རགས་བསྡུས་ཙམ་ཞིག་བྲིས་དོན་ནི། གཅིག་ནས་བོད་ཀྱི་རིག་གནས་ཡོངས་ལ་མཁྱེན་པའི་ཚ་རླབས་འཕྱུར་བའི་མཁས་དབང་ཞིག་དང་། གཉིས་ནས་གསོ་དཔྱད་ཀྱི་རིང་ལུགས་ལ་བཞུགས་པའི་གསོ་རིག་གི་ལོ་རྒྱུས་དག་ཐེར་ཐོན་པ་འདི་ཚོ་ནི་གསོ་དཔྱད་ལོ་རྒྱུས་ནང་དུ་མ་བཀོད་ཐབས་མེད་ཡིན་ལ། ཁོང་གིས་མཛད་པའི་གསོ་རིག་ཁོག་དབུབ་ནང་དུ་ཡང་། གསོ་བ་རིག་པའི་གཞུང་དང་ལག་ལེན་གཉིས་ཀའི་བརྒྱུད་པ་ཆ་ཚང་ལྡན་ལ་སི་ཏུ་པཎ་ཆེན་དྲུང་ནས་སྔ་ཕྱིར་གསོ་དཔྱད་ཐོག་ནས་གསན་བསམ་རྒྱ་ཆེར་མཛད་པ་གསལ་པོར་མཚོན་ཡོད། འདས་ཚིགས་གསལ་ཆ་མེད་ལ། གསུང་རྩོམ་སྐོར་ལ། རང་རྣམ། གསོ་བ་རིག་པའི་ཁོག་དབུབ་ཀུན་ཀྱི་བུ་ཡིག་སྒོ་བརྒྱ་འབྱེད་པའི་ལྡེ་མིག ཟབ་མོ་ནང་དོན་གྱི་ཟིན་བྲིས། སི་ཏུའི་ཞལ་རྒྱུན་ཟིན་བྲིས། དབུ་སེམས་སྐོར། གཅོད་ཀྱི་

དེའུ་དམར་བསྟན་འཛིན་ཕུན་ཚོགས་ཀྱི་སྐོར།

དེའུ་དམར་དགེ་བཤེས་མཆོག་ནི། རབ་བྱུང་བཅུ་གཅིག་པའི་ཆུ་གླང་ལོར་ཁམས་གོ་འཇོ་གསེར་ཁ་རུ་བི་ཇིའི་གདུང་རྒྱུད་དུ་གྲགས་པའི་ཡབ་རྡོ་རྗེ་བཀྲ་ཤིས་དང་། ཡུམ་དཀར་མོ་བཟའ་ལྷ་དགའ་གཉིས་ཀྱི་སྲས་སུ་སྤྱི་ལོ་༡༦༧༣ལོར་སྐུ་འཁྲུངས། དགུང་ལོ་ལྔ་དྲུག་ཙམ་ནས་ཡབ་དང་ཁུ་བོའི་མདུན་ནས་འབྲི་ཀློག་ལ་མཁས་པར་སྦྱངས། དགུང་ལོ་བཅུ་བདུན་ཙམ་ནས་འཇོ་མདའ་རྫོང་ཁོངས་སུ་ཡོད་པའི་རྫི་དཀར་དགོན་དུ་ཆོས་ཞུགས་གནང་ནས་སྔ་ཕྱིར་སློབ་དཔོན་ཀརྨ་བསྟན་འཕེལ་དང་། ངག་དབང་ཀུན་དགའ་བསྟན་འཛིན་དྲུང་ནས་ཐུན་མིན་སྨིན་གྲོལ་གྱི་ཁྲིད་ལུང་མང་པོ་དང་། ཐུན་མོང་གི་རིག་གནས་དག་ལ་གསན་བསམ་མཛད། སྨིན་གྲོལ་གླིང་སོགས་སུ་ཕེབས་ནས་རྫོགས་ཆེན་ཆོས་སྐོར་སོགས་གསན། སེ་ར་ཐེག་ཆེན་གླིང་དུ་ཕེབས་ནས་གཞུང་ཆེན་བཀའ་པོད་ལྔ་སོགས་ལ་སྦྱངས་པ་མཐར་ཕྱིན་མཛད་ནས་དགེ་བཤེས་ཀྱི་གོ་མིང་ཐོབ། དེ་ནས་གདན་ས་མཚུར་ཕུ་སོགས་སུ་བྱོན་ནས་གཙུག་ལག་རྩིས་རིག་སོགས་ལ་སྦྱངས། དམ་པ་དེས་ཁམས་སྤྲུལ་མཁས་དབང་ཀུན་དགའ་བསྟན་འཛིན། ཀཿཐོག་དགེ་རྩེ་རིག་འཛིན་ཚེ་དབང་ནོར་བུ། ཨ་ཁུ་ནམ་མཁའ་ཤེས་རབ་སོགས་བཤེས་གཉེན་དུ་མའི་དྲུང་ནས་གསོ་དཔྱད་ཀྱི་གཞུང་ལུགས་ཀུན་ལ་ཆགས་ཐོགས་མེད་པར་སྦྱངས་པས་མཁས་པའི་གྲགས་པ་ས་ཆེན་པོར་ཁྱབ། གངས་རིའི་ལྗོངས་ན་སྔ་ཕྱིར་གསོ་དཔྱད་རང་གི་ཐོག་ནས་མཁས་པ་འདི་ལྟ་བུ་མ་བྱོན་པ་སྣང་། བོད་ཀྱི་ས་ཆ་མདོ་དབུས་ཁམས་གསུམ་ཕལ་ཆེར་དང་། ཡུན་ནན་གྱི་འཇང་། རྒྱ་ནག་རི་བོ་རྩེ་ལྔ། གླང་ཆེན་འགྱིང་རི། རྒྱ་གར་སོགས་ཡུལ་གྲུ་དུ་མར་བྱོན་ཏེ། ཡུལ་ལུང་དེ་དག་གི་སྨན་རྫས་ལ་ཞིབ་འཇུག་དང་། མཁས་པ་མང་པོར་དྲི་གཏུགས་སོགས་འབྲེལ་བ་གནང་སྟེ། ཕན་ཚུན་རིག་པའི་བགྲོ་གླེང་དུ་མ་གནང་། ཁམས་སུ་ཕེབས་ནས་དེའུ་དམར་ཟབ་རྒྱས་ཆོས་འཁོར་གླིང་བཏབ། གསོ་བ་རིག་པ་སོགས་ཐ་སྙད་རིག་པའི་སྐོར་རྣམས་སྐལ་ལྡན་གྱི་སློབ་མ་མང་དུ་བསྐྱངས་ཏེ་དེ་དག་ལ་ལེགས་པར་རྒྱ་ཆེར་སྤེལ། ཁྱད་པར་གསོ་བ་རིག་པའི་སྐོར་ནས་དྲི་མེད་ཤེལ་ཕྲེང་ཞེས་པའི་རྩ་འགྲེལ་གྱི་འཁྲུངས་དཔེ་གྲགས་ཅན་དེ་དང་། སྨན་གྱི་ལག་ལེན་གཅེས་བསྡུས་ཀུན་གསལ་སྣང་མཛོད། གཏར་བསྲེག་གི་སྐོར། རྡོ་རྗེ་དབྱུག་བཅོས་ཀྱི་སྐོར། རོ་བསྡེབས་ཀྱི་སྐོར། སྨན་སྦྱོར་ཉེར་

མཁོའི་སྐོར། གསོ་རིག་ཆོས་འབྱུང་སྐོར། ཉེར་ལྔ་བརྒྱ་རྩའི་སྦྱོར་བ་སོགས་ཁ་གསལ་ལ་ཁྱེངས་དག་པ། རྒྱས་བསྡུས་འཚམས་ལ་དོན་ཟབ་པ། བལྟས་པ་ཙམ་གྱིས་ཤེས་བྱའི་སྒོ་དབང་མེད་དུ་འབྱེད་ནུས་པའི་བསྟན་བཅོས་སྣ་ཚོགས་ཚན་པ་བརྒྱ་ལྷག་ཙམ་མཛད་དེ་གངས་རིའི་རིག་གནས་ཀྱི་མཛེས་རྒྱན་ཁོ་ནའོ། །སྐུ་ཚེའི་སྨད་དུ་རང་གིས་ཕྱག་བཏབ་པའི་གདན་ས་ཟབ་རྒྱས་གླིང་དུ་བཞུགས་ལ། འབམ་བཅོས་ཡིད་བཞིན་ནོར་བུའི་གཏེར་མཛོད་སྨན་བརྒྱུད་ཡི་གེར་བཀོད་པ་ཞེས་པའི་ཟིན་བྲིས་ཀྱི་མཇུག་བྱང་དུ་གསལ་བ་ལྟར་ན་ལོ་དེར་ཁོང་ཉིད་རང་ལོ་རེ་ལྔ་འཁེལ་ཡོད། འོན་ཀྱང་སྐུ་ཚེ་ཇི་ཙམ་བཞུགས་མིན་སྐོར་ད་དུང་བརྟག་རྒྱུ་ལས་འོས་ཚོད་ཀྱིས་བཤད་མི་ཐོད་དོ།།

ཀརྨ་ངེས་ལེགས་བསྟན་འཛིན་གྱི་སྐོར།

ཀརྨ་ངེས་ལེགས་བསྟན་འཛིན་ནི། རབ་བྱུང་བཅུ་གཉིས་པའི་ཤིང་མོ་བྱ་ལོ་སྟེ་སྤྱི་ལོ་༡༧༠༥ལོར་ཁམས་ཀྱི་རོང་ཆེན་བཞིའི་ནང་ཚན་ཨ་ཏ་རོང་དུ་གྲགས་པའི་ཡུལ་གྱི་བྲེ་བྲག་རིང་སྨང་ཞེས་པར་ཡབ་ངག་དབང་ཚེ་རིང་དང་། ཡུམ་ཕྲ་འགུ་མ་གཉིས་ཀྱི་སྲས་སུ་སི་ཏུ་ཆོས་ཀྱི་འབྱུང་གནས་ཀྱི་གཅུང་པོར་འཁྲུངས། ཆུང་ངུའི་དུས་ནས་ཀརྨ་སྐུ་ཕྲེང་བཅུ་གསུམ་པ་དང་། སྐུའི་གཅེན་པོ་སི་ཏུ་ཆོས་ཀྱི་འབྱུང་གནས། ཀཿཐོག་རིག་འཛིན་ཚེ་དབང་ནོར་བུ་སོགས་དགེ་བའི་བཤེས་གཉེན་དུ་མའི་དྲུང་དུ་ཡི་གེའི་སྦྱོར་ཀློག་ནས་བཟུང་རིག་གཞུང་ཡོངས་རྫོགས་ལ་ཐོས་བསམ་ནན་ཏན་དུ་མཛད། ཁོང་གིས་སྨན་རྩིས་གཞུང་དང་ལག་ལེན་ལ་ཐོས་བསམ་དཀྱུགས་མར་མཛད་པས་མཁས་པའི་གྲགས་པ་ཐོབ་སྟེ། ཕན་བདེའི་བསིལ་ཟེར་སྦྲོ་བའི་ཟླ་གསར་ལས། སྐུ་ཞབས་ཐམས་ཅད་མཁྱེན་གཟིགས་ཆེན་པོ་མཧཱ་པཎྜི་ཏ་ཆོས་ཀྱི་འབྱུང་གནས་ཀྱི་བཀའ་དྲིན་ལ་བརྟེན་ནས་རིག་པ་འདི་ལ་ཕྱོགས་སྐོར་མོ་ནས་མཐོང་ཐོས་ཅི་རིགས་ཀྱིས་འགྲོ་ཕྱོགས་དཀྲུས་མ་མིན་ཙམ་ནི་ཡོད་དོ། །ཞེས་གསུངས་ལ། སྤྱི་ལོ་༡༧༣༣ལོར་མཛད་པའི་རྩིས་གཞུང་ཉེར་མཁོ་བུམ་བཟང་དང་། དཔལ་ལྡན་རྒྱུད་བཞི་ལ་སོགས་གསོ་བ་རིག་པའི་མན་ངག་ཀུན་གྱི་གནད་བསྡུས་ཕན་བདེའི་བསིལ་ཟེར་སྦྲོ་བའི་ཟླ་བ་གསར་པ་དང་། ཕན་བདེའི་ནོར་བུའི་བང་མཛོད་གཉིས། ཡོངས་ཀྱི་མཚན་ནི་ཨེ་ཝཾ་ཞེས་སུ་གྲགས། སྨན་ནག་བདུད་རྩིའི་འཕྲུལ་འཁོར་གྱི་མན་རྒྱས་པ་བཀྲོལ། འབྲི་གུང་གཅེས་བསྡུས་ཀྱི་མན་ངག་ཟླ་མའི་ཞལ་རྒྱུན་ཟབ་གནད་བཀྲོལ་བའི་ཟིན་བྲིས་སོགས་ཡོད། ཁོང་ནི་མདོ་ཁམས་ཕྱོགས་སུ་འབྲི་གུང་ལུགས་ཀྱི་གསོ་རིག་སློབ་མཁན་གཙོ་བོ་ཞིག

ཡིན་ཏེ། སྨན་བསྡུས་ཨེ་ལས། རྒྱུད་དུ་མ་འཐུས་པའི་གཅེས་བཏུས་རྣམས་ཀྱི་མཆོག་ནི་བྱེ་རིང་ཉིད་ཡིན་པར་ཐེ་ཚོམ་དང་བྲལ་ལ། དེ་གཙོ་བོར་བྱས་པའི་དུས་ཕྱིས་ཀྱི་འབྲི་ཁུང་གཅེས་བཏུས་འདི་ཡང་ཡིད་ལ་ཤིན་ཏུ་འགྲོ་བ་ཞིག་འདུག ཅེས་གསུངས་ལ། སྨན་བསྡུས་གཞུང་དངོས་གཞིའི་སྔ་བར་ཕྱི་གསུམ་དུ་འབྲི་གུང་གསོ་རིག་གཅེས་བསྡུས་ནང་གི་སྨན་སྦྱོར་དང་བཅོས་ཚུལ་སོགས་ཀྱི་ལུང་མང་དུ་དྲང་བ་འདིས་འབྲི་ལུགས་ཀྱི་སློབ་བརྒྱུད་ཡིན་པ་མཚོན་ལ། འབྲི་གུང་གཅེས་བསྡུས་ཀྱི་མན་ངག་བླ་མའི་ཞལ་རྒྱུན་ཟབ་གནད་བཀྲོལ་བའི་ཟིན་བྲིས་འདི་ནི་འབྲི་གུང་ལུགས་ཀྱི་གསོ་རིག་གསལ་བྱེད་ཀྱི་ལྡེ་མིག་དངོས་དེ་ཡིན་ལ། ཁོང་གི་གསུང་རྩོམ་དེའི་མཇུག་བྱང་དུ། ལེགས་པར་བདག་གི་ཉམས་དང་བློ་ནས་གང་ཐོས་པ། །ལྷད་མེད་གསུང་རྒྱུན་བྲི་བར་མ་དག་ནོར་འཁྲུལ་གྱིས། །བཅོས་ལྷད་རང་བཟོ་མེད་མོད་མཁས་རྣམས་བཟོད་པར་བཞེས། །འདི་མིན་རང་བཟོ་འདི་འོ་ཞེས་པས་འཆོས་སུ་མ་བཅོས་ཤིག །ཅེས་དཔྱད་གསུམ་རྣམ་པར་དག་པའི་གཞུང་བཟང་གི་ལུགས་དེ་ཕྱི་རབས་གྱུ་ཚོམ་རྣམས་ལ་གང་དྲན་མ་བཅོས་ཞེས་གསུངས་ཡོད། ཁོང་གིས་ཞལ་རྒྱུན་ཟབ་གནད་བཀྲོལ་བྱེད་ཀྱི་གཞུང་གཙོ་བོ་ཁག་ནི། གཅེས་བསྡུས་ཕན་བདེའི་སྙིང་པོ་དང་། གཅེས་བསྡུས་ཕན་བདེའི་ཆར་རྒྱུན། མན་ངག་གཅེས་ཟབ་སྨས་ཚུལ། གཉན་བཅོས་ཞལ་ལུང་བདུད་རྩིའི་རྒྱུ་རྒྱུན། འབམ་བཅོས་ཚེ་བུམ་སོགས་ཀྱི་ཟབ་བཀྲོལ་གྱི་ཟིན་བྲིས་འདིས་འབྲི་གུང་གསོ་རིག་གཅེས་བསྡུས་ཀྱི་མ་བུ་ལེ་ལག་ནང་གི་གསང་སྨན་དང་ཞལ་ཤེས་སོགས་དཔོན་ཚང་ཡེ་ཤེས་ཀྱི་དངོས་སློབ་སི་ཏུ་པཎ་ཆེན་གྱི་ཞལ་ཁྲིད་ལྟར་དུ་ལེགས་པར་བཀོད་པས་སྔར་ལས་ཀྱང་འབྲི་གུང་གསོ་རིག་གི་བསྟར་ཚད་མདོ་ཁམས་ཕྱོགས་སུ་ཇེ་ཆེར་སོང་ཡོད། གཞན་ཡང་ཁོང་གིས་བརྩམས་པའི་མཛོད་འགྲེལ་ཞིག་ཀྱང་ཡོད་སྐད་འདུག སློབ་མའི་གཙོ་བོ་རྡོ་རྗེ་གྲགས་པ་དང་། རྟ་མགྲིན་མགོན་པོ། འཚོ་བྱེད་ཚུལ་ཁྲིམས་འོད་གསལ་སོགས་མང་དུ་བྱུང་། མཐར་དགུང་ལོ་ང་ལྔ་བཞེས་པ་རབ་བྱུང་བཅུ་གསུམ་པའི་ས་མོ་ཡོས་ལོ་སྟེ་སྤྱི་ལོ་༡༧༥༨ལོར་ཤར་དཔལ་སྤུངས་ཐུབ་བསྟན་ཆོས་འཁོར་གླིང་ནས་དགོངས་པ་རྫོགས།

གླིང་སྨན་བཀྲ་ཤིས་འབུམ་གྱི་སྐོར།

གླིང་སྨན་བཀྲ་ཤིས་འབུམ་མཆོག་ནི། རབ་བྱུང་བཅུ་གཉིས་པའི་མེ་རྟ་ལོ་སྟེ་སྤྱི་ལོ་༡༧༣༨ལོར་ཁམས་སྡེ་དགེའི་ཕྱོགས་སུ་འཁྲུངས། ཆུང་ངུའི་དུས་ནས་ཤེས་བྱ་རིག་པའི་གནས་ཀུན་ལ་མཁས་

པར་བསླབས། དགུང་ལོ་བཅུ་གཉིས་ཙམ་ནས་དཔལ་སྤུངས་སུ་ཀུན་མཁྱེན་སི་ཏུ་ཆོས་ཀྱི་འབྱུང་གནས་ཞབས་ལ་གཏུགས་ནས་གསོ་བ་རིག་པས་མཚོན་པའི་རིག་པའི་གནས་ཀུན་གྱི་གཞུང་གདམས་པ་མན་ངག་ཐམས་ཅད་བུམ་པ་གང་བྱོའི་ཚུལ་དུ་གསན་བསམ་མཛད། གཉྫ་སྐུ་ཕྲེང་བཅུ་གསུམ་པ་བདུད་འདུལ་རྡོ་རྗེས་ཆེད་བསྐུལ་སོགས་ལ་བརྟེན་ནས་རྒྱུད་བཞིར་དཀའ་འགྲེལ་བརྩམས། ཀུན་མཁྱེན་སི་ཏུ་ཐམས་ཅད་མཁྱེན་པ་ནས་བརྒྱུད་པའི་ཞལ་ཤེས་ཕྱག་ལེན་གང་ཡོད་ཅིག་བསྒྲིག་དགོས་གསུངས་པས་གཙེས་པར་བསྡུས་ནས་འཆི་མེད་བུམ་བཟང་ཞེས་པ་དེ་བརྩམས། འདས་ལོ་མི་གསལ་ཡང་དགུང་ལོ་གྱ་ལྔའི་བར་བཞུགས་ཡོད་ལ་དེ་དུས་ཕྱི་རྒྱུད་བརྩམས་གྲུབ་པས་སྐུ་ཚེ་མཐར་སོན་པ་འདྲ།

གཉྫ་ངེས་ལེགས་བསྟན་འཛིན་འཕྲིན་ལས་རབ་རྒྱས་ཀྱི་སྐོར།

གཉྫ་ངེས་ལེགས་བསྟན་འཛིན་འཕྲིན་ལས་རབ་རྒྱས་མཆོག་ནི། རབ་བྱུང་བཅུ་གསུམ་པའི་ལྕགས་ཕོ་སྟག་ལོ་སྟེ་སྤྱི་ལོ་༡༧༧༠ལོར་སྐུ་འཁྲུངས། གཉྫ་ངེས་ལེགས་བསྟན་འཛིན་ཞབས་ཀྱི་ཡང་སྤྲུལ་ལ་ངོས་བཟུང་། ཆུང་ངུའི་དུས་ནས་བསྟན་པའི་སྐོར་ཆོས་ཞུགས་མཛད་ནས། དགེ་བའི་བཤེས་གཉེན་མང་པོའི་ཞབས་ལ་གཏུགས་ནས་མདོ་སྔགས་རིག་གནས་ཐམས་ཅད་ལ་གསན་བསམ་རྒྱ་ཆེར་མཛད། སི་ཏུ་པད་མའི་ཉིན་བྱེད་ཡུན་རིང་བསྟེན་ནས་གསོ་བ་རིག་པའི་གཞུང་ཐམས་ཅད་ལ་སྦྱངས་པ་མཐིལ་ཕྱིན་པར་མཛད་པས་མཁས་པ་ཆེན་པོར་གྱུར། དམ་པ་འདིས་སྤྱི་ཕྱིར་མདོ་ཁམས་ཀྱི་ས་ཆ་མང་པོ་ནས་ཟུར་འབྲི་བརྒྱུད་པའི་ལག་ལེན་དངུལ་ཆུ་བཙོ་བཀྲུ་ཆེན་མོ་དང་། རིན་ཆེན་གྲང་སྦྱོར་རིལ་ནག་ཆེན་མོ། རིན་ཆེན་དབང་རིལ་ཤེལ་དཀར་མཆོད་རྟེན། རིན་ཆེན་དབང་རིལ་རྟ་རི་མ་སོགས་བསྡུ་སྦྱོར་དང་ཕྱག་ལེན་རྣམ་པར་དག་པ་མཛད་པས་སློབ་མའི་ཚོགས་མང་དུ་འདུས། གཞན་ཡང་དམ་པ་འདིས་འཆི་མེད་ནོར་ཕྲེང་དང་། དེའི་བུ་ཡིག་གི་ཚུལ་དུ་ལྷན་ཐབས་སྙིང་གི་ནོར་བུ། མན་རྒྱུད་གསལ་བྱེད། དཔལ་ལྡན་རྒྱུད་བཞིའི་དཀའ་འགྲེལ་སོགས་གསོ་རིག་སྐོར་གྱི་མན་ངག་མང་དུ་མཛད། སློབ་མ་གཙོ་བོ་གཉྫ་ཚེ་དབང་རབ་བརྟན་སོགས་བྱུང་།

སྡེ་དགེ་ཟླ་སྨན་ཆོས་གྲགས་རྒྱ་མཚོའི་སྐོར།

དམ་པ་འདིས་ཀུན་གཟིགས་སི་ཏུའི་ཡང་སློབ་མགོན་པོ་བསོད་ནམས་ལས་དཔལ་ལྡན་རྒྱུད་

བཞིའི་རྩ་འགྲེལ་སྐོར་དང་། འགྲེལ་པ་རྒྱས་བསྡུས་ཁག དངུལ་ཆུ་ཐལ་བཟློའི་ལག་ལེན། འབྲི་གུང་གསོ་རིག་གཅེས་བསྡུས་ཀྱི་ལག་ལེན་སོགས་གསོ་རིག་གིས་གཙོས་པའི་རིག་པའི་གནས་ཀུན་ལ་གསན་བསམ་མཛད། སྡེ་དགེ་རྒྱལ་པོའི་བླ་སྨན་དུ་དབང་བསྐུར། ཁྱད་པར་འཇམ་དབྱངས་མཁྱེན་བརྩེའི་གསོ་དཔྱད་ཀྱི་སློབ་དཔོན་མཛད། འཇམ་དབྱངས་མཁྱེན་བརྩེའི་དབང་པོས་མཛད་པའི་དུག་ནད་ཐམས་ཅད་ལ་མཆོག་ཏུ་བསྔགས་པ་གསེར་གཟུངས་སྨན་བརྒྱུད་མའི་ལོ་རྒྱུས་གདམས་ངག་དང་བཅས་པའི་མདུག་བྱང་དུ། ཞེས་པའང་མཁས་དབང་རྣམ་གྲྀཧྲེ་ལས་ཚུལ་འདིའི་གདམས་པ་ཐོབ་པ་མཉྫུ་ཤྲཱི་ཁས་བྲིས་པ། ཞེས་རྣམ་གྲྀཧྲེ་ནི་ཁོང་གི་མཚན་དོན་ཡིན། དུག་བསྲུང་གསེར་མདོག་མའི་བརྒྱུད་པ་ནི་བྲུར་མཁར་མཉམ་ཉིད་རྡོ་རྗེ་ནས་ཁོང་གི་བླ་སློབ་གཅིག་ལྡོགས་པ་སྨན་སྒོམ་འོད་ཟེར་སེང་གེ་ལ་བརྒྱུད། དེ་ལས་འབྲི་གུང་བླ་སྨན་ཀརྨ། དེ་ལས་རྒྱལ་དབང་རིན་ཆེན་ཕུན་ཚོགས། དེ་མན་ལ་བརྒྱུད་ཚུལ་མི་གསལ་རུང་དུག་བསྲུང་གསེར་མདོག་མའི་ཕྱག་ལེན་ནི་འབྲི་གུང་གདན་རབས་སུམ་ཅུའི་བར་ན་འབྲི་གུང་རང་དུ་དུག་བསྲུང་གསེར་མདོག་མ་ཉམས་པར་གནས་ཡོད་པ་འབྲི་གུང་གི་ཡིག་ཆ་འགའ་ལས་གསལ་རུང་། བླ་སྨན་ཆོས་གྲགས་ཁོང་གིས་ཕལ་ཆེར་སྤྱི་ལོ་༡༨༣༨རབ་བྱུང་བཅུ་བཞི་པའི་ལོར་སྐུ་འཁྲུངས་པའི་འབྲི་གུང་སྐྱབས་མགོན་ཆེ་ཚང་སྐུ་ཕྲེང་ལྔ་པ་ཐུགས་རྗེའི་ཉི་མའི་དྲུང་ནས་ཐོབ་ནས་མཁྱེན་བརྩེ་དབང་པོར་བརྒྱུད་པ་དེ་སྲིད་པ་ཡིན། ཁོང་གི་འཁྲུངས་འདས་ལོ་ཚིགས་མ་གསལ་རུང་འཁྲུངས་དུས་ནི་དུས་རབས་བཅོ་བརྒྱད་དུས་མཇུག་གམ་དུས་རབས་བཅུ་དགུ་པའི་དུས་འགོ་ཙམ་དུ་ཡིན་པ་ཤེས་ཐུབ། སྨན་གྱི་བསྟན་བཅོས་ནི། ནད་སྨན་སྦྱོད་པའི་ཉམས་ཡིག་དང་། དངུལ་ཆུ་བཙོ་བཀྲུའི་སྐོར། རིལ་ནག་ཆེ་འབྲིང་གི་སྐོར། བྱིས་བཅོས་སྐོར། སྨན་ནུས་རིང་འཚོའི་ཟླ་མདངས་ཞེས་པ་སོགས་སྨན་གྱི་ཕྱག་བཞེས་སྐོར་གྱི་གསུང་རྩོམ་ཚད་མར་གྱུར་པ་དུ་མ་མཛད་དོ། །

འཇམ་དབྱངས་མཁྱེན་བརྩེའི་དབང་པོའི་སྐོར།

འཇམ་དབྱངས་མཁྱེན་བརྩེའི་དབང་པོ་མཆོག་ནི། རབ་བྱུང་བཅུ་བཞི་པའི་ལྕགས་ཕོ་འབྲུག་ལོ་སྟེ་སྤྱི་ལོ་༡༨༢༠ལོར་ཁམས་སྡེ་དགེ་གཏེར་ལྷུང་དེ་ལ་མགོའི་གྲོང་གི་དབྱར་རྭ་ཁྱུང་ཆེན་བྲག་གི་ཉེ་འདབས་སུ་ཡབ་རིན་ཆེན་དབང་རྒྱལ་དང་ཡུམ་བསོད་ནམས་འཚོ་གཉིས་ཀྱི་སྲས་སུ་འཁྲུངས། རང་ལོ་དགུའི་ཐོག་རྗེང་སར་དགོན་དུ་ཚོགས་ཞུགས་མཛད། ཀུན་མཁྱེན་འཇིགས

མེད་གླིང་པའི་སྤྲུལ་པར་བསྔགས། དགུང་ལོ་བཅུ་གཉིས་པར་མཁན་ཆེན་བྱམས་པ་ནམ་མཁའ་འཆི་མེད་ཀྱི་ཡང་སྲིད་དུ་ངོས་འཛིན་མཛད་དེ་མཚན་ལ་འཇམ་དབྱངས་མཁྱེན་བརྩེའི་དབང་པོ་ཀུན་དགའ་བསྟན་པའི་རྒྱལ་མཚན་དཔལ་བཟང་པོ་ཞེས་གསོལ། གངས་ཅན་ལྗོངས་ཀྱི་ས་དགེ་བཀའ་རྙིང་ཆོས་བརྒྱུད་རིས་མེད་ཀྱི་སྐྱེས་ཆེན་བརྒྱ་དང་ལྔ་བཅུ་ལྷག་ཙམ་བསྟེན་ནས་རིག་པའི་གནས་མཐའ་དག་ལ་ལེགས་པར་སྦྱངས་ཏེ་ཐོས་པ་རྒྱ་མཚོའི་ཕ་རོལ་ཏུ་སོན། དེ་ནས་བཀའ་བབས་བདུན་ལྡན་གྱི་བདག་པོར་གྱུར་ནས་ཉམས་རྟོགས་ཀྱི་ཡོན་ཏན་འཕེལ། ཁྱད་པར་དུ་གསོ་བ་རིག་པའི་རྒྱུད་བཞིའི་ཆ་ལག་དང་བཅས་པའི་གཞུང་ལུགས་ལག་ལེན་མན་ངག་གི་རིགས་རྣམས་དང་། དངུལ་ཆུ་བཙོ་བཀྲུའི་སྦྱོར་བ་སོགས་སྦྱོང་བ་ཟབ་ཁྱད་ཅན་གསན་སྦྱོང་དང་། ཕྱག་ལེན་མང་དུ་སྤེལ་ནས་གསོ་བ་རིག་པའི་བྱ་གཞག་ལ་བྱས་རྗེས་རླབས་པོ་ཆེ་མཛད། གསོ་རིག་སྐོར་ལ་བསྟན་བཅོས་ཀྱང་རྒྱུད་བཞིའི་བསྡུས་དོན་སྙིང་པོ་དང་། སྨན་དཔྱད་ཉེར་མཁོ་སྣ་ཚོགས། སྨན་ངོ་དོགས་སེལ་བདུད་རྩི་ཟེགས་མ། གྲུབ་ཐོབ་རིལ་དཀར་གྱི་བསྒྲིམ་ལུང་དང་ཕྱག་ལེན་འབོགས་ཚུལ་ཐང་སྟོང་དགོངས་རྒྱན་ཞེས་པ་སོགས་ལེ་ཚན་ཐོར་བུ་མང་པོ་མཛད། ཁོང་གི་སློབ་མ་གྲགས་ཆེ་བ་ནི། ཀོང་སྤྲུལ་ཡོན་ཏན་རྒྱ་མཚོ་དང་། འཇུ་མི་ཕམ། རྗེ་གྲུབ་ཆེན་འཇིགས་མེད་བསྟན་པའི་ཉི་མ་སོགས་སྐྱེས་ཆེན་ཤིན་ཏུ་མང་ལ་ཀུན་ཀྱང་མཁས་གྲུབ་མཛད་པའི་ས་མཐོར་གཤེགས་པ་ཤ་སྟག་གོ །མཐར་རབ་བྱུང་བཅོ་ལྔ་པའི་ཆུ་ཕོ་འབྲུག་ལོ་སྤྱི་ལོ་༡༨༩༢ལོར་གཟུགས་སྐུའི་བཀོད་པ་ཆོས་དབྱིངས་སུ་བསྡུས་སོ། །

ཀོང་སྤྲུལ་ཡོན་ཏན་རྒྱ་མཚོའི་སྐོར།

ཀོང་སྤྲུལ་ཡོན་ཏན་རྒྱ་མཚོ་མཆོག་ནི། མདོ་ཁམས་སྨར་ཁུག་གི་ཡ་གྱལ་འབྲི་ཟླ་ཟལ་མོ་སྒང་གི་གནས་མཆོག་པདྨ་ལྷ་རྩེའི་མདུན་རོལ་དུ་ཡབ་གདུང་ཁྱུང་པོའི་རིགས་ལས་ཁྱུང་པོ་བླ་མ་གཡུང་དྲུང་བསྟན་འཛིན་དང་། ཡུམ་བཀྲ་ཤིས་མཚོ་གཉིས་ཀྱི་སྲས་སུ་རབ་བྱུང་བཅུ་བཞི་པའི་ཆུ་བྱ་སྤྱི་ལོ་༡༨༡༣ལོའི་ཟླ་བཅུ་པའི་ཚེས་བཅུ་ལ་འཁྲུངས། སྐུ་ན་ཆུང་ངུའི་སྐབས་ནས་ཐུགས་ཀྱི་བག་ཆགས་བཟང་ཞིང་། ཤེས་རབ་རྣམ་པར་བཀྲ་ལ། ཐུགས་རྒྱུད་ཞི་དུལ་ལ་གནས་པ་སོགས་སྐྱེ་བོ་མང་པོའི་ཐོས་འཛིན་དང་། འདྲེན་བྱེད་ཀྱི་ཡུལ་དུ་སྣང་ཞིང་མཛེས་པའི་གྲགས་པ་ལྷུན་སྐྱེས་སུ་འཆར་བ་བྱུང་། དགུང་ལོ་ལྔ་ལ་ཕེབས་སྐབས་ཡི་གེ་བསླབས་པ་དང་། ཡིག་གཟུགས་བསླབས་པས

ཚོགས་མེད་དུ་མཁྱེན། དགུང་ལོ་བཅུ་བཞིར་ཕེབས་སྐབས་ཡུལ་དེའི་སྨན་པ་ཀརྨ་ཕུན་ཚོགས་ཞེས་པའི་མདུན་ནས་སྦྱོར་ལྷུམ་གྱི་ངོ་སྤྲོད་དང་ཕྱི་རྒྱུད་རྩ་རྒྱུའི་ཁྲིད་སོགས་གསན་ཅིང་དེ་དག་བློ་འཛིན་ཀྱང་གནང་། དགུང་ལོ་བཅུ་དྲུག་སྐབས་ཆབ་མདོའི་ལྷ་མགར་ཞིག་ལས་བྲིས་འབུར་དང་ཐིག་རྩ་སྦྱངས། གཞན་ཡང་ཞི་ཆེན་པཎ་ཆེན་འགྱུར་མེད་མཐུ་སྟོབས་རྣམ་རྒྱལ་དང་། དཔལ་སྤྱུངས་སི་ཏུ་པདྨ་ཉིན་བྱེད་དབང་པོ། འཇམ་དབྱངས་མཁྱེན་བརྩེའི་དབང་པོ་སོགས་རིས་མེད་ཀྱི་སྐྱེས་ཆེན་དམ་པ་ལྔ་བཅུ་ཙམ་གྱི་ཞབས་ལ་གཏུགས་པ་དང་། ཐུན་མོང་རིག་པའི་གནས་སྒྲ་ཚད་བཟོ་སོགས་དང་། ཐུན་མིན་ནང་རིག་པའི་དབུ་ཕར་འདུལ་མཛོད་སོགས་མཚན་ཉིད་ཐེག་པའི་བཀའ་དང་དགོངས་འགྲེལ་ཐམས་ཅད་དང་། ཤིན་ཏུ་ཐུན་མིན་བཀའ་གཏེར་གསར་རྙིང་གི་རྒྱུད་སྡེ་ཆེན་པོ་ཇི་སྙེད་དགོངས་འགྲེལ་དང་བཅས་པར་གཞན་དྲིང་མི་འཇོག་པའི་མཁྱེན་པ་ནམ་མཁའི་ཀློང་ལྟ་བུར་གྱུར་པས་སརྦ་ཛྙཱ་ན་མཧཱ་པཎྜི་ཏ་ཞེས་པའི་མཚན་སྙན་གྲགས་པ་དོན་ལྡན་གྱི་གོ་འཕང་མཐོན་པོ་བརྙེས། ཁྱད་པར་དུ་གསོ་བ་རིག་པའི་གཞུང་ལ་སློབ་གཉེར་མཛད་ཚུལ་ནི། ཁྲབ་བདག་བླ་མ་སི་ཏུ་པདྨ་ཉིན་བྱེད་དབང་པོ་སོགས་ཀྱི་མདུན་ནས་གཡུ་ཐོག་སྙིང་ཐིག་དང་བདུད་རྩི་བུམ་པའི་དབང་ལུང་། དཔལ་ལྡན་རྒྱུད་བཞི་དང་། སྨན་དཔྱད་ཟླ་བའི་རྒྱལ་པོ། སྙིང་པོ་བསྡུས་པ། གཡུ་ཐོག་ཆ་ལག་བཅོ་བརྒྱད། ཟིན་ཏིག་བསམ་འཕེལ་ནོར་བུ། གསེར་བྲེ་དངུལ་བྲེ། མན་ངག་བྱེ་བ་རིང་བསྲེལ། འབྲོང་རྩེ་བེ་བུམ། ཉམས་ཡིག་བརྒྱ་རྩ། འབྲི་གུང་གསོ་རིག་གཅེས་བསྡུས། འབམ་བཅོས་ཚེ་འཛིན་སྲོག་སྐྱོབ། མན་ངག་བཀའ་རྒྱ་མ། མན་ངག་ལྷན་ཐབས། ཨེ་ཕྱི་སོགས་ཀྱི་ལུང་གསན་པ་མ་ཟད་དཔལ་སྤྱུངས་ཐུབ་བསྟན་ཆོས་འཁོར་གླིང་གི་འཚོ་བྱེད་ཀརྨ་ཚེ་དཔལ་མདུན་ནས་དཔལ་ལྡན་རྒྱུད་བཞི་ཞིབ་ཁྲིད་དང་། དངུལ་ཆུ་བཅོ་བཀྲུ་ཆེན་མོ། ལྕགས་ཁམས་ཐལ་བསྲེགས། སྨན་གྱི་ངོ་སྤྲོད་སོགས་མཐོང་བ་བརྒྱུད་པའི་ཕྱག་ལེན་ཕལ་མོ་ཆེ་ཐམས་ཅད་ཞུས། གཞན་ཡང་འཚོ་བྱེད་ཀརྨ་ཚེ་དབང་རབ་བརྟན་མདུན་ནས་གསོ་རིག་ཕྱི་རྒྱུད་ཞིབ་ཁྲིད་དང་། སྨན་བསྡུ་སྦྱོར་སྐོར་གྱི་མན་ངག་ལག་ལེན། ནད་སྨན་སྤྱོད་ལུགས་སོགས་ཀྱི་སྦྱོང་ཁྲིད་རྣམས་གསན། དེ་བཞིན་གསོ་དཔྱད་སྨན་གྱི་རིག་པར་ཕྱག་ལེན་གནང་བའི་ཚུལ་ནི། གཡུ་ཐོག་སྙིང་ཐིག་གི་བླ་སྒྲུབ་ཉམས་ལེན་ཟིན་བྲིས་དང་རྩ་བ་ཐུགས་ཀྱི་སྙིང་ཐིག་དང་བདུད་རྩི་བུམ་པའི་དབང་ལུང་། དཔལ་ལྡན་རྒྱུད་བཞི་སོགས་ཀྱི་ལྟོགས་ལུང་དང་འཆད་ཁྲིད་གནང་། འཇུ་མི་ཕམ་འཇམ་དབྱངས་རྣམ་རྒྱལ་རྒྱ་མཚོ་སོགས་སྔོན་ལྡན་གྱི་སློབ་མ་བརྒྱ་ཕྲག་ཉེ་བར་བོད་འདིར་རྒྱུན་

ཚད་ཉེན་ཡོད་པའི་དངུལ་ཆུ་བཙོ་བཀྲུ་ཆེན་མོའི་མཐོང་བརྒྱུད་ཀྱི་ཕྱག་ལེན་དངོས་སུ་བསྟལ། ནམ་ཀུན་ཐུགས་ཁོམ་ནམ་ཡོད་དུས་ནད་ཀྱིས་མནར་བའི་འགྲོ་བ་མང་པོ་ཟུག་རྔུའི་སྡུག་བསྔལ་ལས་བསྒྲལ་ཞིང་དུས་མིན་འཆི་བའི་འཇིགས་པ་ལས་བསྐྱབས་པ་སོགས་མདོར་ན་རྗེ་བཙུན་གཡུ་ཐོག་ཡོན་ཏན་མགོན་པོ་བསམ་བཞིན་དུ་སླར་ཡང་གངས་རིའི་ལྗོངས་སུ་ཕེབས་པ་དང་སྒོ་མཚུངས་པའི་གསོ་དཔྱད་བསྟན་པའི་ཕྲིན་ལས་བསྐྱངས། མ་འོངས་རྗེས་འཇུག་གི་དོན་དུ་བདུད་རྩི་བཅུད་ཀྱི་རྒྱལ་པོ་དངུལ་ཆུ་བཙོ་བཀྲུ་ཆེན་མོའི་སྦྱོར་བས་གྲུབ་པའི་བཅུད་ལེན་དུ་བསྒྱུར་བའི་ལག་ལེན་རྣམ་པར་གསལ་བ་འཚོ་བྱེད་མཁས་པའི་སྙིང་བཅུད་དང་། སྨན་སྦྱོར་ཆེ་ཆུང་རྣམས་ལ་ཉེ་བར་མཁོ་བའི་ལྷུགས་བརྒྱད་དང་ཁམས་བརྒྱད་ཀྱི་དུག་འདོན་ཐལ་སྨན་གྱི་ཚོ་ག་འཚོ་མཛད་མཁས་པའི་ཁྱད་ནོར། འཚོ་བྱེད་ལས་དང་པོ་ལ་ཉེ་བར་མཁོ་བའི་ཟིན་ཏིག་གཅེས་པར་བཏུས་པ་བདུད་རྩིའི་ཐིགས་པ་སོགས་འཚོ་བྱེད་བློ་རབ་འབྲིང་ཐ་མ་གསུམ་ཉམས་སུ་བླངས་ཀྱང་གོ་སླ་ཞིང་དོན་འདུས་ལ་འཇུག་པ་བདེ་བའི་སྟོན་མེད་ལེགས་བཤད་ཀྱི་གསོ་བའི་བསྟན་བཅོས་སྣ་ཚོགས་གསར་དུ་བསྐྲུན་ནས་གསོ་རིག་བསྟན་རྒྱུན་དུ་འཛོག་པར་མཛད། དེ་ལྟར་གོང་སྤྲུལ་ཡོན་ཏན་རྒྱ་མཚོ་དཔལ་སྤྲུངས་ཆོས་འཁོར་གླིང་དུ་བཤད་གྲྭའི་གཙོ་སྐྱོང་མཛད་སྐབས་དང་། དེ་མིན་ཟབ་རྒྱས་གསུང་གི་བདུད་རྩིའི་དཔལ་ལ་ལོངས་སྤྱོད་པའི་ཐུགས་སྲས་དུ་མ་བྱུང་བ་དང་། སྨན་དཔྱད་འགྲོ་དོན་ཤིན་ཏུ་ཆེ་ལ། ལྷག་པར་གསོ་དཔྱད་ཀྱི་བསྟན་པ་འཛིན་སྐྱོང་སྤེལ་གསུམ་གྱི་སྒོ་ནས་དར་རྒྱས་སུ་མཛད་པ་བཅས་མཐར་གོང་སྤྲུལ་རིན་པོ་ཆེ་དགུང་གྲངས་བརྒྱད་ཅུ་ཐུ་བདུན་ཐོག་ཞིང་འདིའི་གཞན་ཕན་གྱི་མཛད་པ་རེ་ཞིག་རྫོགས་ནས་སྐུའི་སྤྲོས་པ་བསྡུས་སོ། །

འཇུ་མི་ཕམ་རྣམ་རྒྱལ་རྒྱ་མཚོའི་སྐོར།

འཇུ་མི་ཕམ་འཇམ་དབྱངས་རྣམ་རྒྱལ་རྒྱ་མཚོ་ནི། འོད་གསལ་ལྷ་ཡི་གདུང་རྒྱུད་གནམ་གྱི་སྐུ་ཐག་ལ་འཇུས་ཏེ་བབས་པས་འཇུ་ཞེས་ཡོངས་སུ་གྲགས་པ་དང་། རུས་ནི་བོད་མིའུ་གདུང་དྲུག་ཏུ་གྲགས་པའི་ནང་ཚན་ཨ་ལྕགས་འབྲུའི་ཁོངས་སུ་གཏོགས་པའི་རིགས་ལས། ཚེ་རིག་འཛིན་པ་འཇུ་མགོན་པོ་དར་རྒྱས་དང་། ཚེ་འབྲང་ནི་སྨུག་པོ་གདོང་གི་མི་རྒྱུད་གདོང་བཟའ་སྲིང་ཆུང་མ་ཞེས་པའི་སྲས་སུ་རབ་བྱུང་བཅུ་བཞི་པའི་མེ་རྟ་སྤྱི་ལོ་༡༨༤༧ལོར་མདོ་ཁམས་ཆུ་བཞི་སྒང་དྲུག་ཏུ་གྲགས་པའི་ནང་ཚན་ཟླ་རྒྱལ་དཀྱུས་ཀྱི་རང་...

ཚར་ངོ་མཚར་ལྟས་དུ་མ་དང་བཅས་སྐུ་འཁྲུངས། དགུང་ལོ་དྲུག་བདུན་ཙམ་ནས་ཡི་གེ་འབྲི་ཀློག་སློབ་སྦྱོང་དང་གཞུང་ལུགས་བློ་འཛིན་སོགས་ལ་མཁྱེན་རབ་ཤིན་ཏུ་ཆེ། དགུང་ལོ་བཅུ་གཉིས་པའི་ཐོག་ནས་འཇུ་མི་ཕོར་གསང་སྔགས་ཆོས་གླིང་དུ་ཆོས་ཞུགས་མཛད། ཁྱད་པར་ཚེ་རབས་ལས་ཀྱིས་འབྲེལ་བའི་རིགས་བདག་པད་མ་འོད་གསལ་མདོ་སྔགས་གླིང་པའམ་འཇམ་དབྱངས་མཁྱེན་བརྩེའི་ཞབས་པད་མཉེས་པ་གསུམ་གྱིས་བསྟེན་པས་ཐུགས་ཀྱི་སྲས་གཅིག་པུར་དགོངས་ཏེ། གསང་ཆེན་རྡོ་རྗེ་ཐེག་པ་བཀའ་གཏེར་དག་སྣང་ཇི་སྙེད་པའི་སྨིན་བྱེད་ཀྱི་དབང་། གྲོལ་བྱེད་ཀྱི་ཁྲིད། རྒྱབ་རྟེན་གྱི་བཤད་པ། མན་ངག་ཕྱག་བཞེས་ཀྱི་དམར་ཁྲིད་སོགས་ཟབ་ཅིང་རྒྱ་ཆེ་བའི་གདམས་པ་མཐའ་དག་བུམ་པ་གང་བྱོའི་ཚུལ་དུ་བསྐྱལ། གཞན་ཡང་རྫ་དཔལ་སྤྲུལ། མཁན་པོ་པདྨ་བཛྲ། ཀོང་སྤྲུལ་ཡོན་ཏན་རྒྱ་མཚོ། ལབ་སྐྱབས་མགོན་དབང་ཆེན་དགྱེས་རབ་རྡོ་རྗེ་སོགས་མཚན་ལྡན་དགེ་བའི་བཤེས་གཉེན་བཅུ་ཕྲག་འགའ་ཤས་ཀྱི་ཞབས་ལ་གཏུགས་ནས་མང་དུ་ཐོས་པ་རྒྱ་མཚོའི་ཕ་རོལ་ཏུ་སོན་པ་དང་། ཡོན་ཏན་གྱི་ཚོགས་རིན་པོ་ཆེའི་བང་མཛོད་ལ་དབང་འབྱོར་པས་འཇུ་མི་ཕམ་ཞེས་མཚན་གྱི་གྲགས་པས་ཁྱབ། ལྷག་ཏུ་གསོ་རིག་སྐོར་ནས་ཀྱང་ཁྱིམ་རྒྱུད་སྨན་པ་ཡིན་པའི་ཡབ་དང་། གཞན་ཡང་མཁྱེན་བརྩེ་དབང་པོ་དང་། ཀོང་སྤྲུལ་སོགས་མཁས་དབང་མང་པོའི་དྲུང་དུ་བསྟེན་ནས་གསོ་རིག་བསྟན་པའི་བྱ་བར་རྨད་དུ་བྱུང་བའི་འཕྲིན་ལས་རབ་ཏུ་རྒྱས་པ་དང་། བཞག་པའི་བྱ་བའི་སྐད་དུ་གསོ་རིག་སྐོར་གྱི་བསྟན་བཅོས་ཀྱང་། རྒྱུད་བཞིའི་དཀའ་མཆན་གཅེས་པར་བཏུས་པ་འདོད་འབྱུང་ནོར་བུའི་མེ་ལོང་། གཅེས་བསྡུས་ཕན་བདེའི་བང་མཛོད། སྦྱོར་བདུན་རྩེ་ཐིག་ལེ། སྨན་ཕྲེང་བརྒྱ་རྩ། ཉེར་ལྔའི་སྦྱོར་བ་འགའ་ཞིག་ལག་ལེན་སྐོར། ཕྱི་རྒྱུད་རྩ་ཚུའི་འགྲེལ་པ། ལུས་ལ་ཉེར་མཁོ་སྐབས་བརྒྱད་པ། བྱང་ཁོག་ཡུལ་ཐིག་གསལ་བྱེད་བཻཌཱུཪྻའི་མེ་ལོང་དང་། གཞན་ཡང་ཉེར་མཁོའི་སྐོར་མང་དུ་བཞུགས། སློབ་མའི་ཚོགས་བསམ་གྱིས་མི་ཁྱབ་པ་ལས་གཙོ་བོ་རྗེ་གྲུབ་འཛིགས་མེད་བསྟན་པའི་ཉི་མ། ཀཿཐོག་སི་ཏུ་ཆོས་ཀྱི་རྒྱ་མཚོ་སོགས་སོ། །གཞན་ཡང་ས་དགེ་བཀའ་སྙིང་རྫོ་ནང་སོགས་ཀྱི་སྤྲུལ་སྐུ། གཞུང་ལུགས་རབ་འབྱམས་སྨྲ་བའི་མཁས་པ། བསླབ་པ་གསུམ་ལྡན་གྱི་མཁན་པོ། རིམ་གཉིས་ཀྱི་རྣལ་འབྱོར་ལྡན་པའི་སྔགས་པ། ཚེ་བློས་བཏང་གི་བྱ་བྲལ་སོགས་ཀྱིས་མཚོན་པའི་གང་གི་ཐུགས་བརྩེས་བཟུང་བའི་སློབ་བརྒྱུད་བགྲང་ལས་འདས་ཤིང་གཞལ་དུ་མ་མཆིས་སོ། །མཐར་དགུང་གྲངས་རེ་བདུན་པའི་ཐོག་ངོ་མཚར་བའི་ལྟས་དང་ཞལ་ཆེམས་དུ་མ་དང་ལྡན་པའི་སྒོ་ནས་ཞི་བར་གཤེགས་སོ། །

ཛོ་དགེ་བླ་སྨན་རིན་ཆེན་འོད་ཟེར་གྱི་སྐོར།

ཛོ་དགེ་བླ་སྨན་རིན་ཆེན་འོད་ཟེར་མཆོག་ནི། ཛོ་དགེའི་སྨད་ཤོད་ཞྭང་ར་ཕོ་བྲང་གི་ཉེ་འདབས་ལྷ་དབང་ཐང་ཞེས་པའི་གྲོང་སྡེའི་གནས་ར་ཚང་ངམ་ཞྭ་ཆེན་ཚང་དུ་རབ་བྱུང་བཅོ་ལྔ་པའི་ཆུ་བྱ་ལོ་སྟེ་སྤྱི་ལོ་༡༩༣༣ལོར་འཁྲུངས། དགུང་ལོ་བཅུ་གསུམ་ཙམ་ནས་འཇམ་མགོན་གོང་སྤྲུལ་རིན་པོ་ཆེ་དང་། དཔལ་སྤྲུངས་མཁན་ཆེན་བཀྲ་ཤིས་འོད་ཟེར། འཇམ་དབྱངས་མཁྱེན་བརྩེ། འཇུ་མི་ཕམ་རྣམ་རྒྱལ་རྒྱ་མཚོ་སོགས་སློབ་དཔོན་དུ་མའི་དྲུང་དུ་མདོ་སྔགས་རིག་པའི་གནས་དང་བཅས་པར་གསན་བསམ་རྒྱ་ཆེར་མཛད་པས་མཁས་པའི་གྲགས་པ་འབར། ཡང་སྨོས་གསོ་དཔྱད་རིག་པའི་གཞུང་ལུགས་ལག་ལེན་བཅས་ལ་མཁས་པར་བསླབས། སྨན་དཔྱད་མཁས་པ་ཀུན་གྱི་ཞལ་གདམས་མན་ངག་ཐམས་ཅད་ལ་གོ་ལོ་དང་ཐོས་ལོ་ཙམ་མིན་པར་སྒྲོ་འདོགས་མཐར་ཕྱིན་པར་བཅད། སྨན་དཔྱད་མཁས་པའི་ཡང་རྩེར་སོན་ཏེ་ཛོ་དགེ་རྒྱལ་པོའི་བླ་སྨན་དུ་དབང་བསྐུར། གསོ་རིག་སྐོར་གྱི་བསྟན་བཅོས་ཀྱང་མན་ངག་བདུད་རྩིའི་རོལ་མཚོ་ཞེས་པ་དང་། རྩ་རྒྱུད་ཀྱི་འགྲེལ་པ་རབ་དྭངས་ཆུ་ཤེལ་མེ་ལོང་། བཤད་རྒྱུད་ཀྱི་འགྲེལ་པ་དོན་གསལ་རབ་ཏུ་སྣང་བའི་ཉིན་བྱེད། དེ་དག་གི་བསྡུས་དོན་བརྗེད་ངས་སྨན་འཕྲོག ཕྱི་མ་རྒྱུད་ཀྱི་འགྲེལ་པ་ལག་ལེན་གསལ་བྱེད་སོགས་ཚད་ལྡན་གྱི་བསྟན་བཅོས་མང་དུ་མཛད། དེ་ལས་སྨན་སྦྱོར་གཅེས་བསྡུས་གཏེར་མཛོད་དམ་མན་ངག་བདུད་རྩིའི་རོལ་མཚོ་ཞེས་པ་ཤིན་ཏུ་ནས་ཟབ་པའི་སྨན་སྦྱོར་ལག་ལེན་སྐོར་གྱི་ཉམས་ཡིག་འདི་ཡང་རྣང་གཞི་འབྲི་གྲུང་གསོ་རིག་གཅེས་བསྡུས་སམ་གསོ་བ་རིག་པའི་མན་ངག་ཀུན་གྱི་གཅེས་བསྡུས་ཕན་བདེའི་སྙིང་པོ་བྱས་ཡོད་ལ། ཤོང་ནི་འབྲི་གྲུང་ལུགས་ཀྱི་གསོ་རིག་གི་གདམས་པ་བརྒྱུད་འཛིན་བྱེད་མཁན་གྱི་མཁས་པ་ཞིག་ཡིན། མན་ངག་བདུད་རྩིའི་རོལ་མཚོའི་མཆོད་བརྗོད་ལས། ཆོས་ཀྱི་དབང་ཕྱུག་གྲགས་པའི་གདུགས་དཀར་པོས། །ཕྱོགས་ཀུན་ཁྱབ་པ་དེ་དང་དེ་ཡི་དབོན། །ཚེ་རིག་འཛིན་དབང་ཡོངས་ཀྱི་རལ་པའི་རྩེར། །ཞབས་སེན་བརྟན་པ་འབྲི་གྲུང་ཡབ་སྲས་རྒྱལ། །ཞེས་གསུངས་ཡོད་པ་མ་ཟད། མན་ངག་བདུད་རྩིའི་རོལ་མཚོའི་མཇུག་བྱང་དུ་ཡང་། ཀུན་ལ་གྲགས་ཆེ་ཞིང་ཁྱད་དུ་འཕགས་པ་འབྲི་གྲུང་ཆེ་

དབང་བརྟན་པས་མཛད་པའི་གཅེས་བཏུས་ཕན་བདེའི་སྙིང་པོ་དང་། དཔལ་སྤུངས་དཔོན་ཀརྨ་ངེས་ལེགས་བསྟན་འཛིན་རབ་རྒྱས་པའི་འཆི་མེད་ནོར་ཕྲེང་གཉིས་ལག་ཐོད་ཀྱི་སྙིང་པོར་བཟུང་ནས། དེའི་ཁ་སྐོང་དུ་དམིགས་ནས་བསྒྱུར་ཟློས་རིགས་མེད་པའི་ཁྱུལ་དུ། ཞེས་དང་། མཁས་མང་དགོངས་པའི་བཅུད་དྲིལ་གཅེས་བསྡུས་རིགས། །གཞན་ཡང་། མང་ཡང་ལག་ལེན་རྒྱུག་ཆེ་འབྲི་གུང་པའི། །ཕན་བདེའི་སྙིང་དང་དཔལ་སྤུངས་དཔོན་མཆོག་གི །ནོར་བུའི་ཕྲེང་བར་གང་འཕོད་དེ་བཀོད་ནས། །དེ་དག་དགོངས་པའི་ཟུར་བརྒྱན་འབད་པས་བྲིས། །ཞེས་གསུངས་ལ། ཡང་དེ་ལས། གསོ་བ་རིག་པའི་གཅེས་བསྡུས་ཕན་བདེའི་སྙིང་པོ་དང་འཆི་མེད་ནོར་བུའི་ཕྲེང་བའི་ཞལ་སྐོང་མན་ངག་བདུད་རྩིའི་རོལ་མཚོ་ཞེས་བྱ་བ་འདི་ནི། མི་རྗེ་སའི་དབང་ཕྱུག་ཆེན་པོའི་བཀའ་དྲིན་གྱི་གྲིབ་བསིལ་དུ་ངལ་འཚོ་བ་གསོ་རིག་སྨྲ་བ་རཏྣ་ར་སྨིར་བདེ་བས། ཞེས་མདོར་ན་གསོ་རིག་བསྟན་པའི་ཉིན་མོ་གསལ་བར་མཛད་ནས་སློབ་མའི་ཚོགས་དཔག་ཏུ་མེད་པ་བསྐྱངས་ཤིང་མཐར་རབ་བྱུང་བཅུ་དྲུག་པའི་ལྕགས་སྤྲུལ་ལོ་སྤྱི་ལོ་༡༩༥༧ལོར་དགོངས་པ་ཞི་བར་རྫོགས།

མཁན་ཆེན་ཁྲོ་རུ་ཚེ་རྣམ་གྱི་སྐོར།

མཁས་ཆེན་ཁྲོ་རུ་ཚེ་རྣམ་མཆོག་ནི། ཁམས་སྡེ་དགེའི་མངའ་ཁོངས། དེང་སང་ཆབ་མདོ་ཁུལ་འཛོ་མདའ་རྫོང་གཏེར་སྟོན་ཆུས་ཁྲོ་རུ་དགོན་གྱི་འདབས་ཞོལ་ཁྲོ་རུ་སྡེ་པར། ཉ་འཚོའི་རུས་ལས། ཡབ་རིན་ཆེན་བསམ་གྲུབ་དང་། ཡུམ་བཀྲ་ཤིས་སྒྲོལ་མ་གཉིས་ཀྱི་སྲས་སུ་རབ་བྱུང་བཅུ་དྲུག་པའི་མེ་སྟག་ལོ་སྤྱི་ལོ་༡༩༣༨ལོར་སྐུ་འཁྲུངས། སྐུ་ཆུང་དུས་ནས་སི་ཏུ་པདྨ་དབང་མཆོག་རྒྱལ་པོ་ལ་གཙུག་ཕུད་ཕུལ། དགུང་ལོ་ལྔ་ལ་ཕེབས་དུས་ཉིད་ཀྱི་ཁུ་བོ་དགོན་དེའི་མཁན་པོ་དང་སྐྱབ་དཔོན་གཅིག་ལྕོགས་ཨ་ཆེ་དཔལ་ལྡན་གྱི་མདུན་ནས་ཡི་གེ་ཀློག་འདོན་བསླབས་པས་སྔོན་གྱི་བག་ཆགས་སད་པའི་སྟོབས་ཀྱིས་ཚེགས་མེད་དུ་མཁྱེན། དགུང་ལོ་དྲུག་གི་དུས་ཁྲོ་རུ་དགོན་དུ་སྒྲིག་ཞུགས་མཛད། དགུང་ལོ་བདུན་ལ་ཕེབས་དུས། དཔལ་སྤུངས་སི་ཏུ་པདྨ་དབང་མཆོག་རྒྱལ་པོའི་མདུན་ནས་དགེ་ཚུལ་གྱི་སྡོམ་པ་བཞེས། སུ་ཕྱིར་ཁུ་བོ་དེ་ཉིད་ལས་ཡི་གེ་འབྲི་རྒྱུ་ནས་བཟུང་། དགོན་པའི་འདོན་ཆོས་སྤྱོད། ཚོ་ག་ཕྱག་ལེན། གདངས་དབྱངས་རོལ་མོ་སོགས་ཆ་ཚང་

བྱང་ཆུབ་པ་སྦྱངས། དགུང་ལོ་བཅུ་གཉིས་ཙམ་ལ་དགོན་པའི་སྒྲུབ་ཁང་གི་ནང་དུ་སྒྲུབ་གཡོག་མཛད་ནས་བཞུགས་དུས་སྒྲུབ་བླ་ཀུ་ཏུའི་མདུན་ནས་སྨན་རྒྱུད་རྩ་མདོ་ཆུ་མདོ་སོགས་གསོ་རིག་གི་རྨང་གཞིའི་ཤེས་བྱ་རྣམས་ལེགས་པར་སྦྱངས། དེའི་ཚེ་དམ་པ་འདིས་ཉིན་མཚན་ཀུན་ཏུ་སློབ་སྦྱོང་མཛད་དེ་ཐ་ན་ཞུན་མར་གྱི་ཆ་རྐྱེན་མེད་སྐབས་མཚན་མོ་སྤྲོས་མེའི་ངོགས་སུ་ཡང་དཔེ་ཆ་གཟིགས་རྟོག་མཛད་པ་སོགས་འབད་བརྩོན་ཆེན་པོས་ཐོས་བསམ་གནང་ཞིང་ཤེས་རབ་དང་བརྩོན་འགྲུས་ཟུང་དུ་འཇུག་པས་མྱུར་དུ་མཁས་པ་ཆེན་པོར་གྱུར་ཏེ་མཚན་སྙན་ཡང་ཇེ་ཆེར་གྱུར། དགུང་ལོ་ཉི་ཤུའི་སྐོར་ལ་ཀཿཐོག་མཁན་ཆེན་རྒྱལ་མཚན་འོད་ཟེར་གྱི་མདུན་ནས་བསྙེན་པར་རྫོགས་པ་དགེ་སློང་གི་སྡོམ་པ་བཞེས། ཀཿཐོག་གི་རིག་གནས་མཁས་ཆེན་ཏྲ་ཆུང་བླ་མ་ཚེ་རིང་ཆོས་འཕེལ་གྱི་མདུན་ནས་དངུལ་ཆུ་བཅོ་བརྒྱ་ཆེན་མོའི་ལག་ཁྲིད་ཞིབ་པར་བསླབས། མཁྱེན་བརྩེ་ཆོས་ཀྱི་བློ་གྲོས་ཀྱི་བཀའ་དགོངས་ལྟར། དེ་སྟོན་ནང་ཆེན་རྒྱལ་པོའི་དབུ་བླ་མཁན་ཆེན་རྣམ་རྒྱལ་བཟང་པོའི་མདུན་ནས་སྒྲ་ཙནྡྲ་པ་ས་རིས་གོ་དོན་དང་བཅས་པ་མཐར་ཕྱིན་པར་སྦྱངས། བར་སྐྱིད་ཀུན་བཤད་ཀྱི་མཚན་དུ་ལེགས་བཤད་སྨྲ་བའི་ཟླ་བ་ཞེས་གསོལ། དཔལ་སྤུངས་མཁན་པོ་འཇམ་དཔལ། སྐུ་ཞབས་དབོན་པོ། མཁན་པོ་ནུས་ལྡན། མཁན་པོ་ལེགས་བཤད་འབྱོར་ལྡན། པཎྜ་མཐར་ཕྱིན་སོགས་མཁས་གྲུབ་ཀྱི་བླ་མ་བཅུ་ཕྲག་དུ་མ་བསྟེན་ནས། བོད་ཀྱི་སུམ་རྟགས་དག་གསུམ་ནས་གཉིས་མེད་དུས་ཀྱི་འཁོར་ལོའི་རྒྱུད་ཀྱི་བར་བཅུ་ཕྲག་རིག་པའི་གནས་ཐམས་ཅད་མ་སྦྱངས་པ་དང་། མི་མཁྱེན་པ་ཅི་ཡང་མེད་ཅིང་དེ་དག་རེ་རེ་ནས་བྲི་བར་མི་ནུས་པས་གསན་ཡིག་སོགས་ལས་ཤེས་པར་བྱ།

མེ་སྤྲེལ་སྤྱི་ལོ་༡༩༥༦ལོ་དགུང་གྲངས་སོ་གཅིག་བཞེས་པའི་ཚེ་རང་དགོན་ཁྲོ་ཏུ་དགོན་དུ་ཕྱིར་ཕེབས་ཀྱིས་མཁན་པོ་མཛད་པས་ཁྲོ་ཏུ་མཁན་ཆེན་ཞེས་ཡོངས་སུ་གྲགས། མི་རིང་བར་ཁམས་པ་སྨར་དུ་རིག་གནས་སློབ་གྲྭ་འཛུགས་པར་གདན་དྲངས་ནས་སློབ་ཁྲིད་མཛད། དུས་ཚོད་ཙུང་ཟད་ཀྱང་ཆུད་ཟོས་མེད་པར་འཆད་ཉན་སྒྲུབ་པས་དུས་འདའ་བར་མཛད་པས་སློབ་མ་མང་པོ་འཕེལ། དེ་སྐབས་ཁམས་ཕྱོགས་སུ་མཁས་དབང་འདི་ཉིད་ཀྱི་འཆད་ཚུལ་ལ་དམིགས་བསལ་གྱི་ཁྱད་ཆོས་ཡོད་ཅེས་མཚན་སྙན་གྲགས་པ་ཆེ་བར་ཐོས། འོན་ཀྱང་དེ་ནས་དུས་ཟིང་གི་རྐྱེན་པས་རེ་ཞིག་བཙོན་ཁང་ལ་བཞུགས་དགོས་ཀྱིས་འཕྲིན་ལས་ལ་བར་ཆད་ཆེན་པོ་བྱུང་། རྗེས་སུ་སྤོ་བོར་ལས་མི་ཏུ་ཁག་གི་སྨན་པ་གནང་ནས་བཞུགས་སྐབས་བོད་ལྗོངས་ལྷ་ས་སྨན་རྩིས་ཁང་ནས

གདན་དྲངས་ཏེ་གསོ་རིག་ཀུན་བཏུས་ཀྱི་དེབ་ཚོགས་རྩོམ་སྒྲིག་པ་གཙོ་བོའི་གྲས་སུ་བཞུགས། དེ་ནས་བཟུང་བར་གསེང་ཡོད་ཚད་ལ་མི་གྲངས་མང་ཉུང་ལ་མ་ལྟོས་པའི་སློབ་མ་རྣམས་ལ་རང་རང་གང་འདོད་ཀྱི་མདོ་སྔགས་རིག་གནས་སྤྱི་བྱེ་བྲག་ཀུན་ནས་སློབ་ཁྲིད་དང་། སྨན་རྩིས་ཁང་སོགས་ལ་གཡུ་ཐོག་སྙིང་ཐིག་གི་དབང་ལུང་སློན་སྟེ་དགུའི་བཀའ་གཏད་དང་བཅས་པ་ཐེངས་ཁ་ཤས་བཀའ་དྲིན་བསྐྱངས། ཆུ་ཕག་སྤྱི་ལོ་༡༩༨༣ལོའི་དབྱར་དུས་བོད་ལྗོངས་སྨན་རྩིས་ཁང་གི་ཡོན་ཀྲང་མཁས་དབང་བྱམས་པ་འཕྲིན་ལས་མཆོག་གིས་བོད་ལྗོངས་སྨན་རྩིས་ཁང་ལ་གདན་ཞུ་གནང་བ་དང་སྦྲགས་འབྲེལ་ཡོད་གོང་རིམ་ལ་སྙན་སེང་རབ་དང་རིམ་པ་ཞུས་ནས་སྲིད་ཇུས་དོན་འཁྱོལ་གནང་བ་མ་ཟད་ཤེས་བྱའི་ནམ་འཕང་གཅོད་པའི་སྐྱེགས་བུ་ཞིག་བསྐྲུན་གནང་མཛད། ལྷག་པར་མེ་ཡོས་སྤྱི་ལོ་༡༩༨༧ལོར་པེ་ཅིང་དུ་ནང་བསྟན་མཐོ་རིམ་སློབ་གླིང་དབུ་འཛུགས་སྐབས། ཀུན་གཟིགས་པཎ་ཆེན་རིན་པོ་ཆེ་སྐུ་ཕྲེང་བཅུ་པ་མཆོག་ནས་བཀའ་སློབ་གནང་དོན། བོད་ཀྱི་ཆོས་དང་རིག་གནས་ཤེས་དགོས། གྲུབ་མཐའ་སོ་སོར་གཙོ་བོའི་དགེ་རྒན་རེ་ཡོད་དགོས། ཁྱེད་ནི་བཀའ་བརྒྱུད་པའི་དགེ་རྒན་ཆེན་མོ་ཡིན། བཀའ་བརྒྱུད་པའི་ཞབས་སྐྱེགས་དེ་ཁྱེད་ལ་སྤྲོད་རྒྱུ་ཡིན། ད་བོད་ལ་རིག་གནས་ནུབ་འགྲོ་རན་ལ་ཁད་ནི་སྒྲ་མདོ་ཆེན་མོ་ཙནྡྲ་པ་དེ་རེད་འདུག ཙནྡྲ་པ་བཤད་ཐུབ་མཁན་དང་། ཁྲིད་རྒྱུན་ཡོད་པ་ཁྱེད་མ་གཏོགས་སུ་གཅིག་མི་འདུག ད་ང་ཚོའི་བོད་ན་དེ་ཆད་སོང་ན་ཕངས་ཀྱང་ཕངས་ལ་ངོ་ཡང་ཚ་བས། ཡིན་གཅིག་མིན་གཅིག་ཙནྡྲ་པ་སློབ་དགོས་གསུངས་པའི་བཀའ་སློབ་གནང་། དེ་རྗེས་རྒྱལ་ཁབ་ཀྱང་ལུགས་གསོ་རིག་དོ་དམ་ཅུས་དང་། བོད་ལྗོངས་མི་དམངས་སྲིད་གཞུང་གིས་ཚོག་མཆན་གནང་བ་བརྒྱུད། ས་སྦྲུལ་སྤྱི་ལོ་༡༩༨༩ལོའི་ཟླ་བ་༩པའི་ཚེས་༣ཉིན་བོད་ལྗོངས་བོད་ལུགས་གསོ་རིག་སློབ་གྲྭ་ཆེན་མོ་དངོས་སུ་དབུ་བརྙེས། མཁན་རིན་པོ་ཆེས་སྔ་རྗེས་སུ་ཡོན་ཀྲང་གཞོན་པ་དང་། ཡོན་ཀྲང་བགྲེས་པའི་འགན་བཞེས་ཏེ་སློབ་གྲྭ་ཁྲོན་ཡོངས་ཀྱི་སྲིད་འཛིན་མཛད། ཁོང་སྐུ་ངོ་མས་སློབ་ཁྲིད་ནང་དོན་བགོད་སྒྲིག་དང་སློབ་དེབ་རྩོམ་སྒྲིག་མཛད་པ། སྐུ་ངོ་མས་སློབ་ཁྲིད་ཀྱང་གནང་ནས། སྤྱི་ལོ་༡༩༩༠ལོར་པཎ་ཆེན་རིན་པོ་ཆེའི་དགོངས་པ་ལྟར་བོད་ལྗོངས་བོད་ལུགས་གསོ་རིག་སློབ་གླིང་དང་། བོད་ལྗོངས་སློབ་གྲྭ་ཆེན་མོ། བོད་ལྗོངས་སྨན་རྩིས་ཁང་། བོད་ལྗོངས་སྤྱི་ཚོགས་ཚན་རིག་ཁང་དང་། དེ་མིན་ནག་ཆུ། ལྷོ་ཁ། གཞིས་རྩེ། ཆབ་མདོ། མངའ་རིས། མཚོ་སྔོན། པེ་ཅིང་ནང་བསྟན་སློབ་གླིང་སོགས་ནས་ཕེབས་པའི་དགེ་སློབ་ཁྲོན་སློབ་མ་ལྔ་བཅུ་སྐོར་ལ་སྒྲ་ཙནྡྲ་པ། སི་ཏུ་ཆོས་ཀྱི་འབྱུང་གནས་

ཀྱི་འགྲེལ་ཆེན་པོ་ཧི་གསུམ་གྱི་སྟེང་ནས། ས་རིས་གོ་དོན་དང་བཅས་པའི་བཀའ་ཁྲིད་ཞིབ་རྒྱས་བསྡུལ། འདི་སྐབས་སྨན་རྩིས་ཁང་གི་ཡོན་ཏན་མཁས་དབང་བྱམས་པ་འཕྲིན་ལས་མཆོག་གིས་སློབ་སྟོན་དང་། དགེ་སློབ་ཚང་མར་ཅནྡྲ་པའི་འགྲེལ་པའི་ཕྱག་དཔེ་ཆ་ཚང་རེ་གནང་བ་སོགས་རྒྱབ་སྐྱོར་བླ་ན་མེད་པ་མཛད་ཅིང་མཁན་རིན་པོ་ཆེར་སྤྱར་རྗོམ་དབྱངས་ཅན་སྒྲ་མདོའི་འགྲེལ་པ་འཐོར་གྲུར་སོང་བ་དེ་ཉིད་བསྐྱར་རྗོམ་གནང་རྒྱུའི་སྐུལ་བ་པོ་མཛད། ཅནྡྲ་པའི་གཞུང་དེ་ཁྲིད་རྒྱུན་བཞུགས་པ་དང་། འཆད་ཐུབ་མཁན་ད་ལྟ་མཁས་དབང་འདི་ཉིད་མ་གཏོགས་འཕགས་བོད་རྒྱ་སོག་གང་དུའང་མེད་ངེས་ཡིན་ཕྱིར་རྒྱུན་ཆད་ཁ་རང་དུ་སྐྱུ་ངལ་འཛེམ་མེད་ཀྱིས་མྱུར་སྐྱོབ་གནང་སྟེ་རྒྱུན་འཛིན་པ་མང་པོ་གསོ་སྐྱོང་གནང་བ་དང་། སྒྲ་རིག་པའི་གཞུང་ལུགས་ཏུ་མ་ཡིག་འཛོག་གནང་བའི་བཀའ་དྲིན་ནི་རིག་གནས་པ་ཡོངས་ཀྱིས་གཞལ་བར་དཀའ་བ་ཞིག་ལགས་སོ། །དེ་བཞིན་དུ་བོད་ལྗོངས་ནང་བསྟན་སློབ་གྲྭ་རྣམས་ལ་སྐྱན་ངག་སོགས་སློབ་ཁྲིད་གནང་བས་སློབ་མ་མང་པོ་བྱུང་བ་དང་། དེ་བཞིན་མེ་གླང་སྤྱི་ལོ་༡༩༩༧ལོར་ཁོང་གིས་རིག་གནས་རྨང་གཞི་ཡག་པོ་ཡོད་པའི་རྐང་འཛིན་པ་ཁག་ཅིག་གསོ་སྐྱོང་བྱ་རྒྱུའི་དགོངས་བཞེད་ལྟར་ལོ་ཤས་རིང་ཟླ་ཁྲིན་ཏུའུ་ཅང་ཡན་དུ་མཐོ་རིམ་འཛིན་གྲྭ་བཙུགས་ནས་བོད་ཀྱི་གསོ་རིག་གི་རྩ་བའི་དགོངས་དོན་དང་། ཁོང་གི་སྐུ་ཚེའི་རིང་གི་ཉམས་མྱོང་རྩ་ཆེན། རང་གི་གསང་བའི་ལག་ལེན་གྱི་མན་ངག་ཁག་ཅིག་བཅས་སློབ་ཁྲིད་གནང་བ་རེད། སློབ་གྲྭའི་ཧང་ཀྲུད་ཧྲུའུ་ཅི་རྒྱ་མཚོ་ལགས་ཀྱི་རྒྱབ་སྐྱོར་དང་འཆར་འགོད་འོག ཧྲེན་ཀྲེན་དུ་བོད་སྨན་ཁང་ཞིག་བཙུགས་ནས་ཁོང་ཉིད་སྐུ་ངོ་མས་སྨན་དཔྱད་མཛད་པར་ཕེབས་ཡོད། ཤིང་བྱི་སྤྱི་ལོ་༡༩༩༩ལོར་དབྱིན་ཇི་ལ་བོད་ཀྱི་གསོ་རིག་ཞིབ་འཇུག་སློབ་གྲྭ་ཞིག་བཙུགས་ཡོད་པ་དེའི་སློབ་མ་ནི་དབྱིན་ཇི་དང་། ཨོ་སི་ཊྲུ་ལི་ཡ། ཨ་མི་རི་ཀ ཁ་ན་ཏ། ཕ་རན་སི། དབྱི་ཐ་ལི། འཇར་མན། སུའི་ཚེར། ནོར་ཝེ་སོགས་རྒྱལ་ཁབ་བཅུ་གཅིག་ནས་ཡོང་བའི་མཁས་པ་ཤ་སྟག་རེད། ཁོང་ཆོས་བོད་ཀྱི་གསོ་རིག་ནི་མི་རིགས་ཀྱི་ཁྱད་ཆོས། ལོ་རྒྱུས་ཀྱི་འཕེལ་རིམ། ཚན་རིག་གི་རིན་ཐང་། ཕན་ནུས་ཀྱི་ངོ་མཚར་གང་ལ་བརྟགས་ཀྱང་འཛམ་གླིང་ཐོག་རྙེད་པར་དཀའ་བའི་རིག་གནས་ཤིག་ཡིན་པའི་ངོས་འཛིན་བྱས་ནས་སློབ་སྦྱོང་ནན་ཏན་བྱེད་པ་དང་། གོང་སློས་ལྟར་དཔལ་ཆུ་བཅོ་བརྒྱའི་ཕྱག་ལས་ཐེངས་མང་མཛད་སྐབས་ཁྱད་འཕགས་གསུང་གི་བདུད་རྩི་ཐོབ་པའི་སློབ་མ་ནི་བགྲང་བ་ལས་འདས་སོ། །ལོ་བཅུ་ཕྲག་ཁ་ཤས་རིང་ལ་ཁོང་ཉིད་ཕྱི་ཕྱིར་འཇར་མན། དབྱིན་ཇི། ནེ་པ་ལ། ཧང་ཀོ་རི། ཨུ་རུ་སུ། ཨ་

མི་རི་ཀ སུའི་ཙེར། རྒྱ་གར། འབྲུག་ཡུལ་བཅས་རྒྱལ་ཁབ་དང་། ཐེ་ཝན་དང་། ཧང་ཀོང་སོགས་ས་ཁུལ་དུ་ཐེངས་མང་ཕེབས་ནས་འཛམ་གླིང་ཡོངས་སུ་བོད་ཀྱི་རིག་གནས་ཀྱི་ཁྱད་ཆོས་དང་ཡར་རྒྱས་འགྲོ་ཚུལ་ངོ་སྤྲོད་གནང་བ་རེད། ཕྱི་རབས་གདུལ་བྱའི་དོན་དུ་བསྟན་བཅོས་མཛད་པ་ནི། ས་ཕག་སྤྱི་ལོ་༡༩༥༩ལོ་ཕན་ཆད་བརྩམས་གནང་བ། དབྱངས་ཅན་སྒྲ་མདོའི་འགྲེལ་པ་ཚིག་དོན་གསལ་བྱེད། ཙནྡྲ་པའི་དེ་ཕན་ལ་ཉེ་བར་མཁོ་བ་བྱེས་པ་དགའ་བའི་རྒྱན། ཙནྡྲ་པའི་བསྡུ་བའི་དཔེར་བརྗོད་རྒྱུགས་ཆེ་བའི་མདོ་རྣམས་ཕྱོགས་གཅིག་ཏུ་བསྒྲིགས་པ་ནག་པོ་འགྲོ་ཤེས་ཞེས་པ་དང་། སུམ་རྟགས་ཀྱི་འགྲེལ་པ། སྙན་ངག་ལེའུ་བར་ཐ་གཉིས་ཀྱི་དཔེར་བརྗོད་སོགས་མཛད་ཡོད་ཀྱང་། སྒྲ་འགྲེལ་མ་གཏོགས་གཞན་རྣམས་དུས་འགྱུར་སྐབས་བོར་བརླག་ཏུ་སོང་། ཕྱིས་ས་རྟ་སྤྱི་ལོ་༡༩༧༨ལོར་ཕྱག་ལས་ཀྱི་བར་གསེང་དུ་རྩོམ་གནང་བ་དཔྱལ་ཆུ་བཅོ་བརྒྱ་ཆེན་མོ་དང་རིན་ཆེན་རིལ་བུ་ཁག་གི་ལག་ལེན་ཟིན་བྲིས་བླ་བའི་འོད་ཟེར། ཐར་རྩོམ་སྒྲ་འགྲེལ་ལ་བསྐྱར་དུ་འཕྲི་སྣོན་མཛད་པའི་དབྱངས་ཅན་སྒྲ་མདོའི་འགྲེལ་པ། ཙནྡྲ་པའི་ཨུ་ཎའི་འགྲེལ་པ། སྨན་རྩིས་གཉིས་ནམ་ཡང་ཁ་བྲལ་ཐབས་མེད་པ་ཞིག་ཡིན་ཞེས་པ་དང་། གསོ་རིག་གཞུང་ལས་ལུས་ནད་གཉེན་པོ་བདག་ཉིད་གཅིག་ཏུ་འབྲེལ་བའི་སྐོར། བོད་ལུགས་སྨན་བཅོས་བྱ་ཐབས་འགའ་ཞིག རླུང་ཁྲག་འཕེལ་འཁྲུགས་ཀྱི་ངོ་བོ་ངོས་འཛིན་དང་དེའི་བཅོས་ཐབས་སྐོར་ཆེ་ལོང་ཙམ་བརྗོད་པ། གནམ་རིག་སྐར་རྩིས་ཀྱི་བྱུང་བ་མདོ་ཙམ་བརྗོད་པ། རྩ་དང་རླུང་གི་རིགས་རགས་ཙམ་བརྗོད་པ། སྔོ་ཡི་བུ་མོ་སྤུན་བདུན་གྱི་རྟོགས་པ་བརྗོད་པ། སྨན་འབྲུ་སྦྱུབ་དང་བདག་ཉར་བྱ་ཐབས་སྐོར་གྱི་རྒྱུན་ཤེས་མེས་པོའི་དགའ་སྟོན་ཞེས་པ་སོགས་གསུང་རྩོམ་པོད་བཅོ་ལྔ་ཙམ་བཞུགས་སུ་གསོལ།

འཕྲིན་ལས་ཁྱབ་གདལ་དུ་འགྲོ་བའི་ཚུལ་ནི། དེ་ལྟར་མཁས་པའི་གཙུག་རྒྱན་དམ་པ་འདིས་སྐུ་ཚེའི་སྟོད་ལ་ཐོས་བསམ་དང་འཆད་སྤེལ་གཙོ་བོར་མཛད། བར་དུ་དུས་འགྱུར་གྱི་སྐབས་ངལ་རྩོལ་སྒྱུར་བཀོད་ཀྱི་ལས་འགུལ་ནང་ལས་མི་ཏྲ་ཁག་གི་སྨན་པ་མཛད་ནས་སྨན་གྱི་ཕྱག་ལས་གནང་ཚོག་པ་ནས་བཟུང་ཉམ་ཐག་ནད་པ་བགྲང་ལས་འདས་པའི་ལུས་སེམས་ཀྱི་སྡུག་བསྔལ་སེལ་ཞིང་ཚེ་སྲོག་གི་སྐྱིན་པས་བསྐྱབས། སྐུ་ཚེའི་སྨད་ལ་བརྒྱུད་འཛིན་གསོ་སྐྱོང་། བསྟན་བཅོས་རྩོམ་པ། ནད་པ་བརྟག་བཅོས། སྨན་རྫས་སྤེལ་སྦྱོར་གྱི་ཕྱག་ལས་བཅས་ཆ་སྙོམས་སུ་བསྒྲུབས་ཏེ་རང་གིས་གསན་སྦྱངས་གནང་བའི་རིག་གནས་ཐམས་ཅད་ལ་བཤད་སྒྲུབ་ལས་གསུམ་གྱི་ཕྱག་

རྗེས་མ་བཞག་པ་མེད་ལ། ལྷག་པར་སྨྲ་དང་གསོ་བ་རིག་པ་གཉིས་ལ་དེང་དུས་མཁས་པར་གྲགས་པ་དང་། ཆེན་པོར་རློམ་པ་སུས་ཀྱང་མ་གྲུབ་པའི་མཛོད་རྗེས་གཟེངས་སུ་ཐོན་པས་འཛམ་གླིང་རྒྱལ་ཁབ་མང་པོར་མཚན་སྙན་དང་ཕྲིན་ལས་འགྲན་པ་བཞིན་ཁྱབ་གདལ་དུ་གྱུར། དེ་ལྟར་ཕྱོགས་གང་ཅིའི་ཆ་རྐྱེན་བཟང་པོའི་འོག་མཁས་མཆོག་གང་གི་མཁྱེན་ཡོན་སྐྱོད་པའི་གོ་ཡུལ་བྱུང་ཞིང་མཚན་གྱི་གོ་གནས་བཞེས་པ་ཡང་བོད་ལྗོངས་བོད་ལུགས་གསོ་རིག་སློབ་གླིང་གི་ཡོན་ཀྱང་དང་དགེ་རྒན་ཆེན་མོ། རྒྱལ་ཡོངས་སྲིད་གྲོས་ཀྱི་ཨུ་ཡོན། ཀྲུང་གོ་ནང་བསྟན་མཐུན་ཚོགས་ཀྱི་རྒྱུན་ལས་ལས་འཛིན། བོད་ལྗོངས་ནང་བསྟན་མཐུན་ཚོགས་ཀྱི་རྒྱུན་ལས་ཚོགས་གཙོ་གཞོན་པ་སོགས་གོ་གནས་ཀྱི་མཚན་གྱི་རྣམ་གྲངས་བཅུ་ཕྲག་ལྷག་དང་། ཉིས་སྟོང་ལོར་རྒྱལ་སྤྱིའི་བོད་ལུགས་གསོ་རིག་རིག་གཞུང་གྲོས་ཚོགས་དེ་བོད་ལུགས་གསོ་རིག་སློབ་ཆེན་དུ་འཚོགས་སྐབས། གྲོས་ཚོགས་ཐེངས་དང་པོའི་གཡུ་ཐོག་གསེར་གྱི་བུམ་པའི་བྱ་དགའ་སོགས་སྨྲ་ཕྱིར་གཟེངས་བསྟོད་དུ་མས་མངའ་གསོལ་ཕུལ་ཡོད་པ་རེད། མཐར་དགུང་གྲངས་༧༨པ་སྤྱི་ལོ་༢༠༠༩ལོའི་ཟླ་བ་༡༠པར་དགོངས་པ་གཞན་དོན་དུ་གཤེགས།

མཇུག་བསྡུ་བའི་གཏམ།

དེ་ཡང་རིག་པའི་དཔའ་བོ་དགེ་འདུན་ཆོས་འཕེལ་མཆོག་གིས། དུས་གསུམ་དུས་ཀྱི་འཁོར་ལོ་འཁོར་བ་ཡིས། །བྱུང་ནས་ཡལ་བའི་དུས་ཀྱི་གཟུགས་བརྙན་རྣམས། །སྟོང་པའི་མཁའ་ལ་སེམས་ཀྱིས་བྲིས་པ་འདི། །ཤིན་ཏུ་ངོ་མཚར་སྒྱུ་མའི་རྒྱལ་རབས་ཉིད། །ཅེས་གསུངས་པ་ལྟར་ལོ་རྒྱུས་རིག་པ་སྨྲ་བ་ལྟར་ན་ལོ་རྒྱུས་ནི་སྤྱི་ཚོགས་ཚན་རིག་གི་སྲོག་ཤིང་དུ་གྱུར་ཅིང་། མིའི་རིགས་སྤྱི་དང་བྱེ་བྲག་གི་སྔོན་བྱུང་ཇི་མ་ཇི་བཞིན་ཤེས་རྟོགས་དང་འཕྲུས་ཚང་བྱ་རྒྱུ་ནི་འབྱུང་འགྱུར་འཚོ་སྡོད་ཀྱི་གནད་དོན་དང་། ཁ་ཕྱོགས། མིའི་རིགས་ཀྱི་ཤེས་རིག་འཕེལ་འགྲིབ། བསམ་བློ་མཉམ་སྤྱོད་སོགས་དགོས་པ་དུ་མ་ལྡན་ལ། དེ་ལྟར་དེང་འདིར་ཟུར་ལུགས་ཀྱི་ཡ་གྱལ་འབྲི་གུང་གསོ་རིག་གི་བྱུང་འཕེལ་ཇི་བཞིན་གསལ་བའི་ལོ་རྒྱུས་ཆ་ཚང་རང་བཞིན་ཞིག་ནི་དགོས་གལ་ཏ་ཅང་ཆེ་སྟེ། དེང་དུས་ལོ་རྒྱུས་རིག་པ་ནི་རྒྱལ་སྤྱིའི་ཐོག་ཏུ་གལ་ཆེའི་རང་བཞིན་དུ་གྱུར་པའི་གནད་དོན་ཞིག་ཡིན་གཤིས། བོད་ཀྱི་གསོ་རིག་གི་ལོ་རྒྱུས་སྨྲ་བ་དང་། ཡང་སྐོས་འབྲི་གུང་གསོ་རིག་གི་སློབ་བརྒྱུད་རྣམས་ཀྱིས་ལུགས་འདིའི་ལོ་རྒྱུས་ཀྱི་གལ་འགངས་ནི་ས་ལེར་མཁྱེན་ངེས། ད་ལྟའི་འབྲི་གུང་གསོ་རིག་གི་སློབ་བརྒྱུད་སྔ་ཕྱིའི་མཛད་འཕྲིན་དང་། བོད་ཀྱི་གསོ་རིག་ལ་བཞག་པའི་མཛད་རྗེས་འབྲི་རྒྱུ་ནི་དུས་རབས་ཀྱིས་བསྐུལ་བའི་འོས་འགན་ཉག་གཅིག་ཏུ་གྲུབ་པས། འབྲི་གུང་གསོ་རིག་འདི་ཉིད་ཀྱིས་མིའི་རིགས་བདེ་ཐང་གི་ཤེས་བྱ་འཛུགས་སྐྲུན་དང་། ཁྱབ་སྤེལ་ཡོང་ཆེད་ལོ་རྒྱུས་ཐོར་བ་བསྡུས། ཆད་པ་གསབ། འཁྲུགས་པ་སེལ། གོ་རིམ་བསྡེབས། དོན་དངོས་དང་སྦྱར་བ་བཅས་ད་ཐེངས་ཆ་ཚང་རང་བཞིན་གྱི་ལོ་རྒྱུས་འདིས་འབྲི་གུང་སྨན་རྩིས་ལོ་རྒྱུས་སྟོང་ཆ་བསྐངས་ཡོད་པར་སེམས། དེ་སྔ་བོད་དུ་གྲགས་ཆེ་བ་ནི་འབྲི་གུང་རྒྱུད་བཞིའི་དཀའ་མཆན་དང་། འབྲི་གུང་གསོ་རིག་གཅེས་བསྡུས་ཞེས་ཡོངས་གྲགས་ལྟ་བུ་ཞིག་ཆགས་ཡོད་ཙང་། འབྲི་གུང་གསོ་རིག་གིས་བོད་ཀྱི་གསོ་རིག་ལོ་རྒྱུས་ལ་ཤུགས་རྐྱེན་ཐེབས་ཚད་དང་། འབྲི་ལུགས་གསོ་རིག་གི་སློབ་བརྒྱུད་ཁག་གི་རྣམ་ཐར། དེ་ཚོའི་འཕྲིན་ལས་ལ་བརྟེན་ནས་བོད་ཀྱི་སྨན་རྩིས་ཡར་རྒྱས་ཕྱིན་པའི་སྟེང་ནས་གླིང་མཁན་ནི་ཤིན་ཏུ་དཀོན་པར་གནས། གསོ་རིག་ལོ་རྒྱུས་སྨྲ་བ་ལ་ལས། འབྲི་ལུགས་ནི་

ཚིག་རྐྱང་རང་རྐྱ་ཐུབ་པ་ཞིག་མ་ཡིན་པར་ཟུར་ལུགས་དང་ཁྱད་ཆེར་མེད་པ་ཙམ་དུ་གྱུར་འདུག་གོ །ཞེས་ཟེར་བའི་ལན་ལ་འབྲི་གུང་ཆོས་འབྱུང་ལས་འདི་ལྟར་གསུངས་ཏེ། གྲུ་ཆོམ་གྱི་གཏམ་དུ་མངོན་ཏེ། གཞན་དུ་གསོ་བའི་བཀའ་བབས་ཀུན་ཀྱང་དེ་མཚུངས་སུ་འགྱུར་ཏེ། ཀུན་ཀྱང་དཔལ་ལྡན་རྒྱུད་བཞི་ལས་ལོགས་སུ་གྱུར་པའི་གཞུང་རང་ཚུགས་ཡོད་པ་མི་དམིགས་པའི་ཕྱིར། དེ་ཀུན་རྒྱུད་བཞི་གཞིར་བཞག་གིས་གསོ་རིག་གི་ཁྱད་ཆོས་རྩལ་དུ་བཏོན་པར་ལུགས་སོ་སོར་གྲགས་པར་འདོད་ན། འདིར་ཡང་དེ་མཚུངས་སུ་གྱུར་པས་རང་རྐྱང་མི་ཐུབ་པ་མ་ཡིན་པར་གྲུབ་སྟེ། དཔོན་ཚང་པས་མཛད་པའི་ཞལ་ཤེས་སྙིང་གི་ཁུ་བའི་རིམ་པ་ཅན་བདུད་རྩིའི་ཐིགས་པ་ལ་གཟིགས་ན་ངེས་པར་འགྱུར་རོ་ཞེས་གསུངས་པ་ཅིས་མ་བདེན། དེ་བཞིན་སྨན་པ་ལ་ལས་འབྲི་ལུགས་གསོ་རིག་ཟེར་བ་མེད་ཅེས་པའི་བཤད་ཡམ་དེ་ཚོ་ནི་ཐོས་ཆུང་ཤེས་རྒྱས་དབུལ་བའི་བབ་ཅོལ་འབབ་ཞིག་ཡིན་པར་དགོས་སོ། །དེ་ལྟར་འབྲི་གུང་གསོ་རིག་གི་ལོ་རྒྱུས་འདིའི་ནང་དུ་གདོད་མའི་བོད་ཀྱི་གསོ་རིག་འཕེལ་རིམ་ནས་བྲིས་ཏེ་སྤུར་རྒྱལ་སྐབས་དང་། བཙན་པོའི་དུས། སིལ་བུའི་དུས། ས་ཕག་དུས། དགེ་ལྡན་དུས་སོགས་རྒྱས་བསྡུས་རན་ཙམ་བཀོད་ཡོད། གཙོ་བོ་ནི་འབྲི་གུང་ཡུལ་དུ་སྨན་རྩིས་བྱུང་འཕེལ་ཐོག་ནས་རྒྱས་འབྲི་བྱས་ཡོད། མགོན་པོ་དོན་གྲུབ་མཆོག་གིས་འབྲི་གུང་གསོ་རིག་ལ་ཆེད་དུ་ཞིབ་འཇུག་བྱས་ནས་འདིའི་སྐོར་གྱི་བྱུང་འཕེལ་ལོ་རྒྱུས་དང་རིག་གཞུང་གི་ཁྱད་ཆོས་ཞིབ་འཇུག་གི་ཐབས་ལམ་བེད་སྤྱད་ནས་བྲིས་ཡོད་ཀྱང་། འབྲི་གུང་གདན་རབས་ཉེར་ལྔ་པ་ཀུན་མཁྱེན་ཆོས་གྲགས་ཡན་གྱི་འབྲི་གུང་གསོ་རིག་ལོ་རྒྱུས་དང་བྱུང་འཕེལ་འཁོད་མེད་ལ། ཀུན་མཁྱེན་ཆོས་གྲགས་མན་གྱི་འབྲི་ལུགས་གསོ་རིག་གི་སློབ་བརྒྱུད་ཁ་ཤས་ལས་ཞིབ་འཇུག་བྱས་མེད་པས་ད་ཐེངས་སྟོན་གྱི་ཁག་རྣམས་ལས་འདི་ནས་གང་ཐུབ་ཀྱིས་བོད་ཀྱི་གསོ་རིག་ལོ་རྒྱུས་ཐོག་འབྲི་གུང་སྐྱོབ་པ་འཇིག་རྟེན་མགོན་པོས་གསོ་དཔྱད་བསྟན་པ་སྤེལ་ཚུལ། ཁོང་གིས་མཛད་པའི་སྨན་ཡིག་ཁག་རྣམས་ངོ་སྤྲོད་མདོ་ཙམ་བྱས་ཡོད། དེ་བཞིན་འབྲི་གུང་ཡུལ་དུ་གསོ་དཔྱད་ནམ་དར་ཡོད་མེད་སྐོར་ནས་འགོ་བཙམས་ནས་རིམ་བཞིན་དར་རྒྱས་གང་འདྲ་བྱུང་ཡོད་མེད། དུས་རབས་རིམ་པར་འབྲི་གུང་རང་དུ་སྨན་གྱི་མཁས་པ་ག་ཚོད་བྱུང་ཡོད་མེད། ཐུ་ཕྱིར་སྨན་གྱི་སློབ་གྲྭ་གསུམ་གྱི་བྱུང་བ། འབྲི་ལུགས་རང་གི་གསར་སྤྱོར་སྨན་གྲགས་ཆེ་བ་ཁ་ཤས་ཀྱི་ངོ་སྤྲོད། སྐར་རྩིས་ཀྱི་སྒོ་ནས་བྱུང་འཕེལ་ལོ་རྒྱུས་གནད་བསྡུས་སུ་བཀོད་ཡོད་ཅིང་། མིང་ཡོད་མེད་ལ་མ་ལྟོས་པར་རང་ནུས་ཅི་ཡོད་ཀྱིས་གངས་ཅན་གསོ་རིག་སྤྱི་དང་བྱེ་བྲག་འབྲི་གུང་གསོ་རིག་ལ་

ཞབས་ཏོག་ཚུང་ཟད་སྒྲུབ་པའི་འདུན་པ་ལྷོད་མེད་ཅན། འབྲི་ཀུང་གསོ་རིག་གི་བརྒྱུད་འཛིན་པ་མཁས་དབང་བཀའ་དྲིན་ཅན་ཆོས་རྗེ་བཟང་པོ་མཆོག་གིས་འདི་ལྟར་འབྲི་ཀུང་གསོ་རིག་ལོ་རྒྱུས་རྒྱུས་པ་ཞིག་འབྲི་དགོས་པའི་བསྐུལ་མ་བཏང་བ་དང་། དཔྱད་གཞི་མཐོ་འདོན། དགེན་ཤོང་གིས་ཀྱང་སྣང་ནས་བསགས་པའི་ཟིན་བྲིས་ཁག་རྣམས་གཞིར་བྱས། ཏ་རྒྱུག་ཞོར་མེ་ཏོག་འབྲུ་ཞོར་གྱི་དཔེ་ལྟར། ཤོ་བོས་ནད་པ་ལྷ་ཞོར་དང་། སློབ་སྦྱོང་བྱེད་ཞོར་དུ་སྤྱི་ལོ་༢༠༡༨ལོའི་ཟླ་བ་༡༢པའི་ནང་དུ་འགོ་བཙུགས་ཏེ་སྤྱི་ལོ་༢༠༡༩ལོ་བོད་ཟླ་༩པའི་ཚེས་༢༥ལ་ཡོངས་སུ་མཇུག་གྲུབ་པར་བགྱིས་པའི་ཁྱུལ་ལོ། །ཞེས་དགེ་རྒན་བཀའ་དྲིན་ཅན་ཆོས་རྗེ་བཟང་པོའི་སློབ་སྟོན་འོག་འབྲི་ཀུང་སྨན་རྩིས་སློབ་གཉེར་བ་གང་དེས་ལྷ་ལྡན་ཉེ་འོད་གླིང་གི་དགའ་ཚལ་རྣམ་སྲས་ལྷུམ་རའི་ཁྱུལ་ལྷ་པའི་ཉེ་འགྲམ། འབྲི་ལུགས་གསོ་རིག་ཞིབ་འཇུག་ཁང་ནས་སྦྱར་བའོ། །ལུས་ཅན་རྣམས་ཀྱི་ཕན་བདེའི་ཉེར་འཚོ་ཆེན་པོར་འགྱུར་བའི་ཞབས་ཏོག་ཏུ་གྱུར་ཅིག་གྱུ།། ༎

འདི་ཉིད་ཀྱི་གཞི་འཛིན་ས་དང་དཔྱད་གཞིའི་ཡི་ག་ཆ་ཁག

༡. ཁམས་གསུམ་ཆོས་ཀྱི་རྒྱལ་པོ་མཉམ་མེད་འབྲི་གུང་༸སྐྱོབ་པ་འཇིག་རྟེན་གསུམ་མགོན་གྱི་བཀའ་འབུམ་ནོར་བུའི་བང་མཛོད་དེབ་གཟུགས་པོད་ཆེན་བཞི་ཅན།

༢. རྒྱུད་རྡོ་རྗེ་མཁའ་འགྲོའི་དགོངས་དོན་བཅུད་ལེན་སྨན་གྱི་སྦྱོར་ཐབས།

༣. འཇིག་རྟེན་གསུམ་གྱི་མགོན་པོའི་རྣམ་པར་ཐར་པ་རྡོ་རྗེ་རིན་པོ་ཆེ་འབར་བ།

༤. འཇིག་རྟེན་གསུམ་མགོན་གྱི་རྣམ་ཐར་ཕྱོགས་བཅུ་དུས་གསུམ་མའི་འགྲེལ་པ།

༥. ཆོས་རྗེ་འཇིག་རྟེན་གསུམ་གྱི་མགོན་པོ་རིན་པོ་ཆེའི་རྣམ་པར་ཐར་པ་ནོར་བུ་རིན་པོ་ཆེའི་རྒྱན།

༦. དགོངས་གཅིག་གི་འགྲེལ་བ་སྣང་མཛད་ཡེ་ཤེས་སྒྲོན་མེ།

༧. དྭང་ལྷུམ་པ་རིན་ཆེན་དཔལ་གྱིས་མཛད་པའི་རྗེ་བཙུན་རིན་ཆེན་ཕུན་ཚོགས་ཀྱི་རྣམ་ཐར་སྨད་ཆ་དད་པའི་གདུང་བ་སེལ་བྱེད།

༨. དམ་པའི་ཆོས་དགོངས་པ་གཅིག་པའི་རྣམ་བཤད་ལུང་དོན་གསལ་བྱེད་ཉི་མའི་སྣང་བ།

༩. འབྲི་གུང་རྒྱུད་བཞིའི་དཀའ་མཆན།

༡༠. འབྲི་གུང་སྨན་རྩིས་ཕྱོགས་བསྒྲིགས།

༡༡. དཔལ་འབྲི་གུང་པ་དཀོན་མཆོག་འཕྲིན་ལས་དོན་གྲུབ་ཆོས་ཀྱི་རྒྱལ་པོའི་རྣམ་པར་ཐར་པ་བསྟན་པའི་སྒྲོན་མེ་ཚོགས་གཉིས་རྒྱ་མཚོ།

༡༢. སྡེ་སྲིད་སྨན་གྱི་ཤོག་འབུགས།

༡༣. མགོན་པོ་འབྲི་གུང་པ་དཔལ་དཀོན་མཆོག་བསྟན་འཛིན་འགྲོ་འདུལ་གྱི་རྣམ་པར་ཐར་པ་ཉོན་མོངས་གདུང་སེལ་བདུད་རྩིའི་ཆུ་རྒྱུན།

༡༤. ཁྱབ་བདག་རྡོ་རྗེ་འཆང་དབང་སུཏྲའི་ཞབས་ཀྱི་རྣམ་ཐར་སྨད་ཆ་དད་ལྡན་འཁོར་བའི་ཚ་གདུང་སེལ་བྱེད།

༡༥. ངེས་དོན་བསྟན་པའི་སྙིང་པོ་འབྲི་གུང་པ་ཆེན་པོའི་གདན་རབས་ཆོས་ཀྱི་བྱུང་ཚུལ་གསེར་གྱི་ཕྲེང་བ།

༡༦. གསོ་བ་རིག་པའི་ཤོག་དབུབ་ཀུན་གྱི་བུ་ཡིག་སློ་བརྒྱ་འབྱེད་པའི་ལྡེ་མིག

༡༧. རྒྱུད་བཞིའི་བླ་མ་རྒྱུད་པའི་རྣམ་ཐར།

༡༨. གངས་ལྗོངས་སྐྱེས་མའི་ལོ་རྒྱུས་སྤྱི་བཤད།

༡༩. ཀཿཐོག་སི་ཏུའི་དབུས་གཙང་གནས་ཡིག

༢༠. གངས་ལྗོངས་གསོ་རིག་བསྟན་པའི་ཉིན་བྱེད་རིམ་བྱོན་གྱི་རྣམ་ཐར་ཕྱོགས་བསྒྲིགས།

༢༡. བོད་ཀྱི་བསྟན་རྩིས་ཀུན་གསལ་བཻ་ཌཱུཪྱའི་མགུལ་རྒྱན།

༢༢. དཏྲུལ་ཚུའི་བྱུང་བ་སྤྱི་དང་བྱེ་བྲག་བཅོ་བརྒྱ་རིག་པའི་ལག་ལེན་རྒྱས་པར་བཀྲལ་བ་མཁས་གྲུབ་རཏྣ་ཤྲཱིའི་དགོངས་རྒྱན།

༢༣. བོད་ཀྱི་གསོ་བ་རིག་པའི་ལོ་རྒྱུས་གསོང་པོར་བརྗོད་པ་དྭངས་གཙང་ཆུ་བོའི་རྒྱུན་བཟང་།

༢༤. འབྲི་གུང་ཆོས་འབྱུང་།

༢༥. གངས་ཅན་བོད་ཀྱི་མཛངས་མི།

༢༦. དྭགས་པོ་བཀའ་བརྒྱུད་ཆོས་འབྱུང་།

༢༧. བོད་རིག་པའི་དཔྱད་རྩོམ་བརྒྱ་དང་བརྒྱད་ཅུ་མ་སྟོད་ཆ།

༢༨. བོད་རིག་པའི་དཔྱད་རྩོམ་བརྒྱ་དང་བརྒྱད་ཅུ་མ་སྨད་ཆ།

༢༩. སྐྱེམས་པའི་རྒྱུད་བཞིའི་རྣམ་བཤད་ཀྱི་མཛད་པོའི་སྐོར་བསྐྱར་དཔྱད།

༣༠. གངས་ཅན་བོད་ཀྱི་གསོ་བ་རིག་པ་ལས་འབྲི་གུང་གསོ་རིག་གི་བྱུང་འཕེལ་ལོ་རྒྱུས་དང་རིག་གཞུང་ཁྱད་ཆོས་ཞིབ་འཇུག

༣༡. བོད་ཀྱི་གསོ་རིག་དར་ཚུལ་རྒྱས་བསྡུས་འཚམ་པར་བཀོད་པ་བཻཌཱུརྻའི་འཕྲེང་བ།

༣༢. བྱམས་པ་འཕྲིན་ལས་ཀྱི་གསུང་རྩོམ་ཕྱོགས་བསྒྲིགས།

༣༣. གནམ་རིག་སྐར་རྩིས།

༣༤. འབྲི་ལུགས་གསོ་རིག་གི་མན་ངག་གསལ་བའི་སྤྱི་བཤད་འགྲོ་ཕན་སྙིང་ནོར་ཕྱོགས་བསྒྲིགས།

༣༥. བོད་ཀྱི་གསོ་བ་རིག་པར་མཛད་རྗེས་ཆེ་བའི་མཁས་ཆེན་བཅུའི་ལོ་རྒྱུས་ཞིབ་འཇུག

༣༦. གྲུང་པོའི་བོད་ཀྱི་གསོ་བ་རིག་པ།

༣༧. བོད་ཀྱི་གསོ་རིག་ལས་འབྲི་ལུགས་གསོ་རིག་སྤྱི་བཤད།

༣༨. འབྲི་གུང་བཀའ་བརྒྱུད་ཀྱི་ཆོས་སྡེ་རྩེ་བ་སྲ་བརྟན་རྡོ་རྗེའི་ཕོ་བྲང་གི་ལོ་རྒྱུས།

༣༩. གོང་སྨྱུལ་ཟིན་ཏིག་དང་དེའི་ཞེར་མཚོའི་ཆ་ལག་ཕྱོགས་བསྒྲིགས་དེབ་སྟོད་སྨད་གཉིས།

༤༠. བྱང་ཐང་ལྷ་རྗེའི་མཛད་རྣམ།

༤༡. གསོ་རིག་ཁོག་འབུབས་ལེགས་བསྡུས།

༤༢. འབྲི་ལུགས་གསོ་རིག་གི་སྨན་སྦྱོར་གཅེས་བསྡུས་ནོར་བུའི་བང་མཛོད།

༤༣. གངས་ལྗོངས་གསོ་རིག་སྨྱུ་གུ།

༤༤. བོད་ཀྱི་གསོ་རིག་ལོ་རྒྱུས་ཐོག་གི་སློབ་གྲྭ་ཁག་བྱུང་ཚུལ་རགས་ཙམ་བརྗོད་པ་དཔྱོད་ལྡན་བུང་བ་རྩེན་པའི་པད་ཚལ།

༤༥. འབྲི་གུང་རྩེ་བ་སྲ་བརྟན་རྡོ་རྗེའི་ཕོ་བྲང་གི་གསོ་རིག་སློབ་གྲྭའི་བྱུང་འཕེལ་ལོ་རྒྱུས།

༤༦. གསོ་བ་རིག་པའི་ཆོས་འབྱུང་རྣམ་ཐར་རྒྱ་མཚོའི་རྦ་རླབས་དྲང་སྲོང་དགྱེས་པའི་འཛུམ་ཕྲེང་།

༤༧. ཟུར་མཁར་བའི་ཤེས་བྱ་ཁོག་འབུབས།

༤༨. དཔལ་ལྡན་འབྲི་ལུགས་གསོ་བ་རིག་པ་གཙོ་གྱུར་གསོ་རིག་གི་སྨིན་གྲོལ་ལུང་ཁྲིད་ཐོབ་ཡིག

༤༩. ཟིན་ཏིག་ནོར་བུ་ཀེ་ཏ་ཀའི་དོ་ཤལ།

༥༠. རྒྱུན་སྤྱོད་སྨན་སྦྱོར་ནུས་པ་ཕྱོགས་བསྡུས་ཀྱི་གསལ་འགྲེལ་མེས་པོའི་ཞལ་གདམས།

འབྲི་གུང་སྨན་རྩིས་མཁས་པ་རིམ་བྱོན་གྱི་སྨན་རྩིས་དཔེ་ཚོགས།

རྩོམ་སྒྲིག་པ།   འབྲི་གུང་སྨན་རམས་པ་ཆོས་རྗེ་བཟང་པོ།
རྩོམ་སྒྲིག་འགན་འཁུར་བ།   ཀུའོ་ཞུའོ་སྦེ། སྟོབས་ལྡན།
དེབ་གཞིའི་རྩོམ་འགོད་པ།   ཤུའུ་ཁྲིན་ཧྲུང་།
དཔེ་སྐྲུན།   བོད་ལྗོངས་བོད་ཡིག་དཔེ་སྙིང་དཔེ་སྐྲུན་ཁང་།
(ལྷ་ས་གྲོང་ཁྱེར་སེ་ར་ལམ་སྒོ་ཨང་4   སྦྲག་ཨང་850000)
རྩོམ་སྒྲིག་ཁང་གཉིས་པ། (པེ་ཅིང་།) པེ་ཅིང་གྲོང་ཁྱེར་ཁྲའོ་དབྱང་ཆུས་ཧྲུང་ཐུའུ་ཁྲིན་
ལམ་ཨང་8པ་ལིན་ཏ་ཁང་ཆེན་ཐོག་ཁང་Aཁང་བརྩེགས་13པ།
སྦྲག་ཨང་། 100013 ཁ་པར་ཨང་གྲངས། 010-64462318
པར་གཞི་ཀྱུ་སྒྲོད་ལ་རྟུང་རེག་གཏོང་། 0891-6649998   13908990085
པར་ཁང་།   པེ་ཅིང་རྫིན་ཐུང་པར་སྐྲུན་མ་རྐང་ཚད་ཡོད་ཀུང་སི།
བརྒྱུད་འཚོང་།   ཞིན་ཧྭ་དཔེ་ཚོང་ཁང་།
དེབ་ཚད།   710mm×1 000mm   1/16
པར་ཤོག   30.75
པར་བཙུག་རི་མོ། 4
ཡིག་གྲངས།   ཁྲི་20.8
པར་གྲངས།   1-1 500
པར་གཞི།   2019ལོའི་ཟླ་12པར་པར་གཞི་དང་པོ་བསྒྲིགས།
པར་ཐེངས།   2020ལོའི་ཟླ་4པར་པར་ཐེངས་དང་པོ་དཔར།
དཔེ་རྟགས།   ISBN 978-7-5700-0380-8
རིན་གོང་།   སྒོར་68.00 (ཚོན་དེབ་གཉིས།)

པར་དབང་འདི་གར་ཡོད་པས་པར་བཤུས་བརྒྱབ་ན་ཁྲིམས་ཆད་ཐོག